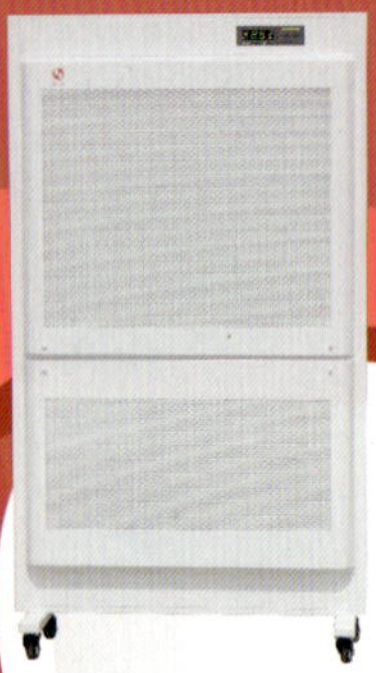

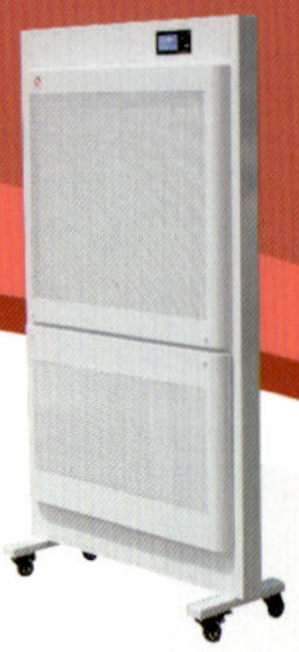

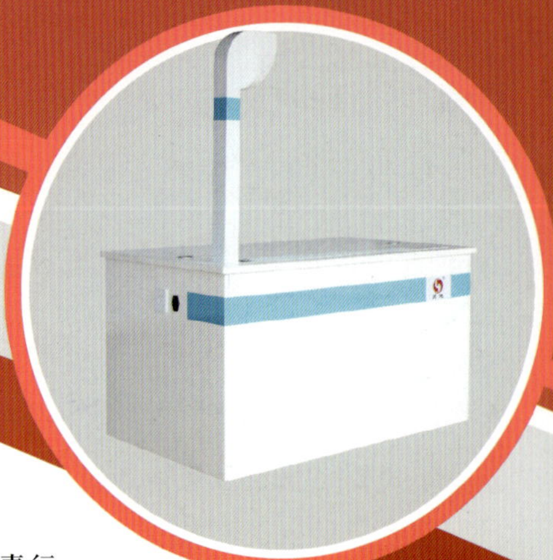

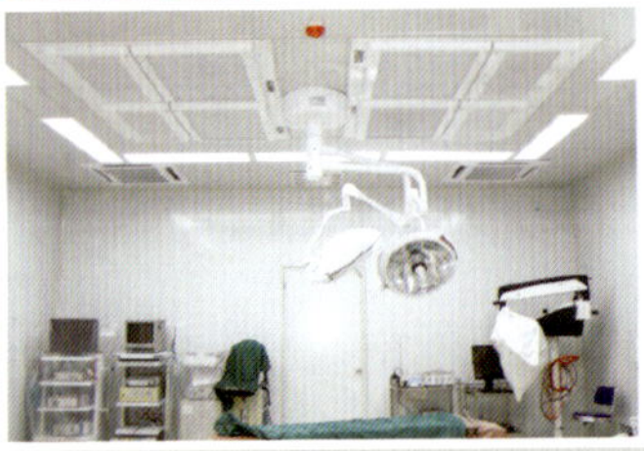

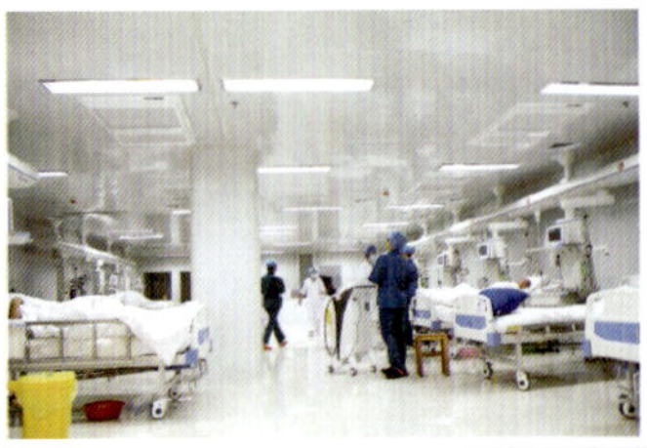

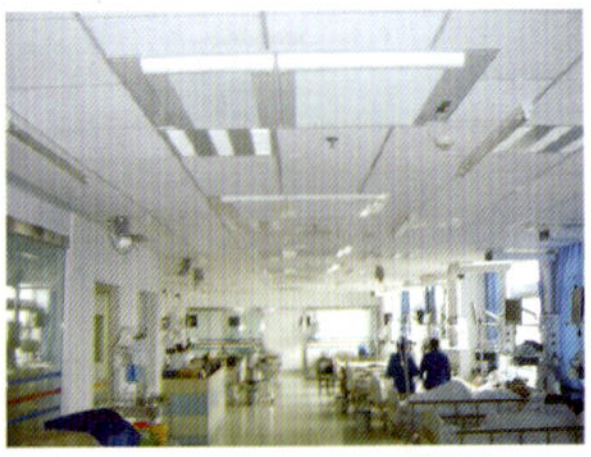

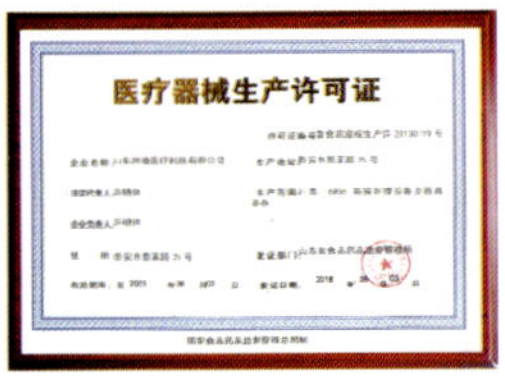

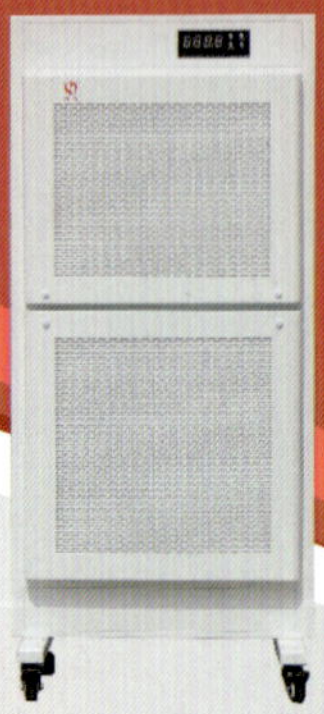

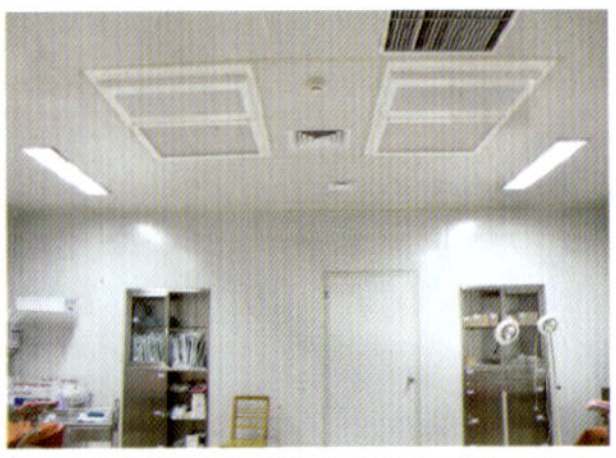

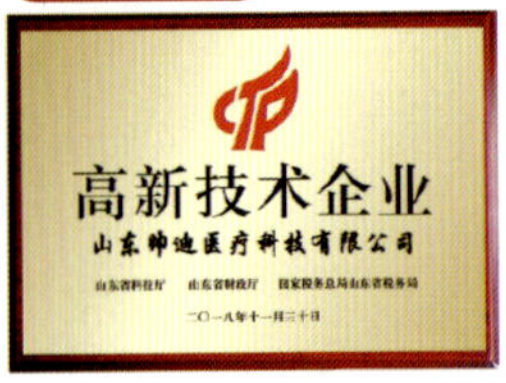

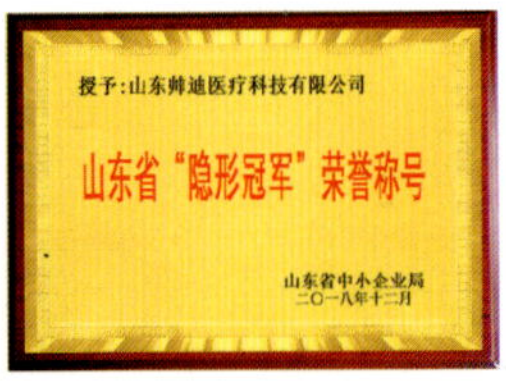

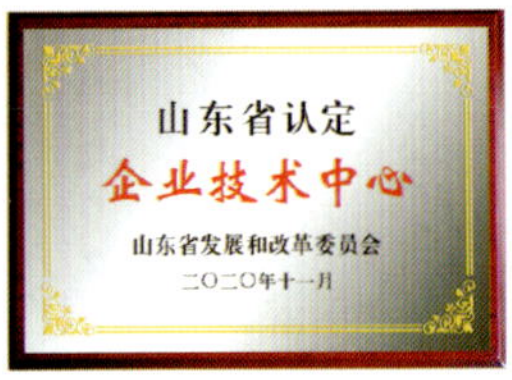

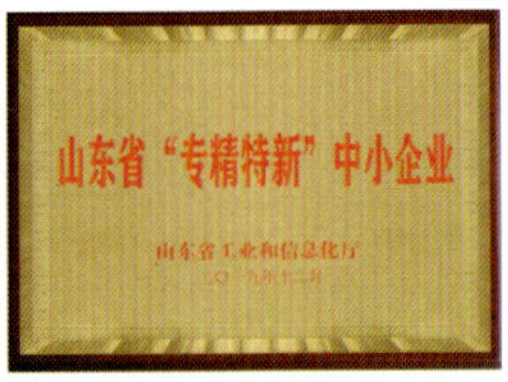

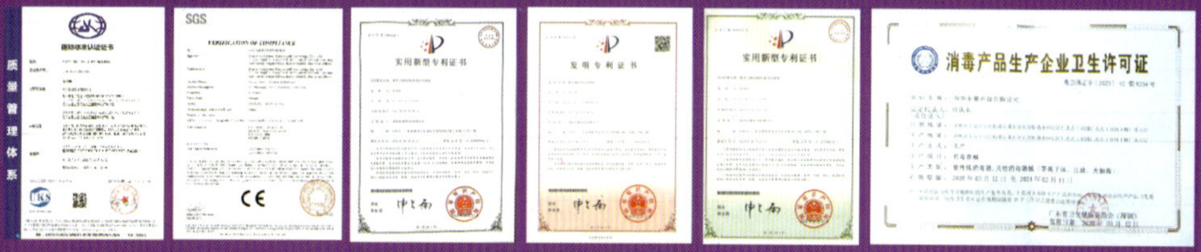

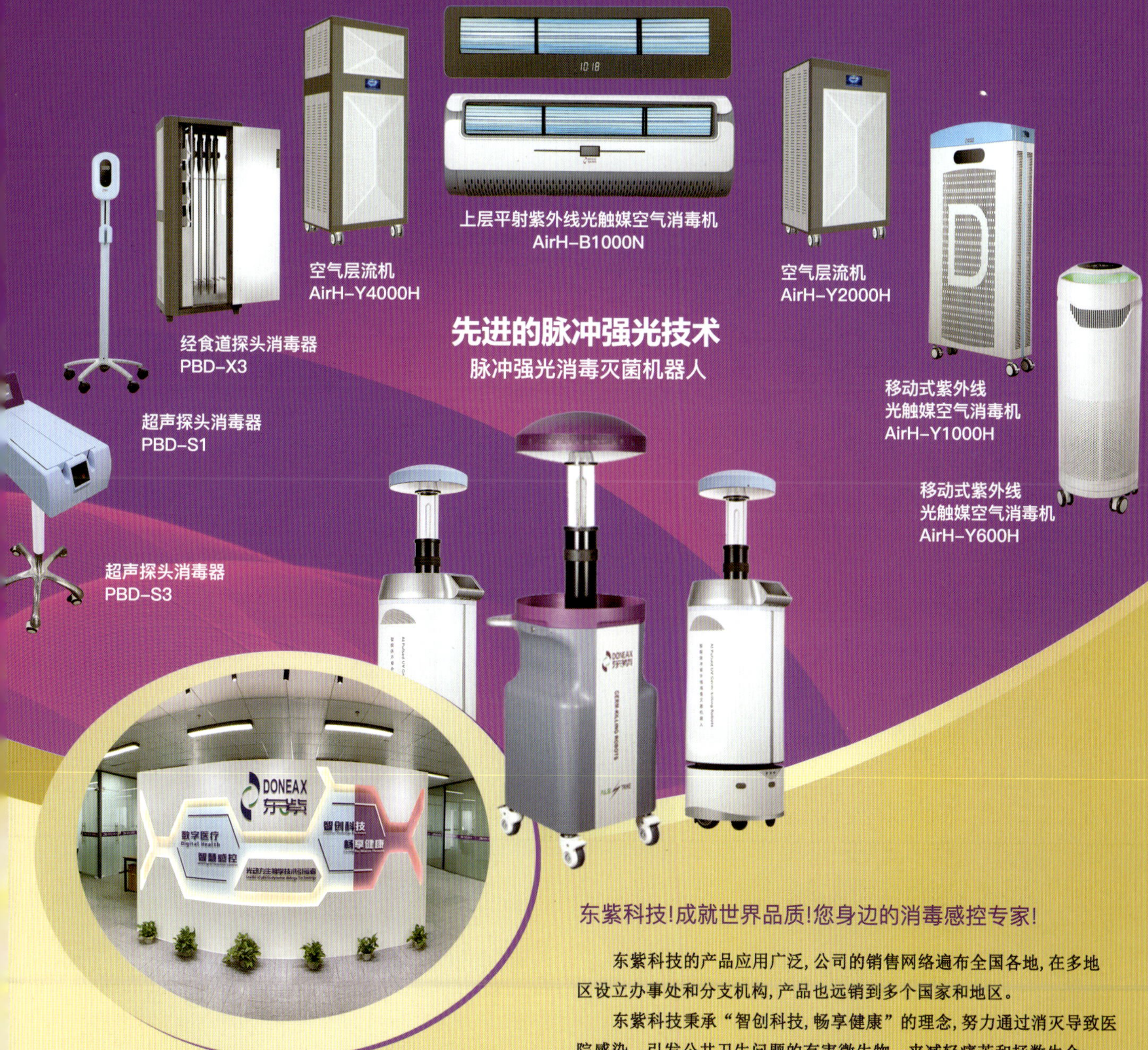

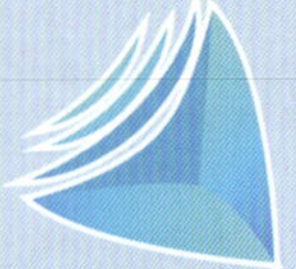

耕爵科技

GENG JUE TECHNOLOGY

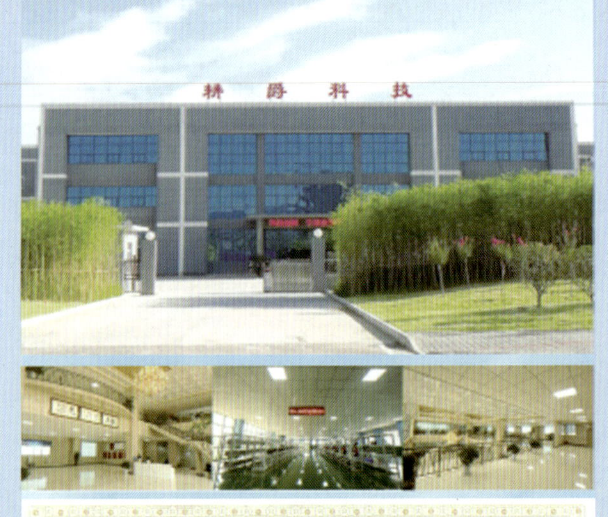

重庆耕爵科技有限公司坐落于山城重庆的康养基地梁平新区，是一家集空气消毒与净化、环境改善与治理、健康养生与医疗结合的高新技术企业。

公司是集设计、研发、生产、销售、售后服务为一体，并拥有自主知识产权的高新技术企业。公司本着“以人为本，健康至上”的服务宗旨，以科技为第一生产力，以创新为第一推动力，专注于“耕爵科技”医用空气消毒净化与公共卫生安全、防疫保障系统领域及健康养身的研发和生产工作，致力于改善人居环境空气质量，造福于人类健康。

耕爵科技历经数年匠心打造，凝聚升华，成功地将幕布式电场临界低温等离子体灭菌技术运用于医疗界的室内空气消毒灭菌领域和国家院士科学家保障中心及武汉亚心总医院。经过严苛的动物安全实验、长效动态灭菌实验、枯草芽孢杆菌黑色变种和白色葡萄球菌杀灭率的性能实验等，获得业界各大权威机构及院士专家的高度认可与称赞，通过国家卫生健康委员会“十三五规划全国重点课题”专家组鉴定、评审、验收结题．并荣获科研成果一等奖。这一世界瑰宝级的核心技术默默奉献于医疗领域和康养领域，为贯彻落实医惠民享的理念，特将幕布式电场临界低温等离子体灭菌技术再次植入到公共卫生安全、防疫保障系统领域，全面高效的处理固态颗粒物 $PM_{2.5}$ 和甲醛、苯等有害气体，以及最为严峻的病毒、细菌等微生物。控制相互传播、防止交叉感染、保障公共领域卫生安全。

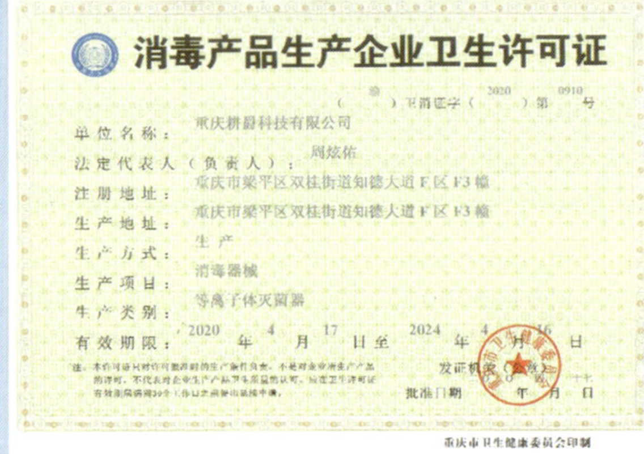

消毒产品生产企业卫生许可证

（渝）卫消证字（2020）第0910号

单位名称：重庆耕爵科技有限公司

法定代表人（负责人）：周炫佑

注册地址：重庆市梁平区双桂街道知德大道F区F3幢

生产地址：重庆市梁平区双桂街道知德大道F区F3幢

生产方式：生产

生产项目：消毒器械

生产类别：等离子体灭菌器

有效期限：2020年4月17日至2024年4月16日

发证机关（公章）

批准日期　　年　　月　　日

重庆市卫生健康委员会印制

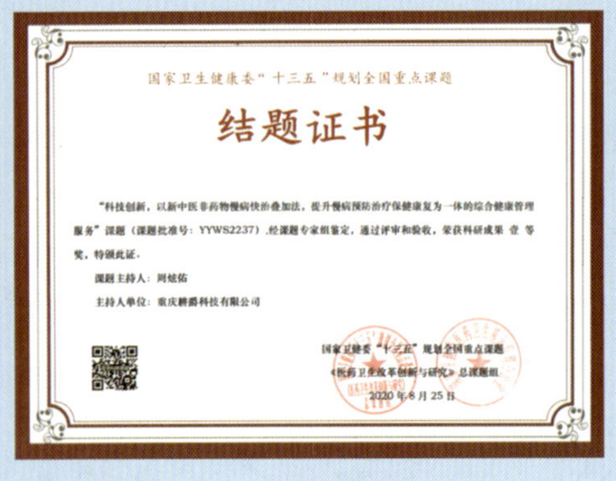

国家卫生健康委“十三五”规划全国重点课题

结题证书

“科技创新，以新中医非药物慢病快治叠加法，提升慢病预防治疗保健康复为一体的综合健康管理服务”课题（课题批准号：YYWS2237），经课题专家组鉴定，通过评审和验收，荣获科研成果 壹 等奖，特颁此证。

课题主持人：周炫佑

主持人单位：重庆耕爵科技有限公司

国家卫健委“十三五”规划全国重点课题

《医药卫生改革创新与研究》总课题组

2020年8月25日

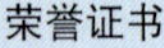

荣誉证书

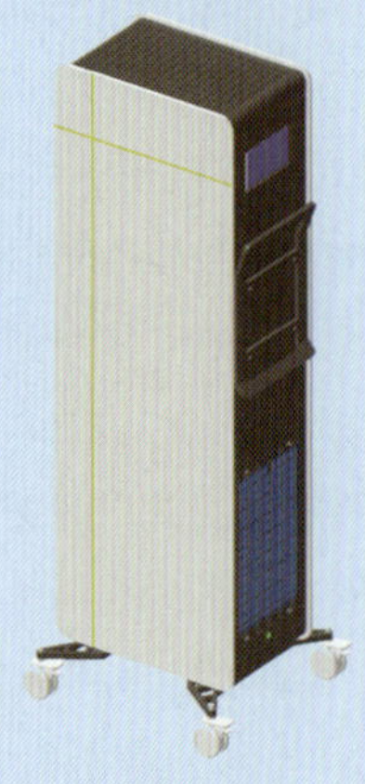

医用级空气消毒净化器 GJ-Y-600-LX-A01

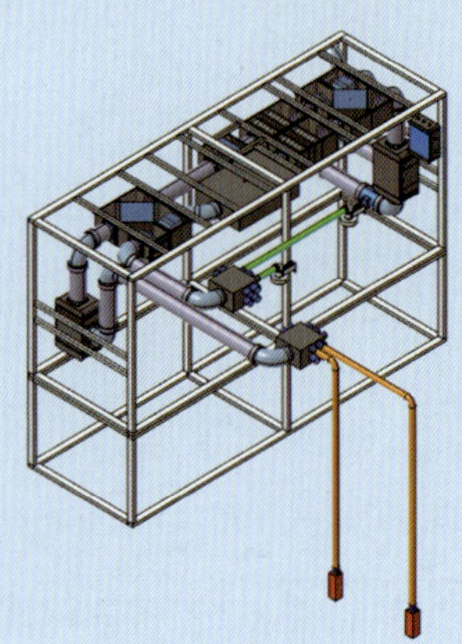

全屋生态智能空气康养系统 GKIOO-1

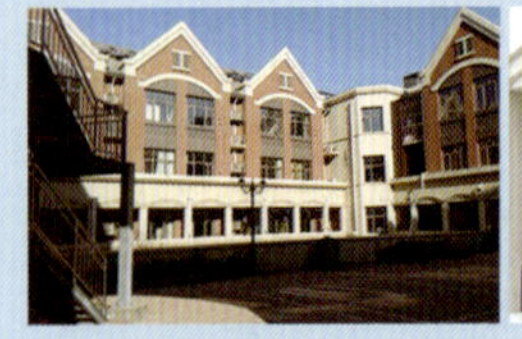

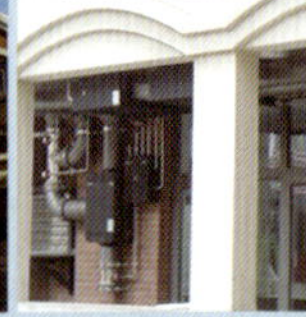

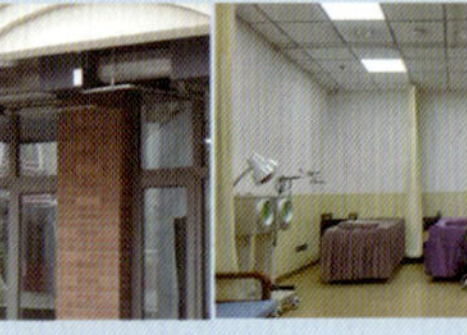

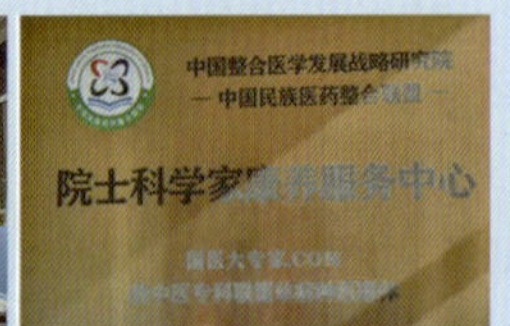

生命康养系统功效性、实用性得到专家认可，于2019年12月装入北京“院士科学家康养服务中心”用于院士、专家健康保障。

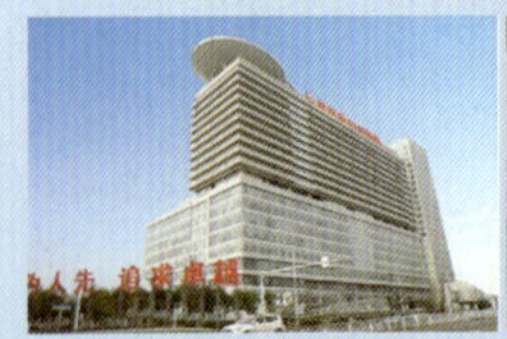

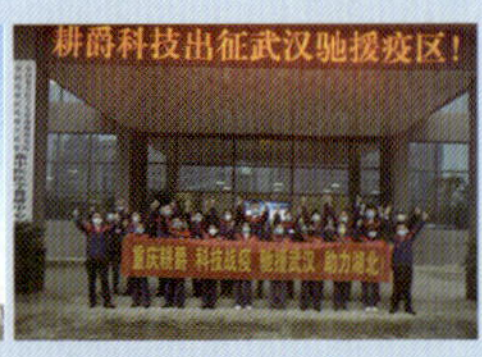

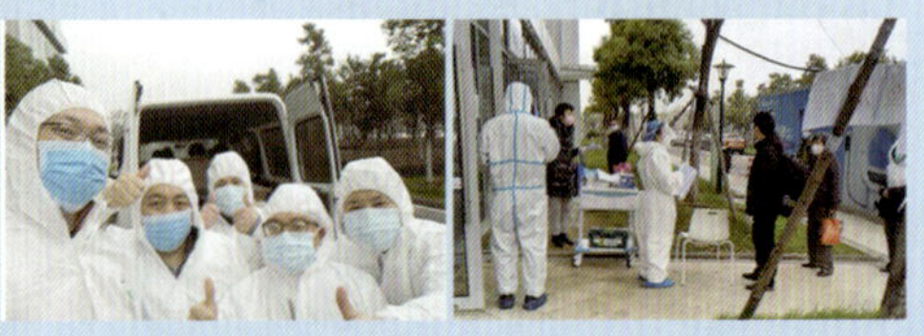

2020年2月24日公司生命康养系统驰援武汉爱心行动，系统装入疫情定点医院——武汉亚心总医院发热门诊，用于医护工作者新冠病毒疫情防控，功效得到了院方医护专家高度认可！

重庆市梁平区双桂街道知德大道 F 区 F3 幢　　023-53680968

北京今日天鸿医疗器械制造有限公司

北京今日天鸿医疗器械制造有限公司专注手卫生行业20年，主要产品有免洗外科手消毒液/凝胶、外科抗抑菌产品、卫生手消毒液/凝胶、感应式手消毒取液器、肘压式洗手取液器、卫生湿巾、智能手卫生门禁系统、物联网智能手卫生依从性管理系统等。

术业有专攻，公司坚持自主创新和产品研发，掌握核心科技，拥有多项自主知识产权。产品按照药品GMP标准和流程组织生产，品质优异，产能强大。

如今，“丹尼尔” 已成长为中国医用手卫生产品的知名品牌和完整解决方案供应商，我们将不断为用户提供高品质创新产品和一流服务。

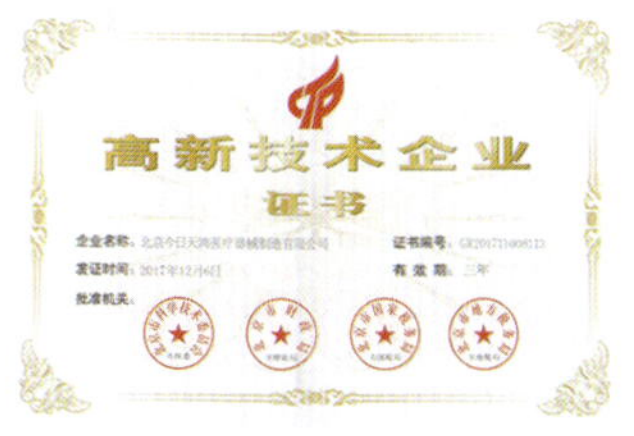

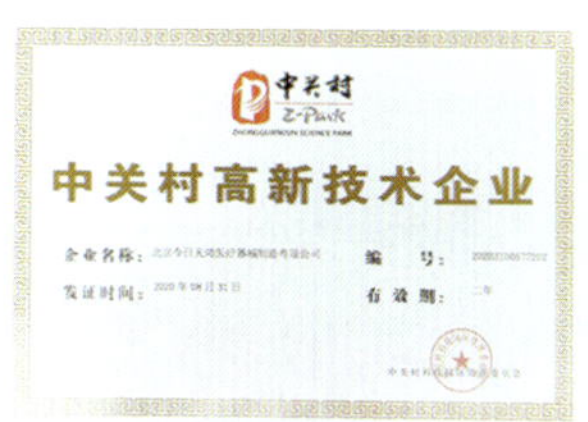

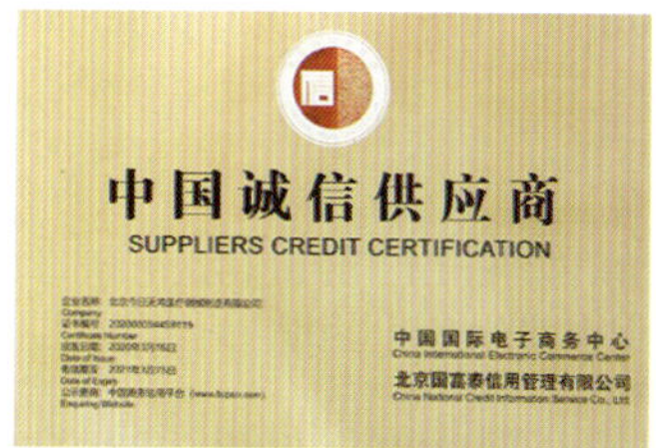

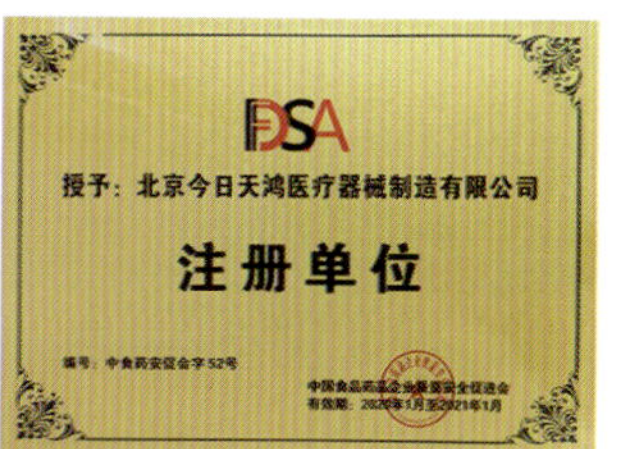

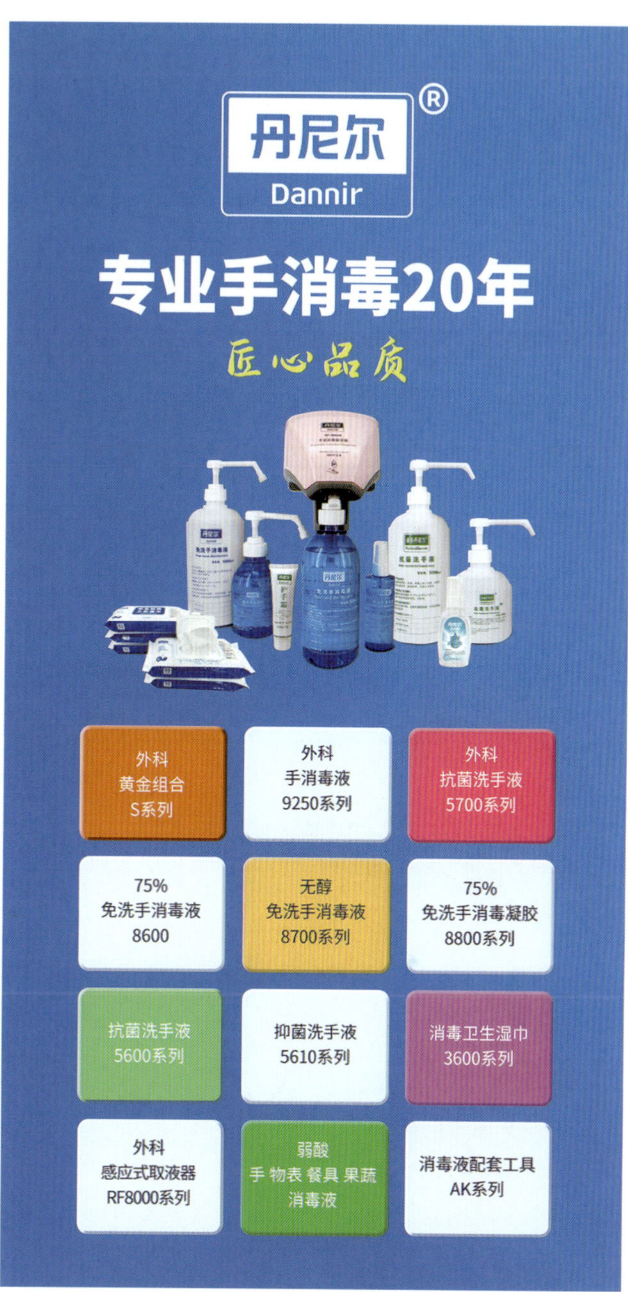

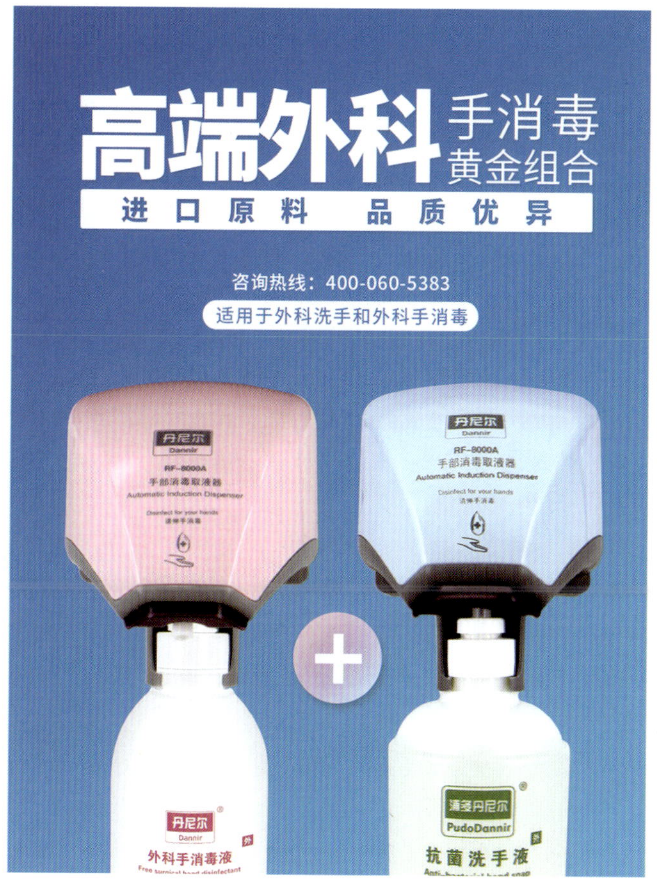

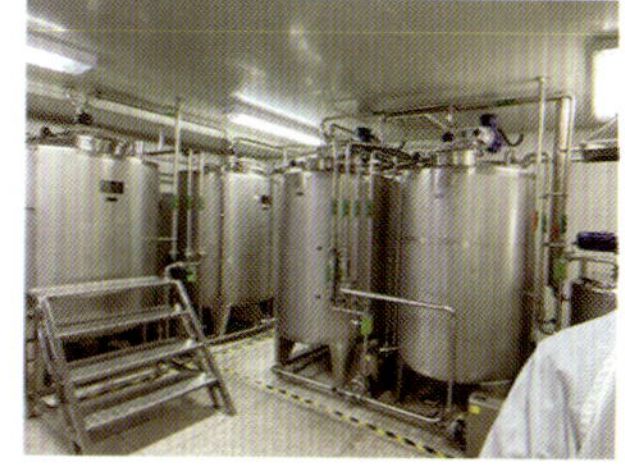

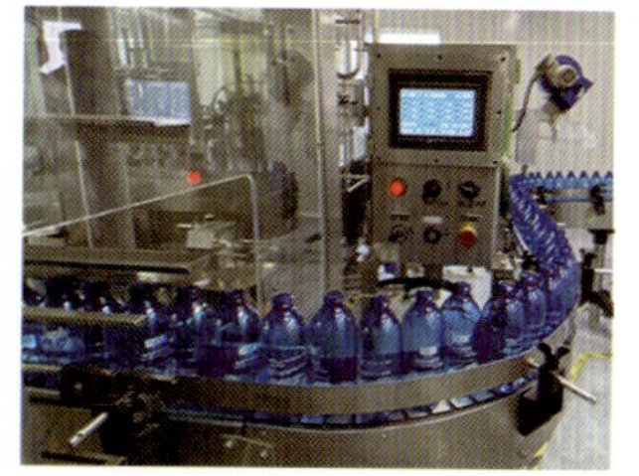

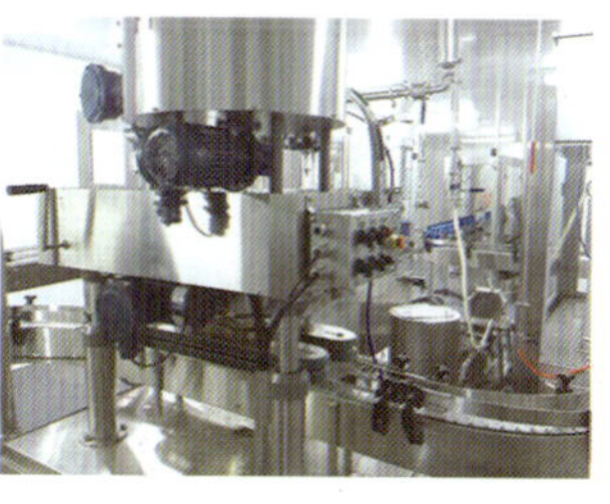

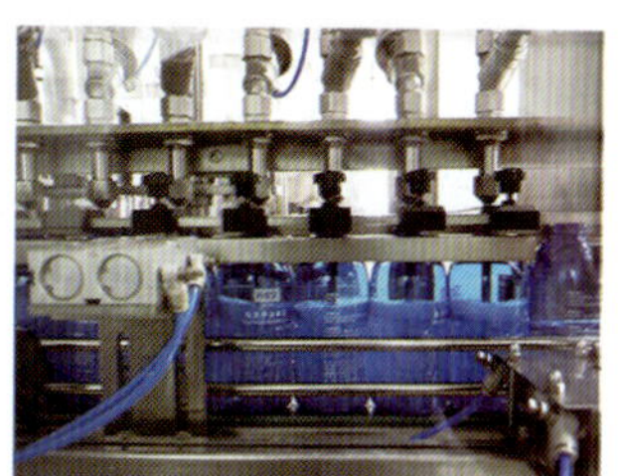

● 严格按照药品GMP标准和流程组织生产

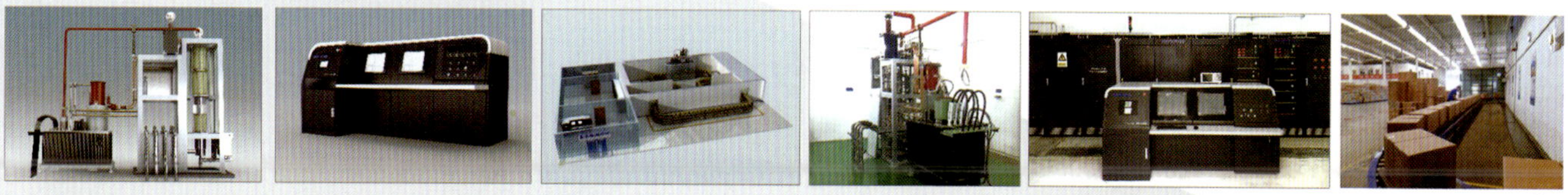

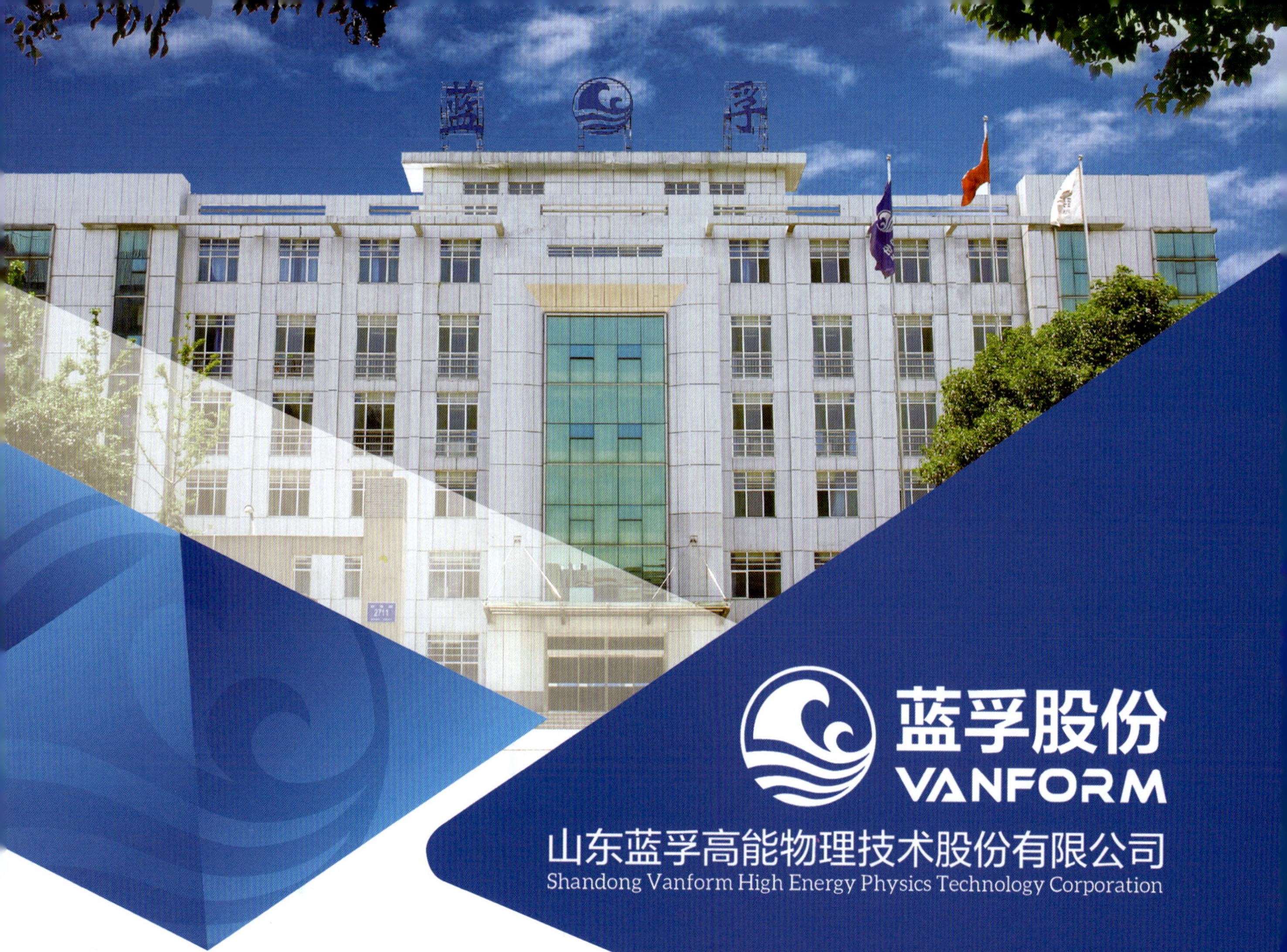

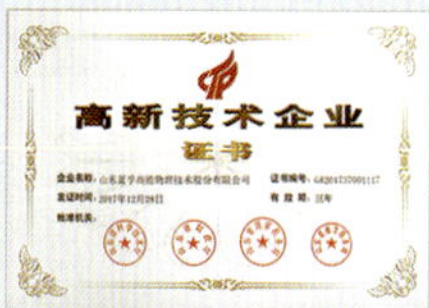

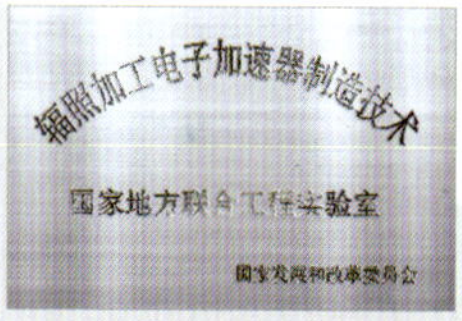

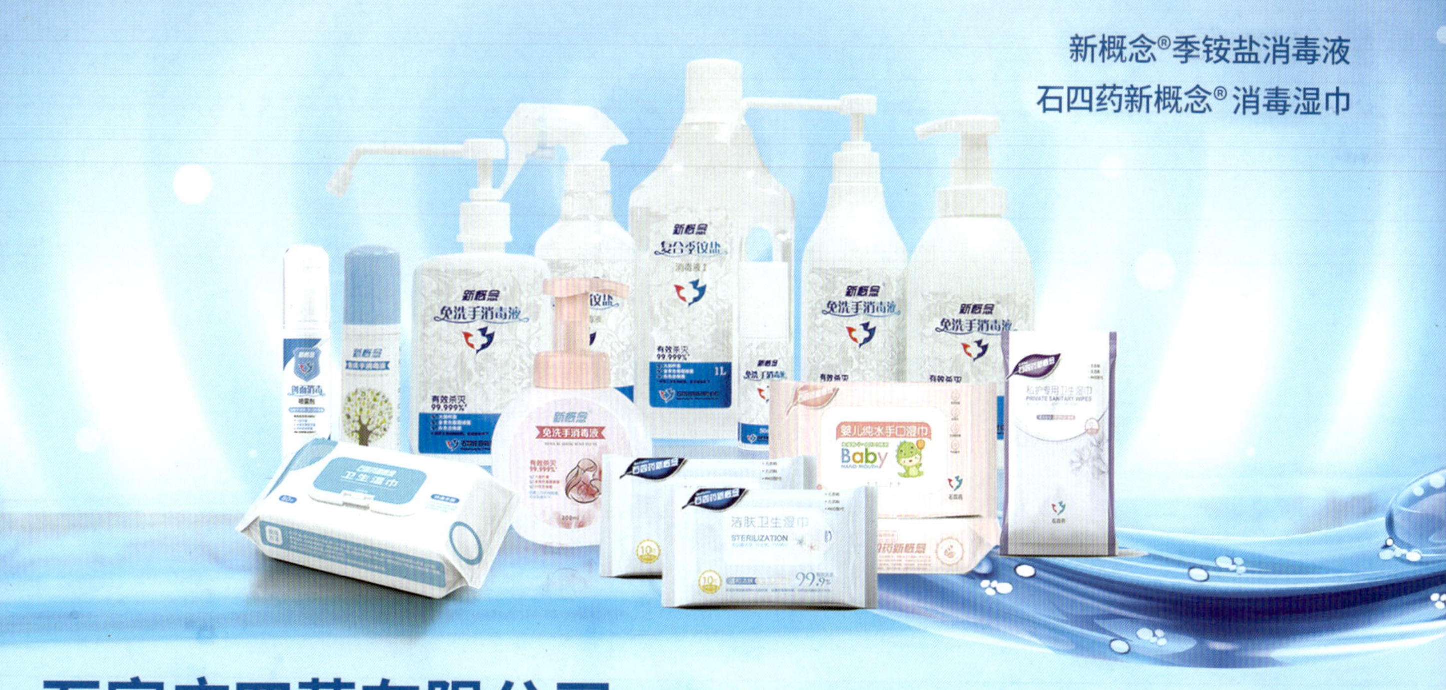

石家庄四药有限公司

石家庄四药有限公司始建于1948年，现已发展成为大型综合制药集团，形成以原料药、化学制剂、中药制剂和医用包材为主，产业链较为齐全的新型产业发展格局。公司跻身中国医药工业百强企业、中国化学制药行业制剂出口型优秀企业行列。2007年，公司在香港主板上市，市值达200多亿港元。公司先后获批组建了国家企业技术中心、国家地方联合工程实验室、院士工作站、博士后科研工作站等高端研发创新平台。公司产品辐射国内各省、区及直辖市，产品远销俄罗斯、澳大利亚和巴西等90余个国家。

公司先后荣获全国五一劳动奖状、全国重合同守信用企业、河北省政府质量奖、AAA级信用企业等殊荣。在由新华社、中国品牌建设促进会、中国资产评估协会等联合发布的“品牌价值评价信息发布榜单”中，公司以856分的品牌强度和46.46亿元的品牌价值位列医药健康类第16位。

产品优势

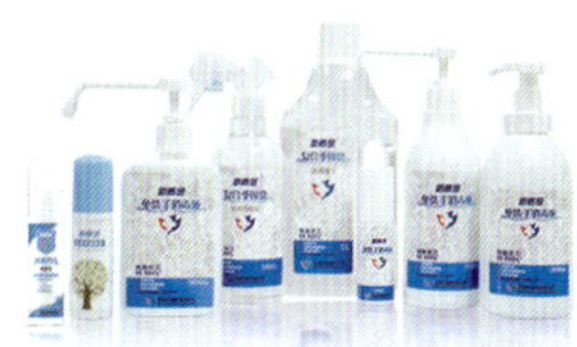

新概念®复合季铵盐消毒液系列产品

有效杀菌，杀菌率高达99.999%
无色无味，无毒无刺激，无残留无腐蚀
医用级品质，符合国家医疗感控新要求
手消便捷免洗，速干不刺鼻，母婴可用

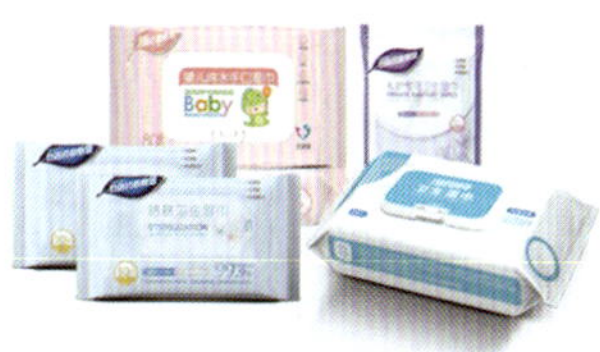

新概念®复合季铵盐消毒液系列产品

快速消杀，指南推荐
高校杀菌，安全持久

指南名称	指南制定机构	推荐意见
《新型冠状病毒肺炎防控方案》（第五版）	国家卫生健康委员会	参与现场工作的所有人员均应加强手卫生措施，醇类过敏者，可选择季铵盐类等有效的非醇类手消毒剂。
《消毒剂使用指南》	国家卫生健康委员会	季铵盐类消毒剂适用于环境与物体表面（包括纤维与织物）的消毒；适用于卫生手消毒。
《2019新型冠状病毒感染的肺炎疫源地消毒措施》	国家卫生健康委员会	不耐腐蚀的物体表面可用2%双链季铵盐消毒剂重复擦拭消毒2遍以上。
《医疗机构消毒技术规范》	国家卫生健康委员会	医疗机构应对床单元（含床栏、床头柜等）的表面进行定期清洁和消毒，遇污染应及时清洁与消毒；患者出院应进行终末消毒。消毒方法应采用合法、有效的消毒剂如复合季铵盐消毒液擦拭消毒。
《新冠肺炎流行期间办公场所和公共场所空调通风系统运行管理指南》	国家卫生健康委员会	空调通风系统的常规清洗消毒应当符合《公共场所集中空调通风系统清洗消毒规范》（WS/T 396—2012）的要求。对需要消毒的金属部件建议优先选择季铵盐类消毒剂。

【地址】河北省石家庄市高新区珠江大道288号　【邮编】052100
【电话】400-6168689　【传真】(0311) 86012404
【邮箱】market@sjzsiyao.com

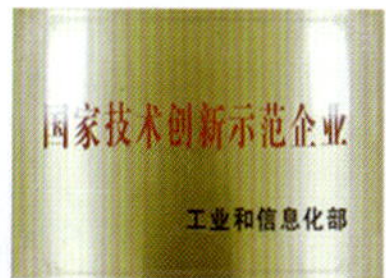

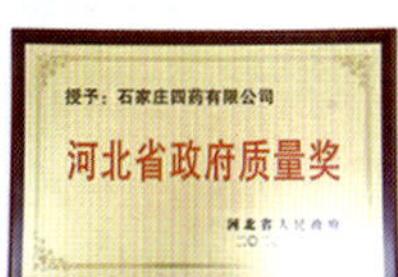

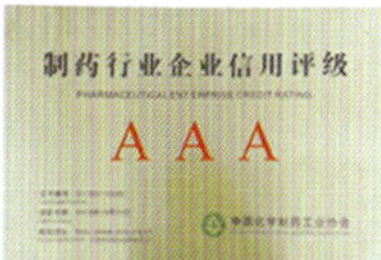

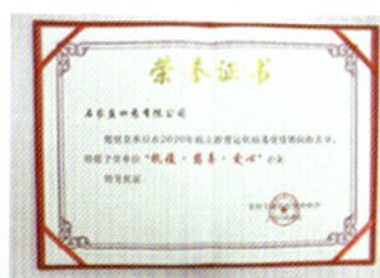

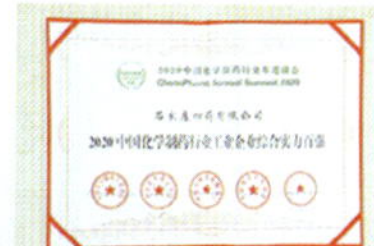

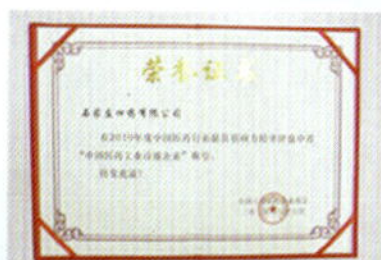

参考文献：
1. Pedersen, Daniel E, Eder, et al. Antimicrobial compositions containing cationic active ingredients and quatemary sugar derived surfactants[P]. USA: 20150087717, 2015-03026.
2. Daigle, Francois, Letellier, et al. Disinfectantformulations[P]. USA: 9451763,2016-09-27.
3. 《医院感控消毒技术规范》2016版

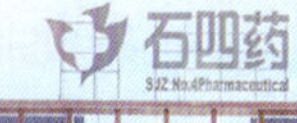

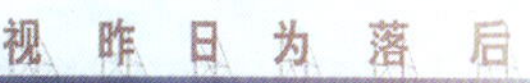

JK 洁控

公司简介

深圳市洁净达医疗环境技术有限公司是一家从事高端医疗环境应用技术、产品研发、生产、销售为一体的综合企业！类型涵盖空气消毒净化应用技术研发、空气环境工程技术改造、空气环境设备生产等。

公司总部位于创新之都、科技之都的深圳市，是中国为数不多在医用空气消毒设备和医疗空气环境应用研究，拥有AECP、AUCP极致净化灭菌技术的公司。

洁净达公司在杀灭空气中细菌、真菌、病毒，去除颗粒物、甲醛、苯类、TVOC、异味等具备独有的世界尖端技术！真正做到极致净化灭菌！洁净达以“让人人都能拥有洁净空气”为愿景，以“洁净医疗空气环境，抗击感染守望生命”为使命！始终坚持“科技领先、优质高效、持续创新、合作共赢！让客户的付出更具价值”的方针！愿与广大从事环境保护人士一道，为人类健康发展共同努力！

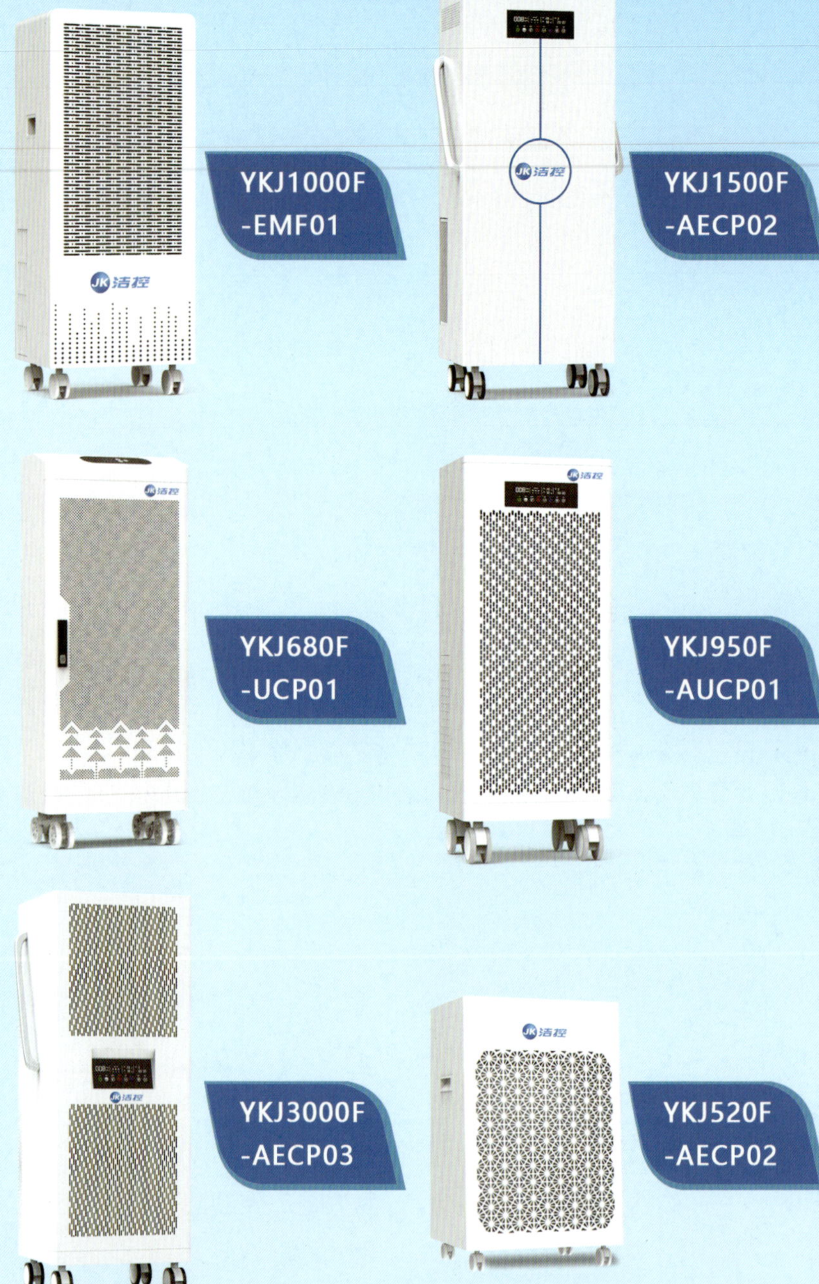

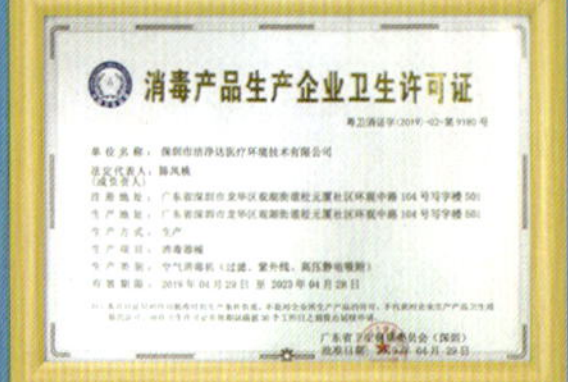

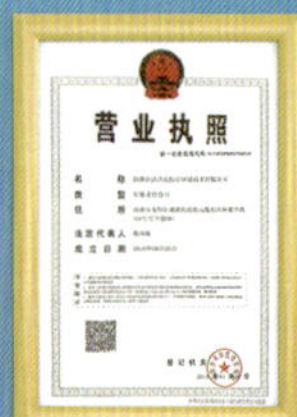

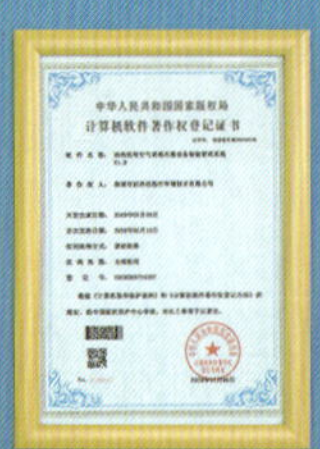

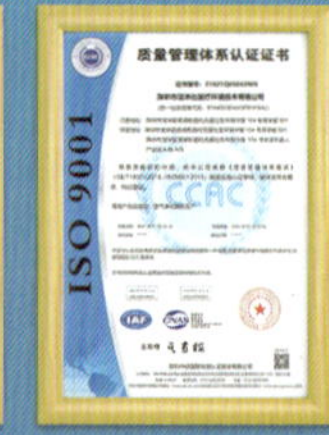

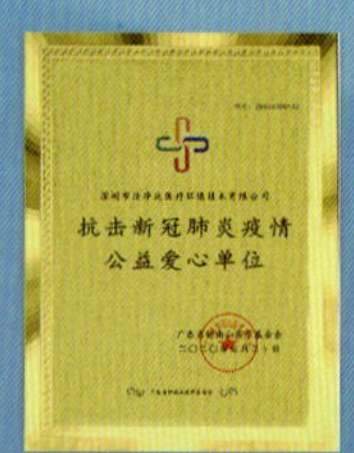

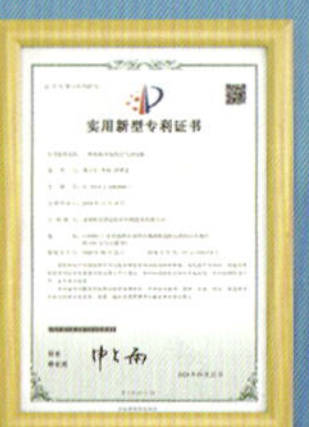

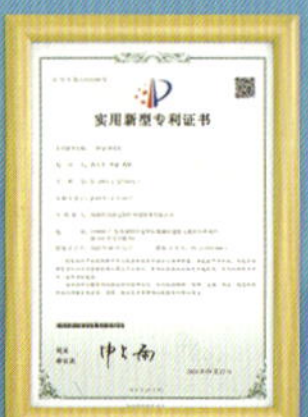

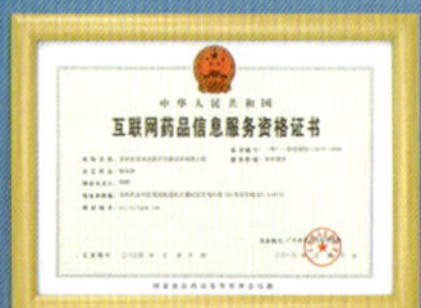

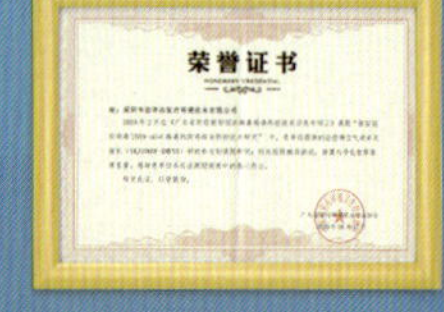

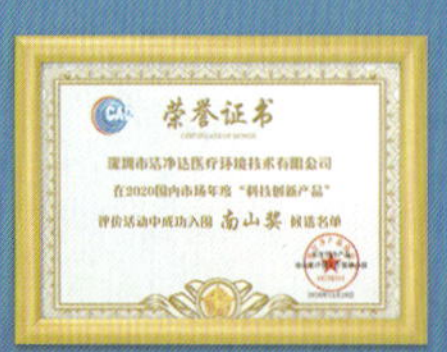

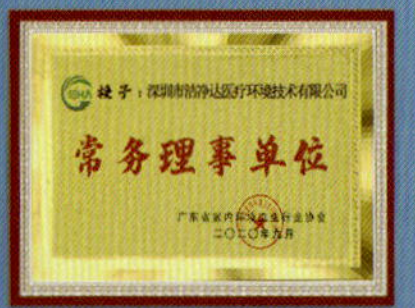

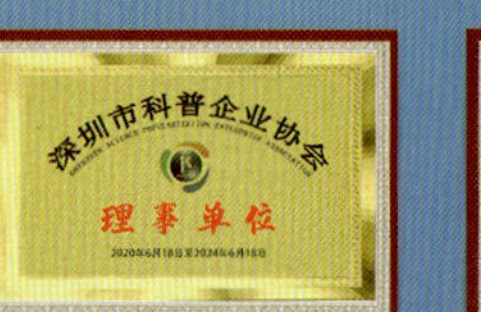

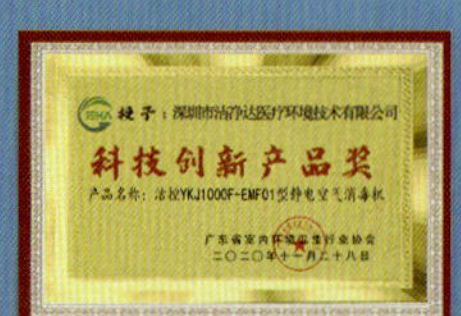

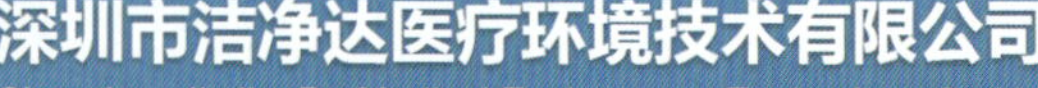

Shenzhen JieJingDa Medical Environment Technology Co.Ltd

地址：广东省深圳市龙华区横坑环观中路104号

电话：0755-21041742/400-8233-198

邮箱：SZJJD0823@163.com

网址：www.szjiejingda.com

无锡优洁科技有限公司

无锡优洁科技有限公司，成立于2005年，坐落于无锡国家高新技术开发区，于2008年10月获得第六届国际发明展览会发明金奖，2009年通过了美国FDA认证，公司旗下生产厂地于2010年1月通过江苏省卫生厅验收，成为中国达到卫生部净化GMP要求的消毒产品生产企业！2014年更是获批为无锡消毒试点单位！2018年完成中央军委后勤保障部下达的军队医药卫生成果扩试任务，经国家病毒保藏中心检测，可100%杀灭A型流感病毒（属于冠状病毒科），优洁系列消毒剂也因此获得了中华预防医学会消毒分会专家的一致推荐！2019年建设新车间，投入新产线，正式投产后日产可由目前的10吨增至100吨，年产值可达10亿元。

优洁公司一直致力于控制及防护公共卫生、制药卫生、食品卫生、检疫卫生、军工卫生等领域的微生物控制，其区分于传统意义上的消毒产品，不含酒精及氯，真正实现高安全、高品质消毒。

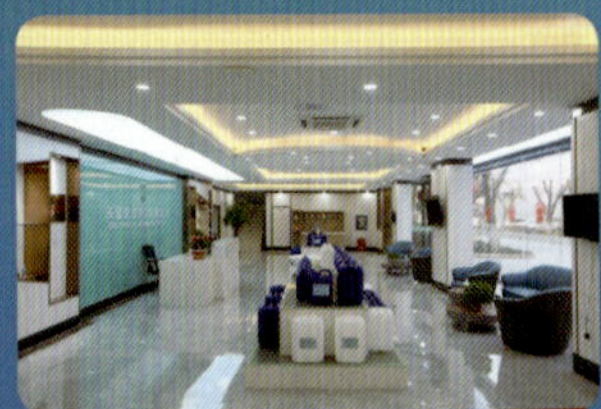

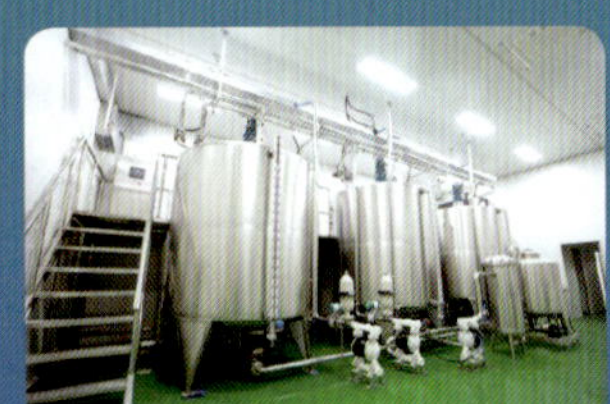

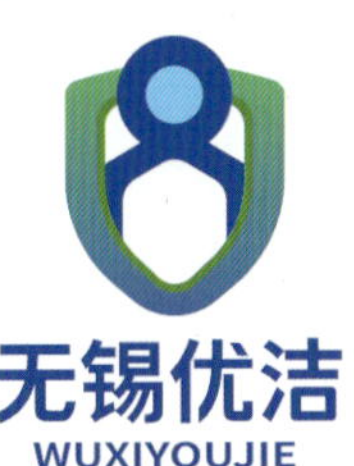

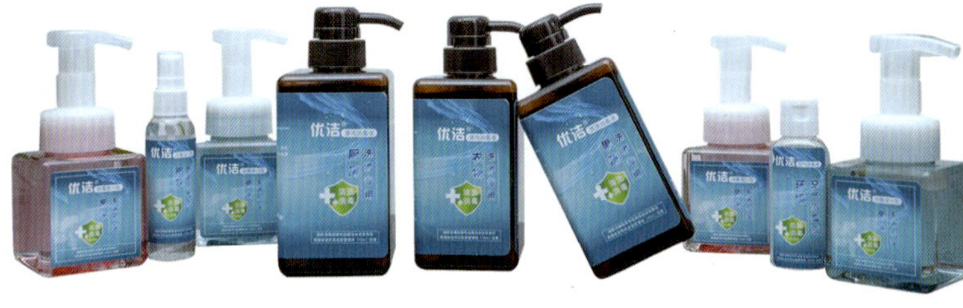

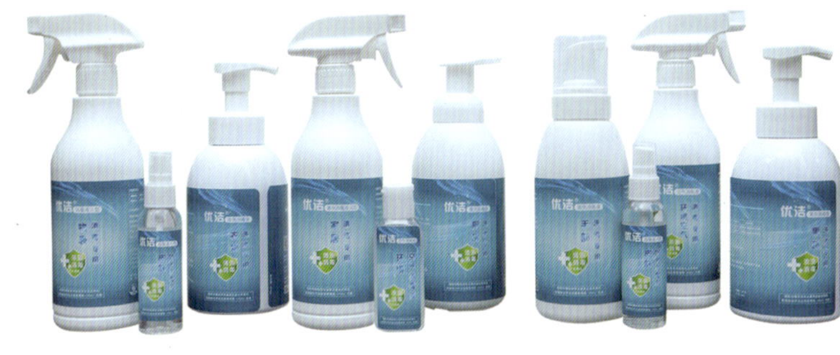

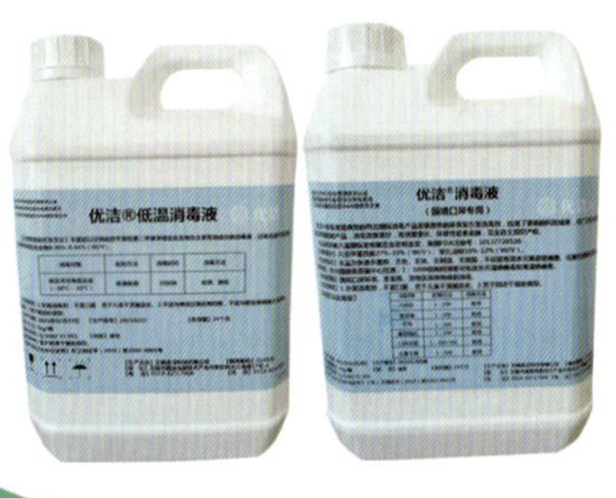

目前战略合作伙伴有：双汇、百胜、康师傅、厚德集团、立高集团、光明乳业、现代牧业等国内外知名品牌。

疫情期间，作为消毒企业，无锡优洁为7省市12个机构捐赠了价值247万元的消毒物品，并于2021年1月成功研制出低温消毒液，配合前期专供国境口岸的消毒液，为冷链消毒提供自己的心力。

优洁根据自己的特色，推出民用产品，优洁始终走在路上，势必为您保驾护航。

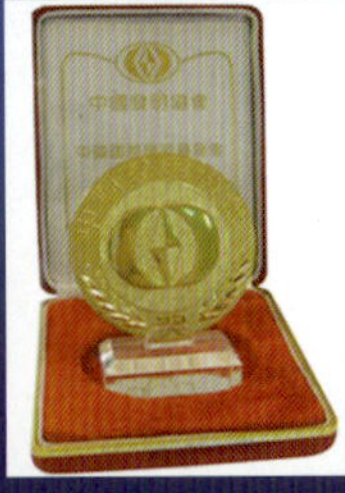

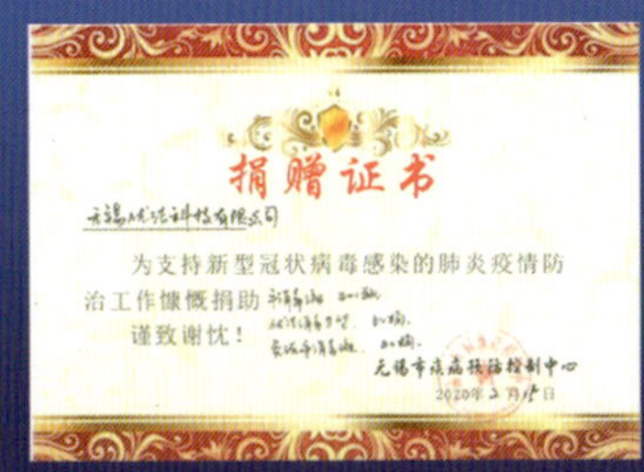

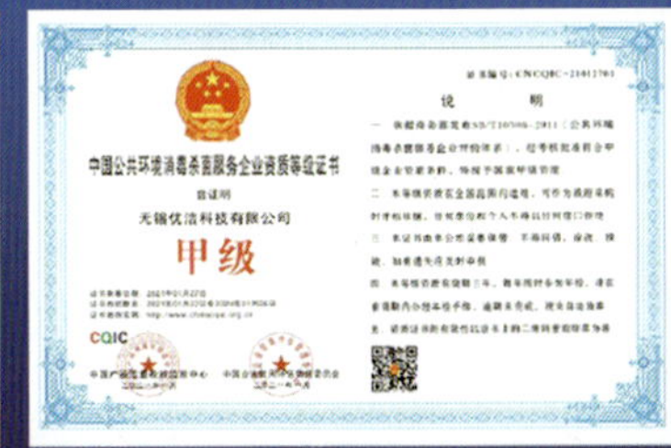

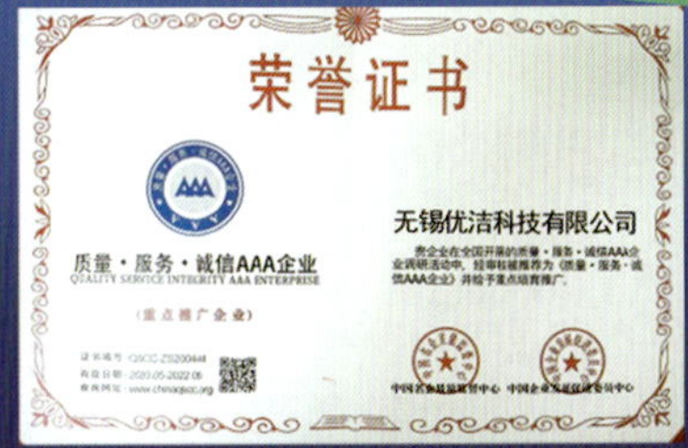

地址：江苏省无锡市新吴区长江南路17-4号 邮编：214028 电话：18526418546 联系人：高永兵 电话：1390345385

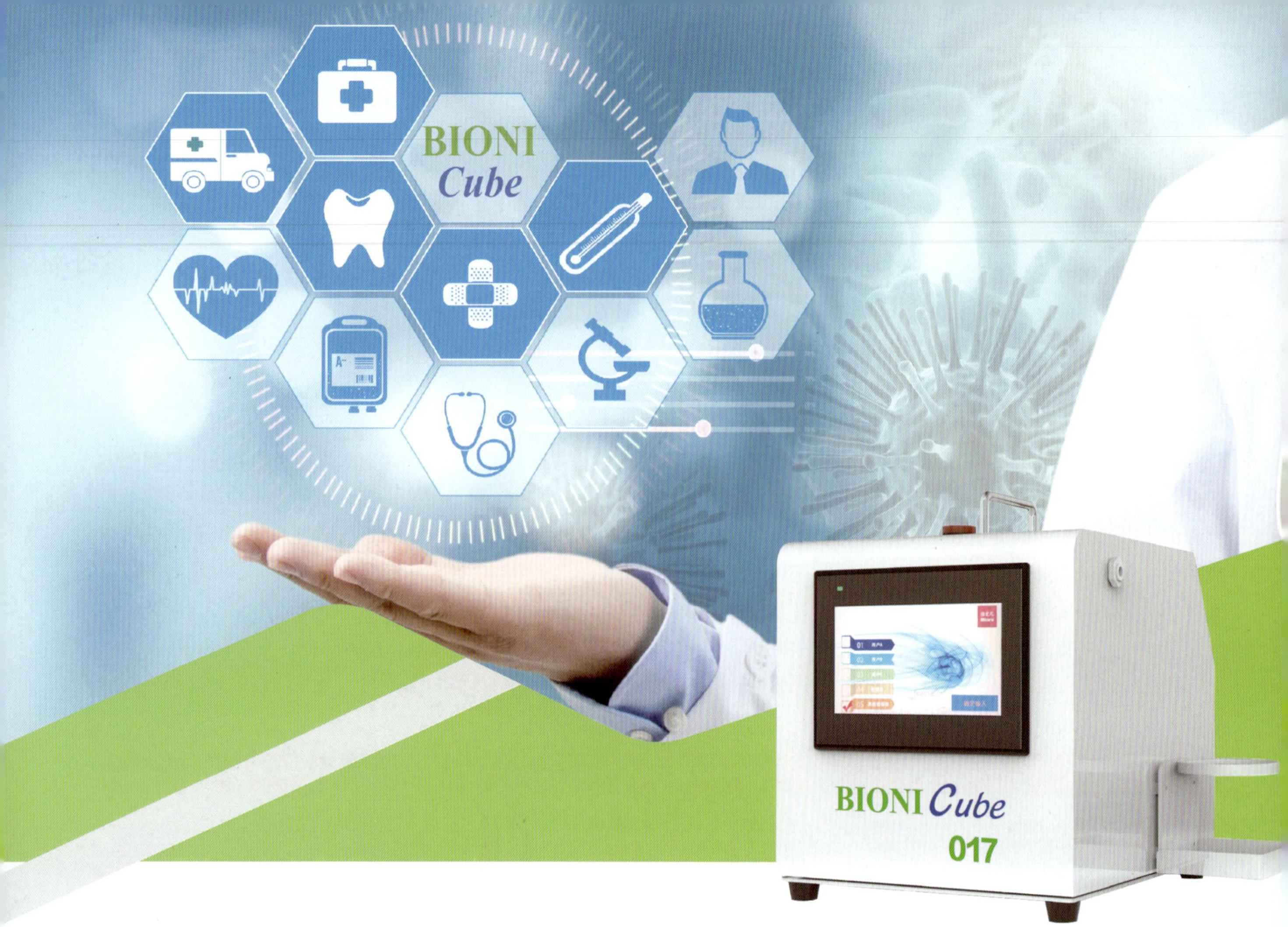

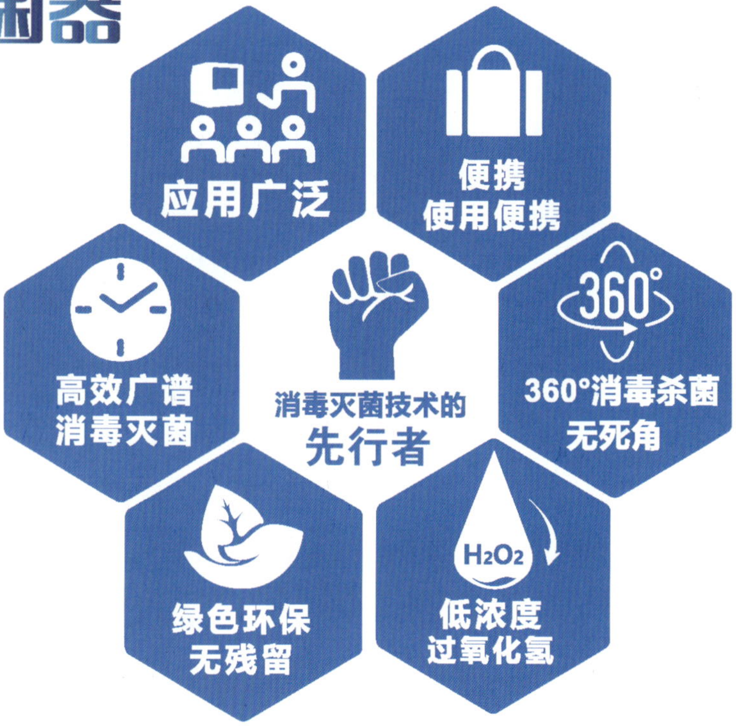

消 毒 标 准 汇 编

（上）

中国标准出版社　编

中 国 标 准 出 版 社

北　京

图书在版编目(CIP)数据

消毒标准汇编.上/中国标准出版社编.—北京：中国标准出版社,2021.9

ISBN 978-7-5066-9857-3

Ⅰ.①消… Ⅱ.①中… Ⅲ.①消毒—卫生标准—汇编—中国 Ⅳ.①R187-65

中国版本图书馆CIP数据核字(2021)第157450号

中国标准出版社出版发行

北京市朝阳区和平里西街甲2号(100029)

北京市西城区三里河北街16号(100045)

网址:www.spc.net.cn

总编室:(010)68533533 发行中心:(010)51780238

读者服务部:(010)68523946

中国标准出版社秦皇岛印刷厂印刷

各地新华书店经销

*

开本 880×1230 1/16 印张 32.25 字数 969 千字

2021年9月第一版 2021年9月第一次印刷

*

定价(上下册) 400.00 元

出版说明

消毒是杀灭或清除传播媒介上的病原微生物，使其达到无害化的处理。消毒分疫源地消毒和预防性消毒两种。消毒是疫情防控的重要措施，对预防和控制感染，保护人民健康起着重要作用。而灭菌是指用物理或化学方法除去或杀灭全部微生物的过程，灭菌后的物品是完全无菌的，是最彻底的消毒方法。

消毒标准对各类场所、疫源地的消毒方法和效果，以及消毒产品的技术要求等进行了规定，保证实际应用中消毒合格、彻底，真正做到无害化以及科学消毒和精准消毒。为此，我们策划出版《消毒标准汇编》（上、下）一书。

本汇编收录了截至2021年5月现行有效的60余项消毒相关国家标准，按照国家标准编号编排。本汇编可供各地疾病预防控制中心、卫生监督所、医疗机构等从事消毒的专业技术人员使用。

编　者

2021年9月

目　录

上　册

下　册

注：本书收集的标准的属性已在目录上标明(GB或GB/T)，年号用4位数字表示。鉴于部分国家标准是在标准清理整顿前出版的，现尚未修订，故正文部分仍保留原样，读者在使用这些标准时，其属性以本目录上标明的为准(标准正文“引用标准”中的标准的属性请读者注意查对)。

前　　言

本标准全文强制。

GB 15979—1995《一次性使用卫生用品卫生标准》自1996年发布以来，使生产企业明确了卫生要求和目标，管理部门也有了监督监测依据，对推动该行业的健康发展与卫生水平的提高起到了积极作用。与此同时，随着产品种类与材料的发展，该标准有一些地方需要完善。因此提出修订本标准。

本标准自实施之日起代替GB 15979—1995。

本标准的附录A至附录G为标准的附录。

本标准由中华人民共和国卫生部提出。

本标准负责起草单位：上海市疾病预防控制中心；参加起草单位：宝洁（中国）有限公司、强生（中国）有限公司。

本标准主要起草人：沈伟、卢敏、杨宏平、周密、潘希和、刘育京。

中华人民共和国国家标准

一次性使用卫生用品卫生标准

Hygienic standard for disposable sanitary products

GB 15979—2002

代替 GB 15979—1995

1 范围

本标准规定了一次性使用卫生用品的产品和生产环境卫生标准、消毒效果生物监测评价标准和相应检验方法，以及原材料与产品生产、消毒、贮存、运输过程卫生要求和产品标识要求。

在本标准中，一次性使用卫生用品是指：

本标准适用于国内从事一次性使用卫生用品的生产与销售的部门、单位或个人，也适用于经销进口一次性使用卫生用品的部门、单位或个人。

2 引用标准

下列标准所包含的条文，通过在本标准中引用而构成为本标准的条文。本标准出版时，所示版本均为有效。所有标准都会被修订，使用本标准的各方应探讨使用下列标准最新版本的可能性。

GB 15981—1995　消毒与灭菌效果的评价方法与标准

3 定义

本标准采用下列定义。

一次性使用卫生用品

使用一次后即丢弃的、与人体直接或间接接触的、并为达到人体生理卫生或卫生保健(抗菌或抑菌)目的而使用的各种日常生活用品，产品性状可以是固体也可以是液体。例如，一次性使用手套或指套(不包括医用手套或指套)、纸巾、湿巾、卫生湿巾、电话膜、帽子、口罩、内裤、妇女经期卫生用品(包括卫生护垫)、尿布等排泄物卫生用品(不包括皱纹卫生纸等厕所用纸)、避孕套等，在本标准中统称为“卫生用品”。

4 产品卫生指标

4.1 外观必须整洁，符合该卫生用品固有性状，不得有异常气味与异物。

4.2 不得对皮肤与粘膜产生不良刺激与过敏反应及其他损害作用。

4.3 产品须符合表1中微生物学指标。

表 1

产品种类	微生物指标				
	初始污染菌[1)] cfu/g	细菌菌落总数 cfu/g 或 cfu/mL	大肠菌群	致病性化脓菌[2)]	真菌菌落总数 cfu/g 或 cfu/mL
手套或指套、纸巾、湿巾、帽子、内裤、电话膜		≤200	不得检出	不得检出	≤100

中华人民共和国国家质量监督检验检疫总局 2002-03-05 批准　　2002-09-01 实施

表 1(完)

产品种类	微生物指标				
	初始污染菌[1)] cfu/g	细菌菌落总数 cfu/g 或 cfu/mL	大肠菌群	致病性化脓菌[2)]	真菌菌落总数 cfu/g 或 cfu/mL
抗菌(或抑菌)液体产品		≤200	不得检出	不得检出	≤100
卫生湿巾		≤20	不得检出	不得检出	不得检出
口罩					
普通级		≤200	不得检出	不得检出	≤100
消毒级	≤10 000	≤20	不得检出	不得检出	不得检出
妇女经期卫生用品					
普通级		≤200	不得检出	不得检出	≤100
消毒级	≤10 000	≤20	不得检出	不得检出	不得检出
尿布等排泄物卫生用品					
普通级		≤200	不得检出	不得检出	≤100
消毒级	≤10 000	≤20	不得检出	不得检出	不得检出
避孕套		≤20	不得检出	不得检出	不得检出

1) 如初始污染菌超过表内数值,应相应提高杀灭指数,使达到本标准规定的细菌与真菌限值。

2) 致病性化脓菌指绿脓杆菌、金黄色葡萄球菌与溶血性链球菌。

4.4 卫生湿巾除必须达到表 1 中的微生物学标准外,对大肠杆菌和金黄色葡萄球菌的杀灭率须≥90%,如需标明对真菌的作用,还须对白色念珠菌的杀灭率≥90%,其杀菌作用在室温下至少须保持 1 年。

4.5 抗菌(或抑菌)产品除必须达到表 1 中的同类同级产品微生物学标准外,对大肠杆菌和金黄色葡萄球菌的抑菌率须≥50%(溶出性)或>26%(非溶出性),如需标明对真菌的作用,还须白色念珠菌的抑菌率≥50%(溶出性)或>26%(非溶出性),其抑菌作用在室温下至少须保持 1 年。

4.6 任何经环氧乙烷消毒的卫生用品出厂时,环氧乙烷残留量必须≤250 μg/g。

5 生产环境卫生指标

5.1 装配与包装车间空气中细菌菌落总数应≤2 500 cfu/m^3。

5.2 工作台表面细菌菌落总数应≤20 cfu/cm^2。

5.3 工人手表面细菌菌落总数应≤300 cfu/只手,并不得检出致病菌。

6 消毒效果生物监测评价

6.1 环氧乙烷消毒:对枯草杆菌黑色变种芽胞(ATCC 9372)的杀灭指数应≥10^3。

6.2 电离辐射消毒:对短小杆菌芽胞 E6d(ATCC 27142)的杀灭指数应≥10^3。

6.3 压力蒸汽消毒:对嗜热脂肪杆菌芽胞(ATCC 7953)的杀灭指数应≥10^3。

7 测试方法

7.1 产品测试方法

7.1.1 产品外观:目测,应符合本标准 3.1 的规定。

7.1.2 产品毒理学测试方法:见附录 A。

7.1.3 产品微生物检测方法:见附录 B。

7.1.4 产品杀菌性能、抑菌性能与稳定性测试方法:见附录 C。

7.1.5 产品环氧乙烷残留量测试方法:见附录 D。

7.2 生产环境采样与测试方法:见附录 E。

7.3 消毒效果生物监测评价方法：见附录F。

8 原材料卫生要求

8.1 原材料应无毒、无害、无污染；原材料包装应清洁，清楚标明内含物的名称、生产单位、生产日期或生产批号；影响卫生质量的原材料应不裸露；有特殊要求的原材料应标明保存条件和保质期。

8.2 对影响产品卫生质量的原材料应有相应检验报告或证明材料，必要时需进行微生物监控和采取相应措施。

8.3 禁止使用废弃的卫生用品作原材料或半成品。

9 生产环境与过程卫生要求

9.1 生产区周围环境应整洁，无垃圾，无蚊、蝇等害虫孳生地。

9.2 生产区应有足够空间满足生产需要，布局必须符合生产工艺要求，分隔合理，人、物分流，产品流程中无逆向与交叉。原料进入与成品出去应有防污染措施和严格的操作规程，减少生产环境微生物污染。

9.3 生产区内应配置有效的防尘、防虫、防鼠设施，地面、墙面、工作台面应平整、光滑、不起尘、便于除尘与清洗消毒，有充足的照明与空气消毒或净化措施，以保证生产环境满足本标准第5章的规定。

9.4 配置必需的生产和质检设备，有完整的生产和质检记录，切实保证产品卫生质量。

9.5 生产过程中使用易燃、易爆物品或产生有害物质的，必须具备相应安全防护措施，符合国家有关标准或规定。

9.6 原材料和成品应分开堆放，待检、合格、不合格原材料和成品应严格分开堆放并设明显标志。仓库内应干燥、清洁、通风，设防虫、防鼠设施与垫仓板，符合产品保存条件。

9.7 进入生产区要换工作衣和工作鞋，戴工作帽，直接接触裸装产品的人员需戴口罩，清洗和消毒双手或戴手套；生产区前应相应设有更衣室、洗手池、消毒池与缓冲区。

9.8 从事卫生用品生产的人员应保持个人卫生，不得留指甲，工作时不得戴手饰，长发应卷在工作帽内。痢疾、伤寒、病毒性肝炎、活动性肺结核、尖锐湿疣、淋病及化脓性或渗出性皮肤病患者或病原携带者不得参与直接与产品接触的生产活动。

9.9 从事卫生用品生产的人员应在上岗前及定期（每年一次）进行健康检查与卫生知识（包括生产卫生、个人卫生、有关标准与规范）培训，合格者方可上岗。

10 消毒过程要求

10.1 消毒级产品最终消毒必须采用环氧乙烷、电离辐射或压力蒸汽等有效消毒方法。所用消毒设备必须符合有关卫生标准。

10.2 根据产品卫生标准、初始污染菌与消毒效果生物监测评价标准制定消毒程序、技术参数、工作制度，经验证后严格按照既定的消毒工艺操作。该消毒程序、技术参数或影响消毒效果的原材料或生产工艺发生变化后应重新验证确定消毒工艺。

10.3 每次消毒过程必须进行相应的工艺（物理）和化学指示剂监测，每月用相应的生物指示剂监测，只有当工艺监测、化学监测、生物监测达到规定要求时，被消毒物品才能出厂。

10.4 产品经消毒处理后，外观与性能应与消毒处理前无明显可见的差异。

11 包装、运输与贮存要求

11.1 执行卫生用品运输或贮存的单位或个人，应严格按照生产者提供的运输与贮存要求进行运输或贮存。

11.2 直接与产品接触的包装材料必须无毒、无害、清洁，产品的所有包装材料必须具有足够的密封性和牢固性以达到保证产品在正常的运输与贮存条件下不受污染的目的。

12　产品标识要求

12.1　产品标识应符合《中华人民共和国产品质量法》的规定，并在产品包装上标明执行的卫生标准号以及生产日期和保质期(有效期)或生产批号和限定使用日期。

12.2　消毒级产品还应在销售包装上注明“消毒级”字样以及消毒日期和有效期或消毒批号和限定使用日期，在运输包装上标明“消毒级”字样以及消毒单位与地址、消毒方法、消毒日期和有效期或消毒批号和限定使用日期。

附 录 A
（标准的附录）
产品毒理学测试方法

A1 各类产品毒理学测试指标

当原材料、生产工艺等发生变化可能影响产品毒性时，应按表A1根据不同产品种类提供有效的（经政府认定的第三方）成品毒理学测试报告。

表A1

产品种类	皮肤刺激试验	阴道粘膜刺激试验	皮肤变态反应试验
手套或指套、内裤	√		√
抗菌（或抑菌）液体产品	√	根据用途选择1)	√
湿巾、卫生湿巾	√	根据用途选择1)	根据材料选择
口罩	√		
妇女经期卫生用品		√	√
尿布等排泄物卫生用品	√		√
避孕套		√	√
1）用于阴道粘膜的产品须做阴道粘膜刺激试验，但无须做皮肤刺激试验。			

A2 试验方法

皮肤刺激试验、阴道粘膜刺激试验和皮肤变态反应试验方法按卫生部《消毒技术规范》（第三版）第一分册《实验技术规范》（1999）中的“消毒剂毒理学实验技术”中相应的试验方法进行。

固体产品的样品制备方法按照A3进行。

注

1 用于皮肤刺激试验中的空白对照应为：生理盐水和斑贴纸。

2 在皮肤变态反应中，致敏处理和激发处理所用的剂量保持一致。

A3 样品制备

A3.1 皮肤刺激试验和皮肤变态反应试验

以横断方式剪一块斑贴大小的产品。对于干的产品，如尿布、妇女经期卫生用品，用生理盐水润湿后贴到皮肤上，再用斑贴纸覆盖。湿的产品，如湿巾，则可以按要求裁剪合适的面积，直接贴到皮肤上，再用斑贴纸覆盖。

A3.2 阴道粘膜刺激试验

A3.2.1 干的产品（如妇女经期卫生用品）

以横断方式剪取足够量的产品，按1 g/10 mL的比例加入灭菌生理盐水，密封于萃取容器中搅拌后置于37℃±1℃下放置24 h。冷却到室温，搅拌后析取样液备检。

A3.2.2 湿的产品（如卫生湿巾）

在进行阴道粘膜刺激试验的当天，挤出湿巾里的添加液作为试样。

A4 判定标准

以卫生部《消毒技术规范》（第三版）第一分册《实验技术规范》（1999）中“毒理学试验结果的最终判

定”的相应部分作为试验结果判定原则。

附　录　B
（标准的附录）
产品微生物检测方法

B1　产品采集与样品处理

于同一批号的三个运输包装中至少抽取 12 个最小销售包装样品，1/4 样品用于检测，1/4 样品用于留样，另 1/2 样品（可就地封存）必要时用于复检。抽样的最小销售包装不应有破裂，检验前不得启开。

在 100 级净化条件下用无菌方法打开用于检测的至少 3 个包装，从每个包装中取样，准确称取10 g ±1 g 样品。剪碎后加入到 200 mL 灭菌生理盐水中，充分混匀，得到一个生理盐水样液。液体产品用原液直接做样液。

如被检样品含有大量吸水树脂材料而导致不能吸出足够样液时，稀释液量可按每次 50 mL 递增，直至能吸出足够测试用样液。在计算细菌菌落总数与真菌菌落总数时相应调整稀释度。

B2　细菌菌落总数与初始污染菌检测方法

本方法适用于产品初始污染菌与细菌菌落总数（以下统称为细菌菌落总数）检测。

B2.1　操作步骤

待上述生理盐水样液自然沉降后取上清液作菌落计数。共接种 5 个平皿，每个平皿中加入 1 mL 样液，然后用冷却至 45℃左右的熔化的营养琼脂培养基 15～20 mL 倒入每个平皿内混合均匀。待琼脂凝固后翻转平皿置 35℃±2℃培养 48 h 后，计算平板上的菌落数。

B2.2　结果报告

菌落呈片状生长的平板不宜采用；计数符合要求的平板上的菌落，按式（B1）计算结果：

$$X_1 = A \times \frac{K}{5} \qquad \cdots\cdots\cdots\cdots (B1)$$

式中：X_1——细菌菌落总数，cfu/g 或 cfu/mL；

A——5 块营养琼脂培养基平板上的细菌菌落总数；

K——稀释度。

当菌落数在 100 以内，按实有数报告，大于 100 时采用二位有效数字。

如果样品菌落总数超过本标准的规定，按 B2.3 进行复检和结果报告。

B2.3　复检方法

将留存的复检样品依前法复测 2 次，2 次结果平均值都达到本标准的规定，则判定被检样品合格；其中有任何 1 次结果平均值超过本标准规定，则判定被检样品不合格。

B3　大肠菌群检测方法

B3.1　操作步骤

取样液 5 mL 接种 50 mL 乳糖胆盐发酵管，置 35℃±2℃培养 24 h，如不产酸也不产气，则报告为大肠菌群阴性。

如产酸产气，则划线接种伊红美蓝琼脂平板，置 35℃±2℃培养 18～24 h，观察平板上菌落形态。典型的大肠菌落为黑紫色或红紫色，圆形，边缘整齐，表面光滑湿润，常具有金属光泽，也有的呈紫黑色，不带或略带金属光泽，或粉红色，中心较深的菌落。

取疑似菌落 1～2 个作革兰氏染色镜检，同时接种乳糖发酵管，置 35℃±2℃培养 24 h，观察产气情况。

B3.2 结果报告

凡乳糖胆盐发酵管产酸产气，乳糖发酵管产酸产气，在伊红美蓝平板上有典型大肠菌落，革兰氏染色为阴性无芽胞杆菌，可报告被检样品检出大肠杆菌。

B4 绿脓杆菌检测方法

B4.1 操作步骤

取样液 5 mL，加入到 50 mL SCDLP 培养液中，充分混匀，置 35℃±2℃培养 18～24 h。如有绿脓杆菌生长，培养液表面呈现一层薄菌膜，培养液常呈黄绿色或蓝绿色。从培养液的薄菌膜处挑取培养物，划线接种十六烷三甲基溴化铵琼脂平板，置 35℃±2℃培养 18～24 h，观察菌落特征。绿脓杆菌在此培养基上生长良好，菌落扁平，边缘不整，菌落周围培养基略带粉红色，其他菌不长。

取可疑菌落涂片作革兰氏染色，镜检为革兰氏阴性菌者应进行下列试验：

氧化酶试验：取一小块洁净的白色滤纸片放在灭菌平皿内，用无菌玻棒挑取可疑菌落涂在滤纸片上，然后在其上滴加一滴新配制的 1%二甲基对苯二胺试液，30 s 内出现粉红色或紫红色，为氧化酶试验阳性，不变色者为阴性。

绿脓菌素试验：取 2～3 个可疑菌落，分别接种在绿脓菌素测定用培养基斜面，35℃±2℃培养 24 h，加入三氯甲烷 3～5 mL，充分振荡使培养物中可能存在的绿脓菌素溶解，待三氯甲烷呈蓝色时，用吸管移到另一试管中并加入 1 mol/L 的盐酸 1 mL，振荡后静置片刻。如上层出现粉红色或紫红色即为阳性，表示有绿脓菌素存在。

硝酸盐还原产气试验：挑取被检菌落纯培养物接种在硝酸盐胨水培养基中，置 35℃±2℃培养 24 h，培养基小倒管中有气者即为阳性。

明胶液化试验：取可疑菌落纯培养物，穿刺接种在明胶培养基内，置 35℃±2℃培养 24 h，取出放于 4～10℃，如仍呈液态为阳性，凝固者为阴性。

42℃生长试验：取可疑培养物，接种在普通琼脂斜面培养基上，置 42℃培养 24～48 h，有绿脓杆菌生长为阳性。

B4.2 结果报告

被检样品经增菌分离培养后，证实为革兰氏阴性杆菌，氧化酶及绿脓杆菌试验均为阳性者，即可报告被检样品中检出绿脓杆菌。如绿脓菌素试验阴性而液化明胶、硝酸盐还原产气和 42℃生长试验三者皆为阳性时，仍可报告被检样品中检出绿脓杆菌。

B5 金黄色葡萄球菌检测方法

B5.1 操作步骤

取样液 5 mL，加入到 50 mL SCDLP 培养液中，充分混匀，置 35℃±2℃培养 24 h。

自上述增菌液中取 1～2 接种环，划线接种在血琼脂培养基上，置 35℃±2℃培养 24～48 h。在血琼脂平板上该菌菌落呈金黄色，大而突起，圆形，不透明，表面光滑，周围有溶血圈。

挑取典型菌落，涂片作革兰氏染色镜检，金黄色葡萄球菌为革兰氏阳性球菌，排列成葡萄状，无芽胞与荚膜。镜检符合上述情况，应进行下列试验：

甘露醇发酵试验：取上述菌落接种甘露醇培养液，置 35℃±2℃培养 24 h，发酵甘露醇产酸者为阳性。

血浆凝固酶试验：玻片法：取清洁干燥载玻片，一端滴加一滴生理盐水，另一端滴加一滴兔血浆，挑取菌落分别与生理盐水和血浆混合，5 min 如血浆内出现团块或颗粒状凝块，而盐水滴仍呈均匀混浊无凝固则为阳性，如两者均无凝固则为阴性。凡盐水滴与血浆滴均有凝固现象，再进行试管凝固酶试验；试管法：吸取 1：4 新鲜血浆 0.5 mL，放灭菌小试管中，加入等量待检菌 24 h 肉汤培养物 0.5 mL。混匀，放 35℃±2℃温箱或水浴中,每半小时观察一次,24 h 之内呈现凝块即为阳性。同时以已知血浆凝固酶阳性和阴性菌株肉汤培养物各 0.5 mL 作为阳性与阴性对照。

B5.2 结果报告

凡在琼脂平板上有可疑菌落生长,镜检为革兰氏阳性葡萄球菌,并能发酵甘露醇产酸,血浆凝固酶试验阳性者,可报告被检样品检出金黄色葡萄球菌。

B6 溶血性链球菌检测方法

B6.1 操作步骤

取样液 5 mL 加入到 50 mL 葡萄糖肉汤,35℃±2℃培养 24 h。

将培养物划线接种血琼脂平板,35℃±2℃培养 24 h 观察菌落特征。溶血性链球菌在血平板上为灰白色,半透明或不透明,针尖状突起,表面光滑,边缘整齐,周围有无色透明溶血圈。

挑取典型菌落作涂片革兰氏染色镜检,应为革兰氏阳性,呈链状排列的球菌。镜检符合上述情况,应进行下列试验:

链激酶试验:吸取草酸钾血浆 0.2 mL(0.01 g 草酸钾加 5 mL 兔血浆混匀,经离心沉淀,吸取上清液),加入 0.8 mL 灭菌生理盐水,混匀后再加入待检菌 24 h 肉汤培养物 0.5 mL 和0.25%氯化钙 0.25 mL,混匀,放 35℃±2℃水浴中,2 min 观察一次(一般 10 min 内可凝固),待血浆凝固后继续观察并记录溶化时间。如 2 h 内不溶化,继续放置 24 h 观察,如凝块全部溶化为阳性,24 h 仍不溶化为阴性。

杆菌肽敏感试验:将被检菌菌液涂于血平板上,用灭菌镊子取每片含 0.04 单位杆菌肽的纸片放在平板表面上,同时以已知阳性菌株作对照,在 35℃±2℃下放置 18～24 h,有抑菌带者为阳性。

B6.2 结果报告

镜检革兰氏阳性链状排列球菌,血平板上呈现溶血圈,链激酶和杆菌肽试验阳性,可报告被检样品检出溶血性链球菌。

B7 真菌菌落总数检测方法

B7.1 操作步骤

待上述生理盐水样液自然沉降后取上清液作真菌计数。共接种 5 个平皿,每个平皿中加入 1 mL 样液,然后用冷却至 45℃左右的熔化的沙氏琼脂培养基 15～25 mL 倒入每个平皿内混合均匀,琼脂凝固后翻转平皿置 25℃±2℃培养 7 天,分别于 3、5、7 天观察,计算平板上的菌落数,如果发现菌落蔓延,以前一次的菌落计数为准。

B7.2 结果报告

菌落呈片状生长的平板不宜采用;计数符合要求的平板上的菌落,按式(B2)计算结果:

$$X_2 = B \times \frac{K}{5} \qquad \cdots\cdots(B2)$$

式中:X_2——真菌菌落总数,cfu/g 或 cfu/mL;

B——5 块沙氏琼脂培养基平板上的真菌菌落总数;

K——稀释度。

当菌落数在 100 以内,按实有数报告,大于 100 时采用二位有效数字。

如果样品菌落总数超过本标准的规定,按 B7.3 进行复检和结果报告。

B7.3 复检方法

将留存的复检样品依前法复测 2 次,2 次结果都达到本标准的规定,则判定被检样品合格;其中有任何 1 次结果超过本标准规定,则判定被检样品不合格。

B8　真菌定性检测方法

B8.1　操作步骤

取样液 5 mL 加入到 50 mL 沙氏培养基中，25℃±2℃培养 7 天，逐日观察有无真菌生长。

B8.2　结果报告

培养管混浊应转种沙氏琼脂培养基，证实有真菌生长，可报告被检样品检出真菌。

附　录　C

（标准的附录）

产品杀菌性能、抑菌性能与稳定性测试方法

C1　样品采集

为使样品具有良好的代表性，应于同一批号三个运输包装中至少随机抽取 20 件最小销售包装样品，其中 5 件留样，5 件做抑菌或杀菌性能测试，10 件做稳定性测试。

C2　试验菌与菌液制备

C2.1　试验菌

C2.1.1　细菌：金黄色葡萄球菌（ATCC 6538），大肠杆菌（8099 或 ATCC 25922）。

C2.1.2　酵母菌：白色念珠菌（ATCC 10231）。

菌液制备：取菌株第 3～14 代的营养琼脂培养基斜面新鲜培养物（18～24 h），用 5 mL 0.03 mol/L 磷酸盐缓冲液（以下简称 PBS）洗下菌苔，使菌悬浮均匀后用上述 PBS 稀释至所需浓度。

C3　杀菌性能试验方法

该试验取样部位，根据被试产品生产者的说明而确定。

C3.1　中和剂鉴定试验

进行杀菌性能测试必须通过以下中和剂鉴定试验。

C3.1.1　试验分组

1）染菌样片＋5 mL PBS。

2）染菌样片＋5 mL 中和剂。

3）染菌对照片＋5 mL 中和剂。

4）样片＋5 mL 中和剂＋染菌对照片。

5）染菌对照片＋5 mL PBS。

6）同批次 PBS。

7）同批次中和剂。

8）同批次培养基。

C3.1.2　评价规定

1）第 1 组无试验菌，或仅有极少数试验菌菌落生长。

2）第 2 组有较第 1 组为多，但较第 3、4、5 组为少的试验菌落生长，并符合要求。

3）第 3、4、5 组有相似量试验菌生长，并在 1×10^4～9×10^4 cfu/片之间，其组间菌落数误差率应不超过 15%。

4）第 6～8 组无菌生长。

5）连续 3 次试验取得合格评价。

C3.2 杀菌试验

C3.2.1 操作步骤

将试验菌 24 h 斜面培养物用 PBS 洗下，制成菌悬液（要求的浓度为：用 100 μL 滴于对照样片上，回收菌数为 $1\times10^4\sim9\times10^4$ cfu/片）。

取被试样片（2.0 cm×3.0 cm）和对照样片（与试样同质材料，同等大小，但不含抗菌材料，且经灭菌处理）各 4 片，分成 4 组置于 4 个灭菌平皿内。

取上述菌悬液，分别在每个被试样片和对照样片上滴加 100 μL，均匀涂布，开始计时，作用 2、5、10、20 min，用无菌镊分别将样片投入含 5 mL 相应中和剂的试管内，充分混匀，作适当稀释，然后取其中 2～3个稀释度，分别吸取 0.5 mL，置于两个平皿，用凉至 40～45℃的营养琼脂培养基（细菌）或沙氏琼脂培养基（酵母菌）15 mL 作倾注，转动平皿，使其充分均匀，琼脂凝固后翻转平板，35℃±2℃培养 48 h（细菌）或 72 h（酵母菌），作活菌菌落计数。

试验重复 3 次，按式（C1）计算杀菌率：

$$X_3 = (A - B)/A \times 100\% \qquad \cdots\cdots\cdots\cdots(C1)$$

式中：X_3——杀菌率，%；

A——对照样品平均菌落数；

B——被试样品平均菌落数。

C3.2.2 评价标准

杀菌率≥90%，产品有杀菌作用。

C4 溶出性抗（抑）菌产品抑菌性能试验方法

C4.1 操作步骤

将试验菌 24 h 斜面培养物用 PBS 洗下，制成菌悬液（要求的浓度为：用 100 μL 滴于对照样片上或 5 mL 样液内，回收菌数为 $1\times10^4\sim9\times10^4$ cfu/片或 mL）。

取被试样片（2.0 cm×3.0 cm）或样液（5 mL）和对照样片或样液（与试样同质材料，同等大小，但不含抗菌材料，且经灭菌处理）各 4 片（置于灭菌平皿内）或 4 管。

取上述菌悬液，分别在每个被试样片或样液和对照样片或样液上或内滴加 100 μL，均匀涂布/混合，开始计时，作用 2、5、10、20 min，用无菌镊分别将样片或样液（0.5 mL）投入含 5 mL PBS 的试管内，充分混匀，作适当稀释，然后取其中 2～3 个稀释度，分别吸取 0.5 mL，置于两个平皿，用凉至 40～45℃的营养琼脂培养基（细菌）或沙氏琼脂培养基（酵母菌）15 mL 作倾注，转动平皿，使其充分均匀，琼脂凝固后翻转平板，35℃±2℃培养 48 h（细菌）或 72 h（酵母菌），作活菌菌落计数。

试验重复 3 次，按式（C2）计算抑菌率：

$$X_4 = (A - B)/A \times 100\% \qquad \cdots\cdots\cdots\cdots(C2)$$

式中：X_4——抑菌率，%；

A——对照样品平均菌落数；

B——被试样品平均菌落数。

C4.2 评价标准

抑菌率≥50%～90%，产品有抑菌作用，抑菌率≥90%，产品有较强抑菌作用。

C5 非溶出性抗（抑）菌产品抑菌性能试验方法

C5.1 操作步骤

称取被试样片（剪成 1.0 cm×1.0 cm 大小）0.75 g 分装包好。

将 0.75 g 重样片放入一个 250 mL 的三角烧瓶中，分别加入 70 mL PBS 和 5 mL 菌悬液，使菌悬液在 PBS 中的浓度为 $1\times10^4\sim9\times10^4$ cfu/mL。

将三角烧瓶固定于振荡摇床上，以 300 r/min 振摇 1 h。

取 0.5 mL 振摇后的样液，或用 PBS 做适当稀释后的样液，以琼脂倾注法接种平皿，进行菌落计数。

同时设对照样片组和不加样片组，对照样片组的对照样片与被试样片同样大小但不含抗菌成分，其他操作程序均与被试样片组相同，不加样片组分别取 5 mL 菌悬液和 70 mL PBS 加入一个 250 mL 三角烧瓶中，混匀，分别于 0 时间和振荡 1 h 后，各取 0.5 mL 菌悬液与 PBS 的混合液做适当稀释，然后进行菌落计数。

试验重复 3 次，按式(C3)计算抑菌率：

$$X_5 = (A - B)/A \times 100\% \qquad \cdots\cdots(C3)$$

式中：X_5——抑菌率，%；

A——被试样品振荡前平均菌落数；

B——被试样品振荡后平均菌落数。

C5.2 评价标准

不加样片组的菌落数在 1×10^4～9×10^4 cfu/mL 之间，且样品振荡前后平均菌落数差值在 10%以内，试验有效；被试样片组抑菌率与对照样片组抑菌率的差值＞26%，产品具有抗菌作用。

C6 稳定性测试方法

C6.1 测试条件

C6.1.1 自然留样：将原包装样品置室温下至少 1 年，每半年进行抑菌或杀菌性能测试。

C6.1.2 加速试验：将原包装样品置 54～57℃恒温箱内 14 天或 37～40℃恒温箱内 3 个月，保持相对湿度＞75%，进行抑菌或杀菌性能测试。

C6.2 评价标准

产品经自然留样，其杀菌率或抑菌率达到附录 C3 或附录 C4、附录 C5 中规定的标准值，产品的杀菌或抑菌作用在室温下的保持时间即为自然留样时间。

产品经 54℃加速试验，其杀菌率或抑菌率达到附录 C3 或附录 C4、附录 C5 中规定的标准值，产品的杀菌或抑菌作用在室温下至少保持一年。

产品经 37℃加速试验，其杀菌率或抑菌率达到附录 C3 或附录 C4、附录 C5 中规定的标准值，产品的杀菌或抑菌作用在室温下至少保持二年。

附 录 D

(标准的附录)

产品环氧乙烷残留量测试方法

D1 测试目的

确定产品消毒后启用时间，当新产品或原材料、消毒工艺改变可能影响产品理化性能时应予测试。

D2 样品采集

环氧乙烷消毒后，立即从同一消毒批号的三个大包装中随机抽取一定量小包装样品，采样量至少应满足规定所需测定次数的量(留一定量在必要时进行复测用)。

分别于环氧乙烷消毒后 24 h 及以后每隔数天进行残留量测定，直至残留量降至本标准 4.6 所规定的标准值以下。

D3 仪器与操作条件

仪器：气相色谱仪，氢焰检测器(FID)。

柱：Chromosorb 101 HP60～80 目；玻璃柱长 2 m，ϕ3 mm。柱温：120℃。

检测器：150℃。

气化器：150℃。

载气量：氮气：35 mL/min。

氢气：35 mL/min。

空气：350 mL/min。

柱前压约为 108 kPa。

D4 操作步骤

D4.1 标准配制

用 100 mL 玻璃针筒从纯环氧乙烷小钢瓶中抽取环氧乙烷标准气(重复放空二次，以排除原有空气)，塞上橡皮头，用 10 mL 针筒抽取上述 100 mL 针筒中纯环氧乙烷标准气 10 mL，用氮气稀释到 100 mL(可将 10 mL 标准气注入到已有 90 mL 氮气的带橡皮塞头的针筒中来完成)。用同样的方法根据需要再逐级稀释 2～3 次(稀释 1 000～10 000 倍)，作三个浓度的标准气体。按环氧乙烷小钢瓶中环氧乙烷的纯度、稀释倍数和室温计算出最后标准气中的环氧乙烷浓度。

计算公式如下：

$$c = \frac{44 \times 10^6}{22.4 \times 10^3 \times k} \times \frac{273}{273 + t} \qquad \text{(D1)}$$

式中：c——标准气体浓度，μg/mL；

k——稀释倍数；

t——室温，℃。

D4.2 样品处理

至少取 2 个最小包装产品，将其剪碎，随机精确称取 2 g，放入萃取容器中，加入 5 mL 去离子水，充分摇匀，放置 4 h 或振荡 30 min 待用。如被检样品为吸水树脂材料产品，可适当增加去离子水量，以确保至少可吸出 2 mL 样液。

D4.3 分析

待仪器稳定后，在同样条件下，环氧乙烷标准气体各进样 1.0 mL，待分析样品(水溶液)各进样 2 μL，每一样液平行作 2 次测定。

根据保留时间定性，根据峰面积(或峰高)进行定量计算，取平均值。

D4.4 计算

以所进环氧乙烷标准气的微克(μg)数对所得峰面积(或峰高)作环氧乙烷工作曲线。

以样品中环氧乙烷对应的峰面积(或峰高)在工作曲线上求得环氧乙烷的量 A(μg)，并以式(D2)求得产品中环氧乙烷的残留量。

$$X = \frac{A}{\frac{m}{V_{(萃)}} \times V_{(进)}} \qquad \text{(D2)}$$

式中：X——产品中环氧乙烷残留量，μg/g；

A——从工作曲线中所查得环氧乙烷量，μg；

m——所取样品量，g；

$V_{(萃)}$——萃取液体积，mL；

$V_{(进)}$——进样量，mL。

附 录 E
（标准的附录）
生产环境采样与测试方法

E1 空气采样与测试方法

E1.1 样品采集

在动态下进行。

室内面积不超过 30 m^2，在对角线上设里、中、外三点，里、外点位置距墙 1 m；室内面积超过 30 m^2，设东、西、南、北、中 5 点，周围 4 点距墙 1 m。

采样时，将含营养琼脂培养基的平板（直径 9 cm）置采样点（约桌面高度），打开平皿盖，使平板在空气中暴露 5 min。

E1.2 细菌培养

在采样前将准备好的营养琼脂培养基置 35℃±2℃培养 24 h，取出检查有无污染，将污染培养基剔除。

将已采集的培养基在 6 h 内送实验室，于 35℃±2℃培养 48 h 观察结果，计数平板上细菌菌落数。

E1.3 菌落计算

$$y_1 = \frac{A \times 50\ 000}{S_1 \times t} \qquad \cdots\cdots\cdots\cdots（E1）$$

式中：y_1——空气中细菌菌落总数，cfu/m^3；

A——平板上平均细菌菌落数；

S_1——平板面积，cm^2；

t——暴露时间，min。

E2 工作台表面与工人手表面采样与测试方法

E2.1 样品采集

工作台：将经灭菌的内径为 5 cm×5 cm 的灭菌规格板放在被检物体表面，用一浸有灭菌生理盐水的棉签在其内涂抹 10 次，然后剪去手接触部分棉棒，将棉签放入含 10 mL 灭菌生理盐水的采样管内送检。

工人手：被检人五指并拢，用一浸湿生理盐水的棉签在右手指曲面，从指尖到指端来回涂擦 10 次，然后剪去手接触部分棉棒，将棉签放入含 10 mL 灭菌生理盐水的采样管内送检。

E2.2 细菌菌落总数检测

将已采集的样品在 6 h 内送实验室，每支采样管充分混匀后取 1 mL 样液，放入灭菌平皿内，倾注营养琼脂培养基，每个样品平行接种两块平皿，置 35℃±2℃培养 48 h，计数平板上细菌菌落数。

$$y_2 = \frac{A}{S_2} \times 10 \qquad \cdots\cdots\cdots\cdots（E2）$$

$$y_3 = A \times 10 \qquad \cdots\cdots\cdots\cdots（E3）$$

式中：y_2——工作台表面细菌菌落总数，cfu/cm^2；

A——平板上平均细菌菌落数；

S_2——采样面积，cm^2；

y_3——工人手表面细菌菌落总数，cfu/只手。

E2.3 致病菌检测

按本标准附录B进行。

附 录 F
（标准的附录）
消毒效果生物监测评价方法

F1 环氧乙烷消毒

F1.1 环氧乙烷消毒效果评价用生物指示菌为枯草杆菌黑色变种芽胞(ATCC 9372)。在菌量为 $5\times10^5\sim5\times10^6$ cfu/片、环氧乙烷浓度为 600 mg/L±30 mg/L、作用温度为 54℃±2℃、相对湿度为 60%±10%条件下，其杀灭 90%微生物所需时间 D 值应为 2.5～5.8 min，存活时间≥7.5 min，杀灭时间≤58 min。

F1.2 每次测试至少布放 10 片生物指示剂，放于最难杀灭处。消毒完毕，取出指示菌片接种营养肉汤培养液作定性检测或接种营养琼脂培养基作定量检测，将未处理阳性对照菌片作相同接种，两者均置 35℃±2℃培养。阳性对照应在 24 h 内有菌生长。定性培养样品如连续观察 7 天全部无菌生长，可报告生物指示剂培养阴性，消毒合格。定量培养样品与阳性对照相比灭活指数达到 10^3 也可报告消毒合格。

F2 电离辐射消毒

F2.1 电离辐射消毒效果评价用生物指示菌为短小杆菌芽胞 E601(ATCC 27142)，在菌量为 $5\times10^5\sim5\times10^6$ cfu/片时，其杀灭 90%微生物所需剂量 D_{10}值应为 1.7 kGy。

F2.2 每次测试至少选 5 箱，每箱产品布放 3 片生物指示剂，置最小剂量处。消毒完毕，取出指示菌片接种营养肉汤培养液作定性检测或接种营养琼脂培养基作定量检测，将未处理阳性对照菌片作相同接种，两者均置 35℃±2℃培养。阳性对照应在 24 h 内有菌生长。定性培养样品如连续观察 7 天全部无菌生长，可报告生物指示剂培养阴性，消毒合格。定量培养样品与阳性对照相比灭活指数达到 10^3 也可报告消毒合格。

F3 压力蒸汽消毒

参照 GB 15981—1995 的规定执行。

附 录 G
（标准的附录）
培养基与试剂制备

G1 营养琼脂培养基

成分：

蛋白胨	10 g
牛肉膏	3 g
氯化钠	5 g
琼脂	15 g～20 g
蒸馏水	1 000 mL

制法：除琼脂外其他成分溶解于蒸馏水中，调 pH 至 7.2～7.4，加入琼脂，加热溶解，分装试管，121℃灭菌 15 min 后备用。

G2 乳糖胆盐发酵管

成分：

蛋白胨	20 g
猪胆盐(或牛、羊胆盐)	5 g
乳糖	10 g
0.04%溴甲酚紫水溶液	25 mL
蒸馏水	加至 1 000 mL

制法：将蛋白胨、胆盐及乳糖溶于水中，校正 pH 至 7.4，加入指示剂，分装每管 50 mL，并放入一个小倒管，115℃灭菌 15 min，即得。

G3 乳糖发酵管

成分：

蛋白胨	20 g
乳糖	10 g
0.04%溴甲酚紫水溶液	25 mL
蒸馏水	加至 1 000 mL

制法：将蛋白胨及乳糖溶于水中，校正 pH 至 7.4，加入指示剂，分装每管 10 mL，并放入一个小倒管，115℃灭菌 15 min，即得。

G4 伊红美蓝琼脂(EMB)

成分：

蛋白胨	10 g
乳糖	10 g
磷酸氢二钾	2 g
琼脂	17 g
2%伊红 Y 溶液	20 mL
0.65%美蓝溶液	10 mL
蒸馏水	加至 1 000 mL

制法：将蛋白胨、磷酸盐和琼脂溶解于蒸馏水中，校正 pH 至 7.1，分装于烧瓶内，121℃灭菌 15 min 备用，临用时加入乳糖并加热溶化琼脂，冷至 55℃，加入伊红和美蓝溶液摇匀，倾注平板。

G5 SCDLP 液体培养基

成分：

酪蛋白胨	17 g
大豆蛋白胨	3 g
氯化钠	5 g
磷酸氢二钾	2.5 g
葡萄糖	2.5 g
卵磷脂	1 g
吐温 80	7 g

蒸馏水	1 000 mL

制法：将各种成分混合（如无酪蛋白胨和大豆蛋白胨可用日本多价胨代替），加热溶解，调 pH 至 7.2～7.3，分装，121℃灭菌 20 min，摇匀，避免吐温 80 沉于底部，冷至 25℃后使用。

G6 十六烷三甲基溴化铵培养液

成分：

牛肉膏	3 g
蛋白胨	10 g
氯化钠	5 g
十六烷三甲基溴铵	0.3 g
琼脂	20 g
蒸馏水	1 000 mL

制法：除琼脂外，上述各成分混合加热溶解，调 pH 至 7.4～7.6，然后加入琼脂，115℃灭菌 20 min，冷至 55℃左右，倾注平皿。

G7 绿脓菌素测定用培养基斜面

成分：

蛋白胨	20 g
氯化镁	1.4 g
硫酸钾	10 g
琼脂	18 g
甘油（化学纯）	10 g
蒸馏水	加至 1 000 mL

制法：将蛋白胨、氯化镁和硫酸钾加到蒸馏水中，加热溶解，调 pH 至 7.4，加入琼脂和甘油，加热溶解，分装试管，115℃灭菌 20 min，制成斜面备用。

G8 明胶培养基

成分：

牛肉膏	3 g
蛋白胨	5 g
明胶	120 g
蒸馏水	1 000 mL

制法：各成分加入蒸馏水中浸泡 20 min，加热搅拌溶解，调 pH 至 7.4，5 mL 分装于试管中，115℃灭菌 20 min，直立制成高层备用。

G9 硝酸盐蛋白胨水培养基

成分：

蛋白胨	10 g
酵母浸膏	3 g
硝酸钾	2 g
亚硝酸钠	0.5 g
蒸馏水	1 000 mL

制法：将蛋白胨与酵母浸膏加到蒸馏水中，加热溶解，调 pH 至 7.2，煮沸过滤后补足液量，加入硝酸

钾和亚硝酸钠溶解均匀，分装到加有小倒管的试管中，115℃灭菌 20 min 备用。

G10 血琼脂培养基

成分：

营养琼脂	100 mL
脱纤维羊血(或兔血)	10 mL

制法：将灭菌后的营养琼脂加热溶化，凉至 55℃左右，用无菌方法将 10 mL 脱纤维血加入后摇匀，倾注平皿置冰箱备用。

G11 甘露醇发酵培养基

成分：

蛋白胨	10 g
牛肉膏	5 g
氯化钠	5 g
甘露醇	10 g
0.2%溴麝香草酚蓝溶液	12 mL
蒸馏水	1 000 mL

制法：将蛋白胨、氯化钠、牛肉膏加到蒸馏水中，加热溶解，调 pH 至 7.4，加入甘露醇和溴麝香草酚蓝混匀后，分装试管，115℃灭菌 20 min 备用。

G12 葡萄糖肉汤

成分：

蛋白胨	10 g
牛肉膏	5 g
氯化钠	5 g
葡萄糖	10 g
蒸馏水	1 000 mL

制法：上述成分溶于蒸馏水中，调 pH 至 7.2～7.4，加热溶解，分装试管，121℃灭菌 15 min 后备用。

G13 兔血浆

制法：取灭菌 3.8%柠檬酸钠 1 份，兔全血 4 份，混匀静置，3 000 r/min 离心 5 min，取上清，弃血球。

G14 沙氏琼脂培养基

蛋白胨	10 g
葡萄糖	40 g
琼脂	20 g
蒸馏水	1 000 mL

用 700 mL 蒸馏水将琼脂溶解，300 mL 蒸馏水将葡萄糖与蛋白胨溶解，混合上述两部分，摇匀后分装，115℃灭菌 15 min，即得。使用前，用过滤除菌方法加入 0.1 g/L 的氯霉素或者 0.03 g/L 的链霉素。

定性试验采用沙氏培养液，除不加琼脂外其他成分与制法同上。

G15 营养肉汤培养液

蛋白胨	10 g

钾和亚硝酸钠溶解均匀，分装到加有小倒管的试管中，115℃灭菌 20 min 备用。

G10 血琼脂培养基

成分：

营养琼脂	100 mL
脱纤维羊血(或兔血)	10 mL

制法：将灭菌后的营养琼脂加热溶化，凉至 55℃左右，用无菌方法将 10 mL 脱纤维血加入后摇匀，倾注平皿置冰箱备用。

G11 甘露醇发酵培养基

成分：

蛋白胨	10 g
牛肉膏	5 g
氯化钠	5 g
甘露醇	10 g
0.2%溴麝香草酚蓝溶液	12 mL
蒸馏水	1 000 mL

制法：将蛋白胨、氯化钠、牛肉膏加到蒸馏水中，加热溶解，调 pH 至 7.4，加入甘露醇和溴麝香草酚蓝混匀后，分装试管，115℃灭菌 20 min 备用。

G12 葡萄糖肉汤

成分：

蛋白胨	10 g
牛肉膏	5 g
氯化钠	5 g
葡萄糖	10 g
蒸馏水	1 000 mL

制法：上述成分溶于蒸馏水中，调 pH 至 7.2～7.4，加热溶解，分装试管，121℃灭菌 15 min 后备用。

G13 兔血浆

制法：取灭菌 3.8%柠檬酸钠 1 份，兔全血 4 份，混匀静置，3 000 r/min 离心 5 min，取上清，弃血球。

G14 沙氏琼脂培养基

蛋白胨	10 g
葡萄糖	40 g
琼脂	20 g
蒸馏水	1 000 mL

用 700 mL 蒸馏水将琼脂溶解，300 mL 蒸馏水将葡萄糖与蛋白胨溶解，混合上述两部分，摇匀后分装，115℃灭菌 15 min，即得。使用前，用过滤除菌方法加入 0.1 g/L 的氯霉素或者 0.03 g/L 的链霉素。

定性试验采用沙氏培养液，除不加琼脂外其他成分与制法同上。

G15 营养肉汤培养液

蛋白胨	10 g

氯化钠	5 g
牛肉膏	3 g
蒸馏水	1 000 mL

调节 pH 使灭菌后为 7.2～7.4，分装，115℃灭菌 30 min，即得。

G16 溴甲酚紫葡萄糖蛋白胨水培养基

蛋白胨	10 g
葡萄糖	5 g
蒸馏水	1 000 mL

调节 pH 至 7.0～7.2，加 2%溴甲酚紫酒精溶液 0.6 mL，115℃灭菌 30 min，即得。

G17 革兰氏染色液

结晶紫染色液：

结晶紫	1 g
95%乙醇	20 mL
1%草酸铵水溶液	80 mL

将结晶紫溶解于乙醇中，然后与草酸铵溶液混合。

革兰氏碘液：

碘	1 g
碘化钾	2 g
蒸馏水	300 mL

脱色剂

95%乙醇

复染液：

(1) 沙黄复染液：

沙黄	0.25 g
95%乙醇	10 mL
蒸馏水	90 mL

将沙黄溶解于乙醇中，然后用蒸馏水稀释。

(2) 稀石炭酸复红液：

称取碱性复红 10 g，研细，加 95%乙醇 100 mL，放置过夜，滤纸过滤。取该液 10 mL，加 5%石炭酸水溶液 90 mL 混合，即为石炭酸复红液。再取此液 10 mL，加水 90 mL，即为稀石炭酸复红液。

G18 0.03 mol/L 磷酸盐缓冲液(PBS，pH7.2)

成分：

磷酸氢二钠	2.83 g
磷酸二氢钾	1.36 g
蒸馏水	1 000 mL

中华人民共和国国家标准

消毒与灭菌效果的评价方法与标准

GB 15981—1995

Evaluating method and standard for the efficacy of disinfection and sterilization

第一篇 压力蒸汽灭菌效果评价方法与标准

1 主题内容与适用范围

本方法规定了压力蒸汽灭菌技术标准及其评价灭菌效果的检测方法。

本方法适用于对压力蒸汽灭菌设备灭菌效果的评价。

2 试剂

本标准所用试剂，凡未说明规格者，均为分析纯（AR），水为蒸馏水。

2.1 蛋白胨。

2.2 葡萄糖。

2.3 溴甲酚紫酒精溶液：取溴甲酚紫 2.0g，溶于 100mL95％乙醇中。

2.4 溴甲酚紫蛋白胨水培养基配制：蛋白胨 10.0g，葡萄糖 5.0g，溶于 1000mL 蒸馏水中，调 pH 值至 7.0～7.2，然后再加 2％溴甲酚紫酒精溶液 0.6mL，摇匀后，按 5mL/管，分装包口，置压力蒸汽灭菌器中，于 115℃灭菌 40min 后备用。

3 指示菌

嗜热脂肪杆菌芽胞（ATCC 7953 或 SSI K31）菌片，含菌量为 5×10^5～5×10^6 cfu/片，121℃下，杀灭 90％微生物所需时间 D_{121} 值为 1.3～1.9min，杀灭时间（KT 值）为≤19min，存活时间（ST 值）为≥3.9min。

4 化学指示剂

需用卫生部批准的化学指示剂。

5 技术要求

压力蒸汽灭菌器	压力，MPa/cm²	温度，℃	灭菌时间，min
下排气式	0.070	115	40
	0.105	121	30
预真空式	0.210	134	4～6

国家技术监督局 1995-12-15 批准　　1996-07-01 实施

6 检测方法

6.1 生物学指标(用作压力蒸汽灭菌设备灭菌效果的依据)。

6.1.1 将嗜热脂肪杆菌芽胞菌片两个分别放入灭菌小纸袋内,置于标准试验包中心部位。

6.1.2 灭菌柜室内,上、中层中央和排气口处各放置一个标准试验包(由3件平纹长袖手术衣,4块小手术巾,2块中手术巾,1块大手术巾,30块10cm×10cm、8层纱布敷料包裹成25cm×30cm×30cm大小)。手提压力蒸汽灭菌器用通气贮物盒(22cm×13cm×6cm)代替标准试验包,盒内盛满中试管,指示菌片放于中心部位两只灭菌试管内(试管口用灭菌牛皮纸包封),将盒平放于手提压力蒸汽灭菌器底部。

6.1.3 经一个灭菌周期后,在无菌条件下,取出标准试验包或通气贮物盒中的指示菌片,投入溴甲酚紫葡萄糖蛋白胨水培养基中,56℃培养48h,观察培养基颜色变化。

6.2 化学指标

在物品包外用化学指示胶带,可作为物品是否经过灭菌的处理标志。在物品包内中心部位用化学指示剂,可作为物品是否灭菌的参考标志。

7 结果判定及评价

7.1 同次检测中,标准试验包或通气贮物盒内,每个指示菌片接种的溴甲酚紫蛋白胨水培养基全部不变色,判定为灭菌合格。指示菌片之一接种的溴甲酚紫蛋白胨水培养基由紫色变为黄色时,判定为灭菌不合格。

7.2 化学指示剂的颜色变为与灭菌合格标准色相同时,或熔化时作为灭菌合格的参考标准。

第二篇 紫外线表面消毒效果评价方法与标准

8 主题内容与适用范围

本方法规定了物体表面消毒用紫外线的波长、强度及评价其消毒效果的物理学指标和生物学检测方法。

本方法适用于紫外线直接照射到的物体表面消毒效果评价。

9 指示菌

9.1 大肠杆菌(8099或ATCC 25922)。

9.2 枯草杆菌黑色变种芽胞(ATCC 9372)。

10 物理学指标

10.1 在电压220V时,普通30W直管型紫外线灯,在室温为20~25℃的使用情况下,253.7nm紫外线辐射强度(垂直1m处)应≥70μW/cm^2。

10.2 在电压220V时,高强度紫外线灯,在室温为20~25℃的使用情况下,253.7nm紫外线辐射强度(垂直1m处)应≥200μW/cm^2。

10.3 照射剂量按式(1)计算:

$$剂量(\mu W\cdot s/cm^2)=强度(\mu W/cm^2)\times 时间(s) \quad \cdots\cdots(1)$$

11 检测方法

11.1 物理学检测方法

11.1.1 灯管的紫外线强度(μW/cm^2)用中心波长为253.7nm的紫外线强度测定仪(标定有效期内),在灯管垂直位置1m处测定。

11.1.2 在实际应用中消毒表面的照射强度应以灯管与消毒对象的实际距离测定。

11.1.3 表面消毒接受的照射剂量，应达杀灭目标微生物所需。对大肠杆菌，照射剂量应达到 20 000 μW·s/cm^2，对枯草杆菌黑色变种芽胞应达到 100 000μW·s/cm^2。

11.2 生物学检测方法

11.2.1 采用载体定量消毒试验。载体制备按本标准附录 C 进行。

11.2.2 开启紫外线灯 5min 后，将 8 个染菌玻片平放于灭菌器皿中，水平放于适当距离照射，于 4 个不同间隔时间各取出 2 个染菌玻片，分别投入 2 个盛有 5mL 洗脱液（1%吐温 80，1%蛋白胨生理盐水）试管中，振打 80 次。

11.2.3 经适当稀释后，取 0.5mL 洗脱液，作平板倾注，每个染菌玻片接种两个，放 37℃培养 48h 作活菌计数。

11.2.4 阳性对照，除不作照射处理外，取 2 个染菌玻片分别投入 2 个盛有 5mL 洗脱液中振打 80 次，余按 4.2.3 进行。

11.2.5 计算杀灭率

$$\text{杀灭率}(\%)=\frac{\text{阳性对照回收菌数}-\text{试验组回收菌数}}{\text{阳性对照回收菌数}}\times 100 \quad\cdots\cdots(2)$$

12 判定标准

12.1 对指示菌杀灭率≥99.9%判为消毒合格。

12.2 达物理学检测标准时，作为消毒合格的参考标准。

第三篇 液体消毒剂消毒效果评价方法与标准

13 主题内容与适用范围

本方法具体规定了消毒剂消毒效果生物学检测方法及其评价标准。

本方法适用于消毒剂对各种物体的消毒效果评价。

14 理化指标

将消毒剂置 20±2℃水浴中，测定在使用浓度下杀灭指示微生物达到消毒或灭菌所需的最短时间（min）。

15 指示微生物

15.1 细菌

15.1.1 细菌繁殖体：金黄色葡萄球菌（ATCC 6538）、大肠杆菌（8099 或 ATCC 25922）。

15.1.2 细菌芽胞：枯草杆菌黑色变种芽胞（ATCC 9732）。

15.2 真菌：白色念珠菌（ATCC 10231）。

15.3 乙型肝炎表面抗原：纯化抗原（1.0mg/mL）。

16 检测方法

16.1 中和试验（见附录 A）。

16.2 消毒剂定性消毒试验（见附录 B）。

16.3 消毒剂定量消毒试验（见附录 C）。

16.4 消毒剂杀菌能量试验（见附录 D）。

16.5 乙型肝炎表面抗原（HBsAg）抗原性破坏试验（见附录 E）。

17 消毒效果评价标准

17.1 对细菌和真菌的杀灭率≥99.9%，对 HBsAg，将检测方法灵敏度 10^4 倍或 5×10^4 倍（载体试验）的 HBsAg 抗原性破坏，可判为消毒合格。

17.2 对枯草杆菌黑色变种芽胞全部杀灭，可判为灭菌合格。

17.3 在实际应用中消毒效果评价以有机物保护试验的最低浓度和最短时间为该消毒剂达到实用消毒所需的浓度和时间。

附 录 A
中和剂中和效果试验
（补充件）

A1 内容提要

为了准确评价消毒剂对微生物的杀灭作用，消毒试验中要求选择适当中和剂。所选中和剂不仅能及时中止消毒剂的杀微生物作用，且中和剂本身及其与消毒剂的反应产物（下称中和产物）尚需对微生物无抑制或杀灭作用，对培养基无不良影响。

A2 培养基和试剂

A2.1 营养琼脂培养基

成分：	
蛋白胨	10.00g
牛肉膏	3.00g
氯化钠	5.00g
琼　脂	15.00g
蒸馏水	1000.00mL

制法：除琼脂外，其他成分溶解于蒸馏水中，调 pH 至 7.2～7.4，加入琼脂后加热溶解，过滤分装，经121℃、压力蒸汽作用 30min，灭菌后备用。

A2.2 0.03mol/L 磷酸盐缓冲液（pH7.2～7.6，下称 PBS）。

成分：	
磷酸氢二钠	2.84g
磷酸二氢钾	1.36g
蒸馏水	1000.00mL

制法：将磷酸氢二钠与磷酸二氢钾溶解于蒸馏水中，pH 为 7.2～7.4，分装，经 121℃、30min 压力蒸汽灭菌后备用。

A3 器材

A3.1 锥形烧瓶。

A3.2 平皿（直径 9cm）。

A3.3 量筒。

A3.4 精密 pH 试纸。

A3.5 无菌试管。

A3.6 无菌刻度吸管（1.0，5.0，10.0mL）。

A3.7 恒温培养箱。

A3.8 冰箱。

A3.9 菌落计数器。

A3.10 酒精灯。

A4 中和剂（注明生产厂家，批号）

A5 操作方法

A5.1 用 PBS 将指示菌制成 5×10^5～5×10^6 cfu/mL 悬液。

A5.2 将消毒剂用灭菌蒸馏水配制成3种不同浓度，在不加中和剂的情况下，测知该消毒剂10min抑杀指示菌99.9%以上的最低有效浓度。

A5.3 取消毒剂10min抑杀指示菌的最低有效浓度与待选择中和剂进行试验，选出中和剂种类并依据等当量中和原则，调整中和剂浓度，选出试验浓度的消毒剂使用中和剂的浓度。

A5.4 中和剂选择试验时，先将消毒剂1.0mL与中和剂溶液9.0mL混合，制成中和产物溶液，再按表A1分组进行。

表A1 中和剂选择试验

组号	0.5mL菌液加于：		取0.5mL混匀液加入：(加入后总量为5mL)	作用10min后，取原液或稀释液0.5mL接种平板(2个/样本)：
1	消毒剂4.5mL	混匀作用10min	PBS 4.5mL	原液，×10
2	消毒剂4.5mL		中和剂 4.5mL	原液，×10
3	中和产物4.5mL		PBS 4.5mL	×100，×1000
4	PBS 4.5mL		PBS 4.5mL	×100，×1000
5	中和剂 4.5mL		PBS 4.5mL	×100，×1000
6			PBS 5.0mL	原液

然后，倾注平板置37℃培养48h，计数菌落数，按稀释倍数计算出回收菌数(cfu/mL)。

A6 中和试验结果报告方法(如表A2)

表A2 中和试验结果举例

中和剂	各组回收菌落数，cfu/mL						3、4、5组间误差率，%
	1	2	3	4	5	6	
1%卵磷脂	0	708	4.67×10^{6}	4.83×10^{6}	4.11×10^{6}	0	6.27
1%卵磷脂+0.1%吐温80	0	794	5.81×10^{6}	5.89×10^{6}	5.78×10^{6}	0	0.72
1%吐温80	0	194	3.31×10^{6}	5.31×10^{6}	5.21×10^{6}	0	18.17
0.5%硫代硫酸钠	0	132	3.20×10^{6}	5.03×10^{6}	5.18×10^{6}	0	18.94

3、4、5组间误差率计算公式

$$\text{误差率}(\%)=\frac{(|\text{三组均数}-3\text{组菌数}|+|\text{三组均数}-4\text{组菌数}|+|\text{三组均数}-5\text{组菌数}|)\div3}{\text{三组均数}}\times100 \quad\cdots\cdots(A1)$$

A7 判定标准

A7.1 3、4、5组菌数相似，其误差率≤10%。

A7.2 6组无菌生长。

A7.3 2组菌数明显少于3、4、5组。

A7.4 1组不长菌或明显少于2组。

符合上述标准的中和剂表明可消除消毒剂对指示菌的作用，中和剂及其与消毒剂的中和产物对指示菌无毒害，判定为该消毒剂的中和剂。

A8 消毒试验用中和剂浓度的选择

按A5.4步骤进行，按A7.1～7.4的标准判定。

附 录 B
消毒剂定性消毒试验
（补充件）

B1 内容提要

定性消毒试验是测定受消毒因子作用后的样本有无细菌生长的试验方法。用于对消毒因子灭菌效果的鉴定和消毒剂杀灭细菌效果的初步评价。

B2 培养基与试剂

B2.1 普通肉汤培养基

B2.1.1 成分：蛋白胨 10.00g

氯化钠 5.00g

肉浸液 1000.00mL

B2.1.2 制法：取蛋白胨、氯化钠加入肉浸液内，微温溶解，调节 pH 至弱碱性，煮沸、滤清，调节 pH 使灭菌后为 7.2～7.4，压力蒸汽灭菌备用。

B2.2 试剂

B2.2.1 稀释液：含 1%蛋白胨的 0.03mol/L PBS (pH 7.2～7.4)。

B2.2.2 灭菌蒸馏水。

B2.2.3 中和剂：按本标准附录 A 选择。

B3 器材

B3.1 灭菌刻度吸管(1.0，5.0，10.0mL)。

B3.2 灭菌试管。

B3.3 灭菌三角烧瓶。

B3.4 酒精灯。

B3.5 恒温水浴箱。

B3.6 恒温培养箱。

B4 试验方法

B4.1 将菌液进行活菌计数，并用稀释液配制成含菌量为 5×10^5～5×10^6cfu/mL 的菌悬液。

B4.2 将灭菌试管 10 支排列于试管架上，标记管号。

B4.3 每个试管加灭菌蒸馏水 2.5mL，放 20±2℃水浴中。

B4.4 于第 1 管内加适当浓度消毒液 2.5mL，混匀后取 2.5mL 移入第 2 管，再次混匀，从第 2 管中取 2.5mL 移入第 3 管，以此类推至第 9 管，混匀后弃去 2.5mL，第 10 管中不加消毒液作对照。

B4.5 加菌悬液 2.5mL 于各管中，混匀并记录各管加菌时间，使菌药混合液中含菌量均为 10^5～10^6 cfu/mL。

B4.6 各管分别于加菌后 4 个不同间隔时间，取出 0.5mL，加入 4.5mL 中和剂内，中和 10min 后，取出 0.5mL 加入 4.5mL 营养肉汤管内。

B4.7 将接种细菌的肉汤管放 37℃培养 48h，观察初步结果，无菌生长管继续培养至第 7 天。

B4.8 试验重复 5 次。

B5 结果判定

B5.1 若肉汤管混浊，则表示有菌生长，记为阳性，以(+)表示。

B5.2 若培养至第7天，肉汤管澄清，则表示无菌生长，记为阴性，以(—)表示。

B5.3 对难以判定的肉汤管，取0.1mL接种于营养琼脂平板，用灭菌L棒涂匀，放37℃培养48h，观察菌落形态；并做涂片染色镜检，判断是否有指示菌生长。有指示菌生长记为阳性。

B5.4 5次试验，均无指示菌生长表示达到灭菌。

附 录 C
消毒剂定量消毒试验
（补充件）

C1 内容提要

定量消毒试验是测定受消毒因子作用后，样本残存微生物数量的试验方法，以杀灭率表示结果。用于对消毒剂杀灭效果的评价。

C2 培养基与试剂

C2.1 普通营养琼脂培养基：按本标准A2.1制备。

C2.2 试剂

C2.2.1 稀释液：含1%蛋白胨的0.03 mol/L PBS (pH 7.2～7.4)。

C2.2.2 灭菌蒸馏水。

C2.2.3 中和剂：按本标准附录A选择。

C2.2.4 0.03mol/L PBS (pH 7.2～7.4)。

C2.2.5 洗脱液：含中和剂、1%蛋白胨、0.1%吐温80的PBS。

C3 器材

C3.1 灭菌刻度吸管(1.0，5.0，10.0mL)。

C3.2 灭菌试管。

C3.3 灭菌三角烧瓶。

C3.4 灭菌平皿(直径为9 cm)。

C3.5 恒温水浴箱。

C3.6 恒温培养箱。

C3.7 酒精灯。

C3.8 菌落计数器。

C3.9 微量进样器。

C3.10 载体：根据需要及试验目的选用经脱脂处理0.5cm×1.0cm大小的布片、纸片、玻片、橡胶片、塑料片、不锈钢片或铝片。

C4 试验方法

C4.1 定量悬液试验

C4.1.1 将菌液进行活菌计数，并用稀释液稀释成含菌量为5×10^5～5×10^6 cfu/mL的菌悬液。

C4.1.2 将消毒剂用灭菌蒸馏水稀释成3个不同浓度，各吸取4.5mL分别加入三个试管内，放20±

2℃水浴中。

C4.1.3 待试管内液体温度与水浴温度平衡后，在三个试管中分别加入 0.5mL 菌悬液(含菌量为 $5\times10^5\sim5\times10^6$ cfu/mL)，混匀并开始记时。

C4.1.4 分别于 4 个不同间隔时间，各取 0.5mL 菌液混合液移入 4.5mL 中和剂中混匀。

C4.1.5 中和 10min，作适当稀释后进行活菌计数。

C4.1.6 阳性对照以洗脱液代替消毒液，同时按 C4.1.2～C4.1.5 进行。

C4.1.7 按不同稀释度推算出每个样本存活菌数(cfu /mL)，按式(C1)计算杀灭率：

$$\text{杀灭率}(\%)=\frac{\text{对照组存活菌数}-\text{试验组存活菌数}}{\text{对照组存活菌数}}\times100 \quad\cdots\cdots\cdots\cdots\cdots\cdots\text{(C1)}$$

C4.1.8 试验重复 5 次。

C4.2 载体定量试验

C4.2.1 将灭菌载体平放于灭菌平皿内，每个载体滴注定量菌液(载体回收菌量达 $5\times10^5\sim5\times10^6$ cfu/片)，涂匀，放 37℃培养箱待干。应用市售染菌载体时，回收菌量亦应达 $5\times10^5\sim5\times10^6$ cfu/片)。

C4.2.2 用灭菌蒸馏水将消毒剂稀释成 3 个不同浓度，各吸取 5mL 分别加入三个试管内，放 20±2℃水浴中。

C4.2.3 待试管内液体温度与水浴温度平衡后，加入染菌载体，作用至规定时间，将染菌载体移入含中和剂的 5mL 洗脱液试管内，中和 10min，振打 80 次，适当稀释，接种两个平板。放 37℃培养 24～48h，进行活菌计数。

C4.2.4 阳性对照，以洗脱液代替消毒液按 C4.2.2～C4.2.3 进行。

C5 结果判定

C5.1 5 次试验的杀灭率均≥99.9%判为消毒合格。

C5.2 对枯草杆菌黑色变种芽胞 5 次试验均全部杀灭判为消毒合格。

附 录 D
有机物保护试验
（补充件）

D1 内容提要

有机物保护试验是测定消毒剂对有机物保护条件下的微生物的杀灭作用，以杀灭率表示之，其结果与该消毒剂定量消毒试验相比较，用于评价有机物对消毒剂的杀菌能力的影响。

D2 培养基与试剂

D2.1 普通营养琼脂培养基，按本标准 A2.1 制备。

D2.2 试剂：

D2.2.1 稀释液：同 C2.2.1。

D2.2.2 灭菌蒸馏水。

D2.2.3 中和剂：按本标准附录 A 进行选择。

D2.2.4 0.03mol/L 磷酸缓冲液(pH7.2～7.4)(简称 PBS)。

D2.2.5 洗脱液：含 1%蛋白胨，0.1%吐温 80 的生理盐水。

D2.2.6 小牛血清加入菌悬液中，使其最终浓度为 10%。

D3 器材

同本标准 C3。

D4 试验方法

D4.1 实验前预先将菌液进行活菌计数，用稀释液稀释，加入小牛血清，使其最终含血清量为 10%，含菌数为 5×10^5～5×10^6cfu/mL，以此作为试验菌悬液。

D4.2 以下步骤同本标准 C4.1.2～C4.1.8。

D5 结果判定

D5.1 5 次试验的杀灭率均大于 99.9%所需最低浓度和最短时间，判为该消毒剂在有机物存在下，可以达到消毒的有效浓度和时间。

D5.2 此有效浓度和时间与定量消毒试验达到消毒的有效浓度和时间相同或相近，判为有机物对消毒剂杀菌作用无明显影响。达到消毒最低有效浓度增加一倍以上或最短作用时间延长一倍以上者可视为有明显影响。

附 录 E
乙型肝炎表面抗原破坏试验
（补充件）

E1 内容提要

乙型肝炎表面抗原（HBsAg）破坏试验是以 HBsAg 的抗原活性为间接标志，评价消毒因子对乙型肝炎病毒（HBV）灭活能力的试验方法。

适用于评价化学消毒剂、紫外线对 HBV 的消毒效果。

E2 试剂

E2.1 小牛血清（56℃，30min 灭活）。

E2.2 0.01mol/L 磷酸盐缓冲液（PBS，pH7.2～7.4）。

E2.3 纯化 HBsAg（1.0mg/mL）。

E2.4 固相放射免疫分析法试剂，要求特异性 100%，精密性 $CV\leqslant15\%$，灵敏度≤1.0ng/mL，线性 $r>0.95$。

E2.5 酶联免疫吸附法试剂，要求特异性 100%，精密性 $CV\leqslant15\%$，灵敏度≤3.2ng/mL，线性 $r>0.95$。

E3 器材

E3.1 吸量器：包括试管、吸管（0.1，1.0，5.0 和 10.0mL4 种）和微量进样器（100.0μL）。

E3.2 载体（直径 1.5cm 大小的不锈钢片）。

E3.3 r 免疫计数仪。

E3.4 酶联免疫测定仪。

E3.5 低温冰箱（－30℃～－70℃）。

E4 HBsAg 悬液的配制

E4.1 取 0.01mol/L PBS（pH 7.2～7.4）9.4mL 加入小牛血清 0.6mL，配成含 6%小牛血清的悬液。再

取该 PBS 9.0mL，加入浓度为 1.0mg/mL 的纯化 HBsAg 悬液 1.0mL，使成含 5.4%小牛血清，HBsAg 浓度为 100μg/mL 的试验用 HBsAg 悬液。

E4.2　将试验用 HBsAg 悬液 1.0mL 盛装入容量为 1.5mL 的玻璃安瓿中，封口，放－30℃～－70℃冰箱保存备用。保存期为三个月。

E5　HBsAg 的检测方法

E5.1　固相放射免疫分析法(SPRIA)。

E5.2　酶联免疫吸附法(ELISA)。

E6　中和剂选择

在测定消毒剂对 HBsAg 的破坏效果时，应先选出适宜的中和剂及其使用浓度，再进行破坏试验。

所用中和剂：a. 应能有效而及时中止消毒剂的残余作用；b. 中和剂及其与消毒剂的中和产物对 HBsAg 的抗原活性没有影响，亦不影响检测方法对 HBsAg 检出的灵敏度。

E6.1　将消毒剂用无菌蒸馏水配成不同浓度，取 1.2mL 消毒液与 0.3mLHBsAg 悬液混匀，置 20±2℃水浴条件下，作用 10min，测定该消毒剂 10min 抑制或破坏 HBsAg 抗原性的最低有效浓度。

E6.2　取消毒剂 10min 抑制或破坏 HBsAg 抗原性的最低有效浓度与待选中和剂进行试验，试验可按下列组别进行：a. 消毒液 0.9mL＋HBsAg 悬液 0.1mL；b. 消毒液 0.4mL＋HBsAg 悬液 0.1mL 作用 10min 后＋含 20%小牛血清的中和剂 0.5mL；c. 先取含 20%小牛血清的中和剂 1mL 与消毒液 1mL，混匀，作用 10～30min，制成中和产物溶液，再行试验。中和产物溶液 0.9mL＋HBsAg 悬液0.1mL；d. 含 10%小牛血清的 PBS0.9mL＋HBsAg 悬液 0.1mL；e. 含 10%小牛血清的中和剂 0.9mL＋HBsAg 悬液 0.1mL；f. 中和产物溶液 0.9mL＋PBS0.1mL。经检测只有在 c、d、e 组 HBsAg 活性的测定值相近(相差 10%以下)并都明显多于 b 组，a 组 HBsAg 活性不能检出或检出活性明显少于 b 组，f 组阴性对照正常，方可证明所选中和剂及其使用剂量是适宜的。

E6.3　进行消毒试验时，依据消毒剂与中和剂等当量中和原则，适当调整中和剂的用量。再次按E6.2步骤测定中和效果后，方可进行抗原性破坏试验。

E7　破坏试验方法

E7.1　悬液法

悬液法指将 HBsAg 在悬液中与消毒剂相互作用并进行抗原性破坏效果观察的试验方法。

E7.1.1　HBsAg 悬液的浓度为检测试剂灵敏度的 10^4 倍。如检测试剂的灵敏度为 1ng/mL，HBsAg 的浓度应为 10μg/mL。

E7.1.2　取含 5%小牛血清的 PBS2.7mL 加到含 0.3mL 浓度为 100μg/mL 的 HBsAg 悬液中，混匀。

E7.1.3　取小牛血清 20mL 加到含 80mL 灭菌的中和剂溶液中，混匀。

E7.1.4　破坏试验：将预定消毒液浓度 1.25 倍的消毒液与 HBsAg 悬液按 4∶1 比例混合，混合液容量不少于 1.5mL。然后置 20±2℃水浴条件下，作用达规定时间，即刻取 0.3mL 混合液与等体积含 20%小牛血清的中和剂混匀，作用 10～30min，取样测定残留 HBsAg 的活性，每一样本平行测定 2 份，每份 0.1mL，取其平均值，判定破坏效果。每种消毒剂观察 3 个浓度，每一浓度观察 4 个作用时间。试验重复 5 次。

E7.1.5　阳性对照：取含 20%小牛血清的中和剂 1mL，加到含 1mL 试验用消毒液的试管中混匀，作用 10～30min，制成中和产物溶液。取该中和产物溶液 0.9mL 加入试验浓度的 HBsAg 悬液 0.1mL 取样检测，每一样本检测 3 份，每份 0.1mL，取其平均值为阳性对照值。

E7.1.6　阴性对照：取含 20%小牛血清的中和剂 1mL 加到含 1mL 试验用消毒液的试管中，混匀，作用 10～30min，取样检测，每一样本检测 3 份，每份 0.1mL 取其平均值为阴性对照值。

应注意阴性对照不能用试剂盒的阴性对照样本。

E7.2 载体法

载体法指将在载体表面的HBsAg与消毒因子相互作用，并进行抗原性破坏效果观察的试验方法。

E7.2.1 HBsAg载体的制备

E7.2.1.1 载体为直径1.5cm大小的不锈钢片，经洗涤剂煮沸洗涤脱脂、压力蒸汽灭菌备用。

E7.2.1.2 HBsAg悬液的浓度为检测方法灵敏度的 5×10^4 倍。如灵敏度为1ng/mL，HBsAg的浓度应为50μg/mL。

E7.2.1.3 HBsAg的污染方法为滴染法。滴染时，将灭菌载体平铺于无菌平皿内，用微量进样器吸取HBsAg悬液，滴注于载体中央，每个载体20μL。然后用L型白金丝将悬液涂布均匀，放37℃培养箱40～60min，待悬液干燥后进行抗原性破坏试验。

E7.2.2 抗原性破坏试验

取污染HBsAg的载体，平放于无菌平皿内，用吸管吸取预定浓度的消毒液50μL，滴注于载体中央，迅即涂匀，使整个载体均匀受药。每2片一组，置20±2℃水浴中，作用至规定时间后，用无菌镊子将载体移入含1.0mL10%小牛血清的中和剂试管中。作用10～30min，敲打振荡200次，取样检测残留HBsAg的活性，每一样本取样2份，每份0.1mL，取其平均值，判定抗原性的破坏效果。每种消毒剂观察3个浓度，每个浓度观察4个作用时间。试验重复5次。

在观察紫外线破坏HBsAg的效果时，将污染载体直接置作用因子下，作用至规定剂量后将载体移入含1.0mL10%小牛血清PBS的试管中，敲打振荡200次，取样检测残留HBsAg活性，每一样本取样2份，每份0.1mL，取其均值，判定破坏效果。试验重复5次。

E7.2.3 阳性对照

在观察消毒剂破坏HBsAg效果时，取50μL试验用消毒液加到含1.0mL10%小牛血清中和剂的试管中，作用10～30min，制成中和产物溶液。取该中和产物溶液1.0mL加到大试管中，然后将滴染HBsAg的载体移入，敲打振荡200次，每一样本检测3份，每份0.1mL，取其平均值为阳性对照值。

在观察紫外线破坏HBsAg效果时，将污染HBsAg的载体直接移入含1.0mL 10%小牛血清的PBS(pH 7.2～7.4)的试管中，敲打振荡200次，每一样本检测3份，每份0.1mL，取其平均值为阳性对照值。

E7.2.4 阴性对照

在观察消毒剂破坏HBsAg效果时，取50μL消毒液加到含1mL 10%小牛血清中和剂试管中，作用10～30min，取样检测，每一样本检测3份，每份0.1mL。取其平均值为阴性对照值。

在观察紫外线破坏HBsAg时，阴性对照则为含10%小牛血清的PBS(pH7.2～7.4)。每一样本检测3份，每份0.1mL，取其平均值为阴性对照值。

应注意阴性对照不能用试剂盒的阴性对照样本。

E8 破坏效果判定

以 $S/N<2.1$ 作为HBsAg抗原性破坏合格标准。其中 S 是消毒因子作用后被检样品或阳性对照样品平均每分钟脉冲数(cpm)值或光密度(OD)值。N 是试验中阴性对照样品平均cpm值或OD值。

附加说明：

本标准由中华人民共和国卫生部提出。

本标准由中国预防医学科学院流行病学微生物学研究所负责起草。

本标准主要起草人袁洽劻、王太星、顾健。

本标准由卫生部委托技术归口单位卫生部传染病防治监督管理办公室负责解释。

ICS 11.080
C 59

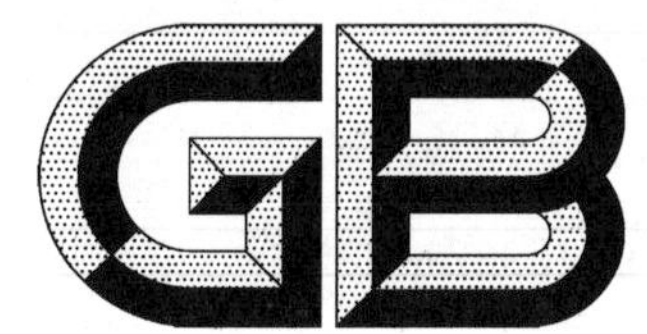

中华人民共和国国家标准

GB 15982—2012
代替 GB 15982—1995

医院消毒卫生标准

Hygienic standard for disinfection in hospitals

2012-06-29 发布　　2012-11-01 实施

中华人民共和国国家质量监督检验检疫总局
中国国家标准化管理委员会　发布

前　言

本标准的全部技术内容为强制性。

本标准代替 GB 15982—1995《医院消毒卫生标准》。本标准与 GB 15982—1995 比较，主要变化如下：

——修改了标准的适用范围(见第 1 章,1995 年版的第 1 章)；

——修改了规范性引用文件(见第 2 章,1995 年版的第 2 章)；

——修改了术语,增加了消毒产品,医疗器材和高度、中度、低度危险性器材,灭菌和高水平、中水平、低水平消毒,多重耐药菌的定义(见第 3 章,1995 年版的第 3 章)；

——修改了各类环境空气、物体表面、医护人员手卫生标准(见 4.1 和 4.2,1995 年版的 4.1)；

——修改了医疗用品卫生标准(见 4.3,1995 年版的 4.2)；

——修改了使用中消毒液卫生标准(见 4.6,1995 年版的 4.3)；

——删除了无菌器械保存液卫生标准(见 1995 年版的 4.3.2)；

——增加了治疗用水、防护用品、消毒剂和消毒器械、疫点(区)消毒的卫生要求(见 4.4、4.5、4.6、4.7 和 4.9)；

——修改了污物处理卫生标准和污水排放标准(见 4.8,1995 年版的 4.4 和 4.5)；

——增加了医院消毒管理要求(见第 5 章)；

——修改了原附录 A“采样及检查方法”(见附录 A,1995 年版的附录 A)；

——修改了空气采样及检查方法(见 A.2,1995 年版的 A.1)；

——修改了医疗用品采样及检查方法(见 A.5,1995 年版的 A.5)；

——增加了治疗用水、紫外线灯、消毒器械、医院污水检查方法、疫点(区)消毒效果检测方法和大肠菌群检查方法(见 A.7、A.8、A.9、A.10、A.11、A.12)；

——删除了原附录 B“本标准用词说明”(见 1995 年版的附录 B)；

——增加了新附录 B“试剂和培养基”(见附录 B)。

本标准由中华人民共和国卫生部提出并归口。

本标准起草单位:浙江省疾病预防控制中心、北京市疾病预防控制中心、中国疾病预防控制中心、北京大学第一医院、北京长江脉医药科技有限公司、杭州朗索医用消毒剂有限公司、上海利康消毒高科技有限公司、强生(上海)医疗器材有限公司、上海九誉生物科技有限公司、北京创新世纪生化科技发展有限公司、卫生部卫生监督中心、上海市疾病预防控制中心、江苏省疾病预防控制中心、武汉市疾病预防控制中心、福建省疾病预防控制中心、浙江兴昌风机有限公司。

本标准主要起草人:胡国庆、邓小虹、张流波、李六亿、乔宏、戴彦臻、孙建生、卞雪莲、谷京宇、沈伟、徐燕、梁建生、林立旺、陈楚晖、任银萍、王志、张一鸣。

本标准所代替标准的历次版本发布情况为：

——GB 15982—1995。

医院消毒卫生标准

1 范围

本标准规定了医院消毒卫生标准、医院消毒管理要求以及检查方法。

本标准适用于各级各类医疗机构。各级疾病预防控制机构和采供血机构按照执行。

2 规范性引用文件

下列文件对于本标准的应用是必不可少的。凡是注日期的引用文件,仅注日期的版本适用于本文件。凡是不注日期的引用文件,其最新版本(包括所有的修改单)适用于本文件。

GB 4789.3 食品微生物学检验 大肠菌群计数

GB 4789.4 食品微生物学检验 沙门氏菌检验

GB/T 4789.11 食品卫生微生物学检验 溶血性链球菌检验

GB 5749 生活饮用水卫生标准

GB 7918.4 化妆品微生物标准检验方法 绿脓杆菌

GB 7918.5 化妆品微生物标准检验方法 金黄色葡萄球菌

GB 18466 医疗机构水污染物排放标准

GB 19082 医用一次性防护服技术要求

GB 19083 医用防护口罩技术要求

GB 19193 疫源地消毒总则

GB 19258 紫外线杀菌灯

GB 50333 医院洁净手术部建筑技术规范

WS 310.1 医院消毒供应中心 第1部分:管理规范

WS 310.2 医院消毒供应中心 第2部分:清洗消毒及灭菌技术操作规范

WS 310.3 医院消毒供应中心 第3部分:清洗消毒及灭菌效果监测标准

WS/T 311 医院隔离技术规范

WS/T 313 医务人员手卫生规范

YY 0469 医用外科口罩技术要求

YY 0572 血液透析和相关治疗用水

消毒技术规范 卫生部

医院污水处理技术指南 国家环境保护总局

中华人民共和国药典 卫生部

医疗卫生机构医疗废物管理办法 卫生部

3 术语和定义

下列术语和定义适用于本文件。

3.1

消毒产品 disinfection product

纳入卫生部《消毒产品分类目录》,用于医院消毒的消毒剂、消毒器械和卫生用品。

3.2

医疗器材 medical device/health care product

用于诊断、治疗、护理、支持、替代的器械、器具和物品的总称。根据使用中造成感染的危险程度，分高度危险性医疗器材、中度危险性医疗器材和低度危险性医疗器材。

3.2.1

高度危险性医疗器材 critical device/items

进入正常无菌组织、脉管系统或有无菌体液（如血液）流过，一旦被微生物污染将导致极高感染危险的器材。

3.2.2

中度危险性医疗器材 semi-critical device/items

直接或间接接触黏膜的器材。

3.2.3

低度危险性医疗器材 no-critical device/items

仅与完整皮肤接触而不与黏膜接触的器材。

3.3

灭菌 sterilization

杀灭或清除医疗器材上一切微生物的处理。灭菌的无菌保证水平应达到 10^{-6}。

3.4

高水平消毒 high-level disinfection

杀灭各种细菌繁殖体、病毒、真菌及其孢子和绝大多数细菌芽孢的消毒处理。

3.5

中水平消毒 intermediate-level disinfection

杀灭除细菌芽孢以外的各种病原微生物的消毒处理。

3.6

低水平消毒 low-level disinfection

仅能杀灭细菌繁殖体（分枝杆菌除外）和亲脂性病毒的消毒处理。

3.7

多重耐药菌 multidrug-resistant organism；MDRO

对临床使用的三类或三类以上抗菌药物同时呈现耐药的细菌。常见多重耐药菌包括耐甲氧西林金黄色葡萄球菌（MRSA）、耐万古霉素肠球菌（VRE）、产超广谱β-内酰胺酶（ESBLs）细菌、耐碳青霉烯类抗菌药物肠杆菌科细菌（CRE）（如产Ⅰ型新德里金属β-内酰胺酶[NDM-1]或产碳青霉烯酶[KPC]的肠杆菌科细菌）、耐碳青霉烯类抗菌药物鲍曼不动杆菌（CR-AB）、多重耐药/泛耐药铜绿假单胞菌（MDR/PDR-PA）和多重耐药结核分枝杆菌等。

4 医院消毒卫生要求

4.1 各类环境空气、物体表面

4.1.1 菌落总数应符合表1要求。

Ⅰ类环境为采用空气洁净技术的诊疗场所，分洁净手术部和其他洁净场所。Ⅱ类环境为非洁净手术部（室）；产房；导管室；血液病病区、烧伤病区等保护性隔离病区；重症监护病区；新生儿室等。Ⅲ类环境为母婴同室；消毒供应中心的检查包装灭菌区和无菌物品存放区；血液透析中心（室）；其他普通住院病区等。Ⅳ类环境为普通门（急）诊及其检查、治疗室；感染性疾病科门诊和病区。

表 1　各类环境空气、物体表面菌落总数卫生标准

环境类别		空气平均菌落数[a]		物体表面平均菌落数 CFU/cm²
		CFU/皿	CFU/m³	
Ⅰ类环境	洁净手术部	符合 GB 50333 要求	≤150	≤5.0
	其他洁净场所	≤4.0(30 min)[b]		
Ⅱ类环境		≤4.0(15 min)	—	≤5.0
Ⅲ类环境		≤4.0(5 min)	—	≤10.0
Ⅳ类环境		≤4.0(5 min)	—	≤10.0

[a] CFU/皿为平板暴露法，CFU/m³ 为空气采样器法。

[b] 平板暴露法检测时的平板暴露时间。

4.1.2　怀疑医院感染暴发或疑似暴发与医院环境有关时，应进行目标微生物检测。

4.2　医务人员手

4.2.1　卫生手消毒后医务人员手表面的菌落总数应≤10 CFU/cm²。

4.2.2　外科手消毒后医务人员手表面的菌落总数应≤ 5 CFU/cm²。

4.3　医疗器材

4.3.1　高度危险性医疗器材应无菌。

4.3.2　中度危险性医疗器材的菌落总数应≤20 CFU/件(CFU/g 或 CFU/100 cm²)，不得检出致病性微生物。

4.3.3　低度危险性医疗器材的菌落总数应≤200 CFU/件(CFU/g 或 CFU/100 cm²)，不得检出致病性微生物。

4.4　治疗用水

血液透析相关治疗用水应符合 YY 0572 要求；其他治疗用水应符合相应卫生标准。

4.5　防护用品

医用防护口罩、外科口罩和一次性防护服等防护用品应符合 GB 19083、YY 0469 和 GB 19082 要求。

4.6　消毒剂

4.6.1　灭菌剂、皮肤黏膜消毒剂应使用符合《中华人民共和国药典》的纯化水或无菌水配制，其他消毒剂的配制用水应符合 GB 5749 要求。

4.6.2　使用中消毒液的有效浓度应符合使用要求；连续使用的消毒液每天使用前应进行有效浓度的监测。

4.6.3　灭菌用消毒液的菌落总数应为 0 CFU/mL；皮肤黏膜消毒液的菌落总数应符合相应标准要求；其他使用中消毒液的菌落总数应≤100 CFU/mL，不得检出致病性微生物。

4.7　消毒器械

4.7.1　使用中消毒器械的杀菌因子强度应符合使用要求。紫外线灯应符合 GB 19258 要求，使用中紫

外线灯(30 W)的辐射照度值应≥70 μW/cm²。

4.7.2 工作环境中消毒器械产生的有害物浓度(强度)应符合相关规定。产生臭氧的消毒器械的工作环境的臭氧浓度应<0.16 mg/m³。环氧乙烷灭菌器工作环境的环氧乙烷浓度应<2 mg/m³。

4.8 污水处理

污水排放应符合 GB 18466 要求。

4.9 疫点(区)消毒

消毒效果应符合 GB 19193 要求。

5 医院消毒管理要求

5.1 建筑布局和消毒隔离设施

5.1.1 建筑设计和工作流程应符合传染病防控和医院感染控制需要,消毒隔离设施配置应符合 WS/T 311 和《消毒技术规范》有关规定。

5.1.2 感染性疾病科、消毒供应中心(室)、手术部(室)、重症监护病区、血液透析中心(室)、新生儿室、内镜中心(室)和口腔科等重点部门的建筑布局和消毒隔离应符合相关规定。

5.1.3 洁净场所的设计、验收参照 GB 50333 要求,竣工全性能监测应由有资质的第三方单位完成。

5.1.4 Ⅱ类环境和门(急)诊、病区等诊疗场所应按 WS/T 313 要求,配置合适的手卫生设施,提供满足需要的洗手清洁剂、手消毒剂以及干手设施等。

5.2 消毒产品使用管理

5.2.1 使用的消毒产品应符合国家有关法规、标准和规范等管理规定,并按照批准或规定的范围和方法使用。

5.2.2 含氯消毒液、过氧化氢消毒液等易挥发的消毒剂应现配现用;过氧乙酸、二氧化氯等二元、多元包装的消毒液活化后应立即使用。采用化学消毒、灭菌的医疗器材,使用前应用无菌水(高水平消毒的内镜可使用经过滤的生活饮用水)充分冲洗以去除残留。不应使用过期、失效的消毒剂。不应采用甲醛自然熏蒸方法消毒医疗器材。不应采用戊二醛熏蒸方法消毒、灭菌管腔类医疗器材。

5.2.3 灭菌器如需进行灭菌效果验证,应由省级以上卫生行政部门认定的消毒鉴定实验室进行检测。灭菌物品的无菌检查应按《中华人民共和国药典》"无菌检查法"要求进行。使用消毒器械灭菌的消毒员应经培训合格后方可上岗。

5.3 重复使用医疗器材的清洗

清洗程序应按 WS 310.2 执行。有特殊要求的传染病病原体污染的医疗器材应先消毒再清洗。

5.4 消毒灭菌方法选择原则

5.4.1 高度危险性医疗器材使用前应灭菌。中度危险性医疗器材使用前应选择高水平消毒或中水平消毒。低度危险性器材使用前可选择中、低水平消毒或保持清洁。

5.4.2 耐湿、耐热的医疗器材应首选压力蒸汽灭菌;带管腔和(或)带阀门的器材应采用经灭菌过程验证装置(PCD)确认的灭菌程序或外来器械供应商提供的灭菌方法。

5.4.3 玻璃器材、油剂和干粉类物品等应首选干热灭菌;其他方法应符合《消毒技术规范》规定。

5.4.4 不耐热、不耐湿的医疗器材应选择经国家卫生行政部门批准的低温灭菌方法。

5.4.5 重复使用的氧气湿化瓶、吸引瓶、婴儿暖箱水瓶以及加温加湿罐等宜采用高水平消毒。

5.5 环境、物体表面消毒

5.5.1 环境、物体表面应保持清洁；当受到肉眼可见污染时应及时清洁、消毒。

5.5.2 对治疗车、床栏、床头柜、门把手、灯开关、水龙头等频繁接触的物体表面应每天清洁、消毒。

5.5.3 被病人血液、呕吐物、排泄物或病原微生物污染时，应根据具体情况，选择中水平以上消毒方法。对于少量（<10 mL）的溅污，可先清洁再消毒；对于大量（>10 mL）血液或体液的溅污，应先用吸湿材料去除可见的污染，然后再清洁和消毒。

5.5.4 人员流动频繁、拥挤的诊疗场所应每天在工作结束后进行清洁、消毒。感染性疾病科、重症监护病区、保护性隔离病区（如血液病病区、烧伤病区）、耐药菌及多重耐药菌污染的诊疗场所应做好随时消毒和终末消毒。

5.5.5 拖布（头）和抹布宜清洗、消毒，干燥后备用。推荐使用脱卸式拖头。

5.6 通风换气和空气消毒

5.6.1 应采用自然通风和（或）机械通风保证诊疗场所的空气流通和换气次数；采用机械通风时，重症监护病房等重点部门宜采用“顶送风、下侧回风”，建立合理的气流组织。

5.6.2 呼吸道发热门诊及其隔离留观病室（区）、呼吸道传染病收治病区如采用集中空调通风系统的，应在通风系统安装空气消毒装置。未采用空气洁净技术的手术室、重症监护病区、保护性隔离病区（如血液病病区、烧伤病区）等场所宜在通风系统安装空气消毒装置。

5.6.3 空气消毒方法应遵循《消毒技术规范》规定。不宜常规采用化学喷雾进行空气消毒。

5.7 消毒供应中心（室）的管理

消毒供应中心（室）的建筑布局以及清洗、消毒灭菌和效果监测应执行 WS 310 要求。

5.8 污水污物处理

5.8.1 医院污水处理设施的设计、建设和管理应符合 GB 18466 和《医院污水处理技术指南》要求。

5.8.2 医疗废物的管理应符合《医疗废物管理条例》、《医疗卫生机构医疗废物管理办法》的要求。

5.9 疫点（区）消毒

应符合 GB 19193 要求。

附　录　A
（规范性附录）
采样及检查方法

A.1　采样和检查原则

A.1.1　采样后应尽快对样品进行相应指标的检测，送检时间不得超过 4 h；若样品保存于 0 ℃～4 ℃时，送检时间不得超过 24 h。

A.1.2　不推荐医院常规开展灭菌物品的无菌检查，当流行病学调查怀疑医院感染事件与灭菌物品有关时，进行相应物品的无菌检查。常规监督检查可不进行致病性微生物检测，涉及疑似医院感染暴发、医院感染暴发调查或工作中怀疑微生物污染时，应进行目标微生物的检测。

A.1.3　可使用经验证的现场快速检测仪器进行环境、物体表面等微生物污染情况和医疗器材清洁度的监督筛查；也可用于医院清洗效果检查和清洗程序的评价和验证。

A.2　空气微生物污染检查方法

A.2.1　采样时间

Ⅰ类环境在洁净系统自净后与从事医疗活动前采样；Ⅱ、Ⅲ、Ⅳ类环境在消毒或规定的通风换气后与从事医疗活动前采样。

A.2.2　检测方法

A.2.2.1　Ⅰ类环境可选择平板暴露法和空气采样器法，参照 GB 50333《医院洁净手术部建筑技术规范》要求进行检测。空气采样器法可选择六级撞击式空气采样器或其他经验证的空气采样器。检测时将采样器置于室内中央 0.8 m～1.5 m 高度，按采样器使用说明书操作，每次采样时间不应超过 30 min。房间大于 10 m^2 者，每增加 10 m^2 增设一个采样点。

A.2.2.2　Ⅱ、Ⅲ、Ⅳ类环境采用平板暴露法。室内面积≤30 m^2，设内、中、外对角线 3 点，内、外点应距墙壁 1 m 处；室内面积＞30 m^2，设 4 角及中央 5 点，4 角的布点部位应距墙壁 1 m 处。将普通营养琼脂平皿（ϕ90 mm）放置各采样点，采样高度为距地面 0.8 m～1.5 m；采样时将平皿盖打开，扣放于平皿旁，暴露规定时间（Ⅱ类环境暴露 15 min，Ⅲ、Ⅳ类环境暴露 5 min）后盖上平皿盖及时送检。

A.2.2.3　将送检平皿置 36 ℃±1 ℃恒温箱培养 48 h，计数菌落数，必要时分离致病性微生物。

A.2.3　结果计算

A.2.3.1　平板暴露法按平均每皿的菌落数报告：CFU/（皿·暴露时间）。

A.2.3.2　式(1)为空气采样器法计算公式：

$$\text{空气中菌落总数(CFU/m}^3\text{)}=\frac{\text{采样器各平皿菌落数之和(CFU)}}{\text{采样速率(L/min)}\times\text{采样时间(min)}}\times 1\,000 \quad \cdots\cdots(\text{A.1})$$

A.3　物体表面微生物污染检查方法

A.3.1　采样时间

潜在污染区、污染区消毒后采样。清洁区根据现场情况确定。

A.3.2 采样面积

被采表面<100 cm^2，取全部表面；被采表面≥100 cm^2，取 100 cm^2。

A.3.3 采样方法

用 5 cm×5 cm 灭菌规格板放在被检物体表面，用浸有无菌 0.03 mol/L 磷酸盐缓冲液或生理盐水采样液的棉拭子 1 支，在规格板内横竖往返各涂抹 5 次，并随之转动棉拭子，连续采样 1～4 个规格板面积，剪去手接触部分，将棉拭子放入装有 10 mL 采样液的试管中送检。门把手等小型物体则采用棉拭子直接涂抹物体采样。若采样物体表面有消毒剂残留时，采样液应含相应中和剂。

A.3.4 检测方法

把采样管充分振荡后，取不同稀释倍数的洗脱液 1.0 mL 接种平皿，将冷至 40 ℃～45 ℃的熔化营养琼脂培养基每皿倾注 15 mL～20 mL，36 ℃±1 ℃恒温箱培养 48 h，计数菌落数，必要时分离致病性微生物。

A.3.5 结果计算［如式(A.2)］

$$\text{物体表面菌落总数(CFU/cm}^2\text{)}=\frac{\text{平均每皿菌落数}\times\text{采样液稀释倍数}}{\text{采样面积(cm}^2\text{)}} \quad \cdots\cdots(\text{A.2})$$

A.4 医务人员手卫生检查方法

A.4.1 采样时间

采取手卫生后，在接触病人或从事医疗活动前采样。

A.4.2 采样方法

将浸有无菌 0.03 mol/L 磷酸盐缓冲液或生理盐水采样液的棉拭子一支在双手指曲面从指跟到指端来回涂擦各两次(一只手涂擦面积约 30 cm^2)，并随之转动采样棉拭子，剪去手接触部位，将棉拭子放入装有 10 mL 采样液的试管内送检。采样面积按平方厘米(cm^2)计算。若采样时手上有消毒剂残留，采样液应含相应中和剂。

A.4.3 检测方法

把采样管充分振荡后，取不同稀释倍数的洗脱液 1.0 mL 接种平皿，将冷至 40 ℃～45 ℃的熔化营养琼脂培养基每皿倾注 15 mL～20 mL，36 ℃±1 ℃恒温箱培养 48 h，计数菌落数，必要时分离致病性微生物。

A.4.4 结果计算［如式(A.3)］

$$\text{医务人员手菌落总数(CFU/m}^2\text{)}=\frac{\text{平均每皿菌落数}\times\text{采样液稀释倍数}}{30\times 2} \quad \cdots\cdots(\text{A.3})$$

A.5 医疗器材检查方法

A.5.1 采样时间

在消毒或灭菌处理后，存放有效期内采样。

A.5.2 灭菌医疗器材的检查方法

A.5.2.1 可用破坏性方法取样的，如一次性输液(血)器、注射器和注射针等按照《中华人民共和国药典》中“无菌检查法”进行。对不能用破坏性方法取样的医疗器材，应在环境洁净度10 000级下的局部洁净度100级的单向流空气区域内或隔离系统中，用浸有无菌生理盐水采样液的棉拭子在被检物体表面涂抹，采样取全部表面或不少于100 cm^2；然后将除去手接触部分的棉拭子进行无菌检查。

A.5.2.2 牙科手机：应在环境洁净度10 000级下的局部洁净度100级的单向流空气区域内或隔离系统中，将每支手机分别置于含20 mL～25 mL采样液的无菌大试管(内径25 mm)中，液面高度应大于4.0 cm，于旋涡混合器上洗涤震荡30 s以上，取洗脱液进行无菌检查。

A.5.3 消毒医疗器材的检查方法

A.5.3.1 可整件放入无菌试管的，用洗脱液浸没后震荡30 s以上，取洗脱液1.0 mL接种平皿，将冷至40 ℃～45 ℃的熔化营养琼脂培养基每皿倾注15 mL～20 mL，36 ℃±1 ℃恒温箱培养48 h，计数菌落数(CFU/件)，必要时分离致病性微生物。

A.5.3.2 可用破坏性方法取样的，在100级超净工作台称取1 g～10 g样品，放入装有10 mL采样液的试管内进行洗脱，取洗脱液1.0 mL接种平皿，计数菌落数(CFU/g)，必要时分离致病性微生物。对不能用破坏性方法取样的医疗器材，在100级超净工作台，用浸有无菌生理盐水采样液的棉拭子在被检物体表面涂抹采样，被采表面＜100 cm^2，取全部表面，被采表面≥100 cm^2，取100 cm^2，然后将除去手接触部分的棉拭子进行洗脱，取洗脱液1.0 mL接种平皿，将冷至40 ℃～45 ℃的熔化营养琼脂培养基每皿倾注15 mL～20 mL，36 ℃±1 ℃恒温箱培养48 h，计数菌落数(CFU/cm^2)，必要时分离致病性微生物。

A.5.3.3 消毒后内镜：取清洗消毒后内镜，采用无菌注射器抽取50 mL含相应中和剂的洗脱液，从活检口注入冲洗内镜管路，并全量收集(可使用蠕动泵)送检。将洗脱液充分混匀，取洗脱液1.0 mL接种平皿，将冷至40 ℃～45 ℃的熔化营养琼脂培养基每皿倾注15 mL～20 mL，36 ℃±1 ℃恒温箱培养48 h，计数菌落数(CFU/件)。将剩余洗脱液在无菌条件下采用滤膜(0.45 μm)过滤浓缩，将滤膜接种于凝固的营养琼脂平板上(注意不要产生气泡)，置36 ℃±1 ℃温箱培养48 h，计数菌落数。

当滤膜法不可计数时：

$$\text{菌落总数(CFU/件)} = m\text{(CFU/平板)} \times 50 \qquad \cdots\cdots\cdots\cdots(\text{A.4})$$

式中：

m——两平行平板的平均菌落数。

当滤膜法可计数时：

$$\text{菌落总数(CFU/件)} = m\text{(CFU/平板)} + m_f\text{(CFU/滤膜)} \qquad \cdots\cdots\cdots\cdots(\text{A.5})$$

式中：

m——两平行平板的平均菌落数；

m_f——滤膜上菌落数。

A.6 消毒剂检查方法

A.6.1 消毒剂采样

采样分库存消毒剂和使用中消毒液。

A.6.2 消毒剂有效成分含量检查方法

库存消毒剂的有效成分含量应依照《消毒技术规范》或产品企业标准进行检测；使用中消毒液的有

效浓度测定可用前述方法，也可使用经国家卫生行政部门批准的消毒剂浓度试纸(卡)进行监测。

A.6.3 使用中消毒液染菌量检查方法

A.6.3.1 用无菌吸管按无菌操作方法吸取 1.0 mL 被检消毒液，加入 9 mL 中和剂中混匀。醇类与酚类消毒剂用普通营养肉汤中和，含氯消毒剂、含碘消毒剂和过氧化物消毒剂用含 0.1%硫代硫酸钠中和剂，洗必泰、季铵盐类消毒剂用含 0.3%吐温 80 和 0.3%卵磷脂中和剂，醛类消毒剂用含 0.3%甘氨酸中和剂，含有表面活性剂的各种复方消毒剂可在中和剂中加入吐温 80 至 3%；也可使用该消毒剂消毒效果检测的中和剂鉴定试验确定的中和剂。

A.6.3.2 用无菌吸管吸取一定稀释比例的中和后混合液 1.0 mL 接种平皿，将冷至 40 ℃～45 ℃的熔化营养琼脂培养基每皿倾注 15 mL～20 mL，36 ℃±1 ℃恒温箱培养 72 h，计数菌落数；必要时分离致病性微生物。

消毒液染菌量(CFU/mL)＝平均每皿菌落数×10×稀释倍数 …………(A.6)

A.7 治疗用水检查方法

血液透析相关治疗用水按 YY 0572 进行检测。其他治疗用水按照相关标准执行。

A.8 紫外线灯检查方法

A.8.1 紫外线灯采样

采样分库存紫外线灯和使用中紫外线灯。

A.8.2 库存(新启用)紫外线灯辐射照度值检查方法

按照 GB 19258 进行。

A.8.3 使用中紫外线灯辐射照度值检查方法

A.8.3.1 仪器法。开启紫外线灯 5 min 后，将测定波长为 253.7 nm 的紫外线辐照计探头置于被检紫外线灯下垂直距离 1 m 的中央处，待仪表稳定后，所示数据即为该紫外线灯的辐射照度值。

A.8.3.2 指示卡法。开启紫外线灯 5 min 后，将指示卡置紫外灯下垂直距离 1 m 处，有图案一面朝上，照射 1 min，观察指示卡色块的颜色，将其与标准色块比较。

A.8.4 注意事项

紫外线辐照计应在计量部门检定的有效期内使用；紫外线监测指示卡应取得国家卫生行政部门的许可批件，并在产品有效期内使用。

A.9 消毒器械检查方法

A.9.1 杀菌因子强度测定：按《消毒技术规范》或企业标准规定的方法进行检测。

A.9.2 工作环境有害物浓度(强度)测定：按《消毒技术规范》或相关标准规定的方法进行检测。

A.10 医院污水检查方法

按 GB 18466 规定进行检测。

A.11 疫点(区)消毒效果检测方法

按 GB 19193 规定进行检测。

A.12 大肠菌群检查方法

按照 GB 4789.3 进行检测。

A.13 沙门菌检查方法

按照 GB 4789.4 进行检测。

A.14 乙型溶血性链球菌检查方法

按照 GB/T 4789.11 进行检测。

A.15 铜绿假单胞菌检查方法

按照 GB 7918.4 进行检测。

A.16 金黄色葡萄球菌检查方法

按照 GB 7918.5 进行检测。

A.17 其他目标微生物检查方法

按照相关检测方法进行。

附 录 B
（规范性附录）
试剂和培养基

B.1 0.03 mol/L 磷酸盐缓冲液(0.03 mol/L PBS)

称取磷酸氢二钠 2.84 g,磷酸二氢钾 1.36 g,加入到 1 000 mL 蒸馏水中,待完全溶解后,调 pH 至 7.2～7.4,于 121 ℃压力蒸汽灭菌 20 min。

B.2 洗脱液

称取蛋白胨 10.00 g,氯化钠 8.50 g,吐温-80 1.0 mL,加入到 1 000 mL 0.03 mol/L 磷酸盐缓冲液中,加热溶解后调 pH 至 7.2～7.4,于 121 ℃压力蒸汽灭菌 20 min。

B.3 生理盐水

称取氯化钠 8.50 g,溶解于 1 000 mL 蒸馏水中,于 121 ℃压力蒸汽灭菌 20 min。

B.4 革兰染色液及染色方法

B.4.1 结晶紫染色液:称取结晶紫 1.00 g,溶解于 20 mL 95%酒精中,然后与 80 mL 1%草酸铵水溶液混合。

B.4.2 革兰碘液:称取碘 1.00 g,碘化钾 2.00 g,混合后加入蒸馏水少许,充分振摇,待完全溶解后,再加蒸馏水至 300 mL,混匀。

B.4.3 沙黄复染液:称取沙黄 0.25 g,溶解于 10 mL 95%酒精溶液中, 然后加入 90 mL 蒸馏水,混匀。

B.4.4 染色方法如下:

a) 将涂片在火焰上固定。
b) 滴加结晶紫染色液,作用 1 min,水洗。
c) 滴加革兰碘液,作用 1 min,水洗。
d) 酒精脱色 30 s;或将酒精滴满整个涂片,立即倾去,再用酒精滴满整个涂片,脱色 10 s。
e) 水洗,滴沙黄复染液,作用 1 min,水洗。
f) 待干镜检。

B.5 人(兔)血浆

取灭菌 3.8%柠檬酸钠 1 份,加人(兔)全血 4 份, 混匀静置,3 000 r/min 离心 5 min,取上清,弃血球。

B.6 普通营养琼脂培养基

B.6.1 成分:蛋白胨 10 g、牛肉膏 5 g、氯化钠 5 g、琼脂 15 g、蒸馏水 1 000 mL。

B.6.2 制作方法:除琼脂外其他成分溶解于蒸馏水中,调 pH 至 7.2~7.4,加入琼脂,加热溶解,分装于 121 ℃压力蒸汽灭菌 20 min。

B.7 血琼脂培养基

B.7.1 成分:营养琼脂 100 mL、脱纤维羊血(或兔血) 10 mL。
B.7.2 制作方法:将营养琼脂加热熔化待冷至 50 ℃左右,以无菌操作将 10 mL 脱纤维血加入后摇匀,倾注平皿,置冰箱备用。

B.8 需-厌氧菌培养基

B.8.1 成分:酪胨(胰酶水解)15 g、牛肉膏 3 g、葡萄糖 5 g、氯化钠 2.5 g、L-胱氨酸 0.5 g、硫乙醇酸钠 0.5 g、酵母浸出粉 5 g、新鲜配制的 0.1%刃天青溶液 1.0 mL 或新配制的 0.2%亚甲蓝溶液 0.5 mL、琼脂 0.5 g~0.7g、蒸馏水 1 000 mL。
B.8.2 制作方法:除葡萄糖和刃天青溶液外,取上述成分加入蒸馏水中,微温溶解后,调 pH 至弱碱性,煮沸、滤清,加入葡萄糖和刃天青溶液,摇匀,调 pH 至 6.9~7.3,分装后 115 ℃压力蒸汽灭菌 30 min。

B.9 SCDLP 液体培养基

B.9.1 成分:酪蛋白胨 17 g、大豆蛋白胨 3 g、葡萄糖 2.5 g、氯化钠 5 g、磷酸氢二钾 2.5 g、卵磷脂 1 g、吐温-80 7 g、蒸馏水 1 000 mL。
B.9.2 制作方法:将各种成分混合(如无酪蛋白胨和大豆蛋白胨可用日本多胨代替),加热溶解后,调 pH 至 7.2~7.3,分装于 121 ℃压力蒸汽灭菌 20 min,摇匀,冷至 25 ℃使用。

B.10 伊红美蓝培养基

B.10.1 成分:蛋白胨 10 g、乳糖 10 g、磷酸二氢钾 2 g、2%伊红溶液 2 mL、0.65%美蓝溶液 1 mL、琼脂 17 g、蒸馏水 1 000 mL。
B.10.2 制作方法:将蛋白胨、磷酸盐和琼脂溶解于蒸馏水中,调 pH 至 7.1,分装后 121 ℃压力蒸汽灭菌 20 min。临用时,以无菌操作加入乳糖并加热溶化琼脂,冷至 50 ℃时,加入伊红和美蓝溶液摇匀,倾注平皿,置 4 ℃冰箱备用。

B.11 0.5%葡萄糖肉汤培养基

B.11.1 成分:胨 10 g、氯化钠 5 g、葡萄糖 5 g、肉浸液 1 000 mL。
B.11.2 制作方法:取胨与氯化钠加入肉浸液内,微温溶解后,调 pH 至弱碱性,煮沸,加入葡萄糖溶解后,摇匀,滤清,调 pH 至 7.0~7.4,分装,于 115 ℃压力蒸汽灭菌 30 min。

B.12 甘露醇培养基

B.12.1 成分:蛋白胨 10 g、牛肉膏 5 g、氯化钠 5 g、甘露醇 10 g、0.2%溴麝香草酚蓝溶液 12 mL、蒸馏水 1 000 mL。
B.12.2 将蛋白胨、氯化钠、牛肉膏加入蒸馏水中,加热溶解,调 pH 至 7.4,加入甘露醇和溴麝香草酚蓝混匀后，分装，于 115 ℃压力蒸汽灭菌 20 min。

B.13 乳糖胆盐发酵管

B.13.1 成分：蛋白胨 20 g、猪胆盐（或牛，羊胆盐）5 g、乳糖 10 g、0.04％溴甲酚紫水溶液 25 mL、蒸馏水 1 000mL。

B.13.2 制作方法：将蛋白胨、胆盐及乳糖溶解于蒸馏水中，调 pH 至 7.4，加入 0.04％溴甲酚紫水溶液，分装（每管 10 mL），并放入一个发酵管，于 115 ℃压力蒸汽灭菌 15 min。

B.14 乳糖发酵管

B.14.1 成分：蛋白胨 20 g、乳糖 10 g、0.04％溴甲酚紫水溶液 25mL、蒸馏水 1 000 mL。

B.14.2 制作方法：将蛋白胨及乳糖溶解于蒸馏水中，调 pH 至 7.4，加入 0.04％溴甲酚紫水溶液，分装（每管 10 mL），并放入一个发酵管，于 115 ℃压力蒸汽灭菌 15 min。

B.15 溴甲酚紫葡萄糖蛋白胨水培养基

B.15.1 成分：蛋白胨 10 g、葡萄糖 5 g、2％溴甲酚紫酒精溶液 0.6 mL、蒸馏水 1 000 mL。

B.15.2 制作方法：将蛋白胨、葡萄糖溶解于蒸馏水中，调 pH 至 7.0～7.2，加入 2％溴甲酚紫酒精溶液，摇匀后，分装（每管 5 mL），并放入一个发酵管，于 115 ℃压力蒸汽灭菌 30 min。置 4 ℃冰箱备用。

B.16 绿脓菌素测定用培养基

B.16.1 胨 20 g、氯化镁（无水）1.4 g、硫酸钾 10 g、甘油 10 mL、琼脂 18 g～20 g、蒸馏水 1 000 mL。

B.16.2 制作方法：取胨、氯化镁、硫酸钾加入水中，微温使溶解，调节 pH 使灭菌后为 7.2～7.4，分装于小试管，灭菌。

B.17 明胶培养基

B.17.1 胨 5 g、明胶 120 g、牛肉浸出粉 3 g、蒸馏水 1 000 mL。

B.17.2 取上述各成分加入水中，浸泡约 20 min，随时搅拌，加热使溶解，调节 pH 值使灭菌后为 7.2～7.4，分装于小试管，灭菌。

B.18 注意事项

B.18.1 双料乳糖胆盐发酵管除蒸馏水外，其他成分为乳糖胆盐发酵管的 2 倍；3 倍浓缩乳糖胆盐发酵管除蒸馏水外，其他成分为乳糖胆盐发酵管的 3 倍。

B.18.2 培养基用的试管口和三角烧瓶口应用棉塞或硅胶制成的塞子，再用牛皮纸包好。

B.18.3 试剂与培养基配制好后应置清洁处保存，常温下不超过 1 个月。培养基推荐 4 ℃冷藏保存。

ICS 11.080
C 50

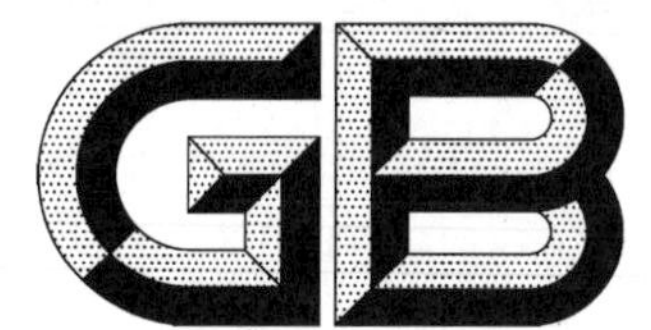

中华人民共和国国家标准

GB 16383—2014
代替 GB 16383—1996

医疗卫生用品辐射灭菌消毒质量控制

Quality control for radiation sterilization of medical and hygienical products

2014-12-22 发布　　　　2015-07-01 实施

中华人民共和国国家质量监督检验检疫总局
中国国家标准化管理委员会　发布

前　言

本标准第6章为推荐性条款，其余均为强制性条款。

本标准按照GB/T 1.1—2009给出的规则起草。

本标准代替GB 16383—1996《医疗卫生用品辐射灭菌消毒质量控制标准》。

本标准与GB 16383—1996比较，主要技术性变化如下：

——标准名称由《医疗卫生用品辐射灭菌消毒质量控制标准》修改为《医疗卫生用品辐射灭菌消毒质量控制》；

——对引用标准的版本进行了更新，并增加了GB 18280、GB 18871、《中华人民共和国药典(二部)》(2010年版)；

——依据GB 18280对部分术语和定义灭菌剂量的确定，删除了对医疗用品生产厂的生产要求；

——删除了灭菌和消毒剂量及灭菌保证水平的规定；

——增加了可能影响产品质量应采取的纠正措施和预防措施；

——将“微生物监测方法和要求”独立列为第6章，“辐射产品的放行要求”列为第7章。提出适合我国国情的质量要求。

本标准由中华人民共和国国家卫生和计划生育委员会提出并归口。

本标准由江苏省疾病预防控制中心负责起草，苏州市疾病预防控制中心、中国疾病预防控制中心参加起草。

本标准主要起草人：徐燕、谈智、陈学良、张流波、张钧、李新武、孙俊、吴晓松、陈文森、陈越英。

本标准首次发布于1996年5月。

医疗卫生用品辐射灭菌消毒质量控制

1 范围

本标准规定了医疗卫生用品辐射灭菌和消毒的术语和定义、辐射灭菌和消毒要求、产品辐射处理要求、微生物监测方法和要求、辐射产品的放行要求和辐射后的管理要求。

本标准适用于所有开展辐射灭菌和消毒的单位。

2 规范性引用文件

下列文件对于本文件的应用是必不可少的。凡是注日期的应用文件,仅注日期的版本适用于本文件。凡是不注日期的引用文件,其最新版本(包括所有的修改单)适用于本文件。

GB 18280 医疗保健产品灭菌 确认和常规控制要求 辐射灭菌

GB 18871 电离辐射防护与辐射源安全基本标准

JJG 591 γ射线辐射源(辐射加工用)

中华人民共和国药典(二部)(2010年版)

3 术语和定义

下列术语和定义适用于本文件。

3.1

无菌保证水平 Sterilization assurance level;SAL

灭菌后产品上存在单个活微生物的概率,通常表示为 10^{-n}。

3.2

D值 D value

在设定的暴露条件下,杀灭特定试验微生物总数的90%所需的辐射吸收剂量。

3.3

生物负载 bioburden

一个产品或一件包装上存在的活的微生物总数。

3.4

生物指示物 biological indicator

对特定灭菌或消毒程序有确定的抗力,可供消毒灭菌效果监测使用的微生物检验器材。

3.5

吸收剂量 absorbed dose

单位质量的物质所吸收的能量的量值。

注:吸收剂量单位是戈瑞(Gy),1 Gy=1 J/kg。

3.6

吸收剂量的不均匀度 unevenress

U

辐射产品箱中,不同部位测得的最大吸收剂量(D_{max})除以最小吸收剂量(D_{min})之商,见式(1):

$$U = \frac{D_{max}}{D_{min}} \quad \cdots\cdots(1)$$

式中：

D_{max}——最大吸收剂量；

D_{min}——最小吸收剂量。

3.7

剂量计 dosimeter

剂量仪

一种能在待定时间内测量所接受的核辐射剂量的仪器。

3.8

工作剂量计 working dosemeter

经标准剂量计校准过的，用来标定辐射场剂量率与测定产品吸收剂量，进行常规剂量监测的剂量计。

3.9

灭菌剂量 sterilization dose

为达到特定的灭菌要求所需的最小剂量。

4 辐射灭菌和消毒要求

4.1 在辐射灭菌前医疗卫生用品的要求

4.1.1 医疗卫生用品及包装材料应是耐辐射灭菌剂量的材料。

4.1.2 医疗卫生用品的初始污染菌应进行检测，保证使用辐射灭菌的有效性。

4.1.3 对于可能影响产品质量的工艺、生产环境等方面出现的异常情况应有纠正措施。

4.1.4 对于可能影响产品质量的工艺、生产环境等方面潜在的危害应采取相应的预防措施。

4.2 对辐射灭菌和消毒单位要求

4.2.1 辐射灭菌和消毒单位的辐射设施安装、鉴定、运行、人员应达到 JJG 591、GB 18871 及 GB 18280 要求，同时应取得辐射安全许可证和国家有资质的部门颁发的辐射加工计量许可证；操作人员应经过培训，持有上岗技术考核合格证。

4.2.2 辐射灭菌和消毒单位应有足够的检测能力，能够根据待辐射灭菌产品的生物负载及无菌检测，建立并验证灭菌剂量，保证辐射加工的有效性。

4.2.3 辐射灭菌和消毒单位对于异常情况应有相应的纠正措施和预防措施。

4.3 建立灭菌剂量

按照 GB 18280 的要求进行。

5 产品辐射处理要求

5.1 吸收剂量测量

5.1.1 辐射灭菌单位所用的剂量计应定期校准。

5.1.2 工作剂量计应放在预先确定的常规剂量点，辐射后，测量剂量，记录结果并分析。

5.2 产品的辐射灭菌与消毒

5.2.1 将产品包装的尺寸、密度以及产品在包装内的分布、产品在辐射容器中的装载模式做详细说明。
5.2.2 每个待辐射的都应该做剂量分布图，确定最大剂量和最小剂量的位置和大小，确定最大剂量与最小剂量和常规剂量点处剂量的关系。
5.2.3 待辐射产品应尽量均匀填满辐照容器，其吸收剂量的不均匀度应小于1.5。

6 微生物监测方法和要求

6.1 初始污染菌检测

每生产批次产品中至少随机抽取10个样品，按照GB 18280的要求进行初始污染菌检测。

6.2 消毒灭菌效果检验

每批产品应做消毒或灭菌效果监测。于最小剂量处，每次至少布放10片生物指示剂。辐射后取出指示菌片按《中华人民共和国药典(二部)》(2010年版)的要求进行无菌检查。

7 辐射产品的放行要求

7.1 产品辐射处理后，对包装完好无损，剂量监测结果符合辐射工艺要求的产品给予放行；对于剂量监测结果合格的符合要求的包装有破损的产品，仅对被损产品包装重新辐射处理，其他包装完好的产品给予放行；对于剂量监测结果不符合辐射工艺要求的产品，应全部报废或重新进行辐射处理。
7.2 放行前，每批产品应出具辐照加工证书。

8 医疗卫生用品辐射后的管理要求

8.1 辐射灭菌(消毒)后的医疗卫生用品包装箱上应贴辐射化学指示卡、灭菌(消毒)合格证，合格证上应有批号、灭菌消毒日期、有效期、灭菌消毒单位等。
8.2 辐射灭菌(消毒)后的产品应附有辐射灭菌(消毒)工艺的清单，由灭菌(消毒)操作者、审核者签名及质量管理人员审核，其产品的编码、生产批号和产品数量应和入库记载一致。
8.3 待辐射灭菌(消毒)产品贮存库和已灭菌产品的贮存库要严格分开。
8.4 产品辐射处理后，在运输和贮存过程中，如有包装和密封受损破坏，应做报废处理。

附 录 A
（规范性附录）
初始污染菌检测

A.1 试剂、器材

A.1.1 洗脱液：含 0.1%吐温 80、1%蛋白胨的生理盐水。

A.1.2 培养基：营养琼脂培养基。

A.1.3 滤膜（孔径 0.45 μm）。

A.2 采样方法

A.2.1 对可用破坏性方法取样的医疗用品，如输液（血）器、注射器、注射针、透析器及各类管材等，按《中华人民共和国药典（二部）》（2010 年版）规定执行。

A.2.2 对不能用破坏性方法取样的特殊医疗卫生用品要用无菌生理盐水的棉拭子涂抹采样，被采表面小于 100 cm^2 取全部表面，被采表面大于等于 100 cm^2 取 100 cm^2。

A.2.3 敷料类可用无菌操作取 10 g 放入 100 mL 无菌生理盐水中，充分振荡后取样。

A.2.4 采样数量：各类产品每批次随机抽取 10 件样品。

A.3 检测方法

A.3.1 平板倾注法：分别取 1 mL 处理的洗脱液，接种 5 个平皿，倾注融化后 45 ℃的营养琼脂，35 ℃±2 ℃培养 48 h，同时作平行样及空白对照。

A.3.2 膜过滤法：对于微生物浓度较低的洗脱液，可用膜过滤法使洗脱液通过 0.45 μm 滤膜，将滤膜贴在营养琼脂表面培养 35 ℃±2 ℃培养 48 h。

A.4 结果计算

A.4.1 平板倾注法，计算见式（A.1）：

$$\text{菌数(CFU/件或CFU/g)} = \frac{\text{平均菌数} \times \text{稀释倍数}}{\text{件数或质量(g)}} \qquad \cdots\cdots\cdots\cdots\cdots\cdots\text{(A.1)}$$

A.4.2 膜过滤法，计算见式（A.2）：

$$\text{菌数(CFU/件或CFU/g)} = \frac{\text{滤膜上菌数}}{\text{件数或质量(g)}} \qquad \cdots\cdots\cdots\cdots\cdots\cdots\text{(A.2)}$$

ICS 11.080.01
C 47

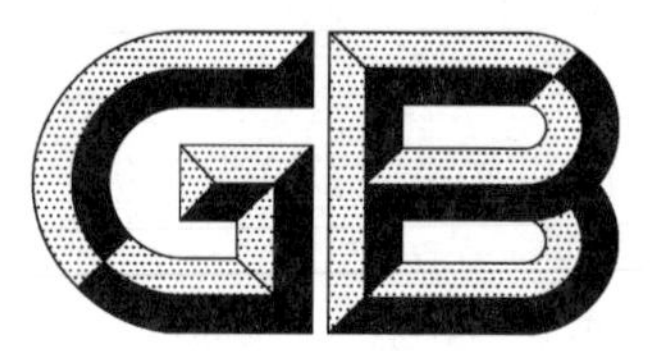

中华人民共和国国家标准

GB 18280.1—2015/ISO 11137-1:2006
部分代替 GB 18280—2000

医疗保健产品灭菌　辐射
第1部分：医疗器械灭菌过程的开发、确认和常规控制要求

Sterilization of health care products—Radiation—Part 1: Requirements for development, validation and routine control of a sterilization process for medical devices

(ISO 11137-1:2006,IDT)

2015-12-31 发布　　　　2017-07-01 实施

中华人民共和国国家质量监督检验检疫总局
中国国家标准化管理委员会　发布

前　言

GB 18280 的本部分的全部技术内容为强制性。

GB 18280《医疗保健产品灭菌　辐射》分为以下部分：

——GB 18280.1　医疗保健产品灭菌　辐射　第 1 部分：医疗器械灭菌过程的开发、确认和常规控制要求；

——GB 18280.2　医疗保健产品灭菌　辐射　第 2 部分：建立灭菌剂量；

——GB/T 18280.3　医疗保健产品灭菌　辐射　第 3 部分：剂量测量指南。

本部分为 GB 18280 的第 1 部分。

本部分按照 GB/T 1.1—2009 给出的规则起草。

本部分部分代替 GB 18280—2000《医疗保健产品灭菌　确认和常规控制要求　辐射灭菌》，与 GB 18280—2000 相比，主要技术内容变化如下：

——增加了灭菌因子的特征描述；

——增加了过程和设备的特征描述；

——增加了产品定义；

——增加了过程定义；

——增加了灭菌放行；

——增加了过程控制的有效性。

本部分使用翻译法等同采用 ISO 11137-1:2006《医疗保健产品灭菌　辐射　第 1 部分：医疗器械灭菌过程的开发、确认和常规控制要求》。

与本部分规范性引用的国际文件有一致性对应关系的我国文件如下：

——GB/T 19022—2003 测量管理体系　测量过程和测量设备的要求（ISO 10012:2003，IDT）；

——GB/T 19973.1 —2005 医疗保健产品灭菌　微生物学方法　第 1 部分：产品上微生物总数的估计(ISO 11737-1:1994，IDT)；

——GB/T 19973.2—2005 医疗器械的灭菌　微生物学方法　第 2 部分：确认灭菌过程的无菌试验(ISO 11737-2:1998，IDT)。

本部分由国家食品药品监督管理总局提出。

本部分由全国消毒技术与设备标准化技术委员会(SAC/TC 200)归口。

本部分起草单位：北京市射线应用研究中心、深圳市金鹏源辐照技术有限公司、国家食品药品监督管理局广州医疗器械质量监督检验中心。

本部分主要起草人：胡金慧、林乃杰、徐红蕾、陈强、鲍矛、张悦。

本部分所代替标准的历次版本发布情况为：

——GB 18280—2000。

引　言

无菌医疗器械是一种无活微生物的产品。国际标准规定了灭菌过程的确认和常规控制的要求，当医疗器械必需以无菌的形式提供时，在其灭菌前应将各种非预期的微生物污染降至最低。即便医疗器械产品是在满足质量管理体系(例如：YY/T 0287)要求的标准制造条件下生产出来的，灭菌前仍会带有少量的微生物，此类产品属非无菌产品。灭菌的目的是灭活微生物，从而使非无菌产品转变为无菌产品。

采用医疗器械灭菌的物理因子和/或化学因子对纯种培养微生物灭活的动力学一般能用残存微生物数量与灭菌程度的指数级关系进行很好的描述。这就意味着无论灭菌程度如何，必然存在微生物存活的概率。对于已定的处理方法，残存微生物的存活概率取决于微生物的数量、抗力及处理过程中微生物存在的环境。因此，经过灭菌加工的批量产品中的任一件产品不能保证是无菌的，经过灭菌加工的批量产品的无菌被定义为在医疗器械中存在活微生物的概率。

本部分描述了医疗器械辐射灭菌程序的要求；满足了这些要求，就能提供合适的微生物杀菌活动的医疗器械的辐射灭菌过程；此外，也能确保杀菌活动是可靠的和可重复的，灭菌的结果也是可以预测的，因此，灭菌后存在于产品上的活微生物的概率就很低。无菌保证水平(SAL)由制定法规的主管部门确定，因国家而异(例如 EN 556-1 和 ANSI/AAMI ST67)。

设计与开发、生产、安装与服务等质量管理体系的一般要求见 GB/T 19001，特殊要求见 YY/T 0287。这些质量管理体系标准认为，制造中有些过程的有效性不能完全通过后续产品的检验和测试来验证，灭菌就是这样的特殊过程。因此，应在灭菌前进行灭菌确认，履行常规监测和设备维护。

实施适当的灭菌确认、精确地控制灭菌过程，不是产品无菌及符合预定用途的唯一可靠保证。还应考虑如下方面：

a) 使用的原料和/或组件的微生物状况；

b) 用于产品的清洁和消毒程序的常规控制和确认；

c) 产品制造、装配和包装环境的控制；

d) 设备和过程的控制；

e) 人员及其卫生的控制；

f) 产品的包装方式和包装材料；

g) 产品的储存条件。

本部分描述了确保正确地执行辐射灭菌过程相关的活动的要求。这些工作是为证明在预定的剂量范围内，辐射过程可以稳定地提供无菌产品，这些工作程序应是文件化的。

这些要求在本部分的正文中。指南在附录 A 中，不是标准正文，并不对审核员提供审核表。为便于理解要求，指南提供了解释和方法。指南中没有给出的方法，如果也能满足本部分的要求，也可以使用。

灭菌过程的开发、确认和常规控制包含了数个不连贯但相关的活动，例如：校准、维护、产品定义、过程定义、安装鉴定、运行鉴定和性能鉴定。本部分所要求的活动按照一定的次序组合在一起，但并不要求这些活动实施的顺序与它们在标准中出现的顺序一致。开发和确认过程可能是反复实施的，因此这些必要的活动不一定是连续的。实施不同的活动可能包括数个单独的个体和/或组织，他们中的每一个可能承担一个或多个活动。本部分并不规定某个特别的个体或组织执行某项活动。

医疗保健产品灭菌　辐射
第1部分：医疗器械灭菌过程的开发、确认和常规控制要求

1　范围

1.1　GB 18280 的本部分规定了医疗器械在辐射灭菌过程中的开发、确认和常规控制的要求。

注：本部分适用于医疗器械，但这些要求和提供的指南可以用于其他的产品和设备。

本部分适用于使用以下辐射源的辐照装置：

a）　使用放射性核素钴-60 或铯-137；

b）　电子加速器发出的电子束；

c）　X 射线发生器发出的 X 射线。

1.2　本部分未规定用于灭活诸如羊痒病、牛海绵状脑病、克-雅病等海绵状脑病病原体的灭菌过程的开发、确认、常规控制的要求。对于受此类病原体潜在污染的材料的加工，在特定国家，有详细规定介绍。

示例：ISO 22442-1，ISO 22442-2 和 ISO 22442-3。

1.2.1　本部分未详述指定医疗器械为无菌的规定要求。

注：需关注指定医疗器械为无菌的地区和国家的要求，如：EN 556-1 或 ANSI/AAMI ST67。

1.2.2　本部分未规定用于医疗器械生产过程控制的质量管理体系。

注：本部分并不需要在制造中建立完整的质量管理体系，但质量管理体系中灭菌过程至少要控制的要素参照本部分中适用的条款（详见第 4 章）。应考虑到质量管理体系标准（见 YY/T 0287）在包括灭菌过程的医疗器械生产全过程中的应用。某些地区和国家对医疗器械的规定中，要求实施完整的质量管理体系，并由第三方审核该体系。

1.2.3　本部分不要求在辐射灭菌的确认和监测中使用的生物指示剂，也不要求使用药典中的无菌检查放行产品。

1.2.4　本部分未规定与辐照工厂的设计、运行操作相关的职业安全要求。

注：应考虑到一些国家有与辐射相关的职业安全规定。

1.2.5　本部分未规定已使用过的和再加工过的医疗器械的灭菌要求。

2　规范性引用文件

下列文件对于本文件的应用是必不可少的。凡是注日期的引用文件，仅注日期的版本适用于本文件。凡是不注日期的引用文件，其最新版本（包括所有的修改单）适用于本文件。

GB 18280.2—2015　医疗保健产品灭菌　辐射　第 2 部分：建立灭菌剂量（ISO 11137-2:2006，IDT）

YY/T 0287—2003　医疗器械　质量管理体系　用于法规的要求（ISO 13485:2003，IDT）

ISO 10012-1　测量设备的质量保证要求　第 1 部分：测量设备的计量确认体系（Quality assurance requirements for measuring equipment—Part 1: Metrological confirmation system for measuring equipment）

ISO 11737-1　医疗器械的灭菌　微生物学方法　第 1 部分：产品上微生物总数的估计（Sterilization of medical devices—Microbiological methods—Part 1: Determination of a population of microorganisms on products)

ISO 11737-2 医疗器械的灭菌 微生物学方法 第2部分:确认灭菌过程的无菌试验(Sterilization of medical devices—Microbiological methods—Part 2:Tests of sterility performed in the validation of a sterilization process)

3 术语和定义

下列术语和定义适用于本文件。

3.1

吸收剂量 absorbed dose

剂量 dose

传输到物质单位质量上的电离辐射能的量。

注 1:吸收剂量的单位是戈瑞(Gy),1 Gy=1 J/kg(=100 rad)。

注 2:本部分中,剂量一词指吸收剂量。

3.2

生物负载 bioburden

一件产品和/或无菌屏障系统上和/或其中活微生物的总数。

[ISO/TS 11139:2006]

3.3

生物指示物 biological indicator

包含对规定的灭菌过程有确定抗力的活微生物的测试系统。

[ISO/TS 11139:2006]

3.4

校准 calibration

在规定条件下,为建立测量仪器或测量系统所指示的量值,或实物量具或参考物质所代表的量值,与对应的由标准所复现的量值之间关系的一组操作。

[VIM:1993,定义 6.11]

3.5

变更控制 change control

对产品或程序所作的计划变更的合适性的评估和确定。

[ISO/TS 11139:2006]

3.6

纠正 correction

消除已发现的不合格的措施。

注:纠正可连同纠正措施一起实施。

[GB/T 19000—2008]

3.7

纠正措施 corrective action

为消除已发现的不合格或其他不期望情况的原因所采取的措施。

注 1:一个不合格可以有若干个原因。

注 2:采取纠正措施是为了防止再发生。

注 3:纠正与纠正措施之间有区别。

[GB/T 19000—2008]

3.8

D 值　D value;D_{10} value

在规定条件下,灭活 90%的试验微生物总数所需的时间或剂量。

注:在 GB 18280 中,D 值是指降低 90%微生物污染所需的剂量。

[ISO/TS 11139:2006]

3.9

开发　development

详细制定过程规范的活动。

[ISO/TS 11139:2006]

3.10

剂量分布测试　dose mapping

在规定的条件下,对被辐射物质剂量分布与变化性的测量。

3.11

剂量计　dosimeter

对辐射有可重复出现、可测量的响应的器件或系统。可用于测量指定的剂量测量系统中的吸收剂量。

[ISO/TS 11139:2006]

3.12

剂量测量　dosimetry

用剂量计测量吸收剂量。

3.13

建立　establish

通过理论评价确定,并经试验证实。

[ISO/TS 11139:2006]

3.14

故障　fault

一个或多个过程参数超过规定的公差。

[ISO/TS 11139:2006]

3.15

医疗保健产品　health care product(s)

医疗器械,包括体外诊断用医疗器械,或医药产品,包括生物药品。

[ISO/TS 11139:2006]

3.16

安装鉴定　installation qualification;IQ

获得证据并文件化证据的过程,证明设备已按技术规范要求提供并安装。

[ISO/TS 11139:2006]

3.17

辐照容器　irradiation container

装载产品通过辐照装置进行辐射的容器。

注:辐照容器可以是运输工具、推车、托盘、产品箱、货盘或其他容器。

3.18

辐照运营商　irradiator operator

负责产品辐照的机构。

3.19

最大可接受剂量　maximum acceptable dose

过程规范所规定的剂量，作为最大剂量，能被应用到规定产品而又不会危及产品的安全、质量和性能。

3.20

医疗器械　medical device

制造商的预期用途是为下列一个或多个特定目的用于人类的，不论单独使用或组合使用的仪器、设备、器具、机器、用具、植入物、体外试剂或校准物、软件、材料或者其他相似的或相关的物品。这些目的是：

——疾病的诊断、预防、监护、治疗或者缓解；

——损伤的诊断、监护、治疗、缓解或者补偿；

——解剖或生理过程的研究、替代、调节或者支持；

——支持或维持生命；

——妊娠控制；

——医疗器械的消毒；

——通过对取自人体的样本进行体外检查的方式来提供医疗信息。

其作用于人体体表或体内的主要设计作用不是用药理学、免疫学或代谢的手段获得，但可能有这些手段参与并起一定辅助作用。

[YY/T 0287—2003]

3.21

微生物　microorganism

在显微镜下可见的实体，包括：细菌、真菌、原生动物和病毒。

注：在确认和/或常规控制中，特定标准可能不要求证实灭活上述定义中识别的所有类型的微生物的灭菌过程的有效性。

[ISO/TS 11139:2006]

3.22

运行鉴定　operational qualification；OQ

获得证据，并形成文件化的过程，证明按照设备运行程序使用设备时，已安装的设备是在预定范围内运行。

[ISO/TS 11139:2006]

3.23

性能鉴定　performance qualification；PQ

获得证据，并形成文件化的过程，证明已安装且按运行程序运行的设备，能按预定的标准持续稳定地生产出满足产品规范要求的产品。

[ISO/TS 11139:2006]

3.24

预防措施　preventive action

为消除潜在不合格或其他不期望的潜在情况的原因所采取的措施。

注1：一个潜在不合格可以有若干个原因。

注2：采取预防措施是为了防止发生，而采取纠正措施是为了防止再发生。

[GB/T 19000—2008]

3.25

原始制造商　primary manufacturer

负责设计和制造医疗器械，当产品投放市场时，对产品的安全和性能负责的机构。

3.26

过程中断　process interruption

有意或无意的停止辐照过程。

3.27

过程参数　process parameter

过程变量的规定值。

注：灭菌过程规范包括过程参数及其公差。

[ISO/TS 11139:2006]

3.28

过程变量　process variable

灭菌过程范围内的条件，其变化可改变灭菌有效性。

示例：时间、温度、压力、浓度、湿度、波长。

3.29

加工类别　processing category

可以一起灭菌的不同产品组成的组。

注：产品组合可以基于产品构成、密度或剂量等要求。

3.30

产品　product

过程的结果。

[GB/T 19000—2008]

注：对于本部分来说，产品是有形的，可以是原料、中间体、装配部件或医疗保健产品。

3.31

产品族　product family

可以用相同的灭菌剂量进行辐射的不同产品组成的组。

3.32

重新鉴定　requalification

为证实某指定过程持续合格而重新进行的部分确认活动。

[ISO/TS 11139:2006]

3.33

供给服务　services

设备运行所必需的外部资源的供给。

示例：电力、水、压缩空气、排水。

3.34

规范　specification

被批准的阐明要求的文件。

3.35

规定　specify

在批准的文件中详细阐明。

[ISO/TS 11139:2006]

3.36

无菌的　sterile

无活微生物的。

[ISO/TS 11139:2006]

3.37

无菌 sterility

无活微生物的状态。

注：在实践中无法证实没有微生物存在的这种绝对说法，见"灭菌"(3.39)。

[ISO/TS 11139:2006]

3.38

无菌保证水平 sterility assurance level;SAL

灭菌后单元产品上存在单个活微生物的概率。

注：术语"SAL"使用了量值表示，通常是 10^{-6} 或 10^{-3}。当应用这个量值到无菌保证水平时，10^{-6} 的 SAL 拥有较低的值从而比 10^{-3} 的 SAL 提供更大的无菌保证水平。

[ISO/TS 11139:2006]

3.39

灭菌 sterilization

使产品无活微生物的经确认的过程。

注：在灭菌过程中，微生物灭活的性质是呈指数级的关系；这样在单个产品上微生物的存活能用概率来表示。虽然这个概率能被降到很低，但不可能降到零，见"无菌保证水平"(3.38)。

[ISO/TS 11139:2006]

3.40

灭菌剂量 sterilization dose

达到规定的无菌要求的最小剂量。

3.41

灭菌过程 sterilization process

达到规定的无菌要求而需要的一系列活动或操作。

注：这一系列的活动包括产品的预处理(如果需要)，在规定的条件下，暴露在灭菌因子下和必要的后处理。灭菌过程不包括灭菌之前的任何清洁、消毒和包装操作。

[ISO/TS 11139:2006]

3.42

灭菌因子 sterilizing agent

在规定条件下，具有充分的杀菌活力，使被灭菌物质达到无菌的物理或化学物质，或其组合。

[ISO/TS 11139:2006]

3.43

无菌检测 test for sterility

产品暴露于灭菌过程后，在产品上完成的国家药典中规定的技术操作。

[ISO/TS 11139:2006]

3.44

无菌试验 test of sterility

为确定单元产品或其部分上有或没有活微生物而进行的试验，作为开发、确认或重新鉴定的一部分而完成的技术操作。

[ISO/TS 11139:2006]

3.45

附加剂量 transit dose

产品或辐射源在非辐照位置和辐照位置移动期间产品吸收的剂量。

3.46

测量不确定度　uncertainty of measurement

表征合理地赋予被测量之值的分散性，与测量结果相联系的参数。

[VIM:1993]

3.47

确认　validation

为建立可持续生产出符合预期要求的产品的过程，获得、记录和整理结果的文件化程序。

[ISO/TS 11139:2006]

4　质量管理体系要素

4.1　文件

4.1.1　应规定灭菌过程的开发、确认、常规控制和产品放行程序。

4.1.2　本部分相关的文件和记录应由指定人员评审和批准文件，文件和记录应符合 YY/T 0287—2003 的适用条款。

4.2　管理职责

4.2.1　应对实施且满足本部分要求的职责和权利加以规定。按照 YY/T 0287—2003 的适用条款，这种职责和权利应授予有能力的人。

4.2.2　如果本部分的要求由多个具有单独的质量管理体系的团体承担实施，则应规定每一方的职责和权利。

4.3　产品实现

4.3.1　应规定采购程序。这些程序应符合 YY/T 0287—2003 的适用条款。

4.3.2　应规定产品的识别及可追溯性程序。这些程序应符合 YY/T 0287—2003 的适用条款。

4.3.3　应规定用于满足本部分要求的包括用于测试目的的仪器工具的所有设备的校准程序，该程序应符合 YY/T 0287—2003 或 ISO 10012-1 的适用条款。

4.3.4　用于灭菌过程的开发、确认和常规控制的剂量测量应溯源到国家标准或国际标准并确定剂量测量不确定度的水平。

4.4　测量、分析和改进——不合格产品的控制

应规定不合格产品的控制和纠正、纠正措施及预防措施的程序。这些程序应符合 YY/T 0287—2003 的适用条款。

5　灭菌因子的特征描述

5.1　灭菌因子

5.1.1　应规定在灭菌加工中使用的辐射的类型。

5.1.2　对于电子束或 X 射线，应规定电子束的能量水平。如果电子束的能量水平超过 10 MeV 或用于产生 X 射线的能量高于 5 MeV，应评估引起产品产生感生放射性的可能。评估的结果和引用的原理应文件化。

5.2 灭菌有效性

辐射灭活微生物或辐射在灭菌加工中的应用，已在相关文献中有广泛研究。上述文献提供了过程变量影响微生物灭活的方式的知识。本部分不要求进行涉及微生物灭活的综合性研究。

5.3 材料影响

辐射对于用于制造医疗器械的各种材料的影响在相关文件中已经有相关的论述，这些文献对采用辐射灭菌的医疗器械的设计和开发是有价值。本部分不要求进行材料影响的研究，但是要求进行辐射对产品影响的研究(见 8.1)。

5.4 环境考虑事项

应评估运行辐射灭菌过程对环境的潜在影响，且应识别环境保护的措施。若存在潜在影响，则应文件化评估活动；若控制措施可识别，则应规定和实施此控制措施。

6 过程和设备的特征描述

6.1 过程

识别过程的变量，以及规定对其进行监测和控制的方法。

6.2 设备

6.2.1 规定辐照装置及其运行的方法。必要时(见 12.5.1)修订辐照装置的规范并在辐照装置的使用期限内保留这些规范文件(见 4.1.2)。

6.2.2 用于控制和/或监测过程的软件应满足质量管理体系要求，提供文件化证据证明软件的使用符合设计要求。

6.2.3 γ 辐照装置的规范至少应包括以下内容：

a) 辐照装置及其特征；
b) 放射性核素的种类和活度，以及 γ 源的分布；
c) 平面图，包括：辐照装置的位置；
d) 未辐照产品与已辐照产品的隔离方法(见 10.3 和 10.4)；
e) 相关的传输系统的结构和操作说明；
f) 传输的路径和传输速度的范围；
g) 辐照容器的尺寸、材料和结构的说明；
h) 辐照装置及其相关的传输系统的运行和维护方式的说明；
i) γ 源位置的指示方式；
j) 如果过程控制计时器或传输系统失败，γ 源自动回到储存位置和自动停止传输系统的方式；
k) 如果 γ 源不在指定位置，γ 源自动回到储存位置及自动停止传输装置运动的方式并识别其对产品的影响。

6.2.4 电子束辐照装置的规范至少应包括以下内容：

a) 辐照装置及其特征；
b) 电子束的特点(电子的能量，以及如适用，平均电子流、扫描的宽度和均匀度)；
c) 平面图，包括：辐照装置的位置；
d) 未辐照产品与已辐照产品的隔离方法(见 10.3 和 10.4)；
e) 相关的传输系统的结构和操作说明；

f) 传输的路径和传输速度的范围;

g) 辐照容器的尺寸、材料和结构的说明;

h) 辐照装置及其相关的传输系统的运行和维护方式的说明;

i) 指示电子束和传输系统正在运行的方式;

j) 如果传输装置发生故障而影响剂量,停止辐照的方式;

k) 如果电子束发生故障,停止传输装置运动的方式并识别受其影响的产品。

6.2.5 X射线辐照装置的规范至少应包括如下内容:

a) 辐照装置及其特征;

b) X射线的特点(电子束或X射线的能量,以及如适用,平均电子流、扫描的宽度和均匀度);

c) X射线转换器的尺寸、材料及其结构的特性;

d) 平面图,包括:辐照装置的位置;

e) 未辐照产品与已辐照产品的隔离方法(见10.3和10.4);

f) 相关的传输系统的结构和操作说明;

g) 传输的路径和传输速度的范围;

h) 辐照容器的尺寸、材料和结构的说明;

i) 辐照装置及其相关的传输系统的运行和维护方式的说明;

j) 指示电子束和传输系统正在运行的方式;

k) 如果传输装置发生故障而影响剂量,停止辐照的方式;

l) 如果X射线发生故障,停止传输装置运动的方式及识别受其影响的产品。

7 产品定义

7.1 应对待灭菌的产品包括包装材料加以规定。

7.2 应对产品、产品包装的变更或产品在包装中的位置摆放加以规定(见12.5.2)。

7.3 应对产品的生产体系加以规定并实施,以保证产品在提交灭菌时的状态及其生物负载是可控的,不会危及灭菌过程的有效性。应证实这个生产体系有效,并根据ISO 11737-1确定生物负载。

7.4 如果为一个产品族建立灭菌剂量,应满足GB 18280.2—2015第4章定义的产品族的要求。

7.5 如果出于常规加工的目的使用加工类别,则应按照产品的文件化标准评估。评估应包括影响产品吸收剂量的产品相关变量和加工规范的考虑。应对评估的结果进行记录(见4.1.2)。

7.6 应执行加工类别评估标准定期评审和构成加工类别的产品定期评审。应对评审的结果进行记录(见4.1.2)。

8 过程定义

8.1 建立最大可接受剂量

8.1.1 应建立产品的最大可接受剂量。如用最大可接受剂量处理产品,产品在规定的寿命期间内应能满足其规定的功能要求。

8.1.2 建立最大可接受剂量的基本技术要求应包括:

a) 有评估产品预定功能的设备;

b) 有代表常规生产的产品;

c) 一个有能力实施准确剂量的合适的辐射源(也见8.4.1)。

8.2 建立灭菌剂量

8.2.1 应建立产品的灭菌剂量。

8.2.2 应从以下两种方法中选一种建立灭菌剂量的方法：

a) 获得并利用生物负载数量和/或抗力的信息建立灭菌剂量；

注：建立灭菌剂量的方法和使用这些方法的条件详细叙述见 GB 18280.2—2015 中 6.1。

b) 选择并证实 15 kGy 或 25 kGy 作为灭菌剂量；在证实 15 kGy 或 25 kGy 时，原始制造商应提供证据证明所选择的灭菌剂量能够满足规定的无菌要求(见 1.2.2)。

注：VD_{max}^{25} 和 VD_{max}^{15} 方法及使用的条件描述见 GB 18280.2—2015 中 6.2。使用 VD_{max}^{25} 和 VD_{max}^{15} 方法得到的无菌保证水平是 10^{-6}。

8.2.3 建立灭菌剂量的基本技术要求应包括：

a) 一个有能力的微生物实验室，按照 ISO 11737-1 做生物负载确定，按照 ISO 11737-2 做无菌试验；

b) 有代表常规生产的产品；

c) 一个有能力实施准确剂量的合适的辐射源。

注：辐射灭菌中剂量方面的指南见 GB/T 18280.3。

8.3 规定最大可接受剂量和灭菌剂量

应对产品的最大可接受剂量和灭菌剂量加以规定。

8.4 最大可接受剂量、验证剂量或灭菌剂量在不同辐射源之间的转换

8.4.1 最大可接受剂量的转换

将最大可接受剂量从最初建立剂量的辐射源转换到不同的辐射源上时，应作出评估以证明这两种不同的辐射源之间的辐照条件的差异不会影响剂量的有效性。该评估应被文件化且其结果应被记录(见 4.1.2)。

8.4.2 验证剂量或灭菌剂量的转换

8.4.2.1 验证剂量或灭菌剂量不允许从建立剂量的辐射源转换到不同的辐射源，除非：

a) 有数据证明两个辐射源间的运行条件的差异对灭菌有效性没有影响；或

b) 应用 8.4.2.2 或 8.4.2.3。

8.4.2.2 对于不含液态水的产品，验证剂量或灭菌剂量允许在以下辐射源间转换：

a) 一座 γ 辐照装置和另一座 γ 辐照装置；

b) 一座电子束发生器和另一座电子束发生器；或

c) 一座 X 射线发生器和另一座 X 射线发生器。

8.4.2.3 对含液态水的产品，验证剂量或灭菌剂量允许在以下辐射源间转换：

a) 一座 γ 辐照装置和另一座 γ 辐照装置；

b) 操作条件一致的两座电子辐射源；或

c) 操作条件一致的两座 X 射线辐射源。

9 确认

9.1 安装鉴定

9.1.1 应对辐照装置及其传输系统的操作程序加以规定。

9.1.2 过程和辅助设备,包括相关软件,应测试以证实其按照设计规范运行。应文件化测试方法,应记录测试结果(见4.1.2)。

9.1.3 在安装期间,对辐照装置作出的任何修改应文件化(见6.2.1)。

9.1.4 对于γ辐照装置,应记录源活度及单个源部件的位置的描述(见4.1.2)。

9.1.5 对于电子束辐照装置,电子束的特征(电子能量、平均束流量,以及如果适用,扫描的宽度和均匀度)应被确定并记录(见4.1.2)。

9.1.6 对于X射线辐照装置,X射线的特征(电子或X射线的能量、平均束流量,以及如果适用,扫描的宽度和均匀度)应被确定并记录(见4.1.2)。

9.2 运行鉴定

9.2.1 运行鉴定(OQ)之前,应证实所有仪器设备经过校准,包括:用于监测、控制、指示或记录的测试仪器设备(见4.3.3)。

9.2.2 通过辐射均匀材料的代表产品执行OQ以证明设备有能力实施灭菌过程(灭菌过程见第8章)要求的剂量范围。OQ应证明安装后的辐照装置根据可接受的标准有能力运行并实施合适的剂量。

9.2.3 执行剂量分布测试以刻画出辐照装置的关于剂量分布(见9.2.4)和剂量变化性(见9.2.5)的特性。

注:剂量分布测试的指南见GB/T 18280.3。

9.2.4 应使用均匀密度的材料,装填至辐照容器设计规范容积的上限,进行剂量分布测试。剂量计应用于测定在均匀材料中、不同已知深度位置的剂量。在剂量分布测试过程中,辐照装置中应有足够数量的、装载有相同材料至设计规范容积上限的辐照容器,以有效模拟完全满载的辐照装置的辐射效果。

9.2.5 应在剂量分布测试中使用足够数量的辐照容器,以确定辐照容器间的剂量分布和变化性。

9.2.6 如果传输路径不止一个,应对用于加工产品的每个路径作出剂量分布测试。

9.2.7 应确定过程中断对剂量造成的影响并记录(见4.1.2)。

9.2.8 剂量分布测试的记录应包括对辐照容器、辐照装置运行条件、被辐射的材料、剂量测量和得出结论的描述(见4.2.1)。

9.2.9 对于γ辐照装置,应建立时间设定或传输装置速度和剂量间的关系。

9.2.10 对于电子束和X射线辐照装置,在进行剂量分布测试时,束(见9.1.5或9.1.6)的特征变化应在电子束和X射线辐照装置规范(见6.2.4或6.2.5)的限制内。

9.2.11 对于电子束和X射线辐照装置,应建立束(见9.1.5或9.1.6)的特征、传输装置速度和剂量间的关系。

9.3 性能鉴定

9.3.1 执行剂量分布测试时,应按照规定的装载模式装载产品,以便:

a) 确定最大与最小剂量值和位置;

b) 确定最大与最小剂量和日常监测位置的剂量间的关系。

9.3.2 应规定产品的灭菌方式,包括:

a) 包装产品的尺寸和密度;

b) 产品在包装中的位置摆放;

c) 对辐照容器的描述(如果在一个辐照装置中使用多种辐照容器);

d) 对传输途径的描述(如果在辐照装置中有多个传输路径)。

9.3.3 应对每个同类加工类别进行剂量分布测试(见7.5)。

9.3.4 在常规加工中,如果辐照容器部分装载,应确定并记录辐照容器部分装载对以下方面的影响:

a) 辐照容器内剂量分布;

b) 辐照装置中其他辐照容器中的剂量和剂量分布。

9.3.5 应用足够数量的辐照容器执行剂量分布测试以确定辐照容器间剂量的变化性。

9.3.6 用于加工产品的每一个传输路径都要做剂量分布测试。

9.3.7 对γ和X辐照装置，剂量分布测试应被执行，以识别能和已做剂量分布测试的产品一起加工的产品或加工类别(如加工类别被使用)。应确定在辐照装置中不同密度的产品对剂量的影响以定义能在一起加工的产品，即加工类别。

9.3.8 剂量分布测试的记录应包括对辐照容器、装载模式、传输路径、辐照装置运行条件、剂量测量和得出的结论的描述(见4.1.2)。

9.4 确认的评审和批准

9.4.1 在安装鉴定(IQ)、运行鉴定(OQ)和性能鉴定(PQ)中获得的信息应得到评审。应记录评审的结果(见4.1.2)。

9.4.2 过程规范的制定应考虑这些信息和评审的结果(见4.1.2)。

9.4.3 对于γ辐照，过程规范应包括：

a) 对包装产品的描述，应包括：尺寸、密度和产品在包装中的位置摆放(见第7章和9.3.2)及可接受的偏差；
b) 产品在辐照容器中的装载模式(见9.3.1)；
c) 使用的传输路径(见9.3.6)；
d) 最大可接受剂量(见8.1)；
e) 灭菌剂量(见8.2)；
f) 对于支持微生物生长的产品，从制造到完成辐照之间的最大时间间隔；
g) 常规剂量计监测位置；
h) 监测位置的剂量和最大与最小剂量间的关系(见9.3.1)；
i) 对多次辐射的产品，每次辐射再定位的要求。

9.4.4 对电子束和X射线的辐照，过程规范应包括：

a) 对包装产品的描述，包括：尺寸、密度和包装中产品的位置摆放(见第7章和9.3.2)；
b) 产品在辐照容器中的装载模式(见9.3.1)；
c) 使用的传输路径(见9.3.6)；
d) 最大可接受剂量(见8.1)；
e) 灭菌剂量(见8.2)；
f) 对于支持微生物生长的产品，从制造到完成辐射之间的最大时间间隔；
g) 常规剂量计监测位置；
h) 监测位置的剂量和最大与最小剂量间的关系(见9.3.1)；
i) 辐照装置的操作条件和限制(例如：束的特征和传输装置速度)；
j) 对多次辐射的产品，每次辐射再定位的要求。

10 常规监测与控制

10.1 应规定在辐照前、中、后的产品处理和保持产品完整的程序。

10.2 在产品接收、装载、卸载、处理和放行中，应执行产品计数和核对产品数量的系统。任何数量上的差异应在加工和/或放行前得到解决。

10.3 应隔离未辐照和已辐照的产品。

10.4 辐射的视觉指示剂不能作为充足辐射加工的证据或作为区别已辐照产品与未辐照产品的唯一

方法。

10.5 产品应按照过程规范装在辐照容器中(见 9.4.3 或 9.4.4)。

10.6 剂量计应放在预先确定的常规监测的位置。辐照后,应对剂量计进行测量、记录(见 4.1.2)并分析结果。

10.7 布放剂量计的频率应足够以证实过程是受控的。应对频率和规定频率的依据加以规定。

10.8 对于 γ 辐照装置:

a) 定时器的设定和/或传输装置速度应根据源衰变的文件化程序调整;

b) 源位置、定时器设定和/或传输装置速度和辐照容器的传输应得到监测和记录(见 4.1.2)。

10.9 对于电子加速器和 X 射线辐照装置,应对电子束的特征(见 9.1.5 和 9.1.6)和传输装置速度进行监测和记录(见 4.1.2)。

10.10 如果过程中断和/或发生过程不合格,应连同所采取的措施一同记录(见 4.1.2)。

10.11 辐射加工的记录应有辐照日期和可溯源的批记录(见 4.3.2)。

11 灭菌产品的放行

11.1 产品放行之前,应完成所有周期性的检测、校准、维护任务和必要的重新鉴定,并记录结果(见 4.1.2)。

11.2 应规定对记录的审核和产品放行的程序(见 4.1.2)。程序中应规定灭菌过程的合格标准(见 9.4.3 或 9.4.4),要考虑测量系统的不确定度。如不能满足这些要求,产品作为不合格品按照 4.4 处理。

根据 YY/T 0287—2003 中质量体系无菌产品放行的规定,应有产品制造和检验的附加记录。

12 过程有效性的保持

12.1 持续有效性的证明

12.1.1 总则

灭菌剂量的持续有效性应用如下方式证明:

a) 确定生物负载以监视与生物负载规定限度相关的产品中存在的微生物数量;

b) 执行灭菌剂量审核以监测产品上的生物负载的辐射抗力。

注:灭菌剂量的审核方法描述见 GB 18280.2—2015,包括生物负载的确定。

12.1.2 生物负载确定的频率

12.1.2.1 当产品的平均生物负载大于或等于 1.5 时,生物负载确定的最大时间间隔为 3 个月。

12.1.2.2 当产品的平均生物负载小于 1.5,且用以下 a)或 b)方法时,生物负载确定的最大时间间隔为 3 个月:

a) 使用方法 2(见 GB 18280.2—2015)建立灭菌剂量;或

b) 选用 25 kGy 作为灭菌剂量(见 8.2.2)。

12.1.2.3 当产品的平均生物负载小于 1.5,且用以下 a)或 b)方法时,生物负载确定的最大时间间隔为 1 个月:

a) 使用方法 1(见 GB 18280.2—2015)建立灭菌剂量;或

b) 选用 15 kGy 为灭菌剂量(见 8.2.2)。

12.1.2.4 如果产品批的时间间隔大于 1 个月或 3 个月,在适用时(见 12.1.2.1、12.1.2.2 和12.1.2.3),每个产品批应进行生物负载确定。

12.1.2.5 如果生物负载确定的结果超过规定的限值,则依据 ISO 11737-1 的方法作调查。如果调查的结果显示生物负载确定的结果是真实的,则按照 4.4 采取措施并立即进行灭菌剂量审核。根据灭菌剂量审核的结果,按以下 a)或 b)继续:

a) 如灭菌剂量审核失败,依据 12.1.3.5 采取措施。

b) 如灭菌剂量审核成功,生物负载继续超出规定的限值,使用剂量审核之前的灭菌剂量继续灭菌,且:

 1) 如果使用方法 1(见 GB 18280.2—2015)建立灭菌剂量,继续使用 3 个月的剂量审核时间间隔,直到生物负载回到规定限值以下或重新建立灭菌剂量;

 2) 如果使用方法 2(见 GB 18280.2—2015)建立灭菌剂量,继续使用 3 个月的剂量审核时间间隔直至符合 12.1.3.2;

 3) 如果选用 25 kGy 作为灭菌剂量并使用 VD_{max}^{25} 方法证实且平均生物负载小于 1 000,继续使用当前所用的灭菌剂量审核的频率;

 4) 如果选用 25 kGy 作为灭菌剂量并使用 VD_{max}^{25} 方法证实且平均生物负载大于 1 000,采用其他方法建立灭菌剂量;

 5) 如果选用 15 kGy 作为灭菌剂量并使用 VD_{max}^{15} 方法证实且平均生物负载小于 1.5,继续使用当前所用的灭菌剂量审核的频率;

 6) 如果选用 15 kGy 作为灭菌剂量并使用 VD_{max}^{15} 方法证实且平均生物负载大于 1.5,采用其他的方法建立灭菌剂量。

12.1.3 灭菌剂量审核的频率

12.1.3.1 开始确定剂量审核的时间间隔时,下面 a)、b)两种方法可任选其一:

a) 选择 3 个月为剂量审核间隔。

b) 确定灭菌剂量审核的最初的时间间隔的依据应被制定且文件化;在制定依据时,需考虑并记录如下方面的评审和达成的结论,至少是:

 1) 生物负载规定的限值;

 2) 生物负载确定的现有数据,获得这些数据的时期和构成生物负载的微生物特性;

 注:微生物特性可以基于菌落或细胞形态、菌种特性、选择培养等。

 3) 组成生物负载的微生物的抗力的现有数据;

 4) 建立灭菌剂量的方法及其稳定性;

 5) 用于常规加工的剂量与灭菌剂量的差异及其差异的稳定性;

 6) 组成产品的材料,特别是天然材料的使用和材料微生物质量的控制;

 7) 制造过程,特别是影响生物负载或其抗力的制造步骤;

 8) 制造过程的控制与监测程序;

 9) 产品批的制造之间的时间间隔;

 10) 制造环境,特别是微生物控制与监测范围和一段时期内关于制造环境稳定性的现有数据;

 11) 在制造区域工作的人员的健康、清洁和着装的控制;

 12) 在同一个产品族中的其他产品的微生物质量的有效数据。

12.1.3.2 符合以下情况时,剂量审核周期可以延长:

a) 在先前选定的时间间隔内,执行了至少连续的 4 次剂量审核,且 4 次剂量审核的结果既不要求增加灭菌剂量也不要求重新建立灭菌剂量。

b) 在上述 a)中规定的相同时期内,有数据证明在生物负载规范内的生物负载的稳定性;这些数据包括:

1) 至少每3个月执行一次生物负载确定;

2) 生物负载的特征描述(例如:菌落或细胞形态,菌种特性,选择培养)。

c) 与生物负载相关的产品制造是受控制的,且通过执行在YY/T 0287—2003中为无菌医疗器械识别确定的质量管理体系的要素证明上述控制的有效性。

12.1.3.3 除非12.1.3.4适用,剂量审核的最大时间间隔是12个月。

12.1.3.4 如果产品批的制造之间的时间间隔大于在12.1.3.1和/或12.1.3.2确定的时间间隔,则对于每个产品批次都应执行灭菌剂量审核。

12.1.3.5 如果灭菌剂量审核不成功,按照GB 18280.2—2015中第10章采取措施。灭菌剂量审核的频率不得大于3个月,直至:

a) 完成灭菌剂量审核失败的原因或生物负载增加的原因的调查,并执行纠正和/或纠正措施;

b) 完成用于确定灭菌剂量审核的时间间隔的依据的评审,如必要,规定新的剂量审核的时间间隔。

c) 延长灭菌剂量审核的时间间隔满足12.1.3.2的要求。

12.2 再校准

用于控制、指示和记录灭菌过程的仪器设备的准确性和可靠性应按照4.3.3做周期性校验。

12.3 设备维护

12.3.1 预防性维护应按文件程序作出计划并执行。应保存维护记录(见4.1.2)。

12.3.2 维护计划、维护程序和维护记录应由指定人员定期进行评审,评审结果应形成文件并归档。

12.4 设备的重新鉴定

12.4.1 灭菌过程的重新鉴定应针对规定的产品和特定的设备进行,按照规定的时间间隔或在变更评估之后执行(见12.5)。重新鉴定所涉及的范围应被证明是适当的。

12.4.2 重新鉴定程序应加以规定,重新鉴定的记录应保存。

12.4.3 重新鉴定的数据根据文件化的程序中可接受的标准评审。保持重新鉴定数据的评审记录,以及当不满足可接受标准时采取的纠正和纠正措施。

12.5 变更评估

12.5.1 辐照装置的任何可能引起剂量或剂量分布的变更应得到评估。如果变更会导致剂量和/或剂量分布的变化,则应重复做部分或全部的安装鉴定、运行鉴定和/或性能鉴定(见9.1、9.2或9.3)。应记录评估的结果和评估的依据。

12.5.2 应评估产品、产品包装以及产品装载模式的变更对于灭菌过程适合性的影响,应根据变更的特性识别并实施必需进行的过程定义或性能鉴定,应记录评估的结果和评估的依据(见4.1.2)。

附 录 A
（资料性附录）
指 南

注 1：本附录中所列出的指南不能作为评估遵守本部分的清单，指南的目的是通过提供解释和用于实现特定要求的可接受的方法，从而有助于获得一个对本部分的一致理解和执行。可以使用本指南之外的其他方法，但是应证明所选方法的使用是有效遵守本部分的。

注 2：为便于检索，附录中的编号与标准中相应部分的编号一致。

A.1 范围

A.1.1 无指南提供。

A.1.2 无指南提供。

A.1.2.1 无指南提供。

A.1.2.2 对于医疗器械灭菌过程的开发、确认和常规控制，必须有效执行已被定义并文件化的程序。此类程序通常被认为是质量管理体系的要素。通过标准化地参考医疗器械质量管理体系标准 YY/T 0287—2003，本部分识别并规定了质量管理体系的要素，这些要素对于灭菌过程的有效控制是必要的。本部分既不要求执行符合 YY/T 0287—2003 的完整的质量管理体系，也不要求第三方机构评估本部分规定的质量管理体系的要素。应当注意在某些国家和地区现存的医疗器械制造的质量管理体系及第三方机构对此类体系的评估的法规要求。

A.1.2.3 因为已很好地建立了灭菌效果和辐照剂量之间的关系，因此在辐射灭菌确认和过程监测中不推荐使用生物指示物。

A.1.2.4 无指南提供。

A.1.2.5 无指南提供。

A.2 规范性引用文件

规范性引用文件给出的要求是本部分的要求，但引用程度仅在于本部分的引用部分；引用部分可能是整个标准或仅限于特定条款。

A.3 术语和定义

无指南提供。

A.4 质量管理体系要素

见 A.1.2.2。

A.4.1 文件

YY/T 0287—2003 中 4.2.3 和 4.2.4 分别规定了文件和记录的控制要求。在 YY/T 0287—2003 中，文件的要求涉及文件（包括规范和程序）和记录的产生、控制。

A.4.2 管理职责

YY/T 0287—2003 中 5.5 规定了责任和权利方面的要求，人力资源方面的要求见 YY/T 0287—2003 中 6.2。

YY/T 0287—2003 中，管理职责的要求涉及管理承诺、以顾客为关注焦点、质量方针、策划、职责、权利和沟通，以及管理评审。

灭菌过程的开发、确认和常规控制可以包括许多独立的参与方，每个独立的参与方负责某些要素。本部分要求定义承担特定职责的参与方，同时要求这些定义形成文件。权利和职责的定义要在参与方的质量管理体系中形成文件。要求承担本部分规定要素职责的参与方指派这些要素给有能力胜任的人员，这些人员的能力通过合适的培训与获得相应资格予以证明。

辐射灭菌包括两个主要参与方：原始制造商和辐照运营商。辐照运营商可以是提供灭菌服务的专业供应商，也可以是拥有辐照装置的原始制造商。在这种情况下，原始制造商和辐照运营商有互相独立的质量管理体系并且在合同或技术协议中定义了各自的权利和职责。原始制造商和辐照运行商的主要职责，划分如下：

a) 原始制造商：
——建立灭菌剂量；
——开发产品族；
——建立最大可接受剂量；
——性能鉴定；
——控制制造过程，包括满足提交给辐照运营商的产品的规范，即产品密度、位置摆放、尺寸；
——提交给辐照运营商的规范的修改；
——产品的变更控制，包括影响加工类别的产品相关变量的评审；
——灭菌前，产品“无菌”标识的控制；
——产品放行。

b) 辐照运营商：
——安装鉴定；
——运行鉴定；
——控制辐照过程；
——辐照装置的变更控制；
——辐射剂量证明书；
——开发加工类别。

A.4.3 产品实现

注：YY/T 0287—2003 中，产品实现的要求涉及产品生命周期，包括顾客要求的确定、设计和开发、采购、生产控制和监测与测量设备的校准。

A.4.3.1 采购要求见 YY/T 0287—2003 中 7.4。特别需要注意的是 YY/T 0287—2003 中用于采购产品确认的条款 7.4.3 适用于来自组织之外的一切产品和服务。

A.4.3.2 识别和可追溯性方面的要求见 YY/T 0287—2003 中 7.5.3。

A.4.3.3 监测和测量设备校准的要求见 YY/T 0287—2003 中 7.6。

A.4.3.4 辐射灭菌剂量测定指南见 GB/T 18280.3。

A.4.4 测量、分析和改进——不合格产品的控制

不合格品控制程序和纠正措施程序分别见 YY/T 0287—2003 中 8.3 和 8.5.2 。

在 YY/T 0287—2003 中,测量、分析和改进的要求涉及过程监测、不合格品控制、数据分析和改进(包括纠正措施和预防措施)。

A.5 灭菌因子的特征描述

A.5.1 灭菌因子

对于超出特定能量水平的电子或 X 射线,应对已辐照产品中诱发放射性的潜在可能性进行评估,评估应基于现有的文献及感生放射性的测量和/或感生放射性的模拟计算。

使用试验和理论兼顾的处理方法进行评估的例子,如:Grégoire *et al*.[21]。它的研究报告给出了许多医疗器械所用的材料的感生放射性的测量计算值,这些材料经过 7.5MeV 的电子束转化产生的 X 射线的辐射,剂量高达 50 kGy。这些材料是:

a) 基本不产生放射性的材料(非金属的碳氢化合物为材质的材料,如聚乙烯和聚苯乙烯);

b) 可能产生可测量的且低水平放射性的材料(如不锈钢和黄铜);

c) 应对可能产生较高水平的放射性的材料(如钽)进行详细评估。

对于以上所列材料之外的其他材料(如银和金),也要根据它们产生放射性的可能性进行详细的评估。

A.5.2 灭菌有效性

无指南提供。

A.5.3 材料影响

无指南提供。

A.5.4 对环境的考虑

环境管理体系的原则适用于辐射灭菌过程。GB/T 24001 提供了一个环境管理体系的标准。GB/T 24040 提供了设计产品周期评估研究的指南。评估应包括即将被辐照的材料是否有可爆或易燃的性质。

A.6 过程和设备的特征描述

注:本活动的目的是定义用于灭菌过程和灭菌过程操作中的仪器设备。

A.6.1 无指南提供。

A.6.2 无指南提供。

A.7 产品定义

注:产品定义的目的是定义即将被灭菌的产品以及确定灭菌前产品的微生物质量。

A.7.1 无指南提供。

A.7.2 无指南提供。

A.7.3 目的是保证生物负载的稳定且低水平,同时考虑原材料的性质、产品包装及灭菌前的程序。该目的一般通过在医疗器械制造过程中执行符合 YY/T 0287—2003 要求的质量管理体系来实现。

A.7.4 见 GB 18280.2—2015 第 4 章。

A.7.5 一个加工类别里所包含产品的评估准则是辐射灭菌方式所特有的,此准则不适用于其他灭菌方法(例如环氧乙烷和蒸汽灭菌)。

对于γ射线或X射线辐照装置,产品的常规加工是在包含许多辐照容器的辐照装置中进行的。在运行鉴定(OQ)的剂量分布测试期间,应确定临近辐照容器中的产品对剂量的影响,并可提供可同时进行辐照的产品信息。此剂量分布测试信息也用于评估一个加工类别里所包含的产品,使辐照运营商可安排产品的辐射加工。

对于γ射线和X射线装置,评估一个加工类别里所包含的产品的两个主要标准是拥有相似的剂量要求(灭菌剂量和最大可接受剂量)和相似的剂量吸收特性(如密度和装载模式)。通常,一个加工类别里所包含的产品是基于在相同的定时器设定值下加工产品的能力,同时按此定时器设定值辐射的产品的剂量不超出加工类别中产品的剂量限值。如果没有执行运行鉴定的剂量场分布测试以确定一个加工类别里所包含的产品的范围,那么包含于加工类别里的每类产品都应进行剂量场分布测试。

电子束辐照装置相比于γ射线和X射线辐照装置来讲,在性能鉴定中需要做更多单独的产品剂量分布测试。当然,为减少剂量分布测试的数量,产品可合并加工类别。只有当产品、包装和辐照容器中产品的装置模式致使产品能在相同的过程参数条件下加工,并且不超出加工类别里的产品规定的剂量限值的情况下,才可将产品归入同一加工类别。应考虑产品在辐照容器中的数量、分布和位置摆放,以及质量的密度和分布。

对产品相关变量的修改会影响产品剂量和加工规范,并能改变加工种类里的产品组成;当作出修改时应定义新的加工类别。这些产品相关的变量包括:

a) 纸箱的尺寸;

b) 含产品的纸箱的重量;

c) 产品在纸箱内的摆放位置;

d) 每个纸箱中产品项目的数量;

e) 灭菌剂量;

f) 最大可接受剂量。

A.7.6 加工类别的评审周期通常是一年。

A.8 过程定义

注:过程定义的目的是建立应用于规定产品灭菌过程的最大可接受剂量和灭菌剂量(见第7章)。

A.8.1 建立最大可接受剂量

A.8.1.1 在规定的产品生命周期内的质量、安全和性能的保证首先应从选择合适的材料开始(见AAMI TIR 17[16])。通常,在设计材料测试计划时,以下的变量应被评估:

——原材料;

——制造过程;

——辐射剂量;

——辐射类型;

——辐照后的储存情况。

测试计划应包括功能性评估和包括生物安全性(ISO 10993-1)在内的安全性评估,同时测试计划应按照特定的可接受标准采用合适的测试进行。

从测试计划中获得的剂量用于确定产品的最大可接受剂量。

测试计划中应包括一个进一步的必要措施以获得支持性证据,该证据表明产品在其规定的生命周期内满足产品的可接受标准。采用加速老化试验比真实老化试验更快获得此类信息。辐射对产品的不利影响在较高温度的情况下发展的更快，同时，也可制定将加速老化中热感应变化和真实老化中热感应变化相联系的建议(见 AAMI TIR 17[16])。当然，加速老化试验不能代替真实老化试验。

更多有关剂量测量方面的指南见 GB/T 18280.3—2015 中第 6 章。

A.8.1.2 辐射灭菌剂量测量方面的指南由 GB/T 18280.3 中给出。

A.8.2 建立灭菌剂量

A.8.2.1 见 GB 18280.2—2015。

A.8.2.2 关于 8.2.2 a)，为采用此方法建立灭菌剂量，以下方法适用：

1) 组成生物负载的微生物数量和抗力的信息可用于建立平均生物负载大于或等于 0.1 的产品的灭菌剂量(见 GB 18280.2—2015 中第 7 章)；
2) 组成生物负载的微生物抗力的信息可用于建立任何具有平均生物负载的产品的灭菌剂量(见 GB 18280.2—2015 中第 8 章)。

关于 8.2.2 b)，在 GB 18280.2—2015 第 9 章中，描述了证实灭菌剂量为 25 kGy 适用于平均生物负载小于或等于 1 000 的产品，或证实灭菌剂量为 15 kGy 适用于平均生物负载小于或等于 1.5 的产品。

A.8.2.3 无指南提供。

A.8.3 规定最大可接受剂量和灭菌剂量

无指南提供。

A.8.4 最大可接受剂量、验证剂量和灭菌剂量在不同辐射源之间的转换

A.8.4.1 最大可接受剂量的转换

最大可接受剂量在与最初建立此剂量的辐射源不同的辐射源上的有效性的评估应考虑辐照时的剂量率与产品温度。剂量率越高则产品的有害影响越低。在低剂量率情况下(γ 射线或 X 射线)鉴定的产品需要最低限度的鉴定以证明材料在高剂量率情况(电子束)下的兼容性。相反，适合高剂量率情况的材料在应用于低剂量率情况时可能要求更多的鉴定。

如果剂量率和产品温度相当，那么在同类型辐射源之间的转换是合适的。

A.8.4.2 验证剂量或者灭菌剂量的转换

A.8.4.2.1 在剂量率差异很大的辐射源之间进行验证剂量和灭菌剂量的转换时，应考虑不同的剂量率能提供不同的灭菌效果。灭菌有效性不受剂量率变更的影响的证明为转换的许可提供必要的数据。

A.8.4.2.2 试验证据表明，当辐照不含有液态水的产品时，灭菌有效性与源的运行条件是互相独立的；因此允许转换。

关于 8.4.2.2 b)，不同辐射源间的转换应考虑剂量率的差异，剂量率能改变灭菌有效性。转换不会改变灭菌有效性的比较证明可以通过在考虑进行转换的辐射源上执行成功的验证剂量试验完成，验证剂量试验见 GB 18280.2—2015。

A.8.4.2.3 现有的试验证据表明，当辐照含有液态水的产品时，灭菌有效性会受到辐射源运行特性的影响，因此转换受此因素的制约。转换不会改变灭菌有效性的证明可以通过在考虑进行转换的辐射源上执行成功的验证剂量试验完成，验证剂量试验见 GB 18280.2—2015。

A.9 确认

注 1：本部分中确认至少包括三个主要要素：安装鉴定、运行鉴定和性能鉴定。

注 2：对于仪器的主要安装条款或新条款，常见的做法是首先确定和记录用户的要求。当潜在的设备供应商得到确认，设备的说明书和设备布置图将根据用户要求进行正式评审，并解决两者之间的不一致。此过程为设计鉴定。本部分不规定设计鉴定的要求。

A.9.1 安装鉴定

安装鉴定用来证明灭菌设备和任何辅助的设施已经按照技术规范提供并安装。

安装鉴定以描述设计和安装要求的文件开始（见 A.9 的注 2）。安装鉴定应当基于书面要求，应根据这些书面要求评估建筑和装置。安装鉴定文件应包括所有建筑材料的图纸和详细资料、设备的尺寸和公差、支持性服务以及动力供应。

安装鉴定应在设备的运行鉴定之前完成。

在 GB 18280—2000 之前运行的辐照设施，可能没有关于辐照装置变更的数据。不要求此类数据的回溯工作。

A.9.2 运行鉴定

见 GB/T 18280.3 中辐射灭菌剂量测量指南。

A.9.3 性能鉴定

性能鉴定是确认的一个步骤，是用已定义的产品来证明设备按照预定的标准且在规定的剂量范围内持续运行的能力，从而使产品满足规定的灭菌要求，见 GB/T 18280.3 中辐射灭菌剂量测量指南。

关于 9.3.2 b)，在电子束加工中包装内产品的位置摆放是很重要的。此外，当密度会影响剂量分布时，位置摆放在 γ 射线和 X 射线加工中也很重要(例如液体容器或金属的髋关节植入物)。

关于 9.3.2 c)，如果在辐照容器中使用保护产品的系统，使用材料的描述及保护方法应包含在过程规范之中。

A.9.4 确认的评审和批准

本活动包括评审与文件化确认数据以证实灭菌过程的可接受性并开发和批准过程规范。

A.10 常规监测和控制

注：常规监测和控制的目的是证明经过确认的、规定的灭菌过程已经实施到产品上。

A.10.1 无指南提供。

A.10.2 YY/T 0287—2003 规定了产品处理和保存的要求。

A.10.3 当隔离产品时，应考虑以下方面：

a) 产品之间的物理间隔；

b) 可靠的库存控制系统的使用；

c) 标签和/或标记的使用应是程序的一部分。

A.10.4 无指南提供。

A.10.5 如果产品能在辐照容器中移动并且因为这种移动而影响剂量分布，那么产品应被固定，应利用包装材料防止产品在加工过程中不适当的移动。

A.10.6 对来自过程参数监测的评审和对常规剂量测量结果的评审，用来确保产品已经按照过程规范加工了。如果适当的话，评审也应当包括当测量的结果超出了规定的范围时将采取的措施。

对于测量结果超出规定范围时，在下列情况下，描述措施的程序应被文件化和执行，如，二次加工、检查超出读数的可靠性、产品报废、进一步加工的需要。

电子束辐照装置的特征不同,进而对其监测的方式也不同。运行参数的监测与常规剂量测量的执行对确保灭菌剂量实施到产品上的相对贡献必然随着辐照装置的不同而不同。

辐照运营商应设计包括运行参数的监测和常规剂量测量的执行的监测程序,此程序可确保灭菌过程的恰当执行。

A.10.7 见 GB/T 18280.3 中辐射灭菌剂量测量的指南。

A.10.8 无指南提供。

A.10.9 无指南提供。

A.10.10 对过程参数的监测和常规剂量测量的结果的评审用来确保产品已经按照规范加工了。如果适当的话,评审也应当包括过程中断时将采取的措施。

一旦发生偏离正常运行条件(比如动力损失、不正确的传输移动)的情况,应使过程立即中断并自动安全贮存源。过程中断的原因和持续时间应被记录,且重新启动的程序应被文件化并执行。

在辐照装置或传输系统失效的情况下,应执行文件化的程序确保对已经吸收了灭菌剂量的产品实施相关措施和不超过产品的最大可接受剂量。

对于发生在不支持微生物生长的产品之上的过程中断,在辐照装置中的产品未被移动的情况下,通常不必采取措施。不过,应文件化和评审此类过程中断以确保剂量测量是有效的。

对于发生在支持微生物生长的产品之上的过程中断,应在过程规范中说明:

——制造完成和完成灭菌加工之间最大的时间间隔;

——在此时间间隔期间的储存条件和涉及的运输的条件。

应选择最大的时间间隔和条件以确保产品的微生物质量是在合适的水平,不会危及产品无菌。如果过程中断发生在灭菌期间并且这个中断使灭菌完成的时间超出规定时间,应确定这种情况对产品微生物质量的影响,同时应采取适当措施,此类措施包括产品报废。

如果发生过程偏离现象并导致剂量低于要求的剂量,如果以下条件同时成立,则可以补足产品的剂量不足部分:

a) 已经考虑了产品支持微生物生长的能力;

b) 按照上述方式实施剂量能保证达到最小剂量又不超过最大可接受剂量。

更多指南见 GB/T 18280.3 中辐射灭菌剂量的指南。

A.10.11 无指南提供。

A.11 灭菌产品的放行

无指南提供。

A.12 过程有效性的保持

A.12.1 持续有效性的证明

A.12.1.1 总则

为了使灭菌剂量保持有效,产品必须在受控的条件下制造,保持微生物数量和种类稳定的生物负载。为证明灭菌剂量的持续有效,灭菌剂量审核按照预定的时间周期执行。

基于如下方面规定最大时间间隔:

a) 从使用剂量设定方法中得到的经验;

b) 探测制造过程和材料的变更的需要,和与寻找此种变更的频率相关的对风险接受度的一致意见的需要;

c) 制造环境或材料的微生物质量的季节性变化或其他变化的潜在可能性；

d) 一般可接受的灭菌过程的再确认的频率。

A.12.1.2 生物负载确定的频率

A.12.1.2.1 无指南提供。

A.12.1.2.2 无指南提供。

A.12.1.2.3 无指南提供。

A.12.1.2.4 无指南提供。

A.12.1.2.5 规定生物负载限值的目的是证明灭菌剂量的持续有效性，应根据超出实现规定的无菌要求的限值的结果规定生物负载限值。为其他目的而设定生物负载限值的信息见 ISO 11737-1。

A.12.1.3 灭菌剂量审核的频率

A.12.1.3.1 指南如下：

a) 通常，探测生物负载的季节性变化的时间间隔为 3 个月。在受控条件下制造的产品可能不会显示生物负载的季节性变化。如果能够证明，在微生物的数量和种类方面，生物负载没有季节性变化的，则可以考虑减少剂量审核的频率。此考虑必须包括 12.1.3 中规定的加工和监测方面的内容。要注意的是，所有的方面都必须经过考虑，但不是所有方面都需要提供确定的结果或具有同等权重(即同样重要)。

b) 无指南提供。

A.12.1.3.2 当获得产品及其制造的经验后，增加执行灭菌剂量审核的时间间隔，如下：最初时间间隔为三个月，接下来的时间间隔为 6 个月，最终时间间隔为 12 个月。

应该认识到，随着时间的推移，执行灭菌剂量审核频率的减少，会导致探测制造过程的变化的能力的减弱。因此，在进行减少灭菌剂量审核频率前，应考虑到频率减少的影响。

A.12.1.3.3 无指南提供。

A.12.1.3.4 无指南提供。

A.12.1.3.5 无指南提供。

A.12.2 重新校准

无指南提供。

A.12.3 设备维护

在维护记录评审期间，必要时，应根据了解到的设备情况来修订维护计划和程序。

A.12.4 设备的重新鉴定

应选取辐照装置重新鉴定的时间间隔，从而保证辐照装置按照规范持续运作。对于 γ 辐照装置，重新鉴定与源的补给有关。对于电子束和 X 射线辐照装置，每年执行一次重新鉴定，对于重新鉴定的某些特殊部分，此时间间隔会更短些。如果重新鉴定测量显示辐照装置的安装鉴定(IQ)和/或运行鉴定(OQ)的状况已经改变，则需重做性能鉴定(PQ)。

A.12.5 变更的评估

A.12.5.1 对于 γ 辐照装置，变更后应执行运行鉴定的实例包括：

——补充源；

——源的几何排布和位置的变更；

——传输装置的变更；
——产品路径的变更；
——辐照容器的变更。

运行鉴定的范围将取决于变更的类型和范围(见表 A.1)。

表 A.1 γ辐照装置变更鉴定的指南

辐照装置变更	安装鉴定	运行鉴定			
	安装测试和设备文件	设备测试	设备校准	辐照装置剂量分布测试	剂量分布测试的类型
放射源的增加、移动或重新排布	√			√	达到设计限值的均匀材料
装载载体/辐照容器再设计	√	√		√	达到设计限值的均匀材料
在辐照室内移动或重新设置悬挂传输系统	√	√		√	达到设计限值的均匀材料
移动或重新设置关键产品路径内的停止单元	√	√		√	达到设计限值的均匀材料
移动或重新设置关键产品路径外的停止单元	√	√			
更换源链(钢丝绳)	√	√			
源的驱动系统的重新设计	√			√	附加剂量
影响产品和源之间的距离的重新设计	√	√		√	达到设计限值的均匀材料 附加剂量
源架系统的重新设计	√	√		√	达到设计限值的均匀材料 附加剂量
辐照装置周期定时器类型的变更	√	√	√		
辐照装置辐射安全监测设备类型的变更	√	√	√		
辐照装置贮源水井监测设备类型的变更	√	√	√ 如适用		

注 1：不伴随改变源的几何排布的放射源添加可以只执行部分的均匀材料剂量分布测试研究，以证实数学建模的结果或更改目标。然而，伴随改变源的几何排布的放射源添加则要重做全部的均匀材料剂量分布测试及一些辅助研究，诸如中间装载或部分装载。

注 2：取决于设备测试的结果(如：源位置的验证)，在源链替换之后，可能需要进行辐照装置剂量分布测试。

注 3：运行鉴定剂量分布测试的结果可能导致重新进行性能鉴定。

对于电子束辐照装置，当对辐照装置进行变更且变更影响到装置性能时，应进行运行鉴定。此类变更实例包括：

——传输装置的变更；
——辐照容器最大设计尺寸的增加；
——扫描磁铁的修理和替换；
——偏转磁铁的修理和替换；
——平行光束磁铁的修理和替换；
——辐照装置中造成散射效应的元件的变更。

运行鉴定的范围将取决于变更的类型和范围(见表 A.2)。例如,辐照容器最大设计尺寸的增加要求完全的重新鉴定,然而传输装置的部分替换只要求证实传输装置的正确运行。

表 A.2　电子束辐照装置变更鉴定的指南

辐照装置变更	安装鉴定	运行鉴定			
	安装测试和设备文件	设备测试	设备校准	辐照装置剂量分布测试	剂量分布测试的类型
加速器的校正	√			√	电子束扫描方向的扫描均匀度和电子束行进方向的深度剂量
控制或调焦磁铁系统	√			√	电子束扫描方向的扫描均匀度和电子束行进方向的深度剂量
偏转磁铁系统	√		√	√	电子束扫描方向的扫描均匀度和电子束行进方向的深度剂量
射束电流监测系统	√		√	√	产品行进方向的扫描均匀度
扫描磁铁系统	√		√	√	电子束扫描方向的扫描均匀度
传输装置速度的监测和/或控制线路	√		√	√	产品行进方向的扫描均匀度 过程中断测试
传输装置系统的发动机、传送带和传动装置	√	√			
注:运行鉴定剂量分布测试的结果可能导致重新进行性能鉴定。					

对于 X 射线辐照装置,当对辐照装置进行变更且变更影响到装置性能时,应进行运行鉴定。此类变更实例包括:

——传输装置的变更;

——辐照容器最大设计尺寸的增加;

——扫描磁铁的修理和替换;

——偏转磁铁的修理和替换;

——平行光束磁铁的修理和替换;

——辐照装置中造成散射效应的元件的变更;

——X 射线靶的变更。

运行鉴定的范围将取决于变更的类型和范围(见表 A.3)。例如,辐照容器最大设计尺寸的增加需要完全的重新鉴定,然而传输装置的部分更换只要求证实传输装置的正常运行。

表 A.3　X 射线辐照装置变更鉴定的指南

辐照装置变更	安装鉴定	运行鉴定			
	安装测试和设备文件	设备测试	设备校准	辐照装置剂量分布测试	剂量分布测试的类型
加速器的校正	√			√	电子束扫描方向的扫描均匀度和电子束行进方向的深度剂量

表 A.3（续）

辐照装置变更	安装鉴定	运行鉴定			
	安装测试和设备文件	设备测试	设备校准	辐照装置剂量分布测试	剂量分布测试的类型
控制或调焦磁铁系统	√			√	电子束扫描方向的扫描均匀度和电子束行进方向的深度剂量
偏转磁铁系统	√		√	√	电子束扫描方向的扫描均匀度和电子束行进方向的深度剂量
射束电流监测系统	√		√	√	产品行进方向的扫描均匀度
扫描磁铁系统	√		√	√	电子束扫描方向的扫描均匀度
传输装置速度的监测和/或控制线路	√		√	√	产品行进方向的扫描均匀度 过程中断测试
传输装置系统的发动机，传送带和传动装置	√	√			
装载载体/辐照容器再设计	√	√		√	产品行进方向的扫描均匀度 产品行进方向的深度剂量
在辐照室内移动或重新设置传输系统	√	√		√	产品行进方向的扫描均匀度 产品行进方向的深度剂量
影响产品和源之间的距离的重新设计	√	√		√	产品行进方向的扫描均匀度 电子束扫描方向的扫描均匀度 产品行进方向的深度剂量
辐照装置辐射安全监测设备类型的变更	√	√	√		
X 射线靶的更换，重新设计或重新校正	√	√		√	电子束扫描方向和电子束行进方向的扫描均匀度 产品行进方向的扫描均匀度 电子束行进方向的深度剂量
注：运行鉴定剂量分布测试的结果可能导致重新进行性能鉴定。					

A.12.5.2 无指南提供。

参 考 文 献

[1] GB/T 19000—2008 质量管理体系 基础和术语

[2] GB/T 19001—2008 质量管理体系 要求

[3] GB 18280—2000 医疗保健产品灭菌 确认和常规控制要求 辐射灭菌

[4] GB/T 18280.3 医疗保健产品灭菌 辐射 第3部分:剂量测量指南

[5] GB/T 24001—2004 环境管理体系 要求及使用指南

[6] GB/T 24040—2008 环境管理 生命周期评价 原则与框架

[7] ISO 10993-1:2003 Biological evaluation of medical devices—Part 1: Evaluation and testing

[8] ISO/TS 11139:2006 Sterilization of health care products—Vocabulary

[9] ISO 11607-1 Packaging for terminally sterilized medical devices—Part 1: Requirements for materials, sterile barrier systems and packaging systems

[10] ISO 11607-2 Packaging for terminally sterilized medical devices—Part 2: Validation requirements for forming, sealing and assembly processes

[11] International Vocabulary of Basic and General Terms in Metrology (VIM), BIPM, IEC, IFCC, ISO, IUPAC, IUPAP, OIML, 2nd ed., 1993 Geneva (1993)

[12] ISO 22442-1 Medical devices utilizing animal tissues and their derivatives—Part 1: Application of risk management

[13] ISO 22442-2 Medical devices utilizing animal tissues and their derivatives—Part 2: Controls on sourcing, collection and handling

[14] ISO 22442-3 Medical devices utilizing animal tissues and their derivatives—Part 3: Validation of the elimination and/or inactivation of viruses and transmissible spongiform encephalopathy TSE agents

[15] EN 556-1:2001, Sterilization of Medical Devices—Requirements for medical devices to be designated "STERILE"—Part 1: Requirements for terminally sterilized medical devices

[16] AAMI TIR17:1997, Radiation sterilization—Material qualification

[17] ANSI/AAMI ST67:2003, Sterilization of Medical Devices—Requirements for Products Labeled "Sterile"

[18] ANSI/HGB N43.10-2001, Safe Design and Use of Panoramic, Wet Source Storage Gamma Irradiators (Category Ⅳ) and Dry Source Storage Gamma Irradiators (Category Ⅱ), Health Physics Society, McLean, VA, 2001.

[19] IAEA Safety Series No. 107, Radiation Safety of Gamma and Electron Irradiation Facilities, Vienna, 1992.

[20] Global Harmonization Task Force (GHTF)—Study Group 1 (SG1), Document N029R16: 2005—Information Document concerning the definition of the term "Medical Device".

[21] GRÉGOIRE, O., CLELAND, M.R., MITTENDORFER, J., VANDER DONCKT, M. and MEISSNER, J. Radiological safety of medical devices sterilized with X-rays at 7.5 MeV, Radiation Physics and Chemistry 67, Issue 2, June 2003, pp. 149-167.

ICS 11.080.01
C 47

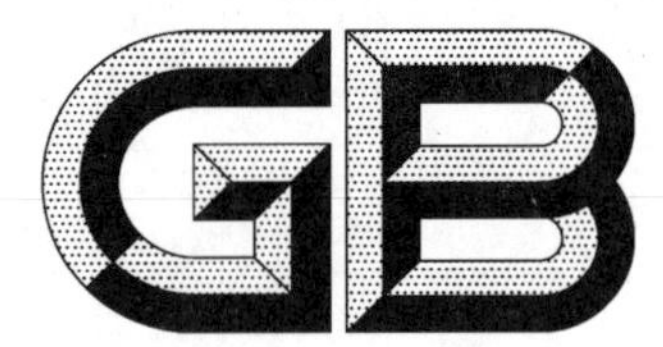

中华人民共和国国家标准

GB 18280.2—2015/ISO 11137-2:2006
部分代替 GB 18280—2000

医疗保健产品灭菌 辐射 第2部分：建立灭菌剂量

Sterilization of health care products—Radiation—
Part 2: Establishing the sterilization dose

(ISO 11137-2:2006,IDT)

2015-12-31 发布 2017-07-01 实施

中华人民共和国国家质量监督检验检疫总局
中国国家标准化管理委员会 发布

前　言

GB 18280 的本部分的全部技术内容为强制性。

GB 18280《医疗保健产品灭菌　辐射》分为以下部分：

——GB 18280.1　医疗保健产品灭菌　辐射　第1部分：医疗器械灭菌过程的开发、确认和常规控制要求；

——GB 18280.2　医疗保健产品灭菌　辐射　第2部分：建立灭菌剂量；

——GB/T 18280.3　医疗保健产品灭菌　辐射　第3部分：剂量测量指南。

本部分为 GB 18280 的第2部分。

本部分按照 GB/T 1.1—2009 给出的规则起草。

本部分部分代替 GB 18280—2000《医疗保健产品灭菌　确认和常规控制要求　辐射灭菌》，与 GB 18280—2000 相比，本部分由 GB 18280—2000 的附录 B 发展而来，主要技术内容变化如下：

——增加了产品族的定义；

——细化了剂量建立的方法，更详细地介绍了方法1和方法2的应用；

——增加了 VD_{max} 方法。

本部分使用翻译法等同采用 ISO 11137-2:2006《医疗保健产品灭菌　辐射　第2部分：建立灭菌剂量》。

与本部分规范性引用的国际文件有一致性对应关系的我国文件如下：

——GB/T 19973.1—2005 医疗保健产品灭菌　微生物学方法　第1部分：产品上微生物总数的估计(ISO 11737-1:1994,IDT)；

——GB/T 19973.2—2005 医疗器械的灭菌　微生物学方法　第2部分：确认灭菌过程的无菌试验(ISO 11737-2:1998,IDT)。

本部分由国家食品药品监督管理总局提出。

本部分由全国消毒技术与设备标准化技术委员会(SAC/TC 200)归口。

本部分起草单位：北京市射线应用研究中心、深圳市金鹏源辐照技术有限公司、国家食品药品监督管理局广州医疗器械质量监督检验中心。

本部分主要起草人：胡金慧、鲍矛、徐红蕾、林乃杰、陈强、沈以凌。

本部分所代替标准的历次版本发布情况为：

——GB 18280—2000。

引　言

GB 18280 的本部分描述了根据 GB 18280.1—2015 的 8.2 给出的两种途径中的任意一种建立灭菌剂量的方法。这些方法是：

a) 获得产品特有剂量的设定方法；

b) 对预先选定的 25 kGy 或 15 kGy 做剂量证实。

本部分描述的设定剂量方法的基础主要是 Tallentire 首次提出的（Tallentire，1973[17]；Tallentire，Dwyer and Ley，1971[18]；Tallentire and Khan，1978[19]）。之后，标准草案形成的剂量设定方法基础经过 AAMI 推荐的 γ 辐射灭菌实践（AAMI 1984，1991[4],[6]）细化后得到发展（Davis et al.，1981[8]；Davis，Strawderman and Whitby，1984[9]）。

方法 1 和方法 2 及相关的剂量审核程序中使用的数据来源于自然状态下存在于产品上的微生物群体。方法基于微生物群体失活的概率模型。由于生物负载由不同微生物种组成，概率模型设定了每一种微生物的单独 D_{10} 值。在模型中，当用给定的剂量辐射后，一件产品中有一个残存微生物的概率是由辐照前产品中微生物初始的数量和 D_{10} 值决定的。方法包括用低于灭菌剂量辐射产品后，对产品做无菌试验。试验的结果用于预测达到预定的无菌保证水平所需要的剂量。

在实施设定剂量试验中，方法 1 和方法 2 也可以用于证实 25 kGy 能够达到 10^{-6} 的无菌保证水平。证实 25 kGy 的方法，即：VD_{max} 的方法是由 Kowalski and Tallentire (1999)[14] 发展的。之后，对基本原理做了评估，包括应用计算机演示，为这个方法奠定了很好的基础（Kowalski，Aoshuang and Tallentire，2000[13]），现场试验证明了 VD_{max} 方法用于各种方法生产和组装出来的产品的灭菌都是有效的（Kowalski et al.，2002[16]）。

使用 VD_{max} 方法证实 25 kGy 作为灭菌剂量的标准程序曾经发表在 AAMI 的技术报告"医疗保健产品的灭菌　辐射　证实 25 kGy 作为灭菌剂量　VD_{max} 方法"（AAMI TIR27:2001）[5]，这个文件阐述了 VD_{max} 方法的主要原理。VD_{max} 基于剂量设定方法 1，因此具有较高的安全性。VD_{max} 类似于剂量设定方法 1，包括了用低于灭菌剂量的剂量辐射产品后，对产品作无菌检查。试验的结果用于证实 25 kGy 能够达到 10^{-6} 无菌保证水平。

为了表示 VD_{max} 方法预证实的剂量，将以 kGy 为单位的剂量值写在 VD_{max} 的右上角。证实25 kGy，表示为 VD_{max}^{25}。

同样，证实 15 kGy 表示为 VD_{max}^{15}。VD_{max}^{15} 试验程序的使用限于平均生物负载≤1.5 的产品，其他与 VD_{max}^{25} 相同。检测的结果用于证实 15 kGy 能够使产品达到 10^{-6} 的无菌保证水平。

本部分也描述了依据 GB 18280.1—2015 的第 12 章实施的剂量审核的方法。建立灭菌剂量之后，灭菌剂量审核是例行的常规程序，以保证灭菌剂量持续能够达到需要的无菌保证水平。

医疗保健产品灭菌　辐射
第2部分：建立灭菌剂量

1　范围

GB 18280 的本部分规定了用于满足无菌特殊要求的最小剂量的设定方法和证实 25 kGy 或 15 kGy作为能达到 10^{-6} 无菌保证水平(SAL)的灭菌剂量的方法。本部分还规定了剂量审核的方法，以便证明灭菌剂量持续有效。

本部分定义了用于剂量建立和剂量审核的产品族。

2　规范性引用文件

下列文件对于本文件的应用是必不可少的。凡是注日期的引用文件，仅注日期的版本适用于本文件。凡是不注日期的引用文件，其最新版本(包括所有的修改单)适用于本文件。

GB 18280.1—2015　医疗保健产品灭菌　辐射　第1部分：医疗器械灭菌过程的开发、确认和常规控制要求(ISO 11137-1:2006，IDT)

ISO 11737-1　医疗器械的灭菌　微生物学方法　第1部分：产品上微生物总数的估计(Sterilization of medical devices—Microbiological methods—Part 1:Determination of a population of microorganisms on products)

ISO 11737-2　医疗器械的灭菌　微生物学方法　第2部分：确认灭菌过程的无菌试验(Sterilization of medical devices—Microbiological methods—Part 2:Tests of sterility performed in the validation of a sterilization process)

3　缩略语、术语和定义

GB 18280.1—2015 界定的及以下缩略语、术语和定义适用于本文件。

3.1　缩略语

3.1.1

A

调整中值 ffp 向下到 FFP 的剂量。

3.1.2

CD *

在方法 2 的验证剂量试验中，从 100 个产品单元的无菌试验中获得的阳性数。

3.1.3

d *

从给定的生产批中抽取产品单元，做增量剂量试验，从试验得到的剂量。

3.1.4

D *

对供试产品达到 10^{-2} SAL 的最初估计剂量。

注：一般这个值是给定产品 $3d^*$ 值的中值。

3.1.5

D**

供试产品试验达到 10^{-2}SAL 最终估计剂量，这个剂量用于计算灭菌剂量。

3.1.6

DD*

方法 2 的验证剂量试验中得到的剂量。

3.1.7

DS

经过 DD^* 辐射后，产品中存在的微生物的估计 D_{10} 值。

3.1.8

***D* 值　*D* value**

D_{10} 值　D_{10} value

在规定的条件下，杀灭 90% 的数量的微生物所需要的剂量或时间。

[ISO/TS 11139:2006]

注：在本部分中，D_{10} 值仅用于剂量，不用于时间。

3.1.9

首次阳性分数剂量　first fraction positive dose

ffp

用增量剂量系列辐射从给定的产品批中抽出的产品单元，经过辐射后 20 个产品单元中至少有一个无菌试验为阴性的最低剂量。

3.1.10

首次阳性分数剂量　First Fraction Positive dose

FFP

使 20 个无菌试验中 19 个为阳性的剂量，通过从 3 ffp 的中值减去 A 计算得到。

3.1.11

首次无阳性的剂量　First No Positive dose

FNP

10^{-2}SAL 的估计剂量，用于计算 DS。

3.1.12

$VD_{max}{}^{15}$

对于给定的生物负载的最大验证剂量，使用 15 kGy 可以达到 10^{-6}SAL。

3.1.13

$VD_{max}{}^{25}$

对于给定的生物负载的最大验证剂量，使用 25 kGy 可以达到 10^{-6}SAL。

3.2 术语和定义

3.2.1

批　batch

期望在特征和质量上一致，并在某一确定的制造周期中生产出的规定量的产品。

[ISO/TS 11139:2006]

3.2.2

生物负载 bioburden

一件产品和/或无菌屏障系统上和/或其中活微生物的总数。

[ISO/TS 11139:2006]

3.2.3

假阳性 false positive

试验结果的混浊被解释为产品或产品份额有微生物生长,而微生物生长是由于外来微生物的污染所致或混浊是由于产品或产品份额和试验用培养基互相影响的结果。

3.2.4

阳性分数 fraction positive

以无菌试验的阳性数作分子,以试验数作分母的商。

3.2.5

增量剂量 incremental dose

一系列用于辐射数个产品或其份额的剂量,在剂量设定方法中,用于获得或证实灭菌剂量。

3.2.6

无菌阴性试验 negative test of sterility

在无菌试验中,产品或产品份额经培养后不能检查到微生物的生长。

3.2.7

包装系统 packaging system

无菌屏障系统和保护性包装的结合。

[ISO/TS 11139:2006]

3.2.8

无菌阳性试验 positive test of sterility

在无菌试验中,产品或产品份额经培养后能检查到微生物的生长。

3.2.9

样品份额 sample item portion;SIP

对被检测的单元医疗保健产品所规定的份额。

3.2.10

无菌屏障系统 sterile barrier system

为了产品在使用时处于无菌状态而使用的防止微生物进入产品的最小包装。

3.2.11

无菌保证水平 sterility assurance level;SAL

灭菌后单元产品上存在一个活微生物的概率。

注: SAL 表示一个量值,一般是 10^{-6} 或 10^{-3},尽管 10^{-6} 较 10^{-3} 小,但提供的保障大于 10^{-3}。

3.2.12

灭菌剂量审核 sterilization dose audit

证实已建立的灭菌剂量的适合性的活动。

3.2.13

验证剂量 verification dose

在建立灭菌剂量中,能够达到预定 SAL$\geqslant 10^{-2}$ 的灭菌剂量。

4 剂量设定、剂量证实和灭菌剂量审核中产品族的定义和保持

4.1 总则

建立灭菌剂量和实施灭菌剂量审核是过程定义(见 GB 18280.1—2015 第 8 章)和过程有效性保持的一部分活动(见 GB 18280.1—2015 第 12 章)。为了这些活动,将产品划分产品族,划分产品族主要根据产品中或产品内存在的微生物数量和类型(生物负载)。微生物的类型反映其对辐射的抗力。划分产品族时并不考虑产品的密度和产品在包装系统中的装载模式,因为这些因素并不影响生物负载。

在建立灭菌剂量和灭菌剂量审核中使用产品族,在生产过程中,发现影响辐射有效性的意外变化的能力降低的风险很重要。而且,使用单一产品代表产品族可能不能发现产品族中其他成员发生的变化。应评估对产品族中其他成员的变化的发现能力降低的风险,并在灭菌过程开始前,应制定并实施维持产品族的计划。

注:见 YY/T 0316 与风险管理相关的指南。

4.2 产品族的划分

4.2.1 划分产品族的标准应文件化。根据这些标准评审产品并考虑潜在的产品族成员间的类似性。应考虑产品的变化中可能影响生物负载的变化,包括但不限于以下因素:

a) 原料的性质和来源,如果原料来源不止一个地方,还包括其造成的影响;

b) 产品的构成;

c) 产品的设计和尺寸;

d) 生产过程;

e) 生产设备;

f) 生产环境;

g) 生产地址。

记录评审和考虑的结果(见 GB 18280.1—2015 中 4.1.2)。

4.2.2 只有在已证明产品相关的变化(见 4.2.1)类似和受控时,该产品才能归于一个产品族中。

4.2.3 只有在产品生物负载的数量和种类相似时,才能归于一个产品族。

4.2.4 产品族中包含在一个地方以上生产的产品时,应证明这种划分是合理的并记录(见 GB 18280.1—2015 中的 4.1.2),应该考虑其对生物负载的作用:

a) 不同地点之间的地理和(或)气候的差异;

b) 在生产过程或环境控制中的任何差异;

c) 原料和辅助材料的来源(例如:水)。

4.3 在验证剂量试验和灭菌剂量审核中对产品族中代表产品的设计

4.3.1 产品族的代表产品

4.3.1.1 产品上生物负载的数量和微生物类型是选择产品族代表产品的依据。

4.3.1.2 产品族可以由以下产品代表:

a) 主产品(见 4.3.2);或

b) 等同产品(见 4.3.3);或

c) 模拟产品(见 4.3.4)。

4.3.1.3 依照 4.3.1.2 确定三种可能的代表产品中的任何一种作为代表产品的评审应是正式的、文件化的。在评审中,应考虑以下问题:

a) 生物负载中微生物的数量；
b) 微生物存在的环境；
c) 产品的尺寸；
d) 产品的组件数量；
e) 产品的复杂程度；
f) 生产过程中的自动化程度；
g) 生产环境。

4.3.2 主产品

如果评估表明产品族的某个产品的生物挑战大于产品族的其他产品，这个产品可以被认定为主产品。有些情况，有数个产品可以被认定为主产品，在这种情况下，依据4.3.3，这些产品中的任何一个都可以被定作主产品，代表产品族。

4.3.3 等同产品

如果评估(见4.3.1.3)表明一个产品族的产品需要同样的灭菌剂量，产品族的产品可以被认为是等同产品。选择代表产品族等同产品的代表即可以是：a)随机的；也可以是b)根据计划表选择产品族中的不同产品。选择等同产品代表产品族时应考虑产品的生产量和可行性。

4.3.4 模拟产品

在灭菌过程中，当模拟产品较产品族的产品有等同或较大的生物挑战，这个模拟产品可以作为这个产品族的代表。模拟产品的包装方式和包装使用的材料应与实际产品相同。

注：模拟产品并不用于临床，仅用于建立和保持灭菌剂量。

模拟产品可以是：

a) 与实际产品有相似的材料和尺寸，经过相似加工过程，例如：经过完整生产过程的一件植入物的材料；或
b) 产品族中产品组件的组合，在使用中不是典型的，例如：含有复合滤器、夹子、活塞的一套软管，这些组件在其他的产品族的产品中也有。

4.4 产品族的保持

4.4.1 周期性评审

评审应在规定的频度内进行，以确定产品族和代表产品族的产品持续有效。产品和/或过程的评审可能影响到产品族的产品，评审的职责应分派给有能力的人。这样的评审至少每年做一次。评审的结果应根据GB 18280.1—2015中4.1.2进行记录。

4.4.2 产品和/或生产过程的修改

对产品的修改，例如：原料(性质和来源)、产品设计或组分(包括尺寸)和/或生产过程的修改(例如：设备、环境和场所)，都应进行正式的、文件化的变更控制系统评审。这种修改可能改变产品族划分的依据或选择产品族代表产品的依据。重大的变化需要重新划分新的产品族和规定不同的代表产品。

4.4.3 记录

应保存产品族的记录(见GB 18280.1—2015中4.1.2)。

4.5 建立灭菌剂量和灭菌剂量审核失败对产品族的影响

一个产品族在建立灭菌剂量或灭菌剂量审核失败时，应考虑所有的产品族产品受到的影响，后续措施应针对产品族中所有的产品实施。

5 建立和验证灭菌剂量中产品的选择和试验

5.1 产品性质

5.1.1 用于灭菌的产品应由以下组成：

a) 在其包装系统中的一个独立的医疗保健产品；

b) 包装系统中的一套组件，通过安装组成医疗保健产品，但需要与必要的附件联合使用；

c) 在一个包装系统中的数件同样的医疗保健产品；

d) 一个器械包包含多种相关联的医疗保健产品。

根据表1抽取完成剂量设定和证实所需要的产品单元。

表1 建立和验证灭菌剂量所需一件产品单元的特性

产品类型	生物负载评价、验证和/或增量剂量试验所需一件产品	原理
在其包装系统中的一个独立的医疗保健产品	单个医疗保健产品	独立用于临床实践的每一件医疗保健产品
一个包装系统中的一套医疗保健产品组件	所有组件结合在一起的产品	所有组件作为一个产品用于临床实践
在其包装系统中的数个医疗保健产品	包装系统中的单一医疗保健产品	每一件医疗保健产品都独立用于临床实践，在其包装系统中的单个医疗保健产品的SAL都满足选定的SAL，加上包装系统，SAL可能更高一些
包含多种相关联的医疗保健产品的一个器械包[a]	组成器械包的一种类型的医疗保健产品	独立用于临床实践的一件医疗保健产品
注1：5.1.1 b)所述产品特征见5.2中SIP的使用指南。 **注2**：5.1.1 d)所述产品特征见第4章中产品族的使用指南。		
[a] 在灭菌剂量设定中，选择医疗保健产品的最高灭菌剂量为灭菌剂量。		

5.1.2 如果产品需要部分灭菌，灭菌剂量仅根据这部分建立。

示例：如果产品有标签声明仅流体通道无菌，灭菌剂量仅根据流体通道生物负载检测试验和无菌试验结果确定。

5.2 样品份额(SIP)

5.2.1 对于平均生物负载大于或等于1.0的产品，可行时，根据表1，需检测一件完整的产品(SIP等于1.0)，如果使用完整的产品不可行时，可选用部分产品作为替代，选择的比例尽可能的大，以便进行实验室操作，尺寸要在实验室能够处理的范围内。

5.2.2 对于平均生物负载等于或小于0.9的产品，根据表1，应检测一件完整的产品(SIP等于1.0)。

5.2.3 如果生物负载均匀分布在产品上和/或其中，SIP可以从产品的任何一部分选择。如果生物负载不均匀分布，随机选择组成SIP的部分，这部分成比例地代表了制成产品的每一种材料。如果生物负载分布是已知的，SIP可以选择对灭菌过程生物负载挑战最苛刻的部分。

SIP可以根据长度、质量、体积和表面积计算(见表2中的例子)。

表 2　SIP 计算的例子

产品 SIP 计算的基础	产品
长度	管子(直径一致的)
质量	粉末 工作服 植入物(可吸收)
体积	流体
表面积	植入物(不可吸收) 管子(直径不一致的)

5.2.4　SIP 的制备和包装应在生物负载变化最小的条件下实施环境控制,只要可能,包装材料应等同最终产品。

5.2.5　选用 SIP 的充分性应得到证明。SIP 的生物负载应用以下试验证明:对 20 件未辐照的 SIP 样品做无菌试验,结果最少应有 17 件阳性(如:85%阳性)。如果达不到这个标准,须扩大 SIP 以满足这个标准。如果样品选用一个完整的产品(SIP 等于 1.0),不需要符合 20 件样品的无菌试验中必须有 17 件阳性的标准。

5.3　取样方式

5.3.1　用于建立和审核灭菌剂量的产品须代表常规加工过程和条件。通常用于确定生物负载或无菌试验的每一件产品都应有独立的包装系统。

5.3.2　选择样品和生物负载检测所耗费的时间应反映从生产的最后步骤到产品灭菌之间的时间间隔。样品可以取自生产过程中淘汰的产品,这些产品与合格产品经历了相同的加工过程和条件。

5.4　微生物学实验

5.4.1　生物负载确定和无菌试验分别依照 ISO 11737-1 和 ISO 11737-2。

当使用单一培养基做无菌试验时,推荐使用以下条件:胰蛋白大豆肉汤,培养温度(30±2)℃,培养周期 14 天。如有理由怀疑这个培养基和温度并不能支持现有微生物的生长时,可以使用其他适宜的培养基和培养条件。见 Herring *et al*, 1974[12];Favero, 1971[10];NHB 5340.1A, 1968[7]等。

只要可行,产品应以其原来的形式和包装系统接受辐照。然而,为了减少无菌试验中的假阳性,样品在辐照前可以拆分和再包装。任何使生物负载有较大变化或影响辐射的处理都是不能被接受的(例如:改变微生物存在的化学环境,典型的是:氧分压)。样品的再包装的材料要能经受得起辐射剂量和后续的处理,以减少可能的污染。

5.4.2　用于生物负载确定的样品要经过包装过程。

注:通常,生物负载确定是在产品脱离包装系统后实施的,因此,忽略了来自包装系统的污染。

5.5　辐照

5.5.1　辐照用于建立和审核灭菌剂量的样品要在一个根据 GB 18280.1—2015 经过安装鉴定、运行鉴定和性能鉴定的辐照装置上进行。对于验证剂量或增量剂量的试验,制作适宜的剂量分布以确定产品获得的最大剂量和最小剂量。

5.5.2　剂量测量和所使用辐射源应符合 GB 18280.1—2015 的要求。

注:见 GB/T 18280.3 中辐射灭菌剂量方面的指南。

6 剂量建立的方法

6.1 如按照 GB 18280.1—2015 中 8.2.2 a) 建立灭菌剂量(产品特有的灭菌剂量),使用以下方法中的一种:

a) 用于多批和单一生产批的方法 1(见第 7 章);

b) 方法 2A(见 8.2);

c) 方法 2B(见 8.3);

d) 与以上 a)、b)或 c)有相同保证水平的、且能满足指定的灭菌要求的方法。

6.2 如果根据 GB 18280.1—2015 中 8.2.2 b)建立灭菌剂量,可以使用以下方法中的一个证实:

a) 产品的平均生物负载在 0.1～1 000 之间(包含):

1) VD_{max}^{25}方法(见 9.2 或 9.3);

2) 方法 1(见第 7 章),初始灭菌剂量≤25 kGy 且 SAL 为 10^{-6};

3) 方法 2(见第 8 章),初始灭菌剂量≤25 kGy 且 SAL 为 10^{-6};或

4) 与以上 1)、2)或 3)有相同保证水平的、能够达到最大的 10^{-6} 的无菌保证水平的方法。

b) 产品的平均生物负载在 0.1～1.5(包含)之间使用:

1) VD_{max}^{15}方法(见 9.4 或 9.5);

2) 方法 1,初始灭菌剂量≤15 kGy 且 SAL 达到 10^{-6};

3) 方法 2,初始灭菌剂量≤15 kGy 且 SAL 达到 10^{-6};或

4) 采用等同 1)、2)或 3)得到的最大的 10^{-6} 的无菌保证水平的方法。

c) 平均生物负载<0.1 的产品用:

1) VD_{max}^{25}方法(见 9.2 或 9.3);

2) VD_{max}^{15}方法(见 9.4 或 9.5);

3) 方法 2(见第 8 章),初始灭菌剂量≤15 kGy 且达到 SAL 10^{-6};或

4) 与以上 1)、2)或 3)有相同保证水平的、能够达到最大的 10^{-6} 的无菌保证水平的方法(见 3.2.11的注)。

7 方法 1:利用生物负载信息设定剂量

7.1 原理

这种建立灭菌剂量的方法基于通过试验验证生物负载的辐射抗力低于或等于微生物种群具有的标准抗力分布(SDR,见表 3)的抗力。

表 3 方法 1 中使用的标准抗力分布

D_{10} kGy	1.0	1.5	2.0	2.5	2.8	3.1	3.4	3.7	4.0	4.2
概率 %	65.487	22.493	6.302	3.179	1.213	0.786	0.350	0.111	0.072	0.007

制定 SDR 是一个合理的选择。SDR 以 D_{10}的形式规定微生物的抗力及其在所有微生物中出现的概率值,通过计算得出,随着具有 SDR 的生物负载水平的增加,分别要达到 SAL10^{-2}、10^{-3}、10^{-4}、10^{-5}和 10^{-6}所需要的剂量。根据给定的平均生物负载计算出的剂量值见表 5 和表 6。

在实践中，要对平均生物负载做确定。这个平均生物负载要达到 SAL10^{-2}所需要的剂量可以从表5或表6中读到。这个剂量被设定为验证剂量，是能够将具有 SDR 的微生物的数量减少到 SAL 10^{-2}的剂量。将100件产品用选定的验证剂量辐照，逐个对每一件做无菌试验，如试验结果是100件产品中的阳性数不多于两个，再次使用表5或表6，在此平均生物负载下找到达到所需的无菌保证水平的灭菌剂量。

允许两个阳性发生的原理是基于以下假设：平均一个阳性左右的数量发生的概率服从泊松分布。按照这个分布，0、1、2个阳性发生的概率为0.92。见表4。

表4　SAL 为 10^{-2}，100件样品阳性发生的可能概率

阳性数量	0	1	2	3	4	5	6	7	8
概率 %	36.6	37.0	18.5	6.1	1.5	0.3	0.05	0.006	0.000 7

注：GB 18280—2000 中的表1给出方法1的验证剂量和灭菌剂量，随着平均生物负载的增加剂量有规律地增加，剂量按照0.1 kGy递增，生物负载值的增加没有规律，既有整数也有小数(例如：140、112.6、121.9、131.9 等)。为了改进这个表，以便更加好用和解释，本部分的表5中的平均生物负载值表示为有规律增加的整数。生物负载的增量值选为验证剂量增加0.1 kGy导致的生物负载增加值。验证剂量保留一位小数。表6中生物负载的增加也是有规律的。

7.2　平均生物负载不小于1.0，多生产批产品使用方法1的程序

7.2.1　总则

方法1有以下6步。

注：实例见11.1。

7.2.2　步骤1：选择 SAL 和取样

7.2.2.1　记录预期使用的产品的 SAL。

7.2.2.2　根据5.1、5.2和5.3，从3个独立的生产批中的每一批产品中至少选择10件产品单元。

7.2.3　步骤2：确定平均生物负载

7.2.3.1　决定在生物负载确定中是否使用一个校正因子。

注：根据 ISO 11737-1，从对生物负载技术的验证中获得一个校正因子，应用这个校正因子确定生物负载的方法。使用方法1确定剂量可以不使用这个校正因子，不使用这个校正因子，生物负载可能被低估。应用校正因子失败可能导致验证剂量失败的风险增加。

7.2.3.2　确定选定的每一件产品的生物负载并计算：

a)　三批中的每一批产品的平均生物负载(批平均)；

b)　所有选定产品的平均生物负载(总平均生物负载)。

注：生物负载通常根据单个产品确定，但当生物负载低时(例如＜1.0)，可以联合10件产品确定批的平均生物负载。这个方法并不适用于 SIP，与其联合使用样品，不如选择更大的 SIP 。

7.2.3.3　用总平均生物负载与三批平均生物负载比较，确定是否有一批产品生物负载的平均数大于总平均数的两倍或更多。

7.2.4　步骤3：获得验证剂量

根据以下数据中的一个，从表5中获得 SAL 10^{-2}的剂量：

a) 如果一批或多批的平均值≥2×总平均生物负载，取最高批平均生物负载；

b) 如果批平均值<2×总平均生物负载，取总平均生物负载。

确定验证剂量。

如果打算在无菌试验中使用 SIP ，在确定验证剂量时应使用 SIP 平均生物负载。

如果表 5 中没有给出要查的平均生物负载，使用表中最近的且大于计算的平均生物负载的值。

7.2.5 步骤 4：完成验证剂量实验

7.2.5.1 从一批产品中选择 100 件产品单元（步骤 4），这批是生物负载确定（步骤 2）产品中的一批或是在常规生产条件下生产出的产品批。选择生产批时需要考虑产品支持微生物生长的能力。

7.2.5.2 用验证剂量辐射产品，检测实施的验证剂量，如果产品接受的最大剂量超过验证剂量的 10% 以上，使用方法 1 建立灭菌剂量，验证剂量试验应重做。如果产品接受的最大和最小剂量的算术平均值小于验证剂量的 90%，验证剂量试验可重复。如果最大和最小剂量的算术平均值低于验证剂量的 90%，且无菌试验的结果是可接受的，验证剂量试验不必重复。

7.2.5.3 根据 ISO 11737-2（见 5.4.1），逐个对每一件辐照产品做无菌试验并记录阳性数。

7.2.6 步骤 5：结果的解释

7.2.6.1 100 件产品单元的无菌试验得到的阳性数不多于 2 件，验证被接受。

7.2.6.2 如果无菌试验中阳性数多于 2 件，验证不被接受。

如果生物负载试验的结果被归因于实施了不正确的生物负载检测，在计算生物负载时使用了不适用的校正因子、实施了不正确地无菌试验或不正确地传递了验证剂量，在实施了纠正措施后，验证剂量试验可以重复。

如果造成这个结果的原因并不能被纠正措施消除，这个剂量设定方法无效，换个建立灭菌剂量的方法（见第 6 章）。

7.2.7 步骤 6：建立灭菌剂量

7.2.7.1 如果使用的是完整的产品且验证试验被接受，从表 5 中用最近的大于或等于计算的平均生物负载和预先规定的 SAL 查到产品的灭菌剂量。

7.2.7.2 如果 SIP 小于 1.0 且验证试验被接受，用 SIP 生物负载除以 SIP 值，得到整个单元产品的生物负载，以便依据预先规定的 SAL 获得产品的灭菌剂量。

表 5 已知标准抗力分布的微生物负载≥1.0 达到给定无菌保证水平（SAL）所需辐射剂量（kGy）

平均生物负载	无菌保证水平（SAL）					平均生物负载	无菌保证水平（SAL）				
	10^{-2}	10^{-3}	10^{-4}	10^{-5}	10^{-6}		10^{-2}	10^{-3}	10^{-4}	10^{-5}	10^{-6}
1.0	3.0	5.2	8.0	11.0	14.2	5.0	4.5	7.1	10.0	13.2	16.6
1.5	3.3	5.7	8.5	11.5	14.8	5.5	4.6	7.2	10.2	13.4	16.7
2.0	3.6	6.0	8.8	11.9	15.2	6.0	4.7	7.3	10.3	13.5	16.9
2.5	3.8	6.3	9.1	12.2	15.6	6.5	4.8	7.4	10.4	13.6	17.0
3.0	4.0	6.5	9.4	12.5	15.8	7.0	4.8	7.5	10.5	13.7	17.1
3.5	4.1	6.7	9.6	12.7	16.1	7.5	4.9	7.6	10.6	13.8	17.2
4.0	4.3	6.8	9.7	12.9	16.2	8.0	5.0	7.7	10.7	13.9	17.3
4.5	4.4	7.0	9.9	13.1	16.4	8.5	5.1	7.8	10.8	14.0	17.4

表 5（续）

平均生物负载	无菌保证水平(SAL)					平均生物负载	无菌保证水平(SAL)				
	10^{-2}	10^{-3}	10^{-4}	10^{-5}	10^{-6}		10^{-2}	10^{-3}	10^{-4}	10^{-5}	10^{-6}
9.0	5.1	7.8	10.8	14.1	17.5	80	7.7	10.7	13.9	17.3	20.8
9.5	5.2	7.9	10.9	14.1	17.6	85	7.7	10.8	14.0	17.4	20.9
10	5.2	8.0	11.0	14.2	17.6	90	7.8	10.8	14.1	17.5	21.0
11	5.3	8.1	11.1	14.3	17.8	95	7.9	10.9	14.1	17.5	21.1
12	5.4	8.2	11.2	14.5	17.9	100	8.0	11.0	14.2	17.6	21.2
13	5.5	8.3	11.3	14.6	18.0	110	8.1	11.1	14.3	17.8	21.3
14	5.6	8.4	11.4	14.7	18.1	120	8.2	11.2	14.5	17.9	21.5
15	5.7	8.5	11.5	14.8	18.2	130	8.3	11.3	14.6	18.0	21.6
16	5.8	8.5	11.6	14.9	18.3	140	8.4	11.4	14.7	18.1	21.7
17	5.8	8.6	11.7	15.0	18.4	150	8.5	11.5	14.8	18.2	21.8
18	5.9	8.7	11.8	15.1	18.5	160	8.5	11.6	14.9	18.3	21.9
19	5.9	8.8	11.9	15.1	18.6	170	8.6	11.7	15.0	18.4	22.0
20	6.0	8.8	11.9	15.2	18.7	180	8.7	11.8	15.1	18.5	22.1
22	6.1	9.0	12.1	15.4	18.8	190	8.8	11.9	15.1	18.6	22.2
24	6.2	9.1	12.2	15.5	19.0	200	8.8	11.9	15.2	18.7	22.3
26	6.3	9.2	12.3	15.6	19.1	220	9.0	12.1	15.4	18.8	22.4
28	6.4	9.3	12.4	15.7	19.2	240	9.1	12.2	15.5	19.0	22.6
30	6.5	9.4	12.5	15.8	19.3	260	9.2	12.3	15.6	19.1	22.7
32	6.6	9.4	12.6	15.9	19.4	280	9.3	12.4	15.7	19.2	22.8
34	6.6	9.5	12.7	16.0	19.5	300	9.4	12.5	15.8	19.3	22.9
36	6.7	9.6	12.8	16.1	19.6	325	9.5	12.6	15.9	19.4	23.1
38	6.8	9.7	12.8	16.2	19.7	350	9.6	12.7	16.0	19.5	23.2
40	6.8	9.7	12.9	16.2	19.8	375	9.7	12.8	16.2	19.7	23.3
42	6.9	9.8	13.0	16.3	19.8	400	9.7	12.9	16.2	19.8	23.4
44	6.9	9.9	13.0	16.4	19.9	425	9.8	13.0	16.3	19.8	23.5
46	7.0	9.9	13.1	16.5	20.0	450	9.9	13.1	16.4	19.9	23.6
48	7.0	10.0	13.2	16.5	20.0	475	10.0	13.1	16.5	20.0	23.7
50	7.1	10.0	13.2	16.6	20.1	500	10.0	13.2	16.6	20.1	23.7
55	7.2	10.2	13.4	16.7	20.3	525	10.1	13.3	16.7	20.2	23.8
60	7.3	10.3	13.5	16.9	20.4	550	10.2	13.4	16.7	20.3	23.9
65	7.4	10.4	13.6	17.0	20.5	575	10.2	13.4	16.8	20.3	24.0
70	7.5	10.5	13.7	17.1	20.6	600	10.3	13.5	16.9	20.4	24.0
75	7.6	10.61	13.8	17.2	20.7	650	10.4	13.6	17.0	20.5	24.2

表 5（续）

平均生物负载	无菌保证水平(SAL)					平均生物负载	无菌保证水平(SAL)				
	10^{-2}	10^{-3}	10^{-4}	10^{-5}	10^{-6}		10^{-2}	10^{-3}	10^{-4}	10^{-5}	10^{-6}
700	10.5	13.7	17.1	20.6	24.3	2 700	12.3	15.7	19.1	22.8	26.5
750	10.6	13.8	17.2	20.7	24.4	2 800	12.4	15.7	19.2	22.8	26.5
800	10.7	13.9	17.3	20.8	24.5	2 900	12.4	15.8	19.3	22.9	26.6
850	10.8	14.0	17.4	20.9	24.6	3 000	12.5	15.8	19.3	22.9	26.6
900	10.8	14.1	17.5	21.0	24.7	3 200	12.6	15.9	19.4	23.0	26.8
950	10.9	14.1	17.5	21.1	24.8	3 400	12.7	16.0	19.5	23.1	26.9
1 000	11.0	14.2	17.6	21.2	24.9	3 600	12.8	16.1	19.6	23.2	26.9
1 050	11.0	14.3	17.7	21.3	24.9	3 800	12.8	16.2	19.7	23.3	27.0
1 100	11.1	14.4	17.8	21.3	25.0	4 000	12.9	16.3	19.8	23.4	27.1
1 150	11.2	14.4	17.8	21.4	25.1	4 200	13.0	16.3	19.8	23.5	27.2
1 200	11.2	14.5	17.9	21.5	25.2	4 400	13.0	16.4	19.9	23.5	27.3
1 250	11.3	14.5	18.0	21.5	25.2	4 600	13.1	16.5	20.0	23.6	27.3
1 300	11.3	14.6	18.0	21.6	25.3	4 800	13.2	16.5	20.0	23.7	27.4
1 350	11.4	14.6	18.1	21.7	25.3	5 000	13.2	16.6	20.1	23.7	27.5
1 400	11.4	14.7	18.1	21.7	25.4	5 300	13.3	16.7	20.2	23.8	27.6
1 450	11.5	14.8	18.2	21.8	25.5	5 600	13.4	16.8	20.3	23.9	27.7
1 500	11.5	14.8	18.2	21.8	25.5	5 900	13.5	16.8	20.4	24.0	27.8
1 550	11.6	14.9	18.3	21.9	25.6	6 200	13.5	16.9	20.4	24.1	27.8
1 600	11.6	14.9	18.3	21.9	25.6	6 500	13.6	17.0	20.5	24.2	27.9
1 650	11.7	14.9	18.4	22.0	25.7	6 800	13.7	17.0	20.6	24.2	28.0
1 700	11.7	15.0	18.4	22.0	25.7	7 100	13.7	17.1	20.7	24.3	28.1
1 750	11.7	15.0	18.5	22.1	25.8	7 400	13.8	17.2	20.7	24.4	28.1
1 800	11.8	15.1	18.5	22.1	25.8	7 700	13.8	17.2	20.8	24.4	28.2
1 850	11.8	15.1	18.6	22.2	25.9	8 000	13.9	17.3	20.8	24.5	28.3
1 900	11.9	15.1	18.6	22.2	25.9	8 500	14.0	17.4	20.9	24.6	28.4
1 950	11.9	15.2	18.6	22.2	25.9	9 000	14.1	17.5	21.0	24.7	28.5
2 000	11.9	15.2	18.7	22.3	26.0	9 500	14.1	17.6	21.1	24.8	28.5
2 100	12.0	15.3	18.8	22.4	26.1	10 000	14.2	17.6	21.2	24.9	28.6
2 200	12.1	15.4	18.8	22.4	26.1	10 500	14.3	17.7	21.3	24.9	28.7
2 300	12.1	15.4	18.9	22.5	26.2	11 000	14.4	17.8	21.3	25.0	28.8
2 400	12.2	15.5	19.0	22.6	26.3	11 500	14.4	17.8	21.4	25.1	28.9
2 500	12.2	15.6	19.0	22.6	26.4	12 000	14.5	17.9	21.5	25.2	28.9
2 600	12.3	15.6	19.1	22.7	26.4	13 000	14.6	18.0	21.6	25.3	29.1

表 5（续）

平均生物负载	无菌保证水平(SAL)					平均生物负载	无菌保证水平(SAL)				
	10^{-2}	10^{-3}	10^{-4}	10^{-5}	10^{-6}		10^{-2}	10^{-3}	10^{-4}	10^{-5}	10^{-6}
14 000	14.7	18.1	21.7	25.4	29.2	100 000	17.6	21.2	24.9	28.6	32.5
15 000	14.8	18.2	21.8	25.5	29.3	110 000	17.8	21.3	25.0	28.8	32.6
16 000	14.9	18.3	21.9	25.6	29.4	120 000	17.9	21.5	25.2	28.9	32.8
17 000	15.0	18.4	22.0	25.7	29.5	130 000	18.0	21.6	25.3	29.1	32.9
18 000	15.1	18.5	22.1	25.8	29.6	140 000	18.1	21.7	25.4	29.2	33.0
19 000	15.1	18.6	22.2	25.9	29.7	150 000	18.2	21.8	25.5	29.3	33.1
20 000	15.2	18.7	22.3	26.0	29.8	160 000	18.3	21.9	25.6	29.4	33.3
21 000	15.3	18.8	22.4	26.1	29.9	170 000	18.4	22.0	25.7	29.5	33.4
22 000	15.4	18.8	22.4	26.1	29.9	180 000	18.5	22.1	25.8	29.6	33.4
23 000	15.4	18.9	22.5	26.2	30.0	190 000	18.6	22.2	25.9	29.7	33.5
24 000	15.5	19.0	22.6	26.3	30.1	200 000	18.7	22.3	26.0	29.8	33.6
25 000	15.6	19.0	22.6	26.4	30.1	220 000	18.8	22.4	26.1	29.9	33.8
26 000	15.6	19.1	22.7	26.4	30.2	240 000	19.0	22.6	26.3	30.1	33.9
27 000	15.7	19.1	22.8	26.5	30.3	260 000	19.1	22.7	26.4	30.2	34.1
28 000	15.7	19.2	22.8	26.5	30.3	280 000	19.2	22.8	26.5	30.3	34.2
29 000	15.8	19.3	22.9	26.6	30.4	300 000	19.3	22.9	26.6	30.4	34.3
30 000	15.8	19.3	22.9	26.6	30.4	320 000	19.4	23.0	26.8	30.6	34.4
32 000	15.9	19.4	23.0	26.8	30.6	340 000	19.5	23.1	26.9	30.7	34.5
34 000	16.0	19.5	23.1	26.9	30.7	380 000	19.7	23.3	27.0	30.8	34.7
36 000	16.1	19.6	23.2	26.9	30.8	400 000	19.8	23.4	27.1	30.9	34.8
38 000	16.2	19.7	23.3	27.0	30.8	420 000	19.8	23.5	27.2	31.0	34.9
40 000	16.3	19.8	23.4	27.1	30.9	440 000	19.9	23.5	27.3	31.1	35.0
42 000	16.3	19.8	23.5	27.2	31.0	460 000	20.0	23.6	27.3	31.2	35.0
44 000	16.4	19.9	23.5	27.3	31.1	480 000	20.0	23.7	27.4	31.2	35.1
46 000	16.5	20.0	23.6	27.3	31.2	500 000	20.1	23.7	27.5	31.3	35.2
48 000	16.5	20.0	23.7	27.4	31.2	540 000	20.2	23.9	27.6	31.4	35.3
50 000	16.6	20.1	23.7	27.5	31.3	580 000	20.3	24.0	27.7	31.5	35.4
54 000	16.7	20.2	23.9	27.6	31.4	620 000	20.4	24.1	27.8	31.7	35.5
58 000	16.8	20.3	24.0	27.7	31.5	660 000	20.5	24.2	27.9	31.8	35.6
62 000	16.9	20.4	24.1	27.8	31.7	700 000	20.6	24.3	28.0	31.9	35.7
66 000	17.0	20.5	24.2	27.9	31.8	750 000	20.7	24.4	28.2	32.0	35.9
70 000	17.1	20.6	24.3	28.0	31.9	800 000	20.8	24.5	28.3	32.1	36.0
75 000	17.2	20.7	24.4	28.2	32.0	850 000	20.9	24.6	28.4	32.2	36.1
80 000	17.3	20.8	24.5	28.3	32.1	900 000	21.0	24.7	28.5	32.3	36.2
85 000	17.4	20.9	24.6	28.4	32.2	950 000	21.1	24.8	28.5	32.4	36.3
90 000	17.5	21.0	24.7	28.5	32.3	1 000 000	21.2	24.9	28.6	32.5	36.3
95 000	17.6	21.1	24.8	28.5	32.4						

注 1：在表 5 中出现的高生物负载水平并不暗示其就是正常。

注 2：表中的值用在剂量设定方法 1 的步骤 3、4、6 中。

7.3 平均生物负载≥1.0,单一生产批产品使用方法1的程序

7.3.1 原理

这种方法是方法1在单一生产批产品上的应用。这种方法通过试验验证生物负载的辐射抗力小于或等于微生物种群的SDR,在此基础上建立灭菌剂量。

7.3.2 总则

方法1的这种应用有如下六步。

注:实例见11.1。

7.3.3 步骤1:选择SAL并获得产品的样品

7.3.3.1 记录规定用于产品的SAL。

7.3.3.2 根据5.1、5.2和5.3,从单一批中至少选择10件产品单元。

7.3.4 步骤2:确定平均生物负载

7.3.4.1 决定在确定生物负载中是否使用校正因子。

注:GB 18280.1—2015中描述的确定生物负载的方法是应用了从生物负载活菌计数技术的验证中产生的校正因子,使用方法1建立剂量可以不使用这个校正因子,不使用这校正因子可能导致生物负载低估。使用生物负载校正因子失败将增加验证试验失败的风险。

7.3.4.2 确定所选择的每一件产品的生物负载,计算所选择所有产品的平均生物负载(总平均生物负载)。

注:生物负载一般是单个产品确定的,但当生物负载较低(例如<10)时,可以联合10件样品测定批的平均生物负载。

7.3.5 步骤3:获得验证剂量

从表5中,用平均生物负载查到10^{-2}的SAL的剂量。制定这个剂量为验证剂量。

如果在无菌试验中使用了SIP,用SIP平均生物负载确定验证剂量。

如果表5中没有给出要查的平均生物负载,使用表中最近的且大于计算的平均生物负载的值。

7.3.6 步骤4:完成验证剂量试验

7.3.6.1 从单一生产批中选择100件产品单元。

7.3.6.2 用验证剂量辐射产品,测定剂量。如果产品获得的最高剂量超过了验证剂量的10%,且使用方法1建立灭菌剂量,验证剂量试验应重复。如果产品接受的最大和最小剂量的算术平均值小于验证剂量的90%,验证剂量试验应重复。如果剂量中值低于验证剂量的90%且无菌试验的结果是可接受的(见7.3.7.1),验证试验不必重复。

7.3.6.3 根据ISO 11737-2(见5.4.1)单独对每一件产品做无菌试验,记录阳性试验数。

7.3.7 步骤5:结果的解释

7.3.7.1 如果100件产品单元的无菌试验中阳性数不多于2件,接受验证。

7.3.7.2 如果无菌试验中阳性数多于2件,验证不被接受。

如果生物负载试验的结果被归因于实施了不正确的生物负载确定,在计算生物负载时使用了不适用的校正因子、实施了不正确的无菌试验或不正确地传递了验证剂量,在实施了纠正措施后,验证剂量试验可以重复。

如果造成这个结果的原因并不能被纠正措施消除，这个剂量设定方法无效，换个建立灭菌剂量的方法(见第6章)。

7.3.8 步骤6:建立灭菌剂量

7.3.8.1 如果使用的是完整的产品且验证被接受，从表5中所列出的平均生物负载中寻找与计算出来的平均生物负载最接近的大于或等于的值，用这个值和预期的SAL查到产品的灭菌剂量。

7.3.8.2 如果SIP小于1.0且验证被接受，用SIP生物负载除以SIP以得到完整单元产品的生物负载。从表5中所列出的平均生物负载中寻找与计算出来的平均生物负载最接近的大于或等于的值，用这个值和预期的SAL查到产品的灭菌剂量。

7.4 平均生物负载在0.1～0.9之内的多个或单一生产批的产品使用方法1的程序

产品的生物负载在0.1～0.9(包括)之内的产品，使用方法1建立灭菌剂量的程序：多生产批见7.2，单一生产批见7.3，除非：

a) 根据表1在试验中使用完整的产品；

b) 在确定生物负载中使用校正因子；

c) 从表6获得SAL10^{-2}的剂量(验证剂量)和所选择的灭菌剂量。

注1：实例见11.1。

注2：表6中的值用在剂量设定方法1中的步骤3、4和6。

表6 达到所需的SAL具有标准生物负载的平均生物负载为0.1～0.9所需要的辐射剂量(kGy)

平均生物负载	无菌保证水平 SAL					平均生物负载	无菌保证水平 SAL				
	10^{-2}	10^{-3}	10^{-4}	10^{-5}	10^{-6}		10^{-2}	10^{-3}	10^{-4}	10^{-5}	10^{-6}
0.10	1.3	3.0	5.2	8.0	11.0	0.45	2.3	4.4	7.0	9.9	13.1
0.15	1.5	3.3	5.7	8.5	11.5	0.50	2.4	4.5	7.1	10.0	13.2
0.20	1.7	3.6	6.0	8.8	11.9	0.60	2.5	4.7	7.3	10.3	13.5
0.25	1.9	3.8	6.3	9.1	12.2	0.70	2.7	4.8	7.5	10.5	13.7
0.30	2.0	4.0	6.5	9.4	12.5	0.80	2.8	5.0	7.7	10.7	13.9
0.35	2.1	4.1	6.7	9.6	12.7	0.90	2.9	5.1	7.8	10.8	14.1
0.40	2.2	4.3	6.8	9.7	12.9						
注：如平均生物负载在0.9～1.0之间，输入表5中平均生物负载为1.0的数据。											

8 方法2：从增量剂量试验中得到的阳性分数的信息确定外推因子的剂量设定方法

8.1 原理

方法2基于存在于产品中的微生物的辐射抗力信息。这个方法是用经过一系列增量剂量辐射的产品样本的无菌试验结果估计剂量，用这个剂量辐射的100件产品中预计有1件可能不是无菌(即：无菌保证水平为10^{-2})。经过这个剂量辐射后残存的微生物比初始污染有更加均匀的D_{10}值。为了确定灭菌剂量，从剂量增量试验估计出一个D_{10}值，用这个估计值外推出低于10^{-2}SAL的剂量值。

计算的灭菌剂量的有效性通常取决于对SAL10^{-2}外推的有效性。在对采用计算机模拟产品上微生物灭活的试验草案的扩展研究中,通过试验建立的微生物群体的抗力分布证实了外推的有效性。上述原理的细致说明以及计算机模拟的结果都在 Davis, Strawderman 和 Whitby, 1984[9]中。

下文涉及两个程序,即:2A 和 2B。2A 是常用方法,2B 用于生物负载一贯很低的产品。使用方法 2B 的条件在 8.3.1.1 中有规定。

在方法 2 中建立灭菌剂量不依靠生物负载确定结果。生物负载确定作为常规生产监测的必要手段(见 GB 18280.1—2015 的 7.3 和 12.1)。

与方法 2A 和 2B 不同,计算 A、D SAL 和灭菌剂量更注重于确保使用的公式适当。

剂量计算数据可以保留小数点后一位,灭菌剂量可以四舍五入到一位小数(使用标准修约程序)。

注 1:在之后的程序和举例中,当关系到单一产品批的结果时,标记是一个较低的情况,当关系到三批产品的结果时,标记是一个较高的情况。

注 2:方法 2B 需要使用完整的产品(SIP=1.0),而方法 2A 既可以用于完整的产品也可以用于有样品份额(SIP<1.0)的产品。

8.2 2A 方法程序

8.2.1 总则

使用 2A 方法有以下五个步骤。

注:实例见 11.2.2 和 11.2.3。

8.2.2 步骤 1:选择 SAL 和取得样品

8.2.2.1 记录预使用产品的 SAL。

8.2.2.2 根据 5.1、5.2 和 5.3,从 3 个独立的生产批中每一批至少选择 280 件产品单元。当 SIP<1 时,需要额外的产品验证 SIP 的充分性,见 5.5。

8.2.3 步骤 2:实施增量剂量试验

8.2.3.1 总则

8.2.3.1.1 对 3 批产品的每一批,用一个剂量系列中的每一个剂量辐照 20 个产品单元,一个剂量系列至少有 9 个剂量,从 2 kGy 开始,以 2 kGy 的标称剂量增加。确定每一个增量剂量。增量剂量中的最高剂量用于确定首次阳性分数剂量(ffp)和 d^*。这些剂量可以大于标称增量剂量+1.0 kGy 或+10%,选较大的值。如果增量剂量中的任何一个剂量的最高剂量和最低剂量的算术平均值小于最低值,用这个剂量重新辐照另外 20 件产品单元。

8.2.3.1.2 对于辐射过的产品单元,依照 ISO 11737-2(见 5.4.1)对每一个产品单元做无菌试验,记录无菌试验的阳性数。

8.2.3.1.3 从该试验结果中获得下列数据:

a) A 和首次阳性分数剂量(FFP)(见 8.2.3.2);

b) D^*(见 8.2.3.3);

c) CD^* 批(见 8.2.3.4)。

8.2.3.2 A 和 FFP

8.2.3.2.1 从 3 个批次每批增量剂量系列确定 20 个样品中至少 1 个阴性的最低剂量。指定这个剂量为某批产品的 ffp 并找出 3 个 ffp 的中值。如果 2 批或者 3 批产品有同样的 ffp,选择阳性数较高或最高的批的剂量为中值 ffp。

8.2.3.2.2 用中值 ffp 的无菌试验阳性数,查表 7,记录 A 值。

表 7 在中值 ffp 时不同无菌试验阳性数对应的 A 值(方法 2A)

中值 ffp 的无菌试验阳性数	A kGy	中值 ffp 的无菌试验阳性数	A kGy
19	0.00	9	0.79
18	0.13	8	0.87
17	0.22	7	0.95
16	0.31	6	1.05
15	0.38	5	1.15
14	0.45	4	1.28
13	0.52	3	1.43
12	0.58	2	1.65
11	0.65	1	2.00
10	0.72	0	2.00

注：计算 A 见式(1)：

$$A = 2\ \text{kGy} \times \frac{\lg(\ln 20) - \lg(\ln 20/n)}{\lg(\ln 20) - \lg(\ln 20/19)} \quad \cdots\cdots (1)$$

式中的 n 是无菌试验阴性数(See Davis et al., 1981[8])。

8.2.3.2.3 用式(2)计算 FFP：

$$\text{FFP} = 中值\ \text{ffp} - A \quad \cdots\cdots (2)$$

8.2.3.3 D^*

8.2.3.3.1 对于 3 批产品中的每一批，用以下任意方法确定 d^*：

a) 找出所有无菌试验均阴性的两个连续剂量中较低的剂量，在随后的增量剂量试验系列中阳性不得多于 1；

b) 找出 20 个样品出现一个阳性的最低剂量，紧随前后的是所有样品均阴性的增量剂量。

8.2.3.3.2 如果三批中的任何一批都不能满足 8.2.3.3.1 a)或 b)的标准，剂量递增试验不成功。在这种情况下，在对试验方法做了检查并实施了纠正的前提下，可以重复剂量增量试验。

8.2.3.3.3 规定 D^* 如下：

a) 若最高批 d^* 超过中间批 d^* <5 kGy，则中间批 d^* 就成为 D^*；或

b) 若最高批 d^* 超过中间批 d^* ≥5 kGy，则最高批 d^* 就成为 D^*。

8.2.3.4 CD^* 批

找出 $d^* = D^*$ 的批次并将其标定为 CD^* 批。如果一个以上的批 d^* 等于 D^*，则随机选定这些批中的任何一批为 CD^* 批。保留在方法 2A 的步骤 3 中使用的 CD^* 批样品。从 3 批样品中留下的样品的保存条件应能防止微生物的生长。第 4 批产品可以作为 CD^* 批。

8.2.4 步骤 3：完成验证剂量试验

8.2.4.1 用 D^* 辐射 CD^* 批的 100 件产品单元。测定实施剂量并将测定的最大剂量标定为 DD^*。DD^* 可在 D^* 的基础上有 +1.0 kGy 或 +10% 的变化，取其中较大值。如果产品得到的最大剂量和最

低剂量的算术平均值小于 D^* 的 90%，则该验证剂量试验可用 CD^* 批的另外 100 个产品单元重做。如果产品得到的最大剂量和最低剂量的算术平均值小于 D^* 的 90%，且无菌试验的结果被接受，不必重做验证剂量试验。

8.2.4.2 根据 ISO 11737-2(见 5.4.1)对产品单元独立实施无菌试验并记录阳性试验数。定义阳性数为 CD^*。

8.2.5 步骤 4：结果的考虑

从本试验得到首次无阳性的剂量(FNP)：

a) 如果 $CD^* \leqslant 2$，FNP＝DD^*；

b) 如果 $2 < CD^* < 10$，FNP＝DD^*＋2.0 kGy；

c) 如果 $9 < CD^* < 16$，FNP＝DD^*＋4.0 kGy；

d) 如果 $CD^* > 15$，应分析情况，采取纠正措施，重新确定 D^*。

8.2.6 步骤 5：建立灭菌剂量

8.2.6.1 依据 FFP 和 FNP 的不同，使用式(3)或式(4)，由 FFP 和 FNP 值测定 DS。

当 (FNP－FFP)＜10 kGy，使用式(3)：

$$DS = 2 + 0.2(\text{FNP} - \text{FFP}) \qquad \cdots\cdots(3)$$

注： 在使用式(3)时，如果(FNP－FFP)＜0，设定(FNP－FFP)＝0

当(FNP－FFP) ≥10 kGy，用式(4)：

$$DS = 0.4\ (\text{FNP} - \text{FFP}) \qquad \cdots\cdots(4)$$

8.2.6.2 用式(5)建立 D^{**}：

$$D^{**} = DD^* + (\lg CD^*)(DS) \qquad \cdots\cdots(5)$$

注： 如果 $CD^* = 0$，设定 $\lg CD^* = 0$。

8.2.6.3 用式(6)计算灭菌剂量：

$$\text{灭菌剂量} = D^{**} + (-\lg \text{SAL} - \lg \text{SIP} - 2)(DS) \qquad \cdots\cdots(6)$$

式中：

D^{**} ——对样品提供 10^{-2}SAL 的最终估计剂量；

SAL——产品预先选定的无菌保证水平；

SIP ——用于测定 D^{**} 和 DS 使用的样品单元；

DS ——杀灭 90%经过 DD^* 辐照后存活下来的微生物的估计剂量。

剂量计算数据应报告到小数点后一位。

注： 当产品份额使用在设定剂量时，式(6)中的 lgSIP 提供了一个校正因子。

8.3 方法 2B 的程序

8.3.1 总则

8.3.1.1 在使用方法 2B 时，应满足以下 3 点要求：

a) 使用整个产品为产品单元 (SIP＝1.0)；

b) 用任何增量剂量辐照后，观察到的无菌试验的阳性数不得超过 14 个；

c) FNP 不超过 5.5 kGy。

8.3.1.2 在使用方法 2B 时，应依照以下 5 步。

注： 实例见 11.2.4。

8.3.2 步骤 1：选择 SAL 并获得产品样本

8.3.2.1 记录预使用产品的 SAL。

8.3.2.2 依据 5.1、5.2 和 5.3，从 3 个独立的生产批的每一批中至少选择 260 件产品单元。

8.3.3 步骤 2：完成增量剂量实验

8.3.3.1 总则

8.3.3.1.1 对 3 批产品的每一批，用一个剂量系列中的每一个剂量辐照 20 个产品单元，一个剂量系列至少有 8 个剂量，从 1 kGy 开始，以 1 kGy 的标称剂量增加。测定每一个增量剂量，每一个标称增量剂量的最大值随后用于识别 ffp 和 d^*，这些剂量可以在标称增量剂量的±0.5 kGy 或±10%变化，取较大值。如果最高和最低剂量的算术平均值小于给定剂量的最低限，使用这个增量剂量辐照另外 20 个产品单元。

8.3.3.1.2 按照 ISO 11737-2（见 5.4.1）对辐照过的产品单元逐个进行无菌试验，记录无菌试验的阳性数。

8.3.3.1.3 从该试验结果中获得下列数据：

a) A 和 FFP（见 8.3.3.2）；

b) D^*（见 8.3.3.3）；

c) CD^* 批（见 8.3.3.4）。

8.3.3.2 *A* 和 FFP

8.3.3.2.1 从 3 批中的每一批的增量剂量系列确定 20 个样品中至少 1 个是阴性的最低剂量。指定这个剂量为某批产品的 ffp，并从 3 个 ffp 中找出中值。如果 2 批或 3 批有同样的 ffp，选择阳性数较高或最高的批的剂量作为中值 ffp。

8.3.3.2.2 根据经过中值 ffp 辐射后无菌试验的阳性数从表 8 查出 A。

表 8 在中值 ffp 时不同无菌试验阳性数对应的 *A* 值（方法 2B）

中值 ffp 的无菌试验阳性数	A kGy	中值 ffp 的无菌试验阳性数	A kGy
14	0.22	6	0.52
13	0.26	5	0.58
12	0.29	4	0.64
11	0.32	3	0.72
10	0.36	2	0.82
9	0.40	1	1.00
8	0.44	0	1.00
7	0.48		

注：计算 A 见式(7)：

$$A = 1\ \text{kGy} \times \frac{\lg(\ln 20) - \lg(\ln 20/n)}{\lg(\ln 20) - \lg(\ln 20/19)} \qquad (7)$$

式中的 n 是无菌试验阴性数（See Davis et al.，1981[8]）。

8.3.3.2.3 由式(2)计算 FFP，见 8.2.3.2.3。

8.3.3.3 D^*

8.3.3.3.1 对 3 批中的每一批用以下方法中的任意一种方法确定 d^*：

a) 找出所有无菌试验均阴性的两个连续剂量中较低的剂量，在随后的增量剂量试验系列中阳性不得多于1；

b) 找出20个样品出现一个阳性的最低剂量，紧随前后的是所有样品均阴性的增量剂量。

8.3.3.3.2 如果3批产品的每一批都不能满足8.3.3.3.1 a)或b)的要求，增量剂量试验失败，在这种情况下，在对试验方法做了检查并实施了纠正的前提下，可以重复剂量增量试验。

8.3.3.3.3 规定 D^* 如下：

a) 若最高批 d^* 超过中间批 $d^*<5$ kGy，则中间批 d^* 就成为 D^*；或

b) 若最高批 d^* 超过中间批 $d^*\geqslant 5$ kGy，则最高批 d^* 就成为 D^*。

8.3.3.4 CD^* 批

找出 D^* 等于 d^* 的批次并将其标定为 CD^* 批。如果一个以上的批 d^* 等于 D^*，则随机选定这些批中的任何一批为 CD^* 批。保留在方法2B的步骤3中使用的 CD^* 批样品。从3批样品中留下的样品的保存条件应能防止微生物的生长。第4批产品可以作为 CD^* 批。

8.3.4 步骤3：完成验证剂量试验

8.3.4.1 用 D^* 辐射 CD^* 批的100件产品单元。测定实施剂量并将测定的最大剂量标定为 DD^*。DD^* 可在 D^* 的基础上有+1.0 kGy或+10%的变化，取其中较大值。如果产品得到的最大剂量和最低剂量的算术平均值小于 D^* 的90%，则该验证剂量试验可用 CD^* 批的另外100个产品单元重做。如果产品得到的最大剂量和最低剂量的算术平均值小于 D^* 的90%，且无菌试验的结果是可接受的，验证剂量试验不必重复。

8.3.4.2 根据ISO 11737-2（见5.4.1）对产品单元独立实施无菌试验并记录阳性试验数。定义阳性数为 CD^*。

8.3.5 步骤4：结果的考虑

从本试验得到首次无阳性的剂量(FNP)：

a) 如果 $CD^*\leqslant 2$，$\mathrm{FNP}=DD^*$；

b) 如果 $2<CD^*<10$，$\mathrm{FNP}=DD^*+2.0$ kGy；

c) 如果 $9<CD^*<16$，$\mathrm{FNP}=DD^*+4.0$ kGy；

d) 如果 $CD^*>15$，应分析情况，采取纠正措施，重新确定 D^*。

8.3.6 步骤5：建立灭菌剂量

8.3.6.1 依据FFP和FNP的不同，使用式(8)，由FFP确定 DS：

$$DS=1.6+0.2(\mathrm{FNP}-\mathrm{FFP}) \qquad (8)$$

注：在使用式(8)时，如果(FNP－FFP)<0，设定(FNP－FFP)=0。

8.3.6.2 用式(5)建立 D^{**}（见8.2.6.2）。

注：如果 $CD^*=0$，设定 $[\lg(CD^*)]=0$。

8.3.6.3 用式(9)计算灭菌剂量：

$$DS=D^{**}+(-\lg\mathrm{SAL}-2)(DS) \qquad (9)$$

式中：

D^{**} ——达到 $\mathrm{SAL}10^{-2}$ 的最终估计剂量；

SAL——预先选定的无菌保证水平；

DS ——杀灭90%经过 DD^* 辐射后存活下来的微生物的估计剂量。

9 VD_{max}方法——25 kGy 或 15 kGy 作为灭菌剂量的证实

9.1 原理

从操作上看,证实选定的灭菌剂量的方法类似于剂量设定方法 1(见第 7 章),需要测定生物负载和完成验证剂量试验。

在实施证实中,灭菌前存在于产品中的生物负载的辐射抗力低于微生物群体的最大辐射抗力是取得 SAL 10^{-6}灭菌剂量的前提。以 SAL 10^{-1}的剂量作为验证剂量辐照 10 件产品。剂量(最大验证剂量,VD_{max})既体现了生物负载水平的特点又体现了与之相连的最大抗力特点。在建立特别生物负载水平的最大抗力中,需计算 SDR 各个成分的抗力的变化(见表 3)。高抗力的 SDR 的成分对达到 SAL 10^{-6}有极大的作用,而高抗力的 SDR 的成分是定义最大抗力的依据,这是证实试验的基础。因此,同方法 1 一样,使用 SDR 的保守水平,见 Kowalsik 和 Tallentire1999[14];Kowalsik\Aoshuang 和 Tallentire,2000[13];Kowalsik 和 Tallentire,2003[15]。

在实践中,生物负载的确定是平均生物负载的结果。与这个生物负载相关的 VD_{max}剂量可以从表中读出。验证剂量试验依据这个剂量实施。10 件产品单元或份额暴露于验证剂量,立即对每件样品逐个地实施无菌试验,如果 10 个无菌试验中不超过一个阳性,预选择的灭菌剂量就被证实了。

本部分给出的 VD_{max}方法是用于选择灭菌剂量 25 kGy 和 15 kGy 的。25 kGy 的方法可用于平均生物负载小于或等于 1 000(见 9.2 或 9.3)的产品。15 kGy 的方法仅用于平均生物负载≤1.5(见 9.4 或 9.5 和表 10)的产品。15 kGy 的 VD_{max}方法提供了方法 1 之外的另一种用于低生物负载产品建立灭菌剂量的方法。为了区别这两种方法,将验证剂量值与 VD_{max}联用,在 VD_{max}的上角写上剂量 25 或 15,即:VD_{max}^{25}和 VD_{max}^{15}。

注:查看表 9 中的 VD_{max}^{25}中各种平均生物负载变化水平,可看到生物负载水平与 VD_{max}值之间的变化关系,随着生物负载增加到 80,VD_{max}值如预测逐渐增加。然而,在生物负载到达 80 时,VD_{max}^{25}值最高,对于再增加的生物负载,相应的 VD_{max}下降。在 VD_{max}^{15}中(见表 10),也可见生物负载增加而 D_{max}^{15}值下降。这是由于 VD_{max}方法与方法 1 有同样的保守度的必然结果。

9.2 多生产批使用 VD_{max}^{25}的程序

9.2.1 总则

9.2.1.1 这个方法仅用于平均生物负载≤1 000 的产品。

9.2.1.2 使用 VD_{max}^{25},产品的平均生物负载≤0.9 并使用完整产品,依照表 9,平均生物负载大于 0.9 时可以使用 SIP。

9.2.1.3 实施 VD_{max}^{25}有以下 5 步。

注:实例见 11.3。

9.2.2 步骤 1:获得产品样品

依据 5.1、5.2 和 5.3,从 3 个独立的生产批的每一批至少选择 10 件产品单元。

9.2.3 步骤 2:确定平均生物负载

9.2.3.1 在测定生物负载中使用校正因子(见 ISO 11737-1)。

9.2.3.2 测定所选择产品单元中的每一件的生物负载并计算:

a) 3 批产品中的每一批产品的平均生物负载(批平均);

b) 选择的所有产品单元中的每一件的平均生物负载(总平均生物负载)。

注：生物负载一般通过确定单个产品单元得到，但当生物负载低(例如：<10)时，将10件产品单元合在一起确定生物负载是可接受的。这个指导方法不用于有产品份额的产品上，有产品份额的产品应选择大一些的产品份额。

9.2.3.3 比较3个批平均与总平均生物负载，确定是否有任何一个批平均大于总平均生物负载的两倍或多倍。

9.2.4 步骤3：获得 VD_{max}^{25}

用下述条件之一从表9中获得一个 VD_{max}^{25}：

a) 如果一个或多个批平均≥2×总平均生物负载，取最高批平均；

b) 如果每一批的批平均<2×总平均生物负载，取总平均值。

当SIP=1.0，如果表9中没有要查的平均生物负载，使用表中平均生物负载值最近的且大于计算的生物负载的值。

当SIP<1.0，用SIP平均生物负载除以SIP得到完整产品的生物负载。如果表9中没有给出计算的平均生物负载，使用表中最近的且大于计算的平均生物负载的值，查找SIP=1.0 VD_{max}^{25} 值和相关的减少因子。

注：平均生物负载≤0.9(见9.2.1.2)的产品不允许使用SIP<1.0。

表9 平均生物负载≤1 000的 VD_{max}^{25} 和SIP剂量减少因子

平均生物负载	SIP=1.0 VD_{max}^{25} kGy	SIP剂量减少因子 kGy	平均生物负载	SIP=1.0 VD_{max}^{25} kGy	SIP剂量减少因子 kGy
≤0.1	0.0	n/a[a]	3.5	5.9	3.82
0.15	0.9	n/a[a]	4.0	6.1	3.79
0.20	1.4	n/a[a]	4.5	6.2	3.76
0.25	1.8	n/a[a]	5.0	6.3	3.73
0.30	2.2	n/a[a]	5.5	6.5	3.71
0.35	2.5	n/a[a]	6.0	6.6	3.69
0.40	2.7	n/a[a]	6.5	6.7	3.67
0.45	2.9	n/a[a]	7.0	6.7	3.65
0.50	3.1	n/a[a]	7.5	6.8	3.64
0.60	3.4	n/a[a]	8.0	6.9	3.62
0.70	3.6	n/a[a]	8.5	7.0	3.61
0.80	3.8	n/a[a]	9.0	7.0	3.59
0.90	4.0	n/a[a]	9.5	7.1	3.58
1.0	4.2	4.17	10	7.1	3.57
1.5	4.8	4.05	11	7.2	3.55
2.0	5.2	3.97	12	7.3	3.53
2.5	5.5	3.91	13	7.4	3.51
3.0	5.7	3.86	14	7.5	3.50

表 9（续）

平均生物负载	SIP＝1.0 VD_{max}^{25} kGy	SIP 剂量 减少因子 kGy	平均生物负载	SIP＝1.0 VD_{max}^{25} kGy	SIP 剂量 减少因子 kGy
15	7.6	3.48	160	8.8	2.76
16	7.6	3.47	170	8.8	2.72
17	7.7	3.46	180	8.8	2.69
18	7.8	3.45	190	8.7	2.67
19	7.8	3.43	200	8.7	2.64
20	7.9	3.42	220	8.7	2.60
22	8.0	3.40	240	8.6	2.56
24	8.1	3.39	260	8.6	2.52
26	8.1	3.37	280	8.6	2.49
28	8.2	3.36	300	8.6	2.46
30	8.3	3.34	325	8.5	2.43
35	8.4	3.31	350	8.5	2.40
40	8.6	3.29	375	8.5	2.37
45	8.7	3.27	400	8.4	2.34
50	8.8	3.25	425	8.4	2.32
55	8.9	3.23	450	8.4	2.30
60	8.9	3.21	475	8.4	2.28
65	9.0	3.20	500	8.4	2.26
70	9.1	3.19	525	8.3	2.24
75	9.1	3.17	550	8.3	2.22
80	9.2	3.15	575	8.3	2.21
85	9.1	3.11	600	8.3	2.19
90	9.1	3.08	650	8.3	2.16
95	9.1	3.05	700	8.2	2.14
100	9.0	3.01	750	8.2	2.12
110	9.0	2.96	800	8.2	2.09
120	9.0	2.91	850	8.2	2.07
130	8.9	2.86	900	8.1	2.05
140	8.9	2.83	950	8.1	2.04
150	8.9	2.79	1 000	8.1	2.02

注：如果 VD_{max}^{25}＝0.0 kGy，产品未辐照。

[a] 不适用；平均生物负载≤0.9，全部产品（SIP＝1.0）被使用，因此 SIP 剂量减少因子未给出。

使用式(10)计算 SIP VD_{max}^{25}(见 Kowalski 和 Tallentire2003[15]):

$$SIP\ VD_{max}^{25} = (SIP = 1.0\ VD_{max}^{25}) + (SIP\ 剂量减少因子 \times \lg SIP) \quad (10)$$

9.2.5 步骤 4:完成验证剂量实验

9.2.5.1 从单一生产批中选择 10 件产品。实施步骤 4 需要的 10 件可以从生物负载检测的 3 批中选一批,也可以选能够代表常规生产水平的第 4 批产品。选择产品批应考虑产品支持微生物生长的能力。

9.2.5.2 用从表 9 中得到的验证剂量或用式(10)计算出的 VD_{max}^{25} 值,哪个适合就用哪个,辐照 10 件产品单元,确定剂量。产品单元获得的最高剂量不能超过 VD_{max}^{25} 值的 10%。如果最大和最小剂量的算术平均值<VD_{max}^{25} 值的 90%,验证剂量试验应重复。如果最大和最小剂量的算术平均值<VD_{max}^{25} 值的 90%,无菌试验的结果可以接受,验证试验不必重复。

注:如果 VD_{max}^{25} =0.0 kGy,不辐照产品单元。

9.2.5.3 根据 ISO 11737-2(见 5.4.1)对产品单元(见 9.2.5.2)逐个做无菌试验,记录无菌试验的阳性数。

9.2.6 步骤 5:结果的解释

9.2.6.1 如果 10 件产品的无菌试验中阳性数不超过 1 件,就证实了 25 kGy 可以作为灭菌剂量。

9.2.6.2 如果 10 件产品的无菌试验中有 2 件阳性,完成证实验证剂量试验(见 9.2.7)。

9.2.6.3 如果无菌试验中阳性数大于 2,则验证不被接受。

如果这个结果是由于实施了不正确的生物负载确定、不正确的无菌试验或不正确的传递验证剂量,实施了纠正措施后,验证剂量试验可以重复。

如果造成这个结果的原因并不能被纠正措施消除,这个剂量证实方法无效,选择 25 kGy 证实方法以外的方法建立灭菌剂量(见第 6 章)。

9.2.7 证实验证剂量试验

9.2.7.1 总则

实施证实验证剂量试验(见 9.2.6.2)有以下 3 步(9.2.7.2、9.2.7.3 和 9.2.7.4)。

9.2.7.2 步骤 1:获得产品样品

从单一批产品中至少取 10 件产品。这 10 件产品可以选自步骤 2(见 9.2.3)生物负载检测批中的一批,也可以选自步骤 4 的第 4 批(见 9.2.5),或任何一批能够代表常规生产条件的产品批。选择产品应考虑产品支持微生物生长的能力。

9.2.7.3 步骤 2:完成验证剂量试验

9.2.7.3.1 如 9.2.4 确定用 VD_{max}^{25} 辐照 10 件产品的剂量,如果产品的最高剂量超过 VD_{max}^{25} 的 10%,验证剂量试验应重复。如果产品获得的最高和最低剂量的算术平均值<VD_{max}^{25} 的 90%,证实验证剂量试验可重复。如果最高和最低剂量的算术平均值<VD_{max}^{25} 的 90%,且无菌试验的结果是可接受的(见 9.2.7.4),验证试验不必重复。

9.2.7.3.2 按照 ISO 11737-2(见 5.4.1)对辐照过的产品单元逐个进行无菌试验,记录无菌试验的阳性数。

9.2.7.4 步骤 3:结果的解释

9.2.7.4.1 如果 10 件产品单元无菌试验中没有阳性,原验证剂量试验和证实验证剂量试验的无菌试验阳性总数为 2 件,证实被接受,因此:证实了 25 kGy 可以作为灭菌剂量。

9.2.7.4.2 如果无菌试验中有任何阳性出现,不接受验证。

如果这个结果是由于实施了不正确的生物负载确定、实施了不正确的无菌试验或不正确地传递了验证剂量,实施了纠正措施后,证实验证剂量试验可以被重复。

如果造成这个结果的原因并不能被纠正措施消除,这个剂量证实方法无效,选择 25 kGy 证实方法以外的方法建立灭菌剂量(见第 6 章)。

9.3 单生产批 VD_{max}^{25} 方法程序

9.3.1 原理

这个方法是 VD_{max}^{25} 方法的一种应用,且仅用于预用 25 kGy 作为灭菌剂量的单一生产批。

9.3.2 总则

9.3.2.1 这个方法仅用于平均生物负载≤1 000 的产品。

9.3.2.2 在应用 VD_{max}^{25} 中,当产品的生物负载≤0.9 时,应按照表 9 使用完整的产品,当产品的生物负载>0.9 时,可使用 SIP。

9.3.2.3 在使用 VD_{max}^{25} 方法的这种应用时,有以下 5 步。

9.3.3 步骤 1:获得产品样品

根据 5.1、5.2 和 5.3,从一批产品中至少选择 10 件产品单元。

9.3.4 步骤 2:确定平均生物负载

9.3.4.1 在生物负载确定中使用校正因子(见 ISO 11737-1)。

9.3.4.2 确定每一件选定的产品单元的生物负载并计算平均生物负载。

注:生物负载一般通过确定单个产品单元得到,但当生物负载低(例如:<10)时,将 10 件产品单元合在一起确定生物负载是可接受的。这个指导方法不用于有产品份额的产品上,有产品份额的产品应选择大一些的产品份额。

9.3.5 步骤 3:获得 VD_{max}^{25}

从表 9 获得验证剂量(VD_{max}^{25})。

a) 当 SIP =1.0 时,如果表 9 中没有给出要查的平均生物负载,使用表中最近的且大于计算的平均生物负载的值。

b) 当 SIP<1.0 时,用 SIP 平均生物负载除以 SIP 得到完整产品(SIP=1.0)的平均生物负载,如果表 9 中没有给出要查的平均生物负载,使用表中最近的且大于计算的平均生物负载的值查找 SIP=1.0 VD_{max}^{25} 值和相关的减少因子。

注:平均生物负载≤0.9(见 9.3.2.2)的产品不能使用 SIP<1.0。

用式(10)计算 SIP VD_{max}^{25}(见 9.2.4)。

9.3.6 步骤 4:完成验证剂量试验

9.3.6.1 从单一批产品中选择 10 件产品。

9.3.6.2 用从表 9 中获得的 VD_{max} 或用式(10)导出的 VD_{max},用两者中适合的一个,辐射 10 件产品单元或份额,确定剂量。如果产品单元获得的最大剂量超过验证剂量的 10%,而且灭菌剂量是用 VD_{max}^{25} 建立的,验证剂量试验应重复。如果产品获得的最大和最小剂量的算术平均值小于 VD_{max}^{25} 的 90%,验证剂量试验需要重复。如果平均剂量＜VD_{max}^{25}的 90％，且无菌试验的结果是可接受的，验证试验不必重复。

注：如果 VD_{max}^{25}＝0.0 kGy，不辐照产品单元。

9.3.6.3 按照 ISO 11737-2(见 5.4.1)对辐照过的产品单元(见 9.3.6.2)逐个进行无菌试验，记录无菌试验的阳性数。

9.3.7 步骤 5：结果的解释

9.3.7.1 如果 10 件产品单元的无菌试验中阳性数不超过 1 个，接受验证，也就证实了 25 kGy 可以作为灭菌剂量。

9.3.7.2 如果 10 件产品单元的无菌试验中有 2 件阳性，完成证实验证剂量试验(见 9.2.7)。

9.3.7.3 如果无菌试验中的阳性数多于 2 件，则验证不被接受。

如果这个结果是由于实施了不正确的生物负载确定，不正确的无菌试验或不正确的验证剂量的传递，实施了纠正措施后可以重复验证剂量试验。

如果引起这个结果的原因不能被纠正措施消除，证实 25 kGy 作为灭菌剂量的方法无效，选择 25 kGy证实方法以外的方法建立灭菌剂量(见第 6 章)。

9.4 多批 VD_{max}^{15}方法的程序

9.4.1 总则

9.4.1.1 这种方法仅用于平均生物负载≤1.5 的产品。

9.4.1.2 根据表 10，在应用 VD_{max}^{15}方法中使用完整的产品(SIP＝1.0)。

9.4.1.3 应用 VD_{max}^{15}方法有以下 5 步。

注：实例见 11.3。

9.4.2 步骤 1：获得产品样品

根据 5.1、5.2 和 5.3，从 3 个独立的生产批中的每一批至少选择 10 件产品单元。

9.4.3 步骤 2：确定平均生物负载

9.4.3.1 在确定平均生物负载中使用校正因子(见 ISO 11737-1)。

9.4.3.2 确定选定的每一件产品单元的生物负载并计算：

a) 3 批产品中每一批产品的每一件产品单元上的平均生物负载(批平均)；

b) 所有选定产品单元的每一件产品单元的平均生物负载(总平均生物负载)。

注：生物负载一般通过确定单个产品单元得到，但当生物负载低(例如：＜10)时，将 10 件产品单元合在一起确定生物负载是可接受的。这个指导方法不用于有产品份额的产品上，有产品份额的产品应选择大一些的产品份额。

9.4.3.3 比较 3 批的平均生物负载与总平均生物负载，确定是否有一批的平均生物负载大于总平均生物负载的两倍或更多。

9.4.4 步骤 3：获得 VD_{max}^{15}

使用以下一个数据从表 10 中获得 VD_{max}^{15}：

a) 如果一个或多个批的平均值≥2×总平均生物负载，取最大的批平均值；

b) 如果每一批的批平均＜2×总平均生物负载，取总平均生物负载。

如果平均生物负载不在表 10 中，使用表中最近的且大于计算的平均生物负载的值。

表 10 平均生物负载≤1.5 的 VD_{max}^{15} 值

平均生物负载	SIP=1.0 VD_{max}^{15} kGy	平均生物负载	SIP=1.0 VD_{max}^{15} kGy
≤0.1	0.0	0.50	1.8
0.15	0.5	0.60	2.0
0.20	0.9	0.70	2.2
0.25	1.1	0.80	2.3
0.30	1.3	0.90	2.2
0.35	1.5	1.0	2.1
0.40	1.6	1.5	1.7
0.45	1.7		
注：如果 VD_{max}^{15}=0.0 kGy，未辐射产品单元。			

9.4.5 步骤 4：完成验证剂量试验

9.4.5.1 从一个生产批选择 10 件产品单元。实施步骤 4 需要的 10 件产品单元可以从生物负载检测的 3 批中选一批，也可以选自第 4 批能够代表常规生产条件的产品批。选择供试产品批应考虑产品支持微生物生长的能力。

9.4.5.2 用从表 10 获得的 VD_{max}^{15} 辐射 10 件产品单元，确定剂量。如果产品获得的最大剂量超过验证剂量的+0.1 kGy 或+10%，两者选择较大的，而且使用 VD_{max}^{15} 建立灭菌剂量，验证剂量试验应重复。如果产品获得的最大和最小剂量的算术平均值小于 VD_{max}^{15} 的 90%，验证剂量试验可以重复。如果平均值小于 VD_{max}^{15} 的 90%，已实施了无菌试验，结果被接受，验证剂量试验不必重复。

注：如果 VD_{max}^{15}=0.0 kGy，未辐射产品单元。

9.4.5.3 按照 ISO 11737-2(见 5.4.1)对辐照后的产品单元(见 9.4.5.2)逐个进行无菌试验，记录无菌试验的阳性数。

9.4.6 步骤 5：结果的解释

9.4.6.1 如果 10 件产品单元的无菌试验中阳性数不多于 1 个，接受验证试验，也就证实了 15 kGy 可以作为灭菌剂量。

9.4.6.2 如果 10 件产品单元的无菌试验中有 2 个阳性，实施证实验证剂量试验(见 9.4.7)。

9.4.6.3 如果无菌试验的阳性数多于 2 个，验证不被接受。

如果结果是由于实施了不正确的生物负载确定、不正确的无菌试验或不正确地传递了验证剂量，实施纠正措施后，重复验证剂量试验。

如果引起这个结果的原因不能被纠正措施消除，证实 15 kGy 作为灭菌剂量的方法无效，选择 15 kGy 证实方法以外的方法建立灭菌剂量(见第 6 章)。

如果属于上述任何情况，验证剂量试验可以重复。

9.4.7 证实验证剂量试验

9.4.7.1 总则

实施证实验证剂量试验(见9.4.6.2)有以下3步(9.4.7.2、9.4.7.3和9.4.7.4)。

9.4.7.2 步骤1:获得产品样品

从一批产品中至少选10件产品单元,用于证实验证剂量试验的这10件产品单元可以选自步骤2生物负载测定批中的一批,也可以选自步骤4(见9.4.5)的第4批,还可以选代表常规生产条件的产品批的产品。选择产品应考虑产品支持微生物生长的能力。

9.4.7.3 步骤2:完成证实验证剂量试验

9.4.7.3.1 用根据9.4.4确定的VD_{max}^{15}辐射10件产品单元,确定剂量。如果产品单元获得的最大剂量大于验证剂量的10%,用VD_{max}^{15}建立灭菌剂量,验证剂量试验应重复。如果产品单元获得的最大和最小剂量的算术平均值小于VD_{max}^{15}的90%,验证剂量试验可以重复。如果平均剂量小于VD_{max}^{15}的90%,且无菌试验的结果是可接受的,验证剂量试验不必重复。

9.4.7.3.2 按照ISO 11737-2 (见5.4.1),对辐射后的产品单元逐个进行无菌试验,记录无菌试验的阳性数。

9.4.7.4 步骤3:结果的解释

9.4.7.4.1 如果10件产品单元的无菌试验中的没有阳性,原验证剂量试验和证实验证剂量试验的无菌试验阳性试验总数为2个,接受验证,也就证实了15 kGy可以作为灭菌剂量。

9.4.7.4.2 如果无菌试验有多于2个阳性,验证不被接受。

如果结果是由于实施了不正确的生物负载确定、不正确的无菌试验或不正确地传递了验证剂量,实施纠正措施后,重复证实验证剂量试验。

如果引起这个结果的原因不能被纠正措施消除,证实15 kGy作为灭菌剂量的方法无效,选择15 kGy证实方法以外的方法建立灭菌剂量(见第6章)。

9.5 单生产批的VD_{max}^{15}方法程序

9.5.1 原理

这种方法是VD_{max}^{15}在单一生产批中证实15 kGy可以作为灭菌剂量的应用。

9.5.2 总则

9.5.2.1 这种方法限于平均生物负载≤1.5。

9.5.2.2 根据表10,在应用VD_{max}^{15}方法中使用完整的产品(SIP=1.0)。

9.5.2.3 VD_{max}^{15}的这种应用有5步(9.5.3~9.5.7)。

9.5.3 步骤1:获得产品样品

根据5.1、5.2和5.3,从单一批选择至少10件产品单元。

9.5.4 步骤2:确定平均生物负载

9.5.4.1 在生物负载确定中使用校正因子(见ISO 11737-1)。

9.5.4.2 确定每一件选定的产品单元的生物负载并计算平均生物负载。

注：生物负载一般通过确定单个产品单元得到，但当生物负载低(例如：<10)时，将10件产品单元合在一起确定生物负载是可接受的。这个指导方法不用于有产品份额的产品上，有产品份额的产品应选择大一些的产品份额。

9.5.5 步骤3：获得 VD_{max}^{15}

从表10获得 VD_{max}^{15}，如果平均生物负载不在表10中，用表中最近的大于计算的平均生物负载的值。

9.5.6 步骤4：完成验证剂量试验

9.5.6.1 从单一批选择10件产品单元。

9.5.6.2 用从表10得到的 VD_{max}^{15} 辐照10件产品单元。测定剂量。如果产品单元获得的最大剂量高于验证剂量的+0.1 kGy或+10%，两者选较大的，用 VD_{max}^{15} 建立灭菌剂量，验证剂量试验应重复。如果产品单元获得的最大和最小剂量的算术平均值小于验证剂量的90%，验证剂量试验可以重复。

注：如果 VD_{max}^{15} =0.0 kGy，不辐照产品单元。

9.5.6.3 按照ISO 11737-2(见5.4.1)，对辐照后的产品单元(见9.5.6.2)进行无菌试验，并记录无菌试验的阳性数。

9.5.7 步骤5：结果的解释

9.5.7.1 如果10件产品单元的无菌试验中阳性数不超过1个，接受验证，并证实了15 kGy可以作为灭菌剂量。

9.5.7.2 如果10个无菌试验中阳性数是2个，完成证实验证剂量试验。

9.5.7.3 如果无菌试验的阳性数超过2个，验证不被接受。

如果结果是由于实施了不正确的生物负载确定、不正确的无菌试验或不正确地传递了验证剂量，实施纠正措施后，重复验证剂量试验。

如果引起这个结果的原因不能被纠正措施消除，证实15 kGy作为灭菌剂量的方法无效，选择15 kGy证实方法以外的方法建立灭菌剂量(见第6章)。

如果属于上述任何情况，则验证剂量试验可以重复。

10 灭菌剂量审核

10.1 目的和频度

一旦建立了灭菌剂量，进行周期性审核的目的是确定灭菌剂量的持续适宜性。实施审核的频度按照GB 18280.1—2015中的12.1确定。产品不生产时不需灭菌剂量审核。灭菌剂量审核与对生产环境、生产控制以及生物负载确定的检查结合使用。如检查显示缺乏控制，应采取措施。

10.2 使用方法1或方法2建立的灭菌剂量的审核程序

10.2.1 总则

10.2.1.1 在用方法1或方法2建立灭菌剂量的灭菌剂量审核中，使用的SIP应等同于原建立灭菌剂量时使用的SIP。

10.2.1.2 实施灭菌剂量审核有以下4步(10.2.2～10.2.5)。

注：实例见11.4和11.5。

10.2.2 步骤 1:获得产品样品

根据 5.1、5.2 和 5.3,从一批产品中至少选择 110 件产品单元。

10.2.3 步骤 2:确定平均生物负载

确定 10 件产品单元中的每一件的生物负载并计算平均生物负载。如果在建立原始灭菌剂量时使用了校正因子(见 ISO 11737-1),在灭菌剂量审核中使用同样的校正因子。

注 1: 生物负载一般通过确定单个产品单元得到,但当生物负载低(例如:<10)时,将 10 件产品单元合在一起确定生物负载是可接受的。这个指导方法不用于有产品份额的产品上,有产品份额的产品应选择大一些的产品份额。

注 2: 生物负载数据在灭菌剂量审核时并不用于获得验证剂量。这些数据用于监视与控制(例如:趋势分析、灭菌剂量审核失败的调查或降低灭菌剂量审核频度)。

10.2.4 步骤 3:完成验证剂量试验

10.2.4.1 适当时,用验证剂量或 D^{**} 辐射 100 件产品单元,这个剂量是在原剂量设定试验或随后的剂量设定试验中设定的。测定剂量,如产品单元获得的最高剂量超过验证剂量或 D^{**} 的 10%,验证剂量试验应重复。如产品单元获得的最高和最低验证剂量的算术平均值低于验证剂量或 D^{**} 的 90%,灭菌剂量审核可以重复。如剂量的算术平均值<验证剂量的 90%,且无菌试验的结果是可接受的(见10.2.5),灭菌剂量审核不必重复。

10.2.4.2 对辐射后的产品单元(见 10.2.4.1)逐个进行无菌试验,使用原剂量设定试验中使用的培养基和培养条件,记录无菌试验的阳性数。

10.2.5 步骤 4:结果的解释

10.2.5.1 如 100 件产品单元的无菌试验中阳性数不多于 2 个,验证被接受。

10.2.5.2 如 100 件产品单元的无菌试验中有 3 个～4 个阳性,而且结果并不是由于实施了不正确的无菌试验或不正确的传递验证剂量,应立即增加灭菌剂量(见 10.2.6)。使用另外 100 件产品单元及原灭菌剂量审核中使用的验证剂量或 D^{**} 重复灭菌剂量审核。按照 10.2.5.5 解释重复灭菌剂量审核的结果。

10.2.5.3 如 100 件产品单元的无菌试验中有 5 个～15 个阳性数,这个灭菌剂量不够,应立即增加灭菌剂量(见 10.2.5)。

如果无菌试验中有 5 个或更多的阳性,其结果可以归咎于实施了不正确的无菌试验或不正确地传递验证剂量,实施纠正措施和重复灭菌剂量审核。按照 10.2.5.5 解释结果。

如果无菌试验中有 5 个或更多的阳性不是由于上述一个或多个情况引起的,验证不被接受,先前建立的灭菌剂量无效。使用其他方法重新建立灭菌剂量(见第 6 章)并增加灭菌剂量直至重新建立灭菌剂量完成。

10.2.5.4 如果无菌试验中有多于 15 个阳性,不能增加灭菌剂量。如果这个结果并不是由于实施了不正确的无菌试验或不正确地传递验证剂量,废除先前建立的灭菌剂量,使用其他方法重建灭菌剂量之前,不能继续进行灭菌加工(见第 6 章)。

10.2.5.5 重复灭菌剂量审核结果的解释按照 10.2.5.2 或 10.2.5.3:

a) 如果 100 件产品单元无菌试验的阳性不多于 2 个,对环境、生产控制和生物负载检测的检查表明没有数据超限,可以继续使用原灭菌剂量;
b) 如果 100 件产品单元无菌试验的阳性有 3 个～4 个,立即重新建立灭菌剂量,使用增加剂量继续辐射直至重新建立新的灭菌剂量工作的完成；

c) 如果100件产品单元无菌试验的阳性有5个～15个，使用其他方法(见第6章)重新建立灭菌剂量，使用增加剂量继续辐射直至重新建立新的灭菌剂量工作的完成；

d) 如果100件产品单元无菌试验的阳性有15个以上，不能增加灭菌剂量，废除先前建立的灭菌剂量，使用其他方法(见第6章)建立灭菌剂量完成之前不能进行灭菌加工。

10.2.6 方法1、方法2A或2B中增加灭菌剂量

10.2.6.1 总则

使用方法1、方法2A和2B建立灭菌剂量中增加剂量是依据Herring 1999[11]的提议，它综合考虑了灭菌剂量审核失败的原因、设定方法2的基本理论以及产品中生物负载中抗力最强的微生物数量的保守的估计。

如无菌试验中多于15个阳性，不能增加灭菌剂量，废除先前使用的灭菌剂量，重新建立灭菌剂量之前不能继续辐照。

10.2.6.2 步骤1:分析失败的灭菌剂量审核的数据

a) 确定灭菌剂量审核测量出的最高剂量，把这个值定为“最大审核剂量”；

b) 记录灭菌剂量审核(见10.2.5.2和10.2.5.3)中无菌试验的阳性数，把这个值定为“审核的阳性数”。

10.2.6.3 步骤2:确定外推因子

a) 根据审核的阳性数，使用式(11)或式(12)确定E值。

如审核的阳性数是3个～9个，包括9个，使用式(11)：

$$E=\text{“最大审核剂量”}+2\ \text{kGy} \qquad \cdots\cdots(11)$$

如审核阳性数是10～15，包括15，使用式(12)：

$$E=\text{“最大审核剂量”}+4\ \text{kGy} \qquad \cdots\cdots(12)$$

b) 根据(E－1)值，用式(13)或式(14)计算外推因子。

如(E－1)≤9，用式(13)：

$$\text{外推因子}=2+0.2(E-1) \qquad \cdots\cdots(13)$$

如(E－1)＞9并≤15，用式(14)：

$$\text{外推因子}=0.4(E-1) \qquad \cdots\cdots(14)$$

如使用式(13)或式(14)计算出的值大于4.2 kGy，设定外推因子＝4.2 kGy。

10.2.6.4 步骤3:计算调整剂量(达到$SAL10^{-2}$的剂量)

使用式(15)计算调整剂量。

$$\text{调整剂量}=\text{最大审核剂量}+\lg(\text{“审核的阳性数”})(\text{外推因子}) \qquad \cdots\cdots(15)$$

10.2.6.5 步骤4:计算增加灭菌剂量

对方法1和方法2A，用式(16)计算增加灭菌剂量。

$$\text{增加的灭菌剂量}=\text{调整剂量}+[-\lg(\text{SAL})-\lg(\text{SIP})-2](\text{外推因子}) \qquad \cdots\cdots(16)$$

对于方法 2B,用式(17)计算增加灭菌剂量。

$$增加的灭菌剂量=调整剂量+[-\lg(SAL)-2](外推因子) \quad\cdots\cdots(17)$$

10.3 使用 VD_{max} 方法证实灭菌剂量的审核程序

10.3.1 总则

10.3.1.1 VD_{max} 方法的灭菌剂量审核使用的 SIP 与原剂量证实中使用的等同。

10.3.1.2 灭菌剂量审核分为 4 步。

10.3.2 步骤 1:获得产品样品

根据 5.1、5.2 和 5.3,至少从一批产品中选择 20 件产品单元。

10.3.3 步骤 2:确定平均生物负载

10.3.3.1 与原灭菌剂量证实中使用同样的校正因子(见 ISO 11737-1)。

10.3.3.2 一批至少 10 件产品单元做生物负载确定,计算平均生物负载。

注 1:生物负载一般通过确定单个产品单元得到,但当生物负载低(例如:<10)时,将 10 件产品单元合在一起确定生物负载是可接受的。这个指导方法不用于有产品份额的产品上,有产品份额的产品应选择大一些的产品份额。

注 2:生物负载数据在灭菌剂量审核时并不用于获得验证剂量。这些数据用于监视与控制(例如:趋势分析、灭菌剂量审核失败的调查或降低灭菌剂量审核频度)。

10.3.4 步骤 3:完成验证剂量试验

10.3.4.1 辐射 10 件产品,确定剂量,最大剂量不能超过验证剂量的+0.1 kGy 或+10%中大的那个,如果最高和最低验证剂量的算术平均值低于 VD_{max} 的 90%,用另外 10 件产品,验证剂量试验可以重复。如果最高和最低验证剂量的算术平均值低于 VD_{max} 的 90%,且无菌试验的结果是可接受的,验证剂量试验不必重复。如果最高剂量超过 VD_{max} 的 10%,验证剂量试验可以重复,并采取纠正措施。

10.3.4.2 剂量审核的无菌试验使用的培养基和培养条件延用设定灭菌剂量中使用的条件并记录阳性试验数。

10.3.5 步骤 4:结果的解释

10.3.5.1 如果 10 件产品单元的无菌试验中阳性数不多于 1 个阳性,剂量审核完成。

10.3.5.2 如果 10 件产品单元的无菌试验中阳性数有 2 个阳性,实施证实灭菌剂量审核(见 10.3.6)。

10.3.5.3 如果 10 件产品单元中有 3 件或多于 3 件的阳性,结果不是由于不正确的无菌试验,或验证剂量的不正确传递,灭菌剂量不适宜。

a) 如果 10 件产品单元中有 3 个~6 个阳性,结果不是由于不正确的无菌试验,或验证剂量的不正确传递,立即增加剂量。废除先前设立的灭菌剂量,增加灭菌剂量直至使用其他方法建立新的灭菌剂量。

b) 如果 10 件产品单元中有 7 个或更多的阳性,结果不是由于不正确的无菌试验,或验证剂量的不正确传递,废除先前设立的灭菌剂量,不能增加灭菌剂量,在使用其他方法建立灭菌剂量之前不能进行辐照。

如果无菌试验中有 3 个或更多阳性是由于不正确的无菌试验或不正确地传递了验证剂量,实施纠正措施，重复灭菌剂量审核。根据10.3.5解释结果。

当失败归结于生产过程、环境、成分的变化，确定发生变化的时间以确定受影响的产品批。评价已放行的产品的SAL，确定继续使用的风险。对SAL的评估应延续到灭菌剂量的重新建立。

10.3.6 灭菌剂量审核的证实

10.3.6.1 总则

10.3.6.1.1 在用VD_{max}方法建立灭菌剂量的灭菌剂量审核中，使用的SIP应等同于原证实灭菌剂量时使用的SIP。

10.3.6.1.2 实施证实灭菌剂量审核需要3步。

10.3.6.2 步骤1：获得产品样品

根据5.1、5.2和5.3，至少从一批产品中选择10件产品单元。用于证实灭菌剂量审核的这10件产品单元既可以选10.3.2原灭菌剂量审核(见10.3.2)的验证剂量试验产品批，也可以选自之后能够代表常规生产的第二批。应该考虑所选择的生产批支持微生物生长的能力。

10.3.6.3 步骤2：完成证实验证剂量试验

10.3.6.3.1 用原证实灭菌剂量时使用的方法VD_{max}^{25}或VD_{max}^{15}(分别见9.2和9.3，或9.4和9.5)辐射10件产品单元。测定剂量。产品单元获得的最大剂量不能超过VD_{max}的+0.1 kGy或+10%，以较大的为准。如果产品单元获得的最高和最低剂量的算术平均值<VD_{max}的90%，证实灭菌剂量审核可以重复。如果算术平均值<VD_{max}的90%，且无菌试验的结果是可接受的(见10.3.6.4)，验证试验不必重复。如果最高剂量超过验证剂量的10%，采取了纠正措施后，验证剂量试验可以重复。

10.3.6.3.2 对每件辐射后的产品单元逐个实施无菌试验，使用的培养基和培养条件与原剂量证实试验相同，记录无菌试验的阳性数。

10.3.6.4 步骤3：结果的解释

10.3.6.4.1 如果10件产品单元的无菌试验没有阳性，灭菌剂量的验证和证实验证剂量试验的无菌试验阳性数总计2件，接受验证，也就证实了灭菌剂量。

10.3.6.4.2 如果证实验证剂量试验中10件产品单元的无菌试验中有1个或多于1个的阳性，结果不是由于实施了不正确的无菌试验或不正确地传递了验证剂量，灭菌剂量不适用。

a) 如果证实验证剂量试验中10件产品单元的无菌试验中有1个～4个阳性，结果不是由于实施了不正确的无菌试验或不正确地传递验证剂量，立即增加剂量(见10.3.7)。废除先前建立的灭菌剂量，增加灭菌剂量直至使用其他方法(见第6章)设立新的灭菌剂量。

b) 如果证实验证剂量试验中10件产品单元的无菌试验中有5个或更多阳性，结果不是由于实施了不正确的无菌试验或不正确地传递了验证剂量，停止使用先前建立的灭菌剂量。灭菌剂量不能增加，在使用其他方法(见第6章)建立灭菌剂量之前停止辐照。

如果发生1个或更多阳性是由于不正确的无菌试验或不正确地传递验证剂量，实施纠正措施，重复灭菌剂量审核。根据10.3.5解释结果。

当失败归结于生产过程、环境、成分的变化，确定发生变化的时间以确定受影响的产品批。评价已放行的产品的SAL，确定继续使用的风险。对SAL的评估应延续到灭菌剂量的重新建立。

10.3.7 使用 VD_{max}^{25} 或 VD_{max}^{15} 方法增加证实的灭菌剂量

10.3.7.1 VD_{max}^{25}

10.3.7.1.1 根据 10.3.3 确定的平均生物负载，从表 11 获得剂量增加值。如平均生物负载在表 11 中没有给出，使用表中最近的且大于计算的平均生物负载的值，获得剂量增加值。用式(18)中最后的值计算 25 kGy 灭菌剂量的增加剂量。

增加的灭菌剂量(kGy)＝25 kGy＋剂量增加值 ……………………(18)

表 11 平均生物负载≤1 000 时 VD_{max}^{25} 方法的增加剂量

平均生物负载	剂量增加值 kGy	平均生物负载	剂量增加值 kGy	平均生物负载	剂量增加值 kGy	平均生物负载	剂量增加值 kGy
≤0.1	5.0	6.5	3.7	40	3.3	240	3.3
0.15	4.8	7.0	3.7	45	3.3	260	3.3
0.20	4.7	7.5	3.6	50	3.2	280	3.3
0.25	4.6	8.0	3.6	55	3.2	300	3.3
0.30	4.6	8.5	3.6	60	3.2	325	3.3
0.35	4.5	9.0	3.6	65	3.2	350	3.3
0.40	4.5	9.5	3.6	70	3.2	375	3.3
0.45	4.4	10	3.6	75	3.2	400	3.3
0.50	4.4	11	3.6	80	3.2	425	3.3
0.60	4.3	12	3.5	85	3.2	450	3.3
0.70	4.3	13	3.5	90	3.2	475	3.3
0.80	4.2	14	3.5	95	3.2	500	3.3
0.90	4.2	15	3.5	100	3.2	525	3.3
1.0	4.2	16	3.5	110	3.2	550	3.3
1.5	4.0	17	3.5	120	3.2	575	3.3
2.0	4.0	18	3.4	130	3.2	600	3.3
2.5	3.9	19	3.4	140	3.2	650	3.4
3.0	3.9	20	3.4	150	3.2	700	3.4
3.5	3.8	22	3.4	160	3.2	750	3.4
4.0	3.8	24	3.4	170	3.2	800	3.4
4.5	3.8	26	3.4	180	3.2	850	3.4
5.0	3.7	28	3.4	190	3.3	900	3.4
5.5	3.7	30	3.3	200	3.3	950	3.4
6.0	3.7	35	3.3	220	3.3	1 000	3.4

10.3.7.1.2 剂量审核失败的原因常不能确定，在这种情况下，对先前灭菌批的 SAL 的影响也不可能评价。增加剂量也只能对后续批实施，对已放行产品批无法采取措施。

10.3.7.2 VD_{max}^{15}

根据10.3.3确定的平均生物负载，从表12获得增加剂量值。如果平均生物负载在表12中没有给出，使用表中最近的大于计算的平均生物负载的值，获得剂量增加值。用式(19)中最后的值计算增加的剂量灭菌。

$$增加的灭菌剂量 = 15\ kGy + 剂量增加值 \qquad (19)$$

表12 当平均生物负载≤1.5时 VD_{max}^{15} 方法的增加剂量

平均生物负载	剂量增加值 kGy	平均生物负载	剂量增加值 kGy	平均生物负载	剂量增加值 kGy	平均生物负载	剂量增加值 kGy
≤0.1	3.0	0.30	2.7	0.50	2.6	0.90	2.6
0.15	2.9	0.35	2.7	0.60	2.6	1.0	2.6
0.20	2.8	0.40	2.7	0.70	2.6	1.5	2.7
0.25	2.8	0.45	2.7	0.80	2.6		

11 实例

11.1 方法1的实例

方法1有3个实例。第一个试例是验证试验使用完整产品(SIP=1.0)并且要求达到SAL10^{-3}(见表13)。第二个举例要求SAL10^{-6}，但产品太大，试验不易实施，所以使用产品份额(SIP<1.0)(见表14)。第三个举例验证试验使用完整的产品(SIP=1.0)并且要求达到SAL10^{-6}，生物负载<1.0(见表15)。

表13 确定灭菌剂量(方法1，SIP=1.0)

项目	值	说明
步骤1		
SAL	10^{-3}	使用SAL10^{-3}的实例
SIP	1.0	在生物负载确定和验证试验中选完整的产品为样品
步骤2		
生物负载总平均	382	三批供试产品生物负载的批平均分别为360、402和384，生物负载的总平均为382。没有一个批平均值高于总平均382的两倍，因此，382被用作确定验证剂量
步骤3		
验证剂量	9.7 kGy	平均生物负载382在表5中没有列出，用表中列出的最近的且大于382的生物负载400获得验证剂量
步骤4		
验证剂量试验	10.4 kGy	产品获得的最大剂量在规定的剂量范围内(即:≤10.7 kGy)
步骤5		
结果的解释	1个阳性	验证剂量在规定的范围(即:<10.7 kGy)内并且无菌试验的结果被接受(即:≤2个阳性)，因此，接受验证剂量

表 13（续）

项目	值	说明
步骤 6		
SAL10^{-3}的灭菌剂量	12.9 kGy	从表 5[a] 中得到平均生物负载 382，SAL10^{-3}的灭菌剂量是 12.9 kGy
[a] 计算的平均生物负载 382 并没有列在表 5 中，使用了表中列出的最近的且大于 382 较大生物负载 400。		

表 14　确定灭菌剂量(方法 1,SIP＜1.0)

项目	值	说明
步骤 1		
SAL	10^{-6}	使用 SAL10^{-6}的实例
SIP	0.05	由于产品太大，不易于实施无菌试验，所以选择了 1/20 的份额做剂量设定
步骤 2		
SIP 生物负载总平均	59	三批供试 SIP 生物负载的批平均分别为 50、62 和 65，SIP 生物负载的总平均为 59。85％的产品的生物负载计数＞2 CFU/SIP，证明了 SIP 的适宜性。没有一个批平均值高于总平均的两倍，因此，59 被用作确定验证剂量
步骤 3		
验证剂量	7.3 kGy	平均生物负载 59 在表 5 中没有列出，用表中列出的最近的且大于 59 的生物负载 60 获得验证剂量
步骤 4		
验证剂量试验	7.7 kGy	产品获得的最大剂量在规定的剂量范围内(即：≤8.0 kGy)
步骤 5		
结果的解释	2 个阳性	验证剂量在规定的范围(即：＜8.0 kGy)内并且无菌试验的结果被接受(即：≤2 个阳性)，因此，接受验证剂量
步骤 6		
完整产品的平均生物负载	1 180	完整产品的平均生物负载计算：59/0.05＝1 180
SAL10^{-6}的灭菌剂量	25.2 kGy	从表 5[a] 中得到完整产品平均生物负载 1 180，SAL10^{-6}的灭菌剂量是 25.2 kGy
[a] 计算的平均生物负载 1 180 并没有列在表 5 中，使用了表中列出的最近的且大于 1 180 的较大生物负载 1 200。		

表 15　确定灭菌剂量(方法 1,SIP＝1.0,生物负载＜1.0)

项目	值	说明
步骤 1		
SAL	10^{-6}	使用 SAL10^{-6}的实例

表 15（续）

项目	值	说明
SIP	1.0	生物负载值<1.0，在生物负载测定和验证试验中选完整的产品为样品
步骤 2		
生物负载总平均	0.63	三批供试产品生物负载的批平均分别为 0.6、0.6 和 0.7，生物负载的总平均为0.63。没有一个批平均值高于总平均的两倍，因此，0.63 被用作确定验证剂量
步骤 3		
验证剂量	2.7 kGy	平均生物负载 0.63 在表 6 中没有列出，用表中列出的最近的且大于 0.63 的生物负载 0.70 获得验证剂量
步骤 4		
验证剂量试验	2.6 kGy	产品获得的最大剂量在规定的剂量范围内（即：≤3.0 kGy）
步骤 5		
结果的解释	2 个阳性	验证剂量在规定的范围（即：<3.0 kGy）内并且无菌试验的结果被接受（即：≤2 个阳性），因此，接受验证剂量
步骤 6		
SAL10^{-6}的灭菌剂量	13.7 kGy	从表 6[a] 中得到平均生物负载 0.63，SAL10^{-6}的灭菌剂量是 13.7 kGy
[a] 计算的平均生物负载 0.63 并没有列在表中，使用了表中列出的最近的且大于 0.63 生物负载 0.70。		

11.2 方法 2 的实例

11.2.1 总则

给出了方法 2A 的两个实例，一个是试验使用完整产品（SIP＝1.0），在表 16～表 20 中给出，第二个是试验使用产品份额（SIP<1.0），在表 21～表 25 中给出。给出了方法 2B 的一个实例，是使用完整产品，列在表 26～表 30 中。

在以下举例中，当结果来源于单一批产品用下标，当结果来源于三批产品用上标。

11.2.2 方法 2A（SIP＝1.0）的实例

11.2.2.1 步骤 1：选择 SAL 和获得产品样品

11.2.2.1.1 产品满足 SAL10^{-6}的要求，剂量设定中使用完整的产品（SIP＝1.0），从三批产品中的每一批随机抽取 280 件产品单元。

11.2.2.1.2 增量剂量实验产品的分配见表 16。

表 16 各种增量剂量的辐照样本数

批次序号	靶增量剂量 kGy									步骤 3 的试样数	样本总数
	2	4	6	8	10	12	14	16	18		
1	20	20	20	20	20	20	20	20	20	100	280

表 16（续）

批次序号	靶增量剂量 kGy									步骤 3 的试样数	样本总数
	2	4	6	8	10	12	14	16	18		
2	20	20	20	20	20	20	20	20	20	100	280
3	20	20	20	20	20	20	20	20	20	100	280

11.2.2.2 步骤 2：完成增量剂量试验

表 17 提供了增量剂量系列资料的实例，而表 18 为各种计算。

表 17 增量剂量试验的典型资料(20 套个别产品单元无菌试验的阳性数)

批次序号	项目	靶剂量 kGy								
		2	4	6	8	10	12	14	16	18
1	实施剂量 kGy	2.2	5.0	5.3	9.0	9.2	11.6	15.0	16.2	19.3
	阳性数	20	5	2	0	0	0	0	0	0
2	实施剂量 kGy	2.6	3.2	6.6	8.0	9.7	13.0	13.8	15.8	17.9
	阳性数	11	7	0	0	1	0	0	0	0
3	实施剂量 kGy	2.3	4.2	5.9	7.5	10.7	11.4	13.7	17.5	17.1
	阳性数	18	7	2	2	0	0	0	0	0
注：单独实施试验的剂量小于靶剂量±1.0 kGy 或±10%，取其中较大的值。										

表 18 步骤 2 的计算

项目	值	说明
批次 1 的 ffp 批次 2 的 ffp 批次 3 的 ffp	5.0 kGy 2.6 kGy 2.3 kGy	一个批次的 ffp 是指第一个使 20 个单元产品至少有一个为无菌的(即试样是阴性)首次增量剂量
A	0.65 kGy	找出在中值 ffp 时无菌试样阳性数并用表 7 确定 *A*。例如，中值 ffp(2.6 kGy)的阳性数是 11，因此，*A* 是 0.65 kGy
FFP	1.95 kGy	FFP 为三个批次的 ffp 中值减 *A*。 例如，FFP=2.6 kGy−0.65 kGy=1.95 kGy
批次 1 的 d^* 批次 2 的 d^* 批次 3 的 d^*	9.0 kGy 6.6 kGy 10.7 d^*	每批次的 d^* 是 a)或 b)的剂量，这里： a) 是出现连续两次 0/20 个阳性的首次最小增量剂量，随后阳性数不多于 1 件； b) 是出现 1/20 个阳性的首次增量剂量，紧随前后是 0/20 个阳性，随后全部为阴性

表 18（续）

项目	值	说明
$D*$	9.0 kGy	D^* 是三批 d^* 的中值，任一批次有一个 d^* 超过中值 d^* 为 5.0 kGy 或更大时除外。若发现例外，D^* 为批次 d^* 的最大值
CD^* 批	批次 1	CD^* 批是有 d^* 等于 D^* 的那个批次，若有多于一个 d^* 等于 D^*，则随机选一个作为 CD^* 批

11.2.2.3　步骤 3：完成验证剂量试验

步骤 3 试验值列于表 19 中。

表 19　步骤 3 的计算

项目	值	说明
D^*	9.0 kGy	来自步骤 2
DD^*	8.0 kGy	DD^* 是步骤 3 中实施的实际剂量。若该剂量小于 D^* 的 +1.0 kGy 或 +10%（取其较大值），则 DD^* 可以接受
CD^*	2	D^* 是在步骤 3 中无菌试验的阳性数
FNP	8.0 kGy	如果 CD^* 阳性数≤2，FNP=DD^*； 如果 2<CD^* 阳性数<10，FNP=DD^* +2.0 kGy； 如果 9<CD^* 阳性数<16，FNP=DD^* +4.0 kGy； 如果 CD^* 阳性数>15，D^* 应该重新确定

11.2.2.4　步骤 4 和步骤 5：结果的考虑和建立灭菌剂量

建立灭菌剂量的计算见表 20。

表 20　步骤 4 建立灭菌剂量的计算

项目	值	说明
CD^*	2	来自步骤 3 试验
DD^*	8.0 kGy	来自步骤 3 试验
FNP	8.0 kGy	来自步骤 3 试验
FFP	1.95 kGy	来自步骤 2 试验
FNP-FFP	6.05 kGy	例如： FNP−FFP=8.0 kGy−1.95 kGy=6.05 kGy **注：** FNP−FFP <0，则设 FNP−FFP=0
DS	3.21 kGy	当 FNP−FFP<10 时，DS=2+0.2(FNP−FFP)[式(3)] 当 FNP−FFP 为 10 或更大时，DS=0.4(FNP−FFP)[式(4)] 例如： DS =2 kGy+0.2×6.05 kGy =3.21 kGy

表 20（续）

项目	值	说明
D^{**}	9.0 kGy	$D^{**}=DD^{*}+(\lg CD^{*})(DS)$[式(5)] 注：若 $CD^{*}=0$，则设 $\lg CD^{*}=0$ 例如： $D^{**}=8.0\ \text{kGy}+\lg 2\times 3.21\ \text{kGy}$ $=8.0\ \text{kGy}+0.301\ 0\times 3.21\ \text{kGy}$ $=8.97\ \text{kGy}$ $=9.0\ \text{kGy}$
SAL	10^{-6}	由步骤 1 决定
SIP	1.0	由步骤 1 决定
SAL10^{-6}的灭菌剂量	21.8 kGy	灭菌剂量 $=D^{**}+(-\lg\text{SAL}-\lg\text{SIP}-2)(DS)$[式(6)] 例如： 灭菌剂量 $=9.0\ \text{kGy}+(6-0-2)\times 3.21\ \text{kGy}$ $=9.0\ \text{kGy}+4\times 3.21\ \text{kGy}$ $=21.8\ \text{kGy}$

11.2.3 方法 2A(SIP＜1.0)的实例

11.2.3.1 步骤 1：选择 SAL 和获得产品样品

11.2.3.1.1 产品最终满足 SAL10^{-3}的要求。但产品太大，试验不易实施，剂量设定中使用产品的一部分(SIP＜1.0)，从三批产品中的每一批随机抽取 300 件产品单元。

11.2.3.1.2 增量剂量试验产品的分配见表 21。

表 21 各种增量剂量的辐照样本数

批次序号	靶增量剂量 kGy									步骤 3 的试样数	样本总数
	0	2	4	6	8	10	12	14	16		
1	20	20	20	20	20	20	20	20	20	100	300
2	20	20	20	20	20	20	20	20	20	100	300
3	20	20	20	20	20	20	20	20	20	100	300

11.2.3.2 步骤 2：完成增量剂量试验

表 22 提供了增量剂量系列资料的例子，而表 23 为各种计算。

表 22　增量剂量实验的典型资料(20 套个别产品单元无菌试验的阳性数)

批次序号	项目	靶剂量 kGy									
		0	2	4	6	8	10	12	14	16	18
1	实施剂量 kGy	0.0	1.8	3.7	6.3	7.8	10.9	12.8	14.2	15.2	18.0
	阳性数	20	17	1	0	0	0	0	0	0	0
2	实施剂量 kGy	0.0	1.5	3.9	5.7	8.5	9.9	11.3	14.5	17.3	18.4
	阳性数	20	20	3	0	0	0	0	0	0	0
3	实施剂量 kGy	0.0	2.5	3.5	6.1	7.3	10.2	12.4	12.7	14.8	17.7
	阳性数	20	9	0	1	0	0	0	0	0	0

注 1：单独实施试验的剂量小于靶剂量±1.0 kGy 或±10%，取其中较大的值。

注 2：当对未辐射的 SIPs 做无菌试验时，每批样本至少有 17 个阳性。

表 23　步骤 2 的计算

项目	值	说明
批次 1 的 ffp 批次 2 的 ffp 批次 3 的 ffp	1.8 kGy 3.9 kGy 2.5 kGy	一个批次的 ffp 是指第一个使 20 个单元产品至少有一个为无菌的(即试样是阴性)首次增量剂量
A	0.79 kGy	找出中值 ffp 的最小无菌试样阳性数并使用表 7 确定 A。 例如，中值 ffp(2.5 kGy)阳性数为 9，因此，A 为 0.79 kGy
FFP	1.71 kGy	FFP 为三批 ffp 的中值减 A。 例如，FFP=2.5 kGy−0.79 kGy=1.71 kGy
批次 1 的 d^* 批次 2 的 d^* 批次 3 的 d^*	6.3 kGy 5.7 kGy 6.1 kGy	每批次的 d^* 是 a)或 b)的剂量，其中： a)　为发生两个连续 0/20 阳性的首次增量剂量，随后的阳性数不多于 1 个； b)　为发生 1/20 阳性的首次增量剂量，紧接前后的是 0/20 个阳性，随后的全部为阴性
D^*	6.1 kGy	D^* 为三批 d^* 的中值，当任一批次有一个 d^* 超过中值 d^* 5 kGy 或更多除外。若发现这种例外，D^* 为批次 d^* 的最大值
CD^* 批	批次 3	CD^* 批为有 d^* 等于 D^* 的批次。若多于一个 d^* 等于 D^*，则随机选择这些批次之一作为 CD^* 批

11.2.3.3　步骤 3：完成验证剂量试验

步骤 3 试验值列于表 24 中。

表 24 步骤 3 的计算

项目	值	说明
D^*	6.1 kGy	来自步骤 2 试验
DD^*	5.5 kGy	DD^* 为在步骤 3 中实施的实际剂量。若该剂量小于 D^* 的 +1.0 kGy 或 +10%(取其较大值),则 DD^* 剂量可以接受
CD^*	2	CD^* 为在步骤 3 中无菌试验的阳性数
FNP	5.5 kGy	如果 CD^* 阳性数≤2,FNP=DD^*; 如果 2<CD^* 阳性数<10,FNP=DD^* +2.0 kGy; 如果 9<CD^* 阳性数<16,FNP=DD^* +4.0 kGy; 如果 CD^* 阳性数>15,D^* 应该重新确定。

11.2.3.4 步骤 4 和步骤 5:结果的考虑和建立灭菌剂量

建立灭菌剂量的计算见表 25。

表 25 步骤 4 建立灭菌剂量的计算

项目	值	说明
CD^*	2	来自步骤 3 试验
DD^*	5.5 kGy	来自步骤 3 试验
FNP	5.5 kGy	来自步骤 3 试验
FFP	1.71 kGy	来自步骤 2 试验
FNP−FFP	3.79 kGy	例如,FNP−FFP=5.5 kGy−1.71 kGy=3.79 kGy **注:** 若 FNP−FFP<0,则设 FNP−FFP=0
DS	2.76 kGy	当 FNP−FFP<10 时,DS= 2+ 0.2(FNP−FFP)[式(3)] 当 FNP−FFP 大于或等于 10 时,DS=0.4(FNP−FFP)[式(4)] 例如,DS=2 kGy+0.2×3.79 kGy=2.76 kGy
D^{**}	6.3 kGy	$D^{**}=DD^*+(\lg CD^*)(DS)$ [式(5)] **注:** 若 CD^* 等于 0,则设 $\lg CD^*=0$ 例如,D^{**}=5.5 kGy+lg2×2.76 kGy =5.5 kGy+0.301 0×2.76 kGy =6.33 kGy=6.3 kGy
SAL	10^{-3}	由步骤 1 决定
SIP	0.05	由步骤 1 决定
10^{-3}SAL 的灭菌剂量	12.7 kGy	灭菌剂量=D^{**}+(−lgSAL−lgSIP−2)(DS) [式(6)] 例如,灭菌剂量=6.3 kGy+(3+1.301−2)×2.76 kGy =6.3 kGy+2.301×2.76 kGy =12.65 kGy =12.7 kGy

11.2.4 方法 2B 的实例

11.2.4.1 步骤 1:选择 SAL 和获得产品样品

11.2.4.1.1 产品满足 SAL10^{-6}的要求,剂量设定中使用完整的产品(SIP=1.0),在第一步中,从三批产品中的每一批随机抽取 260 件产品单元。

11.2.4.1.2 增量剂量试验产品的分配见表 26。

表 26 各种增量剂量的辐照样本数

批次序号	靶增量剂量 kGy									步骤 3 的试样数	样本总数
	2	4	6	8	10	12	14	16	18		
1	20	20	20	20	20	20	20	20	20	100	260
2	20	20	20	20	20	20	20	20	20	100	260
3	20	20	20	20	20	20	20	20	20	100	260

11.2.4.2 步骤 2:完成增量剂量试验

表 27 提供了增量剂量系列资料的例子,而表 28 为各种计算。

表 27 增量剂量试验资料

批次序号	项目	靶剂量 kGy							
		1	2	3	4	5	6	7	8
1	实施剂量 kGy	1.2	2.4	3.3	4.4	4.6	6.4	6.3	7.8
	阳性数	13	2	0	0	0	0	0	0
2	实施剂量 kGy	1.1	1.5	2.6	3.8	5.2	5.9	7.2	8.3
	阳性数	8	7	1	0	0	0	0	0
3	实施剂量 kGy	1.0	2.2	2.6	3.7	5.2	6.1	7.7	8.8
	阳性数	12	4	0	1	0	0	0	0

表 28 步骤 2 的计算

项目	值	说明
批次 1 的 ffp 批次 2 的 ffp 批次 3 的 ffp	1.2 kGy 1.1 kGy 1.0 kGy	一个批次的 ffp 是指第一个使 20 个单元产品至少有一个为无菌的(即试样是阴性)首次增量剂量
A	0.44 kGy	找出中值 ffp 的最小无菌试样阳性数并使用表 8 确定 A。 例如,中值 ffp(1.1 kGy)阳性数为 8,因此,A 为 0.44 kGy

表 28（续）

项目	值	说明
FFP	0.66 kGy	FFP 为三批 ffp 的中位数减 A。 例如，FFP=1.10 kGy−0.44 kGy=0.66 kGy
批次 1 的 d^* 批次 2 的 d^* 批次 3 的 d^*	3.3 kGy 3.8 kGy 3.7 kGy	每批次的 d^* 是 a)或 b)的剂量，其中： a) 为发生两个连续 0/20 阳性的首次增量剂量最小值，随后的阳性数不多于 1 个； b) 为发生 1/20 阳性的首次增量剂量，紧接前后的是 0/20 个阳性，随后全部为阴性
D^*	3.7 kGy	D^* 为三批 d^* 的中值
CD^* 批	批次 3	CD^* 批为 d^* 等于 D^* 的批次。若多于一个 d^* 等于 D^*，则随机选择这些批次之一作为 CD^* 批

11.2.4.3 步骤 3：完成验证剂量试验

步骤 3 试验值列于表 29 中。

表 29 步骤 3 的计算

项目	值	说明
D^*	3.7 kGy	来自步骤 2 试验
DD^*	3.4 kGy	DD^* 为在步骤 3 中实施的实际剂量。若该剂量小于 D^* 的+1.0 kGy 或+10%(取其较大值)，则 DD^* 剂量可以接受
CD^*	3	为在步骤 3 中无菌试验的阳性数
FNP	5.4 kGy	如果 CD^* 阳性数≤2，FNP=DD^*； 如果 2<CD^* 阳性数<10，FNP=DD^* +2.0 kGy； 如果 9<CD^* 阳性数<16，FNP=DD^* +4.0 kGy； 如果 CD^* 阳性数>15，D^* 应该重新确定； 例如：FNP=DD^* +2.0 kGy= 3.4 kGy+2.0 kGy= 5.4 kGy **注**：FNP 不超过 5.5 kGy。

11.2.4.4 步骤 4 和步骤 5：结果的考虑和建立灭菌剂量

建立灭菌剂量的计算见表 30。

表 30 步骤 4 建立灭菌剂量的计算

项目	值	说明
CD^*	3	来自步骤 3 试验
DD^*	3.4 kGy	来自步骤 3 试验
FNP	5.4 kGy	来自步骤 3 试验
FFP	0.66 kGy	来自步骤 2 试验

表 30(续)

项目	值	说明
FNP−FFP	4.74 kGy	例如:FNP−FFP=5.4 kGy−0.66 kGy= 4.74 kGy 如果(FNP−FFP)<0,设 FNP−FFP=0
DS	2.55 kGy	*DS*=1.6 kGy+0.2(FNP−FFP)[式(8)] 例如: *DS* =1.6 kGy+0.2×4.74 kGy =2.55 kGy
D^{**}	4.6 kGy	$D^{**}=DD^{*}+(\lg CD^{*})(DS)$[式(5)] 若 CD^{*} 等于 0,则设 $\lg CD^{*}=0$。 例如: D^{**}=3.4 kGy+lg3×2.55 kGy =3.4 kGy+0.477 1×2.55 kGy =4.62 kGy =4.6 kGy
SAL	10^{-6}	由步骤 1 决定
SIP	1.0	步骤 1 要求
10^{-3}SAL 的灭菌剂量	14.8 kGy	灭菌剂量=$D^{**}+(-\lg\text{SAL}-2)(DS)$[(式 9)] 例如: 灭菌剂量=4.6 kGy+(6−2) ×2.55 kGy =4.6 kGy+4×2.55 kGy =14.8 kGy

11.3 VD_{max}方法的实例

VD_{max}^{25}方法的一个实例列于表 31。实例中,剂量设定检验需处理样品太多,所以使用样品份额(SIP<1.0)。表 32 是 VD_{max}^{15}方法的实例,这要求使用完整产品(SIP=1.0)测试。

表 31 VD_{max}^{25}证实(SIP < 1.0)

项目	值	说明
步骤 1		
SAL	10^{-6}	该方法证实 25 kGy 作为灭菌剂量能达到 10^{-6}的最大无菌保证水平
SIP	0.5	无菌试验的样品太大,试验选择样品的 1/2
样本数	40	批产品中每批抽取 10 件产品单元用于确定生物负载,再加 10 件即为验证剂量试验样本数
步骤 2		
SIP 生物负载总平均	59	3 批产品的样品份额生物负载分别是 50、62、65,其样品份额的总平均生物负载即为 59

表 31（续）

项目	值	说明
生物负载总平均	118	每批次全部产品的平均生物负载计算如下： 50/0.5＝100 62/0.5＝124 65/0.5＝130 总平均生物负载是 118。没有单独批次的生物负载是总平均生物负载 118 的两倍。所以总平均生物负载用来计算验证剂量
步骤 3		
验证剂量	8.1 kGy	使用表 9 获得验证剂量。表中未列出生物负载 118，使用最近的且大于 118 的生物负载 120。SIP＝1.0 的 VD_{max}^{25} 剂量的计算公式： SIP VD_{max}^{25}＝(SIP＝ 1.0 VD_{max}^{25})＋(SIP 剂量减少因子×lg SIP)[式(10)] SIP VD_{max}＝9.0 kGy＋2.91 kGy×lg 0.5＝8.1 kGy
步骤 4		
无菌试验结果	0 个阳性	实施给任何一个样品的最高剂量是 8.7 kGy，其算术平均值是 7.9 kGy。实施给样品的剂量在规定范围内
灭菌剂量	25 kGy	满足无菌试验阳性数不多于 1 个，无菌试验结果是可接受的。所以，25 kGy 被证实

表 32　VD_{max}^{15} 证实(SIP＝1.0)

项目	值	说明
步骤 1		
SAL	10^{-6}	该方法证实 15 kGy 作为灭菌剂量能达到 10^{-6} 的最大无菌保证水平
SIP	1.0	试验选用完整样品
样本数	40	3 批产品中每批抽取 10 件产品单元用于确定生物负载，再加 10 件即为验证剂量试验样本数
步骤 2		
生物负载总平均	0.73	3 批产品的样品份额生物负载分别是 0.8、0.7、0.7，其样品份额的总平均生物负载即为 0.73。没有单独批次的生物负载是总平均生物负载 0.73 的两倍。所以总平均生物负载用来计算验证剂量
步骤 3		
验证剂量	2.3 kGy	使用表 10 获得验证剂量。表中未列出生物负载 0.73，使用最近的且大于 0.73 的生物负载 0.8
步骤 4		
无菌试验结果	0 个阳性	实施给任何一个样品的最高剂量是 2.5 kGy，其算术平均值是 2.3 kGy。实施给样品的剂量在规定范围内
灭菌剂量	15 kGy	满足无菌试验阳性数不多于 1 个，无菌试验结果是可接受的。因此，15 kGy 被证实

11.4 用方法1进行剂量建立的灭菌剂量审核的实例，得到所需的灭菌剂量的增加

方法1的灭菌剂量审核程序对使用 SIP=1.0 或 SIP≥1.0 是相同的。

下面的实例是表13实例的继续，这里产品灭菌剂量建立最终使用 $SAL10^{-3}$，步骤2原始剂量设定试验中，平均生物负载为382；步骤3中获得的验证剂量为9.7 kGy；步骤5中灭菌剂量建立为12.9 kGy。

表33是灭菌剂量建立后执行第一次灭菌剂量审核的实例。

表33 灭菌剂量审核要求的增加如下

项目	值	说明
步骤1		
审核阳性数	4个阳性	在灭菌剂量审核中的无菌试验阳性数。大于2个阳性，所以灭菌剂量需要立即增加
最大审核剂量	9.5 kGy	最大审核剂量不超过原始验证剂量的10%
步骤2		
E	11.5 kGy	E 值用式(11)求出： E=最大审核剂量+2 kGy [式(11)] E=9.5 kGy+2 kGy=11.5 kGy
$E-1$	10.5 kGy	11.5 kGy−1.0 kGy=10.5 kGy $E-1>9$
外推因子	4.2 kGy	当 $9<E-1<16$ 时用式(14)计算外推因子： 外推因子=0.4(E−1)[式(14)] 外推因子=0.4×10.5 kGy= 4.2 kGy
步骤3		
调整剂量	12.0 kGy	计算调整剂量用式(15)： 调整剂量=最大审核剂量+lg（“审核的阳性数”）(外推因子)[式(15)] 调整剂量= 9.5 kGy+lg4×4.2 kGy=12.0 kGy
SAL	10^{-3}	这个例子，产品最终使用 $SAL10^{-3}$
SIP	1.0	原始验证剂量试验和剂量审核选用完整样品
步骤4		
增加的灭菌剂量	16.2 kGy	计算增加的灭菌剂量用式(16)： 增加的灭菌剂量=调整剂量+(−lgSAL−lgSIP−2)(外推因子)[式(16)] 增加的灭菌剂量=12.0 kGy +(−lg10^{-3}−lg1−2)×4.2 kGy =16.2 kGy

11.5 用方法2A进行剂量建立的灭菌剂量审核的实例，得到所需的灭菌剂量的增加

方法2A(SIP=1.0)、方法2A(SIP<1.0)、方法2B的灭菌剂量审核程序是相同的。

表34的实例是使用方法2A建立产品灭菌原始剂量为21.8 kGy。在原始剂量设定试验中使用完整样品(SIP=1.0)；在步骤1中选择 $SAL10^{-6}$，步骤4中获得的 DD^* 是9.0 kGy。

表 34　灭菌剂量审核要求的增加如下

项目	值	说明
步骤 1		
审核阳性数	7	在灭菌剂量审核中的无菌试验阳性数。大于 2 个阳性，所以灭菌剂量需要立即增加
最大审核剂量	6.5 kGy	最大审核剂量不超过原始验证剂量的 10%
步骤 2		
E	8.5 kGy	E 值用式(11)求出： E＝最大审核剂量＋2.0 kGy［式(11)］ E＝6.5 kGy＋2.0 kGy＝8.5 kGy
$E-1$	7.5 kGy	11.5 kGy－1.0 kGy＝10.5 kGy $E-1<10$
外推因子	3.5 kGy	当 $E-1<10$ 时用式(13)计算外推因子： 外推因子＝2＋0.2($E-1$)［式(14)］ 外推因子＝2＋0.2×7.5 kGy＝3.5 kGy
步骤 3		
调整剂量	9.5 kGy	计算调整剂量用式(15)： 调整剂量＝最大审核剂量＋lg(“审核的阳性数”)(外推因子)［式(15)］ 调整剂量＝ 6.5 kGy＋lg7×3.5 kGy＝9.5 kGy
SAL	10^{-6}	这个例子，产品最终使用 SAL10^{-6}
SIP	1.0	原始验证剂量试验和剂量审核选用完整样品
步骤 4		
增加的灭菌剂量	23.5 kGy	计算增加的灭菌剂量用式(16)： 增加的灭菌剂量＝调整剂量＋(－lgSAL－lgSIP－2(外推因子)［式(16)］ 增加的灭菌剂量＝9.5 kGy ＋(－lg10^{-6}－lg1－2)×3.5 kGy＝ 23.5 kGy

11.6　用方法 VD_{max}^{25} 进行剂量设定的灭菌剂量审核的实例

方法 VD_{max}^{25} 的灭菌剂量审核程序对使用 SIP＝1.0 或 SIP≤1.0 是相同的。表 35 是灭菌剂量设定后执行第一次灭菌剂量审核的实例。

表 35　VD_{max}^{25} 剂量审核(审核不可接受和增量)

项目	值	内容
灭菌剂量审核		
步骤 1		
样本数	20	从单独产品批获得 20 个产品单元
步骤 2		
SIP	0.5	原 25 kGy 证实试验使用 SIP＝0.5
样品份额总平均生物负载	354	测试 10 个 SIP 的平均生物负载为 354

表 35（续）

项目	值	内容
总平均生物负载	708	完整产品的总平均生物负载计算如下： 354/0.5＝708
步骤 3		
审核验证剂量	8.1 kGy	原 25 kGy 证实试验所用的验证剂量为 8.1 kGy。 用此剂量下对 10 个 SIP 进行辐照
步骤 4		
无菌试验的结果	2 阳性	实施给任何一个样品的最高剂量是 8.7 kGy，其算术平均值是 8.3 kGy。实施给样品的剂量在规定范围内。无菌试验阳性数为 2 个，要求实施一次验证剂量审核
验证灭菌剂量审核		
步骤 1		
样本数	10	从单独产品批获得额外的 10 个产品单元
步骤 2		
审核验证剂量	8.1 kGy	证实灭菌剂量审核的剂量和原始验证剂量相同。 用此剂量下对 10 个 SIP 进行辐照
步骤 3		
无菌试验的结果	1 个阳性	实施给任何一个样品的最高剂量是 8.9 kGy，其算术平均值是 7.9 kGy。实施给样品的剂量在规定范围内。由于证实灭菌剂量审核的无菌试验中有 1 个阳性，使得两次验证剂量试验的无菌试验共有 3 个阳性，造成了灭菌剂量审核不被接受。25 kGy的灭菌剂量应该立即增加同时灭菌剂量需要选择一个方法重新建立（例如方法 2）
剂量增量		
总平均生物负载	708	完整产品的总平均生物负载用来获得增加的灭菌剂量
增加值	3.4 kGy	总平均生物负载和表 11 用来计算剂量增加值。表中未列出生物负载 708，使用最近的且大于 708 的生物负载 750
增加的灭菌剂量	28.4kGy	计算增加的灭菌剂量用下列公式： 增加的灭菌剂量（kGy）＝25 kGy＋剂量增加值［式（18）］ 增加的灭菌剂量（kGy）＝25 kGy＋3.4 kGy＝28.4 kGy

参 考 文 献

[1] GB 18280—2000 医疗保健产品灭菌 确认和常规控制要求 辐射灭菌

[2] GB/T 18280.3—2015 医疗保健产品灭菌 辐射 第3部分:剂量测量指南

[3] ISO/TS 11139:2006 Sterilization of health care products—Vocabulary

[4] AAMI Recommended Practice, RS:1984, Process control guidelines for gamma radiation sterilization of medical devices. Arlington VA, AAMI, 1984.

[5] AAMI TIR27:2001, Sterilization of Health Care Products—Radiation Sterilization—Substantiation of 25 kGy as a Sterilization dose—Method VD_{max}, Arlington VA, AAMI, 2001.

[6] ANSI/AAMI ST32:1991, second edition of AAMI RS Guideline for Gamma Radiation Sterilization, Arlington VA, AAMI, 1991.

[7] NHB 5340.1A, October 1968, The Microbiological Examination of Space Hardware, National Aeronautics and Space Administration, Washington, DC 20546.

[8] DAVIS, K.W., STRAWDERMAN, W.E., MASEFIELD, J. and WHITBY, J.L. DS gamma radiation dose setting and auditing strategies for sterilizing medical devices, in: Gaughran, E.R. L., and Morrissey, R.F., (edS.), Sterilization of medical products, Vol. 2. Montreal: Multiscience Publications Ltd., 1981; pp. 34-102.

[9] DAVIS, K.W., STRAWDERMAN, W.E. and WHITBY, J.L. The rationale and computer evaluation of a gamma sterilization dose determination method for medical devices using a substerilization incremental dose sterility test protocol, J. Appl. Bact. 1984; 57; pp. 31-50.

[10] FAVERO, M. Microbiologic Assay of Space Hardware, Environmental Biology and Medicine. 1971;1:27-36.

[11] HERRING, C. dose audit failures and dose augmentation, Radiat. Phys. Chem. 1999; 54; pp. 77-81.

[12] HERRING, C., BRANDSBERG, J., OXBORROW, G. and PULEO, J. Comparison of media for detection of fungi on spacecraft, Applied Microbiology, 1974; 27(3); pp. 566-569.

[13] KOWALSKI, J., AOSHUANG, Y. and TALLENTIRE, A. Radiation sterilization—Evaluation of a new method for substantiation of 25 kGy, Radiat. Phys. Chem. 2000; 58; pp. 77-86.

[14] KOWALSKI, J. and TALLENTIRE, A. Substantiation of 25 kGy as a sterilization dose: A rational approach to establishing verification dose, Radiat. Phys. Chem. 1999; 54; pp. 55-64.

[15] KOWALSKI, J. and TALLENTIRE, A. Aspects of putting into practice VD_{max}, Radiat. Phys. Chem. 2003;67; pp. 137-141.

[16] KOWALSKI, J. et al. Field evaluations of the VD_{max} approach for substantiation of a 25 kGy sterilization dose and its application to other preselected doses, Radiat. Phys. Chem. 2002; 64; pp. 411-416.

[17] TALLENTIRE, A. Aspects of microbiological control of radiation sterilization, J. Rad. Ster. 1973; 1;pp. 85-103.

[18] TALLENTIRE, A., DWYER, J. and LEY, F.J. Microbiological control of sterilized products. Evaluation of model relating frequency of contaminated items with increasing radiation treatment, J. Appl. Bact.1971; 34; pp. 521-34.

[19] TALLENTIRE, A. and KHAN, A.A. The sub-process dose in defining the degree of sterility assurance. In:Gaughran, E.R.L.; Goudie, A.J. (edS.), Sterilization by ionizing radiation, Vol.

2. Montreal: Multiscience Publications Ltd., 1978; pp. 65-80.

[20] WHITBY, J.L. and GELDA, A.K. Use of incremental doses of cobalt 60 radiation as a means to determine radiation sterilization dose, J. Parent. drug Assoc. 1979; 33; pp. 144-55.

[21] ISO 14971 Medical devices—Application of risk management to medical devices

---

ICS 11.080.01
C 47

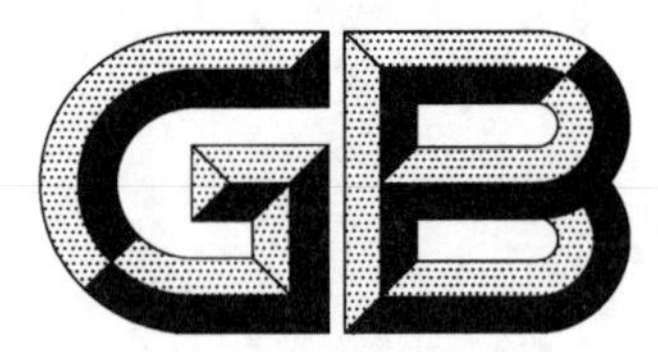

中华人民共和国国家标准

GB/T 18280.3—2015/ISO 11137-3:2006
部分代替 GB 18280—2000

医疗保健产品灭菌 辐射 第3部分:剂量测量指南

Sterilization of health care products—Radiation—Part 3:Guidance on dosimetric aspects

(ISO 11137-3:2006,IDT)

2015-12-31 发布　　2018-01-01 实施

中华人民共和国国家质量监督检验检疫总局
中国国家标准化管理委员会　发布

前　言

GB/T 18280《医疗保健产品灭菌　辐射》由以下3部分组成:

——第1部分:医疗器械灭菌过程的开发、确认和常规控制要求;

——第2部分:建立灭菌剂量;

——第3部分:剂量测量指南。

本部分为GB/T 18280的第3部分。

本部分按照GB/T 1.1—2009给出的规则起草。

本部分部分代替GB 18280—2000《医疗保健产品灭菌　确认和常规控制要求　辐射灭菌》,与GB 18280—2000相比,本部分内容由GB 18280—2000附录C发展而来,主要技术内容变化如下:

——增加了建立灭菌剂量的介绍;

——增加了安装鉴定、运行鉴定和性能鉴定的要求;

——增加了常规监测和控制的要求。

本部分使用翻译法等同采用ISO 11137-3:2006《医疗保健产品灭菌　辐射　第3部分:剂量测量指南》(英文版)。

与本部分规范性引用的国际文件有一致性对应关系的我国文件如下:

——GB 18280.1—2015　医疗保健产品的灭菌　辐射　第1部分:医疗器械灭菌过程的开发、确认和常规控制要求(ISO 11137-1:2006,IDT)

——GB 18280.2—2015　医疗保健产品的灭菌　辐射　第2部分:建立灭菌剂量(ISO 11137-2:2006,IDT)

请注意本文件的某些内容可能涉及专利。本文件的发行机构不承担识别这些专利的责任。

本部分由国家食品药品监督管理总局提出。

本部分由全国消毒技术与设备标准化技术委员会(SAC/TC 200)归口。

本部分起草单位:北京市射线应用研究中心、深圳市金鹏源辐照技术有限公司、国家食品药品监督管理局广州医疗器械质量监督检验中心。

本部分主要起草人:胡金慧、陈强、吴伟荣、曾明生、鲍矛、胡洋。

本部分所代替标准的历次版本发布情况为:

——GB 18280—2000。

引　言

剂量测量能力是辐射灭菌不可分割的部分。剂量测量贯穿于灭菌过程开发、确认和常规监测的各个阶段。应证明的是，剂量测量可溯源到某个国家或国际标准；测量不确定度以及剂量计响应受温度、湿度和其他环境因素影响已经被证实或并被考虑。以剂量测量结果为依据建立并应用于过程参数的设置。本部分提供了灭菌过程全过程剂量测量应用指南。

ISO 11137-1 对具有一定微生物活性的医疗器械的灭菌提供合适的辐射灭菌过程。并且按照标准中要求进行辐射有助于确保这种过程是可靠并可重复的，使其在合适的置信度内达到预期的效果，即灭菌后产品中仅有很小微生物存活概率。

GB/T 19001 规定了质量管理系统中对于设计、开发、生产、安装和维护的一般要求。YY/T 0287 规定了质量管理系统中对于医疗器械的特定要求。对于某些制造或再加工的过程，质量管理系统标准认为不能完全通过对产品随后的检验来验证过程的有效性。灭菌就是这样一个例子。因此，灭菌过程需要经过确认才能使用，灭菌过程的性能应常规监测和灭菌设备应维护。

ISO 11137-1 和 ISO 11137-2 规定了剂量测量的相关要求。本部分给出这些要求的指南。给出的指南不是规范性的，不作为检查清单提供给审核员。指南提供了符合要求的说明和合适的方法。如果指南以外的方法能有效地满足 ISO 11137-1 的要求，这些方法也可以使用。

医疗保健产品灭菌
辐射　第3部分:剂量测量指南

1　范围

GB/T 18280 的本部分是 GB 18280 的第 1 部分和第 2 部分中与剂量测量相关的指南。描述了辐射灭菌过程的开发、确认和常规控制相关的剂量测量程序。

2　规范性引用文件

下列文件对于本文件的应用是必不可少的。凡是注日期的引用文件,仅注日期的版本适用于本文件。凡是不注日期的引用文件,其最新版本(包括所有的修改单)适用于本文件。

ISO 11137-1　医疗保健产品灭菌　辐射　第 1 部分:医疗器械灭菌过程的开发、确认和常规控制要求(Sterilization of health care products—Radiation—Part 1: Requirements for development, validation and routine control of a sterilization process for medical devices)

ISO 11137-2:2006　医疗保健产品灭菌　辐射　第 2 部分:建立灭菌剂量(Sterilization of health care products—Radiation—Part 2:Establishing the sterilization dose)

3　术语和定义

ISO 11137-1 和 ISO 11137-2 界定的以及下列术语和定义适用于本文件。

3.1

剂量测量系统　dosimetry system

用于确定吸收剂量的系统,包括剂量计、测量仪器、相关参考标准和供该系统使用的程序。

[ISO/TS 11139:2005]

4　剂量测量

医疗器械辐射灭菌吸收剂量的测量用水吸收剂量来表达。剂量测量系统按照水吸收剂量进行校准。在本部分中,吸收剂量被称作为剂量。

5　剂量测量系统的选择和校准

5.1　总则

用于监测辐照产品的剂量测量系统,在整个的剂量测量范围应能够提供准确和精确的结果。

5.2　剂量测量系统的选择

5.2.1　在辐射灭菌过程中灭菌剂量建立、确认和常规控制中都需要测量剂量,不同的剂量测量系统用于不同的任务。例如,在灭菌剂量建立中,验证的剂量范围或增量剂量实验要求可能超过灭菌剂量测量系统本身推荐(和校准)的操作剂量范围。在这种情况下,应该选择另外的系统。

5.2.2 辐射灭菌中合适的剂量测量系统选择指南可以参照 ISO/ASTM 51261。剂量测量系统的特性和应用程序见参考文献中列出的 ISO/ASTM 规范。

5.3 剂量测量系统的校准

5.3.1 在 ISO 11137-1 中要求,剂量测量应溯源到适当的国家标准或国际标准,且不确定度已知。因此,宜对测量系统的所有重要不确定度来源和大小进行评估。

5.3.2 辐射灭菌剂量测量系统的校准是很重要的工作。大多数系统的响应受到辐照和测量条件的影响(例如:温度、湿度、剂量率和辐射与测量的时间间隔)。另外,这些条件经常相互影响,且随不同批次的剂量计而改变。因此,校准宜在尽可能接近实际使用条件的情况下进行。这意味着每个辐照装置都需要校准,而且剂量计生产商提供的校准结果未经额外的试验验证是不能被接受的。

5.3.3 为了保证溯源到国家或国际标准,宜选择公认的国家计量院或经过认可符合 ISO/IEC 17025 的校准实验室或具有等同资格的机构。未经正式认可或认证的实验室提供的校准证书不足以作为溯源到国家或国际标准的证据,应提供额外的证明性文件。

5.3.4 准确剂量测量的能力依赖于整个剂量测量系统的校准和性能的一致性。这意味着不仅仅是剂量计,所有测量程序相关的设备都应受到控制,并对其性能进行验证。

5.3.5 在 ISO/ASTM 51261 中给出了详细的校准过程。在 ISO/ASTM 51707 中给出了估计和报告测量不确定度的信息。其余的指南由 Sharpe 和 Miller 给出[19]。

6 建立最大可接受剂量

6.1 最大可接受剂量建立的试验应通过对产品或样品辐照远大于实际过程所预期的辐射剂量来实现。在灭菌过程中得到的最大剂量值,受辐照装置性能和产品装载模式的影响。因此,辐射装置或装载模式的改变将导致产品最大剂量的改变。

6.2 用于产品或样品检测的辐照位置宜确保剂量确定的准确度,并与实际情况保持一致。用于常规灭菌过程的辐照容器内通常有较大的剂量范围,使得检测目的失去意义。如果使用常规的辐照容器,检测产品宜置于产品所接受的最小吸收剂量范围。

6.3 产品或材料检测要求的剂量可能会超过有效的剂量计系统的校准范围,在这种情况下剂量可以按一定剂量增量进行辐照,同时监测每一个剂量增量,则总剂量等于各增量剂量的和。

7 建立灭菌剂量

7.1 灭菌剂量的建立方法(见 ISO 11137-2)要求产品或其部分(样品份额,SIP),在规定的公差内接受的辐照。用于监测上述剂量的剂量测量系统应能够在整个剂量范围内提供精确和准确的测量。为了避免影响剂量设定或剂量证实方法的结果,使用的剂量测量系统须足够精确,以确保测量结果在方法规定的公差内。

7.2 剂量设定和证实方法中规定的剂量公差指的是,授予给定产品单元或一定份额样品表面/内部的任何一点上的最大剂量,某些情况下可能是最小剂量。这个要求前提条件是产品的吸收剂量分布是已知的;这就要求获得单个产品单元详细的剂量分布,特别是对电子束辐照。这种剂量分布类似于性能鉴定的要求(见第 10 章)。

7.3 辐照产品装载模式宜选择使单个产品单元以及产品单元之间剂量变化最小的装载模式。有时有必要单独辐射某个产品单元。在特殊情况下,可能需要将产品拆分辐照并重新包装,以达到可接受的剂量范围。与此相关的内容,见 ISO 11137-2:2006 中 5.4.1。

7.4 为了确定产品或产品中各部分的吸收剂量范围,要进行剂量分布测量。要测量剂量分布不必使用与剂量设定中相同的剂量。可以使用更高的剂量能确保剂量测量系统工作在其使用范围中更准确的那部分,从而提高整个剂量分布测量的准确性。

7.5 宜考虑重复测量剂量分布,这样将降低测量的不确定度。

7.6 以剂量设定或剂量证实为目的的γ射线辐照通常使用某一专门为辐照设计的设备,可用于低于灭菌剂量或灭菌设备中常规产品路径以外的限定位置的辐照,例如:在一个旋转小车或一个研究支架上。

7.7 以剂量设定或剂量证实为目的的电子束或X射线辐照通常可以在用于灭菌的设备中进行,可通过降低辐照装置的输出功率和/或增加传送带的速度达到低剂量照射。

7.8 使用电子束辐照时,可以将产品用材料包围以散射电子,从而得到更均匀的剂量分布。

7.9 在剂量验证实验中,要求最高剂量不高于验证剂量的10%。最高剂量是通过辐照时直接测量或按照剂量分布的数据计算获得。如果使用剂量分布的数据,要考虑数据的统计学变化。要实现这种方法可参照文献[20]"γ射线和电子束辐照装置专题"。

7.10 如果最高和最低剂量的算术平均值小于预期验证剂量的90%,则允许重复进行剂量验证实验。最高和最低剂量可通过辐照时直接测量,或按照剂量分布的数据计算获得。

7.11 方法2A和2B(见ISO 11137-2)都要求进行增量剂量实验,在实验中产品进行一系列额定剂量照射,另外要求每一个剂量增量都要进行独立地测量。在每一次剂量增量辐照中,最高剂量要求控制在一个规定的剂量范围内,还要能够通过辐照时直接测量,或按照剂量分布的数据计算获得。如果使用剂量分布的数据,要考虑数据的统计学变化。要实现这种方法可参照文献[20]"γ射线和电子束辐照装置专题"。

7.12 如果增量剂量辐照中最高和最低剂量的算术平均值低于规定范围的下限,则方法2A和2B允许用另外一批产品或一定份额样品重新进行增量剂量辐照。最高和最低剂量能够通过辐照时直接测量,或按照剂量分布的数据计算获得。

8 安装鉴定

8.1 安装鉴定的目的是证明辐照装置已经按照其说明书提供并进行了安装。

8.2 ISO 11137-1对测定电子束或X射线辐照装置的特性有一定的要求。这些特性包括电子束或X射线的能量、平均束流,如合适,还包括扫描宽度和扫描均匀性。特性的详细资料取决于辐照装置的设计和结构。在本部分的8.4和8.5中有一些例子,但还不够详尽。

8.3 确定电子束特性的大多数方法涉及剂量测量,尽管在许多情况下只要求相对测量(例如:扫描宽度的测量)。在仅进行相对测量的情况中,不要求测量的可溯源性。

8.4 对于X射线辐照装置,在安装鉴定过程中,要求测量电子束能量或X射线的能量。在X射线辐照装置设计许可时,通常测量电子束的能量。

8.5 对于电子加速器,宜考虑扫描频率、扫描宽度、脉冲重复频率(对于脉冲加速器)以及传送带速度之间的关系,这与电子束在产品表面的横截面分布有关,以确保有足够的重叠来满足剂量均匀度要求。

8.6 扫描均匀性的特性在许多情况下包括扫描方向和产品运行方向的均匀性的测量。

8.7 电子束特性的测量方法细节可以参照ISO/ASTM 51649,X射线特性的细节可参照ISO/ASTM 51608。

8.8 对于γ辐照装置的安装鉴定没有专门的剂量测量要求。但是,按照辐照装置规定,在安装鉴定过程中有必要进行剂量测量和/或剂量分布测量。剂量测量类似于那些用在运行鉴定中的方法。

9 运行鉴定

9.1 总则

运行鉴定的目的是证明已安装的辐照装置能在标准可接受范围内运行和给予适当的剂量。可通过确定剂量分布的剂量分布实验和确定与剂量分布相关的过程参数来完成。

9.2 γ辐照装置

9.2.1 运行鉴定的剂量分布是用来描述辐照装置的剂量分布和重复性,并用来确定辐照过程中断对剂量的影响。剂量分布宜该通过把剂量计放在满足辐照装置设计尺度并装载密度均匀材料的辐照容器内进行测量。该密度要在辐照装置所用的密度范围内。至少需要进行两个剂量分布实验,一个使用接近辐照装置所适用密度范围下限的材料来进行,另一个用接近密度范围上限的材料来进行。

9.2.2 在每一选定密度下宜对足够数量(至少 3 个)的辐照容器进行剂量分布测量以检测不同容器之间的剂量和剂量分布的差异。根据以前进行的运行鉴定中对同种或类似辐照装置得到的信息确定重复进行剂量分布测量的细节和数量。因此新的辐照装置,比仅仅是对辐射源进行补充后的辐照装置需要进行更多的重复性剂量分布测试。

9.2.3 在运行鉴定的剂量分布测试中,辐照装置需要放置足够数量的辐照容器以有效模拟装满了辐照容器的辐照装置的剂量分布情况。所需数量取决于辐照容器的设计。

9.2.4 单个剂量计,剂量条或剂量片宜布放成三维网格空间,以充分确定整个辐照容器体积内的剂量分布。剂量计的数量取决于辐照容器的尺寸和辐照装置的设计。例如:对一个 1.0 m×1.0 m×0.5 m 尺寸的容器,剂量计可以以 20 cm 的三维网格空间布放(也就是每隔 20 cm)在容器内。对于再次鉴定的剂量分布,先前的实验数据可以用来优化剂量计的布放位置。数学模型方法,例如蒙特卡罗法或点核计算法,也能用来优化剂量计的布放位置。见附录 A。

9.2.5 剂量分布实验获得的数据可以用来确定定时器设定和不同密度材料的容器内某一点的剂量大小之间的关系。这个关系的近似值可以从辐照装置生产厂或数学模型计算得到。剂量分布的数据可以用来修正特定辐照装置的这些近似关系。见附录 A。

9.2.6 为了评估辐照过程中断的影响,宜实施一个独立的剂量分布实验或者进行附加剂量的计算。附加剂量计算的合适性宜通过剂量测量来验证。这可通过辐照一个按上述方式布放的剂量计或剂量条的容器来进行,并且当容器接近源的时候,过程中断时该处的剂量受源移动影响最大。过程中断影响的评估通过对比在正常过程条件下进行的剂量分布实验所获得的数据得到。可能需要进行多次过程中断以准确评估其影响。

9.2.7 一些剂量计的响应受辐照和测量的时间间隔的影响;影响的大小取决于这一时段的温度。过程中断测试中剂量计的测量结果宜把这些影响因素考虑进去。

9.2.8 剂量分布实验宜用来确定当辐照容器内的产品密度改变时对剂量和剂量分布的影响。可接受的密度范围也可以由此来决定。密度改变时对剂量和剂量分布的影响,可以通过连续的辐照两个不同密度的产品,同时对第一个产品密度的最后一个容器和第二个产品密度的第一个容器做剂量分布来确定。这些容器的数据宜和这些材料的均匀剂量分布数据相比较来确定当两个不同密度材料连续辐射时带来的额外剂量变化。

9.2.9 对特殊的传输系统(实验线)或者对于人工放置产品所指定的辐照固定位置(转台),应进行一个单独的剂量分布实验。宜考虑使用此类传送带或位置的条件状况对剂量测量的影响,例如:剂量率和温度。

9.2.10 额外的剂量分布研究可以提供数据以减少或取消在性能鉴定中的剂量分布研究。这些研究例子包括：

a) 在辐照批的末端辐照容器非满载的剂量分布效果；

b) 产品装料在辐照容器的中心，通常用来减小产品在辐照容器内的宽度达到所要求的最大剂量和最小剂量的比值。

辐照容器中非满载所接受的剂量要大于满载，因此在剂量分布实验中剂量计宜放在非满载和接近满载时可能的最大剂量区域。

在辐照容器的中心装料能导致相对满载时剂量大小和剂量分布的改变。在这种情况下，剂量计宜放在可能的最小和最大剂量区域。

9.2.11 在实际产品装载中，运行鉴定剂量分布实验获得的数据通常能够提供最大剂量和最小剂量可能的位置。

9.3 电子束辐照装置

9.3.1 运行鉴定的剂量分布是用来描述辐照装置的剂量分布和重复性，并用来确定过程中断对剂量的影响。剂量分布宜通过把剂量计放在满足辐照容器设计尺度并装填密度均匀材料的辐照容器内进行测量，其密度要在所用辐照装置设计的密度范围内。通常情况下，运行鉴定剂量分布测试只使用一种密度进行，但是，使用多种密度测试可以获得更多的详细信息。例如：对密度接近于辐照装置密度范围界限的材料进行辐照。

9.3.2 对选定的一组运行参数，要辐照足够多的辐照容器（至少 3 个），得出反映各容器之间剂量和剂量分布变异性的剂量分布。根据以前进行的运行鉴定中对同种或类似辐照装置得到的信息确定重复进行剂量分布测量的细节和数量。这意味着辐照装置新安装时比一定时间间隔下进行的再鉴定需要进行更多的重复性剂量分布测试。

9.3.3 正在进行剂量分布测试的辐照容器受到其前后辐照容器中物质的影响。宜评估该影响，并确定其大小。根据辐照装置的设计，可能有必要对填充相似密度材料的前后辐照容器进行剂量分布测试。

9.3.4 剂量计宜按三维阵列布放，包括测试产品的表面。宜有足够多的剂量计用来测量整个辐照容器的剂量分布。剂量计的数量要按照辐照容器的大小、辐照装置的设计和电子加速器的能量来定。

剂量计可以是薄片状、连续的带状剂量计、不连续的剂量计，或不连续的剂量计相互邻接形成带状。

前面实验中获得的数据可以用于优化剂量计的布放位置。数学模型方法，例如蒙特卡罗计算法，也能用来优化剂量计的放置位置。见附录 A。

9.3.5 剂量分布实验获得的数据可以用来确定束流特性、传送速度和填充了已知密度均匀材料的辐照容器内或表面某一点处剂量大小之间的关系。另一方法是用固定几何学对于剂量计定义一个位置，该剂量计随辐照容易移动，但却与辐照容器分离，并由此确定束流特性、传送速度和该处位置剂量大小之间的关系。这个位置可用来定义常规辐照加工过程中的监测位置。

9.3.6 为评价过程中断对剂量的影响，宜进行特定的剂量测量。该影响可通过在过程中断中预期具有最大影响的位置上布放剂量计或剂量计条来确定。这个位置通常位于面对电子束的辐照容器的表面。辐照容器在正常加工条件下辐照，当辐照容器位于束下时出现加工中断，之后过程再次启动，过程中断的影响可通过对比有无过程中断的剂量测量结果来确定。

9.3.7 一些剂量计的响应受辐照和测量间时间间隔的影响；影响的大小取决于这一时段的温度。过程中断测试中剂量计的测量结果宜把这些影响因素考虑进去。

9.3.8 根据辐照装置的设计，剂量分布实验宜用来确定当辐照容器内的产品密度改变时对剂量和剂量分布的影响。可接受的密度范围也可以由此来决定。密度改变时对剂量和剂量分布的影响，可以通过连续的辐照两个不同密度的产品，同时对第一个产品密度的最后一个容器和第二个产品密度的第一个容器做剂量分布来确定。这些容器的数据宜和这些测试材料的均匀剂量分布数据相比较来确定当两个不同密度材料连续辐照时带来的额外剂量变化。

9.3.9 由运行鉴定的剂量分布测试获得的数据能够指出装载产品后最大剂量和最小剂量的位置。

9.4 X射线辐照装置

9.4.1 运行鉴定的剂量分布是用来描述辐照装置的剂量分布和复现性,并用来确定过程中断对剂量的影响。剂量分布宜通过把剂量计放在满足辐照装置设计尺度并装填密度均匀材料的辐照容器内进行测量。该密度要在所用辐照装置的密度范围内。剂量分布测试宜在选定操作参数和材料密度范围内进行,该材料密度宜覆盖辐照产品的操作限值。至少需要进行两个剂量分布测试,一个使用接近辐照装置所要求密度范围下限的材料来进行,另一个用接近密度范围上限的材料来进行。

9.4.2 在每一选定密度下宜对足够数量(至少3个)的辐照容器进行剂量分布测量以检测不同容器之间的剂量和剂量分布的差异。重复进行剂量分布测量的细节和数量受到以前进行的运行鉴定中对同种或类似辐照装置得到的信息量多少的影响。这意味着对于新的辐照装置,比仅仅是对辐射源进行补充后的辐照装置需要进行更多的重复性剂量分布测试。

9.4.3 在运行鉴定的剂量分布测试中,辐照装置需要放置足够数量的辐照容器以有效模拟装满了辐照容器的辐照装置的剂量分布情况。所需数量取决于辐照容器的设计。

9.4.4 单个剂量计,剂量条或剂量片宜布放成三维阵列,以充分确定整个辐照容器体积内的剂量分布。剂量计的数量取决于辐照容器的尺寸和辐照装置的设计和X射线的能量。例如:对一个1.0 m×1.0 m×0.5 m尺寸的容器,剂量计可以以20 cm的三维网格布放(也就是每隔20 cm)在容器内。对于再次鉴定的剂量分布,先前的试验数据可以用来优化剂量计的布放位置。数学模型方法,例如蒙特卡罗法或点核计算法,也能用来优化剂量计的布放位置。见附录A。

9.4.5 剂量分布实验获得的数据可以用来确定束流特性、传送速度和填充了已知密度均匀材料的辐照容器内或表面某一点处剂量大小之间的关系。另一方法是用固定几何学对于剂量计定义一个位置,该剂量计随辐照容易移动,但却与辐照容器分离,并由此确定束流特性、传送速度和该处位置剂量大小之间的关系。这个位置可用来定义常规辐射加工过程中的监测位置。

9.4.6 为评价过程中断对剂量的影响,宜进行特定的剂量测量。该影响可通过在过程中断中预期具有最大影响的位置上布放剂量计或剂量计条来确定。这个位置通常位于面对X射线束的辐照容器的表面。辐照容器在正常加工条件下辐照,当辐照容器位于束下时出现加工中断,之后过程再次启动,过程中断的影响可通过对比有无过程中断的剂量测量结果来确定。

9.4.7 一些剂量计的响应受辐照和测量间时间间隔的影响;影响的大小取决于这一时段的温度。过程中断测试中剂量计的测量结果宜把这些影响因素考虑进去。

9.4.8 根据辐照装置的设计,剂量分布实验宜用来确定当辐照容器内的产品密度改变时对剂量和剂量分布的影响。可接受的密度范围也可以由此来决定。密度改变时对剂量和剂量分布的影响,可以通过连续的辐照两个不同密度的产品,同时对第一个产品密度的最后一个容器和第二个产品密度的第一个容器做剂量分布来确定。这些容器的数据宜和这些测试材料的均匀剂量分布数据相比较来确定当两个不同密度材料连续辐照时带来的额外剂量变化。

9.4.9 对特殊的传输系统(研究回路)或者对于人工放置产品所指定的辐照固定位置(转台),宜进行一个单独的剂量分布实验。宜考虑使用此类传送带或位置的条件状况对剂量测量的影响,例如:剂量率和温度。

9.4.10 额外的剂量分布研究可以提供数据以减少或取消在性能鉴定中的剂量分布研究。这些研究例子包括:

a) 在最后一批次的辐照中可能出现的辐照容器非满载的剂量分布效果;

b) 产品装料在辐照容器的中心,通常用来减小产品在辐照容器内的宽度达到所要求的最大剂量和最小剂量的比值。

辐照容器中非满载所接受的剂量要大于全部装料情况,因此在剂量分布实验中剂量计宜放在非满载和接近满载时可能的最大剂量区域。

在辐照容器的中心装料能导致相对满载时剂量大小和剂量分布的改变。在这种情况下,剂量计宜放在可能的最小和最大剂量区域。

9.4.11 在实际产品装载中,运行鉴定剂量分布实验获得的数据通常能够提供最大剂量和最小剂量可能的位置。

10 性能鉴定

10.1 总则

10.1.1 辐照装置和产品相关的因素影响剂量分布。从性能鉴定剂量分布实验中获得的数据可用于识别产品内最大和最小剂量的位置和数值大小,并且能表示监测位置的剂量与这些剂量之间的关系。监测位置可选择在辐照容器内(比如最小和最大剂量的位置)或者放置在邻近并且伴随辐照容器移动的一个独立的位置。

10.1.2 在剂量分布实验中所得剂量的相关信息被用来确定过程参数,比如定时器设定或传送速度,以此得到不超过最大可接受剂量的特定的灭菌剂量。

10.1.3 运行鉴定中所得剂量分布的数据可为性能鉴定中的剂量分布实验提供剂量计布放的相关信息。宜引起注意的是可能出现最大与最小剂量之间的区域,这些区域所得剂量宜比中间剂量的区域更接近于运行鉴定所得剂量分布中的剂量。

10.1.4 在剂量分布实验中,剂量计宜遍及整个产品按照一个特定的模式放置。剂量分布实验宜有足够的细节来确定在被辐照时产品表面或内部最大或最小剂量的位置。显著的剂量梯度可能出现在独立的产品单元的表面或内部,在布放剂量计时宜考虑这些。每种情况都需要独立进行评估,但有关剂量计布放的常规指南也在下面给出。数学模型方法,例如蒙特卡罗法或点核计算法,也能用来优化剂量计的布放位置。见附录 A。

10.2 γ 射线和 X 射线

10.2.1 对于用 γ 或 X 射线辐照低密度产品,通常适合将剂量计布放在产品主要包装的外部,因为显著的剂量梯度不会出现在独立产品单元的表面。典型例子是产品是由低原子序数(如非金属)的元素组成的,另外还不包含大量的足以造成邻近区域局部屏蔽的物质。

10.2.2 对于产品中包含大量的足以造成局部屏蔽的物质,在利用 γ 或 X 射线辐射时,为了确定最大和最小剂量,有必要将剂量计布放在产品主要包装的内部。

10.2.3 如果产品在辐照容器内能够移动并且对剂量分布有影响,在绘制剂量分布时宜引起重视,例如,通过绘制辐照容器内产品的一些可能的装载模式。

10.2.4 在剂量分布实验过程中,要注意剂量计的规格和布放点,以确保准确测量最大和最小剂量。为获得必需的空间分辨率,应使用没有外包装的薄膜剂量计。没有外包装的薄膜剂量计极易受湿度的影响,造成测量错误。通过辐照附加的薄膜剂量计可以减少这类错误的发生,剂量分布实验中的剂量计可布放在特定位置,即将薄膜剂量计与参考剂量计邻近放置,以确保两种剂量计获得相同剂量的辐照。在这两种剂量计的测量过程中,任何差异都可能用来修改剂量分布的结果。

10.2.5 剂量测量系统宜有足够高的空间分辨率,以测量可能存在的剂量梯度,例如:在材料的界面上。

10.2.6 宜确定非满载辐照容器的剂量分布,这种情况可能出现在一批产品的辐照过程的最后部分。这就要求对非满载辐照容器进行独立的剂量分布实验。宜考虑非满载辐照容器对另一个满载辐照容器剂量分布的影响。可以通过填充相似密度的物质来避免辐照非满载辐照容器。

10.2.7 如果使用产品最大或最小剂量与监测点剂量的比值,这个值是可变的,会引入不确定度。这个不确定度分量会对产品中剂量测量的总不确定度产生贡献,因此在辐照灭菌产品时,宜考虑这个因素。

10.2.8 重复性剂量分布实验用于获得由于辐照装置变化、产品变化和剂量计不确定度引起的剂量改变的信息。建议至少进行三次实验(每次实验使用独立的辐照容器)来获得在统计学上有效的数据;然而通过大量的实验可提高测量值的可信度。重复性剂量分布实验在剂量极值区域布放剂量计也可能满足要求,而不用进行一次完整的剂量分布实验。

10.2.9 对于每个实验来说,剂量分布实验的数据可用来计算最小剂量与实际监测剂量的比值和最大剂量与实际监测剂量的比值。然后可计算出平均值和标准偏差。最小值的平均值与监测剂量的比值和其不确定度,以及剂量测量系统的不确定度,可用于选定实际的监测剂量,确保在随后的加工过程中,最小剂量要超过一定置信度水平下的灭菌剂量。见 AAMI TIR29[16]。

10.2.10 从剂量学数据分析中获得的信息可用来制定加工过程的技术规范,包括过程参数的规定和实际监测剂量的可接受范围。

10.2.11 在 AAMI TIR29[16] 和 Panel on Gamma & Electron Irradiation[21] 中,提供了对性能鉴定数据分析和常规加工应用的进一步指导。

10.3 电子束

10.3.1 使用电子辐照装置加工的产品,为了确定最大和最小剂量,通常应将剂量计布放在产品主要包装的内部。

10.3.2 如果产品在辐照容器内可以移动并且对剂量分布产生影响,在绘制剂量分布图时宜引起注意,比如通过绘制辐照容器内产品的一些可能的装载模式。

10.3.3 在进行剂量分布实验时,为了确保能准确的测量最大与最小剂量,宜注意剂量计的规格和布放点。为了获得所需的空间分辨率,应使用无外包装的薄膜剂量计。没有外包装的薄膜剂量计极易受湿度的影响,造成测量错误。通过辐照附加的薄膜剂量计可以减少这类错误的发生,剂量分布测试中的剂量计可布放在特定位置,即将薄膜剂量计与参考剂量计邻近放置,以确保两种剂量计获得相同剂量的辐射。在这两种剂量计的测量过程中,任何差异都可能用来修改剂量分布的结果。

10.3.4 剂量测量系统宜有足够高的空间分辨率,以测量可能存在的剂量梯度,例如:在材料的界面上。对于电子束辐照而言,剂量梯度的大小在小于 1 mm 尺度上可超过百分之几十以上。

10.3.5 宜确定非满载辐照容器的剂量分布。这可能要求对非满载辐照容器进行独立的剂量分布实验。宜考虑非满载辐照容器对另一个满载辐照容器剂量分布的影响。可以通过填充相似密度的物质来避免照射非满载辐照容器。

10.3.6 如果使用产品最大或最小剂量与监测点剂量的比值,这个值是可变的,会引入不确定度。这个不确定度分量会对产品中剂量测量的总不确定度产生贡献,因此在辐照灭菌产品时,宜考虑这个因素。

10.3.7 重复性剂量分布实验用于获得由于辐照装置变化、产品变化和剂量计不确定度引起的剂量改变的信息。建议至少进行三次实验(每次实验使用独立的辐照容器)来获得在统计学上有效的数据;然而通过大量的实验可提高测量值的可信度。重复性剂量分布实验在剂量极值区域布放剂量计也可能满足要求,而不用进行一次完整的剂量分布实验。

10.3.8 对于每个实验来说,剂量分布实验的数据可用来计算最小剂量与实际监测剂量的比值和最大剂量与实际监测剂量的比值。然后可计算出平均值和标准偏差。最小值的平均值与监测剂量的比值和其不确定度,以及剂量测量系统的不确定度,可用于选定实际的监测剂量,确保在随后的加工过程中,最小剂量要超过一定置信度水平下的灭菌剂量。见 AAMI TIR29[16]。

10.3.9 从剂量学数据分析中获得的信息可用来制定加工过程的技术规范,包括过程参数的规定和实际监测剂量的可接受范围。

10.3.10 在 AAMI TIR29[16] 和 Panel on Gamma & Electron Irradiation[21] 中,提供了对实施确认数据分析和常规加工应用的进一步指南。

11 常规监测和控制

11.1 总则

最大和最小剂量与监测位置剂量的关系是通过剂量分布实验确定的。在加工过程中监测位置剂量测量用于验证最小剂量超过了灭菌剂量,最大剂量未超过最大可接受剂量。监测位置剂量测量的允许变化范围在加工过程的技术规范中给出。

11.2 剂量测量的频率

在常规监测位置的剂量测量提供了独立于任何其他辐照装置的控制或测量系统的过程参数。剂量测量的最小频率的选择宜以辐照装置或加工过程的独特特性为依据。对于 γ 射线加工,典型情况下是将剂量计放置在产品每个灭菌批辐射加工的开始与末端,这种产品包括特殊的加工种类。另外,在所有辐照过程中,应至少放一个剂量计在辐照室内。对于电子束或 X 射线加工,典型情况下是将剂量计放置在使用一组特殊过程参数辐照产品的每个灭菌批辐照加工的开始与末端,这种产品包括特殊的加工种类。

附 录 A
（资料性附录）
数学模型

A.1 总则

数学模型可以用来估算某种应用过程中的剂量。宜通过剂量测量对计算结果进行验证。数学模型也可用于剂量测量应用的最优化。

数学模型可以近似地模拟辐照装置中光子或电子的迁移，同时要考虑到在辐射源和产品之间材料的衰减和散射。对于γ辐照装置，建立剂量分布的数学模型要求掌握对辐射源的活度分布和辐射源、源架、产品运载工具、辐照装置支架结构及产品的组成和位置的准确信息。对于电子束和X射线辐照装置，宜准确地知道射束能量、束流强度和脉冲分布（对于脉冲加速器来说），以及产品、产品运载工具和邻近的散射物质的组成和位置。计算过程中，任何输入参数的错误都可能导致计算剂量过程中出现错误，因此，计算所得剂量分布宜通过剂量分布研究来验证。

在A.2和A.3中给出了数学模型种类及其应用的简单描述。在ASTM E2232-02中进一步给出了使用和应用数学模型的指南。

A.2 模型的种类

A.2.1 总则

有许多方法用来建立射线传输的数学模型。然而，大部分模型的建立用的是点核法或蒙特卡罗法。点核法用于计算γ和X射线辐照装置的剂量分布。对于电子束辐照装置不采用此法。蒙特卡罗法可用于γ、X射线和电子束辐照装置。

A.2.2 点源法

在点源法中，γ或X射线辐射源（例如：一个γ辐射源是由许多分布为矩形板状或圆筒状的辐射源源棒组成的）被近似为许多点源。每一个点源和每一个剂量计算点之间的中间物质是由辐射源、辐照装置和产品体积构成的坐标来决定的。中间物质对于剂量率的影响是通过一种假定来评估的，即到达剂量点的光子与距离的平方成反比并与物质的质量呈指数递减。弱化的散射光子产生的贡献可用一个所谓的积累因子进行近似。对于不同材料以及不同源-产品位置下的能量，积累因子已经通过计算得到。然而，已公布的数值仅仅应用于简单均匀的位置（例如：在无限大介质中的一个点源）。实际上，对于γ和X射线辐照装置，其源-产品的位置并非如此简单，边界效应和不同材料的混合限制了应用积累因子的精度。

A.2.3 蒙特卡罗法

在蒙特卡罗法中，穿过产品和辐照装置材料的每一个光子或电子的输运可通过使用随机数来模拟的，以确定伴随不同相互作用的能量的沉积和路径的改变。对于每种相互作用，从已公布的表中可以获得其概率大小。理论上，蒙特卡罗法能准确地模拟光子和电子的实际输运过程。然而，由于每种独立的相互作用产生的概率，决定了每个光子或电子沿唯一的路径传输，因此，大量的光子或电子对剂量的贡献只能是由它们的输运历程来决定。评价与随机的统计波动有关的不确定度，需要不断地进行计算，直到获得一个可接受的统计不确定度。尽管使用现代计算速率较快的计算机，精确的计算仍需要大量的计算时间，因此，通常要用到各种近似。这些近似包括偏置计算，其为稀有事件提供了额外的历史纪录。

A.3 模型的使用

A.3.1 辐照装置的设计

数学模型广泛地应用于辐照装置的设计过程中。计算结果用来优化辐照位置，以达到期望的生产量和剂量的均匀性。当辐照装置中码放好均匀的产品后，从数学模型中获得的数据可用来确定辐照装置的辐照过程。计算结果提供了如下信息，例如：每千居里放射性活度或每千瓦束流功率的期望剂量；产品密度不同引起的剂量变化大小；剂量的均匀性比率；以及最小和最大剂量点的位置。一些数学模型也能提供在不同密度的产品转变过程中的剂量，由于辐射源的移动或电子束的关闭过程中的剂量，以及空隙效应或产品的不均匀性造成的剂量变化信息。一些数学模型还能够提供关于 γ 或 X 射线辐照装置中，不同辐照位置能谱的信息。

A.3.2 γ 和 X 射线辐照装置的操作

对于 γ 和 X 射线辐照装置，数学模型提供的预期剂量分布信息能够用来确保在辐照装置的剂量分布实验中，有足够数量的剂量计分布于所预期的最小和最大剂量点的区域中。剂量计宜布放在通过数学模型计算预测出的最小和最大剂量区域，其他位置也一样，以保证辐照装置按预期的模式运行。由于数学模型通常假定所有的辐射源、辐照装置和产品的特性，在输入过程中是准确的，因此，这些参数带来的任何偏差效应仅由剂量学来决定。

剂量分布研究已经证实了数学模型得到的数据是可靠的。在确定剂量分布的测量结果中，数学模型为其他一些中间产品密度的剂量分布和一般趋势的确定(例如：产品密度改变的影响或由产品不均匀性引起的剂量变化)提供了一个有效的内插工具。数学模型和剂量分布的联合使用有效地减少了对剂量分布测试的需求，见以下举例说明：

——对几种密度均匀的产品，使用数学模型计算剂量分布；
——获得与剂量分布的数据相一致的标准化计算结果，和确定适用于产品密度测量范围的标准因子；
——对中间产品密度计算剂量分布，和使用所需的标准因子；
——当连续辐照不同密度的产品时，计算第一个和最后一个产品装载容器的剂量分布；
——对一些连续辐照不同密度的产品的计算数据和剂量分布数据进行比较，以证实数学模型计算结果的可靠性。

所得数据也能够用来证实，当同时加工特殊产品时，剂量规范符合要求，并且，在不同密度的产品的变化过程中，也可确定定时器设置是最佳的。

A.3.3 电子束辐照装置的操作

对于电子束辐照装置来说，数学模型提供的预期剂量分布信息能够用来确保在辐照装置的剂量分布实验中，有足够数量的剂量计分布于所预期的最小和最大剂量点的区域中。数学模型也可用来确定那些陡峭剂量梯度区域内的剂量，例如：在产品边缘附近，以确保剂量计能提供足够的分辨。数学模型的计算结果能够表明对使用条状或薄片状剂量薄膜来测定。

参 考 文 献

[1] ISO 9001 Quality management systems—Requirements

[2] ISO 13485 Medical devices—Quality management systems—Requirements for regulatory purposes

[3] ISO/IEC 17025 General requirements for the competence of testing and calibration laboratories

[4] ISO/ASTM 51205 Practice for use of a ceric-cerous sulfate dosimetry system

[5] ISO/ASTM 51261 Guide for selection and calibration of dosimetry systems for radiation processing

[6] ISO/ASTM 51275 Practice for use of a radiochromic film dosimetry system

[7] ISO/ASTM 51276 Practice for use of a polymethylmethacrylate dosimetry system

[8] ISO/ASTM 51401 Practice for use of a dichromate dosimetry system

[9] ISO/ASTM 51538 Practice for use of the ethanol-chlorobenzene dosimetry system

[10] ISO/ASTM 51607 Practice for use of the alanine—EPR dosimetry system

[11] ISO/ASTM 51608 Practice for dosimetry in an X-ray (Bremsstrahlung) facility for radiation processing

[12] ISO/ASTM 51631 Practice for use of calorimetric dosimetry systems for electron beam dose measurements and dosimeter calibrations

[13] ISO/ASTM 51649 Practice for dosimetry in an electron beam facility for radiation processing at energies between 300 keV and 25 MeV

[14] ISO/ASTM 51650 Practice for use of a cellulose triacetate dosimetry system

[15] ISO/ASTM 51707 Guide for estimating uncertainties in dosimetry for radiation processing

[16] AAMI TIR29 Guide for process control in radiation sterilization

[17] ASTM E2232-02 Standard Guide for Selection and Use of Mathematical Methods for Calculating Absorbed Dose in Radiation Processing Applications

[18] ASTM E2303-03 Standard Guide for Absorbed—Dose Mapping in Radiation Processing Facilities

[19] SHARPEP. and MILLER A.Guidelines for the Calibration of Dosimeters for use in Radiation Processing.NPL Report CIRM 29, National Physical Laboratory, Teddington, TW11 OLW, UK (1999)

[20] Panel on Gamma and Electron Irradiation Guidance Notes on the Dosimetric Aspects of Dose-setting Methods, The Panel on Gamma &Electron Irradiation, 212 Piccadilly, London, W1J 9HG, UK (1996)

[21] Panel on Gamma and Electron Irradiation, Discussion Paper on Uncertainties in Routine Dosimetry for Gamma and EB Plants, The Panel on Gamma & Electron Irradiation, 212 Piccadilly, London, W1J 9HG, UK(2002)

ICS 11.080.01
C 47

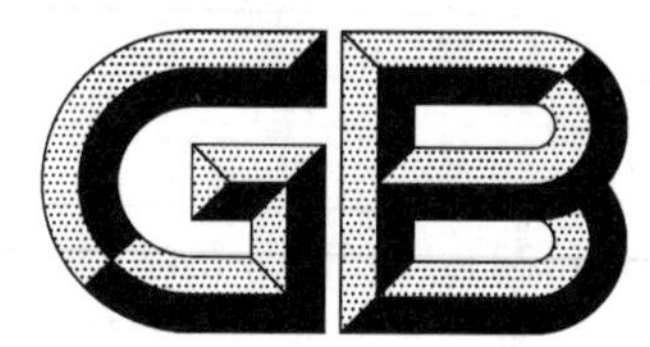

中华人民共和国国家标准

GB 18281.1—2015/ISO 11138-1:2006
代替 GB 18281.1—2000

医疗保健产品灭菌 生物指示物 第1部分:通则

Sterilization of health care products—Biological indicators—Part 1:General requirements

(ISO 11138-1:2006,IDT)

2015-12-10 发布

2017-01-01 实施

中华人民共和国国家质量监督检验检疫总局
中国国家标准化管理委员会
发布

前　　言

GB 18281 的本部分的全部技术内容为强制性。

GB 18281《医疗保健产品灭菌　生物指示物》分为以下五个部分：

——第 1 部分：通则；

——第 2 部分：环氧乙烷灭菌用生物指示物；

——第 3 部分：湿热灭菌用生物指示物；

——第 4 部分：干热灭菌用生物指示物；

——第 5 部分：低温蒸汽甲醛灭菌用生物指示物。

本部分是 GB 18281 的第 1 部分。

本部分按照 GB/T 1.1—2009 给出的规则起草。

本部分代替 GB 18281.1—2000《医疗保健产品灭菌　生物指示物　第 1 部分：通则》，与 GB 18281.1—2000 相比，主要技术变化如下：

——增加了自含式生物指示物的具体信息；

——增加了对标签的综合要求的图表；

——增加了生物指示物的使用关于具体的最低生物量和/或抗力标准的范围等其他方面的要求，这些范围在产品标签上有详细说明；

——在附录 D 中规定可以用 HSKP、LHSKP 或 SMCP 方法计算 *D* 值。

本部分使用翻译法等同采用 ISO 11138-1:2006《医疗保健产品灭菌　生物指示物　第 1 部分：通则》。

与本部分中规范性引用的国际文件有一致性对应关系的我国文件如下：

——GB/T 7408—2005　数据元和交换格式　信息交换　日期和时间表示法(ISO 8601:2000，IDT)；

——GB 18278.1—2015　医疗保健产品灭菌　湿热　第 1 部分：医疗器械灭菌过程的开发、确认和常规控制要求(ISO 17665-1:2006，IDT)；

——GB 18279.1—2015　医疗保健产品灭菌　环氧乙烷　第 1 部分：医疗器械灭菌过程的开发、确认和常规控制的要求(ISO 11135-1:2007，IDT)；

——GB/T 18279.2—2015　医疗保健产品灭菌　环氧乙烷　第 2 部分：GB 18279.1 应用指南(ISO 11135-2:2008，IDT)；

——GB 18280.1—2015　医疗保健产品灭菌　辐射　第 1 部分：医疗器械灭菌过程的开发、确认和常规控制要求(ISO 11137-1:2006，IDT)；

——GB 18280.2—2015　医疗保健产品灭菌　辐射　第 2 部分：建立灭菌剂量(ISO 11137-2:2006，IDT)；

——GB/T 18280.3—2015　医疗保健产品灭菌　辐射　第 3 部分：剂量测量指南(ISO 11137-3:2006，IDT)；

——GB/T 19633.1—2015　最终灭菌医疗器械的包装　第 1 部分：材料、无菌屏障系统和包装系统要求(ISO 11607-1:2006，IDT)；

——GB/T 19633.2—2015　最终灭菌医疗器械的包装　第 2 部分：成形、密封和装配过程的确认要求(ISO 11607-2:2006，IDT)；

——GB/T 19973.1—2015　医疗器械的灭菌　微生物学方法　第 1 部分：产品上微生物总数的测定(ISO 11737-1:2006，IDT)；

——GB/T 24628—2009 医疗保健产品灭菌 生物与化学指示物 测试设备(ISO 18472:2006,IDT);

——YY/T 0287—2003 医疗器械 质量管理体系 用于法规的要求(ISO 13485:2003,IDT);

——YY/T 0466.1—2009 医疗器械 用于医疗器械标签、标记和提供信息的符号 第1部分:通用要求(ISO 15223:2008,IDT)。

本部分做了下列编辑性修改:

——按照 GB/T 1.1 的要求进行了一些编辑上的修改;

——删除了国际标准的前言。

请注意本文件的某些内容可能涉及专利。本文件的发行机构不承担识别这些专利的责任。

本部分由国家食品药品监督管理总局提出。

本部分由全国消毒技术与设备标准化技术委员会(SAC/TC 200)归口。

本部分起草单位:山东新华医疗器械股份有限公司、3M 中国有限公司、国家食品药品监督管理局广州医疗器械质量监督检验中心。

本部分主要起草人:王久儒、黄秀莲、黄靖雄、赵健存。

本部分所代替标准的历次版本发布情况为:

——GB 18281.1—2000。

引　言

本部分规定了用于灭菌周期监测的生物指示物(包括染菌载体和菌悬液)在生产、标签、检测方法和性能等方面的通用要求。GB 18281 的其他部分规定了对用于不同灭菌过程的生物指示物的具体要求。

附录 F 中介绍了生物指示物的详细图解和组成部分,其中包含 GB 18281 中的两类生物指示物,这表明染菌载体可不用包装,也可以用灭菌物质可穿透的初级包装,暴露于灭菌因子中。

抗力特性取决于试验微生物的种类、数量、准备方式和初级包装的效果。关于生物指示物的选择、使用以及结果的指南参考 ISO 14161。

对于任何一个(包括 GB 18281 的其他部分所描述的)灭菌过程,生物指示物的抗力也取决于测试时的微生物环境。理论上,这可能导致生物指示物的准备过程中产生很多不确定因素。此外,灭菌过程中可能会出现各种情况,这就要保证产品在各种条件下能充分暴露。因此,当暴露在特定灭菌过程各种条件下时,规范生产的生物指示物的抗力性能表现为 D 值和相关的 z 值。这些值在 GB 18281 的其他部分中都有所规定。

专业制造商、使用者和权威管理部门都参与了 GB 18281 的第 1 部分～第 5 部分的起草,其代表了当今科技的发展水平。

在 GB 18281 的其他部分中所未涉及的具体灭菌过程的生物指示物也要遵循 GB 18281 的通用要求,包括抗力性能的测试。这类指示物不能准确定义,可能用于新的灭菌过程,也可用单独的微生物负载来代表。如果这些生物指示物含有世界卫生组织风险评估小组一组以外的微生物,应满足合适的保藏方法和安全等级。

GB 18281 规定了确认要求和灭菌过程的控制。

医疗保健产品灭菌　生物指示物
第1部分:通则

1　范围

1.1　适用

1.1.1　GB 18281 的本部分规定了拟用于确认和监测灭菌周期的生物指示物(包括染菌载体、试验菌悬液)及其他组成部分在生产、标识、检测方法和性能方面的通用要求。

1.1.2　本部分的基本要求适用于 GB 18281 的其他各部分。对于用于特殊灭菌过程中的生物指示物的要求在 GB 18281 的其他部分都有所规定。本部分适用于没有特殊要求的生物指示物。

1.2　不适用

本部分不适用于依靠物理方式去除微生物的检测体系,例如过滤过程或利用清洗消毒器或流通蒸汽等物理和/或机械方法去除微生物的过程。然而,本部分应包含相应的微生物测试系统的内容。

2　规范性引用文件

下列文件对于本文件的应用是必不可少的。凡是注日期的引用文件,仅注日期的版本适用于本文件。凡是不注日期的引用文件,其最新版本(包括所有的修改单)适用于本文件。

ISO 8601　数据元和交换格式　信息交换　日期和时间表示法(Data elements and interchange formats—Information interchange—Representation of dates and times)

ISO 11135-1　医疗保健产品灭菌　环氧乙烷　第1部分:医疗器械灭菌过程的开发、确认和常规控制的要求(Sterilization of health care products—Ethylene oxide—Part 1:Requirements for development,validation and routine control of a sterilization process for medical devices)

ISO 11135-2　医疗保健产品灭菌　环氧乙烷　第2部分:ISO 11135-1 应用指南(Sterilization of health care products—Ethylene oxide—Part 2:Guidance on the application of ISO 11135-1)

ISO 11137-1　医疗保健产品灭菌　辐射　第1部分:医疗器械灭菌过程的开发、确认和常规控制要求(Sterilization of health care products—Radiation—Part 1: Requirements for development, validation and routine control of a sterilization process for medical devices)

ISO 11137-2　医疗保健产品灭菌　辐射　第2部分:建立灭菌剂量(Sterilization of health care products—Radiation—Part 2:Establishing the sterilization dose)

ISO 11137-3　医疗保健产品灭菌　辐射　第3部分:剂量测量指南(Sterilization of health care products—Radiation—Part 3:Guidance on dosimetric aspects)

ISO 11607-1　最终灭菌医疗器械的包装　第1部分:材料、无菌屏障系统和包装系统要求(Packaging for terminally sterilized medical devices—Part 1:Requirements for materials,sterile barrier systems and packaging systems)

ISO 11607-2　最终灭菌医疗器械的包装　第2部分:成形、密封和装配过程的确认(Packaging for terminally sterilized medical devices—Part 2: Validation requirements for forming, sealing and assembly processes)

ISO 11737-1 医疗器材的灭菌 微生物学方法 第1部分:产品上微生物总数的估计(Sterilization of medical devices—Microbiological methods—Part 1:Determination of a population of microorganisms on products)

ISO 13485 医疗器械 质量管理体系 用于法规的要求(Medical devices—Quality management systems—Requirements for regulatory purposes)

ISO 15223 医疗器械 用于医疗器械标签、标记和提供信息的符号(Medical devices—Symbols to be used with medical device labels,labelling and information to be supplied)

ISO 17665-1 医疗保健产品灭菌 湿热 第1部分:医疗器械灭菌过程的开发、确认和常规控制要求(Sterilization of health care products—Moist heat—Part 1:Requirements for the development, validation and routine control of a sterilization process for medical devices)

ISO 18472 医疗保健产品灭菌 生物与化学指示物 测试设备(Sterilization of health care products—Biological and chemical indicators—Test equipment)

3 术语和定义

下列术语和定义适用于本文件。

3.1

生物指示物 biological indicator

对规定的灭菌过程有特定的抗力,含有活微生物的测试系统。

[ISO/TS 11139:2006,定义2.3]

3.2

载体 carrier

可涂覆试验微生物的支持材料。

3.3

菌落形成单位 colony forming unit

CFU

由单个或多个细胞生长构成的肉眼可见的活的微生物群落。

3.4

菌种保藏编号 culture collection number

由科学界公认的菌种保藏机构提供的试验微生物的唯一编号。

3.5

培养条件 culture conditions

促进微生物复苏、生长和(或)繁殖所采用的生长培养基和接种方式的组合。

[ISO/TS 11139:2006,定义2.10]

注:接种方式包括接种温度、接种时间和其他特定接种条件。

3.6

***D* 值 *D* value**

D_{10}值 D_{10} value

在规定的条件下,灭活试验微生物总数的90%所需的时间或剂量。

[ISO/TS 11139:2006,定义2.11]

3.7

F_{BIO}值 F_{BIO} value

反映了生物指示物的抗力,其根据 D 值与微生物的对数减少量的乘积计算得到。

3.8

灭活 inactivation

微生物生长和(或)繁殖能力的丧失。

[ISO/TS 11139:2006,定义 2.21]

3.9

灭活曲线 inactivation curve

在设定的条件下,试验微生物的灭活与对灭菌介质暴露增强的关系曲线图。

3.10

染菌载体 inoculated carrier

已染上规定数量试验微生物的载体。

注:见附录 F。

3.11

标定的微生物总数 nominal population

制造商标定的活的微生物数量。

注:一般以 lg 的函数来表达(如,10^6)。

3.12

包装系统 package system

无菌屏障系统和保护性包装的组合。

[ISO/TS 11139:2006,定义 2.28]

3.13

初级包装 primary package

包装系统的一部分,用于维持产品的完整性。

注:保护染菌载体免受损坏和污染,而不阻碍灭菌因子穿透的系统。

3.14

过程挑战装置 process challenge device;PCD

对某一灭菌过程构成特定抗力的装置,用于评价该灭菌过程的性能。

[ISO/TS 11139:2006,定义 2.33]

3.15

抗力仪 resistometer

为测量灭菌过程中产生的物理和/或化学参数相关组合而设计的测量设备。

3.16

次级包装 secondary package

装有已包装的生物指示物,供运输和贮存的包装系统。

3.17

自含式生物指示物 self-contained biological indicator

初级包装中含有试验微生物恢复生长所需培养基的生物指示物。

3.18

存活-杀灭区间 survival-kill window

在规定的条件下灭菌处理时,生物指示物从全部存活微生物(存活时间)过渡到全部杀灭微生物(杀灭时间)的暴露程度。

3.19

菌悬液 suspension

包含活的试验微生物的液体。

注:装在密封好的安瓿内的菌悬液可以作为一种生物指示物使用,菌悬液也可以是染菌载体或者生物指示物的中间体。

3.20

活菌量 viable count

实际可回收的菌落形成单位或其他合适单位的数量。

注：见附录A。

3.21

***z* 值 *z* value**

使 *D* 值变化一个数量级所需温度的数值。

注：见ISO 11138-3和ISO 11138-4。

4 生产通用要求

4.1 生产控制

4.1.1 质量体系

制造商应按照本部分建立、记录和持续运行一套完整的质量体系(例如ISO 13485、GMPS或国家其他要求)用以覆盖所有的操作要求。特别是制造商要在生产的各个阶段采取有效措施来降低对生物指示物产生的不良影响。

4.1.2 可追溯性

4.1.2.1 制造的组成成分的可追溯内容应保存。

4.1.2.2 制造的组成成分应包括掺入或直接接触试验菌悬液、染菌载体或其初级包装的所有材料和组成成分。

4.1.3 最终产品要求

最终产品应符合本部分的要求：

a) 生产(第5章)；

b) 标签(4.3)；

c) 抗力特性(6.4)；

d) 储存和运输(4.4)。

注：生物指示物的使用方法参见ISO 14161。

4.1.4 人员

本部分规定的步骤和方法应由经过专业培训和经验丰富的实验室人员来实施(见4.1.1)。

4.2 试验微生物

4.2.1 菌株

4.2.1.1 试验微生物应为被确定的菌株，来源于公认的菌种保藏机构，并能通过正确的检测方法进行确认。

4.2.1.2 试验微生物应为符合以下条件的菌株：

a) 试验微生物需用合适的方法来处理，不需要特殊保藏方法，不需要特殊的操作条件，不需要特殊的运输和邮递要求(例如世界卫生组织风险评估小组一组要求)；

b) 在规定的保质期内运输和储存，可以有效保持其菌株的抗力。

注：一般来说，生物指示物使用的试验微生物来自细菌芽孢。

4.2.1.3 除细菌芽孢外,试验微生物也可以是被证明对灭菌过程有合适抗力的微生物。

4.2.2 菌悬液的初始接种物

4.2.2.1 每批试验微生物悬液的最初接种物应符合以下要求:

a) 可追溯到公认的菌种保藏机构的标准菌株;

b) 验证其种类和纯度。

4.2.2.2 指定保存试验微生物菌种的方法应当能保证培养物不受污染,且引起其固有的性质发生变化的不利影响减少到最小。

4.2.2.3 制造商应记录和验证每株试验菌的详细确认检验。

4.2.3 试验微生物数量

4.2.3.1 对试验微生物悬液的活菌计数按照附录 A 的规定进行。

4.2.3.2 用户需要试验微生物生长指数情况时,应将有效试验微生物数表达为占显微镜检测所得细菌总数的百分比。

4.3 制造商提供的信息(标签)

4.3.1 每批菌悬液、染菌载体和生物指示物的标签上应有以下说明:

——可追溯生产过程的唯一性编号;

——试验微生物的名称;

——适合菌悬液、染菌载体和生物指示物的灭菌工艺;

——按照 ISO 8601 规定的方式标明失效期,例如,××××年××月××日;

——制造商的名称、商标、地址或其他识别方法;

在适当的地方使用国际公认的符号(见 4.1.3 和 ISO 15223)。

4.3.2 每批产品的外包装应该包括表 1 中给出的信息。

4.3.3 标签使用的符号可参照 ISO 15223 的规定。

表 1 制造商提供的信息

信息要求	菌悬液	染菌载体	生物指示物
提供试验微生物的菌种名称或缩写和该菌种的编号	必需	必需	必需
菌悬液的标称容积(mL)	必需	—	—
产品适用过程、抗力以及影响抗力的操作过程和载体[a]	必需	必需	必需
详细的储藏条件	必需	必需	必需
处置方法	必需	必需	必需
使用指南,尤其是有关灭菌处理后用于恢复试验活菌的培养基和培养条件的数据	必需	必需	必需
每毫升试验微生物的数量(菌悬液)或每单位菌含量(染菌载体或生物指示物)	必需	必需	必需
次级包装中产品的数量	—	必需	必需
参考本部分	必需	必需	必需
[a] 根据要求对制造商提供的抗力以及数量进行检测的方法。			

4.4 储存和运输

4.4.1 应遵照试验微生物悬液的存储和运输条件，确保试验微生物悬液符合本部分和 GB 18281 的其他部分的要求。

4.4.2 对染菌载体的包装方式应不影响其标明的数量和每个染菌载体的性能。

4.4.3 应遵照染菌载体的存储和运输条件，确保染菌载体符合本部分和 GB 18281 的其他部分的要求。

4.4.4 单独包装的生物指示物应放入次级包装中才能进行运输和储存。用于运输和储存的包装应确保生物指示物符合本部分和 GB 18281 的其他部分的要求。

5 生产具体要求

5.1 菌悬液

5.1.1 合适的培养基和培养条件应能保证稳定地生产出符合本部分和 GB 18281 的其他部分性能要求的试验菌悬液。

5.1.2 菌悬液培养基应不影响试验微生物的稳定性，同时要与染菌载体和生物指示物制造工艺和材料相兼容。

5.1.3 收集及随后的处理方法应保证载体染菌时使用的菌悬液不含有对染菌载体或生物指示物的效能可能产生不良影响的培养基残留物。

5.2 载体、初级和次级包装

5.2.1 载体、内层和次级包装的材料应不得含有任何对生物指示物的性能产生不良影响的污染物（物理的、化学的或微生物的）。

5.2.2 载体、内层和次级包装以及特殊的储藏条件的标识应符合本部分要求，保证生物指示物在有效期内性能良好。制造商应向购买者提供每种载体尺寸的最大值和最小值。

5.2.3 在灭菌过程中或灭菌后，载体和初级包装应不得残留或释放任何物质到培养基，否则会抑制少量存活菌在培养条件下的生长。应按附录 B 进行试验，检查是否符合这一要求。

5.2.4 载体、初级和次级包装使用前应耐受预期的运输和处理，保证无破损。

5.2.5 用于载体和初级包装的原材料应能经受暴露于灭菌过程，以保证染菌载体和生物指示物性能在预期用途下稳定。应通过观察灭菌过程中载体和初级包装暴露于极限变化范围及其物理和化学变化的程度来检验是否符合标准。

注：相关的灭菌条件见 GB 18281 的其他相关部分。

5.2.6 生物指示物的制造商应研究灭菌条件，并对生物指示物灭菌条件的适用性进行测试。

5.3 染菌载体

5.3.1 制造染菌载体的材料应能经受暴露于灭菌过程中不会变形、熔化、腐蚀或其他损坏，从而影响染菌载体的使用。

5.3.2 除非制造商已经证明多个菌种的使用不会严重影响在特殊灭菌过程中试验微生物的性能，否则只能采用同一株试验微生物，制备一批染菌载体。

5.3.3 接种前，需要依据 ISO 17665-1、ISO 11135、ISO 11137 的相关灭菌方法，对载体进行灭菌。如果灭菌不可行，接种前应依据 ISO 11737-1 建立可接受的生物负载量限度要求（见附录 B）。

5.3.4 载体的接种应保持一致的微生物数量。

5.4 生物指示物

5.4.1 应把单个载体分别装入初级包装内作为生物指示物。

5.4.2 预期适用的初级包装应被确认(见附录 B)。

5.4.3 包装应符合国际标准或国家标准(见 ISO 11607-1 和 ISO 11607-2)。

5.5 自含式生物指示物

自含式生物指示物的性能应经过验证,其中包括经过灭菌过程后试验微生物在培养基中的恢复能力。

6 抗力测定

6.1 抗力的通用要求

6.1.1 每批次/批量生物指示物的抗力应经过试验,以证明符合本部分及 GB 18281 的其他部分的性能要求。

6.1.2 灭菌过程中生物指示物的抗力性能在 GB 18281 的其他部分中没有规定时,应该按照已经描述灭菌过程的试验条款确定。

6.1.3 某些灭菌过程中使用不符合 GB 18281 要求的生物指示物的最小菌量和抗力,需确定和明示,并被公认。能够提供以下信息的生物指示物是可以被接受的:

a) 符合 GB 18281 所有其他要求(包括菌量和抗力的检测方法);

b) 产品信息中,包括对活菌数和抗力的详细说明;

c) 当菌量和/或抗力(若适用)低于 GB 18281 的相关部分的规定值时,产品标签要有明确警示。

6.1.4 抗力试验应包括活菌计数和抗力特性的测定(见 6.3 和 6.4)。

6.1.5 生物指示物的抗力可用 F_{BIO}值表示。

6.2 试验微生物

应规定试验微生物。

6.3 试验微生物的数量

应确定活菌数量(见附录 A)。

在有效期内,制造商或第三方机构利用制造商给出的方法检测出活菌的数量,应介于制造商标定值的 50%～300%之间。

6.4 抗力特性

6.4.1 抗力特性的确定应使用至少以下两种方法的组合:

a) 通过建立存活曲线测定 D 值(见附录 C);

b) 通过部分阴性分析法测定 D 值(见附录 D);

c) 验证存活-杀灭反应特性(见附录 E)。

6.4.2 由这些方法获得的数值应在 GB 18281 的其他部分规定的范围之内。在生物指示物标签上至少标有两个上述数据。

6.4.3 在有效期内,利用制造商给出的检测方法,检测标定的 D 值,范围应在±20%之内。

理想状态下,存活菌曲线在整个灭活区间呈线性关系。实际上有些误差,但是线性应保持在可接受范围之内。通过计数法建立的存活菌的抗力曲线大于 5×10^{1}，而通过部分阴性分析法基于存活试验微生物统计分析建立的曲线则低于 5×10^{1}。通过两种方法获得的 D 值有良好的相关性，与线形存活曲线无严重偏差。

GB 18281 的其他部分可增加其他的要求[例如用于湿热灭菌(ISO 11138-3)或者干热灭菌(ISO 11138-4)的生物指示物的 z 值]。

本部分和 GB 18281 的其他部分规定的抗力特性规定了测试条件的细节。

6.4.4 用所得的全部存活菌数的常用对数值的一半对时间作图，所得的曲线的线性相关系数应不小于 0.8。

6.5 试验条件

抗力特性的测定应在指定的试验条件下进行，见表 2。

表 2 试验所需要的最少样本

GB 18281.1 的测试方法	检测样品的最少量	最少暴露次数	检测样品的最小总量
测试活菌的初始数量[a]	4	—	4
附录 C 存活曲线方法	4	5	20
附录 D 部分阴性分析法	20	5[b]	100[b]
附录 E 存活-杀灭区间	50	2	100
最小总数应取决于方法组合的选择			124 或 204
注：对于特殊灭菌过程的一般性检测方法在 GB 18281 的其余部分有所解释。			
[a] 未经过灭菌的染菌载体和生物指示物的活菌数。 [b] 随后的 t_6(见表 D.1)在暴露条件下额外的检测不用于计算，但却是作为评判结果有效与否的条件。			

7 培养条件

7.1 培养箱

7.1.1 培养箱应能设置、监测与确认具体的培养条件。

7.1.2 除了对常规的温度进行监测以外，培养箱温度分布也要被验证。

7.2 生长培养基

7.2.1 生长培养基应当被规定和证明，可以支持不少于 100 个试验微生物接种体的生长。

7.2.2 标签上应包括暴露于灭菌过程后培养条件的信息。

7.2.3 生长培养基应当被确认以确保它可以去除任何可能影响测试菌活性的灭菌因子残留。

7.3 培养

7.3.1 应确认培养温度和时间。

7.3.2 制造商应提供培养指南(见表 1)。对于一个公认的灭菌过程例如湿热灭菌和环氧乙烷灭菌，利用合适性能测试菌，分别为嗜热脂肪芽孢杆菌和枯草芽孢杆菌，其培养时间通常为 7 d。对于一个新的灭菌方法，7 d 的培养时间是不充裕的，基于验证，至少 14 d 才能用来作为一个参考培养周期。

附 录 A
（规范性附录）
试验活菌数测定

A.1 概述

A.1.1 通过菌落形成单位检测方法统计染菌载体或已包装的生物指示物上的试验活菌。这种方法常用于预期回收菌量在 5×10^{1} CFU 以上的情况。

A.1.2 应按照 A.2～A.4 规定的方法检查相关产品恢复的试验菌。这种方法适用于处理和未处理的样品，同时也可以用于初始活菌数（未处理的样品）的检测以及利用存活曲线（处理过的样品）检测 D 值。

A.1.3 可以使用已证明的与平板计数法等效的其他方法。

A.2 试验样品的最小检测数量

每批量/批次或每次暴露至少使用 4 个测试样品。

A.3 样品的准备和培养方法

A.3.1 应把检测样品放入一定体积的培养液中。通过已确认的程序（例如用玻璃珠振荡、研磨和/或用混匀器和/或混合器混匀、漩涡振荡、超声波或其他合适的方法）将试验微生物从试验样品上洗脱下来（见 ISO 11737-1）。

A.3.2 若需要，应通过稀释的方法，用合适的无菌稀释液调整微生物在菌悬液中的浓度。在任何情况下，利用上述方法，使菌落形成单位的数量控制在特定范围之内。

将培养物与融化的固体琼脂培养基混合或涂布在有固体培养基的平板上，菌落数控制在 30 CFU～300 CFU 之间最为精确。

A.3.3 应利用合适的检测方法统计活菌数。

方法包括膜过滤法、半固体培养基涂布法，以及固体培养基混合法（见 ISO 11737-1）。

A.3.4 生物指示物制造商应确认或提供合适的试验微生物恢复培养基，和/或准备培养基的全部资料和说明。

A.4 培养和计数

A.4.1 平板样本或滤膜应在制造商规定的温度和时间下培养。

通常，嗜热菌的培养温度在 55 ℃～60 ℃下，时间不少于 48 h；常温菌的培养温度在 30 ℃～37 ℃下，时间不少于 48 h。

注：在较高的培养温度下，培养基的干燥性会显著影响生长。

A.4.2 经过适当的时间培养后，应对平板或滤膜上的菌落数进行计数，再计算出每个合适单位上恢复试验微生物的平均数。

附 录 B
(规范性附录)
用经过灭菌处理的载体和初级包装材料测定细菌的生长抑制

B.1 概述

本方法通过确定载体和初级包装材料对灭菌后试验微生物生长可能的抑制效果来测定其在确定灭菌过程中的适用性。这些材料物理性能的适用性应经过测定。检测方法在 GB 18281 的其他部分已给出。抗力仪的相关要求见 ISO 18472。

B.2 材料

B.2.1 试验菌悬液与染菌载体使用的细菌同株,而且制备方法相同。悬液内细菌总数应可知,可经活菌计数确定,分成含有少于 100 CFU 活菌的试样。

B.2.2 培养箱应能设定特定培养条件的温度,并能监测确认。

B.2.3 培养基应符合培养条件规定。

B.2.4 检测样品应为根据 B.3 要求准备的未染菌载体和初级包装材料。

B.3 方法

B.3.1 准备 9 管培养基,均放置在培养条件规定的培养温度下,装入与通常菌悬液、染菌载体和生物指示物相同体积的生长培养基。

B.3.2 取具有代表性的 12 个未染菌载体,分成 6 组,每组 2 个。应用制造生物指示物的材料进行包装。

B.3.3 取 B.3.2 中的 3 组样品,每组包含 2 个载体,并将其暴露在灭菌过程中。

B.3.4 按照本部分以及 GB 18281 的其他相关部分要求的数值确定抗力检测仪的操作条件。

B.3.5 灭菌终止时,除去载体的包装,在无菌条件下未经中间处理直接转移到培养基中,在 3 管预温至培养温度的培养基中分别加入一组 2 个载体(见 B.3.1)。记录完成转移的时间。

B.3.6 将包含载体样本的生长培养基在规定的温度下培养 2 h±10 min 以便载体上的抑制物解除吸附。将此培养基取出培养箱,每管接种不多于 100 个活菌的试验微生物悬液,再把此接种细菌的培养基放回培养箱。在正常使用条件下,按确定的恢复生物指示物的时间进行培养。

B.3.7 将未经暴露过程,包含 2 个载体的剩余 3 组转移到 3 管培养基中作为对照,培养 2 h±10 min,再每管接种不少于 100 个试验微生物,在确定时间内按照 B.3.6 相同的方法培养。

B.3.8 如果发现有菌载体的使用会影响检测结果,应进行微生物的鉴定。

B.3.9 生长培养基对照,将 3 管无载体生长培养基培养 2 h±10 min,再每管接种不少于 100 个试验微生物,在确定时间内按照 B.3.6 相同的方法培养。

B.3.10 在确定的培养周期结束时,从培养箱中取出全部 9 管培养基,再按制造商确定的常规条件使用方法进行活菌检查。

B.3.11 以试验微生物"有菌生长"或"无菌生长"报告结果。

B.4 结果分析

B.4.1 如果在阳性对照中出现一个或多个"无菌生长",则本次试验无效。

注:阳性对照无菌生长可能是由于接种试验菌总数失控或恢复条件不合适(如生长培养基、培养时间、培养温度等)。

B.4.2 如在载体对照中出现一个或多个"无菌生长",则表明载体不适合生产染菌载体或者生物指示物。

注:在载体对照中"无菌生长"而在生长培养基中有生长,则表明载体材料对试验微生物的生长有抑制。

B.4.3 若被灭菌过的载体在三次试验中出现一个或者多个"无菌生长",则表明载体材料不适合生产染菌载体或者生物指示物。

注:无菌生长可能是由于处理过程中载体材料上吸附高浓度的灭菌剂或发生降解引起的。

B.5 初级包装材料生长抑制性的确定

B.5.1 初级包装材料应按照类似载体的方法进行试验(用初级包装材料作为检测样品,按照本部分给出的步骤检测)。

B.5.2 试验中被测试的初级包装材料与培养基接触的部分,应是正常染菌载体面积的两倍。对自含式生物指示物,则等于正常接触恢复培养基面积。检测样品应该浸没在生长培养基中。

附　录　C
（规范性附录）
存活曲线方法测量 D 值

C.1　概述

本方法是通过直接计数菌落数(CFU)检测存活试验微生物的数量。利用活菌计数法检测存活被测微生物的数量。这个方法也称为直接计数法，见附录 A。

注：这种方法可行的最低限约为 5×10^{1} CFU。

C.2　材料

C.2.1　测试样品如芽孢悬液、染菌载体或已包装的生物指示物，应包含在材料当中。

注：检测方法在 GB 18281 的其他部分给出。抗力仪的其他规定由 ISO 18472 给出。

C.2.2　培养箱应能设定特定培养条件的温度，并能监测确认。

C.2.3　符合培养条件的生长培养基应包含在材料当中。

C.3　步骤

C.3.1　测试样本应暴露于规定的暴露条件。暴露范围应规定，见表 2。

C.3.2　应至少有 5 次暴露，而且应包括以下几方面：

a)　有一次暴露中样本未经灭菌因子处理(例如 0 暴露时间)；

注：灭菌因子可不存在或由惰性气体或介质替代。

b)　至少有一次暴露使活菌数降低到最初接种量的 0.01%(减少 4lg)；

c)　至少有三次暴露介于 a)和 b)情况之间。

C.3.3　每次测定中每次暴露所用的试验样本应不少于 4 个，每次暴露应采用相同数量的试验样本。

C.3.4　如果灭菌因子在试验样本上或内部有残留，要尽快去除以免影响测试结果。如果需要去除程序，应被验证。

C.3.5　每次暴露 2 h 内，应对测试样本进行处理，让试验微生物从载体上脱落。在常用条件下恢复，采用制造商规定的培养条件和方法进行活菌计数(见附录 A)。

C.3.6　应用合适的无菌稀释液调整菌悬液浓度。将培养物与融化的固体琼脂培养基混合或涂布在有固体培养基的平板上，菌落数在 30 CFU～300 CFU 之间视为有效。

C.3.7　用所得的全部存活菌数的常用对数值，对时间(min)或剂量作图，用最小二乘法进行回归分析，确定最佳线性曲线。回归分析时不应包括原先细菌数 0.5lg 范围内的存活数据点。计算所得直线斜率的负倒数值，即等于以时间(min)或剂量表示的指定暴露条件下的 D 值。

a)　利用以下公式确定最佳线性拟合曲线的斜率：

$$m=\frac{nG-AB}{nC-A^{2}}$$

式中：

m ——最佳线性拟合曲线的斜率；

n ——数据点的个数；

G —— $\sum(t\lg y)$；

A —— $\sum t$；

B —— $\sum \lg y$；

C —— $\sum t^2$。

计算所需要的数据在表 C.1 给出。

表 C.1　回归分析需要的样本数据

回收菌量[a](y)	暴露间隔(t) min	$\lg y$	t^2	$t\lg y$	$(\lg y)^2$
y_1	$t_1=0.0$	$\lg y_1$	$t_1{}^2=0$	$t_1\lg y_1=0$	$(\lg y_1)^2$
y_2	t_2	$\lg y_2$	$t_2{}^2$	$t_2\lg y_2$	$(\lg y_2)^2$
y_3	t_3	$\lg y_3$	$t_3{}^2$	$t_3\lg y_3$	$(\lg y_3)^2$
y_4	t_4	$\lg y_4$	$t_4{}^2$	$t_4\lg y_4$	$(\lg y_4)^2$
y_5	t_5	$\lg y_5$	$t_5{}^2$	$t_5\lg y_5$	$(\lg y_5)^2$
	$A=\sum_{i=1}^{i=5}t_i$	$B=\sum_{i=1}^{i=5}\lg y_i$	$C=\sum_{i=1}^{i=5}t_i{}^2$	$G=\sum_{i=1}^{i=5}(t_i\lg y_i)$	$E=\sum_{i=1}^{i=5}(\lg y_i)^2$
分配变量	A	B	C	G	E

[a] 按照 C.3.7，回归分析时不应包括 $0.5\lg y_1$ 范围内的数据点。

b) 最佳线性曲线斜率的示例见表 C.2 和以下计算过程：

$$m=\frac{nG-AB}{nC-A^2}$$

$$=\frac{5\times 66.641\,4-20\times 21.930\,0}{5\times 120-20^2}$$

$$=\frac{333.207\,0-438.600\,0}{600-400}$$

$$=\frac{-105.393\,0}{200}$$

$$=-0.527\,0$$

表 C.2　斜率的计算示例

回收菌量[a](y)	暴露间隔(t) min	$\lg y$	t^2	$t\lg y$	$(\lg y)^2$
$y_1=2.5\times 10$	$t_1=0.0$	$\lg y_1=6.397\,9$	$t_1{}^2=0$	$t_1\lg y_1=0$	$(\lg y_1)^2=40.933\,1$
$y_2=3.4\times 10^5$	$t_2=2.0$	$\lg y_2=5.531\,5$	$t_2{}^2=4$	$t_2\lg y_2=11.063\,0$	$(\lg y_2)^2=30.597\,5$
$y_3=3.1\times 10^4$	$t_3=4.0$	$\lg y_3=4.491\,4$	$t_3{}^2=16$	$t_3\lg y_3=17.965\,6$	$(\lg y_3)^2=20.172\,7$
$y_4=1.7\times 10^3$	$t_4=6.0$	$\lg y_4=3.230\,4$	$t_4{}^2=36$	$t_4\lg y_4=19.382\,4$	$(\lg y_4)^2=10.435\,5$
$y_5=1.9\times 10^2$	$t_5=8.0$	$\lg y_5=2.278\,8$	$t_5{}^2=64$	$t_5\lg y_5=18.230\,4$	$(\lg y_5)^2=5.192\,9$
	$A=\sum_{i=1}^{i=5}t_i$	$B=\sum_{i=1}^{i=5}\lg y_i$	$C=\sum_{i=1}^{i=5}t_i{}^2$	$G=\sum_{i=1}^{i=5}(t_i\lg y_i)$	$E=\sum_{i=1}^{i=5}(\lg y_i)^2$
分配变量	$A=20$	$B=21.930\,0$	$C=120$	$G=66.641\,4$	$E=107.331\,7$

[a] 按照 C.3.7，回归分析时不应包括 $0.5\lg y_1$ 范围内的数据点。

c) D 值相当于所得的斜率的负倒数值,用下面公式计算:

$$D=-\left(\frac{1}{m}\right)$$

利用上面计算出来的斜率,结果 D 值为:

$$D=-\left(\frac{1}{-0.527\ 0}\right)=1.897\ 5\ \text{min}(\text{精确到小数点后一位},D=1.9\ \text{min})$$

C.3.8 所得线性存活菌曲线的线性相关系数应不小于 0.8。

a) 存活菌曲线的线性相关系数用以下公式计算:

$$r^2=\frac{[g-A(B/n)]^2}{(C-A^2/n)(E-B^2/n)}$$

其中 C.3.7a)给出了所有变量的定义,$E=\sum(\lg y)^2$。

b) 存活曲线的线性相关系数的计算示例:

利用表 C.2 的数:

$$\begin{aligned} r^2&=\frac{[66.641\ 4-20\times(21.930\ 0/5)]^2}{(120-20^2/5)(107.331\ 7-21.930\ 0^2/5)}\\ &=\frac{(66.641\ 4-87.720\ 0)^2}{(120-80)(107.331\ 7-96.185\ 0)}\\ &=\frac{(-21.078\ 6)^2}{40\times11.146\ 7}\\ &=\frac{444.307\ 4}{445.868\ 0}\\ &=0.996\ 5 \end{aligned}$$

附　录　D
（规范性附录）
部分阴性分析法测定 *D* 值

D.1　总则

D.1.1　本方法是通过直接观察液体培养基的生长情况确定的可回收微生物的数量，来间接确定存活试验微生物的数量。部分阴性分析法是一种部分测试样没有表现出生长情况（部分阴性范围），并且这种计算是建立于获得的数据的结果之上的方法。“全部杀灭分析法”也是一种部分阴性分析法，它是所有的测试样本没有表现出生长，并且计算建立于获得符合该要求的结果之上。这种方法适用于当测量的单位面积上的可回收试验微生物的数量少于 5×100 CFU 的情况。

D.1.2　Holocomb-spearman-karbe 法（见 D.3.1）与有限 Holocomb-spearman-karbe 法（见 D.3.2）要求覆盖整个部分阴性区域的连续暴露过程。

注：尤其在存活-杀灭区间一致的情况下，也可使用其他方法。一种类似方法如通过 Stumbo-Murphy-Cochran 方法得到的方法。

D.1.3　试样应暴露在除时间外的满足所有过程变量要求确定的暴露条件下，并保持在规定区间内（稳定状态）。如果认为过程变量范围小，可以接受，则时间用“t”表示。如果认为过程变量控制范围大，不属于恒定量，则应采用积分法计算等效时间“U”。这两个术语均可在文献中查到。

每次暴露过程中的暴露试样数量 n、相邻两次暴露过程之间的间隔时间 d 均会影响试验可靠性。

D.2　材料

D.2.1　测试样本应能代表芽孢悬液、染菌载体或者包装的生物指示物。

D.2.2　使用相关的抗力仪。

注：检测方法在 GB 18281 的相关部分给出。抗力仪的要求在抗力仪的标准中给出（ISO 18472）。

D.2.3　培养箱应能够提供特定的培养条件中规定的温度，并且能监测和验证。

D.2.4　生长培养基应能满足培养条件的规定。

D.3　方法

D.3.1　Holocomb-spearman-karbe 法（HSKP）

D.3.1.1　简介

D.3.1.1.1　应将试样分级暴露在除时间外，符合所有过程变量规定的确定暴露条件下，并保持稳定状态。试验样本总数量不应少于 100 CFU。每次暴露过程中最少使用 20 个重复。

D.3.1.1.2　至少应使用 5 个暴露条件，至少包括 1 组所有试样出现有菌生长的试样、2 组部分试样出现有菌生长的试样、2 组经过连续暴露后没有观察到出现有菌生长的试样。

D.3.1.1.3　当灭菌因子在样品里面或上面有残留时，残留应该尽快被去除，以免影响测试结果。如果样本需要去除过程，此过程应经过验证。

D.3.1.1.4　试样经过暴露后应按照制造商指定的方法培养。

D.3.1.1.5　每个染菌载体在无菌条件下转移至装有适当的液体培养基的试管中去。每个试管内的液体培养基应该一致。如果液体培养基已经由制造商提供在生物指示物里,应按照制造商规定的方法进行。生物指示物制造商应确定或者能提供制备一份生物指示物所需的合适回收培养基和/或完整的数据(见 4.3)。

D.3.1.1.6 应按照制造商指定的方法为试样接种。经过制造商建议的培养期后,或经确认的培养时间,应检查培养基(见 7.3)。根据试验微生物的特点,液体培养基的浑浊度、培养基表面的生长情况或试管底部沉淀物将表明试验微生物的生长情况。如果生长培养基属于生物指示物的一部分,如自含式生物指示物,则应按照制造商提供的使用说明判断试验微生物是否出现生长情况。

D.3.1.1.7 通过观察 pH 值颜色变化,从而显示自含式生物指示物中试验微生物的生长情况。

D.3.1.1.8 结果应记录为在每次亚致死暴露过程中带有非回收试验微生物的染菌载体与染菌载体的总数之比。

D.3.1.2 利用 HSKP 计算

D.3.1.2.1 此计算方法是建立在 5 组暴露试验条件的最小数基础之上,至少应包含以下条件:

——其中 1 组样品是全部试验菌生长;

——其中 2 组样品有部分样品生长;

——其中 2 组样品是全部不生长菌(见表 D.1)。

注:HSKP 类似于有限 HSKP 法(见 D.3.2)。不同之处在于,HSKP 利用通用公式,该公式不受限于在每个暴露条件或在暴露的过程中恒定的时间间隔的相同数量重复。

D.3.1.2.2 D 值的平均值用以下公式计算:

$$D=\frac{U_{\mathrm{HSK}}}{\lg N_0+0.2507}$$

式中:

$U_{\mathrm{HSK}}=\sum_{i=1}^{k-1}U_i$

N_0——每个生物指示物的活菌平均数,用活菌计数法计算(见附录 A),计算时需要的数据见表 D.1。

表 D.1 HSKP 计算时所需要的样品数据

暴露在灭菌因子下的时间 t	暴露样品数量 n	无菌生长的样品数量 r
$t_1(U_1)$	n_1	$r_1(r=0)$[a]
t_2	n_2	r_2
t_3	n_3	r_3
t_4	n_4	r_4
$t_5(U_{k-1})$	n_5	r_5
$t_6(U_k)$	n_6	$R_6(r=n_6)$
t_7	n_7	$r_7(r=n_7)$

注:t_1 为所有测试样均出现生长情况的暴露组中,暴露在灭菌因子下的最长暴露时间;t_2-t_5 是部分阴性区域的增加时间;t_6 和 t_7 是所有试样均没出现生长情况的连续暴露时间。

[a] 如果未出现阴性单元,即,未出现阴性试样($r=0$),且所有单元在暴露时间 t_1 前出现生长情况;同时,在暴露时间 t_6 之后的过程中全部为阴性试样($r=n_7$),即未出现生长情况,则测试有效。

D.3.1.2.3 对于暴露在灭菌因子下的暴露时间 t_1-t_6,因子 χ 和 γ 按如下公式计算:

$$\chi_i = \frac{t_i + t_{(i+1)}}{2}$$

$$\gamma_i = \frac{r_i + 1}{n_i + 1} - \frac{r_i}{n_i}$$

式中：

r_i——在暴露时间 t_i时出现未生长试样的数量；

n_i——在暴露时间 t_i下暴露的数量。

在 t_1时间下，所有试样表现出生长，所以 $\gamma_i = \frac{r_i + 1}{n_i + 1}$。

从以上 χ_i和 γ_i的计算值中，在每一次暴露时间 t_i的 U_i值可以被计算如下：

$$U_i = \chi_i \gamma_i$$

D.3.1.2.4　任何试样的平均无菌时间 U_{HSK}，可以通过对每一次暴露时间 $t_1 - t_6$ 的 U_i 值的求和来计算：

$$U_{\text{HSK}} = \sum_{i=1}^{i=6} U_i$$

D.3.1.2.5　当暴露时间间隔 d 是一个常量，在每一个暴露时间下，测试样品数量 n 也是一样的，平均无菌时间的 U_{HSK}可以用以下公式计算：

$$U_{\text{HSK}} = U_k - \frac{d}{2} - \frac{d}{n} \sum_{i=1}^{i=6} r_i$$

D.3.1.2.6　D 的平均值 $\overline{D}$，可用下面的公式中计算：

$$\overline{D} = \frac{U_{\text{HSK}}}{\lg N_0 + 0.250\ 7}$$

注：lg(Euler 常量)＝lg(0.577 2)＝－0.250 7。

式中：

N_0——每个试样的初始活菌数量(见附录 A)。

D.3.1.2.7　按照以下公式计算 $\overline{D}(p = 0.05)$的 95％置信区间 D_{calc}：

$$D_{\text{calc}} = \overline{D} \pm 2\sqrt{V}$$

D.3.1.2.8　方差 V 用以下公式计算：

$$V = a \left(\frac{2.302\ 6}{\ln N_0 + 0.577\ 2} \right)^2$$

D.3.1.2.9　用于计算方差的“a”可以用以下公式计算：

$$a = 0.25 \sum_{i=2}^{i=6} (t_{i+1} - t_{i-1})^2 \left[r_i \frac{(n_i - r_i)}{n_i^{\ 2}(n_i - 1)} \right]$$

D.3.1.3　HSKP 计算方法举例

表 D.2　可变的时间间隔和可变的样本数量的数据示例

灭菌剂暴露时间 t min	暴露试样数量 n	表现未生长试样的数量 r_i
$t_1 = 10$	$n_1 = 20$	$r_1 = 0$
$t_2 = 18$	$n_2 = 19$	$r_2 = 4$
$t_3 = 28$	$n_3 = 21$	$r_3 = 8$
$t_4 = 40$	$n_4 = 20$	$r_4 = 12$

表 D.2（续）

灭菌剂暴露时间 t min	暴露试样数量 n	表现未生长试样的数量 r_i
$t_5=50$	$n_5=20$	$r_5=16$
$t_6=60$	$n_6=20$	$r_6=20$
$t_7=70$	$n_7=20$	$r_7=20$

D.3.1.3.1 χ_i 和 γ_i 的计算（每次暴露）：

$$\chi_i=\frac{t_i+t_{i+1}}{2}$$

$$\chi_1=\frac{t_1+t_{1+1}}{2}$$

$$\chi_1=\frac{10+18}{2}=14$$

$$\chi_2=\frac{18+28}{2}=23$$

$$\chi_3=\frac{28+40}{2}=34$$

$$\chi_4=\frac{40+50}{2}=45$$

$$\chi_5=\frac{50+60}{2}=55$$

$$\chi_6=\frac{60+70}{2}=65$$

$$\gamma_i=\frac{r_{i+1}}{n_{i+1}}-\frac{r_i}{n_i}$$

$$\gamma_1=\frac{r_{1+1}}{n_{1+1}}-\frac{r_1}{n_1}$$

$$\gamma_1=\frac{4}{19}-\frac{0}{20}=0.21$$

$$\gamma_2=\frac{8}{21}-\frac{4}{19}=0.17$$

$$\gamma_3=\frac{12}{20}-\frac{8}{21}=0.22$$

$$\gamma_4=\frac{16}{20}-\frac{12}{20}=0.2$$

$$\gamma_5=\frac{20}{20}-\frac{16}{20}=0.2$$

$$\gamma_6=\frac{20}{20}-\frac{20}{20}=0$$

注：为了 γ_4 和 γ_5 的计算，两者的 $\gamma_S=0.2$，这是因为在这个例子中表现出未生长的试样的数量以恒定比率增长。

D.3.1.3.2 计算每个暴露时间 t_i 的 U_i：

$$U_i=\chi_i\gamma_i$$

$$U_1=\chi_i\gamma_i=14\times0.21=2.94$$

$$U_2 = 23 \times 0.17 = 3.91$$
$$U_3 = 34 \times 0.22 = 7.48$$
$$U_4 = 45 \times 0.2 = 9.0$$
$$U_5 = 55 \times 0.2 = 11.0$$
$$U_6 = 65 \times 0 = 0$$

D.3.1.3.3 用以下公式计算平均无菌时间 U_{HSK}：

$$U_{\mathrm{HSK}} = \sum_{i=1}^{i=6} \mu_i$$
$$U_{\mathrm{HSK}} = \mu_1 + \mu_2 + \mu_3 + \mu_4 + \mu_5 + \mu_6$$
$$U_{\mathrm{HSK}} = 2.94 + 3.91 + 7.48 + 9.0 + 11.0 + 0 = 34.33$$

D.3.1.3.4 用以下公式计算 D 的平均值 $\overline{D}$：

$$\overline{D} = \frac{U_{\mathrm{HSK}}}{\lg N_0 + 0.250\ 7}$$

式中：

N_0——初始菌量 1×10^5。

$\overline{D} = \dfrac{34.33}{5.000 + 0.250\ 7} = 6.54$。

D.3.1.3.5 按照以下公式计算 $\overline{D}(p=0.05)$的 95%置信区间 D_{calc}：

$$D_{\mathrm{calc}} = \overline{D} \pm 2\sqrt{V}$$

D.3.1.3.6 方差 V 用以下公式计算：

$$V = a\left(\frac{2.302\ 6}{\ln N_0 + 0.577\ 2}\right)^2$$

D.3.1.3.7 每一个时间 t_i 方差公式中的"a"和所有结果的求和可以用以下公式计算：

$$a = 0.25 \sum_{i=2}^{i=6} \left\{ (t_{i+1} - t_{i-1})^2 \left[r_i \frac{n_i - r_i}{n_i^{\,2}(n_i - 1)} \right] \right\}$$

$$a = 0.25\left\{(t_{1+1} - t_{1-1})^2 \left[r_1 \frac{n_1 - r_1}{n_1^{\,2}(n_1 - 1)}\right] + (t_{2+1} - t_{2-1})^2 \left[r_2 \frac{n_2 - r_2}{n_2^{\,2}(n_2 - 1)}\right] + (t_{3+1} - t_{3-1})^2 \left[r_3 \frac{n_3 - r_3}{n_3^{\,2}(n_3 - 1)}\right]\right\}$$
$$+ (t_{4+1} - t_{4-1})^2 \left[r_4 \frac{n_4 - r_4}{n_4^{\,2}(n_4 - 1)}\right] + (t_{5+1} - t_{5-1})^2 \left[r_5 \frac{n_5 - r_5}{n_5^{\,2}(n_5 - 1)}\right] + (t_{6+1} - t_{6-1})^2 \left[r_6 \frac{n_6 - r_6}{n_6^{\,2}(n_6 - 1)}\right]$$

$$a = 0.25 \times \left[(28 - 10)^2 \times 4\left(\frac{19 - 4}{361 \times 18}\right) + (40 - 18)^2 \times 8\left(\frac{21 - 8}{441 \times 20}\right)\right.$$
$$+ (50 - 28)^2 \times 12\left(\frac{20 - 12}{400 \times 19}\right) + (60 - 40)^2 \times 16\left(\frac{20 - 16}{400 \times 19}\right)$$
$$\left. + (70 - 50)^2 \times 20\left(\frac{20 - 20}{400 \times 19}\right)\right]$$

$$a = 0.25(2.991\ 7 + 5.707\ 0 + 6.113\ 7 + 3.368\ 4 + 0.000\ 0)$$
$$a = 0.25 \times 18.180\ 8 = 4.545\ 2$$

D.3.1.3.8 "a"被计算出后，方差 V 用以下公式计算：

$$V = a\left(\frac{2.302\ 6}{\ln N_0 + 0.577\ 2}\right)^2$$

式中：

$N_0 = 1 \times 10^5$。

$$V = 4.545\ 2\left[\frac{2.302\ 6}{\ln(1 \times 10^5) + 0.577\ 2}\right]^2$$

$$=4.545\ 2\times\left(\frac{2.302\ 6}{11.513+0.577\ 2}\right)^2$$
$$=4.545\ 2\times(0.190\ 45)^2$$
$$=4.545\ 2\times0.036\ 27$$
$$=0.164\ 9$$

D.3.1.3.9 按照以下公式计算 $\overline{D}(p=0.05)$的 95%置信区间 D_{calc}：

$$D_{calc}=\overline{D}\pm2\sqrt{V}$$

D.3.1.3.10 置信下限：

$$D_{calc}=\overline{D}-2\sqrt{V}$$
$$=6.54-2\sqrt{0.164\ 9}$$
$$=6.54-(2\times0.406\ 1)=5.73$$

D.3.1.3.11 置信上限：

$$D_{calc}=\overline{D}+2\sqrt{V}$$
$$=6.54+2\sqrt{0.164\ 9}$$
$$=6.54+(2\times0.406\ 1)=7.35$$

D.3.2 LHSKP

D.3.2.1 用 LHSKP 计算

D.3.2.1.1 LHSKP 计算方法是建立在至少 5 组暴露试验条件下的基础之上，至少包含以下条件：

——其中 1 组样品应是全部试验菌生长；

——其中 2 组样品应有部分样品生长；

——其中 2 组样品应是全部不生长菌(见表 D.3)。

表 D.3 相同时间间隔和相同样品数量的 LHSKP 计算所需的数据示例

灭菌因子下的暴露时间 t min	暴露试样数量 n	表现无菌生长的试样数量 r_i
$t_1(U_1)$	n_1	$r_1(r=0)$
t_2	n_2	r_2
t_3	n_3	r_3
t_4	n_4	r_4
$t_5(U_{k-1})$	n_5	r_5
$t_6(U_k)$	n_6	$r_6(r=n)$
t_7	n_7	$r_7(r=n)$[a]

[a] 如果未出现阴性单元，即，未出现阴性试样($r=0$)，且所有单元在暴露时间 t_1 前出现生长情况；同时，在暴露时间 t_6 之后的过程中全部为阴性试样($r=n_7$)，即未出现生长情况，则测试有效。

D.3.2.1.2 LHSK 方法类似于有限 HSKP 法(见 D.3.1)。不同之处在于，LHSK 利用公式计算，该公式要求在每个暴露条件下有相同数量重复和在暴露的过程中恒定的时间间隔。

D.3.2.1.3 无菌生长平均时间 U_{HSK}用以下公式计算：

$$U_{HSK}=U_k-\frac{d}{2}-\frac{d}{n}\sum_{i=1}^{k-1}r_i$$

式中：

U_{HSK} ——无菌生长的平均时间；

U_k ——所有试样显示无菌生长的第一次暴露；

d ——暴露条件之间的时间间隔或剂量差别(是一个恒量)；

n ——每次暴露条件下样品的重复数量(每次暴露的相同样品数量，例如20)；

N_0 ——每个指示物的平均活菌数，用活菌计数法(见附录A)；

$\sum_{i=1}^{k-1} r_i$ ——$U_2 \sim U_{k-1}$中包含的所有的阴性数的总和。

D.3.2.1.4 D的平均值$\overline{D}$可以用以下公式计算：

$$\overline{D} = \frac{U_{HSK}}{\lg N_0 + 0.250\ 7}$$

注：当按照上述方法时，LHSK方法可以计算变量V、标准偏差(SD)和95%置信区间(置信上限和置信下限)。

D.3.2.1.5 变量V可用以下公式计算：

$$V = \frac{d^2}{n^2(n-1)} \times \sum_{i=1}^{k-1} r_i(n-r_i)$$

D.3.2.1.6 标准偏差(SD)用以下公式计算：

$$SD = \sqrt{V}$$

D.3.2.1.7 $\overline{D}(p=0.05)$的95%置信区间D_{calc}用以下公式计算：

$$D_{calc} = \overline{D} \pm 2SD$$

D.3.2.1.8 置信下限：

$$D = \frac{U_{HSK} - 2SD}{\lg N_0 + 0.250\ 7}$$

D.3.2.1.9 置信上限：

$$D_{calc} = \frac{U_{HSK} + 2SD}{\lg N_0 + 0.250\ 7}$$

D.3.2.2 LHSKP的计算方法示例

D.3.2.2.1 D值用以下公式计算：

$$\overline{D} = \frac{U_{HSK}}{\lg N_0 + 0.250\ 7}$$

式中：

$N_0 = 1 \times 10^6$。

表D.4 相同时间间隔和相同数量的样品的数据

暴露时间 t min	暴露菌片的数量 n	不长菌的测试样品数量 r_i
$t_1=20(U_1)$	$n_1=20$	$r_1=0\ (r=0)$
$t_2=22$	$n_2=20$	$r_2=1$
$t_3=24$	$n_3=20$	$r_3=7$
$t_4=26$	$n_4=20$	$r_4=15$
$t_5=28(U_{k-1})$	$n_5=20$	$r_5=19$
$t_6=30(U_k)$	$n_6=20$	$r_6=20(r=n)$[a]

表 D.4（续）

暴露时间 t min	暴露菌片的数量 n	不长菌的测试样品数量 r_i
$t_7=32$	$n_7=20$	$r_7=20(r=n)$[a]
[a] 如果未出现阴性单元，即，未出现阴性试样($r=0$)，且所有单元在暴露时间 U_1 前出现生长情况；同时，在暴露时间 U_k 之后的过程中全部为阴性试样($r=n$)，即未出现生长情况，则测试有效。		

D.3.2.2.2 无菌保证的平均暴露时间 U_{HSK} 用以下公式计算：

$$U_{HSK}=U_k-\frac{d}{2}-\frac{d}{n}\sum_{i=1}^{k-1}r_i$$

式中：

$U_k=30$；

$d=2$；

$n=20$；

$N_0=1\times10^6$；

$U_{HSK}=30-\frac{2}{2}-\frac{2}{20}\times(0+0+1+7+15+19)=24.8$；

$\overline{D}=\frac{24.8}{6.000+0.250\ 7}=3.97\ \text{min}$(保留小数后一位，$D=4.0\ \text{min}$)。

D.3.2.2.3 变量 V 用以下公式计算：

$$V=\frac{d^2}{n^2(n-1)}\times\sum_{i=1}^{k-1}r_i(n-r_i)=\frac{2^2}{20^2\times(20-1)}\times(1\times19+7\times13+15\times5+1\times19)=0.107\ 4$$

D.3.2.2.4 标准误差 SD 用以下公式计算：

$$SD=\sqrt{V}=\sqrt{0.107\ 4}=0.327\ 7$$

D.3.2.2.5 D 值($p=0.05$)的 95%置信区间 D_{calc} 用以下公式计算：

$$D_{calc}=\overline{D}\pm2SD$$

$$置信下限值=\frac{U_{HSK}-2SD}{\lg N_0+0.250\ 7}=\frac{24.8-(2\times0.322\ 7)}{6.000+0.250\ 7}=\frac{24.144}{6.250\ 7}=3.86\ \text{min}$$

$$置信上限值=\frac{U_{HSK}+2SD}{\lg N_0+0.250\ 7}=\frac{24.8+(2\times0.322\ 7)}{6.000+0.250\ 7}=\frac{25.445}{6.250\ 7}=4.07\ \text{min}$$

D.3.3 SMCP

D.3.3.1 简介

D.3.3.1.1 经过验证等同于 D.3.1 和 D.3.2 的分析方法也可以用于部分阴性数据的分析。

D.3.3.1.2 当反应特性可以预见时，SMCP 作为一种稀释培养计数法可以实际应用。

D.3.3.1.3 SMCP 的计算需要在部分阴性区域内的时间 t，表现无菌生长的数量 r，样品的重复数量 n，在阴性区域内的一个暴露时间和每一个样品上的注释菌量 N_0。

D.3.3.1.4 为了通过 SMCP 得到正确的数据，D 值应为在部分阴性区域内的至少三个可重复循环的平均值。

D.3.3.1.5 材料的应用与 D.2 相同。

D.3.3.1.6 为了得到 95%的置信区间，每一个暴露条件下要不少于 50 个重复，同时为了建立相同于

D.3.1 和 D.3.2 的测试标准，需满足 $r/n<0.9$。试样应在同一批/次的存活-杀灭区间内的确定的暴露条件下进行。

D.3.3.2 用 SMCP 计算

D.3.3.2.1 D 值用以下公式计算：

$$D=\frac{t}{\lg A-\lg B}$$

式中：

t ——暴露时间；

$\lg A$——每个样品中初始染菌量 N_0 的 lg 值；

$\lg B$——暴露 t 时间之后的含菌量的 lg 值。

D.3.3.2.2 以下公式可以重新定义部分阴性的数据库：

$$D=\frac{t}{\lg N_0-\lg\left(\ln\frac{n}{r}\right)}$$

或

$$D=\frac{t}{\lg N_0-\lg N_{\mu_i}}$$

式中：

$\lg B$ ——$\lg(\ln n/r)$ 或 $\lg[2.303\ \lg(n/r)]$；

N_{μ_i} ——被检测样品的数量除以阴性样品的数量的商的自然对数；

N ——每一个暴露时间下的试样的数量；

r ——空白或者无菌生长的试样数量。

D.3.3.2.3 $\overline{D}(p=0.05)$ 的 95%置信区间 D_{calc} 用以下公式计算：

$$D_{\text{calc}}=\frac{t}{\lg N_0-\lg\left(\ln\frac{1}{a}\right)}$$

式中：

$$a=\frac{r}{n}\pm1.96\sqrt{\frac{r}{n}\times\frac{1-r/n}{n}}$$

D.3.3.2.4 上述公式只有在 $n\times\frac{r}{n}\times\frac{n-r}{n}\geqslant0.9$ 下可用。

D.3.3.3 SMCP 的计算实例

表 D.5 仅用部分阴性区内一组数据计算 *D* 值

暴露时间 t min	暴露测试样品的数量 n	不长菌的测试样品数量 r_i
$t=24$	$n=100$	$r=37$

D.3.3.3.1 用下以下公式计算 D 值：

$$D=\frac{t}{\lg N_0-\lg\left(\ln\frac{n}{r}\right)}$$

式中：

t ——暴露时间；

N_0 ——每个试样中初始活菌数$=1\times10^6$；

$\lg A$——每个样品中初始染菌量 N_0的 lg 值；

$\lg B$——暴露 t 时间之后的含菌量的 lg 值，或 $\lg(\ln n/r)$或 $\lg[2.303\ \lg(n/r)]$；

n ——每一个暴露时间下的试样的数量；

r ——空白或者无菌生长的试样数量。

$$
\begin{aligned}
D &= \frac{24}{6.000-\lg(\ln 2.702\ 7)} \\
&= \frac{24}{6.000-\lg(0.994\ 3)} \\
&= \frac{24}{6.000-(-0.002\ 5)} \\
&= \frac{24}{6.002\ 5} \\
&= 4.00\ \text{min}(\text{保留小数后一位}, D=4.0\ \text{min})
\end{aligned}
$$

D.3.3.3.2 $\overline{D}(p=0.05)$的 95%置信区间 D_{calc}用以下公式计算。只有当 $n\times\frac{r}{n}\times\frac{n-r}{n}\geqslant0.9$ 时，95%置信区间才可以用以下公式计算：

$$D\ 值的置信下限=\frac{t}{\lg N_0-\lg(\ln 1/a)}$$

式中：

$$a=\frac{r}{n}+1.96\sqrt{\frac{r}{n}\times\frac{1-\frac{r}{n}}{n}}$$

$$D_{\text{calc}}=\frac{24}{6.000-\lg(\ln 1/a)}$$

式中：

$$
\begin{aligned}
a &= \frac{37}{100}+1.96\sqrt{\frac{37}{100}\times\frac{1-37/100}{100}} \\
&= 0.37+1.96\sqrt{0.37\times\frac{0.63}{100}} \\
&= 0.37+1.96\sqrt{0.37\times0.006\ 3} \\
&= 0.37+1.96\sqrt{0.002\ 331} \\
&= 0.37+1.96\times0.048\ 28 \\
&= 0.465
\end{aligned}
$$

$$
\begin{aligned}
D_{\text{calc}} &= \frac{24}{6.000-\lg\left(\ln\frac{1}{0.465}\right)} \\
&= \frac{24}{6.000-\lg(0.765\ 7)} \\
&= \frac{24}{6.000-(-0.115\ 9)} \\
&= \frac{24}{6.000+0.115\ 9}
\end{aligned}
$$

$$=\frac{24}{6.115\ 9}$$
$$=3.92$$

$$D\text{ 值的置信上限值}=\frac{t}{\lg N_0-\lg(\ln 1/a)}$$

式中：

$$a=\frac{r}{n}-1.96\sqrt{\frac{r}{n}\times\frac{1-\frac{r}{n}}{n}}$$

$$D_{\text{calc}}=\frac{24}{6.000-\lg(\ln 1/a)}$$

式中：

$$a=\frac{37}{100}-1.96\sqrt{\frac{37}{100}\times\frac{1-37/100}{100}}$$
$$=0.37-1.96\sqrt{0.37\times\frac{0.63}{100}}$$
$$=0.37-1.96\sqrt{0.37\times 0.006\ 3}$$
$$=0.37-1.96\sqrt{0.002\ 331}$$
$$=0.37-1.96\times 0.048\ 28$$
$$=0.37-0.095$$
$$=0.275$$

$$D_{\text{calc}}=\frac{24}{6.000-\lg(\ln\frac{1}{0.275})}$$
$$=\frac{24}{6.000-\lg(\ln 1.291)}$$
$$=\frac{24}{6.000-0.111}$$
$$=\frac{24}{5.889}$$
$$=4.08$$

附 录 E
（规范性附录）
存活-杀灭反应特性

E.1 概述

监测一次/批生物指示物的存活-杀灭反应特性，是为该次/批所有生物指示物性能一致提供保证的又一方法。

E.2 材料

E.2.1 试样应是芽孢悬液、染菌载体或包装好的生物指示物。

E.2.2 应使用相关的抗力仪。

注：GB 18281 的后续部分给出了相关检测方法。抗力仪的要求在抗力仪标准给出（见 ISO 18472）。

E.2.3 培养箱应能设定特定培养条件的温度，并能监测确认。

E.2.4 培养基应满足培养条件。

E.3 方法

E.3.1 应不少于 50 个相同的试样，证实存活时间和杀灭时间（见表 2）。通过存活曲线（见附录 C）或者部分阴性分析法（见附录 D）计算的 D 值应被用于存活-杀灭反应特性的规定。

E.3.2 样品暴露后应按照制造商给出的方法进行培养。

E.3.3 所标明的每个生物指示物中试验微生物存活的暴露时间表示存活特性。所标明的每个生物指示物中杀灭所有试验微生物的暴露时间表示杀灭特性。

E.3.4 存活-杀灭反应特性应用相关的抗力仪测定，使用相关的抗力仪过程参数。

注：GB 18281 的后续相关部分给出了特殊灭菌过程的相关条件。

E.3.5 存活时间和杀灭时间的相关数值用以下公式计算：

存活时间 $\geqslant (\lg N_0 - 2) \times D$ 值

杀灭时间 $\leqslant (\lg N_0 + 4) \times D$ 值

E.3.6 每次暴露中使用的样品数，应根据所使用的生物指示剂物抗力仪的容积和操作特点确定。在测定存活和杀灭时间时，为了测试样品总数是否符合要求，可能需要进行几次暴露。

附 录 F
（规范性附录）
生物指示物组成部分的关系

生物指示物组成部分的关系见表 F.1。

表 F.1 生物指示物组成部分的关系

图解	组成	术语
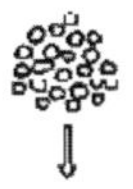	微生物	试验微生物
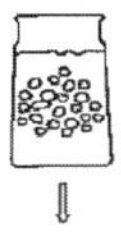	悬浮在液体中的微生物[a]	试验微生物悬液[b]
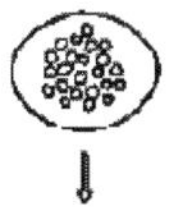	接种在表面的微生物[c]	染菌载体[b]
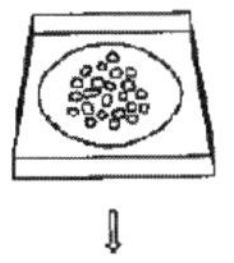	初级包装染菌载体	单独包装的生物指示物
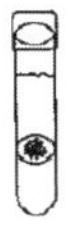	包含有处理过的染菌载体的生长培养基	处理好的染菌载体的生长性能测试
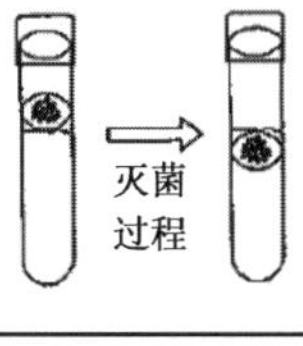 灭菌过程	准备使用的染菌载体和生长培养基结合的系统	自含式生物指示剂

注：插图反映了常见的物理配置的图形演示。液体状的试验微生物悬液将悬浮的培养基作为载体介质，而非固体物质(见 3.2)。

[a] 根据微生物的目的是用来保存还是检测，采用的液体可能会发生变化。

[b] 如果用于监测灭菌过程，可以被定义为一种生物指示物。

[c] 在某些情况下，表面可以作为检测目的的产品。

参考文献

[1] ISO 31(all parts) Quantities and units

[2] ISO 690:1987 Documentation—Bibliographic references—Content, form and structure

[3] ISO 1000:1992 SI units and recommendations for the use of their multiples and of certain other units

[4] ISO 1000:1992/Amd 1:1998 SI units and recommendations for the use of their multiples and of certain other units—Amendment 1

[5] ISO 10241:1992 International terminology standards—Preparation and layout

[6] ISO/TS 11139 Sterilization of health care products—Vocabulary

[7] ISO 14161:2000 Sterilization of health care products—Biological indicators—Guidance for the selection, use and interpretation of results

[8] ISO 14937:2000 Sterilization of health care products—General requirements for characterization of a sterilizing agent and the development, validation and routine control of a sterilizing process for medical devices

[9] IEC 60027(all parts) Letter symbols to be used in electrical technology

[10] ARMITAGE, P. and ALLEN, I., Methods of Estimating the LD 50 in Quantal Response Data, J.of Hyg. Vol.XLVIII, pp.298-322, 1950.

[11] COCHRAN, W. G., Estimation of Bacterial Densities by Means of the "Most Probable Number", Biometrics, Vol.6, No.1, pp.105-116, 1950.

[12] GADDUM, J.H., Reports on biological standards, III, Methods of biological assay depending on a quantal response, Spec.Rep.Ser.Med.Res.Council, London, No.183, 1933.

[13] HALVORSON, H.O. and ZIEGLER, N.R., Application of statistics to problems in bacteriology, J.Bact.25, pp.101-121, 1933.

[14] HOLCOMB, R.G. and PFLUG, I.J., The Spearman-Karber method of analyzing quantal assay microbial destruction data, in: Pflug I.J., ed., Selected Papers on the Microbiology and Engineering of Sterilization Processes, 5th edn., Minneapolis, Environmental Sterilization Laboratory, pp. 83-100, 1988.

[15] JOHNSON, E. A. and BROWN, B., Wm., Jr., The Spearman Estimator for Serial Dilutions Assays, Biometrics, Vol.17, pp.79-88, 1961.

[16] LEWIS, J. C., The Estimation of Decimal Reduction Times, Appl. Micro., Vol. 4, pp. 211-221, 1956.

[17] MOSLEY, G.A. and GILLIS, J.R., Operating Precision of Steam BIER vessels and the Interactive Effects of varying Z Valves on the Reproducibility of Listed D Values, PDA Journal of Pharmaceutical Science and Technology, Vol.56, No.6, pp.318-331, 2002.

[18] MOSLEY, G. A., Estimating the Effects of EtO BIER-Vessel Operating Precision on D Value Calculations, M D & D I, vol.24(4), pp.46-52, 2002.

[19] Mosley, G. A., Gillis, J. and Whitbourne, J., Calculating Equivalent Time for Use in Determining the Lethality of EtO Sterilization Processes, M D & D I, vol.24(2), pp.54-63, 2002.

[20] PFLUG, I.J., HOLCOMB, R.G. and GOMEZ, M.M., Thermal Destruction of Microorganisms, in Disinfection, Sterilization and Preservation, Block, Seymor S. (ed) Philadelphia, Lippincott, Williams & Wilkins, pp 79-129, 2001.

[21] PFLUG, I.J., Microbiology and Engineering of Sterilization Processes, 11th Edition, Environmental Sterilization Services, Minneapolis, 2003.

[22] PFLUG, I.J., Microbiology and Engineering of Sterilization Processes, St.Paul, University of Minnesota, 1992, ISBN O-929340-01-9.

[23] REED, L.J.and MUENCH, H.A., Simple Method of Estimating Fifty per cent Endpoints, Amer.J.of Hyg.Vol.27, No.3, pp.493-497, 1938.

[24] SCHMIDT, C.F., Thermal resistance of microorganisms, in Antiseptics, Disinfectants, Fungicides and Sterilization.(G.F.Reddish, ed) 1st., pp.720-759, Lea and Febiger, Philadelphia.

[25] SPEARMAN, C., 1908.The method of 'right and wrong cases'('constant stimuli') without Gauss's formulae, Brit.J.Psychol.2, p.227.

[26] STUMBO, C.R., MURPHY, J.R. and COCHRAN, J., Nature of Thermal Death Time Curves for P.A.3679 and Clostridium Botulinum, Food Technology, 4, pp.321-326, 1950.

[27] World Health Organization, Laboratory Biosafety Manual, 2nd edn., WHO, Geneva, 1993 ISBN 92-4-154450-3.

[28] United States Pharmacopoeia, official revision and Monographs for specific BIs; <55>, Biological Indicators—Resistance Performance Tests: <1035> Biological Indicators for Sterilization.

[29] GRAHAM, G.S. and C.A., BORIS, Chemical and Biological Indicators, Sterilization technology: A Practical Guide for Manufacturers and Users of Health care Products, Eds.Morrissey, R.F. and Phillips, G.B, Van Nostrand Reinhold, NY, 1993, ISBN 0-442-23832-0.

[30] FRITZE and PUKALL, International Journal of Systematic and Evolutionary Microbiology, 51, pp.35-37, 2001.

ICS 11.080.01
C 47

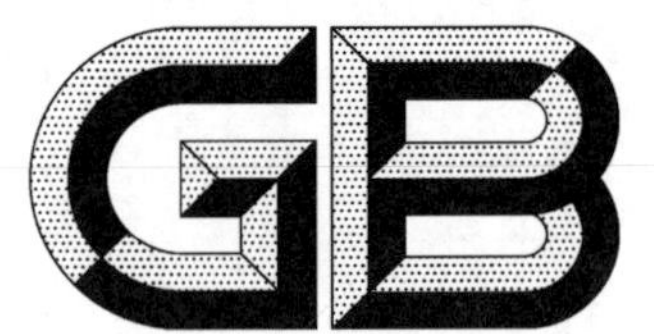

中华人民共和国国家标准

GB 18281.2—2015/ISO 11138-2:2006
代替 GB 18281.2—2000

医疗保健产品灭菌　生物指示物
第2部分:环氧乙烷灭菌用生物指示物

**Sterilization of health care products—Biological indicators—
Part 2:Biological indicators for ethylene oxide sterilization processes**

(ISO 11138-2:2006,IDT)

2015-12-10 发布　　2017-01-01 实施

中华人民共和国国家质量监督检验检疫总局
中国国家标准化管理委员会　发布

前　言

GB 18281 的本部分的全部技术内容为强制性。

GB 18281《医疗保健产品灭菌　生物指示物》分为以下五个部分：

——第 1 部分：通则；

——第 2 部分：环氧乙烷灭菌用生物指示物；

——第 3 部分：湿热灭菌用生物指示物；

——第 4 部分：干热灭菌用生物指示物；

——第 5 部分：低温蒸汽甲醛灭菌用生物指示物。

本部分是 GB 18281 的第 2 部分。

本部分按照 GB/T 1.1—2009 给出的规则起草。

本部分代替 GB 18281.2—2000《医疗保健产品灭菌　生物指示物　第 2 部分：环氧乙烷灭菌用生物指示物》，与 GB 18281.2—2000 相比，主要技术变化如下：

——第 5 章完善了试验微生物；

——第 9 章增加了微生物数量的要求；

——修改了附录 A。

本部分使用翻译法等同采用 ISO 11138－2:2006《医疗保健产品灭菌　生物指示物　第 2 部分：环氧乙烷灭菌用生物指示物》。

与本部分中规范性引用的国际文件有一致性对应关系的我国文件如下：

——GB 18281.1—2015　医疗保健品灭菌　生物指示物　第 1 部分：通则(ISO 11138-1:2006，IDT)；

——GB/T 24628—2009　医疗保健产品的灭菌　生物与化学指示物　测试设备(ISO 18472:2006，IDT)。

本部分做了下列编辑性修改：

——按照 GB/T 1.1 的要求进行了一些编辑上的修改；

——删除国际标准的前言；

——引言及参考文献中出现的部分国际标准替换为对应的我国标准。

请注意本文件的某些内容可能涉及专利。本文件的发行机构不承担识别这些专利的责任。

本部分由国家食品药品监督管理总局提出。

本部分由全国消毒技术与设备标准化技术委员会(SAC/TC 200)归口。

本部分起草单位：国家食品药品监督管理局广州医疗器械质量监督检验中心、3M 中国有限公司、杭州优尼克消毒设备有限公司。

本部分主要起草人：卢文娟、黄秀莲、黄靖雄。

本部分所代替标准的历次版本发布情况为：

——GB 18281.2—2000。

引　言

GB 18281.1 规定了生物指示物生产、标签、试验方法和性能要求，这些指示物包含预期用于灭菌过程的确认和常规控制的染菌载体和菌悬液。本部分规定了用于环氧乙烷灭菌过程中的生物指示物的专用要求。

GB 18281 提供了通用要求和试验方法。本标准是由专业制造商、用户和监管部门共同参与制定。本标准制定的目的不是提倡在不推荐使用的场合使用生物指示物，而是为目前使用的生物指示物提供规范。

环氧乙烷灭菌确认与常规控制参见 GB 18279。

生物指示物的选择、使用及检验结果判断参见 GB/T 19972。

医疗保健产品灭菌　生物指示物
第2部分:环氧乙烷灭菌用生物指示物

1　范围

GB 18281的本部分规定了拟在评价灭菌器性能和灭菌过程时采用的试验微生物、菌悬液、染菌载体、生物指示物的专用要求和试验方法,该灭菌器使用纯环氧乙烷或它与其他稀释气体混合进行灭菌,灭菌温度范围为29 ℃～65 ℃。

注1:关于环氧乙烷灭菌确认与常规控制见GB 18279。

注2:工作场所的安全参照国家的相关规定。

2　规范性引用文件

下列文件对于本文件的应用是必不可少的。凡是注日期的引用文件,仅注日期的版本适用于本文件。凡是不注日期的引用文件,其最新版本(包括所有的修改单)适用于本文件。

ISO 11138-1:2006　医疗保健品灭菌　生物指示物　第1部分:通则(Sterilization of health care products—Biological indicators—Part 1:General requirements)

ISO 18472　医疗保健产品的灭菌　生物与化学指示物　测试设备(Sterilization of health care products—Biological and chemical indicators—Test equipment)

3　术语和定义

ISO 11138-1界定的术语和定义适用于本文件。

4　通则

ISO 11138-1的要求适用于本部分。

5　试验微生物

5.1　试验微生物应为萎缩芽孢杆菌芽孢、枯草芽孢杆菌芽孢或其他符合本部分要求的菌株。

注1:原枯草芽孢杆菌中的一些菌株已被重新归类为萎缩芽孢杆菌。

注2:据证实,萎缩芽孢杆菌ATCC 9372、NCTC 10073、NCIMB 8058、DSM 2277、NRRL B-4418和CIP 77.18是合适的菌株。

5.2　如果试验微生物不是萎缩芽孢杆菌,应确定此试验微生物抗力的适宜性。

6　菌悬液

ISO 11138-1的要求适用于本部分。

7 载体和初级包装

7.1 环氧乙烷灭菌用生物指示物的载体和初级包装应符合 ISO 11138-1:2006 中 5.2 和附录 B 的要求。

7.2 确认环氧乙烷灭菌用生物指示物载体和初级包装是否符合要求的试验条件应为:

a) 最低暴露温度:≥55 ℃;

b) 灭菌剂:在相对湿度≥70%条件下,环氧乙烷浓度≥800 mg/L;

c) 最高暴露温度:由制造商规定;

d) 暴露时间:≥6 h。

注:只要被选条件仍处于环氧乙烷灭菌工艺的实效范围内,则这些被选条件就代表了对载体的实际检验。

8 染菌载体和生物指示物

ISO 11138-1 的要求适用于本部分。

9 微生物数量和抗力

9.1 制造商应声明生物指示物的抗力符合 ISO 11138-1:2006 中 6.4 的要求。

9.2 生物指示物上每单位活菌增量应以≤0.1×10^n 的整倍数来表示,每单位可以是每毫升菌悬液、每个染菌载体或每片生物指示物。

9.3 染菌载体和生物指示物的活菌数应≥1.0×10^6。

9.4 抗力应用在 54 ℃和/或 30 ℃时的 D 值表示,单位为分(min)。每批生物指示物 D 值应保留一位小数。

9.5 按附录 A 的测试方法,含萎缩芽孢杆菌芽孢的悬液、染菌载体和生物指示物的 D 值在 54 ℃时应≥2.5 min,和/或在 30 ℃时应≥12.5 min。其他微生物应有不影响其使用的 D 值。

9.6 生物指示物的抗力也可表示为 F_{BIO}(见 ISO 11138-1:2006 中 3.7)。

本部分和 GB 18281 的其他部分的抗力特性都是在其特定的条件下才有效。

9.7 D 值按 ISO 11138-1:2006 中附录 C 和附录 D 的规定确定。

9.8 D 值和存活-杀灭响应特性的确定要用抗力仪,要在使用抗力仪相应过程参数下确定(见附录 A)。

9.9 存活-杀灭区间可以用 ISO 11138-1:2006 中附录 E 的公式计算。

注:此信息对使用者在对比同一制造商不同批次产品时很有价值。

示例:

据 ISO 11138-1:2006 中附录 E 的公式,已知本部分所述的最少活菌数和最小 D 值,存活-杀灭响应特性为:

——在 54 ℃时:存活时间≥10 min,杀灭时间≤25 min;

——在 30 ℃时:存活时间≥50 min,杀灭时间≤125 min。

附 录 A
(规范性附录)
环氧乙烷灭菌抗力的测定方法

A.1 概述

本方法需要特定的设备:抗力仪。环氧乙烷灭菌用抗力仪过程参数的规范见 ISO 18472。

试验方法见 A.2。

A.2 试验方法

A.2.1 把样品置于合适的载样器材上。

A.2.2 把抗力仪的反应室预热到测试温度(54 ℃或 30 ℃)。

A.2.3 把载样器放入反应室内,关闭反应室,开始处理周期。

A.2.4 按下面的步骤开始操作:

步骤 1:反应室抽真空至 10 kPa±0.5 kPa。

步骤 2:通入充足的水蒸气,使反应室的相对湿度为 60%±10%。并维持此条件 30 min±1 min。在通入蒸汽前,样品宜允许加热到露点以上,以避免可能形成冷凝水。

步骤 3:往室内通入环氧乙烷,在 60 s 内达到 600 mg/L±30 mg/L。当暴露时间为 0 min 时,应无环氧乙烷通入。

步骤 4:维持此条件在设定时间的±5 s 之内。

步骤 5:在暴露阶段结束时,反应室抽真空,在 60 s 内降到 10 kPa 或更低,接着通入经过滤的空气或惰性气体(如氮气),至环境气压。

步骤 6:再重复第五步 4 次。

步骤 7:最后,取出样品并放入培养基培养。(见 ISO 11138-1:2006 中第 7 章)

A.2.5 转移期间宜作记录,所有的测试宜使用相同的时间周期。

A.3 抗力的确定

应按照 ISO 11138-1:2006 中附录 C、附录 D 和附录 E 的方法测定抗力。

参 考 文 献

[1] GB 18279(所有部分) 医疗保健产品灭菌 环氧乙烷

[2] GB/T 19972—2005 医疗保健产品灭菌 生物指示物 选择、使用及检验结果判断指南(ISO 14161:2000,IDT)

ICS 11.080.01
C 47

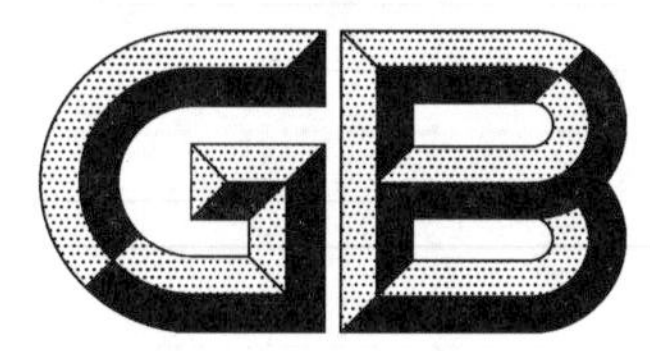

中华人民共和国国家标准

GB 18281.3—2015/ISO 11138-3:2006
代替 GB 18281.3—2000

医疗保健产品灭菌　生物指示物
第3部分:湿热灭菌用生物指示物

Sterilization of health care products—Biological indicators—
Part 3:Biological indicators for moist heat sterilization processes

(ISO 11138-3:2006,IDT)

2015-12-10 发布　　　　2017-01-01 实施

中华人民共和国国家质量监督检验检疫总局
中国国家标准化管理委员会　发布

前　　言

GB 18281 的本部分的全部技术内容为强制性。

GB 18281《医疗保健产品灭菌　生物指示物》分为以下五个部分：

——第 1 部分：通则；

——第 2 部分：环氧乙烷灭菌用生物指示物；

——第 3 部分：湿热灭菌用生物指示物；

——第 4 部分：干热灭菌用生物指示物；

——第 5 部分：低温蒸汽甲醛灭菌用生物指示物。

本部分是 GB 18281 的第 3 部分。

本部分按照 GB/T 1.1—2009 给出的规则起草。

本部分代替 GB 18281.3—2000《医疗保健产品灭菌　生物指示物　第 2 部分：湿热灭菌用生物指示物》，与 GB 18281.3—2000 相比，主要技术变化如下：

——试验微生物嗜热脂肪芽孢杆菌(*Bacillus strarothermophilus*)更名为嗜热脂肪地芽孢杆菌(*Geobacillus stearothermophilus*)，增加了枯草芽孢杆菌(*B.subtillis*) ATCC 35021(5230)；

——更改了最高暴露温度、121 ℃时 D 值精确度；

——给出了 z 值和相关系数 γ^2 的详细计算方法。

本部分使用翻译法等同采用 ISO 11138-3:2006《医疗保健产品灭菌　生物指示物　第 3 部分：湿热灭菌用生物指示物》。

与本部分中规范性引用的国际文件有一致性对应关系的我国文件如下：

——GB 18281.1—2015　医疗保健品灭菌　生物指示物　第 1 部分：通则(ISO 11138-1:2006，IDT)；

——GB/T 24628—2009　医疗保健产品的灭菌　生物与化学指示物测试设备(ISO 18472:2006，IDT)。

本部分做了下列编辑性修改：

——按照 GB/T 1.1 的要求进行了一些编辑上的修改；

——删除了国际标准的前言。

请注意本文件的某些内容可能涉及专利。本文件的发行机构不承担识别这些专利的责任。

本部分由国家食品药品监督管理总局提出。

本部分由全国医用消毒技术与设备标准化技术委员会(SAC/TC 200)归口。

本部分起草单位：山东新华医疗器械股份有限公司、国家食品药品监督管理局广州医疗器械质量监督检验中心。

本部分主要起草人：王洪敏、苗晓琳、黄秀莲。

本部分所代替标准的历次版本发布情况为：

——GB 18281.3—2000。

引　言

GB 18281.1 规定了生物指示物的生产、标签、试验方法和性能要求，这些指示物包含预期用于灭菌过程的确认和常规控制的染菌载体和悬液。本部分给出了用于湿热灭菌过程中的生物指示物的专用要求。

GB 18281 提供了通用要求和试验方法。代表目前先进水平的系列国家标准是由专业的制造商、使用者和监管部门共同制定的。本部分制定的目的不是推进生物指示物的使用，而是为目前使用的生物指示物提供规范。

标准中提供了用于确认和控制灭菌过程的通用要求(见 ISO 17665-1)。

对生物指示物的选择、使用和检验结果判断见 ISO 14161。

医疗保健产品灭菌　生物指示物
第3部分:湿热灭菌用生物指示物

1　范围

GB 18281 的本部分规定了拟在评价使用湿热作为灭菌介质时的湿热灭菌过程中的试验微生物、悬液、染菌载体、生物指示物的要求和试验方法。

本部分所规定的生物指示物适用于使用干饱和蒸汽的湿热灭菌过程,不适用于使用空气混合物蒸汽的湿热灭菌过程。

注1: 关于湿热灭菌确认与常规控制参见 ISO 17665-1。

注2: 工作场所的安全参照国家的相关规定。

2　规范性引用文件

下列文件对于本文件的应用是必不可少的。凡是注日期的引用文件,仅注日期的版本适用于本文件。凡是不注日期的引用文件,其最新版本(包括所有的修改单)适用于本文件。

ISO 11138-1:2006　医疗保健品灭菌　生物指示物　第1部分:通则(Sterilization of health care products—Biological indicators—Part 1:General requirements)

ISO 18472　医疗保健产品的灭菌　生物与化学指示物　测试设备(Sterilization of health care products—Biological and chemical indicators—Test equipment)

3　术语和定义

ISO 11138-1 界定的术语和定义适用于本文件。

4　通则

ISO 11138-1 的要求适用于本部分。

5　试验微生物

5.1　本部分所列试验过程应使用的试验菌为嗜热脂肪地芽孢杆菌(*Geobacillus stearothermophilus*)的芽孢或其他已被证明符合本部分要求的同等性能的菌种。

注1: 嗜热脂肪芽孢杆菌(*Bacillus strarothermophilus*)现已更名为嗜热脂肪地芽孢杆菌(*G.stearothermophilus*)。

注2: 嗜热脂肪地芽孢杆菌(*G.stearothermophilus*) ATCC 7953(NCTC 10007、DSM 22 和 CIP 52.81)和 ATCC 12980(同 NRRL B-4419)均已被证实可以满足试验的要求。

5.2　在使用除嗜热脂肪地芽孢杆菌(*G.stearothermophilus*)和枯草芽孢杆菌(*Bacillus subtillis*) ATCC 35021(5230)以外的菌种进行试验时,应先对其进行抗力测定。

注: 在低于121 ℃的情况下,可以使用枯草芽孢杆菌(*B.subtillis*) ATCC 35021(5230)等菌种,尤其是对热敏液体进行的灭菌过程。

6 菌悬液

ISO 11138-1 的要求适用于本部分。

7 载体和初级包装

7.1 载体和初级包装的专用要求应符合 ISO 11138-1:2006 中 5.2 和附录 B 的要求。

7.2 暴露条件的确定应遵循以下程序:

a) 最低暴露温度:应高于生产商规定的最大暴露温度 5 ℃或以上。

b) 灭菌因子:干饱和蒸汽。在未使用干饱和蒸汽的湿热灭菌过程中,例如使用空气/蒸汽混合物时,应选择适宜条件并作为本部分的例外加以注明。

c) 最高暴露温度:应遵照生产商规定。如生产商未作规定,应采用 140 ℃。

d) 暴露时间:≥30 min。

注:只要载体处于蒸汽灭菌工艺的实效范围之内,这些被选条件就代表了对载体的实际检验。

8 染菌载体和生物指示物

ISO 11138-1 的要求适用于本部分。

9 接种数量与抗力

9.1 生产商应根据 ISO 11138-1:2006 中 4.3 的规定,标明生物指示物的各项抗力参数。

9.2 活菌数应以每个单位(如每毫升菌悬液、每个染菌载体或每个生物指示物)中微生物的增量值 $\leqslant 0.1\times 10^n$ 的形式来表述。

9.3 染菌载体和生物指示物的总活菌数应不少于 1.0×10^5。

9.4 抗力值应以 121 ℃时的 D 值表示,单位为分(min)。每批次的生物指示物或染菌载体的 D_{121} 值应以分(min)为单位,精确度为 0.1 min。

9.5 在根据附录 A 进行试验时,用于检验的菌悬液、染菌载体或生物指示物所使用的嗜热脂肪地芽孢杆菌(*G.strarothermophilus*)芽孢的 D_{121} 值应≥1.5 min。在确定其他菌种的 D 值时应根据灭菌的实际需要。菌悬液、染菌载体和生物指示物上试验微生物的 z 值,必须在 110 ℃~130 ℃范围内至少 3 种温度下进行测定。这些数据应用于计算 z 值,z 值必须不低于 6 ℃(z 值应根据附录 B 进行计算)。

9.6 生物指示物的抗力也可以用 F_{BIO} 值表示(见 ISO 11138-1:2006 中 3.7)。

本部分及 GB 18281 的其他部分中所述的抗力特征在标准规定的测试条件下确定。

9.7 D 值的测定方法见 ISO 11138-1:2006 中的附录 C 和附录 D。

9.8 可通过存活曲线法获得生物指示物上试验微生物总数的 D 值(见附录 A)。

9.9 计算存活-杀灭曲线可参照 ISO 11138-1:2006 的附录 E 中的公式。

注:对同一制造商不同批次产品进行比较,可以为使用者提供更有价值的信息。

示例:使用 ISO 11138-1:2006 中附录 E 提供的公式,以最小活菌数和最小 D 值计算可得:

——温度为 121 ℃时:存活时间≥4.5 min,杀灭时间≤13.5 min。

附 录 A
（规范性附录）
湿热灭菌抗力的测定

A.1 概述

本部分所述方法需要特定的设备:抗力仪。湿热灭菌用抗力仪的特定参数参见 ISO 18472。

有关测试方法的具体要求见 A.2。

A.2 方法

A.2.1 将测试样本置于合适的载样器材上。

A.2.2 让测定器预热到所需温度,如:121 ℃±0.5 ℃。

A.2.3 把固定好的载样器材和样品放入室内,关闭反应室,并启动操作程序的循环过程。

A.2.4 按以下程序进行操作:

第一步:反应室抽真空,2 min 内达到 4.5 kPa±1 kPa。

第二步:向室内通入蒸汽,使温度和压强在 10 s 内达到规定值。暴露时间为 0 min 时,应无蒸汽通入。

第三步:在规定的暴露时间内维持该条件。

第四步:在暴露阶段结束时,应在 1 min 之内将室内的压力减到 10 kPa 以下。温度必须在 5 s 内降到 100 ℃以下。通入经过滤的空气直至达到外界大气压。

第五步:该周期结束后,迅速从反应室取出载样器材和样品,并迅速冷却。将样品转移到生长培养基并培养(见 ISO 11138-1:2006 中的第 7 章)。

A.2.5 样品的转移过程应作书面记录,所有的测试需使用相同的时间周期。

A.3 抗力的测定

应按照 ISO 11138-1:2006 中附录 C、附录 D 和附录 E 规定的方法测定抗力。

附 录 B
（规范性附录）
z 值和相关系数 γ^2 的计算

B.1 根据 ISO 11138-1:2006 中附录 C 或附录 D 里提供的方法获得数据，通过 lg$D$ 值对暴露温度作图可求得 z 值，单位为摄氏度(℃)。在使用线性回归分析法时，z 值等于“最佳拟合曲线”斜率的负倒数。

注：z 值与相关系数 γ^2 的计算方法参见 9.5。

B.2 通过式(B.1)计算最佳拟合曲线的斜率：

$$m=\frac{nG-AB}{nC-A^2} \qquad \text{(B.1)}$$

式中：

m ——最佳拟合曲线的斜率；

n ——D 值/温度的对数值；

G —— $\sum(t\lg y)$；

A —— $\sum t$；

B —— $\sum \lg y$；

C —— $\sum t^2$。

计算所需数据见表 B.1。

表 B.1 示例：使用线性回归分析法计算数据

D 值(y) min	暴露温度(t) ℃	$\lg y$	t^2	$t\lg y$	$(\lg y)^2$
y_1	t_1	$\lg y_1$	${t_1}^2$	$t_1\lg y_1$	$(\lg y_1)^2$
y_2	t_2	$\lg y_2$	${t_2}^2$	$t_2\lg y_2$	$(\lg y_2)^2$
y_3	t_3	$\lg y_3$	${t_3}^2$	$t_3\lg y_3$	$(\lg y_3)^2$
y_n	t_n	$\lg y_n$	${t_n}^2$	$t_n\lg y_n$	$(\lg y_n)^2$
	$A=\sum_{i=1}^{i=n} t_i$	$B=\sum_{i=1}^{i=n}\lg y_i$	$C=\sum_{i=1}^{i=n} {t_i}^2$	$G=\sum_{i=1}^{i=n}(t_i\lg y_i)$	$E=\sum_{i=1}^{i=n}(\lg y_i)^2$
赋值变量	A	B	C	G	E

B.3 表 B.2 给出了具体的计算示例。

表 B.2 斜率的计算示例

D 值(y) min	暴露温度(t) ℃	$\lg y$	t^2	$t\lg y$	$(\lg y)^2$
$y_1=2.0$	$t_1=121$	$\lg y_1=0.301\ 0$	${t_1}^2=14\ 641$	$t_1\lg y_1=36.421\ 0$	$(\lg y_1)^2=0.090\ 6$
$y_2=1.1$	$t_2=124$	$\lg y_2=0.041\ 4$	${t_2}^2=15\ 376$	$t_2\lg y_2=5.133\ 6$	$(\lg y_2)^2=0.001\ 7$
$y_3=0.4$	$t_3=129$	$\lg y_3=-0.397\ 9$	${t_3}^2=16\ 641$	$t_3\lg y_3=-51.329\ 1$	$(\lg y_3)^2=0.158\ 3$
	$A=\sum_{i=1}^{i=3} t_i$	$B=\sum_{i=1}^{i=3}\lg y_i$	$C=\sum_{i=1}^{i=3} {t_i}^2$	$G=\sum_{i=1}^{i=3}(t_i\lg y_i)$	$E=\sum_{i=1}^{i=5}(\lg y_i)$
赋值变量	$A=374$	$B=-0.055\ 5$	$C=46\ 658$	$G=-9.774\ 5$	$E=0.250\ 6$

$$m=\frac{nG-AB}{nC-A^2}$$
$$=\frac{3\times(-9.774\ 5)-374\times(-0.055\ 5)}{3\times(466\ 58)-374^2}$$
$$=\frac{-29.323\ 5-(-20.757\ 0)}{139\ 974-139\ 876}$$
$$=\frac{-8.566\ 5}{98}$$
$$=-0.087\ 4$$

B.4 z 值为上述斜率的负对数，可用下列公式求得：

$$z=-\left(\frac{1}{m}\right)$$

使用上式计算斜率，得到 z 值：

$$z=-\left(\frac{1}{-0.087\ 4}\right)=11.441\ 6\ ℃$$

保留一位小数，得到 $z=11.4$ ℃。

B.5 相关系数 γ^2 可使用下列公式计算：

$$\gamma^2=\frac{\{(G)-[(A)(B/n)]\}^2}{[(C)-(A^2/n)][(E)-(B^2/n)]}$$

式中所有变量均同 B.2，$E=\sum(\lg y)^2$。

B.6 下面是计算 z 值相关系数的实例，使用 B.2 相同数据：

$$\gamma^2=\frac{[-9.774\ 5-374\times(-0.055\ 5/3)]^2}{(466\ 58-374^2/3)\times[0.250\ 6-(-0.055\ 5^2/3)]}$$
$$=\frac{[-9.774\ 5-(-6.919\ 0)]^2}{(466\ 58-46\ 625.333)\times(0.250\ 6-0.001\ 0)}$$
$$=\frac{(-2.855\ 5)^2}{32.667\times0.249\ 6}$$
$$=\frac{8.153\ 9}{8.151\ 36}$$
$$=1.000\ 0$$

参 考 文 献

[1] ISO 14161 Sterilization of health care products—Biological indicators—Guidance for the selection, use and interpretation of results

[2] ISO 17665-1 Sterilization of health care products—Moist heat—Part 1: Requirements for the development, validation and routine control of a sterilization process for medical devices

ICS 11.080.01
C 47

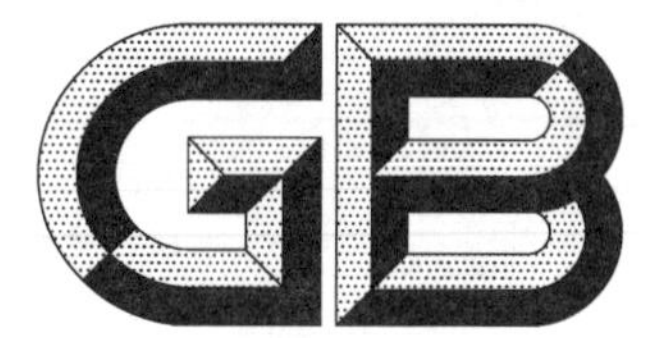

中华人民共和国国家标准

GB 18281.4—2015/ISO 11138-4:2006

医疗保健产品灭菌 生物指示物 第4部分:干热灭菌用生物指示物

Sterilization of health care products—Biological indicators—Part 4:Biological indicators for dry heat sterilization processes

(ISO 11138-4:2006,IDT)

2015-12-10 发布 2017-01-01 实施

中华人民共和国国家质量监督检验检疫总局
中国国家标准化管理委员会 发布

前　言

GB 18281 的本部分的全部技术内容为强制性。

GB 18281《医疗保健产品灭菌　生物指示物》分为以下五个部分：

——第 1 部分：通则；

——第 2 部分：环氧乙烷灭菌用生物指示物；

——第 3 部分：湿热灭菌用生物指示物；

——第 4 部分：干热灭菌用生物指示物；

——第 5 部分：低温蒸汽甲醛灭菌用生物指示物。

本部分是 GB 18281 的第 4 部分。

本部分按照 GB/T 1.1—2009 给出的规则起草。

本部分使用翻译法等同采用 ISO 11138-4:2006《医疗保健产品灭菌　生物指示物　第 4 部分：干热灭菌用生物指示物》。

与本部分中规范性引用的国际文件有一致性对应关系的我国文件如下：

——GB 18281.1—2015　医疗保健品灭菌　生物指示物　第 1 部分：通则(ISO 11138-1:2006，IDT)；

——GB/T 24628—2009　医疗保健产品的灭菌　生物与化学指示物　测试设备(ISO 18472:2006，IDT)。

本部分做了下列编辑性修改：

——按照 GB/T 1.1 的要求进行了一些编辑上的修改；

——删除了国际标准的前言；

——引言及参考文献中出现的部分国际标准替换为对应的我国标准。

请注意本文件的某些内容可能涉及专利。本文件的发行机构不承担识别这些专利的责任。

本部分由国家食品药品监督管理总局提出。

本部分由全国消毒技术与设备标准化技术委员会(SAC/TC 200)归口。

本部分起草单位：国家食品药品监督管理局广州医疗器械质量监督检验中心、山东新华医疗器械股份有限公司。

本部分主要起草人：李仕宁、赵健存、胡昌明、朱晓明。

引　言

GB 18281.1 规定了生物指示物的生产、标签、试验方法和性能要求，这些指示物包含预期用于灭菌过程的确认和常规控制的染菌载体和菌悬液。本部分规定了用于干热灭菌过程中的生物指示物的专用要求。

GB 18281 提供了通用要求和试验方法。本标准是由专业制造商、用户和监管部门共同参与制定。本标准制定的目的不是提倡在不推荐使用的场合使用生物指示物，而是为目前使用的生物指示物提供规范。

干热灭菌确认与常规控制参见 GB/T 19974。

生物指示物的选择、使用及检验结果判断参见 GB/T 19972。

医疗保健产品灭菌　生物指示物
第4部分:干热灭菌用生物指示物

1　范围

GB 18281 的本部分规定了拟在评价灭菌器性能和灭菌过程时采用的试验微生物、菌悬液、染菌载体、生物指示物的专用要求和试验方法,该灭菌器使用干热空气进行灭菌,灭菌温度范围为 120 ℃～180 ℃。

注 1:干热灭菌确认与常规控制参见 GB/T 19974。

注 2:工作场所的安全参照国家的相关规定。

2　规范性引用文件

下列文件对于本文件的应用是必不可少的。凡是注日期的引用文件,仅注日期的版本适用于本文件。凡是不注日期的引用文件,其最新版本(包括所有的修改单)适用于本文件。

ISO 11138-1:2006　医疗保健品灭菌　生物指示物　第1部分:通则(Sterilization of health care products—Biological indicators—Part 1:General requirements)

ISO 18472　医疗保健产品的灭菌　生物与化学指示物　测试设备(Sterilization of health care products—Biological and chemical indicators—Test equipment)

3　术语和定义

ISO 11138-1 界定的术语和定义适用于本文件。

4　通用要求

ISO 11138-1 的要求适用于本部分。

5　试验微生物

5.1　试验微生物应为萎缩芽孢杆菌的芽孢或其他符合本部分要求的微生物菌株。

注 1:一些枯草芽孢杆菌菌株已重新归类为萎缩芽孢杆菌。

注 2:据证实,萎缩芽孢杆菌 CIP 77.18、NCIMB 8058、DSM 675、NRRL B-4418 和 ATCC 9372 或者枯草芽孢杆菌 DSM 13019 是合适的菌株。

5.2　如果试验微生物不是萎缩芽孢杆菌,应确定此试验微生物抗力的适宜性。

6　菌悬液

ISO 11138-1 的要求适用于本部分。

7 载体和初级包装

7.1 干热灭菌用生物指示物的载体和初级包装的材料应符合 ISO 11138-1:2006 中 5.2 和附录 B 的要求。

7.2 确定合格的暴露条件应为:

a) 最低暴露温度:高于制造商规定的最高温度 5℃或以上;

b) 灭菌因子:干热空气;

c) 最高暴露温度:由制造商规定;如果制造商未规定,最高暴露温度应≥180 ℃;

d) 暴露时间:≥30 min。

注:只要被选条件仍处于干热灭菌工艺的实效范围内,则这些被选条件就代表了对载体的实际检验。

8 染菌载体和生物指示物

ISO 11138-1 的要求适用于本部分。

9 微生物数量和抗力

9.1 制造商应声明生物指示物的抗力符合 ISO 11138-1:2006 中 6.4 的要求。

9.2 生物指示物上每单位活菌量的增量应以≤0.1×10^n 的整数倍来表示(例如:每毫升菌悬液、每一染菌载体或每一生物指示物)。

9.3 染菌载体和生物指示物的活菌量应≥1.0×10^6。

9.4 抗力应用 160 ℃时的 D 值表示,单位为分钟(min)。每一批生物指示物或染菌载体的 D 值应用 160 ℃时的 D 值表示,保留一位小数。

9.5 按附录 A 的条件测试时,含萎缩芽孢杆菌芽孢的菌悬液、染菌载体或生物指示物的 D_{160} 值(160 ℃时的 D 值)应≥2.5 min。其他微生物应有不影响其使用的 D 值。菌悬液中、染菌载体上或生物指示物里的试验微生物的 z 值应在 150 ℃~180 ℃范围内取不少于三个温度点来确定。这些数据将用来计算 z 值,z 值应≥20 ℃(见附录 B)。

9.6 生物指示物的抗力也可以用 F_{BIO} 值表示(见 ISO 11138-1:2006 中 3.7)。

本部分和 GB 18281 的其他部分中规定的抗力特性应通过标准中规定的特定的测试条件确定。

9.7 D 值按 GB ISO 11138-1:2006 中附录 C 和附录 D 的方法确定。

9.8 D 值和存活-杀灭反应特性的确定需要使用一个可应用其过程参数的抗力仪(见附录 A)。

注:上文所述的数值适合于强制送风、保持 160 ℃、运行周期为 2 h 的干热灭菌器。

9.9 存活-杀灭区间可由 ISO 11138-1:2006 中附录 E 的公式计算得出。

注:这些信息对使用者用来比较同一制造商的不同批次的产品是有价值的。

示例:按 ISO 11138-1:2006 中附录 E 的公式,用本部分规定的最少活菌量和最小的 D 值,存活-杀灭反应特性为:

——在 54 ℃:存活时间≥10 min,杀灭时间≤25 min;

——在 30 ℃:存活时间≥50 min,杀灭时间≤125 min。

附 录 A
（规范性附录）
干热灭菌抗力的测定方法

A.1 概述

本方法需要使用特定的设备:抗力仪。用于干热灭菌过程的抗力仪特定的过程参数按 ISO 18472。试验方法见 A.2。

A.2 方法

A.2.1 把样品装在合适的样品架上。

A.2.2 预热抗力仪反应室到必需的运行温度,如:160 ℃±1 ℃。

A.2.3 放置装好样品的样品架到反应室内,关上门并启动过程周期。

A.2.4 完成以下操作顺序:

步骤 1:保持上述条件至必需的保持时间±5 s。

步骤 2:暴露时间结束时,从反应室内取出测试样品,并迅速降温。转移样品到培养基并进行培养(见 ISO 11138-1:2006 中的第 7 章)。

A.2.5 转移时间宜记录,所有测试宜使用相同的时间。

A.3 抗力的测定

抗力特性应按 ISO 11138-1:2006 中附录 C、附录 D 和附录 E 给出的方法测定。

附 录 B
（规范性附录）
z 值的计算

B.1 使用所有从 ISO 11138-1:2006 中附录 C 或附录 D 任何一个中获得的数据，绘出 D 值的 lg 和以摄氏度表示的暴露温度的对比图。z 值等于由回归分析所确定的最佳线性拟合曲线的斜率的负倒数。

注：见 9.5 中关于 z 值的计算要求和相关系数，r^2。

B.2 最佳线性拟合曲线的斜率使用下列公式计算：

$$m=\frac{nG-AB}{nC-A^2}$$

式中：

m ——最佳线性拟合曲线的斜率；

n ——D 值的数目/温度对；

G ——$\sum(t\lg y)$；

A ——$\sum t$；

B ——$\sum \lg y$；

C ——$\sum(t^2)$。

所需的用于计算的数据由表 B.1 给出。

表 B.1 收集的用于回归分析的数据示例

D 值(y) min	暴露温度(t) ℃	$\lg y$	t^2	$t\lg y$	$(\lg y)^2$
y_1	t_1	$\lg y_1$	${t_1}^2$	$t_1\lg y_1$	$(\lg y_1)^2$
y_2	t_2	$\lg y_2$	${t_2}^2$	$t_2\lg y_2$	$(\lg y_2)^2$
y_3	t_3	$\lg y_3$	${t_3}^2$	$t_3\lg y_3$	$(\lg y_3)^2$
y_n	t_n	$\lg y_n$	${t_n}^2$	$t_n\lg y_n$	$(\lg y_n)^2$
	$A=\sum_{i=1}^{i=n}t_i$	$B=\sum_{i=1}^{i=n}\lg y_i$	$C=\sum_{i=1}^{i=n}{t_i}^2$	$G=\sum_{i=1}^{i=n}(t_i\lg y_i)$	$E=\sum_{i=1}^{i=n}(\lg y_i)^2$
分配 变量	A	B	C	G	E

B.3 表 B.2 给出了最佳线性拟合曲线的斜率计算结果的示例。

表 B.2 斜率计算结果示例

D 值(y) min	暴露温度(t) ℃	$\lg y$	t^2	$t\lg y$	$(\lg y)^2$
$y_1=4.2$	$t_1=150$	$\lg y_1=0.623\ 2$	$t_1{}^2=225\ 00$	$t_1\lg y_1=93.480\ 0$	$(\lg y_1)^2=0.388\ 4$
$y_2=2.1$	$t_2=160$	$\lg y_2=0.322\ 2$	$t_2{}^2=256\ 00$	$t_2\lg y_2=51.552\ 0$	$(\lg y_2)^2=0.103\ 8$
$y_3=1.2$	$t_3=170$	$\lg y_3=0.079\ 2$	$t_3{}^2=289\ 00$	$t_3\lg y_3=13.464\ 0$	$(\lg y_3)^2=0.006\ 3$
	$A=\sum_{i=1}^{i=3}t_i$	$B=\sum_{i=1}^{i=3}\lg y_i$	$C=\sum_{i=1}^{i=3}t_i{}^2$	$G=\sum_{i=1}^{i=3}(t_i\lg y_i)$	$E=\sum_{i=1}^{i=3}(\lg y_i)^2$
分配变量	$A=480$	$B=1.024\ 6$	$C=77\ 000$	$G=158.496\ 0$	$E=0.498\ 5$

$$m=\frac{nG-AB}{nC-A^2}$$
$$=\frac{3\times158.496\ 0-480\times1.024\ 6}{3\times77\ 000-480^2}$$
$$=\frac{475.488\ 0-491.808\ 0}{231\ 000-230\ 400}$$
$$=\frac{-16.320\ 0}{600}$$
$$=-0.027\ 2$$

B.4 z 值等于斜率的负倒数,使用以下公式计算:

$$z=-\left(\frac{1}{m}\right)$$

使用上述公式计算斜率,z 值的结果是:

$z=-\left(\frac{1}{-0.027\ 2}\right)=36.764\ 7$ ℃,四舍五入到一个小数点:

$z=36.8$ ℃

B.5 线性的 z 值曲线的相关系数 r^2,使用以下公式计算:

$$r^2=\frac{[G-A(B/n)]^2}{(C-A^2/n)(E-B^2/n)}$$

式中所有变量由 B.2 定义,$E=\sum(\lg y)^2$。

B.6 使用表 B.2 的数值计算线性的 z 值曲线的相关系数的结果的示例:

$$r^2=\frac{[158.496\ 0-480\times(1.024\ 6/3)]^2}{(77\ 000-480^2/3)(0.498\ 5-1.024\ 6^2/3)}$$
$$=\frac{(158.496\ 0-163.936\ 0)^2}{(77\ 000-76\ 800)(0.498\ 5-0.349\ 9)}$$
$$=\frac{(-5.440\ 0)^2}{200\times0.148\ 6}$$
$$=\frac{29.593\ 6}{29.720\ 0}$$
$$=0.995\ 7$$

参 考 文 献

[1] GB/T 19972—2005 医疗保健产品灭菌 生物指示物 选择、使用及检验结果判断指南(ISO 14161:2000,IDT)

[2] GB/T 19974—2005 医疗保健产品灭菌 灭菌因子的特性及医疗器械灭菌工艺的设定、确认和常规控制的通用要求(ISO 14937:2000,IDT)

ICS 11.080.01
C 47

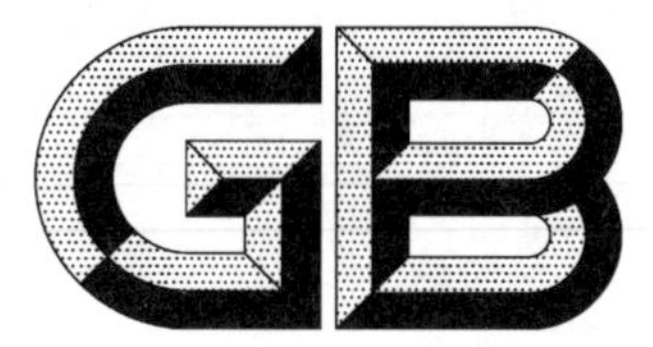

中华人民共和国国家标准

GB 18281.5—2015/ISO 11138-5:2006

医疗保健产品灭菌 生物指示物 第5部分:低温蒸汽甲醛灭菌用生物指示物

Sterilization of health care products—Biological indicator—Part 5: Biological indicators for low-temperature steam and formaldehyde sterilization processes

(ISO 11138-5:2006,IDT)

2015-12-10 发布　　2017-01-01 实施

中华人民共和国国家质量监督检验检疫总局
中国国家标准化管理委员会 发布

前　言

GB 18281 的本部分的全部技术内容为强制性。

GB 18281《医疗保健产品灭菌　生物指示物》分为以下五个部分：

——第 1 部分：通则；

——第 2 部分：环氧乙烷灭菌用生物指示物；

——第 3 部分：湿热灭菌用生物指示物；

——第 4 部分：干热灭菌用生物指示物；

——第 5 部分：低温蒸汽甲醛灭菌用生物指示物。

本部分是 GB 18281 的第 5 部分。

本部分按照 GB/T 1.1—2009 给出的规则起草。

本部分使用翻译法等同采用 ISO 11138-5:2006《医疗保健产品的灭菌　生物指示物　第 5 部分：低温蒸汽甲醛灭菌用生物指示物》。

与本部分中规范性引用的国际文件有一致性对应关系的我国文件如下：

——GB 18281.1—2015　医疗保健品灭菌　生物指示物　第 1 部分：通则(ISO 11138-1:2006，IDT)。

本部分做了下列编辑性修改：

——按照 GB/T 1.1 的要求进行了一些编辑上的修改；

——删除国际标准的前言。

请注意本文件的某些内容可能涉及专利。本文件的发行机构不承担识别这些专利的责任。

本部分由国家食品药品监督管理总局提出。

本部分由全国消毒技术与设备标准化技术委员会(SAC/TC 200)归口。

本部分起草单位：国家食品药品监督管理局广州医疗器械质量监督检验中心、杭州泰林生物技术设备有限公司、山东新华医疗器械股份有限公司。

本部分主要起草人：徐红蕾、夏信群、黄鸿新、朱晓明。

引　言

GB 18281 规定了用于监测灭菌周期的生物指示物在生产、标签、测试方法和性能方面的通用要求，还包括运营商打算用于验证和监控灭菌过程的菌悬液。GB 18281 的本部分给出了具体的用于低温蒸汽甲醛灭菌处理的生物指示物的要求。

GB 18281 标准系列所提供的是一般要求和所需的测试方法。目前这个先进的标准系列是由专业的制造商、使用者和监管部门参与制定的标准。其意图不仅仅是不提倡在不建议使用的方面使用生物指标，而是提供现今为人所知的生产那些生物指示物通用的要求。

标准中提供了用于验证和监控低温蒸汽甲醛灭菌过程的一般要求(见 ISO 14937)。

注意：一些国家或地区已经出版的标准可能涵盖灭菌或生物指示物的要求。

对生物指示物结果的选用、使用和解释可见 ISO 14161。

医疗保健产品灭菌　生物指示物
第5部分:低温蒸汽甲醛灭菌用生物指示物

1　范围

GB 18281 的本部分规定了测试微生物、菌悬液、染菌载体、生物指示物和利用低温蒸汽甲醛为灭菌剂来评估灭菌处理效果的生物指示物测试方法的通用要求。

注1:低温蒸汽甲醛灭菌过程的控制和确认的要求见 ISO 14937。

注2:关于工作场所的安全要求见国家或区域条例。

2　规范性引用文件

下列文件对于本文件的应用是必不可少的。凡是注日期的引用文件,仅注日期的版本适用于本文件。凡是不注日期的引用文件,其最新版本(包括所有的修改单)适用于本文件。

ISO 11138-1:2006　医疗保健品灭菌　生物指示物　第1部分:通则(Sterilization of health care products—Biological indicators—Part 1:Genral requirements)

3　术语和定义

ISO 11138-1 中界定的以及下列术语和定义适用于本文件。

3.1

低温蒸汽甲醛灭菌　low-temperature steam and formaldehyde sterilization

通过动力排气,使预先包装的物品处于负压状态暴露于蒸汽,在低于100 ℃温度下,注入甲醛气体,使得灭菌剂在维持时间保持稳态的工艺。

4　通用要求

ISO 11138-1 的要求适用于本部分。

5　试验菌

5.1　试验菌应是嗜热脂肪地芽孢杆菌或其他已被证明符合本部分要求的等效性能的微生物菌株。

注1:嗜热脂肪芽孢杆菌已重新分类为嗜热脂肪地芽孢杆菌。

注2:目前被认为适用的嗜热脂肪地芽孢杆菌,如 NCIB 8224、DSM 6790、ATCC 10149 和 ATCC 12980。

5.2　如使用嗜热脂肪地芽孢杆菌以外的一株试验菌,那么这株试验菌的抗力适宜性应待确定。

6　菌悬液

ISO 11138-1 的要求适用于本部分。

7 载体和内层包装

7.1 用低温蒸汽甲醛为灭菌剂的生物指示物的载体和内层包装的材料应符合 ISO 11138-1:2006 中5.2 和 ISO 11138-1:2006 中的附录 B 的要求。

注:由于纤维素表面对甲醛的化学吸附作用,滤纸类不适宜作载体。

7.2 应遵守确定的暴露条件:

a) 最低暴露温度:不小于 5 ℃(上述制造商声称的最高温度);

b) 最高暴露温度:依照制造商声称的最大值;如果制造商未声明,最大暴露温度应不小于 100 ℃;

c) 暴露时间:不小于 60 min。

注:这些条件已成为一种告戒,对带菌体的实际限制在低温蒸汽甲醛灭菌过程的应用范围内。条件的选择要能显示出实际的低温蒸汽甲醛灭菌过程对载体的实际要求。

8 染菌载体和生物指示物

ISO 11138-1 的要求适用于本部分。

9 微生物数量和抗力

9.1 制造商应根据 ISO 11138-1:2006 中 6.4 的要求规定抗力特性。

9.2 活菌计数的增殖量应不大于 0.1×10^{n}/每个单位(如:每毫升菌悬液、每个待接种的带菌体、每个生物带菌体)。

9.3 待接种的带菌体和生物带菌体的增殖量应不小于 1.0×10^{5}。

9.4 抗力应表示为 60 ℃时的 D 值,单位为分(min)。每一批/批次的生物指示物或者染菌载体的 D 值应用 60 ℃时的 D 值表示,保存至一位小数。

9.5 当按照附录 A 进行测试时,培养基、染菌载体或生物指示物包括嗜热脂肪地芽孢杆菌的 D_{60} 值应≥6 min。其他微生物也应有 D 值以便应用。

9.6 生物指示物的抗力也可以用 F_{BIO}值表示(见 ISO 11138-1:2006 中 3.7)。本部分和 GB 18281 的其他部分特指的抗力应按照标准规定的特定条件测试。

9.7 应按照 ISO 11138-1:2006 的附录 C 和附录 D 所给定的方法测定 D 值。

9.8 D 值的测定和存活-杀灭反应特性基于附录 A 中的过程参数。

9.9 存活-杀灭区间可用 ISO 11138-1:2006 中附录 E 的公式来计算。

注:比较同一生产商的不同批号的产品信息对于使用者是有用的。

示例:套用 ISO 11138-1:2006 中附录 E 的公式以及本部分给出的种群和最小 D 值,存活-杀灭反应特性值是:

——60 ℃时:存活时间≥18 min,杀灭时间≤54 min。

附 录 A
（规范性附录）
测定低温蒸汽甲醛灭菌过程中抗力的方法

A.1 通则

本方法是基于一种染菌载体浸入到甲醛水溶液的定性的测试。本方法的测试结果比使用气相腔式方法的结果有更好的重现性。

A.3 提供了测试方法的特别要求。

A.2 染菌载体的暴露条件

A.2.1 测试系统中包含装有 10 mL 甲醛水溶液的试管，并使试管放在一个自动控温的水浴装置中。测试系统应能在 1 min～150 min(精确至±10 s)时间段内保持特定的暴露条件。

A.2.2 甲醛水溶液的浓度应用化学分析方法确定。

A.2.3 该方法应被验证过。

A.3 方法

A.3.1 将染菌载体完全浸入测试试管中已预热至 60 ℃±0.5 ℃的 1 mol/L±0.01 mol/L 的甲醛水溶液中。

A.3.2 确认染菌载体完全浸入甲醛水溶液中而不是漂浮于表面。

A.3.3 进行测试时使用防护技术以防止偶发污染。

A.3.4 在设定的暴露时间终了，取出甲醛溶液中的染菌载体。

A.3.5 去除载体上的多余液体，将其将在室温下浸入装有过滤过的 2%Na_2SO_3 溶液的试管 10 min，以反应掉载体上残留的甲醛。盖上试管。要注意尽量不要搅动甲醛及中和剂溶液，以防止“冲走”测试微生物。

注：组氨酸和半胱氨酸是有效的中和剂。

A.3.6 特定的生长培养基应能保证覆盖测试微生物。

注：本测试中大豆酪蛋白消化酶适用。

A.3.7 将载体转移至装有 10 mL 生长介质(A.3.6)的试管中。盖上试管。

A.3.8 将试管保持 90 ℃ 60 min 以激发孢子的活性。

A.3.9 最后，进行载体的培养(见 ISO 11138-1:2006 中第 7 章)。

A.4 测定抗力

抗力特性值应用 ISO 11138-1:2006 的附录 C、附录 D 和附录 E 给定的方法测定。

附 录 B
（资料性附录）
低温蒸汽甲醛用生物指示物的液相测试方法原理

B.1 通则

为了指示物测试方法的可重复性，应使用特定的测试设备（电阻测试仪）和测试方法。在低温蒸汽甲醛灭菌过程中，电阻测试仪中的甲醛气体浓度极难达到稳定，因为当一定量的甲醛注入容器中后，会有甲醛溶于出现的少量的水珠（冷凝物）中。甲醛在水中的溶解浓度依照温度的不同，高于其在气体状态浓度的 1 000 倍～10 000 倍。

因此，本部分采用甲醛浓度可以明确的液相测试方法，以达到测试方法的可重复性。

B.2 低温甲醛蒸汽灭菌过程

即使在连续的蒸汽条件下和稳定的甲醛气体浓度中，灭菌过程仍然严重依赖于灭菌腔的设计和负载物的特性。甲醛灭菌过程可以简单地划分为两步：

a) 在蒸汽灭菌过程中，在负载物表面会产生水珠冷凝物膜，这个冷凝过程非常快；

b) 因为甲醛在气液平衡状态下的浓度变化极大（1∶1 000～1∶10 000），达到平衡所需要的时间相对较长，在实际情况下，需要的时间为 10 min～2 h。

灭菌过程取决于甲醛在液态中的浓度，比如，冷凝物的表面。确认这种平衡条件的时间常数项非常难。

参 考 文 献

［1］ ISO 14161:2000 Sterilization of henlth care products—Biological indicators—Guidance for the selection, use and interpretation of results

［2］ ISO 14937:2000 Sterilization of henlth care products—General requirements for characterization of a sterilizing agent and the development validatine control of sterilization process for medical devices

［3］ EN 14180:2003 Sterilizers for medical purposes—Low temperature steam and formaldehyde sterilizers—Requirements and testing

ICS 11.080.01
C 47

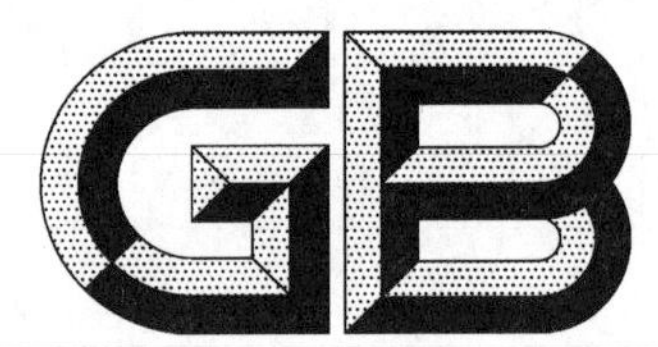

中华人民共和国国家标准

GB 18282.1—2015/ISO 11140-1:2005
代替 GB 18282.1—2000

医疗保健产品灭菌 化学指示物 第1部分:通则

Sterilization of health care products—Chemical indicator—Part 1:General requirements

(ISO 11140-1:2005,IDT)

2015-12-10 发布 2017-01-01 实施

中华人民共和国国家质量监督检验检疫总局
中国国家标准化管理委员会 发布

前　言

GB 18282 的本部分的全部技术内容为强制性。

GB 18282《医疗保健产品灭菌　化学指示物》分为以下几部分：

——第 1 部分：通则；

——第 3 部分：用于 BD 类蒸汽渗透测试的二类指示物系统；

——第 4 部分：用于替代性 BD 类蒸汽渗透测试的二类指示物；

——第 5 部分：用于 BD 类空气排除测试的二类指示物。

注：GB 18282.2《医疗保健产品灭菌　化学指示物　测试设备和方法》被 GB/T 24628—2009《医疗保健产品灭菌　生物与化学指示物　测试设备》代替。

本部分为 GB 18282 的第 1 部分。

本部分按照 GB/T 1.1—2009 给出的规则起草。

本部分代替 GB 18282.1—2000《医疗保健产品灭菌　化学指示物　第 1 部分：通则》，与 GB 18282.1—2000 相比，主要差异如下：

——增加了渐进反应、指示物系统、偏移、渗透、衬底、可视变化的术语和定义；

——增加了对"汽化过氧化氢"灭菌过程指示物关键参数的要求；

——增加了第 6 章对指示物性能的要求和第 7 章指示物的测试方法；

——增加了附录 A～附录 E 的内容。

本部分等同采用 ISO 11140-1:2005《医疗保健产品灭菌　化学指示物　第 1 部分：通则》。

与本部分中规范性引用的国际文件有一致性对应关系的我国文件如下：

——GB/T 7408—2005　数据元和交换格式　信息交换　日期和时间表示法(ISO 8601:2000，IDT)；

——GB 18281(所有部分)　医疗保健产品灭菌　生物指示物[ISO 11138(所有部分)]；

——GB/T 19633.1—2015　最终灭菌医疗器械的包装　第 1 部分：材料、无菌屏障系统和包装系统要求(ISO 11607-1:2006，IDT)；

——GB/T 19633.2—2015　最终灭菌医疗器械的包装　第 2 部分：成形、密封和装配过程的确认要求(ISO 11607-2:2006，IDT)；

——GB/T 24628—2009　医疗保健产品灭菌　生物与化学指示物　测试设备(ISO 18472:2006，IDT)。

本部分做了下列编辑性修改：

——删除了国际标准的前言；

——引言及参考文献中出现的部分国际标准替换为对应的我国标准。

请注意本文件的某些内容可能涉及专利。本文件的发布机构不承担识别这些专利的责任。

本部分由国家食品药品监督管理总局提出。

本部分由全国消毒技术与设备标准化技术委员会(SAC/TC 200)归口。

本部分起草单位：国家食品药品监督管理局广州医疗器械质量监督检验中心、北京吉卡意科技有限公司、山东新华医疗器械股份有限公司。

本部分主要起草人：吴伟荣、张扬、钱英杰、王洪敏。

本部分所代替标准的历次版本发布情况为：

——GB 18282.1—2000。

引　言

GB 18282 的本部分规定了化学指示物性能要求和(或)测试方法,化学指示物预期用于蒸汽、干热、环氧乙烷、γ 和 β 辐照、蒸汽甲醛或汽化过氧化氢灭菌过程的测试。

对于本部分没有具体提供预期用于其他灭菌方法的指示物(如湿热灭菌的其他形式)的附加要求,本部分的通用要求将适用。

对于特定测试指示物(例如 B-D 测试指示物)的要求包括在 GB 18282 的其他部分。

用于灭菌器及用于灭菌过程控制与确认的标准,分别描述了灭菌器的性能测试和日常控制与确认方法。

本部分预期用于化学指示物制造商,并规定了化学指示物的通则。GB 18282 的随后部分规定了特定用途的化学指示物,以及用于医疗保健产品包括工业的特定灭菌过程的测试的特定要求,本部分规定的化学指示物的用途,在 ISO 15882、EN 285、GB 18279 和 ISO 17665 中描述。

抗力仪(见 ISO 18472)用于表征本部分描述的化学指示物的性能。抗力仪允许有特定测试条件和周期结果的精确变化,以形成受控的物理研究。抗力仪与常规的灭菌器不同,因此,如果常规的灭菌器用于尝试重复抗力仪的条件,可能发生错误的和(或)令人误解的结果。

医疗保健产品灭菌　化学指示物
第1部分:通则

1　范围

1.1　GB 18282的本部分规定了指示物一般要求和测试方法,这些指示物是通过物理的和/或化学的物质变化来显示其暴露于灭菌过程,并用于监测获得规定的单个或多个灭菌过程参数,它们不依赖于对微生物的存活或失活反应。

注:生物学测试系统依靠对有机体生存能力的证明来进行测试。关于该类测试系统应在ISO 11138系列的生物指示物(BIs)涉及。

1.2　本部分的要求和测试方法适用于GB 18282的其他部分规定的所有指示物,除其他部分修改或增加的要求外,这种情况特定的部分的要求将适用。

相关的测试设备在ISO 18472中描述。

注:特定测试指示物(二类)的附加要求在GB 18282.3、GB 18282.4和GB 18282.5给出。

2　规范性引用文件

下列文件对于本文件的应用是必不可少的。凡是注日期的引用文件,仅注日期的版本适用于本文件。凡是不注日期的引用文件,其最新版本(包括所有的修改单)适用于本文件。

ISO 8601　数据元和交换格式　信息交换　日期和时间表示法(Data elements and interchange formats—Information interchange—Representation of dates and times)

ISO 11138(所有部分)　医疗保健产品灭菌　生物指示物系统(Sterilization of health care products—Biological indicators systems)

ISO 11607　最终灭菌医疗器械包装(Packaging for terminally sterilized medical devices)

ISO 18472　医疗保健产品灭菌　生物与化学指示物　测试设备(Sterilization of health care products—Biological and chemical indicators—Test equipment)

3　术语和定义

下列术语和定义适用于本文件。

3.1

洇开　bleed

超出指示剂印刷边界的指示剂的迁移。

3.2

关键变量　critical variable

灭菌过程中必需的参数(并要求监测)。

3.3

终点　endpoint

指示物暴露于规定的标定值后,出现的由制造商定义的可观察到变化的点。

3.4

渐进反应 graduated response

暴露于一个或多个允许评估达到水平的过程变量后,出现的渐进的可视变化。

3.5

指示物 indicator

指示剂与其衬底以最终应用形式的组合(参见附录 E)。

注:与特定测试负载组合的指示物系统也定义为指示物。

3.6

指示剂/指示试剂 indicator agent/indicator reagent

活性的物质或活性物质的组合(参见附录 E)。

3.7

指示物系统 indicator system

指示剂与其衬底组合,随后用于与特定测试负载组合。

3.8

脱落 off-set

指示剂转移到与指示物表面紧密接触的材料上。

3.9

参数 parameter

过程变量的规定值。

3.10

渗透 penetration

指示剂穿过衬底达到指示剂所在面的反面的迁移。

3.11

饱和蒸汽 saturated steam

处于冷凝和汽化平衡状态之间的水蒸气。

3.12

标定值 stated value;SV

当指示物变化达到指示物制造商定义的终点时,过程关键变量的值或值的范围。

3.13

衬底 substrate

适用于指示剂的载体或支持物质(参见附录 E)。

3.14

变量 variable

灭菌过程的条件,其变化可影响杀灭微生物效果。

3.15

可视变化 visible change

由制造商定义的,指示物暴露于一个或多个过程关键变量后,肉眼可视的变化。

注:可视变化用于描述一类过程指示物反应。

4 分类

4.1 概述

在 GB 18282 的随后部分,指示物是通过它们的预期用途进行分类。本部分所描述的化学指示物被分成六类,化学指示物中的每一个类型根据它们用于使用的灭菌过程而进一步划分,分类结构仅表示特性及使用由制造商定义的每个型号指示物的预期用途。这种分类没有等级意义。

4.2 一类:过程指示物

过程指示物预期用于单个单元(如灭菌包、容器),用于表明该灭菌单元曾直接暴露于灭菌过程,并区分已处理过和未处理的灭菌单元。它们应对灭菌关键过程变量中的一个或多个起反应(见表1～表6)。

4.3 二类:用于特定测试的指示物

二类指示物预期用于相关灭菌器/灭菌标准中规定的特定测试步骤。

注:特定测试指示物(二类指示物)的要求在GB 18282的其他部分中给出。

4.4 三类:单变量指示物

单变量指示物应对灭菌关键变量的其中一个起反应(见5.2),并用于表明在其所暴露的灭菌过程中它所起反应的那个变量达到了标定值的要求(见5.7和5.8)。

4.5 四类:多变量指示物

多变量指示物应对灭菌关键变量中的两个或多个起反应(见5.2),并用于表明在其所暴露的灭菌周期中它所起反应的那些变量达到了标定值的要求(见5.7和5.8)。

4.6 五类:整合指示物

整合指示物应对所有灭菌关键变量起反应,产生的标定值等同于或超过ISO 11138系列标准所给出的对生物指示物的性能要求(见第11章～第13章)。

4.7 六类:模拟指示物

模拟指示物是灭菌周期验证指示物,它应对特定灭菌周期的所有灭菌关键变量起反应,其标定值是从特定灭菌过程的关键变量中产生的。

5 一般要求

5.1 本章规定的要求适用于所有的指示物,除在GB 18282的随后部分或章中特别排除或修订外。

5.2 对于不同灭菌过程,下列参数被定义为关键变量:

——蒸汽:时间、温度和水(通过饱和蒸汽传输);

——干热:时间和温度;

——环氧乙烷:时间、温度、相对湿度和环氧乙烷(EO)浓度;

——辐照:总吸收剂量;

——蒸汽-甲醛:时间、温度、水(通过饱和蒸汽传输)和甲醛浓度;

——汽化过氧化氢:时间、温度、过氧化氢浓度。

5.3 制造商应建立明文规定和维持一个正式的质量体系,用以覆盖本部分规定的所有操作。

注:GB/T 19001和YY/T 0287描述了质量体系设计、制造和测试的要求。

5.4 每一指示物应清晰标记适用于预期使用的过程类型(见5.6和5.7),包括指示物的类别(见第4章),对于三类、四类、五类、六类指示物,还包括标定值。

如果指示物的尺寸和规格不允许这些信息以每厘米6个字符或更大的字体进行标记时,这些信息应在标签上和/或使用说明书中提供。

5.5 对于制造商规定的指示物有效期,应符合本部分要求(参见附录 A)。

5.6 灭菌过程的缩写描述应与下列符号一致:

STEAM:所有蒸汽灭菌过程。

DRY:所有干热灭菌过程。

EO:所有环氧乙烷灭菌过程。

IRRAD:所有辐照灭菌过程。

FORM:所有蒸汽-甲醛灭菌过程。

VH_2O_2:所有汽化过氧化氢灭菌过程。

这些描述均是符号,不宜被翻译使用。

5.7 如果指示物是预期用于特定灭菌周期,这些信息应在指示物上标示或编码。例如:

STEAM

121 ℃ 15 min

(见 3.12 和 5.6)

5.8 指示物的每个包装或附在包装里的技术信息说明书应提供下列信息:

a) 预期发生的变化;对于颜色变化的指示物,如果颜色变化不能准确描述,则提供预期颜色范围的变化和不变化指示物的样品;
b) 指示物反应的关键变量,它们的标定值(如适用);
c) 分类(见第 4 章),过程(见 5.6),指示物预期用途(见 5.7);
d) 使用前和使用后的贮存条件;
e) 在规定的贮存条件下的有效日期,或生产日期加保存期限,标示应符合 ISO 8601 的规定(例如:YYYY-MM);
f) 提供可溯源的唯一编码(例如批次号码);
g) 确保指示物正常功能的使用说明书;
h) 在指示物预期使用中,对指示物性能有不良影响的任何可能遇见的干扰物质,或者可能发生的情况;
i) 在使用期间和/或使用后需采取的任何安全预防措施;
j) 制造商或供应商的名称和地址;
k) 当按制造商说明书规定贮存完全/不完全变化的指示物时,任何可能发生的变化的性质。

注:国家或者地方法规可以包括附加的或者不同的要求。

5.9 制造商应保留文件证据,证明指示物在用于其指定的灭菌过程进行前、进行中及进行后,均不释放任何已知的、足以损害健康或对被灭菌产品的预期性能产生损害的有毒物质。

6 性能要求

6.1 概述

6.1.1 当指示物暴露于灭菌过程期间所有变量均已达到或者超过产生可视变化、渐进反应以及终点的水平时,这些变化按照指示物制造商的规定贮存条件,从使用日期开始不少于六个月时间应保持不变。

6.1.2 不完全变化的指示物在贮存中会变质,或回到不变化的条件或缓慢完成变化反应。如果发生了此类的变质,这些信息应在制造商提供的技术信息说明书中声明[见 5.8 k)]。

6.2 一类指示物

6.2.1 指示物暴露后出现的可视变化应清晰可见，并应从浅到深，或从深到浅，或从一种颜色到另一种可辨别的不同颜色(见第8章)。

6.2.2 当按照ISO 11607在一次性使用包装材料印刷时，指示剂不应洇开或偏移至损害指示物的使用或者对包装材料造成危害的程度。当按7.2给出的方法进行测试时(同样见5.9)，其设计的灭菌过程前、中、后不应出现渗透现象。

6.3 二类指示物

GB 18282.3、GB 18282.4和GB 18282.5给出了二类指示物的特定要求。

6.4 三类、四类、五类和六类指示物

6.4.1 指示物暴露于关键变量的标定值之后，出现的终点应清晰可见，并应从浅到深，或从深到浅，或应从一种颜色到另一种可辨别的不同颜色。

6.4.2 当按7.2给出的方法进行测试时(同样见5.9)，指示剂不应脱落或者渗透所用的衬底或与其设计的灭菌过程前、中、后所接触的材料。

7 测试方法

7.1 概述

与本部分中第6章、第7章和第14章规定符合的测试，应通过将指示物暴露于规定的条件下执行，以及使用的设备应符合ISO 18472的要求，然后检查指示物的符合性。

用于辐照指示物的特定测试方法没有规定，性能要求在8.5中规定。

注：二类指示物的测试设备和方法包含在GB 18282.3、GB 18282.4和GB 18282.5中。

7.2 脱落(转移)

在指示物上放置与衬底相似的第二层，并与指示剂紧密接触。按指示物制造商的规定，在灭菌过程处理指示物，目力检查指示物，其衬底和第二层衬底在灭菌过程前后，符合6.2.2或6.4.2规定。

7.3 步骤——蒸汽指示物

7.3.1 将指示物装载在一个合适的样品装载架上，样品装载架应不影响指示物的性能。

样品装载架宜能使指示物暴露在指示物制造商规定的测试条件中。不同指示物要求不同样品装载架的设计。咨询制造商的指导意见。

7.3.2 开始测试周期之前，应将抗力仪的内表面加热到所需温度。

7.3.3 将装载好的样品装载架放入抗力仪内，按以下顺序进行操作：

a) 在2 min内将抗力仪抽真空至4.5 kPa±0.5 kPa[化学指示物制造商可选择规定不同真空深度的使用；如果有具体规定，这信息应包括在每个指示物的包装内，或提供在每个包装的技术信息说明书里(见5.8)]；

b) 注入蒸汽，在10 s内使抗力仪内的温度达到所需的测试温度；

c) 在规定的暴露时间里保持测试条件；

d) 在暴露时间末，在1 min之内将抗力仪抽真空至10 kPa或更低，然后注入空气至环境压力。

7.3.4 将指示物从抗力仪中迅速移出，并按要求进行目力检查，记录结果。

指示物应尽快从抗力仪中移出，以避免在测试中长期暴露于过程关键变量。

7.4 步骤——干热指示物

7.4.1 将指示物装载在一个合适的样品装载架上，样品装载架应不影响指示物的性能。

样品装载架宜能使指示物暴露在指示物制造商规定的测试条件中。不同指示物要求不同样品装载架的设计。咨询制造商的指导意见。

7.4.2 预热抗力仪至规定的测试温度。

7.4.3 将装载好的样品装载架放入抗力仪内，关闭入口并开始过程周期。在抗力仪内，要求达到指示物表面规定温度的时间应不超过 1 min。

7.4.4 在规定的暴露时间内保持测试条件。

7.4.5 在暴露时间末，迅速将样品从抗力仪中移出，并在 1 min 之内冷却至 100 ℃或以下。

7.4.6 将指示物从抗力仪中迅速移出，并按要求进行目力检查，记录结果。

指示物应尽快从抗力仪中移出，以避免在测试中长期暴露于过程关键变量。

7.5 步骤——EO 指示物

7.5.1 将指示物装载在一个合适的样品装载架上，样品装载架应不影响指示物的性能。

样品装载架宜能使指示物暴露在指示物制造商规定的测试条件中。不同指示物要求不同样品装载架的设计。咨询制造商的指导意见。

7.5.2 在开始测试周期前，样品、样品装载架和抗力仪内表面应平衡至规定温度。

7.5.3 将装载好的样品装载架放入抗力仪内，按以下顺序进行操作：

a) 将抗力仪抽真空至 10 kPa±0.5 kPa[化学指示物制造商可选择规定不同真空深度的使用；如果有具体规定，这信息应包括在每个指示物的包装内，或提供在每个包装的技术信息说明书里(见 5.8)]；

b) 注入足量的水蒸气，将抗力仪内的湿度升至规定的水平；

c) 在 1 min 之内，注入环氧乙烷气体至规定的浓度(在无气体暴露周期，不应注入环氧乙烷气体；如适用，应注入混合气体至工作压力。测试不应在可能有残留环氧乙烷的容器中进行)；

d) 在规定的暴露时间内保持测试条件；

e) 在暴露时间末，在 1.5 min 内，将指示物周围的 EO 浓度减少至不再影响指示物的水平。

7.5.4 将指示物从抗力仪中迅速移出，并按要求进行目力检查，记录结果。

指示物应尽快从抗力仪中移出，以避免在测试中长期暴露于过程关键变量。

7.6 步骤——蒸汽甲醛指示物

注：参见附录 D。

7.6.1 准备浓度为 1 mol/L±0.01 mol/L 的甲醛水溶液。该甲醛溶液的浓度应通过使用已确认过的分析方法进行建立。

7.6.2 预热甲醛溶液至 60 ℃±0.5 ℃。

7.6.3 将指示物装载在一个合适的样品装载架上，样品装载架应不影响指示物的性能。

样品装载架宜能使指示物暴露在指示物制造商规定的测试条件中。不同指示物要求不同样品装载架的设计。咨询制造商的指导意见。

7.6.4 将指示物装载在样品装载架上，并浸入甲醛溶液。

确保指示物完全被浸入甲醛溶液中，且不浮于表面。

7.6.5 在规定的暴露时间内保持测试条件。

7.6.6 在暴露时间末，在 1.5 min 内，将指示物周围的甲醛浓度减少至不再影响指示物的水平。并按要求进行目力检查，记录结果。

指示物应尽快从甲醛溶液中移出。

7.7 步骤——汽化过氧化氢指示物

7.7.1 将指示物装载在一个合适的样品装载架上，样品装载架应不影响指示物的性能。

样品装载架宜能使指示物暴露在指示物制造商规定的测试条件中。不同指示物要求不同样品装载架的设计。咨询制造商的指导意见。

7.7.2 在开始测试周期前，样品、样品装载架和抗力仪内表面应平衡至规定温度。

7.7.3 将装载好的样品装载架放入抗力仪内，按以下顺序进行操作：

a) 如有规定，注入足量的水蒸气将抗力仪内的湿度升至规定的水平；

b) 在 2 s 之内，注入汽化过氧化氢至规定的测试条件浓度(在 0 min 的暴露时间，不宜注入过氧化氢)；

c) 在规定的暴露时间内保持测试条件；

d) 在暴露时间末，将指示物周围的过氧化氢浓度减少至不再影响指示物的水平。

7.7.4 将指示物从抗力仪中迅速移出，并按要求进行目力检查，记录结果。

指示物应尽快从抗力仪中移出，以避免在测试中长期暴露于过程关键变量。

8 过程(一类)指示物的附加要求

8.1 印刷或使用在包装材料上的过程指示物

过程指示物可以印刷在包装材料上或者出现在自粘标签、袋、包装带(打包胶带)、挂签、插入式标签等上面。

8.2 用于蒸汽灭菌过程的过程指示物

过程指示物暴露于表 1 规定的测试条件，应符合要求。

表 1 用于 STEAM 的一类指示物的测试和性能要求

测试环境	测试时间	测试温度	不变化或与制造商规定的可视变化有显著区别的变化	制造商规定的可视变化
饱和蒸汽	3.0 min±5 s	121^{+3}_{0} ℃	可接受的结果	不可接受的结果
饱和蒸汽	10.0 min±5 s	121^{+3}_{0} ℃	不可接受的结果	可接受的结果
饱和蒸汽	0.5 min±5 s	134^{+3}_{0} ℃	可接受的结果	不可接受的结果
饱和蒸汽	2 min±5 s	134^{+3}_{0} ℃	不可接受的结果	可接受的结果
干热	30 min±1 min	140^{+2}_{0} ℃	可接受的结果	不可接受的结果
注：干热测试用于保证蒸汽灭菌过程指示物只有在蒸汽存在的条件下才发生反应。				

8.3 用于干热灭菌过程的过程指示物

过程指示物暴露于表 2 规定的测试条件，应符合要求。

表 2　用于 DRY 的一类指示物的测试和性能要求

测试环境	测试时间	测试温度	不变化或与制造商规定的可视变化有显著区别的变化	制造商规定的可视变化
干热	20 min±1 min	160^{+5}_{0} ℃	可接受的结果	不可接受的结果
干热	40 min±1 min	160^{+5}_{0} ℃	不可接受的结果	可接受的结果

8.4　用于环氧乙烷灭菌过程的过程指示物

过程指示物暴露于表 3 规定的测试条件，应符合要求。

无 EO 气体测试宜在无 EO 气体残留的条件下进行。如果环氧乙烷在不明显存在的条件下出现颜色变化，则需对完全无 EO 气体进行确认。

表 3　用于 EO 的一类过程指示物的测试和性能要求

测试环境	测试时间	测试温度	相对湿度	气体浓度	不变化或与制造商规定的可视变化有显著区别的变化	制造商规定的可视变化
无 EO 气体	90 min±1 min	60 ℃±2 ℃	≥85%	无	可接受的结果	不可接受的结果
EO 气体测试	5 min±15 s	30 ℃±1 ℃	60%±10%	600 mg/L±30 mg/L	可接受的结果	不可接受的结果
	2 min±15 s	54 ℃±1 ℃				
EO 气体测试	30 min±15 s	30 ℃±1 ℃	60%±10%	600 mg/L±30 mg/L	不可接受的结果	可接受的结果
	20 min±15 s	54 ℃±1 ℃				

注：一些环氧乙烷指示物的反应会被二氧化碳或者其他气体损坏。如果是此类配方的话，损坏可能出现，指示物宜在一个采用不少于 80%二氧化碳或者其他气体与环氧乙烷混合的系统中进行测试[见 5.8 h)]。

8.5　用于辐照灭菌过程的过程指示物

过程指示物暴露于表 4 规定的测试条件，应符合要求。

表 4　用于 IRRAD 的一类过程指示物的测试和性能要求

测试环境	强度	峰值波长	吸收剂量	测试时间	不变化或与制造商规定的可视变化有显著区别的变化	制造商规定的可视变化
紫外辐照	≥3.3 W/m²	254 nm	不适用	120 min±5 min	可接受的结果	不可接受的结果
电离辐照	不适用	不适用	1 kGy±1 kGy	不适用	可接受的结果	不可接受的结果
电离辐照	不适用	不适用	10 kGy±1 kGy	不适用	不可接受的结果	可接受的结果

注：紫外辐照测试是用于保证指示物不会对因疏忽暴露在阳光下的非电离辐照进行反应，已证明水银蒸气灯能提供适合的峰值波长。

8.6 用于蒸汽甲醛灭菌过程的过程指示物

8.6.1 过程指示物暴露于表5规定的测试条件,应符合要求。

无甲醛测试宜在无残留甲醛下进行。如果在不明显甲醛存在下出现颜色变化,完全无甲醛需要确认。

表5 用于FORM的一类过程指示物的测试条件和性能要求

测试条件	测试时间	测试温度	气体浓度	不变化或与制造商规定的可视变化有显著区别的变化	制造商规定的可视变化
无甲醛	90 min±1 min	80 ℃±2 ℃	无	可接受的结果	不可接受的结果
甲醛	20 s±5 s	60 ℃±0.5 ℃	1.0 mol/L±0.01 mol/L	可接受的结果	不可接受的结果
甲醛	15 min±15 s	70 ℃±2 ℃	1.0 mol/L±0.01 mol/L	不可接受的结果	可接受的结果

8.6.2 对于在55 ℃以下或者65 ℃以上的温度条件下进行操作的蒸汽甲醛灭菌周期指示物,表5中描述的测试应在指示物制造商规定的最大温度和甲醛浓度下进行。

注:制造商可能需要用蒸汽甲醛过程来完成指示物的附加功能测试,以证明指示物与特定过程的适用性(见5.7、5.8和附录D)。

8.7 用于汽化过氧化氢灭菌过程的过程指示物

过程指示物暴露于表6规定的测试条件,应符合要求。

无过氧化氢测试应在无残留过氧化氢情况下进行。如果在无明显过氧化氢存在时出现颜色变化,完全无过氧化氢的状态需要确认。

表6 用于VH_2O_2的一类过程指示物的测试条件和性能要求

<table>
<tr><th>测试条件</th><th>测试时间</th><th>测试温度</th><th>气体浓度</th><th>不变化或与制造商规定的可视变化有显著区别的变化</th><th>制造商规定的可视变化</th></tr>
<tr><td rowspan="2">无过氧化氢测试</td><td>45 min±5 min</td><td>50 ℃±0.5 ℃</td><td>无</td><td rowspan="2">可接受的结果</td><td rowspan="2">不可接受的结果</td></tr>
<tr><td>45 min±5 min</td><td>27 ℃±0.5 ℃</td><td>无</td></tr>
<tr><td rowspan="2">过氧化氢测试</td><td>7 s±1 s</td><td>50 ℃±0.5 ℃</td><td>2.3 mg/L±0.4 mg/L</td><td rowspan="2">可接受的结果</td><td rowspan="2">不可接受的结果</td></tr>
<tr><td>10 s±1 s</td><td>27 ℃±0.5 ℃</td><td>2.3 mg/L±0.4 mg/L</td></tr>
<tr><td rowspan="2">过氧化氢测试</td><td>6 min±1 s</td><td>50 ℃±0.5 ℃</td><td>2.3 mg/L±0.4 mg/L</td><td rowspan="2">不可接受的结果</td><td rowspan="2">可接受的结果</td></tr>
<tr><td>10 min±1 s</td><td>27 ℃±0.5 ℃</td><td>2.3 mg/L±0.4 mg/L</td></tr>
</table>

9 单变量(三类)指示物的附加要求

9.1 应能监测5.2所列的关键变量之一。

9.2 在标定值下(测试点1)测试应达到终点(见表7)。

9.3 在标定值减去公差下(测试点2)测试不应达到终点(见表7)。

10 多变量(四类)指示物的附加要求

10.1 应能监测5.2所列的两个或多个的关键变量。

10.2 在标定值下(测试点1)测试应达到终点(见表7)。

10.3 在标定值减去整合公差下(测试点2)测试不应达到终点(见表7)。

10.4 用于蒸汽和蒸汽甲醛的多变量指示物,在干热条件下的时间和温度标定值测试时,即:在无水分,但所有参数都在标定值下,指示物不应达到终点(见表7)。

注:干热测试是用于保证蒸汽和蒸汽甲醛用多变量指示物所需的用于反应的蒸汽的存在。

表7 三类和四类指示物的测试和性能要求

灭菌过程	测试点[a]	测试时间	测试温度	灭菌剂浓度 mg/L	相对湿度 %
蒸汽	1 2	SV SV(1−25%)	SV−0 ℃ SV−2 ℃		
干热	1 2	SV SV(1−25%)	SV−0 ℃ SV−5 ℃		
环氧乙烷	1 2	SV SV(1−25%)	SV−0 ℃ SV−5 ℃	SV SV(1−25%)	>30 >30
蒸汽甲醛	1 2	SV SV(1−25%)	SV−0 ℃ SV−3 ℃	SV SV(1−20%)	
注:多变量(四类)指示物测试的示例,参见附录B。					
[a] 测试点1:当指示物在标定值下测试时应达到其终点。 测试点2:当指示物在所有标定值减去整合允差下测试时不应达到终点。					

11 蒸汽整合(五类)指示物的附加要求

注:参见附录C。

11.1 蒸汽过程整合指示物应经历一终点,指示暴露在已达11.2~11.10给出的相应允差范围内各个规定变量的蒸汽灭菌周期。

11.2 应规定121 ℃时的标定值时间,并应不少于16.5 min。

11.3 暴露于121 ℃±0.5 ℃,相当于121 ℃时标定值时间的饱和蒸汽条件下,整合指示物应达到或超过其终点(通过条件)。

11.4 暴露于121 ℃±0.5 ℃,相当于121 ℃时63.6%标定值时间的饱和蒸汽条件下,整合指示物不应达到其终点(失败条件)。

11.5 在135 ℃±0.5 ℃和在121 ℃~135 ℃范围内的一个或多个等差温度测试点的干饱和蒸汽条件下,指示物反应终点应被确立。在这些温度测试点下达到终点的时间应是制造商确定的并给出的标定值。

11.6 整合指示物温度系数应通过lgSV和/或SV对温度所绘出的曲线的斜率进行确定。

注:在这些附加温度下制造商的标定值可用于确定整合指示物的温度系数。

11.7 整合指示物温度系数应不小于6 ℃,并且不大于14 ℃,且通过最小二乘回归曲线的数据分析建立的曲线相关系数应不小于0.9。

11.8 暴露于135 ℃±0.5 ℃，相当于135 ℃时63.6%标定值时间（已确定）的饱和蒸汽条件下，整合指示物不应达到终点（失败条件）。

11.9 暴露于11.5中使用的温度，相当于63.6%标定值时间（已确定）的饱和蒸汽条件下，整合指示物不应达到终点（失败条件）。

11.10 暴露于137^{+1}_{0} ℃，30^{+1}_{0} min的干热条件下，整合指示物不应达到终点。

11.11 制造商应明确说明任何可能对灭菌过程效力产生不良影响的，但又不能被指示物所检测到的，或通过保证获得满意关键变量仍未被检测到的因素[见5.8 h)]。

注：一些认证机构要求蒸汽整合指示物性能的证明与适当的生物指示物同时进行。

12 干热整合（五类）指示物的附加要求

12.1 干热过程整合指示物应经历清晰、可以觉察的变化，指示暴露在已达12.2～12.9给出的相关允差范围内各个规定变量的干热灭菌周期。

12.2 应规定160 ℃时的标定值时间，并应大于30 min。

12.3 暴露于160 ℃±1.5 ℃，相当于160 ℃时标定值时间的干热条件下，整合指示物应达到或超过终点（通过条件）。

12.4 暴露于160 ℃±1.5 ℃，相当于160 ℃时63.6%标定值时间的干热条件下，整合指示物不应达到终点（失败条件）。

12.5 在180 ℃±1.5 ℃和一个或多个下列温度：140 ℃±1.5 ℃、170 ℃±1.5 ℃的干热条件下，终点应确定。在这些温度下达到终点的时间应是制造商规定的标定值（已确定）。

12.6 整合指示物的温度系数应通过lgSV和/或SV对温度所绘出的曲线的斜率进行确定。

注：在这些附加温度下制造商的标定值可用于确定整合指示物的温度系数。

12.7 整合指示物温度系数应不小于20 ℃，并且不大于40 ℃，且通过最小二乘回归曲线的数据分析建立的曲线相关系数应不小于0.9。

12.8 暴露于180 ℃±1.5 ℃，相当于180 ℃时63.6%标定值时间（已确定）的干热条件下，整合指示物不应达到终点（失败条件）。

12.9 暴露于12.5中所用的140 ℃±1.5 ℃、170 ℃±1.5 ℃，相当于63.6%标定值时间（已确定）的干热条件下，整合指示物不应达到终点（失败条件）。

12.10 制造商应明确说明任何可能对灭菌过程效力产生不良影响，但又不能被指示物所检测到，或通过保证获得满意关键变量仍未被检测到的因素[见5.8 h)]。

注：一些认证机构要求蒸汽整合指示物性能的证明与适当的生物指示物同时进行。

13 环氧乙烷整合（五类）指示物的附加要求

注：参见附录C。

13.1 环氧乙烷过程整合指示物应经历一清晰、可以觉察的变化，指示暴露在已达13.2～13.5给出的相应允差范围内各个规定变量的环氧乙烷周期。

13.2 在54 ℃±0.5 ℃，600 mg/L±30 mg/L，相对湿度60%±10%下的标定值时间应至少30 min，和/或在37 ℃±0.5 ℃，600 mg/L±30 mg/L，相对湿度60%±10%下的标定值时间应至少9 0min（见5.7和5.8）。

13.3 暴露于54 ℃±0.5 ℃，600 mg/L±30 mg/L，相对湿度60%±10%，相当于标定值时间的环氧乙烷过程，和暴露于37 ℃±0.5 ℃，600 mg/L±30 mg/L，相对湿度60%±10%，相当于标定值时间的环氧乙烷过程，整合指示物应达到终点（通过条件）。

13.4 暴露于 54 ℃±0.5 ℃,600 mg/L±30 mg/L,相对湿度 60%±10%,相当于 66.7%标定值时间的环氧乙烷过程,和暴露于 37 ℃±0.5 ℃,600 mg/L±30 mg/L,相对湿度 60%±10%,相当于 66.7%标定值时间的环氧乙烷过程,整合指示物不应达到终点(失败条件)。

13.5 暴露于 54 ℃±0.5 ℃,相对湿度 60%±10%,相当于标定值时间的无环氧乙烷条件下,和暴露于 37 ℃±0.5 ℃,相对湿度 60%±10%,相当于标定值时间的无环氧乙烷条件下,整合指示物不应达到终点(失败条件)。

注:一些认证机构要求蒸汽整合指示物性能的证明与适当的生物指示物同时进行。

13.6 制造商应明确说明任何可能对灭菌过程效力产生不良影响,但又不能被指示物所检测到,或通过保证获得满意关键变量仍未被检测到的因素[见 5.8 h)]。

14 模拟(六类)指示物的附加要求

14.1 模拟指示物应按 5.2 列出的所有关键变量进行设计,并经历一终点,指示暴露在已达表 8 给出的相应允差范围内各个规定变量的某个灭菌周期。

14.2 模拟指示物在标定值下(测试点 1)测试时,应达到终点(通过条件)。

14.3 模拟指示物在标定值减去整合公差(测试点 2)测试时,不应达到终点(失败条件)。

14.4 用于蒸汽的模拟指示物暴露于 137^{+1}_{0} ℃,30^{+1}_{0} min 的干热条件下,不应达到终点。

注:干热测试用于保证蒸汽用模拟指示物所需的用于反应的蒸汽的存在。

14.5 制造商应明确说明任何可能对灭菌过程效力产生不良影响的,但又不能被指示物所检测到的,或通过保证获得满意关键变量仍未被检测到的因素[见 5.8 h)]。

表 8 六类指示物测试和性能要求

灭菌过程	测试点[a]	测试时间 min	测试温度	气体浓度 mg/L	相对湿度 %
蒸汽	1 2	SV SV(1−6%)	SV−0% SV−1%		
干热	1 2	SV SV(1−20%)	SV−0% SV−1%		
环氧乙烷	1 2	SV SV(1−10%)	SV−0% SV−2%	SV SV(1−15%)	>30 >30

注:模拟(六类)指示物测试的示例,参见附录 B。

[a] 测试点 1:当指示物在标定值下测试时应达到其终点(通过条件)。
测试点 2:当指示物在所有标定值减去组合允差下测试时不应达到终点(失败条件)。

附 录 A
（资料性附录）
证明产品有效期的方法

A.1 产品有效期的确定应按照测试前订立的书面方案进行测试。书面方案宜规定样品尺寸、抽样方法和数据计算的要求。

注： 国家或地方法规包括附加或不同要求，遵循质量管理标准（特别是 GB/T 19001 和 YY/T 0287）可能要求附加或不同的规定。

A.2 产品的样品应保存在常规包装内，贮存于不低于最大温湿度推荐值的环境中。这些条件应被控制和监测。

A.3 所有产品的特征在有效期期间应保持其原有的性能指标。

A.4 所有贮存测试结果应在测试结束后保留有效期加 1 年的时间。此后，在产品销售期间应保留结论性报告。

附 录 B
（资料性附录）
测试指示物的示例

B.1 测试干热过程单变量(三类)指示物的示例

标定值为160 ℃的指示物。

制造商应指明该指示物的性能是在标定值为160 ℃的条件下进行鉴定的(见5.8)。当在160 ℃(标定值,测试点1)测试时,使用本部分规定的测试方法,指示物应达到其终点。当在155 ℃(标定值减允差,测试点2)(见注)测试时,指示物不应达到其终点。没有要求在测试点1和测试点2之间测试指示物,但是,如果指示物将在测试点1和测试点2之间进行测试,它可能产生一个不明确的结果(即:指示物可能达到终点或不能达到终点)。

注:参照表7,单变量(三类)指示物测试温度的允差是−5 ℃,因此,160 ℃−5 ℃=155 ℃,这成为测试点2。

B.2 测试蒸汽过程多变量指示物的示例

标定值为121 ℃、15 min的指示物。

制造商应指明该指示物的性能是在标定值为121 ℃、15 min的条件下进行鉴定的(见5.7和5.8)。制造商也可以给出在不同温度和时间下产品的附加标定值。当在121 ℃、15 min(标定值,测试点1)测试时,使用本部分规定的测试方法,指示物应达到终点。当在119 ℃、11 min 15 s(标定值减去温度和时间公差或测试点2)测试时,指示物不应达到终点(见注)。没有要求在测试点1和测试点2之间测试指示物,如果指示物将在测试点1和测试点2之间进行测试,它可能产生一个不明确的结果(即:指示物可达到终点或不达到终点)。

注:参照表7,多变量(四类)指示物测试温度的允差是−2 ℃,测试时间的允差是−25%(15 min的25%是3 min 45 s)。因此,121 ℃−2 ℃=119 ℃,15 min减去3 min 45 s等于11 min 15 s,这成为测试点2。

B.3 测试整合(五类)指示物的示例

整合指示物的测试步骤和背景参见附录C。

B.4 测试蒸汽过程模拟(六类)指示物的示例

标定值为134 ℃和3.5 min的指示物。

制造商应指明该指示物的性能在标定值为134 ℃、3.5 min的条件下进行鉴定的(见5.7和5.8)。制造商也可以给出在不同温度和时间下产品的附加标定值。当在134 ℃、3.5 min测试时(标定值,测试点1)使用本部分规定的测试方法,指示物应达到终点。当在133 ℃、3 min 17 s(标定值减去温度和时间公差或测试点2)测试时,指示物不应达到终点(见注)。没有要求在测试点1和测试点2之间测试指示物,如果指示物将在测试点1和测试点2之间进行测试,它可能产生一个不明确的结果(即:指示物可达到终点或不达到终点)。

注:参照表8,模拟(六类)指示物测试温度的允差是−1 ℃,测试时间的允差是−6%[30 min 30 s的6%是12.6 s(上舍入至13 s)],因此,134 ℃−1 ℃=133 ℃,3 min 30 s减去13 s等于3 min 17 s,这成为测试点2。

附　录　C
（资料性附录）
整合指示物的要求的原理及其与 ISO 11138 规定的生物指示物的要求和微生物灭活的关联性

C.1　蒸汽

C.1.1　概述

当暴露于灭菌过程的关键变量时，整合指示物是以生物指示物相似的方式进行反应。基于本部分的目的，整合指示物的性能与 ISO 11138-3 规定的湿热灭菌的生物指示物的最小要求相关联。以下提供背景信息，五类整合指示物要求的具体原理在第 11 章中规定。

C.1.2　背景信息

ISO 11138-3 规定用于湿热蒸汽灭菌过程的生物指示物应有一不小于 1.5 min 的 D_{121} 值，最小菌量为 1×10^5，以及 z 值大于 6。对于许多种类的嗜热脂肪芽胞杆菌，z 值通常更加接近 10(ISO 14161)。与湿热过程的确认相关的理论计算，例如：F_0，通常使用 z 为 10(Pflug1999[18])。

生物指示物的性能可以通过存活杀灭窗口期(SKW)来定义，采用 121 ℃和以上规定变量的最小值，通常是：存活 4.5 min 和在 13.5 min 灭活。可通过以下公式计算出 SKW 值：

$$存活时间=(\lg P-2)\times D_{121}$$

$$杀灭时间=(\lg P+4)\times D_{121}$$

式中：

lg ——底数是 10 的对数；

P ——标称菌量；

D_{121}——在 121 ℃时的 D 值，单位为分(min)。

C.2　整合指示物标定值(SV)与生物指示物失活之间的关联

为了获得至少 1×10^{-6} 的微生物菌量灭活水平，有必要将一个 $D_{121}=1.5$ min、菌量为 1×10^5 的生物指示物暴露于 121 ℃、16.5 min 的条件下。

因为：

$$(\lg10^5-\lg10^{-6})\times1.5=16.5\ \text{min}$$

因此对于五类整合指示物的最小标定值，即：在 121 ℃达到终点的时间，要求不小于 16.5 min。通过规定最小标定值为 16.5 min，在整合指示物终点、等效生物指示物的满意灭活水平以及与之对应的最终灭菌过程的目标之间建立了直接的关系。

在制造商规定标定值为 121 ℃、大于 16.5 min 的情况下，整合指示物达到其终点时将会获得更高的灭菌水平(因此安全系数更高)。尽管如此，当测试暴露于等同标定值时间时，整合指示物宜达到或者超过其终点。

以上描述的是整合指示物通过或者可接受条件。

考虑到失败条件，理论上，当暴露时间足够用来将菌量减少至少于一个生存有机体时，单个生物指示物将显示不增长。但是，当实际中使用多个生物指示物时，由于与生物学系统相关联的自然变化，暴露时间将会大于以上规定的时间。通常是，如果测试 50 或更多生物指示物，那么排除任何阳性的生长所需要的时间为将菌量减少至小于 10^{-2} 理论水平所需要的时间(ISO 14161)。SKW 的确定表征了所需增加暴露时间的多少，因此 $(\lg P+4)\times D$ 的暴露时间用于定义杀灭时间。即在杀灭至一个存活的微生物后再减少 4 个对数值，也就是 1×10^{-4}。因此，它可以推测一些生物指示物在 10^{-2} 暴露水平显示阳性增长，而在 10^{-4} 暴露水平不增长。

将最大菌量为 10^5 和 $D=1.5$ min 的生物指示物，在 121 ℃时减少 7 个对数值而达到 10^{-2} 的杀灭水平作为标准，以此定义整合指示物的失败反应。失败反应的暴露时间为：

$$(\lg P+2)\times D=10.5\ \text{min}$$

因此，当暴露于 121 ℃、10.5 min 时，整合指示物不宜达到终点。然而，制造商在 121 ℃规定的标定值可能大于 16.5 min，因此，失败条件须与此值相关联且不少于 10.5 min，使用 10.5 min 作为失败的底线，16.5 min 作为通过的底线：

$$\frac{10.5}{16.5}=0.636$$

因此，对于标定值超过 16.5 min 的指示物，测试失败的暴露时间宜是标定值的 63.6%。因此，当暴露于 121 ℃、标定值的 63.6%时，必须显示失败反应或不通过反应。

与生物指示物相比，整合指示物的标定值与菌量减少 11 个对数值的时间相关。标定值的 63.6%与菌量减少 7 个对数值的时间相关。因此，符合 ISO 11138-3 的生物指示物的 D 值与整合指示物的标定值有如下关系：

$$(\lg P+6)\times D=\text{SV}$$

$$(5+6)\times1.5=16.5$$

即，菌量减少 11 个对数值达到 1×10^{-6} 的灭活水平。

因此：

$$D=\frac{\text{SV}}{(\lg P+6)}=\frac{\text{SV}}{11}$$

在生物指示物中，存活数将被观察，当暴露时间(存活时间，ST)是：

$$(\lg P+2)\times D=\text{ST}$$

将 D 替换：

$$(\lg P+2)\times\frac{\text{SV}}{11}=\text{ST}$$

当前：

$$\lg P+2=7$$

因此：

$$\text{SV}\times\frac{7}{11}=\text{SV}\times0.636=\text{ST}$$

因此，整合指示物的存活时间，即：整合指示物的失败反应，从而不能达到终点的时间，是标定值时间的 63.6%。

C.3 与 ISO 11140-1:1995(GB 18282.1—2000)中整合指示物要求的比较

ISO 11140-1:1995(GB 18282.1—2000)规定整合指示物暴露于温度标定值减 1 ℃、时间标定值减 15%的条件下应显示失败反应。如标定值为 121 ℃、16.5 min 的整合指示物，当整合指示物暴露于 120 ℃、14.025 min 时，宜观察到失败条件。与此关联的生物指示物反应，如果 D_{121} 为 1.5、z 值为 10 ℃的指示物，那么 D 在 120 ℃时是：

$$D_{120}=D_{121}\times 10^{-[(T_1-T_{ref})10]}$$

式中：

D_{120}——120 ℃的 D 值；

D_{121}——121 ℃的 D 值；

T_1 ——工作温度(在此是 120 ℃)；

T_{ref} ——参考温度(在此是 121 ℃)。

$D_{120}=1.5\times 10^{-[(120-121)/10]}=1.88$ min。

假设生物指示物的菌量为 1×10^5,那么将生物指示物暴露于 120 ℃、14.025 min,所获得的对数值减少将是：

$$\frac{14.025}{1.88}=7.427$$

即:减少 7.4 个对数值。

因此,生物指示物存活水平的对数值将是：

$$5-7.427=-2.427$$

因此,存活菌量将是：

$$1\times 10^{-2.427}=3.7\times 10^{-3}$$

这与本部分的要求很接近,即当整合指示物的暴露时间产生减少 7 个对数值，即降低至 1×10^{-2} 时,宜显示灭菌失败。

因此对于这个示例来说,本部分列出的要求与以前的要求相当接近。

当生物指示物的 z 值为 6 时，那么其在 120 ℃的 D 值应为：

$$D_{120}=1.5\times 10^{-[(120-121)/6]}=2.2\ \text{min}$$

假设生物指示物的菌量为 1×10^5,那么将生物指示物暴露于 120 ℃、14.025 min 所获得的对数值减少将是：

$$\frac{14.025}{2.2}=6.375$$

因此:生物指示物存活水平将是：

$$5-6.375=-1.375=\lg(4.6\times 10^{-2})$$

考虑到 z 值为 14 的生物指示物：

$$D_{120}=1.5\times 10^{-[(120-121)/14]}=1.768\ 1\ \text{min}$$

假设生物指示物的菌量为 1×10^5,那么将生物指示物暴露于 120 ℃、14.025 min 所获得的对数值减少将是：

$$\frac{14.025}{1.768\ 1}=7.93$$

因此:生物指示物存活水平将是：

$$5-7.93=-2.9=\lg(1.25\times 10^{-3})$$

对以上的总结见表 C.1。

表 C.1 生物指示物存活水平

z 值	$z=6$	$z=10$	$z=14$
生物指示物存活水平	4.6×10^{-2}	3.7×10^{-3}	1.25×10^{-3}

在最高温度下检查相同的数据：

如果整合指示物标定值为 135 ℃、0.66 min,生物指示物的 D_{121} 值为 1.5、菌量为 1×10^5、z 值为

10 ℃，那么在 135 ℃下的 D 值将是：

$$D_{135}=1.5\times10^{-[(135-121)/10]}=0.06\ \text{min}$$

达到通过或可接受的灭菌条件,需要减小 11 个对数值：

$$11\times0.06\ \text{min}=0.66\ \text{min}$$

对于失败或不可接受的灭菌条件,需要减少 7 个对数值：

$$7\times0.06\ \text{min}=0.42\ \text{min}$$

按照要求,整合指示物的暴露时间为其标定值的 63.6%时,宜指示灭菌失败,即：

$$0.66\times0.636=0.42\ \text{min}$$

根据之前定义的灭菌失败标准:"温度标定值−1 ℃"及"时间标定值−15%",得到在 134 ℃时为 0.56 min。

对于生物指示物：

$$D_{134}=1.5\times10^{-[(134-121)/10]}=0.075\ \text{min}$$

因此,暴露 0.56 min 减少的对数值是：

$$\frac{0.56}{0.075}=7.47$$

因此,存活水平将是：

$$5-7.47=-2.47=\lg(3.3\times10^{-3})$$

这也与以上声称失败的可接受水平接近,即:1×10^{-2}。

C.4 环氧乙烷

ISO 11138-2 规定了环氧乙烷(EO)生物指示物在 54 ℃、相对湿度 60%、600 mg/L、最大菌量为 1×10^{6} 下,D 值应不小于 2.5 min。生物指示物的性能可以通过存活杀灭窗口期(SKW)来定义,通常是:在 54 ℃,基于以上规定的最小值,存活时间至少 10 min,杀灭时间不超过 25 min。可计算出 SKW 值从：

$$\text{存活时间}=D\times(\lg P-2)$$

$$\text{杀灭时间}=D\times(\lg P+4)$$

通常是为了得到一个最终的微生物存活菌量为 1×10^{-6} 的置信度,这样产品才可以标示为无菌。

基于以上信息,有必要将 $D=2.5$、菌量为 1×10^{6} 的生物指示物暴露于 54 ℃、600 mg/L 和相对湿度 60%的条件下 30 min,以获得 10^{-6} 的灭菌水平。

即：

$$(\lg10^{6}-\lg10^{-6})\times2.5=30.0\ \text{min}$$

因此,对于五类整合指示物而言,为充分达到等效生物指示物的灭活因子,其最小标定值,即达到终点所需时间,不宜少于 30.0 min。

当标定值在 54 ℃、相对湿度 60%和 600 mg/L 条件下大于 30.0 min 时,当其达到终点时,就可以获得一个更高的灭活水平。无论如何,五类指示物的暴露时间达到其标定值时,宜达到或超过其终点。

以上描述了通过条件,以下将描述失败条件。

理论上,当暴露时间足够用来将菌量减少至少于一个生存有机体时,单个生物指示物将显示不增长。但是,当实际使用多个生物指示物时,由于生物系统的自然差异,其暴露时间将会大于以上规定的时间。通常是,如果测试 50 或更多生物指示物,那么将菌量减少至小于 10^{-2} 理论水平的暴露时间要求排除任何阳性的增长。它反映在存活/灭活特性的计算中,$(\lg P+4)\times D$ 的暴露时间用于定义杀灭时间,即在杀灭至一个存活的微生物后再减少 4 个对数值,也就是 1×10^{-4}。因此,我们可以推测一些生物指示物在 10^{-2} 暴露水平显示阳性增长,而在 10^{-4} 暴露水平不增长。

当整合指示物在 54 ℃、600 mg/L、相对湿度 60%、最大菌量为 1×10^6 和 $D=2.5$，减少 8 个对数值达到 10^{-2} 的水平作为失败反应的标准，以此定义整合指示物的失败反应。要求的暴露时间是：

$$(\lg P+2)\times D=20\ \text{min}$$

因此，当暴露于 54 ℃、600 mg/L 和相对湿度 60%，20 min 或更少时不宜达到终点。然而，制造商在 54 ℃规定的标定值可能大于 30 min，因此，失败条件须与此值相关联并不少于 20 min，使用 20 min 作为失败的底线，30 min 作为通过的底线：

$$\frac{20}{30}=0.667$$

因此，对于标定值超过 30 min 的指示物，测试的失败条件的暴露时间宜是标定值的 66.7%，因此，当暴露于 54 ℃、600 mg/L、相对湿度 60%、标定值的 66.7%条件下，须显示失败反应。

从生物学角度看，标定值与要求获得菌量减少 12 个对数值的时间有关，整合指示物标定值的 63.6% 与要求获得菌量减少 8 个对数值的时间有关。

附　录　D
（资料性附录）
蒸汽甲醛指示物液相测试方法的原理

D.1　概述

为了在可重复方式下测试指示物，有必要使用特定的测试仪器（抗力仪）和方法。对于低温蒸汽甲醛过程来讲，在抗力仪内很难产生一个稳定的甲醛气体浓度，因为在注入容器的时候有一定量的甲醛溶于生成的冷凝水滴中，依赖于具体温度的不同，甲醛此时在水中的浓度比在气相中的浓度高 1 000 倍～10 000 倍（Gömann et al[9]）。

因此，ISO 11138-5 中使用液相测试方法，在方法中明确规定了甲醛浓度，并允许重复的条件。

D.2　低温蒸汽甲醛过程

即使在持续的蒸汽条件和稳定的甲醛气体浓度下，灭菌过程很大程度上取决于灭菌器腔体的设计以及装载物品的性质。蒸汽甲醛过程可以简单地划分为两个阶段：

a）　和蒸汽灭菌过程一样，在装载物品的表面上将迅速产生一层冷凝水；

b）　因为甲醛在气相和液相之间平衡条件下的浓度相差很大（1/1 000～1/10 000），此平衡出现所需时间相对比较长，在实际条件下，它可能需要 10 min～2 h 的时间段。

灭菌过程的杀灭效果因此很大程度上取决于液相甲醛的浓度，即：表面冷凝物。很难按绝对值确定获得这些平衡条件时所花费的时间。

D.3　化学指示物

对于无水溶性成分的化学指示物，基于以上所述的原因，建议使用类似液相的测试方法。然而，对于确实含有水溶性成分的化学指示物，指示物可能必须在气相条件下使用符合 ISO 11138-5 要求的生物指示物作为测试过程参考并且在一个蒸汽甲醛灭菌器里进行测试和校准。这种情况同样适用于除一类指示物之外的指示物。

附　录　E
（资料性附录）
指示物组成之间的关系

指示物组成之间的关系见图 E.1。

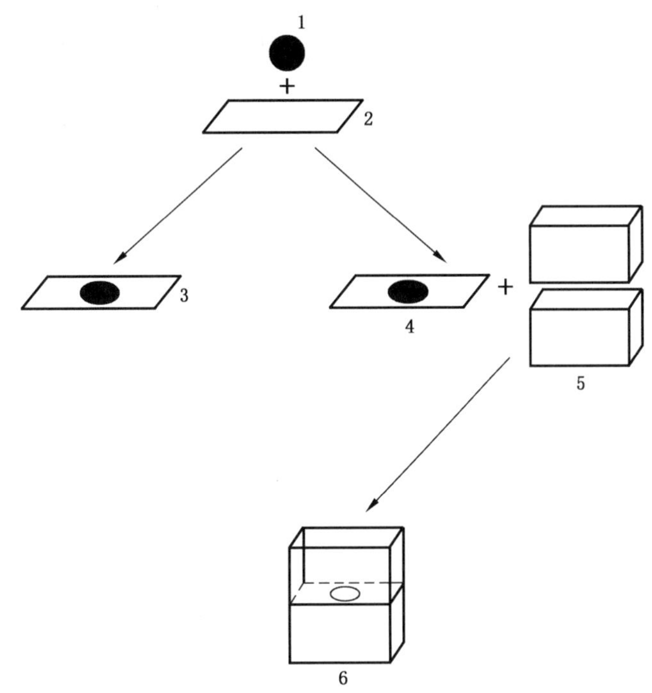

说明：

1——指示剂(试剂)；

2——衬底；

3——指示物，如一类、三类、四类、五类、六类；

4——指示物系统；

5——特定的测试装载；

6——指示物，如二类。

图 E.1　指示物组成之间的关系

参 考 文 献

［1］ GB 18279 医疗器械 环氧乙烷灭菌确认和常规控制(GB 18279—2000,ISO 11135:1994,IDT)

［2］ GB 18280 医疗保健产品灭菌 确认和常规控制要求 辐射灭菌(GB 18280—2000,ISO 11137:1995,IDT)

［3］ GB/T 19001 质量管理体系 要求(GB/T 19001—2008,ISO 9001:2008,IDT)

［4］ GB/T 19972 医疗保健产品灭菌 生物指示物 选择、使用及检验结果判断指南(GB/T 19972—2005, ISO 14161:2000,IDT)

［5］ GB/T 27025 检测和校准实验室能力的通用要求(GB/T 27025—2008,ISO/IEC 17025:2005,IDT)

［6］ YY/T 0287 医疗器械 质量管理体系 用于法规的要求(YY/T 0287—2003,ISO 13485:2003,IDT)

［7］ YY/T 0615.1 标示无菌医疗器械的要求 第1部分:最终灭菌医疗器械的要求(YY/T 0615.1—2007, EN 556－1:2001,IDT)

［8］ EN 285 Sterilization—Steam sterilization—Large sterilizers

［9］ EN 550 Sterilization of medical device—Validation and routine control of ethylene oxide sterilization

［10］ EN 552 Sterilization of medical device—Validation and routine control of sterilization by irradiation

［11］ EN 554 Sterilization of medical device—Validation and routine control of sterilization by moist heat

［12］ EN 1422 Sterilizers of medical puiposes—Ethylene oxide sterilizers—Requirements and test method

［13］ EN 14180 Sterilizers for medical purposes—Low temperature steam and formaldhyde sterilizers—Requirements and testing

［14］ EN 45014 General criteria for supplier's declaration of conformity(ISO/IEC Guide 22:1996)

［15］ Gömann, J., Kaiser, U. and Menzel, R., Reaction kinetics of the low-temperature-steam-formaldehyde (LTSF) sterilization process, Central Service, ZentrSteril, 8(5)2000, pp 290-296.

［16］ ISO 15882 Sterilization of health care products—Chemical indicator—Guidance for the selection use and interpretation of results

［17］ ISO 17665 Sterilization of health care products—Moist heat－Guidance for selection, use and interpretation of results

［18］ Pflug, I. J., Microbiology and engineering of sterilization process, 10th Edition, Evironmental Sterilization Laboratary, 1920 South First Street, Minneapolis, MN55454, USA, 1999.

［19］ Russell, A.D., The destruction of bacterial spore, Academic Press, London, 1982.

ICS 11.080.01
C 47

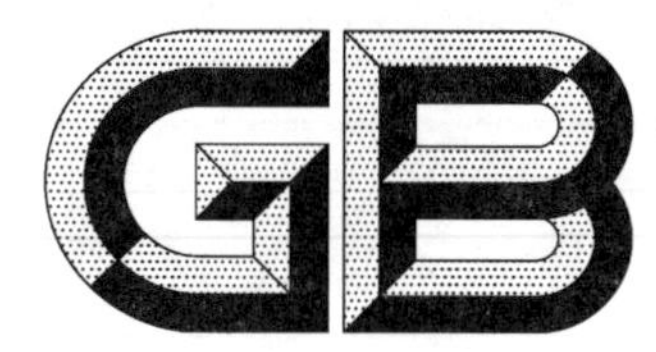

中华人民共和国国家标准

GB 18282.3—2009/ISO 11140-3:2007

医疗保健产品灭菌　化学指示物　第3部分:用于BD类蒸汽渗透测试的二类指示物系统

Sterilization of health care products—Chemical indicators—
Part 3:Class 2 indicator systems for use in the Bowie and Dick-type steam penetration test

(ISO 11140-3:2007,IDT)

2009-11-15 发布　　2010-12-01 实施

中华人民共和国国家质量监督检验检疫总局
中国国家标准化管理委员会　发布

前　言

本部分的全部技术内容为强制性。

GB 18282《医疗保健产品灭菌　化学指示物》标准由以下几部分组成：

——第1部分：通则；

——第3部分：用于BD类蒸汽渗透测试的二类指示物系统；

——第4部分：用于替代性BD类蒸汽渗透测试的二类指示物；

——第5部分：用于BD类空气排除测试的二类指示物。

本部分为GB 18282的第3部分。

本部分等同采用ISO 11140-3:2007《医疗保健产品灭菌　化学指示物　第3部分：用于BD类蒸汽渗透测试的二类指示物系统》。

本部分与ISO 11140-3:2007相比，主要差异如下：

——按照GB/T 1.1的要求进行了一些编辑上的修改；

——删除国际标准的前言；

——对于本部分中引用的其他国际标准，若已转化为我国标准，本部分将引用的国际标准号替换为相应的国家标准号，并注明采用关系。

本部分的附录A～附录K为规范性附录。

本部分由国家食品药品监督管理局提出。

本部分由全国消毒技术与设备标准化技术委员会(SAC/TC 200)归口。

本部分起草单位：国家食品药品监督管理局广州医疗器械质量监督检验中心、北京麦迪锦诚医疗器械有限责任公司、山东新华医疗器械股份有限公司。

本部分主要起草人：卢文娟、卢忠、袁秦、胡相华、吕连生、王久儒。

引　言

BD测试是对用于已包装的和多孔的负载灭菌的灭菌器进行的性能测试。同时,该测试用于声明符合EN 285的压力蒸汽灭菌器的证实过程中,并被作为ISO 17665-1中的一个常规性能测试。测试方法参见EN 285。

BD测试的失败是影响负载均匀一致灭菌的各种可能原因的综合体现。测试失败并不能证明灭菌器只存在空气滞留、空气泄漏或含有非冷凝气体问题。不排除其他引起失败的原因。

BD测试是对多孔负载医疗保健产品灭菌的高真空灭菌器是否能成功排除空气的测试[1]。成功的BD测试说明蒸汽能快速而均匀地渗透测试包。由于排除空气阶段的效率不足,在排除空气阶段有空气泄漏,或蒸汽供应中有非冷凝气体,使测试包中存在空气会导致测试失败。测试结果有可能会受到其他限制蒸汽渗透因素的影响。BD测试并不一定能证明曾达到灭菌要求的温度,或在灭菌所需时间内保持该温度。

BD测试的测试包由以下两部分组成:

a) 小型标准测试负载;

b) 检测蒸汽存在的化学指示物。

BD测试[1]最初用粗布巾作为测试负载。EN 285所述测试则使用了棉布单。

由于在不同国家的许多不同测试都一直被称作BD测试,所以GB 18282的本部分使用"BD类测试"这个术语。

医疗保健产品灭菌　化学指示物　第3部分:用于BD类蒸汽渗透测试的二类指示物系统

1　范围

GB 18282的本部分规定了用于已包装的(例如器械)和多孔的负载灭菌用蒸汽灭菌器蒸汽渗透测试中所使用的化学指示物的要求。作此用途的指示物即为ISO 11140-1中所述的二类指示物。

符合GB 18282的本部分要求的指示物应结合符合EN 285要求的标准测试包一并使用。GB 18282的本部分对标准测试包的性能不作考虑,仅对指示物系统的性能作要求。

2　规范性引用文件

下列文件中的条款通过GB 18282的本部分的引用而成为本部分的条款。凡是注日期的引用文件,其随后所有的修改单(不包括勘误的内容)或修订版均不适用于本部分,然而,鼓励根据本部分达成协议的各方研究是否可使用这些文件的最新版本。凡是不注日期的引用文件,其最新版本适用于本部分。

GB/T 11501　摄影　密度测量　第3部分:光谱条件(GB/T 11501—2008,ISO 5-3:1995,IDT)

GB/T 12823.1　摄影　密度测量　第1部分:术语、符号和表示法(GB/T 12823.1—2008,ISO 5-1:1984,IDT)

GB/T 12823.4—2008　摄影　密度测量　第4部分:反射密度的几何条件(ISO 5-4:1995,IDT)

ISO 187:1990　纸、纸板和纸浆　处理和试验的标准大气条件、环境监测和试样处理程序

ISO 2248　包装　运输包装件　跌落试验

ISO 5457　技术制图　图纸幅面和格式

ISO 5636-3　纸和纸板　透气度的测定(中等范围)　第3部分:本特生法

ISO 11140-1:2005　医疗保健产品灭菌　化学指示物　第1部分:通则

ISO/CIE 10526:1999　比色法用CIE标准施照体

EN 285:2006　灭菌　蒸汽灭菌器　大型灭菌器

3　术语和定义

ISO 11140-1确立的术语和定义适用于GB 18282的本部分。

4　通用要求

4.1　ISO 11140-1的要求适用。

4.2　测试前测试样品必须符合ISO 187的要求。

5　指示物系统的构成

指示物系统的构成应符合下列要求:

a)　指示剂应均匀分布于衬底上,并覆盖不小于30%的衬底表面。相邻指示剂区域相距应不超过20 mm。指示剂的分布方式应方便比较边缘空白部分及中部指示剂区域的颜色变化;

b)　在1.47 kPa气压下,按照ISO 5636-3进行测试时,指示物系统的空气孔隙应不小于1.7 μm/(Pa·s);

c) 应有足够强度以耐受蒸汽灭菌；
按照附录A的要求进行测试；

d) 目力观察，衬底颜色应均匀一致；

e) 制造商规定的有变化或无变化的指示物与衬底应有不少于0.3的相对反射密度差异；
按照附录B的要求进行测试；

f) 应可用持久性墨水清楚标明处理和未处理的材料。处理前所做的标记在处理后应仍保持清晰；

g) 应符合ISO 5457中A4幅面的尺寸要求。

6 性能要求

6.1 指示物应符合下列要求：

a) 暴露于$134^{+1.5}_{0}$ ℃饱和蒸汽中3.5 min±5 s后，或暴露于$121^{+1.5}_{0}$ ℃饱和蒸汽中15 min±5 s后，或暴露于上述两种条件中，指示物颜色变化应均匀一致，并符合5e)的要求；
按照附录C的要求进行测试；

b) 当指示物置于标准测试包中心，标准测试包中心的温度比蒸汽暴露装置(见附录H)腔体排气口通道内的温度低2 ℃时，应显示出不均匀的颜色变化；
按照附录I的要求进行测试；

c) 暴露在140 ℃±2 ℃干热环境中不少于30 min后，指示物系统应没有可辨别的颜色差异；
按照附录D的要求进行测试；
有些指示物会发生轻微的颜色变化。如果变化轻微，或变化程度与暴露于符合6.1a)要求的蒸汽中时的变化程度有明显不同，但在制造商规定的限度内，则也可接受；

d) 在测试过程中，与测试负载紧密接触的指示剂应不向测试负载发生可见转移。
按照附录F的要求进行测试。

6.2 在制造商规定的有效期内，指示物应符合GB 18282的本部分的要求。

老化实验时指示物发生任何变化，其变化应与暴露于饱和蒸汽[见6.1a)]中的变化不同，并应使其失活以致不发生进一步的变化，或不影响其性能，并符合6.1a)和6.1b)的要求。

按照附录G要求进行测试，或按附录E的要求加速老化后进行测试。

7 包装和标签

7.1 每个已有指示剂的衬底都应标示设计使用的操作温度。

7.2 每个指示物应标有可追溯生产历史的独立编码。

7.3 每个指示物应在下列标题后为使用者预留记录实际周期信息的空间：

——部门；
——设备编号；
——周期号；
——操作员；
——日期；
——结果；
——监控员。

相邻标题之间应有不小于5 mm×20 mm的空白，以便使用者在使用时可填入所需信息。见图1。

7.4 产品包装应能方便分开单元产品，并保证产品在一般运输中不受潮湿、尘埃、阳光、损坏的影响，且当按制造商说明的方法贮存时，在规定的有效期内保证产品性能。

制造商应保留是否符合要求的书面凭证。

7.5 每个包装箱外应标有产品被合理使用的操作温度。

7.6 制造商提供的信息(见 ISO 11140-1:2005 的 5.7 和 5.8)应包括足够的指示物使用说明,以保证能正确理解测试结果。

部门	
设备编号	
周期号	
操作员	
日期	
结果	
监控员	

注:可采用其他格式。

图 1 符合要求的格式举例

8 质量保证

8.1 质量体系应保证满足本部分第 6 章的性能要求。

8.2 记录应妥为保存,以保证出现问题时,能召回有问题批次的产品。

8.3 生产和销售记录应保存 5 a 或 2 倍于产品所声明的有效期。记录保留要求的例子见 GB/T 19001[4]。

附 录 A
（规范性附录）
蒸汽灭菌后的强度评价

A.1 仪器

A.1.1 蒸汽暴露装置，见附录 H。

A.1.2 标准测试包，见附录 K。

A.1.3 蒸汽供应，符合 EN 285 的要求。

A.2 步骤

A.2.1 将含有指示物系统的标准测试包在其指示物系统规定的工作温度下，暴露 3 个连续周期。

A.2.2 将标准测试包从蒸汽暴露装置中取出，按照 ISO 2248 要求进行跌落试验，即从 1 m 高跌落至坚硬水平表面。

注：水泥或水磨石表面均可。

A.2.3 把指示物从标准测试包中取出，检查可见损坏。

A.2.4 分别对 3 个不同批次指示物系统产品重复本测试。

附　录　B
（规范性附录）
通过测定相对反射密度评估衬底与有变化（或无变化）的指示物系统之间的颜色可见差异

B.1　原理

有/无变化的指示物和衬底的相对反射密度 D_{Rf}（见 GB/T 12823.1 定义）由以下方法确定，这些方法基于 GB/T 11501 和 GB/T 12823.4，需设参比。

$$D_{Rf} = -\lg R_f$$

$$R_f = \Phi_c / \Phi_{ce}$$

式中：

Φ_c——指示物的反射通量；

Φ_{ce}——衬底的反射通量。

为全面定义一种光谱密度，则必须规定测量系统的光源、光学系统和光谱响应。

B.2　仪器

B.2.1　蒸汽暴露装置，见附录 H。

B.2.2　光电反射光度计，见 B.3.2。

B.3　测量

B.3.1　照明

据 ISO/CIE 10526:1999，入射通量的相对光谱功率分布应符合 CIE 标准施照体 D65 的要求。

注：相当于北方多云天气的日照。

B.3.2　测量设备

B.3.2.1　通用要求

测量仪器应为光电仪，示值与测试表面光反射强度误差应不大于 0.3%。

B.3.2.2　光几何条件

测量仪器的光几何条件应符合 GB/T 12823.4 要求。包括样品照明角度在 40°～50°之间，沿采样孔中心法线（0°）的观察角度为 10°。

应使衬底或指示剂充满仪器测量孔。

如果被测表面高度反光，如有塑料面，为减小测量误差，光学系统应装有偏光滤光器。

B.3.2.3　光谱响应

对于视觉反射密度，探测器和测量仪器出射元件的光谱特性合成的光谱响应灵敏度应与明视觉光谱光效率 V_λ 相匹配。V_λ 和反射密度计光照度 E_A 逐个波长的乘积确定了整个测量仪器具有标准视觉密度的光谱乘积。测量仪器的光谱乘积值应在表 B.1 给出值的±20%内。

注：以上情况的前提是仪器光学部件或样品不含荧光物质。

B.3.2.4　校准

反射密度是由完全反射体或完全漫反射体作参比标准而定义的。由于这样的材料是不存在的，因此可通过和另一合适参比标准比对进行校准，例如，可用于校准密度计的浓缩硫酸钡板或搪瓷金属板。

测量仪器应用经计量的样品进行校准。

仪器显示值应在参比样品计量值±3%内。

B.3.2.5 背衬

在测量衬底和指示物的反射密度数值时，样品应置于一背衬材料上，该背衬应由无光谱选择性漫反射材料制造，且应具有1.50以上的标准反射密度值(见GB/T 12823.4—2008附录A)。

B.4 测试方法

B.4.1 样品预处理

测试时应预先使样品在温度23 ℃±2 ℃，相对湿度50%±5%的环境中进行平衡。

推荐使用标准条件，因为有些材料当温度和相对湿度不同时，密度也会不一样。

B.4.2 测试步骤

如果要评价有变化指示物的反射密度，则在指定的操作温度下，把指示物暴露于蒸汽暴露装置的一个周期中，使指示物颜色变化一致。

注：由附录C所述测试得到的样品可作为有变化的指示物使用。

以衬底作参比，测量衬底上的指示剂的相对反射密度。

分别对3批指示物系统重复进行5次测试。

B.5 测试报告

测试报告应至少包含下列内容：

a) 指示物制造商的名称和地址；

b) 测试用指示物的批号；

c) 测试仪器的制造号、型号和序列号；

d) 国家授权机构的可追溯性校准资料；

e) 暴露指示物的蒸汽温度记录图表；

f) 相对反射密度的平均值和范围；

g) 测试日期；

h) 测试员操作证。

表B.1 给定波长和光照度下的反射光度计所要求的光谱乘积值

波长 nm	反射密度计光照度 E_A	视觉密度的光谱乘积 Π_V
340	4	
350	5	
360	6	
370	8	
380	10	
390	12	
400	15	<1 000
410	18	1 322
420	21	1 914
430	25	2 447
440	29	2 811
450	33	3 090
460	38	3 346
470	43	3 582

表 B.1（续）

波长 nm	反射密度计光照度 E_A	视觉密度的光谱乘积 Π_V
480	48	3 818
490	54	4 041
500	60	4 276
510	66	4 513
520	72	4 702
530	79	4 825
540	86	4 905
550	93	4 957
560	100	4 989
570	107	5 000
580	114	4 989
590	122	4 956
600	129	4 902
610	136	4 827
620	144	4 731
630	151	4 593
640	158	4 433
650	165	4 238
660	172	4 013
670	179	3 749
680	185	3 490
690	192	3 188
700	198	2 901
710	204	2 622
720	210	2 334
730	216	2 041
740	222	1 732
750	227	1 431
760	232	1 146
770	237	<1 000

附　录　C
（规范性附录）
暴露于饱和蒸汽中的指示物的颜色变化评价

C.1　仪器

C.1.1　蒸汽暴露装置，见附录 H。
C.1.2　蒸汽供应，符合 EN 285 的要求。
C.1.3　温度记录设备，符合 EN 285 中对测试仪器的要求。
C.1.4　标准测试包，见附录 K。

C.2　测试步骤

C.2.1　将用于测试指示物系统的热电偶按 EN 285 要求置于标准测试包内，在指示物系统规定操作温度下与指示物系统一起暴露于蒸汽暴露装置的一个操作周期，测试并记录温度。在灭菌时间开始时，蒸汽暴露装置排气口管道内的温度与测试包中心的温度差应不大于 0.5 ℃，并应在整个灭菌时间保持，否则测试无效。
C.2.2　自动周期完成后，从测试包中取出化学指示物系统，并检查其是否符合 6.1a)的要求。
C.2.3　分别对 3 个不同生产批次的指示物系统重复进行 5 次测试。

附 录 D
（规范性附录）
暴露于干热环境的指示物颜色变化评价

D.1 仪器

D.1.1 两个钢盘，约 200 mm×100 mm，厚 2 mm，表面覆盖标准测试包材料。

D.1.2 干热炉，能把温度保持在 140 ℃±2 ℃。

在测试过程中，炉内相对湿度应小于 5%。

D.2 测试步骤

D.2.1 预热干热炉至操作温度。

D.2.2 从指示物系统上裁两片 200 mm×100 mm 测试片，每个测试盘中心放 1 片，并用耐高温粘贴带固定四角，使其不能移动。

D.2.3 将测试片水平放入炉内，并使其暴露于 140 ℃±2 ℃的干热环境中 30 min。移出测试片并检查其颜色变化。

D.2.4 分别对 3 个不同产品批次的指示物系统重复测试 5 次。

附 录 E
（规范性附录）
测试样品的加速老化

E.1 将指示物系统在规定条件下放置 24 h(见 4.2)。把指示物放在有孔托盘上，水平置于干燥器内，其下方为饱和溶液，例如氯化钾溶液，65 ℃下其提供约 80%相对湿度环境。

E.2 将干燥器密封并放置在内部温度均一的热炉内，以 65 ℃±2 ℃加热 7 d。

推荐使用有连续温度记录装置的多叶离心式混合器和推进器来进行空气循环的机械对流炉。

附录 F
（规范性附录）
测试过程中指示物向标准测试包转移评价

F.1 仪器

F.1.1 钢盘，约 200 mm×100 mm，厚 2 mm，表面覆盖标准测试包材料。

F.1.2 蒸汽暴露装置，见附录 H。

F.1.3 蒸汽供应，符合 EN 285 要求。

F.1.4 温度记录设备，符合 EN 285 中对测试仪器的要求。

F.2 测试步骤

F.2.1 将指示物系统置于表面覆盖标准测试包材料的钢盘中心，有指示剂的一面朝上。在指示物系统上覆盖另一层标准测试包材料，固定各边缘以保证其能与指示物系统紧密接触。

F.2.2 水平放入蒸汽暴露装置内，钢盘为最底层，在 $121^{+1.5}_{0}$ ℃饱和蒸汽中暴露 30 min。

F.2.3 移除上下两层材料，观察材料上是否有指示物残留。

F.2.4 分别对 3 个不同产品批次的指示物系统重复测试 5 次。

附　录　G
（规范性附录）
产品有效期的确定

G.1　产品有效期的确定应按照测试前订立的书面方案进行测试。

G.2　把常规包装的样品贮存于推荐的最大温湿度或以上的环境中，并监控环境条件。

G.3　在贮存期间和贮存结束后，产品必须符合所有的性能要求。

G.4　所有贮存测试结果应在测试结束后保留至少 5 a。此后，在产品销售期间应保留结论性报告。

附 录 H
（规范性附录）
蒸汽暴露装置

H.1 概述

H.1.1 蒸汽暴露装置应包括用于已包装的和多孔的负载灭菌的压力蒸汽灭菌器(符合 EN 285 要求)，腔内可用空间为 250 L～750 L，且符合本附录规定的周期控制的附加要求。

H.1.2 控制系统应允许多孔负载灭菌周期在不同厂商的机器上进行模拟操作，同样的周期应有良好重复性。

H.2 仪器

仪器应符合 EN 285:2006 中 6.2.1.3、6.2.2.1 和 6.2.2.2 的要求。

H.3 指示器、控制器和记录传感器

H.3.1 应有以下装置：

——周期控制装置；

——蒸汽控制装置(见 H.3.2)；

——空气检测装置，若有(见 H.3.3)。

H.3.2 应有措施保证腔内蒸汽保持在所选操作压力的±1 kPa 内。

H.3.3 独立于周期控制的空气检测装置，其周期程序应可设置。

H.4 操作周期——要求的阶段和控制选择

H.4.1 周期阶段

自动控制器应能便于选择和调整下列各个周期阶段：

a) 排除空气，通过交替抽真空和注入蒸汽，压力范围和这种交替次数应可调整；

b) 蒸汽注入直到灭菌阶段开始；

c) 维持期；

d) 真空干燥；

e) 连通大气。

H.4.2 控制选择要求

H.4.2.1 压力控制点应能在 2 kPa～385 kPa 范围内达到至少±1 kPa 的设置精度。

H.4.2.2 持续时间控制点应能在 2 s～60 min 范围内达到至少±1 s 的设置精度。

H.4.2.3 温度控制点应能在 50 ℃～145 ℃范围内达到至少±0.2 ℃的设置精度。

在排除空气、蒸汽注入或灭菌维持阶段中，当达到程序预先设定的任何温度(在排水道内或空气检测装置)、腔内压力或持续时间点时，应提供方法来产生操作信号自动启动辅助设备(如空气注入器)，在任一操作周期内至少有两个此类信号点。

附 录 I
（规范性附录）
指示物对空气存在的检测灵敏度评价

I.1 仪器

I.1.1 蒸汽暴露装置，见附录 H，并配有空气注入系统。空气注入系统的要求见附录 J。

I.1.2 温度记录设备，符合 EN 285 中对测试仪器的要求。

I.1.3 蒸汽供应，符合 EN 285 的要求。

I.1.4 标准测试包，见附录 K。

I.2 测试步骤

I.2.1 按照 EN 285 的要求，放入被检指示物系统，置入热电偶，制作标准测试包。

I.2.2 把空气注入系统的喷嘴垂直置于测试包表面几何中心上方 25 mm±5 mm 处。

I.2.3 将测试包暴露于蒸汽暴露装置的一个周期。暴露装置所设以摄氏度为单位的操作温度应为灭菌温度±1 ℃。记录测试包中心及蒸汽暴露装置腔体内排气口通道内的温度。

在测试周期的整个排除空气阶段中，打开空气注入器的终端阀门，向气缸充入空气至所需水平。排除空气阶段最后一个脉冲压力升高过程中，在腔内气压与大气压大致持平时，操作空气注入器，向蒸汽暴露装置注入空气。然后关闭空气注入器的终端阀门。

注：因蒸汽暴露装置不同，及注入空气时腔内压力的不同，使温度降低 2 ℃所需的准确空气体积会有所不同。

I.2.4 确定使标准测试包中心温度降低 2 ℃所需注入腔内空气的体积。

使指示物系统失败的条件如下：

a) 灭菌时间开始时测试包中心的温度应比排气口通道内的温度低 2 ℃以上；

b) 规定的平衡时间（见 EN 285）后，测试包中心的温度应比腔体内排气口通道内测得的温度低 2 ℃～3 ℃。

I.2.5 暴露于上述条件后，目测指示物系统是否符合 6.1b）的要求。

I.2.6 分别对 3 个不同产品批次的指示物系统重复测试 5 次。

附 录 J
（规范性附录）
空气注入系统

空气注入系统（见图 J.1）应由下列部件组成：

a） 复动式气缸，设计工作压力达 1 000 kPa；

b） 充气通路，活塞的一面能对空气施加 100 kPa～1 000 kPa 范围内的某一预定压力，误差为 ±10 kPa；

c） 可调限制器，在充气时，通过限制活塞在预定的位置的活动来控制充气量。调节精度为 ±2 mm。可通过改变活塞冲程，或压力，或两者来控制进入的空气量。可通过在大气压下，向下排水收集排出气体，测量所排出的水量来调校设备；

d） 驱动通路，能从活塞非充气端加压，从而把空气以要求的速度注入蒸汽暴露装置腔内；

e） 连接蒸汽暴露装置的通路，包括微调空气注入速度的气流调节装置，以及用于隔开注入器和蒸汽暴露装置的终端阀门。

空气注入系统应能防止蒸汽暴露装置中的蒸汽返流。

应确保终端阀门打开之前充气回路与空气气缸存在有效隔离。否则无法控制进入蒸汽暴露装置腔内的空气。

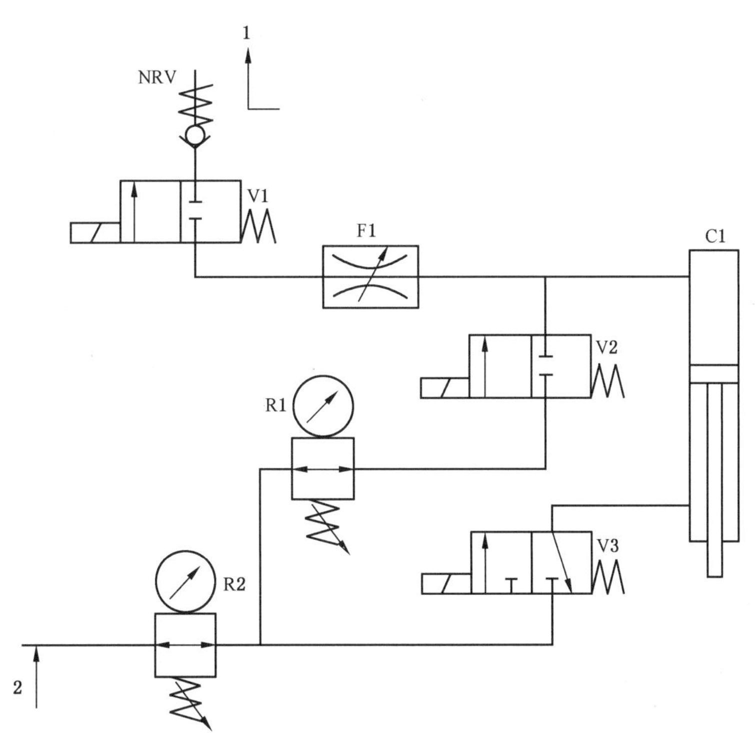

1——蒸汽暴露装置的空气注入端；
2——700 kPa(7 bar)的空气供应；
C1——无油气缸，通过改变汽缸活塞冲程和(或)压力来控制注入空气量；
NRV——单向阀；
R1,R2——压力调节器；
V1,V2,V3 ——电控阀；
F1——流量控制阀。

注 1：采用下列阀门设置：
充气：V2 开；V1、V3 关；
注入：V1、V3 开，V2 关。

注 2：150 mm 冲程×50 mm 内径的汽缸适用。

图 J.1 空气注入器设计示意图

附　录　K
（规范性附录）
标准测试包

K.1　本附录基于 EN 285 的内容。

K.2　测试包应由漂白纯棉布单组成，尺寸大约为 900 mm×1 200 mm。经纱应为 30 线/cm±6 线/cm，纬纱应为 27 线/cm±5 线/cm。单位面积重量应为 185 g/m^2±5 g/m^2，无折边。

K.3　无论新的或脏的棉布单都应进行清洗，并应避免加任何织物清洗剂。织物清洗剂会影响织物的性质，并可能含有会导致产生非冷凝气体的挥发物。

K.4　布单应干燥，并在温度为 20 ℃～30 ℃、相对湿度为 40%～60%的环境中进行稳定后才能使用。

K.5　稳定后，布单应叠成大约 220 mm×300 mm，用手压好之后，摞成高度大约 250 mm。测试包应采用相似的包布进行包裹，并用宽度不超过 25 mm 的扎带进行紧固。测试包的总重量应为 7.0 kg±0.14 kg（大约需要 30 张布单）。测试包应该在蒸汽暴露装置中连续暴露 4 个测试周期。测试包在测试周期结束后，应从灭菌器中取出，置于温度 20 ℃～30 ℃，相对湿度 40%～60%的环境中。然后测试包才可使用。在每次使用间隔期间，测试包应置于温度 20 ℃～30 ℃，相对湿度 40%～60%的环境中进行稳定。若测试包在测试结束后 1 h 内不使用，可将其存放在能提供并保持上述条件的工作室内。

使用过后，布单将会收缩。如果 250 mm 厚的布单重量超过 7.14 kg，布单就不能再使用。

K.6　使用之前，应用合适的校准过的温湿度探头测量测试包的温度和湿度。测试包用作测试前其内部温度应为 20 ℃～30 ℃，相对湿度应为 40%～60%，否则不能用于检测。测试包的温湿度可以使用纸张湿度计测量。

参 考 文 献

[1] BOWIE,J. H. ,KELSEY,J. C. and THOMPSON,G. R. ,Lancet,i,(1963),p. 586

[2] ISO 17665-1 保健产品的灭菌 辐射 第1部分:医疗器件消毒过程的制定、确认和常规控制的要求

[3] ISO 15882 医疗保健产品灭菌 化学指示物 选择、使用和结果解释的指南

[4] GB/T 19001—2000 质量管理体系 要求(ISO 9001:2000,IDT)

[5] EN 867-3 灭菌器用非生物系统 第3部分:用于BD测试的B类指示物规范

ICS 11.080.01
C 47

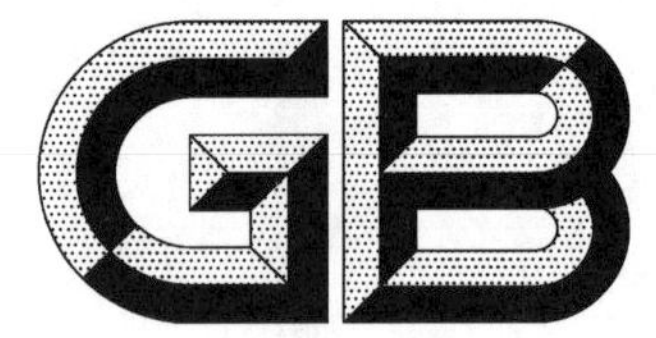

中华人民共和国国家标准

GB 18282.4—2009/ISO 11140-4:2007

医疗保健产品灭菌　化学指示物 第4部分:用于替代性BD类蒸汽渗透测试的二类指示物

Sterilization of health care products—Chemical indicators—Part 4:Class 2 indicators as an alternative to the Bowie and Dick-type test for detection of steam penetration

(ISO 11140-4:2007,IDT)

2009-11-15 发布　　2010-12-01 实施

中华人民共和国国家质量监督检验检疫总局
中国国家标准化管理委员会　发布

前　言

本部分的全部技术内容为强制性。

GB 18282《医疗保健产品灭菌　化学指示物》标准由以下几部分组成：

——第1部分：通则；

——第3部分：用于BD类蒸汽渗透测试的二类指示物系统；

——第4部分：用于替代性BD类蒸汽渗透测试的二类指示物；

——第5部分：用于BD类空气排除测试的二类指示物。

本部分为GB 18282的第4部分。

本部分等同采用ISO 11140-4:2007《医疗保健产品灭菌　化学指示物　第4部分：用于替代性BD类蒸汽渗透测试的二类指示物》。

本部分与ISO 11140-4:2007相比，主要差异如下：

——按照GB/T 1.1的要求进行了一些编辑上的修改；

——删除国际标准的前言；

——对于本部分中引用的其他国际标准，若已转化为我国标准，本部分将引用的国际标准号替换为相应的国家标准号，并在第2章中注明采用关系。

本部分的附录A～附录L为规范性附录。

本部分由国家食品药品监督管理局提出。

本部分由全国消毒技术与设备标准化技术委员会(SAC/TC 200)归口。

本部分起草单位：国家食品药品监督管理局广州医疗器械质量监督检验中心、山东新华医疗器械股份有限公司、3M中国有限公司。

本部分主要起草人：胡相华、黄鸿新、袁秦、卢文娟、何晓帆、王久儒、黄靖雄。

引　言

BD 测试是对用于已包装的和多孔的负载灭菌的蒸汽灭菌器的性能测试。该测试用于证实灭菌器是否符合 EN 285,并作为国际标准 ISO 17665-1 中的一项常规性能测试。测试方法参见 EN 285。

BD 测试的失败是影响负载均匀一致灭菌的各种可能原因的综合体现。而不能仅归结于空气残留、漏气或含有非冷凝气体,有必要调查其他可能的原因。

BD 测试是对多孔负载医疗保健产品灭菌的高真空灭菌器是否能成功排除空气的测试。成功的 BD 测试说明蒸汽能快速而均匀地渗透测试包[1]。由于排除空气阶段的效率不足,在排除空气阶段有空气泄漏,或蒸汽供应中有非冷凝气体,使测试包中存在空气会导致测试失败。其他可能阻碍蒸汽渗透的因素也会影响测试结果。BD 测试并不一定能证明曾达到灭菌要求的温度,或在灭菌所需时间内保持该温度。

BD 测试的测试包由以下两部分组成:

a)　小型标准测试负载;

b)　检测蒸汽存在的化学指示物系统。

BD 测试[1]最初用粗布巾作为测试负载,EN 285 所述测试则使用了棉布单。

替代 BD 测试的指示物可以使用其他材料作为测试负载,其内部所使用的化学指示物系统必须是专为这种测试负载所设计的。不同国家的许多不同测试都一直被称作 BD 测试,本部分中采用“BD 类测试”这个术语。

GB 18282 的本部分详细说明了指示物系统在与其专用的测试负载共同使用时应达到的性能。测试负载内部可预装指示物系统以供一次性使用,亦可供重复使用(每次使用前需更换测试负载内部的指示物系统)。

GB 18282 的本部分中描述的指示物用于指示蒸汽渗透不足。指示物的性能应与 GB 18282.3 中所描述的 BD 类测试指示物的性能具有等同性,但无需完全一致。等同性的含义是,在已知差别范围内对蒸汽渗透有相似的反应并能提供蒸汽渗透必要水平的保障。导致蒸汽渗透不足的原因很多,符合此要求的指示物无需指明其具体原因。

医疗保健产品灭菌　化学指示物 第4部分:用于替代性BD类蒸汽渗透测试的二类指示物

1　范围

GB 18282 的本部分规定了二类指示物的性能要求,在针对医疗保健包装产品(如器械和多孔性负载等)灭菌用蒸汽灭菌器进行的 BD 类测试中,该二类指示物可供选择使用。

注:BD 类测试用于蒸汽灭菌器的日常检测及灭菌过程的评价。

符合 GB 18282 的本部分要求的指示物结合有一种特殊材料作为测试负载。测试负载可以一次性使用,也可以重复使用。GB 18282 的本部分对测试负载未作要求,但规定了结合有专用测试负载的指示物的性能要求。符合 GB 18282 的本部分要求的指示物可用于确认蒸汽渗透不足,但无需指明其产生原因。

本部分不包含确认此指示物系统对不带负压排气过程的灭菌器是否适用的测试方法。

2　规范性引用文件

下列文件中的条款通过 GB 18282 的本部分的引用而成为本部分的条款。凡是注日期的引用文件,其随后所有的修改单(不包括勘误的内容)或修订版均不适用于本部分,然而,鼓励根据本部分达成协议的各方研究是否可使用这些文件的最新版本。凡是不注日期的引用文件,其最新版本适用于本部分。

GB/T 11501　摄影　密度测量　第3部分:光谱条件(GB/T 11501—2008,ISO 5-3:1995,IDT)

GB/T 12823.1　摄影　密度测量　第1部分:术语、符号和表示法(GB/T 12823.1—2008,ISO 5-1:1984,IDT)

GB/T 12823.4—2008　摄影　密度测量　第4部分:反射密度的几何条件(ISO 5-4:1995,IDT)

GB/T 16839.2—1997　热电偶　第2部分:允差(IEC 60584-2:1982,IDT)

ISO 187:1990　纸、纸板和纸浆　处理和试验的标准大气条件、大气条件监测和试样处理程序

ISO 2248　包装　运输包装件　跌落试验

ISO 10012-1　测量设备的质量保证要求　第1部分:测量设备的计量认证体系

ISO 11140-1:2005　医疗保健产品灭菌　化学指示物　第1部分:通则

ISO/CIE 10526:1999　比色法用 CIE 标准施照体

IEC 60584-2/am1:1989　热电偶　第2部分:允差　1号修改单

IEC 60751:1983　工业用铂电阻温度传感器

IEC 60751/am1:1986　工业用铂电阻温度传感器　1号修改单

EN 285:2006　灭菌　蒸汽灭菌器　大型灭菌器

3　术语和定义

ISO 11140-1 确立的以及下列术语和定义适用于 GB 18282 的本部分。

3.1

气团　air pocket

标准测试包中残留、漏入或注入的空气的浓缩物或非冷凝气体。

3.2

腔内参考温度　chamber reference temperature

蒸汽暴露装置内部特定参考测量点测得的温度。

注：参考测量点一般设在腔内的排水管或活动排水口。

3.3

暴露时间　exposure time

腔内参考温度保持在灭菌温度范围内的时期。

3.4

预组装包　pre-assembled pack

随时可用的指示物，其内部的指示物系统在生产过程中已被提前装入其测试负载中。

3.5

参考稳定期　reference fault period

腔内参考温度达到设定操作温度后的 30 s。

3.6

灭菌温度　sterilization temperature

灭菌温度范围的下限。

注：此处和下文中的“灭菌”一词并不表示在测试周期条件下一定呈灭菌状态。

3.7

灭菌温度范围　sterilization temperature band

温度范围，下限为灭菌温度，上限为维持时间内负载可能经历的最高允许温度。

注：温度限值通常设为整数，单位为℃。

3.8

腔-包温差　temperature depression

热力学温差(绝对温标)，计算公式为：

腔内参考温度(℃)－标准测试包内温度(℃)。

3.9

测试平衡时间　test equilibration time

在温度测量仪器的精度范围内，腔内参考温度达到设定的操作温度时起至标准测试包内温度达到腔内参考温度时止的时间段。

3.10

用户组装包　user-assembled pack

使用前由用户将指示物系统装入测试负载中的指示物。

4　通用要求

4.1　ISO 11140-1 的要求适用。

4.2　性能测试前测试样品必须符合 ISO 187 的要求。

4.3　产品是否符合 GB 18282 的本部分取决于其是否符合第 6 章的性能要求。

4.4　指示物应有足够强度，以耐受蒸汽灭菌及其后的处理。按附录 A 进行测试。

4.5　GB 18282 的本部分符合性测试的测试周期应包括低大气压排气周期，跨大气压排气周期和高大气压排气周期(见表 1 和第 B.1 章、第 B.2 章、第 B.3 章)。限于特定排气周期使用的指示物或指示物系统，只需测试该特定排气周期即可。

4.6　将温度传感器和温度记录设备连接使用，记录规定测量点的温度值。GB 18282 的本部分符合性测试中所用温度测量仪器应符合下列要求：

a) 温度传感器应为符合 IEC 60751:1983 及其 1986 年 1 号修订案的 A 级铂电阻,或符合 GB/T 16839.2—1997 中 1 级允差表的热电偶;

b) 温度传感器的运行特性不应受使用环境(如压力、蒸汽、真空)的影响;

c) 温度传感器的在水中的响应时间:$\tau_{90} \leqslant 0.5$ s;

d) 当处在温度已知的热源中时(灭菌温度范围内的温度,误差为±0.1 ℃),所有温度传感器测得值的差别应不超过 0.5 ℃;

e) 温度记录设备应至少可记录 6 个温度传感器所测的温度,采样间隔应不超过 2.5 s。所有数据都用于说明测试结果;

f) 测量范围应包含 0 ℃～150 ℃。最小刻度应不超过 1 ℃,分辨率应不低于 0.5 ℃,记录纸速度应不低于 15 mm/min。仪器显示和记录的各数据之差应不超过 0.1 ℃;

g) 在 20 ℃±3 ℃的环境温度下测试时,0 ℃～150 ℃间温度记录设备的误差(不包括温度传感器的误差)限值应不超过 0.25%。环境温度变化产生的附加误差应不超过 0.04%;

h) 用可溯源至国家标准(或基准)的工作标准(或参考标准)进行校准。仪器应有有效的检测证书。

5 指示物系统的构成

5.1 指示剂分散于衬底上的指示物系统应符合下列要求:

a) 指示剂应覆盖不少于 30%的衬底表面,相邻指示剂区域间的距离不超过 20 mm。指示剂的分布应能清晰地显示颜色变化;

b) 目力观察,衬底的颜色应均匀一致;

c) 指示物系统的衬底与制造商规定的有变化(或无变化)指示物中的指示剂应有不少于 0.3 的相对反射密度差异。

按附录 C 进行测试。

5.2 当指示物系统根据指示剂的移动来显示变化时,指示剂使用前后的分布模式应能清楚说明结果。

5.3 若指示物系统用于用户组装包,处理前和处理后用户应均可使用持久性墨水在其上进行标记,且处理前的标记处理后应保持清晰。

5.4 如制造商提供的是已预装入测试负载内的指示物系统,若条件允许,处理后应可在指示物或指示物系统上进行标记。

6 性能要求

6.1 与制造商规定的测试负载一同进行测试时,以下三种情况指示物应显示符合 5.1c)、均匀一致的颜色变化(温度误差为$^{+1.5}_{\ 0}$ ℃,时间误差为±5 s):

——134 ℃饱和蒸汽中暴露 3.5 min;

——121 ℃饱和蒸汽中暴露 15 min;

——制造商规定的其他温度饱和蒸汽中暴露相应的时间。

用蒸汽暴露装置按附录 D 进行测试。蒸汽暴露装置应按附录 B 的标准测试周期操作,见表 1。

限于特定排气周期的指示物应仅使用特定周期测试(见 ISO 11140-1:2005 的 5.7)。

灭菌温度范围广的指示物,如同时可用于 121 ℃操作周期和 134 ℃操作周期的指示物,测试时两种温度下指示物的颜色变化深浅或色饱和度可能有所不同。如果符合以下条件,则可认为其符合要求:

a) 其他性能均符合 GB 18282 的本部分的要求;

b) 使用说明上有颜色变化性质的清楚规定(见 ISO 11140-1:2005 的 5.8)。

6.2 暴露在已证实会产生渗透失败情况的测试周期时,指示物应不显示颜色变化,或显示不完全、不均匀的颜色变化。无论用何种方法来实现渗透失败(例如空气残留、空气泄漏或空气注入),暴露于该条件时,指示物应能显示渗透失败。能产生渗透失败情况的测试周期见表 1。腔内参考温度和维持时间应包括 134 ℃下 3.5 min,121 ℃下 15 min,或制造商规定的其他温度及相应的维持时间(温度误差为 $^{+1.5}_{0}$ ℃,时间误差为±5 s)。

按附录 E 进行测试。

按附录 F 确定渗透失败情况的重现性。

表 1 测试周期一览表

测试条件	附录 B 的标准测试周期		
	B.1 低大气压脉动	B.2 跨大气压脉动	B.3 高大气压脉动
渗透成功周期(见 6.1)	√	√	√
渗透失败周期(见 6.2)——改变排气阶段	√	√	×
渗透失败周期(见 6.2)——引入泄漏	√	×	×
渗透失败周期(见 6.2)——空气注入	√	×	√
√=需要测试。 ×=无需测试。			

6.3 暴露在 140 ℃±2 ℃干热下不少于 30 min 后,指示物系统应无可辨别的颜色变化。

某些指示物的指示物系统暴露于干热下会显示轻微的颜色变化。若变化轻微,或变化的程度与暴露于符合 6.1 要求的蒸汽时的变化程度明显不同且在制造商规定的限度内,则也可认为其符合要求。

按附录 G 进行测试。

6.4 限于 121 ℃灭菌的指示物,如果不能耐受加热至 140 ℃,则应将其暴露于干热 130 ℃±2 ℃不少于 45 min 进行测试。

按附录 G 进行测试。

6.5 在操作过程中,以目力检查,用于重复性使用用户组装包的指示物系统应无指示剂移至测试负载材料上。在使用过程中,预组装包和用于一次性使用用户组装包的指示物系统中的指示剂在测试负载上的转移程度不能损害产品的使用。

按 6.1 和附录 D 进行测试后以目力检查。

6.6 在制造商规定的有效期内,指示物应符合 GB 18282 的本部分的要求。

老化时指示物出现的任何改变(如果有),显示的变化程度应与暴露于饱和蒸汽(见 6.1)时显示的变化程度不同,并能使指示物系统失活以阻止其进一步发生变化,或对照 6.1 和 6.2 的要求不影响指示物系统的性能。

按附录 H 进行测试,或按附录 I 加速老化后再进行测试。

7 包装和标签

7.1 每个指示物或指示物系统应标有:

a) 产品适用的灭菌温度;

b) 可溯源生产过程的独特编码;

c) 规定贮存条件下的有效期;

d) 图 1 概括的全部内容(至少)。

每个标题附近应有不小于 5 mm×20 mm 的空白,以供用户使用时填写需要的内容。若指示物系统的大小不能满足填写要求,则每个指示物或指示物系统应提供一种保留相关内容永久记录的方法(需印有如图 1 所列内容),用不褪色的墨水书写。

周期号	场所
设备编号	部门
日期	操作员
监控员	结果

注：这只是建议格式，也可采用其他格式和(或)文字。

图 1　每个指示物上应给出或附有的规定记录内容

7.2　对于组装好的指示物，如已装入测试负载中的指示物系统，测试负载外部应标明产品适用的灭菌温度、制造商名称、生产批号和生产日期。此外，应提供识别单个特定指示物的方法，或在测试负载外部提供操作员书写被测设备编号和日期的位置。

若制造商提供限于特定灭菌周期的类似产品，则应有一种识别标志，能指引用户从产品使用说明中确定产品的使用限制。这种识别标志应标在指示物和指示物系统上，若用户使用前不可见，还应标示于测试负载外部。

7.3　运输包装应便于产品迁移。在制造商规定的贮存和运输条件下，包装应能保证有效期内指示物的性能不受影响。

制造商应保留相关证明文件。

7.4　每个包装外应标有产品适用的灭菌温度。

7.5　制造商提供的信息(见 ISO 11140-1:2005 的 5.8)应包括指示物的详细使用说明以确保正确指示测试结果。

7.6　若购买者需要，制造商应为每批供应产品提供符合 GB 18282 的本部分要求的证明。

8　质量保证

8.1　质量保证体系应能保证产品符合第 6 章的性能要求。

8.2　应妥为保留记录以确保必要时召回问题批次的产品。

8.3　生产和销售记录应保留 5 a 或产品声明有效期的 2 倍(二者中取其长者)。符合记录保留要求的示例见 GB/T 19001—2000[6]。

附 录 A
（规范性附录）
蒸汽灭菌过程中和灭菌后指示物强度的确定

A.1 仪器

蒸汽暴露装置，见附录J。

A.2 步骤

A.2.1 在指示物或指示物系统规定的适用灭菌温度下，将指示物暴露于3个连续测试周期，按第B.1章和第B.2章（见4.5）规定的标准测试周期测试。对于仅用于一种排气阶段的指示物，只测试相应的测试周期即可。在脉动排气阶段和干燥阶段，抽真空的压力变化率不得低于400 kPa/min。

压力变化率按下式确定（见图A.1）：

$$p_3 = 0.125(7p_1 + p_2) \qquad \text{(A.1)}$$

$$p_4 = 0.5(p_1 + p_2) \qquad \text{(A.2)}$$

$$\Delta p/\Delta t = (p_3 - p_4)/(t_4 - t_3) \qquad \text{(A.3)}$$

式中：

p_1——最后一次空气脉动排气及操作阶段中的最大绝对压力，单位为千帕(kPa)；

p_2——最后一次空气脉动排气（蒸汽进入腔内达到必要的操作压力以使腔内参考温度达到灭菌温度之前）及干燥阶段中的最小绝对压力，单位为千帕(kPa)；

p_3——通过式(A.1)计算所得的压力，单位为千帕(kPa)；

p_4——通过式(A.2)计算所得的压力，单位为千帕(kPa)；

t_3——对应于p_3的时间，单位为分(min)；

t_4——对应于p_4的时间，单位为分(min)；

$\Delta p/\Delta t$——压力变化率，单位为千帕每分(kPa/min)。

A.2.2 将预组装的或用户组装的指示物从蒸汽暴露装置中取出，检查指示物是否有肉眼可见的损坏（如封口打开或变形），并记录结果。

A.2.3 若指示物仍保持完整，则按照ISO 2248进行从1 m高处至一坚硬水平表面的跌落试验，并记录结果。

注：水泥或水磨石表面适用。

A.2.4 从3个不同批次产品中各抽取3件样品进行测试。可同时对9个样品进行测试。

A.2.5 若能证实跌落试验中的损坏不影响指示物使用过程中的性能，不视为跌落试验失败。对于重复性使用的测试负载，若能证实跌落试验后的损坏不影响负载的再次使用，也不视为跌落试验失败。

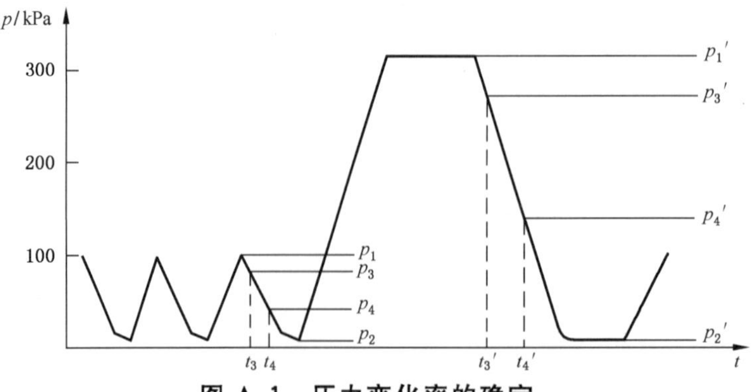

图 A.1 压力变化率的确定

附 录 B
（规范性附录）
标准测试周期

B.1 周期1:低大气压脉动排气

低大气压脉动排气标准测试周期应由以下步骤组成：

a) 腔内抽真空至5.0 kPa；
b) 蒸汽进入至压力达到97.0 kPa；
c) 重复a)和b)三次；
d) 如果使用空气注入，应在蒸汽进入至暴露时间过程中压力达到75 kPa～105 kPa时进行并完成(如图B.1箭头所示)；
e) 蒸汽进入至达到设定的操作压力(蒸汽进入阶段的具体要求见第B.4章)；
f) 暴露时间；
g) 抽真空至5.0 kPa；
h) 连通大气。

各压力点实际达到的压力应按照蒸汽暴露装置的允差确定(见附录J)。

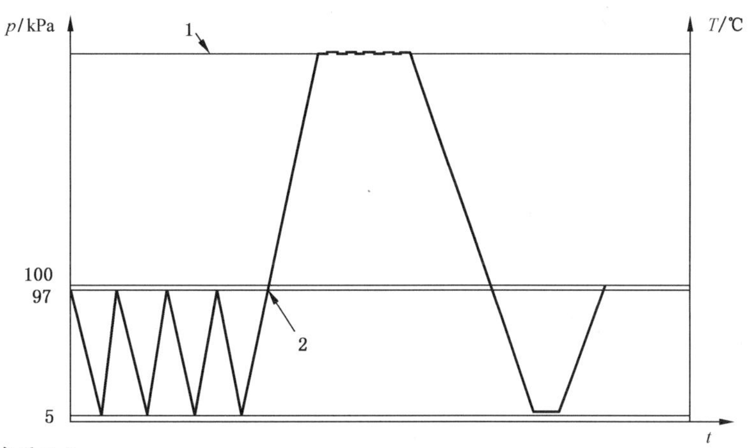

1——设定操作压力(kPa)；
2——空气注入。

图B.1 标准测试周期——低大气压排气

B.2 周期2:跨大气压脉动排气

跨大气压脉动排气标准测试周期应由以下步骤组成：

a) 腔内抽真空至5.0 kPa；
b) 蒸汽进入至压力达到150 kPa；
c) 腔内抽真空至50 kPa；
d) 重复b)和c)三次；
e) 蒸汽进入至压力达到设定操作压力以下10.0 kPa；
f) 腔内抽真空至110 kPa～120 kPa；
g) 重复e)和f)一次；
h) 蒸汽进入达到设定的操作压力(蒸汽进入阶段的具体要求见第B.4章)；
i) 暴露时间；
j) 抽真空至5.0 kPa；

k) 连通大气。

各压力点实际达到的压力应按照蒸汽暴露装置的允差确定(见附录J)。

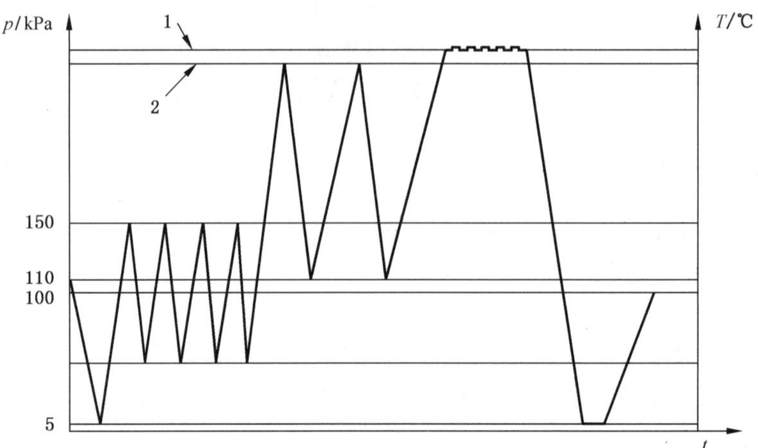

1——设定操作压力(kPa);

2——设定操作压力以下 10 kPa。

图 B.2 标准测试周期——跨大气压排气

B.3 周期 3:高大气压脉动排气

高大气压脉动排气标准测试周期应由以下步骤组成:

a) 腔内抽真空至 5.0 kPa;

b) 蒸汽进入至压力达到 95 kPa;

c) 腔内抽真空至 5.0 kPa;

d) 重复 b)和 c);

e) 蒸汽进入至设定操作压力以下 20.0 kPa;

f) 腔内抽真空至 105 kPa~120 kPa;

g) 再重复 e)和 f)两次;

h) 如果使用空气注入,应在蒸汽进入至暴露时间过程中压力达到 120 kPa~130 kPa 时注入空气(如图 B.3 所示);

i) 蒸汽进入达到设定操作压力(蒸汽进入阶段的具体要求见第 B.4 章);

j) 暴露时间;

k) 抽真空至 5.0 kPa;

l) 连通大气。

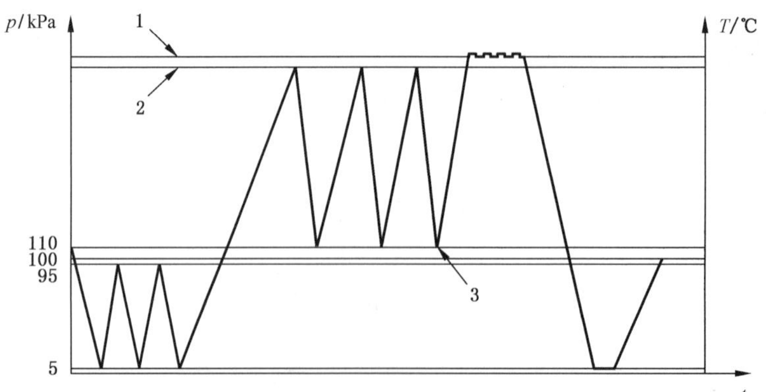

1——设定操作压力(kPa);

2——设定操作压力以下 20 kPa;

3——空气注入。

图 B.3 标准测试周期——高大气压排气

B.4 蒸汽进入时的允许限度

B.4.1 蒸汽进入超过 100 kPa 至达到设定操作压力的过程中，或高大气压排气周期中压力从最后一次脉动的最低点上升至暴露时间设定操作压力的过程中，压力的上升速度应在 100 kPa · min^{-1}～250 kPa · min^{-1}之间，如图 B.4 所示。

B.4.2 选择指示物的适用灭菌温度作为暴露时间的操作温度，并按该温度(±0.2 ℃)下的饱和蒸汽温度设定操作压力。

B.4.3 比较腔内达到 100 kPa 时的腔内参考温度和最后一次高大气压脉动最低点的腔内参考温度，两者中较大值与蒸汽进入阶段的设定温度间腔内参考温度曲线的积分值[定义为温度上升期累积暴露(ICE)]不应超过 $T_R \times (12 \times T_R/6)$，其中 T_R 为设定温度(℃)减去 100 ℃。

例如，设定温度为 134 ℃，积分不得超过[34×(12×34/6)]=2 312 s · ℃，

又如，设定温度为 121 ℃，积分不得超过[21×(12×21/6)]=882 s · ℃。

注 1：这一限制是为了确保蒸汽进入不会造成指示物暴露于设定值外环境的时间过长。ICE 用式(B.1)计算：

$$ICE = \sum_{t_0}^{t_1} (T_1 - T_0) \cdot dt \qquad \cdots\cdots (B.1)$$

式中：

T_1——t_1 时的腔内参考温度，单位为摄氏度(℃)；

T_0——100 ℃或最后一次有效脉动时的最低温度，单位为摄氏度(℃)；

dt——1 s；

t_0——腔内参考温度达到 T_0 时的时间，单位为秒(s)；

t_1——t_0 后，腔内参考温度 T_c 达到设定操作温度 T_R(如 134 ℃)的时间，单位为秒(s)。

注 2：本附录描述的测试周期均由三个主要阶段组成：排气阶段，暴露时间阶段(相当于灭菌阶段)和后真空阶段。排气阶段所达到的温度及维持时间的长短对指示物性能有重要影响。此处描述的周期并非意于模拟任何商业用周期，只求提供一个全面的、大多数商业用周期都能达到的效果。

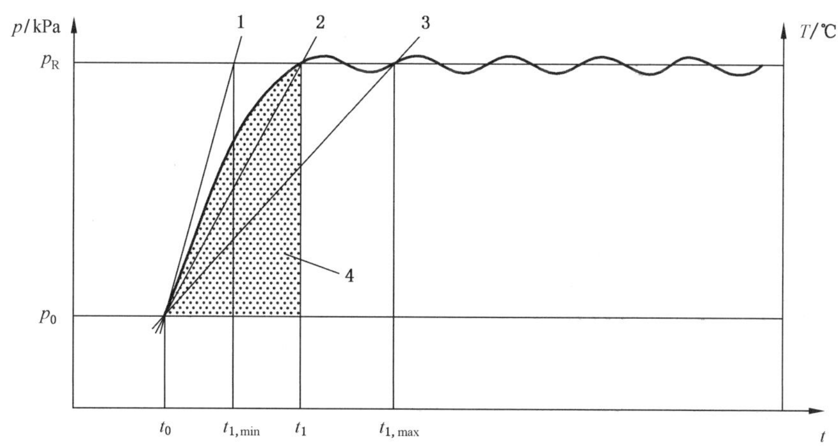

1——蒸汽进入过程中的最大压力上升速度$(p_R - p_0)/t_{1\ min}$；

2——压力上升速度；

3——蒸汽进入过程中的最小压力上升速度$(p_R - p_0)/t_{1\ max}$；

4——温度上升期累积暴露：由 T_0 线和(t_0～t_1)段 T_c 曲线围成的面积；

$t_{1\ max}$——以最低压力上升速度(100 kPa/min)达到灭菌温度所需的温度上升时间；

$t_{1\ min}$——以最高压力上升速度(250 kPa/min)达到灭菌温度所需的温度上升时间；

p_R——与设定操作温度相对应的饱和蒸汽压力，单位为千帕(kPa)；

p_0——与温度 T_0 相对应的饱和蒸汽压力，单位为千帕(kPa)；

T_0——100 ℃或最后一次有效脉动的最低温度，单位为摄氏度(℃)；

T_c——腔内参考温度，单位为摄氏度(℃)。

图 B.4 蒸汽进入

附　录　C
（规范性附录）
通过测定相对反射密度评估衬底与有/无变化的指示物系统之间颜色的可见差异

C.1　原理

有变化的指示物和衬底的相对反射密度（见 GB/T 12823.1 定义）由以下方法（基于 GB/T 11501 和 GB/T 12823.4）确定，需设参比。

相对反射密度 D_{Rf}用下式计算：

$$D_{Rf} = -\log_{10} R_f \quad\cdots\cdots(C.1)$$

$$R_f = \Phi_c / \Phi_{ce} \quad\cdots\cdots(C.2)$$

式中：

Φ_c——指示物的反射通量；

Φ_{ce}——衬底的反射通量。

为全面定义一种光谱密度，必须规定测量系统的光源、光学系统和光谱响应。

C.2　仪器

C.2.1　蒸汽暴露装置，见附录 J。

C.2.2　施照体，入射通量的相对光谱功率分布应符合 CIE 标准施照体 D_{65}的要求（见 ISO/CIE 10526:1999）。

注：近似于北方多云天气的日照。

C.2.3　光电反射光度计，示值与测试表面光反射强度误差应不大于 0.3%。该仪器应有下列特性：

C.2.3.1　光几何条件

光几何条件应符合 GB/T 12823.4 要求，包括样品照明角度在 40°～50°之间，沿采样孔中心法线（0°）的观察角度为 10°。

应使衬底或指示剂充满测量孔。

若被测表面高度反光（如覆有塑料的表面），为减少测量误差，光学系统应安装偏光滤光器。

C.2.3.2　光谱响应

对于视觉反射密度，探测器和测量仪器出射元件的光谱特性合成的光谱响应灵敏度应与明视觉光谱光效率 $V_{(\lambda)}$相匹配。$V_{(\lambda)}$和反射密度计光照度 E_A 逐个波长的乘积确定了测量仪器应符合的仪器光谱乘积 Π_V 范围。测量仪器的光谱乘积应在表 C.1 给出值的±20%内。

注：以上情况的前提是仪器光学部件或样品不含荧光物质。

C.2.3.3　校准

反射密度是由完全反射体或完全漫反射体作参比标准而定义的。虽然这种材料不存在，但其理论响应值可通过和另一合适参比标准比对得到，如用于校准密度计的浓缩硫酸钡板或搪瓷金属板。

仪器应用经计量的参比样品进行校准。

仪器示值应在参比样品计量值的±3%以内。

C.2.3.4　背衬

在测量衬底和指示物的反射密度读数时，样品应置于一背衬材料上，该背衬应由无光谱选择性漫反射的材料制造，且应具有 1.50 以上的标准反射密度值（见 GB/T 12823.4—2008 附录 A）。

C.3　测试方法

C.3.1　样品预处理

测试时应预先使样品保持在 23 ℃±2 ℃，相对湿度 50%±5%的环境中，并达到平衡。

推荐使用标准条件，因为有些材料当温度和相对湿度不同时，密度也会不同。

C.3.2 步骤

在指定的操作温度下，将含有指示剂的指示物暴露于蒸汽暴露装置的一个周期中，使指示剂在6.1条件颜色变化一致。

以衬底作参比标准，测试衬底上指示剂的相对反射密度。

从3批产品中各抽取3个指示物系统和3个根据6.6老化后的样品(见附录H、附录I)进行测试。

C.4 测试报告

测试报告应至少包含下列内容：

a) 指示物制造商的名称和地址；

b) 测试用指示物的批号；

c) 测试仪器的制造编号、型号和序列号；

d) 国家授权机构的可溯源性校准资料；

e) 指示物暴露过程的蒸汽温度记录图表；

f) 相对反射密度的平均值和范围；

g) 测试日期；

h) 测试员操作证。

表 C.1 给定波长和光照度的反射光度计要求的光谱乘积

波长 nm	反射密度计光照度 E_A	视觉密度的光谱乘积 Π_V
340	4	
350	5	
360	6	
370	8	
380	10	
390	12	
400	15	<1 000
410	18	1 322
420	21	1 914
430	25	2 447
440	29	2 811
450	33	3 090
460	38	3 346
470	43	3 582
480	48	3 818
490	54	4 041
500	60	4 276
510	66	4 513
520	72	4 702
530	79	4 825
540	86	4 905
550	93	4 957
560	100	4 989
570	107	5 000

表 C.1（续）

波长 nm	反射密度计光照度 E_A	视觉密度的光谱乘积 Π_V
580	114	4 989
590	122	4 956
600	129	4 902
610	136	4 827
620	144	4 731
630	151	4 593
640	158	4 433
650	165	4 238
660	172	4 013
670	179	3 749
680	185	3 490
690	192	3 188
700	198	2 901
710	204	2 622
720	210	2 334
730	216	2 041
740	222	1 732
750	227	1 431
760	232	1 146
770	237	≤1 000

附　录　D
（规范性附录）
暴露于饱和蒸汽后颜色改变均匀性的确定

D.1　仪器

D.1.1　蒸汽暴露装置(见附录J),设置成已证实排气良好、蒸汽能快速渗透标准测试包(见附录K)的测试周期。

D.1.2　标准测试包,见附录K。

D.1.3　温度传感器和温度记录设备,见4.6的测量仪器要求。

D.2　步骤

D.2.1　设定并保持6.1中规定的时间和温度,将指示物(或已结合用户组装包测试负载的指示物系统)暴露在蒸汽暴露装置的测试周期中。

D.2.2　测试周期结束后,将指示物从蒸汽暴露装置中移出,并检查其是否符合6.1的要求。

D.2.3　用低大气压排气周期进行3组测试,每组测试3批产品。以同样方法另取样品分别在跨大气压排气周期和高大气压排气周期下操作(见表1和附录B)。测试后的样品可用于附录C的测试。

D.2.4　每个系列3组测试前后,各用标准测试包测试一次,并用温度传感器监测,以证实测试周期在要求的限度内运行。

D.2.5　任一批产品都应进行各操作周期的测试。相邻测试之间蒸汽暴露装置炉门会冷却,若"卸下——装载——开始"的程序短而固定,则能达到最高的重现性。

附 录 E
（规范性附录）
替代指示物与BD测试之间等同性的确定

E.1 原理

本附录提供了3种不同的方法，用于比较替代指示物的灵敏度和使用标准测试包（见附录K）及测温设备的BD测试的灵敏度。在BD测试中，3种方法产生相似但不完全相同的结果，其结果取决于以下情况中产生的气团：

a) 空气注入蒸汽暴露装置内产生的气团；

b) 残留在蒸汽暴露装置腔内的空气产生的气团；

c) 空气漏入蒸汽暴露装置腔内产生的气团（仅存在于低大气压排气阶段）。

E.2 仪器

E.2.1 蒸汽暴露装置（见附录J），应配备空气注入系统（见附录L）、阀门系统（包括当腔内气压低于环境气压时，能控制空气向腔内泄漏量的单向阀）以及测量空气进入速度的流量计。

E.2.2 标准测试包，见附录K。

E.2.3 温度记录设备，见4.6，应至少可记录6个温度传感器的读数，温度传感器应经过传感器连接接口安装入腔内。

E.3 步骤

E.3.1 在指示物的适用灭菌温度下进行标准测试包的测试。

E.3.2 拆开标准测试包的包装并置入5个～10个温度传感器，其中一个放在测试包的几何中心，其他的按一定模式排列在中心周围，监测几何中心30 mm半径范围内出现的腔-包温差。将一个温度传感器置于腔内规定测量点测试腔内参考温度。按附录K所述重新组装测试包。由于标准测试包温度最低点不一定在其几何中心，为提高测试结果的重现性，需在标准测试包中使用附加的温度传感器。在组装标准测试包时，将符合GB 18282.3[3]的化学试纸放入测试包内，有助于观察残留空气的位置并确定温度传感器放置的最佳位置。

E.3.3 如果标准测试包中温度传感器显示出两个或以上的腔-包温差，则应将其中最低的腔-包温差用于渗透失败情况的计算。

E.3.4 测试指示物时，采用以下条件产生渗透失败情况：

——在附录B所述的时间点向腔内注入空气。注入空气的体积和速度应由预实验决定。

——使一定量的空气漏入腔内，泄漏量用EN 285所述方法测定。漏入速度由预实验决定。

——改变排气阶段。根据预实验减小压力范围，必要时减少脉动排气的次数。

E.3.5 在测试中，改变产品的位置进行重复测试（在产品的使用说明书给出的限制范围内）。

E.3.6 用低大气压排气周期进行3组测试，每组3批产品，再分别用同样方法另取样品按表1和附录B所述的跨大气压排气周期、高大气压排气周期进行测试。

E.3.7 在每个系列3组测试前后，各用标准测试包进行1次测试并用热电偶监测，以证实周期在要求的限制内运行。

E.3.8 任一批产品都应按要求的3种工作周期进行3次测试，确保在仪器允许的误差范围各周期间内的测试结果一致。

E.3.9 每次测试后，按照6.2以目力检查指示物系统的颜色变化。

E.3.10 标准测试包中所有温度传感器的位置（见3.2）应记录在测试报告中。

附　录　F
（规范性附录）
采用空气注入，漏气或空气残留产生标准测试包渗透失败情况的重现性的确定

F.1　概述

由于标准测试包和替代指示物均应在灭菌腔内单独使用，不应有其他物品（腔内附件除外），所以不能将二者同时放入灭菌腔内测定并比较二者的效果。

因此，须制定一个操作条件标准化体系，使标准测试包始终产生稳定一致的结果，然后在标准条件下测试替代用指示物，确定所得的结果是否与标准测试包所得结果相一致。

蒸汽暴露装置工作周期中，尽管许多变量可以精密控制，但一些关键的变量（如腔内和负载内部的空气分布）很不稳定，难以控制且不能同时独立测定。

一个使标准测试包显示蒸汽渗透完全的工作周期不难控制，仅当空气存在时才较难控制。

运用统计学原理，以最少的周期和合理的变量测定方法来确定下列两种测试周期合适的允许条件：

——能够使蒸汽渗透失败的测试周期；

——能够使蒸汽渗透完全（渗透成功）的测试周期。

F.2　测试周期的允许条件

F.2.1　概述

以 F.2.2、F.2.3 中所述的条件作为标准测试包温度记录应满足的限制条件。每个周期运行时都应符合这些条件。此外，可通过保持阶段腔内参考温度与测试包内温度曲线间的面积积分计算参考失败总值（RIF），以简单比较各周期[见 F.2.2j)]。

F.2.2　渗透失败情况

对于使指示物显示蒸汽渗透不足的周期，监控蒸汽暴露装置和标准测试包的温度记录应符合下列条件（如图 F.1 所示）：

a)　操作周期（包括蒸汽进入阶段）应符合附录 B；

b)　腔内达到设定操作压力至腔内参考温度达到设定温度的时间间隔不应超过 5 s。对于正确运行的蒸汽暴露装置，运行中的任何偏差仅因压力和温度传感器的响应时间不同而产生；

c)　腔内参考温度（T_C）达到设定温度（T_r）时，测得的标准测试包内温度（T_p）应显示腔-包温差（T_C-T_p）不低于 2 ℃；

d)　参考稳定期中腔-包温差应保持不低于 2 ℃；

e)　测试平衡时间为 90 s；

f)　参考稳定期开始时，腔-包温差（T_C-T_p）不应超过 7 ℃；

g)　参考稳定期结束时，腔-包温差（T_C-T_p）不应超过 4 ℃；

h)　最短允许平衡时间结束时，腔-包温差（T_C-T_p）不应超过 2 ℃；

i)　在暴露时间或 10 min（取其中较短者）末，腔-包温差（T_C-T_p）不应超过 1 ℃；

j)　参考失败总值（RIF）定义为腔内参考温度（T_C）变化曲线与标准测试包内温度（T_p）变化曲线之间围成的面积。对于一个 134 ℃，3.5 min 的周期，它的参考失败总值应在 120 s·℃和 525 s·℃之间；而对于 121 ℃，15 min 的周期，它的参考失败总值应在 120 s·℃和 1 080 s·℃之间；

k)　蒸汽进入速度应为 100 kPa/min～250 kPa/min。

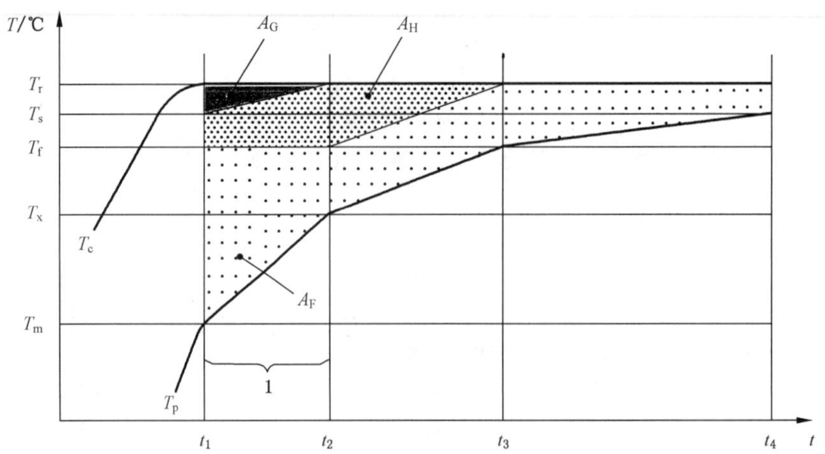

1——参考稳定期；

T_r——设定温度；

T_s——渗透成功情况中 t_1 时刻 T_p 的下限(即 T_r-1)；

T_f——渗透失败情况中 t_1 和 t_2 时刻 T_p 的上限(即 T_r-2)；

T_m——渗透失败情况中 t_1 时刻 T_p 的下限(即 T_r-7)；

T_x——渗透失败情况中 t_2 时刻 T_p 的下限(即 T_r-4)；

T_p——标准测试包内温度；

T_c——腔内参考温度；

t_1——腔内参考温度达设定温度 T_r 的时间；

t_2——参考稳定期末(t_1＋30)s；

t_3——最短允许测试平衡时间结束点(t_1＋90)s；

t_4——设定的暴露时间结束点；

A_F——渗透失败条件下测试包内温度(T_p)值的分布区域；

A_G——渗透成功条件下测试包内温度(T_p)值的分布区域；

A_H——介于渗透失败条件和渗透成功条件之间的测试包内温度(T_p)值分布区域，此时应指示测试失败，以确保达到渗透失败周期条件或渗透成功周期条件。

图 F.1 参考失败总值的积分

F.2.3 渗透成功情况

渗透成功周期是指指示物应显示蒸汽渗透完全的周期。

对于使指示物显示蒸汽渗透完全的周期，监控蒸汽暴露装置和标准测试包的温度记录应符合下列条件(如图 F.1 所示)：

a) 操作周期(包括蒸汽进入阶段)条件应符合附录 B；

b) 腔内达到设定操作压力的时间至腔内参考温度达到设定温度的时间间隔不应超过 5 s。对于正确运行的蒸汽暴露装置，运行中的任何偏差仅因压力和温度传感器的响应时间不同而产生；

c) 腔内参考温度(T_C)达到设定温度(T_r)时(即 t_1 时)，测得的标准测试包内温度(T_p)应显示腔-包温差(T_C-T_p)不超过 1 ℃；

d) 在测量仪器的精度范围内，参考稳定期末标准测试包内温度(T_p)和腔内参考温度(T_C)应无差异。

F.3 重现性的统计学评价

F.3.1 每天运行 10 个连续周期，测试 2 d。

F.3.2 根据周期运行记录，确认每个周期的运行都符合允许条件，并确定其 RIF 值〔见 F.2.2j)〕。

F.3.3 计算渗透失败周期两天连续运行周期的 RIF 值的平均值和方差估计值。无需假定或证实数据呈正态(高斯)分布。由于此测试为粗略性测试，F 统计表明这种假定并不重要。

F.3.4 进行 F 检验(方差比测试):

$$F = \frac{方差估计值_{第1天}{}^{2}}{方差估计值_{第2天}{}^{2}} \qquad \cdots\cdots(F.1)$$

自由度为 n_1-1 和 n_2-1。

标准 F 表为单边假设,因此当 H_1 方差$_{第1天}$=方差$_{第2天}$,$\alpha=0.05$ 时,上限由 δ_1/δ_2 和自由度 n_1-1、n_2-1确定,下限由 δ_2/δ_1 和自由度 n_2-1、n_1-1 确定。

F.3.5 比较计算所得 F 值与查表所得的 F 值显著性范围。也可使用该表计算可信区间。

附 录 G
（规范性附录）
暴露于干热后指示物颜色变化的确定

G.1 仪器

干热炉，能保持 140 ℃±2 ℃的恒温，并能在测试过程中保持小于 5%的相对湿度。

G.2 步骤

G.2.1 概述

取 3 批指示物系统进行测试，每批测试 3 次，每次进行如下 2 个测试。可以同时测试几个样品。

G.2.2 测试 1

G.2.2.1 预热干热炉至操作温度。

G.2.2.2 将指示物系统放入干热炉内，按 6.3 和 6.4 的要求将其暴露于干热下。达到规定暴露时间后，取出样品并检查其颜色变化。

G.2.3 测试 2

G.2.3.1 将与特定测试负载相结合的指示物系统（即指示物）与温度传感器固定在一起，一同置于 140 ℃±2 ℃干热中，测试指示物达到 134 ℃所需的时间。该时间定义为加热时间。

对于仅在 121 ℃灭菌温度使用的指示物，可将其置于 130 ℃±1 ℃，测试其达到 121 ℃所需的时间。

G.2.3.2 在高于 100 ℃的高温中使新的结合有测试负载的指示物系统（即指示物）样品干燥至恒重，或采用与此法等同的方法使用合适的干燥剂在较低的温度下使其干燥至恒重。

G.2.3.3 将干燥的指示物迅速移入炉内，防止指示物重新水合，维持干热温度在 140 ℃±2 ℃，持续（加热时间+30）min，取出样品并检查其颜色变化。

限于 121 ℃灭菌温度使用的指示物可采用 130 ℃±2 ℃的干热温度。

附 录 H
（规范性附录）
产品有效期的确定

H.1 产品有效期的确定应按照测试前订立的书面方案进行测试。

H.2 产品的样品应保存在常规包装内，贮存于不低于最大温湿度推荐值的环境中(必须进行控制和监测)。

H.3 在贮存期间和贮存结束后，产品必须符合所有的性能要求，并通过测试验证。

H.4 所有贮存测试结果应在测试结束后保留至少5 a。此后，在产品销售期间应保留结论性报告。

附 录 I
（规范性附录）
测试样品的加速老化

I.1 把指示物或指示物系统放在有孔托盘上，水平置于干燥器内，其下方为能在 65 ℃时提供约 80% 相对湿度环境的饱和溶液。

用于控制湿度的盐溶液应选用不与指示剂发生反应的溶质(如氯化钠)。

I.2 准备足够的指示物或指示物系统样品，其数量应满足 5.1b)和 6.1～6.6 的测试所需，以证实其符合要求。

I.3 将干燥器密封并放置在内部温度均一的热炉内，以 65 ℃±2 ℃加热 7 d。推荐使用有连续温度记录装置的以多叶离心扇作为混合器和推进器来进行空气循环的机械对流炉。

I.4 测试前，将指示物系统移入规定条件中放置 24 h(见 4.2)。

附　录　J
（规范性附录）
蒸汽暴露装置和测试用蒸汽

J.1　概述

J.1.1　蒸汽暴露装置应包括用于已包装的物品和多孔的负载灭菌的蒸汽灭菌器（符合 EN 285 要求），腔内可用空间为 250 L～750 L，且符合本附录规定的周期控制的附加要求。

J.1.2　控制系统应能使蒸汽暴露装置按附录 B 规定的标准测试周期进行测试。

J.2　仪器

J.2.1　概述

仪器应符合 EN 285:2006 中的 6.2.1、6.2.2 及 6.2.3。

J.2.2　指示器、控制器和记录传感器

记录传感器与自动控制器应相对独立。

也可以使用同时具有指示、控制和记录功能的多功能仪，但每个测量点和每个测量变量必须至少有两个传感器。系统应能自我监测，如检测到变量超过规定准确度范围时会自动报警。

J.2.3　校准

测量温度和压力的仪器应经过计量校准。计量过程和计量结果的存档须按照 ISO 10012-1 进行。

每组测试前后都应进行校准。一组测试应包含能证实产品符合 GB 18282 的本部分要求的所有测试。

如果测试用设备测试前校准符合要求，但测试后再校准时不符合要求，那么这组测试结果不能证明产品符合要求。

J.3　周期控制

J.3.1　蒸汽控制

应能使腔内蒸汽保持在所选操作压力的±2 kPa 内。

J.3.2　空气探测器

若装有空气探测器，则周期程序应可保证空气探测器与周期控制系统独立运作。

J.3.3　信号

在排气、蒸汽注入或灭菌维持阶段中，达到任一参考测量点预先设定的腔内温度、腔内压力或持续时间点时，应能自动产生操作信号从而启动辅助设备（如空气注入系统）。

J.4　操作周期阶段及控制限度要求

J.4.1　周期阶段

自动控制器应便于选择和调整下列各个周期阶段：

a)　真空：为使排气阶段初期有效运作，应能达到不超过 4.5 kPa 的极限压力；

b)　排气：通过注入蒸汽和真空的交替去除空气；
　　应能调整压力范围，以提供低大气压和高大气压两种脉动。脉动的数量应在 0～8 个（或以上）的范围内可调；

c)　蒸汽进入直至达到预设的暴露条件（见 6.1 和 6.2）；

d)　暴露时间：保持阶段，压力应控制在设定操作压力的±2 kPa 范围内；

e) 后真空:为去除蒸汽(终止指示物反应)并干燥负载,应能达到不超过5 kPa的极限压力;

f) 连通大气:用大气压平衡腔内气压。

J.4.2 控制限度

J.4.2.1 压力控制点的压力值在4 kPa～16 kPa范围内应能重复达到不超过±1.0 kPa的准确度,在16 kPa～385 kPa范围内应能重复达到不超过±2.0 kPa的准确度。

J.4.2.2 时间控制在2 s～60 min范围内应能重复达到±1 s的准确度。

J.4.2.3 温度控制在50 ℃～145 ℃范围内应能重复达到±0.5 ℃的准确度。

J.4.2.4 蒸汽进入期间压力改变速度应在100 kPa/min～250 kPa/min范围内。

J.4.2.5 真空阶段压力改变速度应能调节到不低于400 kPa/min(见附录A)。

J.5 蒸汽供给

J.5.1 蒸汽供给中应特别注意非冷凝气体的含量,确保水分含量或过热蒸汽在规定的限制内,最好低于蒸汽暴露装置和与其连接同一蒸汽供给源的设备所要求的蒸汽极限值。按EN 285:2006中22.1测试时,蒸汽包含的非冷凝气体应不超过3.5%(体积分数)。按EN 285:2006中22.2测试时,蒸汽的干燥度应不小于0.95。常压下测得的自由蒸汽过热程度应不超过25 ℃。按EN 285:2006中22.3测试。

J.5.2 除非制造商能证明即使污染物浓度较高也不会影响指示物和指示物系统的性能,否则蒸汽暴露装置腔内供给蒸汽形成的凝结物应符合下列要求:

电导率:≤15 μS/cm

pH值:5～8

pH值可通过试纸条或溶液等化学指示物检测。其他干扰物质,如磷酸盐、氯化物、硫酸盐、可氧化物等,应由制造商鉴定并标示于标签上。

附 录 K
（规范性附录）
标准测试包

K.1 本附录内容源自 EN 285，但为改善再现性对其误差范围做了修改。

K.2 测试包应由漂白纯棉布单组成。尺寸大约为 900 mm×1 200 mm，经纱应为 30 线/cm±6 线/cm，纬纱应为 27 线/cm±5 线/cm，单位面积重量应为 185 g/m^2±5 g/m^2，无折边。

K.3 无论新的或脏的棉布单都应进行清洗，并应避免加任何织物清洗剂。织物清洗剂会影响织物的性质，并可能含有会导致产生非冷凝气体的挥发物。

K.4 布单应干燥，并在温度为 20 ℃～30 ℃、相对湿度为 40%～60%的环境中达到平衡后才能使用。

K.5 平衡后，布单应叠成大约 220 mm×300 mm，用手压好之后，摞成高度大约 250 mm。测试包应采用相似的包布进行包裹，并用宽度不超过 25 mm 的扎带进行紧固。测试包的总重量应为 7.0 kg±0.14 kg(大约需要 30 张布单)。将测试包在蒸汽暴露装置中连续暴露 4 个测试周期(见第 B.2 章)。测试周期结束后，从蒸汽暴露装置中取出测试包，并在温度为 20 ℃～30 ℃、相对湿度为 40%～60%的环境中达到平衡，然后才可用于测试。在每次使用间隔期间，测试包应置于温度 20 ℃～30 ℃，相对湿度 40%～60%的环境中达到平衡。若测试包在测试结束后 1 h 内不使用，可将其存放在能提供并保持上述条件的工作室内。

使用过后，布单将会收缩。如果 250 mm 厚的布单重量超过 7.14 kg，布单就不能再使用。

K.6 使用前，应用合适的校准过的温湿度探头测量测试包的温湿度。测试前其内部温度应为 20 ℃～30 ℃，相对湿度应为 40%～60%。可用纸张湿度计测量测试包的温湿度。

附 录 L
(规范性附录)
空气注入系统

L.1 空气注入系统应由下列部件组成:

a) 复动式气缸;

b) 充气通路,塞体的一面能对空气施加 100 kPa～1 000 kPa 的预定压力;

c) 可调限制器,在充气时,通过限制塞体在预定的位置活动来控制充气量;

d) 驱动通路,能从塞体非充气端加压,从而将空气以所需速度注入蒸汽暴露装置腔内;

e) 连接蒸汽暴露装置的通路,带有能微调空气注入速度的流量调节装置,以及用于隔开注入系统和蒸汽暴露装置的终端阀门。

空气注入系统应能防止蒸汽暴露装置中的蒸汽返流。

应确保终端阀门打开前充气通路与气缸能有效隔离,否则将无法控制进入蒸汽暴露装置腔内的空气。通过改变冲程长度和(或)充气压力来控制进入的空气量。

L.2 不同压力和冲程组合下的空气排出量应进行校准,采用以下方法:在大气压下向下排水收集排出气体,测得所排出的水量。

L.3 空气注入腔内的速度和位置应事先确定并存档,以达到重现性要求(见附录 F)。

L.4 图 L.1 是一个合适的空气注入系统设计图。也可使用其他类似的装置。

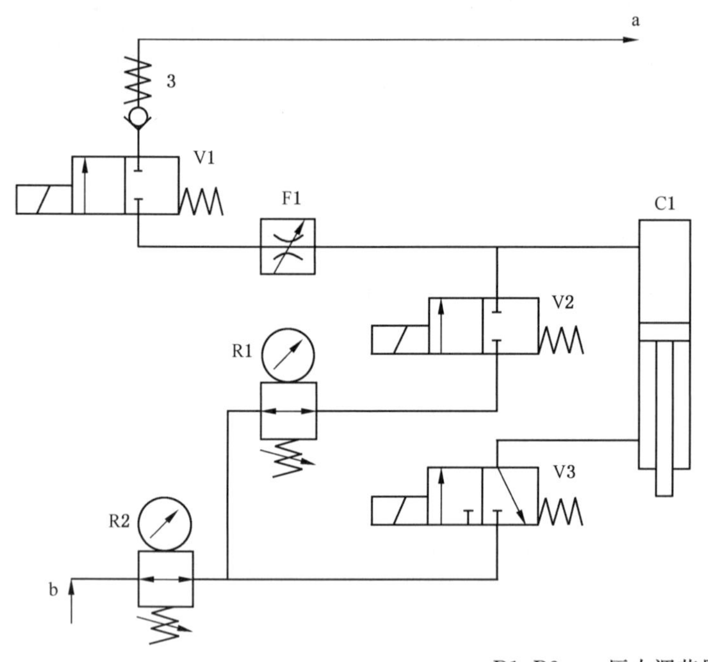

1——空气注入端;

2——1 MPa(10 Bar)空气供给;

3——单向阀;

C1——无油气缸,通过改变冲程和(或)压力来控制注入空气量;

R1,R2——压力调节器;

V1,V2,V3——电控阀;

F1——流量控制阀。

注 1:采用如下阀门设置:

充气:V2 开,V1 和 V3 关;

注入:V1 和 V3 开,V2 关。

注 2:150 mm 冲程×50 mm 内径的汽缸适用。

图 L.1 空气注入系统设计示意图

参 考 文 献

[1] BOWIE,J. H. KELSEY,J. C. and THOMPSON,G. R. ,Lancet,i,(1963),p. 586

[2] ISO 17665-1 医疗保健产品灭菌 湿热 第1部分:医疗器材灭菌过程的发展,确认和常规监测的要求

[3] GB 18282.3 医疗保健产品灭菌 化学指示物 第3部分:用于BD类蒸汽渗透测试的二类指示物系统(ISO 11140-3:2007,IDT)

[4] ISO 15882 医疗保健产品灭菌 化学指示物 选择、使用和结果解释的指南

[5] ISO 5636-3 纸和纸板 透气度的测定(中等范围) 第3部分:本特生法

[6] GB/T 19001—2000 质量管理体系 要求(ISO 9001:2000,IDT)

[7] ISO 17665-2 医疗保健产品灭菌 湿热 第2部分:ISO 17665-1 的应用指南

ICS 11.080.01
C 47

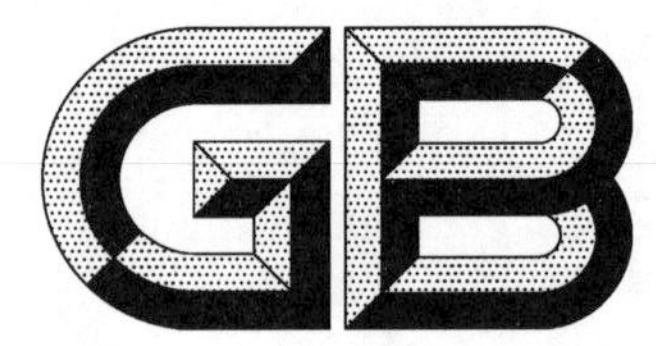

中华人民共和国国家标准

GB 18282.5—2015/ISO 11140-5:2007

医疗保健产品灭菌 化学指示物 第5部分:用于BD类空气排除测试的二类指示物

Sterilization of health care products—Chemical indicators—Part 5:Class 2 indicators for Bowie and Dick-type air removal tests

(ISO 11140-5:2007,IDT)

2015-12-10 发布 2017-01-01 实施

中华人民共和国国家质量监督检验检疫总局
中国国家标准化管理委员会 发布

前　言

GB 18282 的本部分的全部技术内容为强制性。

GB 18282《医疗保健产品灭菌　化学指示物》分为以下几部分：

——第 1 部分：通则；

——第 3 部分：用于 BD 类蒸汽渗透测试的二类指示物系统；

——第 4 部分：用于替代性 BD 类蒸汽渗透测试的二类指示物；

——第 5 部分：用于 BD 类空气排除测试的二类指示物。

注：GB 18282.2《医疗保健产品灭菌　化学指示物　测试设备和方法》被 GB/T 24628—2009《医疗保健产品灭菌　生物与化学指示物　测试设备》代替。

本部分为 GB 18282 的第 5 部分。

本部分按照 GB/T 1.1—2009 给出的规则起草。

本部分等同采用 ISO 11140-5:2007《医疗保健产品灭菌　化学指示物　第 5 部分：用于 BD 类空气排除测试的二类指示物》。

与本部分中规范性引用的国际文件有一致性对应关系的我国文件如下：

——GB/T 12823.4—2008　摄影　密度测量　第 4 部分：反射密度的几何条件（ISO 5-4:1995，IDT）；

——GB/T 16839.2—1997　热电偶　第 2 部分：允差（IEC 60584-2:1982＋A1:1989，IDT）；

——GB 18282.1—2015　医疗保健产品灭菌　化学指示物　第 1 部分：通则（ISO 11140-1:2005，IDT）。

本部分做了下列编辑性修改：

——按照 GB/T 1.1 的要求进行了一些编辑上的修改；

——删除了国际标准的前言；

——将引言和参考文献中出现的部分国际标准替换为对应的我国标准。

请注意本文件的某些内容可能涉及专利。本文件的发布机构不承担识别这些专利的责任。

本部分由国家食品药品监督管理总局提出。

本部分由全国消毒技术与设备标准化技术委员会（SAC/TC 200）归口。

本部分起草单位：国家食品药品监督管理局广州医疗器械质量监督检验中心、3M 中国有限公司、山东新华医疗器械股份有限公司。

本部分主要起草人：范雅文、黄靖雄、王洪敏、胡相华、黄鸿新。

引　言

空气排除测试用于评估预真空灭菌周期中预真空阶段的空气排除效果。在空气排除阶段，由于低效的空气排除、空气泄漏或存在非冷凝气体而形成的空气残留会导致试验失败。GB 18282 的本部分描述了用于 BD 类空气排除测试纸和包的二类指示物的要求。

化学指示物分类的描述，见 GB 18282.1—2015。

蒸汽渗透测试(GB 18282.3—2009 和 GB 18282.4—2009)和空气排除测试(本部分)的差异在化学指示物的指导文件(GB/T 32310—2015)中描述。

医疗保健产品灭菌　化学指示物
第5部分:用于BD类空气排除测试的
二类指示物

1　范围

GB 18282的本部分规定了用于BD类空气排除测试的二类指示物,用于评估预真空灭菌周期中预真空阶段的空气排除效果。

此外,本部分包括符合这些性能要求所使用的测试方法和设备。

2　规范性引用文件

下列文件对于本文件的应用是必不可少的。凡是注日期的引用文件,仅注日期的版本适用于本文件。凡是不注日期的引用文件,其最新版本(包括所有的修改单)适用于本文件。

ISO 5-4:1995　摄影　密度测量　第4部分:反射密度的几何条件(Photography—Density measurements—Part 4: Geometric conditions for reflection density)

ISO 5636-3　纸和纸板　透气度的测定(中等范围)　第3部分:本特生法(Paper and board—Determination of air permeance (medium range)—Part 3: Bendtsen method)

ISO 11140-1:2005　医疗保健产品灭菌　化学指示物　第1部分:通则(Sterilization of health care products—Chemical indicators—Part 1: General requirements)

IEC 60584-2:1982　热电偶　第2部分:公差(Thermocouples—Part 2: Tolerances)

IEC 60751:1983　工业铂热电阻技术条件及分度表(Industrial platinum resistance thermometer sensors)

3　术语和定义

ISO 11140-1界定的以及下列术语和定义适用于本文件。

3.1

指示物系统　indicator system

指示剂与其衬底组合,随后用于特定测试负载组合。

注:本部分中,特定测试负载即附录E中定义的标准测试包。

3.2

指示物　indicator

指示剂与其衬底以最终应用形式的组合。

见ISO 11140-1:2005的附录E。

注:指示物可为用户组装或预组装。测试负载可能是一次性的、有限重复使用或者重复使用。

3.3

平衡时间　equilibration time

从灭菌器室达到灭菌温度到负载各部分达到灭菌温度的时间。

4 通用要求

除本部分另有规定外，ISO 11140-1 的要求适用于本部分。

5 指示物系统

5.1 构成

5.1.1 指示剂应均匀地分布在衬底上并覆盖该衬底一面不少于 30%的面积。

指示剂的分布宜易于判断颜色变化的均匀性。

5.1.2 指示物系统衬底应有均匀的底色，底色与变色或未变色的指示剂之间色度差异均应不小于 0.3。色度差异用反射密度计按制造商规定测定。

按照附录 A 的要求进行测试。

5.1.3 指示物系统的尺寸应为：(200±20)mm×(275±25)mm。

5.1.4 当在 1.47 kPa 的气压下，按 ISO 5636-3 进行测试时，指示物系统的空气空隙应不小于1.7 μm/(Pa·s)。

5.2 性能

5.2.1 当暴露在 134 ℃的饱和蒸汽 3.5 min±5 s，或 121℃的饱和蒸汽 15 min±5 s，或制造商规定产品使用的其他时间和温度组合后，指示物系统应显示均匀的颜色变化(由制造商规定)。在所有情况下，测试温度允差应为$^{+1.5}_{0}$ ℃，所给测试时间应在指示物系统发生颜色变化的时间内。

按照附录 B 的要求进行测试。

5.2.2 在放置附录 E 规定的标准测试包的中心时，若蒸汽暴露装置的暴露阶段 134 ℃、3.5 min 周期中最后 1 min 开始时，或在 121 ℃、15 min 周期中最后 5 min 开始时，标准测试包中心的温度低于室体排气口的温度 2^{+1}_{0}℃，指示物系统应显示不均匀的颜色变化。这是空气排除不足而产生的标准失败情况。制造商规定的其他任何时间和温度的组合，应在暴露时间的最后 30%的开始阶段表现出类似的反应。

按照附录 F 的要求进行测试。

5.2.3 暴露于干热(140±2)℃不少于 30 min 后，指示剂应显示无变化，明显不同于暴露于蒸汽灭菌过程后的颜色变化。

按照附录 C 的要求进行测试。

5.2.4 指示剂到标准测试包的转移应不影响测试结果。

按照附录 D 的要求进行测试。

注：虽然有些转移对指示物系统和测试包的性能并未产生不利的影响，但是目前没有用来验证指示剂转移可接受限的测试方法。

5.2.5 在制造商规定的保质期内，指示物系统应符合本部分的要求。

文件化的加速老化过程可用于证实符合性。

6 指示物

6.1 构成

6.1.1 指示剂应均匀地分布在衬底上并覆盖该衬底一面不少于 30%的面积。

6.1.2 指示物系统衬底应有均匀的底色，底色与变色或未变色的指示剂之间色度差异均应不小于 0.3。

色度差异用反射密度计按制造商规定测定。

按照附录 A 的要求进行测试。

6.2 性能

6.2.1 按 6.1.2,当暴露在 $134^{+1.5}_{0}$ ℃的饱和蒸汽 3.5 min±5 s,和/或 $121^{+1.5}_{0}$ ℃的饱和蒸汽 15 min±5 s,或由制造商规定产品使用的其他时间和温度组合后,指示物系统应显示均匀的颜色变化(由制造商规定)。在所有情况下,测试温度允差应为 $^{+1.5}_{0}$ ℃,所给测试时间应在指示物系统发生颜色变化的时间内。

按照附录 B 的要求进行测试。

6.2.2 接触附录 E 规定的标准测试包所产生的标准失败情况(见 5.2.2)的条件后,指示物系统应显示不均匀的颜色变化。

按照附录 F 的要求进行测试。

6.2.3 暴露于干热(140±2)℃不少于 30 min 后,指示剂应显示无变化,明显不同于暴露于蒸汽灭菌过程后的颜色变化。

按照附录 C 的要求进行测试。

6.2.4 指示剂到测试负载的转移应不影响测试结果。

6.2.5 在制造商规定的保质期内,指示物系统应符合本部分的要求。

文件化的加速老化过程可用于证实符合性。

7 包装与标签

7.1 ISO 11140-1 的要求适用于本部分。

7.2 另外,每个指示物、指示物系统及其包装应有以下显著标识:

空气排除

8 质量保证

ISO 11140-1 的要求适用于本部分。

9 样品预处理

测试样品应在临测试前在温度(23±7)℃、相对湿度 30%～70%的环境中平衡至少 1 h。

附　录　A
（规范性附录）
衬底与指示剂之间的颜色对比程度的评价

A.1　仪器

A.1.1　蒸汽暴露装置，见附录G。

A.1.2　反射密度计，见ISO 5-4，经可溯源至国家标准的校准。

A.1.3　标准测试包，见附录E，由制造商选定。

A.2　方法

A.2.1　为确定衬底和变化后指示剂间的对比程度，将指示物置于测试包中心，并以指示物发生均匀颜色变化所需的操作温度暴露于蒸汽暴露装置一个周期。

A.2.2　应用反射密度计对指示物的至少3对测量点进行测试，以确定衬底的底色与变化和/或未变化的指示剂的底色之间的色度差异。指示物配对读数点应等距。

A.2.3　分别对3个不同产品批次的指示物重复测试5次。

附 录 B
（规范性附录）
暴露于饱和蒸汽后颜色改变均匀性的确定方法

B.1 仪器

B.1.1 蒸汽暴露装置，见附录 G，空室内仅包含装载附件。

B.1.2 温度传感器，符合 IEC 60751 要求的 A 级铂电阻温度计或者符合 IEC 60584-2 要求的公差等级为 1 的热电偶。

B.1.3 温度记录设备，误差 0.5 ℃。

B.1.4 标准测试包，见附录 E。

B.2 空气排除指示物系统

B.2.1 在一个空室内，按附录 E 所述的温度传感器以及指示物系统插入测试包几何中心的标准测试包，应在规定的操作温度（见 5.2.1）下接触一个试验周期的蒸汽暴露装置并记录温度。当蒸汽暴露装置排气口测试温度达到饱和蒸汽温度时，测试口温度和测试包中心温度之差应小于 0.5 ℃，除了 15 s 达到平衡的时间，应在整个蒸汽暴露时间内继续保持这种情况。本周期结束，指示物系统应从标准测试包移出，按 5.2.1 进行检查。

B.2.2 分别对 3 个不同产品批次的指示物和指示物系统重复测试 5 次。

B.3 空气排除指示物

B.3.1 进行测试的空气排除指示物应放置在另一个空室内。温度传感器应放置在该暴露装置排气口处。按 B.2.1 所述的试验周期运行。周期结束，应将指示物从系统中移出并按 6.2.1 进行检查。

B.3.2 测试程序应包括：

a) 内置温度传感器的标准测试包（见附录 E），重复运行两次符合 5.2.1 的周期；

b) 交替使用内置温度传感器的标准测试包（见附录 E）和空气排除指示物，运行三次符合 5.2.1 的测试周期。

附 录 C
（规范性附录）
暴露于干热后指示物颜色变化的确定方法

C.1 仪器

C.1.1 样品架，由制造商规定。

C.1.2 干热炉，能保持 (140±2)℃的恒温。

在测试过程中，炉内相对湿度宜小于5%。测试可能需样品架。参考制造商的建议。

C.2 空气排除指示物系统

C.2.1 将干热炉预热至操作温度。

C.2.2 将测试样品放置于干热炉中并在(140±2)℃下干热(30±1)min。将样品移出并按照5.2.3检查颜色变化。

C.2.3 分别对3个不同产品批次的空气排除指示物系统重复测试5次。几个样品可同时进行测试。

C.3 空气排除指示物

C.3.1 将干热炉预热至操作温度。

C.3.2 空气排除指示物系统里的指示物应装有一个温度传感器来监测指示物系统的温度，置于(140±2)℃的干热中，以确定指示物达到135 ℃所需的时间(加热时间)。

C.3.3 空气排除指示物须在(140±2)℃的干热温度下持续加热时间(30±1)min。将指示物系统移出并按照6.2.3检查颜色变化。

C.3.4 分别对3个不同产品批次的空气排除指示物重复测试5次。几个样品可同时进行测试。

附 录 D
(规范性附录)
指示剂向标准测试包转移的确定方法

D.1 仪器

D.1.1 硬板(例如缩醛、聚碳酸酯、聚砜),覆盖约 200 mm×100 mm×5 mm 标称厚度的标准测试包(见附录 E)材料。

D.1.2 蒸汽暴露装置,见附录 G。

D.2 方法

D.2.1 指示物系统应置于硬板中心,指示剂一面朝上。在指示物系统上覆盖第二层材料,并沿边缘扎紧,以确保与指示剂紧密接触。

D.2.2 将以上组合与硬板一起水平放置在蒸汽暴露装置最底层,并置于(134±1)℃干饱和蒸汽中 3.5 min和/或(121±1)℃干饱和蒸汽中 15 min。

D.2.3 该指示物系统应被移出并按照 5.2.4 检查因指示剂向标准测试包转移引起的不均匀颜色变化。

D.2.4 分别对 3 个不同产品批次重复测试 5 次。

附　录　E
（规范性附录）
标准测试包

E.1　标准测试包由100%棉手术巾折叠而成。测试包应经清洗而未经熨烫。

E.2　手术巾应折叠成(250 mm±20 mm)×(300 mm±20 mm)大小，并摞起。

E.3　测试包高度应为250 mm～280 mm。

根据手术巾的厚度和耐磨性，不同的测试手术巾的总数可不同。

E.4　测试包的质量应为(4±0.2)kg。

E.5　应将一个由经纬均为5.5线/mm的100%棉线制成的双层织物包松散地包裹在测试包上。

E.6　测试包应用宽度不超过25 mm的扎带固定。

附 录 F
（规范性附录）
暴露于标准失败情况后颜色改变不均匀性的确定方法

F.1 仪器

F.1.1 蒸汽暴露装置，见附录 G。

F.1.2 温度传感器，符合 IEC 60751 要求的 A 级铂电阻温度计或符合 IEC 60584-2 中 1 级允差的热电偶。

F.1.3 温度记录设备，误差 0.5 ℃。

F.1.4 标准测试包，见附录 E。

F.2 空气排除指示物系统

F.2.1 通过入口连接将两个温度传感器引入灭菌器室内。

F.2.2 应将一个传感器置于标准测试包的几何中心，用一层材料将其与指示物系统分离。应注意防止因传感器导致提供一个通道使空气进入测试包。第二个传感器应放置在距灭菌器排气口至少 10 mm 深处。应注意不要让传感器与排气口的任何表面接触。

F.2.3 测试负载应水平放置在室体设备底部物架上，在另一个空室排气口之上。

F.2.4 正确放置温度传感器和指示物系统的标准测试包应暴露于 5.2.2 中所述标准失败情况的暴露装置中运行一个周期。记录每个温度传感器的温度。

F.2.5 周期结束，指示物系统应从测试负载移出并按 5.2.2 检查。

F.2.6 分别对 3 个不同产品批次重复测试 5 次。

F.3 空气排除指示物

F.3.1 在暴露装置排气口放置温度传感器，空气排除指示物应在 F.2.4 所述的相同条件下暴露一个周期。

F.3.2 周期结束，指示物系统应从测试负载移出并按 5.2.2 检查。

F.3.3 测试程序应包括：

a) 内置温度传感器的标准测试包（见附录 E），重复运行两次符合 5.2.2 的周期；

b) 交替使用内置温度传感器的标准测试包（见附录 E）和空气排除指示物，运行三次符合 5.2.2 的测试周期。

附 录 G
（规范性附录）
蒸汽暴露装置

G.1 概述

蒸汽暴露装置应为用于已包装物品和多孔负载用医疗保健设施的预真空蒸汽灭菌器，其容积在54 L～800 L之间。它应符合本附录规定的周期控制的附加要求。控制系统应允许多孔负载灭菌周期在不同的机器上进行模拟操作，以及建立标准失败情况。周期重复运行时应有良好重复性。

G.2 仪器

G.2.1 室温

G.2.1.1 蒸汽暴露装置应配备一个在整个测量周期中采样频率至少为2 s的连续的室温显示仪器。显示和记录仪器可为同一个。

G.2.1.2 显示和记录的传感器应放置于所测温度可代表室内实际条件的位置。

G.2.1.3 当对实验室认证标准进行测试时，温度显示和记录器的精度应在灭菌器规定操作范围的±0.5 ℃以内。

G.2.1.4 记录图表上的温度刻度不得超过1 ℃，并应在设定操作温度±5 ℃范围内。

G.2.2 压力

G.2.2.1 蒸汽暴露装置应配备一个用于指示室内真空度和压力的显示装置（机械式、数字式或其他设备）。

显示装置应精确到满刻度值的±3%以内。显示装置应有刻度或10 kPa或以下的分辨率。

G.2.2.2 当装有一个蒸汽夹套，蒸汽暴露装置应配备一个显示夹套压力的显示装置。显示装置应精确到满刻度值的±3%以内，每个刻度或分辨率增量应为10 kPa或以下。

G.2.3 定时器

G.2.3.1 蒸汽暴露装置应配备一个用于定时暴露的复位定时器。

G.2.3.2 定时器的准确度至少应为设定值的±1%。

G.2.4 灭菌器控制系统

G.2.4.1 控制系统应将室温控制在设定温度的$^{+1}_{0}$ ℃内。

G.2.4.2 操作人员设置的操作温度应能显示或可调整，在110 ℃～140 ℃范围内增量应不大于1 ℃。

参 考 文 献

[1] GB/T 32310—2015 医疗保健产品灭菌 化学指示物 选择、使用和结果判断指南

[2] BOWIE, J.H.,KELSEY,J.C.and THOMPSON,G.R.,Lancet,i,(1963),p.586

[3] ISO 187:1990 Paper,board and pulps—Standard atmosphere for conditioning and testing and procedure for monitoring the atmosphere and conditioning of samples

[4] ISO 17665-1 Sterilization of health care products—Moist heat—Part 1: Requirements for the development,validation and routine control of a sterilization process for medical devices

[5] ISO 17665-2 Sterilization of health care products—Moist heat—Part 2: Guidance on the application of ISO 17665-1

前　　言

隐形眼镜护理液的卫生质量直接关系到配戴者的眼睛健康。根据《中华人民共和国传染病防治法》、《中华人民共和国传染病防治法实施办法》和《消毒管理办法》，特制定本标准。

本标准等同采用 ISO/DIS 11981：1996 与 ISO/DIS 11980：1996，并根据国际标准的基本原理、试验方法与评价标准，选择适应我国具体情况的技术要求、试验菌株与培养方法，参照采用 ISO/CD 14729：1996、ISO/CD 14730：1996、ISO/DIS 13212：1996 与 ISO/DIS 14534：1996。

本标准第四章（对茄科镰刀霉菌的消毒效果除外）为强制性，其余各章为推荐性。

本标准由中华人民共和国卫生部提出并归口。

本标准由上海市疾病预防控制中心负责起草，苏州中化药品工业有限公司、北京博士伦眼镜护理产品有限公司、眼力健制药有限公司参加起草。

本标准主要起草人：沈伟、何静芳、仲伟鉴、潘希和、王彩娟、桑蔚、孙伟之。

中华人民共和国国家标准

隐形眼镜护理液卫生要求

Hygienic requirement for contact lens care solution

GB 19192—2003
idt ISO/DIS 11980:1996
ISO/DIS 11981:1996

1 范围

本标准规定了隐形眼镜(硬性镜和/或软性镜)护理液的定义、技术要求、试验方法、检验规则以及包装、标志与使用说明等要求。

本标准适用于隐形眼镜专用护理液产品。

2 引用标准

下列标准所包含的条文,通过在本标准中引用而构成为本标准的条文。本标准出版时,所示版本均为有效。所有标准都会被修订,使用本标准的各方应探讨使用下列标准最新版本的可能性。

GB 15979—2002 一次性使用卫生用品卫生标准

ISO/DIS 11980:1996 光学仪器与光学器材——隐形眼镜及其护理产品——临床研究指导

ISO/DIS 11981:1996 光学仪器与光学器材——隐形眼镜和隐形眼镜护理产品——隐形眼镜及其护理产品物理相容性试验方法

中华人民共和国药典 1995年版二部"澄清度检查法"与"无菌检查法"

中华人民共和国卫生部 《消毒技术规范》(第三版)第一分册《实验技术规范》(1999)"消毒剂毒理学实验技术"

3 定义

本标准采用下列定义。

3.1 隐形眼镜护理液 contact lens care solution

专用于隐形眼镜护理的,具有清洁、消毒、冲洗或保存镜片,中和清洁剂或消毒剂,物理缓解(如润滑)隐形眼镜引起的眼部不适等功能的溶液或可配制成溶液使用的可溶性固态制剂,包括使用时可直接或非直接接触眼球的产品。

隐形眼镜护理液可分单一功能型与多功能型。单一功能型隐形眼镜护理液系仅具有上述一种功能的产品;多功能型隐形眼镜护理液系同时具有清洁、消毒、冲洗、保存四种功能的产品。

3.2 多次量产品 multidose products

最小包装容器内的护理液容量能使用一次以上的产品。

3.3 一次量产品 singledose products

最小包装容器内的护理液容量只能使用一次的产品。

3.4 清洁 cleaning

去除蛋白质、有机物、污物等的处理。

3.5 消毒 disinfection

中华人民共和国国家质量监督检验检疫总局 2003-06-13 批准　　2004-02-01 实施

杀灭或清除病原微生物使其达到无害化的处理。

3.6 中和 neutralisation

消除消毒剂和/或抗微生物剂抑/杀菌活性的处理。

3.7 有效成分 active ingredient

产品中具有清洁、消毒、中和等功能的组分。

3.8 抛弃日期 discard date

多次量产品开封后的最长使用期限。

3.9 有效期 valid date

自生产之日起,未开封的具有清洁、消毒、中和等功能的产品保持其上述功能的最长有效使用期限。

3.10 保质期 guarantee date

自生产之日起,未开封的无上述功能的产品维持其最低有效成分含量的最长使用期限。

4 技术要求

隐形眼镜护理液技术要求应符合表1中的要求。

表1 隐形眼镜护理液技术要求

项目名称	要　求	适　用
理化性能 外观	澄清液体	液态成品原液与固态成品使用液
pH*	6.5～7.8	直接与眼接触的产品原液或使用液
渗透压(mosm/kg・H_2O)*	260～340	直接与眼接触的产品原液或使用液
有效成分含量	在标示含量范围内	所有产品
过氧化氢残留量/(mg/kg・H_2O)*	≤30	以过氧化氢为有效成分的产品
与镜片的物理相容性	用护理液处理前后,镜片的物理参数应一致	直接与镜片接触的产品原液或使用液
微生物 活菌计数/(cfu/g)	≤100	不直接接触眼睛的固态产品
致病菌	不得检出	不直接接触眼睛的固态产品
无菌检查	无菌生长	直接接触眼睛的液态产品
消毒效果〔杀灭率/(%)〕 大肠杆菌	≥99.90	具有消毒功能的产品
金黄色葡萄球菌	≥99.90	
绿脓杆菌	≥99.90	
白色念珠菌	≥90.00	
茄科镰刀霉菌	≥90.00	
安全性 急性经口毒性	>5 000 mg/kg	所有产品
致突变试验	无致突变性或遗传毒性	

表 1(完)

项目名称	要　　求	适　　用
皮肤刺激*	无刺激性	直接与眼接触的产品原液或使用液
眼刺激*	无刺激性	
皮肤变态反应*	极轻	
细胞毒性*	无细胞毒性	
稳定性 成品稳定性	符合产品标识有效期或保质期	所有产品
开封产品抛弃日期	符合产品标识抛弃日期	多次量产品
临床试验	无不良反应	含有新成分的各种产品;或有效成分与已上市产品浓度不一致的产品
* 有效成分为过氧化氢的护理液,用中和后产物进行测定。		

5 试验方法

随机抽取三个批号的最小容量包装产品进行测试,每个批号至少抽取三件,三分之一用于检测,三分之一必要时复测,三分之一留样。

5.1 理化指标

5.1.1 外观

按中华人民共和国药典(1995 年版二部)“澄清度检查法”测试,应符合表 1 中的相应要求。

5.1.2 pH

取试样 20 mL,在温度(25±1)℃时用已校正的酸度计进行测定,应符合表 1 中的相应要求。

5.1.3 渗透压

取 0.5 mL 试样,用渗透压计测定。以蒸馏水或已知校正值的溶液做校正,以三次读数的平均值为测定结果,应符合表 1 中的相应要求。

5.1.4 有效成分含量

按国家标准、中华人民共和国药典、行业标准的顺序选择测定方法。每份试样平均测三次,取其平均值,应符合表 1 中的相应要求。

5.1.5 过氧化氢残留量

将护理液按说明书规定的方法和最短作用时间进行中和,取中和后样液 5.0 mL 至 150 mL 锥形瓶内,加入 10%硫酸 5 mL 及蒸馏水 10 mL,以 0.002 mol/L 高锰酸钾标准溶液滴定,稳定摇动,滴定至粉红色并至少保持 15 s 为终点。同时作空白对照。按式(1)计算过氧化氢残留量,应符合表 1 中的相应要求。

$$H_2O_2(\text{mg/kg}\cdot H_2O)=\frac{(V-V_0)\times c\times 170.1}{0.002\times 50} \qquad \cdots\cdots(1)$$

式中:V——样品消耗 0.002 mol/L 高锰酸钾溶液的体积,mL;

V_0——空白消耗 0.002 mol/L 高锰酸钾溶液的体积,mL;

c——高锰酸钾标准溶液的摩尔浓度。

5.1.6 与镜片的物理相容性

按 ISO/DIS 11981 方法测试,应符合表 1 中的相应要求。

5.2 微生物指标

5.2.1 固态样品处理

精确称取 2.000 g 试样，放入 20.0 mL 0.03 mol/L 磷酸盐缓冲液(PBS)内(如产品中含有抑菌成分，则用中和剂代替 PBS)，完全溶解后取样按下述方法进行检测。

5.2.2 活菌计数

取 1.0 mL 样液接种营养琼脂培养基，每管平行接种两个平皿，于 35℃～37℃培养 48 h，按式(2)计算平板上平均菌落数，应符合表 1 中的相应要求。

活菌计数(cfu/g)＝平板上平均菌落数×10 …………………………(2)

5.2.3 致病菌

按 GB 15979—1995《一次性使用卫生用品卫生标准》附录 A 中的方法进行金黄色葡萄球菌、绿脓杆菌、大肠杆菌检测，应符合表 1 中的相应要求。

注 1：本试验用中和剂必须通过附录 D(标准的附录)中规定的悬液定量中和剂鉴定试验。

注 2：如找不到合适中和剂，可按中华人民共和国药典(1995 年版二部)“无菌检查法”中“薄膜过滤法”处理样液，将薄膜直接接种相应的培养基进行检测。

5.2.4 无菌检查

按中华人民共和国药典(1995 年版二部)“无菌检查法”测试(如产品中含有抑菌成分，须先用薄膜过滤法处理)，应符合表 1 中的相应要求。

5.3 消毒效果指标

见附录 A(标准的附录)，应符合表 1 中的相应要求。

5.4 安全性指标

5.4.1 急性经口毒性试验、致突变试验、皮肤刺激试验、眼刺激试验、皮肤变态反应试验

按中华人民共和国卫生部《消毒技术规范》(第三版)第一分册《实验技术规范》(1999)“消毒剂毒理学实验技术”测试，应符合表 1 中的相应要求。

5.4.2 细胞毒性试验

见附录 B(标准的附录)，应符合表 1 中的相应要求。

5.5 稳定性指标

见附录 C(标准的附录)，应符合表 1 中的相应要求。

5.6 临床试验

5.6.1 须进行临床试验的产品：

a) 含有新成分的各种护理液：须进行 60 位受试者 3 个月的临床试验；

b) 有效成分高于已上市产品浓度的各种护理液：须进行 30 位受试者 1 个月的临床试验；

c) 有效成分低于已上市产品浓度的眼内溶液以及具有清洁、消毒或中和作用的护理液：须进行 30 位受试者 1 个月的临床试验。

5.6.2 试验对照：必须设与受试者等量的配对对照。

5.6.3 试验方法：按 ISO/DIS 11980 方法进行，应符合表 1 中的相应要求。

6 检验规则

6.1 出厂检验

出厂检验项目，包括外观、pH、渗透压、有效成分含量、活菌计数、致病菌、无菌检查。

6.2 定期检验

定期检验项目，过氧化氢残留量、消毒效果每半年检验一次；安全性、稳定性每两年检验一次。

6.3 型式检验

型式检验项目，包括本标准技术要求的全部内容。在下列情形之一时，应进行型式检验。

——新产品；

——当原料、工艺、配方有重大改变，可能影响产品性能时；

——停产六个月以上重新恢复生产时；

——卫生主管部门提出进行型式检验时。

6.4 致突变试验规定

6.4.1 我国首创或根据国内外文献报道首次进行生产的新护理液：必须做三项致突变试验。

6.4.2 从国外进口在我国销售、或国外已批准生产现由我国生产的护理液：至少做两项致突变试验（基因水平和染色体水平）。

6.4.3 与国内已获准生产的护理液属同一类的产品：至少做一项致突变试验。

6.4.4 定期检验与型式检验：至少做一项致突变试验。

7 包装、标志与使用说明

7.1 包装

7.1.1 与隐形眼镜护理液直接接触的包装材料：应安全无害，不影响产品在有效期内的卫生质量。

7.1.2 隐形眼镜护理产品的运输包装：应能保护产品在运输、贮存过程中不受损坏。

7.2 标志

7.2.1 销售包装标志：应用中文标明产品名称、主要有效成分、净含量、生产批号、有效期或保质期、制造商名称与地址、批准文号、执行标准号，以及必要的使用说明与注意事项。进口产品还应标明经销商名称与地址。

7.2.2 运输包装标志：应用中文标明产品名称、规格与数量、生产批号、有效期或保质期、制造商名称与地址、批准文号、执行标准号，以及必要的注意事项。进口产品还应标明经销商名称与地址。

7.3 使用说明

7.3.1 每一销售包装内均应附有使用说明。

7.3.2 使用说明必须用明确的中文标明如下内容：产品名称与剂型、主要有效成分与含量、性能、适用范围与禁忌、详细使用方法与步骤、不良反应或副作用、贮存条件、有效期或保质期，以及注意事项。

7.3.3 一次量产品的使用说明应写明“只能使用一次”；多次量产品说明应写明“每次使用后必须立即关闭容器”，并标明抛弃日期。

附 录 A
（标准的附录）
消毒效果试验方法

A1 目的

用于确定隐形眼镜护理液是否具有消毒功能。

A2 测试方法

A2.1 悬液定量杀菌试验

A2.1.1 试验微生物

a）细菌：大肠杆菌（ATCC 8739 或 8099）
金黄色葡萄球菌（ATCC 6538）
绿脓杆菌（ATCC 9027）

b）酵母菌：白色念珠菌（ATCC 10231）

c）霉菌：茄科镰刀霉菌（ATCC 36031）

A2.1.2 操作程序

A2.1.2.1 取菌种 3～14 代营养琼脂斜面新鲜培养物（18 h～24 h），用 0.03 mol/L 磷酸盐缓冲液（PBS）洗下，稀释成含菌量为 1×10^{7} cfu/mL～1×10^{8} cfu/mL 的菌悬液。

A2.1.2.2 从三批试样中分别吸取 10.0 mL 加入三支灭菌试管中，置 20℃～25℃水浴 5 min。

A2.1.2.3 在试管中分别加入 0.1 mL 菌悬液，使最终含菌量为 1×10^{5} cfu/mL～1×10^{6} cfu/mL，混匀，并开始计时。

A2.1.2.4 分别于四个不同作用时间（推荐最短消毒时间的 25%、50%、75%、100%），各取 1.0 mL 菌药混合液移入 9.0 mL 中和剂中，混匀。

A2.1.2.5 中和 10 min 后，吸取其原液或 10 倍系列稀释液 1.0 mL 分别接种营养琼脂培养基（细菌）、沙堡氏琼脂培养基（酵母菌）或马铃薯葡萄糖琼脂培养基（霉菌），每管接种两块平板，细菌与酵母菌分别于 35℃～37℃培养 48 h（细菌）或 72 h（酵母菌），霉菌于 20℃～25℃培养 10 d～14 d，作活菌计数，取其平均值。

A2.1.2.6 以 0.03 mol/L PBS 代替样品，按上述同样方法加菌进行活菌计数作为阳性对照。取 PBS、中和剂各 1.0 mL 分别接种营养琼脂培养基或沙堡氏琼脂培养基以及未接种的上述培养基作为阴性对照。

A2.1.2.7 按式（A1）计算每种菌每个作用时间点的杀灭率：

$$\text{杀灭率}=\frac{\text{阳性对照组活菌数}-\text{试验组活菌数}}{\text{阳性对照组活菌数}}\times100\% \quad\cdots\cdots\cdots\cdots\cdots\cdots(\text{A1})$$

A2.1.2.8 试验所选中和剂必须通过附录 D 中规定的悬液定量中和剂鉴定试验，并且阴性对照必须无菌生长，否则重新测试。

A2.2 有机物对消毒效果影响试验

A2.2.1 试验微生物

任选 A2.1.1 中的一种细菌进行测试。

A2.2.2 操作程序

A2.2.2.1 取菌种 3～14 代营养琼脂斜面新鲜培养物（18 h～24 h），用 0.03 mol/L PBS 洗下并稀释，加入适量无菌小牛血清，使最终含血清量为 10%，含菌量为 1×10^{7} cfu/mL～1×10^{8} cfu/mL 的菌悬液。

A2.2.2.2 以悬液定量杀菌试验确定的最低有效浓度所需的最短作用时间为试验时间起点，以后按等差或等倍组距再选择三个作用时间取样检测。

A2.2.2.3 以下步骤按 A2.1.2.2～A2.1.2.8 进行。

A2.2.3 评价规定

达到合格的最短有效作用时间与悬液定量杀菌试验结果相同，为有机物对产品杀菌作用无明显影响；如最短有效作用时间延长一倍或以上为有影响。

A2.3 模拟现场试验(镜片定量杀菌试验)

A2.3.1 试验微生物

根据悬液定量杀菌试验结果，选择抗力最强的一种细菌与酵母菌进行测试。

A2.3.2 试验镜片

A2.3.2.1 镜片类型：分低含水非离子型与高含水离子型。

A2.3.2.2 试验镜片必须是未使用过的新镜片。

A2.3.2.3 镜片应凹面向上放入无菌培养皿内，在凹凸两面顶点各接种 0.01 mL 菌液。

A2.3.3 操作程序

A2.3.3.1 将试验镜片(每组四片低含水非离子型与四片高含水离子型)以及阳性对照镜片(各两片)分别放置于灭菌培养皿中，取试验菌液 0.02 mL 接种于镜片上(染菌量为 2×10^5 cfu/片～1×10^6 cfu/片)，于 20℃～25℃吸收 5 min～10 min。

A2.3.3.2 按生产商所提供的镜片消毒的详细说明处理试验镜片，包括清洁、消毒、冲洗、贮存的所有步骤。

A2.3.3.3 处理完毕，立即以无菌操作方法分别将试验镜片移入 5.0 mL 中和剂试管内，振摇，使镜片上的残留菌被充分洗脱在中和剂中。

A2.3.3.4 按 A2.1.2.5 的方法进行活菌计数。

A2.3.3.5 将未经处理的阳性对照镜片以无菌操作方法分别移入 5.0 mL 0.03 mol/L PBS 试管内，振摇，充分洗脱镜片上残留菌，再按 A2.1.2.5 的方法进行活菌计数。

A2.3.3.6 取 0.03 mol/L PBS、中和剂各 1.0 mL 分别接种营养琼脂培养基与沙堡氏琼脂培养基以及未接种的上述培养基作为阴性对照。

A2.3.3.7 按式(A2)计算每种镜片上每种菌的消除率：

$$消除率=\frac{阳性对照组活菌数-试验组活菌数}{阳性对照组活菌数}\times100\% \qquad\cdots\cdots\cdots\cdots(A2)$$

A2.3.3.8 试验所选中和剂必须通过附录 D 中规定的载体定量中和剂鉴定试验，并且阴性对照必须无菌生长，否则重新测试。

A2.3.4 评价规定

对细菌的消除率≥99.90%，对酵母菌的消除率≥90.00%为合格。

附 录 B
（标准的附录）
细胞毒性试验与评价方法

B1 目的

将一定量受试物加入细胞培养液中培养细胞，通过对细胞生长和增殖的影响来评价护理液对哺乳动物细胞的潜在毒性作用。

B2 试剂

a) 阳性对照：64 g/L 苯酚溶液。

b) 阴性对照：下述培养基。

c) 细胞株：推荐使用 L-929 细胞（小鼠成纤维细胞），试验用细胞为传代 48 h～72 h 生长旺盛的细胞。

d) 培养基：Eagle's MEN 加入体积分数为 10%的小牛血清。

e) 磷酸盐缓冲液(PBS)。

无钙镁磷酸盐缓冲液	100.0 mL
酚红溶液	10.0 mL
200 g/L 氯化镁溶液	0.5 mL
100 g/L 氯化钙溶液	1.0 mL
水	加至 1 000 mL

B3 试验步骤

B3.1 细胞悬液制备：用细胞培养基配制 4 万个/mL 细胞悬液分注于试管内(1 mL/管)，阴性对照组 13 管(1 管备用)，材料组 10 管(1 管备用)，必要时设阳性对照组 3 管，置 37℃恒温培养箱中培养 24 h。

B3.2 受试物制备：取 0.2 mL 受试物加入细胞培养液中，37℃培养 24 h。

B3.3 受试液交换：24 h 后，每管舍弃原培养液，阴性对照组 9 管用新鲜培养液交换，阳性对照组用含 64 g/L 苯酚的细胞培养液交换，受试物组用含体积分数为 50%受试液的新鲜培养液进行交换，并对三支阴性对照管进行细胞计数，其余置 37℃继续培养。

B3.4 细胞计数与吸光度测定

B3.4.1 分别于 2、4、7 天将对照组和试验组各三管进行细胞计数或吸光度测定，以判断细胞的增殖度。

B3.4.2 细胞计数法：用含枸橼酸钠的结晶紫罗兰染色，血球计数板在显微镜下计数，上下限不得超过 10%，否则重新计数。

B3.4.3 分光光度计测定吸光度法(仲裁法)：弃去原细胞培养液，用 PBS 洗涤，体积分数为 10%的甲醛溶液固定 10 min，水洗(2～3)次，加 5 g/L 结晶紫罗兰 1.5 mL 染色 3 min，水洗(2～3)次，加 10 g/L 十二烷基硫酸钠 3.5 mL，用分光光度计在波长 588 nm 下测定吸光度。

B4 结果计算

B4.1 细胞计数法：细胞计数经 95%可信度的数理统计，得上限、平均数、下限，通过细胞计数计算相对增殖度(RGR)，见式(B1)。

$$RGR=\frac{试验组平均值}{阴性对照组平均值}\times100\% \quad \cdots\cdots(B1)$$

B4.2 吸光度测定法：相对增殖度计算见式(B2)。

$$RGR=\frac{试验组吸光度-空白对照吸光度}{阴性对照组吸光度-空白对照吸光度}\times100\% \quad \cdots\cdots(B2)$$

B4.3 毒性评定：按表B1规定把RGR值转换成六级反应以评定护理液毒性程度。

表B1 反应分级标准

反应	相对增殖度
0级	≥100
1级	75～99
2级	50～74
3级	25～49
4级	1～24
5级	0

B5 评价规定

B5.1 试验结果为0级或1级反应为合格。

B5.2 试验结果为2级反应的，应结合细胞形态分析，综合评价。

B5.3 试验结果为3～5级反应为不合格。

附 录 C
（标准的附录）
稳定性试验方法

C1 成品稳定性试验

C1.1 目的

用于确定隐形眼镜护理液成品的有效期。

C1.2 测试方法

C1.2.1 自然留样法

将试样放置25℃±2℃室温条件下，定期（开始、3月、6月，以后每6个月一次）取样检测其理化性能（与镜片物理相容性除外）、微生物情况，以及选择附录B中抗力最强的一种细菌进行消毒效果试验。

C1.2.2 加速试验法

将试样放置45℃±2℃与相对湿度（75±5）%条件下，定期（开始、3月、6月）取样检测，指标同C1.2.1。

C1.3 评价规定

C1.3.1 至少应进行6个月的自然留样与加速试验。

C1.3.2 各项检测结果均应符合表1中的相应要求。

C1.3.3 自然留样法可直接确定产品有效期。

C1.3.4 加速试验可根据温度与自然留样法温度差(x)计算加速因数，计算公式为：

加速因数$=2.0^{x/10}$（当$x=20$时，$2.0^{2.0}=4$）。然后用加速因数乘以试验时间推测产品有效期，但不得超过两年。

C2 开封产品抛弃日期试验

C2.1 目的

用于确定多次量隐形眼镜护理产品开封后的抛弃日期。

C2.2 测试方法

C2.2.1 试验微生物：选择消毒效果试验（附录B）中抗力最强的一种细菌与一种酵母菌（白色念珠菌）。

C2.2.2 接种日期：试验开始、第2周，拟抛弃日期的25%、50%、75%、100%。

C2.2.3 取样日期：第1、2、3、4周，拟抛弃日期的25%、50%、75%、100%，拟抛弃日期后2周。

C2.2.4 操作程序

C2.2.4.1 每种菌每批次取试样50 mL于灭菌试管内，加入0.5 mL含菌量为10^8 cfu/mL菌悬液，混匀，使最终菌量为10^6 cfu/mL，置于20℃～25℃。如产品对光敏感，应遮光贮存。

C2.2.4.2 在上述取样日期，每管吸取1.0 mL试样移入9.0 mL中和剂中，混匀。

C2.2.4.3 中和10 min后，取样液或10倍系列稀释液1.0 mL分别接种营养琼脂培养基（细菌）或沙堡氏琼脂培养基（酵母菌），每管接种两个平皿，于35℃～37℃培养48 h（细菌）或72 h（酵母菌），进行活菌计数，取平均值。

C2.2.4.4 分别以0.03 mol/L PBS与中和剂代替试样，按上述方法加菌进行活菌计数作为阳性对照与中和剂对照；同时分别用1.0 mL 0.03 mol/L PBS与中和剂接种营养琼脂培养基与沙堡氏琼脂培养基以及未接种的上述培养基作阴性对照。

C2.2.4.5 在上述再接种日期（2周及以后），在试样中加入0.5 mL含量为10^5 cfu/mL菌悬液，混匀，使最终菌量为10^3 cfu/mL。在再接种前取样进行活菌计数。

C2.2.4.6 计算每种菌的减少率：

$$减少率=\frac{阳性对照组活菌数-试验组活菌数}{阳性对照组活菌数}\times 100\% \quad \cdots\cdots\cdots\cdots\cdots\cdots (C1)$$

C2.2.5 评价规定

a）阴性对照无菌生长，中和剂对照活菌数达到阳性对照活菌数的50％以上，否则应重新测试。

b）在第14天，细菌减少率≥99.90％，酵母菌减少率≥90.0％，并且在以后至抛弃日期细菌与酵母菌的活菌计数不再增加。

附　录　D
（标准的附录）
中和剂鉴定试验

D1　目的

用于确定所选用中和剂是否适用于拟进行的细菌或酵母菌杀灭试验。

D2　试验微生物

细菌（以下任选一种）：

大肠杆菌（ATCC8739 或 8099）

金黄色葡萄球菌（ATCC6538）

绿脓杆菌（ATCC9027）

酵母菌：白色念珠菌（ATCC10231）

D3　试验分组

D3.1　悬液定量中和剂鉴定试验

D3.1.1　第1组。吸取试样10.0 mL于试管内，置20℃～25℃水浴中5 min后，加入0.1 mL菌悬液混匀。作用至预定时间，吸此样液1.0 mL加于含有9.0 mL 0.03 mol/L PBS的试管中混匀。吸取该最终样液1.0 mL，接种于平皿中，做活菌计数。

D3.1.2　第2组。吸取试样10.0 mL于试管内，置20℃～25℃水浴中5 min后，加入0.1 mL菌悬液混匀。作用至预定时间，吸此样液1.0 mL加于含有9.0 mL 0.03 mol/L中和剂溶液的试管中混匀，作用10 min。吸取该最终样液1.0 mL，接种于平皿中，做活菌计数。

如平板生长菌落数超过300个，应以0.03 mol/L PBS对上述最终样液作适宜稀释后，再次进行活菌计数。

D3.1.3　第3组。吸取中和剂10.0 mL于试管内，置20℃～25℃水浴中5 min后，加入0.1 mL菌悬液混匀。作用10 min。吸取该最终样液1.0 mL，用中和剂做10倍系列稀释，选适宜稀释度悬液，各取1.0 mL，分别接种于平皿中，做活菌计数。

D3.1.4　第4组。吸取中和产物溶液（以1份消毒剂加9份中和剂，作用10 min配制而成）10.0 mL于试管内，置20℃～25℃水浴中5 min后，加入0.1 mL菌悬液混匀。作用10 min。吸取该最终样液1.0 mL，用中和产物溶液做10倍系列稀释，选适宜稀释度悬液，各取1.0 mL，分别接种于平皿中，做活菌计数。

D3.1.5　第5组。吸取0.03 mol/L PBS 10.0 mL于试管内，置20℃～25℃水浴中5 min后，加入0.1 mL菌悬液混匀。作用10 min。吸取该最终样液1.0 mL，用0.03 mol/L PBS做10倍系列稀释，选适宜稀释度悬液，各取1.0 mL，分别接种于平皿中，做活菌计数。

D3.1.6　第6组。吸取试验所用同批次0.03 mol/L PBS 1.0 mL，接种于平皿中，做活菌培养计数。

D3.1.7　第7组。吸取试验所用同批次中和剂1.0 mL，接种于平皿中，做活菌计数。

D3.1.8　第8组。将未接种的试验用培养基平板直接置温箱内培养。

D3.2　载体定量中和剂鉴定试验

D3.2.1　第1组。吸取试样5.0 mL于无菌小平皿内，将其置20℃～25℃水浴中5 min后，用无菌镊子夹入一菌片（布载体），并使浸透于试样中。待作用至试验预定的时间，立即用无菌镊子取出菌片移入含5.0 mL 0.03 mol/L PBS试管中，作用10 min。将试管振打80次，吸取该最终样液1.0 mL，接种于平皿中，做活菌计数。

D3.2.2 第2组。吸取试样5.0 mL于无菌小平皿内，将其置20℃～25℃水浴中5 min后，用无菌镊子夹入一菌片，并使浸透于试样中。待作用至试验预定的时间，立即用无菌镊子取出菌片移入含5.0 mL中和剂试管中，将试管振打80次。作用10 min。吸取该最终样液1.0 mL，接种于平皿中，做活菌计数。

如平板生长菌落数超过300个，应重新吸取该最终样液0.5 mL，用0.03 mol/L PBS做适当稀释，选适宜稀释度悬液，吸取1.0 mL，分别接种于平皿中，做活菌计数。

D3.2.3 第3组。吸取中和剂5.0 mL于无菌小平皿内，将其置20℃～25℃水浴中5 min后，用无菌镊子夹入一菌片，并使浸透于中和剂内，作用10 min。立即用无菌镊子取出菌片移入含5.0 mL中和剂试管中，将试管振打80次，混匀。吸取该最终样液1.0 mL，用中和剂做10倍系列稀释，选适宜稀释度悬液，吸取1.0 mL，分别接种于平皿中，做活菌计数。

D3.2.4 第4组。吸取中和产物溶液(以浸有消毒剂的载体置5.0 mL中和剂内，作用10 min)5.0 mL于无菌小平皿内，将其置20℃～25℃水浴中5 min后，用无菌镊子夹入一菌片，并使浸透于中和产物中。作用10 min，用无菌镊子取出菌片，移入含5.0 mL中和产物溶液的试管中，将试管振打80次，混匀。吸取该最终样液1.0 mL，用中和产物溶液做10倍系列稀释，选适宜稀释度悬液，吸取1.0 mL，分别接种于平皿中，做活菌计数。

D3.2.5 第5组。吸取0.03 mol/L PBS 5.0 mL于无菌小平皿内，将其置20℃～25℃水浴中5 min后，用无菌镊子夹入一菌片，并使浸透于0.03 mol/L PBS中。作用10 min，立即用无菌镊子取出菌片移入含5.0 mL 0.03 mol/L PBS的试管中，将试管振打80次，混匀。吸取该最终样液1.0 mL，用0.03 mol/L PBS做10倍系列稀释，选适宜稀释度悬液，吸取1.0 mL，分别接种于平皿中，做活菌计数。

D3.2.6 第6组。吸取试验所用同批次0.03 mol/L PBS 1.0 mL，接种于平皿中，做活菌计数。

D3.2.7 第7组。吸取试验所用同批次中和剂1.0 mL，接种于平皿中，做活菌计数。

D3.2.8 第8组。将未接种的试验用培养基平板直接置温箱内培养。

D4 评价规定

试验结果符合以下全部条件，所测中和剂可判为合格：

a) 第1组无试验菌，或仅有极少数试验菌菌落生长；

b) 第2组有较第1组为多，但较第3、4、5组为少的试验菌菌落生长，并符合表D1要求者；

表D1 中和剂鉴定试验合格标准中对第1组与第2组菌落数的要求

第1组平板平均菌落数	第2组平板平均菌落数
0	＞5
X	＞$(X+5)$
Y	＞$(Y+0.5Y)$

注1：X指在1～10之间的菌落数，Y为大于10的菌落数。

注2：对抑菌作用不明显消毒剂所用中和剂的鉴定试验中，当第1组与第2组菌落数相近，难以达到本表要求时，可根据具体情况另行作出判断和评价。

c) 第3、4、5组有相似量试验菌生长，并在1×10^5 cfu/mL(片)～1×10^6 cfu/mL(片)之间，其组间菌落数误差率按式(D1)计算，其值应不超过15%：

$$\text{组间菌落数误差率}=\frac{\text{(三组间菌落平均数}-\text{各组菌落平均数)的绝对值之和}}{3\times\text{三组间平均菌落数}}\times100\% \quad\cdots(\text{D1})$$

d) 第6～8组无菌生长。否则，说明试剂或培养基有污染，全部试验应换未污染试剂或培养基重做。

e) 连续三次试验取得合格评价。

D5 注意事项

a) 试验所分各组均有其特定意义,不得任意删减;

b) 严守无菌操作,保持试液和器材的无菌,注意更换吸管,以防止沾染影响试验的准确性;

c) 在计算微生物浓度时,须考虑其稀释倍数;

d) 第2组如在预定时间无菌生长,可适当缩短作用时间,但最短不得少于30 s。

附 录 E
（标准的附录）
试剂和培养基配方

E1 0.03 mol/L PBS(pH7.2)

磷酸氢二钠(Na_2HPO_4,无水)	2.83 g
磷酸二氢钾(KH_2PO_4)	1.36 g
蒸馏水加至	1 000 mL

E2 革兰氏染色液

第 1 液:结晶紫溶液

结晶紫乙醇饱和溶液	100 mL
结晶紫	4 g～8 g
95%乙醇	100 mL
1%草酸铵溶液	80 mL

第 2 液:卢戈氏碘液

碘化钾	2 g
碘	1 g
蒸馏水	200 mL

第 3 液:脱色剂

(1) 95%乙醇	100 mL
(2) 丙酮乙醇溶液	
95%乙醇	70 mL
丙酮	30 mL

第 4 液:稀释石碳酸复红液

碱性复红乙醇饱和溶液	10 mL
碱性复红	5 g～10 g
5%石碳酸溶液	90 mL
蒸馏水	900 mL

E3 营养琼脂培养基

蛋白胨	10 g
牛肉膏	5 g
氯化钠	5 g
琼脂	20 g
蒸馏水	1 000 mL

E4 沙堡氏琼脂培养基

葡萄糖	40 g
蛋白胨	10 g
琼脂	20 g

蒸馏水	1 000 mL

E5　无钙镁 PBS(pH7.2～7.4)

磷酸二氢钾(KH_2PO_4)	0.20 g
磷酸氢二钠($Na_2HPO_4 \cdot 12H_2O$)	2.89 g
氯化钾(KCl)	0.20 g
氯化钠(NaCl)	8.00 g
双蒸水	1 000 mL

E6　小牛血清

将过滤除菌后的小牛血清，放入 56℃恒温水浴中，保温 30 min 灭活补体。处理后分装，保存于－20℃备用。

E7　马铃薯葡萄糖琼脂培养基

马铃薯	200 g
葡萄糖	20 g
琼脂	20 g
蒸馏水	1 000 mL

GB 19192—2003《隐形眼镜护理液卫生要求》第 1 号修改单

本修改单业经国家标准化管理委员会于 2007 年 1 月 18 日以国标委农函[2007]6 号文批准，自批准之日起实施。

GB 19192—2003《隐形眼镜护理液卫生要求》国家标准修改内容如下：

1. 删除“表 1　隐形眼镜护理液技术要求”中“pH”和“渗透压”两项指标要求。

2. “附录 A　消毒效果试验方法”A2.1.2.1 修改为：

A2.1.2.1　取菌种 3～14 代营养琼脂斜面新鲜培养物(18 h～24 h)，用 0.03 mol/L 磷酸盐缓冲液(PBS)洗下，稀释成含菌量为 1×10^7 cfu/mL～1×10^8 cfu/mL 的菌悬液。菌悬液应采用玻璃珠研磨或电动涡旋振动器振打等方式尽量使菌悬液中的细菌为单个菌体。

3. “附录 A　消毒效果试验方法”A2.1.2.2 修改为：

A2.1.2.2　从三批试样中分别吸取 10.0 mL 加入三支灭菌试管中，置 20℃～25℃水浴 5 min。

注：试验中所用的试管材料应与所检测的溶液相匹配。

ICS 11.080
C 50

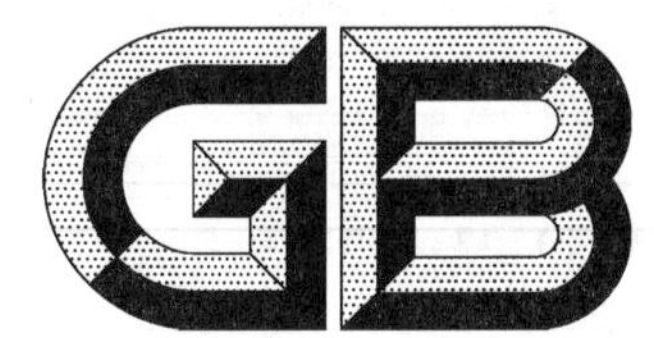

中华人民共和国国家标准

GB 19193—2015
代替 GB 19193—2003

疫源地消毒总则

General principle on disinfection for infectious focus

2015-06-02 发布　　　　2016-01-01 实施

中华人民共和国国家质量监督检验检疫总局
中国国家标准化管理委员会　发布

前　言

本标准技术内容除 5.1.1.7 条及附录 B、附录 D 外，均为强制性。

本标准按照 GB/T 1.1—2009 给出的规则起草。

本标准代替 GB 19193—2003《疫源地消毒总则》，与 GB 19193—2003 相比，主要技术变化如下：

——修改了随时消毒卫生要求；

——修改了终末消毒卫生要求；

——修改了各类传染病疫源地消毒处理原则；

——增加了附录 B“朊病毒污染物的处理”和附录 D“疫点终末和随时消毒消毒工作记录表”，原附录 B 改为附录 C。

本标准由中华人民共和国国家卫生和计划生育委员会提出并归口。

本标准起草单位：四川大学、中国疾病预防控制中心环境与健康相关产品安全所、成都市疾病预防控制中心、江苏省卫生监督所、四川省疾病预防控制中心。

本标准起草人：张朝武、张流波、王国庆、刘衡川、李新武、叶庆临、顾健、何建邯、廖骏、胡顺铁、孙玉明。

本标准首次发布于 2003 年 6 月。

疫源地消毒总则

1 范围

本标准规定了疫源地消毒的要求、消毒原则和消毒效果评价。

本标准适用于各类传染病的疫源地消毒。

2 规范性引用文件

下列文件对于本文件的应用是必不可少的。凡是注日期的引用文件，仅注日期的版本适用于本文件。凡是不注日期的引用文件，其最新版本(包括所有的修改单)适用于本文件。

GB 4789.4 食品安全国家标准 食品微生物学检验 沙门氏菌检验

GB 4789.5 食品安全国家标准 食品微生物学检验 志贺氏菌检验

GB 4789.11 食品安全国家标准 食品卫生微生物学检验 溶血性链球菌检验

GB 5749 生活饮用水卫生标准

GB 15979 一次性使用卫生用品卫生标准

GB 15981 消毒与灭菌效果的评价方法与标准

GB 15982—2012 医院消毒卫生标准

GB 18466—2015 医疗机构水污染物排放标准

WS 310.2 医院消毒供应中心 第2部分:清洗消毒及灭菌技术操作规范

医疗废物管理条例(2003年版) 国务院令第380号

消毒技术规范(2002年版) 卫生部

化妆品卫生规范(2007年版) 卫生部

3 术语和定义

下列术语和定义适用于本文件。

3.1

疫源地 infectious focus

现在存在或曾经存在传染源的场所和传染源可能播散病原体的范围。

3.2

疫源地消毒 disinfection for infectious focus

对疫源地内污染的环境和物品的消毒。

3.3

随时消毒 concurrent disinfection

疫源地内有传染源存在时进行的消毒。

注：随时消毒的目的是及时杀灭或去除传染源所排出的病原微生物。

3.4

终末消毒 terminal disinfection

传染源离开疫源地后，对疫源地进行的一次彻底消毒。

注：终末消毒可以是传染病病人住院、转移或死亡后，对其住所及污染的物品进行的消毒；也可以是医院内传染病病人出院、转院或死亡后，对病室进行的最后一次消毒。

4 疫源地消毒要求

4.1 随时消毒卫生要求

4.1.1 医院随时消毒按 GB 15982—2012 中第 4 章执行。

4.1.2 随时消毒应根据现场情况随时进行。消毒合格判定标准为自然菌的消亡率应≥90%。

4.1.3 检查方法按 GB 15982—2012 中附录 A 执行。

4.2 终末消毒卫生要求

4.2.1 物体表面消毒后，自然菌的消亡率应≥90%。

4.2.2 排泄物、分泌物消毒后，不应检出病原微生物或目标微生物。

4.2.3 被病原微生物污染的血液等消毒后，不应检出病原微生物或目标微生物。

4.2.4 空气消毒后，不应检出指示微生物或目标微生物；自然菌的消亡率应≥90%。

4.3 污物处理

按 GB 15982—2012 中 5.8 执行。

4.4 医疗机构水污染物排放标准

按 GB 18466 执行。

4.5 终末消毒工作程序

按附录 A 执行。

5 传染病疫源地消毒原则

5.1 甲类传染病疫源地消毒原则

5.1.1 鼠疫疫点和疫区消毒

5.1.1.1 室内环境表面与空气的消毒

可用含有效氯或有效溴 1 000 mg/L～2 000 mg/L 消毒液，或 2 000 mg/L～5 000 mg/L 过氧乙酸，按 300 mL/m² 对病人居室内进行喷雾消毒；也可使用季铵盐类消毒剂或酚类消毒剂等进行消毒。肺鼠疫可用上述消毒剂浓度及剂量，对小隔离圈内房屋全面进行喷雾消毒；对室内空气，将过氧乙酸稀释成 5 000 mg/L～10 000 mg/L 水溶液，在 60%～80%相对湿度，室温下加热蒸发，过氧乙酸量按 1 g/m³ 计算，熏蒸消毒 2 h。

5.1.1.2 污染用具消毒

对污染的一般耐热耐湿物品，如被罩、食具、茶具、玩具等可煮沸 15 min，蒸汽或压力蒸汽按常规消毒；含有效氯或有效溴 1 000 mg/L～2 000 mg/L 消毒液浸泡消毒 1 h～2 h。对不耐热或不耐湿的物品，如棉絮、棉衣裤、皮张、毛制品等应送专业消毒站消毒处理。

5.1.1.3 排泄物、分泌物的消毒

患者的排泄物、分泌物、呕吐物等应有专门容器收集，用含有效氯 20 000 mg/L 消毒液，按粪、药比例 1∶2 浸泡消毒 2 h；若有大量稀释排泄物，应用含有效氯 70%～80%漂白粉精干粉，按粪、药比例 20∶1 加药后充分搅匀，消毒 2 h。

5.1.1.4 其他污染物品的消毒

对污染的含水分高的食物，应加热消毒后废弃；对污染的干燥食物或粮食须加热消毒后弃废。污染的垃圾、生活废物，猫、狗等窝垫草等应焚烧杀灭病原体。

5.1.1.5 尸体处理

因患鼠疫死亡的病人尸体，应由治疗病人的医疗机构或当地疾病预防控制机构负责消毒处理。首先用 5 000 mg/L 过氧乙酸液或 5 000 mg/L 有效氯的含氯消毒液浸泡过的棉花堵塞口、耳、鼻、肛门、阴道等自然孔穴，再用上述消毒液喷洒全尸，然后再用浸泡过上述消毒液的被单或其他布单严密包裹尸体后，应立即就近火化；不具备火化条件的农村、边远地区或民族地区，可选择远离居民点 500 m 以外，远离饮用水源 50 m 以外的地方，将尸体在距地面 2 m 以下深埋，坑底及尸体周围垫撒 3 cm～5 cm 厚的漂白粉。

5.1.1.6 室内外环境处理

对被鼠疫患者污染的室内外环境应进行消毒、灭鼠、灭蚤和捕杀染病动物。

5.1.1.7 朊病毒污染物的处理

参照附录 B 执行。

5.1.2 霍乱疫点和疫区消毒

5.1.2.1 患者排泄物、分泌物等的消毒

稀便与呕吐物消毒按稀便及呕吐物与消毒剂以 10∶1 的比例加入漂白粉干粉(含有效氯 25%～32%)；成型粪便按粪、消毒剂比例 1∶2 加入含有效氯 10 000 mg/L～20 000 mg/L 含氯消毒液，经充分搅拌后，作用 2 h。干燥排泄物处理前应适量加水稀释浸泡软化后，再按成型粪便消毒。

5.1.2.2 环境表面消毒

污染的房间、厕所、走廊等表面，应先消毒再清除明显的排泄物；对泥土地面还应刮去污染表土(另行消毒)后再用含有效氯 2 000 mg/L～5 000 mg/L 含氯消毒剂或 5 000 mg/L 过氧乙酸消毒；对非泥土地面用 1 000 mg/L～2 000 mg/L 有效氯或 2 000 mg/L 过氧乙酸消毒；其用量按地面性质不同而异，一般最低用量为 100 mL/m^2～200 mL/m^2，最高可用 1 000 mL/m^2，以喷洒均匀、透湿、不流水为限。

5.1.2.3 用具消毒

对耐热耐湿物品，如棉织物、金属、陶瓷、玻璃类物品，用加热煮沸 15 min 或压力蒸汽灭菌，也可用 1 000 mg/L 有效氯的含氯消毒剂浸泡 1 h～2 h，也可使用季铵盐类消毒剂等进行消毒。对不耐热不耐湿物品，如书籍、文件、字画、污染的棉絮、皮毛制品、羽绒制品等，可用环氧乙烷消毒柜处理。对耐湿物品，如各种塑料制品、用具、容器、人造纤维织物等，可用含有效氯 1 000 mg/L～2 000 mg/L 消毒液或

2 000 mg/L 过氧乙酸液浸泡 30 min 或擦拭表面消毒。对污染的精密仪器、家电设备等物品可用乙醇、季铵盐类消毒剂擦拭消毒。

5.1.2.4 餐饮具的消毒

患者用后的餐饮具应煮沸消毒 15 min～30 min 以上，或流通蒸汽消毒 30 min。也可用 0.5%过氧乙酸溶液或 250 mg/L～500 mg/L 二溴海因溶液或 250 mg/L～500 mg/L 有效氯含氯消毒剂溶液中浸泡 30 min 以上，再用清水洗净。

5.1.2.5 饮用水消毒

集中式供水出厂水余氯量不得低于 0.5 mg/L，末梢水余氯量不得低于 0.05 mg/L。分散式供水如直接从江、河、渠、塘、井取用水者，应在盛水容器内按每升水加入 1 mg～5 mg 有效氯消毒剂进行消毒，要求作用 30 min 后，余氯量应达 0.5 mg/L。

5.1.2.6 污水消毒

可采用次氯酸钠、液氯、二氧化氯、臭氧消毒污水。污水排放标准按 GB 18466—2005 中 4.1 执行；若污水已排放出去，应对污水沟进行分段截流加氯消毒，常用药物及浓度应根据污水有机物含量投加有效氯 20 mg/L～50 mg/L 的含氯消毒剂，作用 1.5 h 后，余氯应大于 6.5 mg/L。

5.1.2.7 尸体处理

按 5.1.1.5 执行。

5.2 乙、丙类传染病疫源地消毒原则

5.2.1 经消化道传播的乙、丙类传染病疫源地消毒原则

5.2.1.1 室内环境表面的消毒

用有效氯 1 000 mg/L～2 000 mg/L 有效氯或 2 000 mg/L 过氧乙酸消毒溶液依次作喷雾消毒，用量为 200 mL/m^2～300 mL/m^2；对抵抗力较低的细菌繁殖体，也可使用季铵盐类和酚类消毒剂进行消毒；有芽孢污染时，应使用 5 000 mg/L 有效氯或 5 000 mg/L 过氧乙酸消毒溶液喷雾消毒。

5.2.1.2 被污染饮食用具的消毒

煮沸消毒 15 min，或用含有效氯 250 mg/L 消毒液浸泡 30 min～60 min。

5.2.1.3 饮用水的消毒

饮用水消毒后应符合 GB 5749 的要求。

5.2.1.4 污水的消毒

被污染的水，有污水处理站的，应达到 GB 18466 要求后排放。没有污水处理设施的，可加入含氯消毒剂消毒 90 min，余氯量应达到 6.5 mg/L。

5.2.1.5 被污染物品、用具等的消毒

按 5.1.2.3 处理；有芽孢污染时可以使用≥2 000 mg/L 的含氯消毒剂浸泡或擦拭消毒 2 h。

5.2.1.6 剩余食物的消毒

患者的剩余食物煮沸 1 h 或焚烧，可疑食物不得饲养家畜。

5.2.1.7 排泄物、分泌物等的消毒

排泄物、分泌物等消毒后必须达到无害化。消毒方法按 5.1.1.3 进行,但对肝炎患者粪便等的消毒用含有效氯 10 000 mg/L 消毒液按粪∶药为 1∶2 加入,搅拌作用 6 h,对稀便可按 5∶1 加入漂白粉(有效氯含量 25%～32%)。

5.2.1.8 病人尸体的处理

病人尸体经严密包裹后立即火化或深埋。炭疽病人用过的治疗废弃物和有机垃圾应全部焚烧。

5.2.1.9 死畜尸体等的处理

5.2.1.9.1 畜类尸体经严密包裹后火化或深埋

已确诊为炭疽的家畜应严禁解剖,应整体焚烧。一头 200 kg～500 kg 的死畜焚烧时需要汽油或柴油 100 kg～120 kg,先在地下挖一条宽 1 m～1.5 m,长 3 m～3.5 m,深 1 m 的长沟,用铁条架于沟上,然后在铁条上加木柴 100 kg,同时准备长条形钢钎,将死畜置木柴上,然后点燃,当畜体腹部胀大时,用钢钎将畜皮刺破,以防内脏等物四溅,陆续添加汽油或柴油,直到烧成骨灰为止。

5.2.1.9.2 病畜排泄物的消毒

病畜排泄物按 5∶1 加入漂白粉(有效氯含量 25%～32%),消毒 2 h 后,深埋 2 m 以下,不得用作肥料。根据情况,亦可选用其他含氯消毒剂干粉或溶液处理,但其最终有效氯浓度不少于 40 000 mg/L。

5.2.1.9.3 病畜圈舍的消毒

病畜或死畜停留过的地面、墙面用 5 000 mg/L 过氧乙酸或有效氯 10 000 mg/L 消毒液,按 100 mL/m^2～300 mL/m^2 药量,连续喷洒 3 次,间隔 1 h。若畜圈地面为泥土时应将地面 10 cm～15 cm 的表层泥土挖起,然后按土∶药为 5∶1 拌加漂白粉(有效氯含量 25%～32%),深埋于 2 m 以下。

5.2.1.9.4 污染的饲料、杂草和垃圾的处理

病畜污染的饲料、杂草和垃圾应焚烧处理。

5.2.1.9.5 手、皮肤和黏膜消毒

受抵抗力低的细菌繁殖体和亲脂病毒污染时,可用速干手消毒剂;受抵抗力较强的亲水病毒、分枝杆菌污染时,可用碘伏、3%过氧化氢消毒剂;对受到芽孢污染应充分洗手,必要时用 0.2%过氧乙酸或碘酒进行消毒。

5.2.2 经呼吸道途径传播的乙、丙类传染病疫源地消毒原则

经呼吸道途径传播的肺炭疽、白喉、肺结核、传染性非典型肺炎等传染病病原污染的室内空气,地面墙壁、用具等按 5.1.1.1～5.1.1.2 的要求进行消毒处理。肺炭疽病家的空气可采用过氧乙酸熏蒸,药量 3 g/m^2(即 20%的过氧乙酸 15 mL,15%的过氧乙酸 20 mL),置于搪瓷或玻璃器皿中加热熏蒸 2 h,熏蒸前应关闭门窗,封好缝隙,消毒完毕后开启门窗通风;亦可采用气溶胶喷雾消毒法,用 2%过氧乙酸 8 mL/m^3,消毒 1 h。

5.2.3 经皮肤、黏膜接触传播的乙、丙类传染病疫源地消毒原则

5.2.3.1 环境、用具消毒

5.2.3.1.1 被患者血液、体液、排泄物和分泌物污染的地面,墙壁、桌椅、床、柜、车辆等均应采取有效的

消毒措施;用次氯酸钠或二氯异氰尿酸钠等含氯制剂进行喷洒、浸泡、擦拭消毒,药液有效氯含量按污染轻重和性质可用 1 000 mg/L～2 000 mg/L;污染的血液和排泄物用最终含量为 5 000 mg/L～10 000 mg/L 有效氯,作用 20 min～60 min 后及时冲洗。

5.2.3.1.2 传染性废物,按《医疗废物管理条例》(2003 年版)及有关规定集中处理,没有条件时,应由专人负责消毒或焚烧处理。

5.2.3.1.3 运送病人、病畜、死畜或皮毛时严禁污染地面或路面,运输工具应铺上或覆盖塑料布,运送完毕后,污染的塑料布立即焚烧处理。

5.2.3.1.4 医疗器械按 WS 310.2 执行。

5.2.3.1.5 内镜按照内镜清洗消毒技术相关标准和《消毒技术规范》(2002 年版)相关要求执行。

5.2.3.2 手及皮肤、黏膜消毒

按 5.2.1.9.5 执行。

5.2.3.3 衣物制品的消毒

按 5.1.1.2 消毒处理。

5.2.3.4 皮毛等不耐湿热物品的消毒

可能污染炭疽的皮毛、毛衣、人造纤维、皮鞋和书报等消毒,最好选用环氧乙烷熏蒸,药量为 600 mg/L,30 ℃～40 ℃,相对湿度 60%,消毒 48 h。畜毛可用 2%硝酸或 10%硫酸溶液浸泡 2 h,皮张也可用 2.5%盐酸溶液加入 15%食盐使溶液保持在 30 ℃以上浸泡 40 h 后取出(每千克皮张用 10 L 溶液),再放入 1%氢氧化钠溶液中浸泡 2 h 以中和盐酸,然后用清水冲洗,晒干。

5.3 其他传染病疫源地消毒原则

对新发传染病,不明原因传染病的疫源地消毒,应根据其流行病学特点和危害程度的不同按 5.1 及 5.2 中传染病疫源地消毒原则的相关要求进行消毒处理。

6 疫源地消毒效果评价

按附录 C 执行。

附　录　A
（规范性附录）
疫源地终末消毒工作程序

A.1　工作程序

A.1.1　消毒人员到达病人家后，首先向病人家属做好解释工作。查对门牌号、患者姓名是否符合，了解发病日期、病人居室、活动场所及日常接触使用的物品等情况，并以此确定消毒的对象、范围及方法。

A.1.2　消毒前应穿戴好隔离衣、帽、口罩、手套，备好防护用具，进行现场观察，了解污染情况，划分清洁区和污染区，禁止无关人员进入消毒区内，并按面积或体积、物品多少计算所配制的消毒药物量，并注意所用药物有效成分含量，保证配置药物的有效浓度。

A.1.3　必要时在实施消毒前应先由检验人员对不同消毒对象采集样品（按 GB 15982—2012 中附录 A 执行），以了解消毒前污染情况。

A.1.4　将需集中消毒的污染衣服、床单等用品收集在一起进行处理（或放入大帆布袋或一次性塑料袋中送当地疾病预防控制机构或消毒站消毒）。

A.1.5　房间消毒前，应先关闭门窗，保护好水源（盖好灶边井、水缸等），取出食物、厨具等。若为肠道传染病，应先灭室内苍蝇，然后再消毒。

A.1.6　患者的排泄物、呕吐物、分泌物、残余食物等，以及装前述污物的便器、痰盂、痰杯和用过的日常生活用品（食具、毛巾、抹布、牙刷、毛巾等，以及皮张、兽毛、奶制品等）应严格进行消毒。

A.1.7　消毒顺序：应按先外后内、先上后下，先清洁房间内污染严重的场所，依次对门、地面、家具、墙壁等进行喷雾消毒；呼吸道传染病重点做好空气消毒。

A.1.8　室内消毒完毕后，应对其他污染处，如走廊、楼梯、厕所、下水道口等进行消毒。

A.1.9　将集中在现场消毒的物品，消毒好后交还病人家，并告诉病人家属在 60 min 后再进行清洗处理。

A.1.10　传染病病家随时消毒的要求：在接到患者诊断和原驻地隔离卡后，消毒人员应立即到病人家指导随时消毒，必要时提供所需药品，并标明药品名称及使用方法。根据病种和病人家具体情况应做到“三分开”和“六消毒”。“三分开”是：住室（条件不具备者可用布帘隔开，至少也要分床）、饮食、生活用具（包括餐具、洗漱用具、便盆、痰罐等）分开；“六消毒”是：消毒分泌物或排泄物、消毒生活用具、消毒双手、消毒衣服和被单、消毒患者居室、消毒生活污水。患者家属和护理人员除做好患者的随时消毒外，还应做好本人的卫生防护，特别是护理患者后要消毒双手。

A.1.11　消毒工作完毕后，应将所有的消毒工具进行消毒清洗，然后依次脱下隔离衣、帽、口罩（或其他防护用具），衣服打叠好，使脏的一面卷在里面，放入消毒专用袋中带回彻底消毒；最后消毒员应彻底清洗双手，消毒，并填写好工作记录表；消毒完毕 60 min 后，检验人员再次采样，消毒人员应告诉病人家在消毒后 1 h～2 h，彻底通风和擦洗，然后消毒人员撤离。必要时疫源地终末消毒效果应进行评价（见附录 C）。

A.1.12　室外环境或病人居住、工作的污染场所（如工厂、机关、学校等），应根据具体情况决定进行追踪消毒或指导上述单位医务室进行消毒。

A.1.13　托幼机构发生传染病应在当地疾病预防控制机构监督指导下由有关单位或个人及时进行消毒，或由当地疾病预防控制机构负责进行终末消毒；医疗单位的隔离消毒由医疗单位按上述原则进行。

A.1.14　传染病医院和综合医院的传染病房的消毒工作参照本程序进行。

A.2 消毒操作注意事项

A.2.1 对鼠疫、流行性出血热、疟疾、流行性斑疹伤寒等传染病，除按上述要求消毒外，还应作好杀灭媒介昆虫和灭鼠工作；参加防治鼠疫工作的消毒人员应穿着防鼠疫服，严格遵守操作规程和消毒制度，以防受到感染。必要时可口服抗生素预防。全套防鼠疫服包括：医用防护服、护目镜、医用防护口罩、乳胶手套和长筒胶靴。其穿脱方法为：先穿联身服和长筒胶靴，戴好普通工作帽，再包头巾，使盖住头发、两耳和颈部，然后戴上口罩，在鼻翼两侧塞上棉花球；戴防护眼镜，再穿上罩衫，最后戴乳胶手套。

A.2.2 根据传染病病原体的种类不同、消毒处理的对象不同、消毒现场的特点不同，选用恰当的消毒剂和合适的消毒方法；消毒药物必须在现场配制。

A.2.3 消毒人员在消毒时不准吸烟、饮水、吃食物、随意走出疫区(点)，并阻止无关人员进入工作场所。

A.2.4 消毒人员应谨慎细心，不得损坏病人家物品，凡需消毒的物品切勿遗漏；应将已消毒和未消毒物品严格分开堆放，以防反复污染。

A.2.5 用气体熏蒸消毒时，应使房间密闭，达到基本不漏气；要充分暴露需消毒的物品，物品要分散开，相互间要有空隙，以利药物扩散、接触；要控制消毒要求的温度、湿度及时间；食物及不耐腐蚀或怕沾染气味的物品要取出或盖严；用火加热时，应严防火灾。

A.3 疫点终末和随时消毒消毒工作记录表

疫点终末消毒和随时消毒工作完成后应填写记录表(参见附录 D)。

附 录 B
（资料性附录）
朊病毒污染物的处理

B.1 焚烧

B.1.1 适用于所有的一次性使用的器械、材料和废物。
B.1.2 暴露于高感染性组织的所有器械的首选方法。

B.2 压力蒸汽灭菌结合化学方法

对于耐热器械，可以采用压力蒸汽灭菌结合化学方法进行处理，可选择下列两种方法：

a) 浸泡于 1 mol/L NaOH 或有效氯浓度为 20 000 mg/L 次氯酸钠中 1 h，在下排气式压力蒸汽灭菌器中 121 ℃灭菌 1 h，清洗后常规灭菌；
b) 浸泡于 1 mol/L NaOH 或有效氯浓度为 20 000 mg/L 次氯酸钠液中 1 h，取出并用水冲洗后转到一个容器中，在下排气式压力蒸汽灭菌器中 121 ℃灭菌 1 h 或预真空压力蒸汽灭菌器中 134 ℃灭菌 18 min，然后清洗并常规灭菌。

B.3 物体表面和热敏器械用化学方法

B.3.1 用 2 mol/L NaOH 或有效氯 20 000 mg/L 次氯酸钠溶液中作用 1 h，擦干并用水冲洗。
B.3.2 不能耐受 NaOH 或次氯酸的任何表面，用水清洁、冲洗干净。

B.4 干燥物品的压力蒸汽灭菌或化学处理法

B.4.1 能耐受 NaOH 或次氯酸钠溶液中的小型干燥物品，首先应浸泡于 2 mol/L NaOH 或有效氯 20 000 mg/L 次氯酸钠液中作用 1 h，擦干并用水冲洗，然后在真空压力蒸汽灭菌器中≥121 ℃灭菌 1 h。
B.4.2 不能耐受 NaOH 或次氯酸钠的任何大小的大型干燥物品应在预真空（多孔负载）压力蒸汽灭菌器中 134 ℃灭菌 1 h。

B.5 压力蒸汽灭菌和化学处理的注意事项

B.5.1 下排气式压力蒸汽灭菌器 空气通过灭菌柜室底部的口由蒸汽置换排出。下排气式压力蒸汽灭菌器被设计用于溶液和器械常规去污染和灭菌。
B.5.2 预真空（多孔负载）压力蒸汽灭菌器 空气经抽真空排出并被蒸汽替换。预真空（多孔负载）压力蒸汽灭菌器用于外科使用的清洁器械、长手术外衣、敷料、毛巾和其他材料的灭菌；但不适合液体灭菌。

注：朊病毒类感染因子对理化消毒及灭菌因子的抵抗力很强，消毒及灭菌处理困难。对该病患者或疑似患者污染的手术器械、物品及分泌物、排泄物等的消毒参照《世界卫生组织人传染性海绵状脑病包括变异型克-雅病监测手册》（WHO manual for surveillance of human transmissible spongiform Encephalopathies including variant Creutzfeldt-Jakob disease）进行。

附　录　C
（规范性附录）
疫源地消毒效果评价

C.1　疫源地消毒效果评价的总体要求

C.1.1　疫源地消毒效果评价的目的是为了保证消毒质量，确保传染病病原体被彻底杀灭，有效地阻止其传播流行。

C.1.2　消毒效果评价最有效的方法是直接检查被消毒物品上还有无病原体存在。但由于有些病原体很难分离，所以通常采用对指示微生物进行检查的间接方法。

C.1.3　进行消毒效果评价时，应有消毒检验记录或表格，必须记录样本名称、来源、数量、编号、检验指标、采样日期、采样者、检验结果、检验者及审核者签字等。

C.1.4　消毒效果评价的对象：物品表面、衣物类、排泄物、分泌物、呕吐物、空气等的消毒效果检查。

C.1.5　消毒效果评价必须针对不同消毒药剂选用经中和试验证实有效的中和剂或中和方法。

C.2　采样及样品处理

C.2.1　物体表面样品：以规格板采样，用无菌湿棉签涂抹表面 100 cm^2 面积，剪去与手接触部分的棉棒，将棉签放入 10 mL 所用消毒剂对应的中和剂液中摇匀，中和 10 min 后，振打 80 次或用混匀器混匀备用。

C.2.2　空气样品：按 GB 15979 执行，或使用裂隙式或筛孔式（Anderson）采样器采样时，采样器置室内中央 1.0 m 高处。房间大于 10 m^2者，每增加 10 m^2增设一个采样点。

C.2.3　污水、污泥样品：按 GB 18466 执行。

C.3　指示微生物

按 GB 15981 执行。

C.4　检查方法

C.4.1　细菌菌落总数检查

按 GB 15982—2012 附录 A 中 A.2.5 执行。

C.4.2　溶血性链球菌检查

按 GB 4789.11 执行。

C.4.3　金黄色葡萄球菌检查

按《化妆品卫生规范》（2007 年版）第四部分的第五项执行。

C.4.4　沙门氏菌检查

按 GB 4789.4 执行。

C.4.5 志贺氏菌检查

按 GB 4789.5 执行。

C.4.6 绿脓杆菌检查

按《化妆品卫生规范》(2007 年版)第四部分的第四项执行。

C.4.7 大肠杆菌检查

按 GB 15979 执行。

C.4.8 乙型肝炎表面抗原检查

按 GB 15981 执行。

C.4.9 空气中细菌总数检查

C.4.9.1 平板沉降法

平板沉降法用含中和剂的普通营养琼脂平板或血琼脂平板;有条件的单位可用裂隙式或筛孔式(anderson)采样器采样检查。

将采好样的平板盖上盖收回,于 37 ℃下培养 48 h,观察菌落生长情况,并计数菌落形成单位(CFU)。可按式(C.1)计算:

$$N_x=\frac{50\ 000N}{A\times T} \qquad \cdots\cdots(\text{C.1})$$

式中:

N_x ——空气中细菌总数,单位为菌落形成单位每立方米(CFU/m^3);

A ——平板面积,单位为平方厘米(cm^2);

T ——平板暴露于空气中的时间,单位为分钟(min);

N ——平板上平均菌落数,单位为菌落形成单位(CFU)。

然后按式(C.2)和式(C.3)计算空气消毒杀菌率(P_t):

$$P_t=\frac{V_0'(1-N_t)-V_t'}{V_0'(1-N_t)}\times 100\% \qquad \cdots\cdots(\text{C.2})$$

$$N_t=\frac{V_0-V_t}{V_0}\times 100\% \qquad \cdots\cdots(\text{C.3})$$

式中:

P_t ——空气消毒杀菌率,%;

N_t ——空气中细菌自始至 t 时的自然消亡(沉降或死亡)率;

V_0 ——对照组处理前空气含菌量,单位为菌落形成单位(CFU);

V_0' ——试验组处理前空气含菌量,单位为菌落形成单位(CFU);

V_t ——对照组处理后空气含菌量,单位为菌落形成单位(CFU);

V_t' ——试验组处理后空气含菌量,单位为菌落形成单位(CFU)。

C.4.9.2 空气中菌落计数

细菌培养、计数菌落数按 C.4.9.1 执行。可按式(C.4) 进行计算:

$$N=\frac{B}{L\times T}\times 1\ 000 \qquad \cdots\cdots(\text{C.4})$$

式中：

N ——空气中细菌数，单位为菌落形成单位每立方米（CFU/m^3）；

B ——平板上或基条上或采样液中的细菌数，单位为菌落形成单位（CFU）；

L ——采样流量，单位为升每分钟（L/ min）；

T ——采样时间，单位为分钟（min）。

然后按 C.4.9.1 计算空气消毒杀菌率（P_t）的公式计算。

C.5 结果评价

按 4.1 和 4.2 执行。

附　录　D
（资料性附录）
疫点终末消毒和随时消毒工作记录表

消毒工作记录表见表 D.1～表 D.3。

表 D.1　疫点消毒工作记录

编号：

患者姓名：
传染病诊断名称：　　　　确诊日期：
转移类别：住院　　转院　　迁居　　痊愈　　死亡
消毒地点：
通知消毒单位：　　　　联系人：　　　　电话：
通知消毒日期：　　年　　月　　日　　时
完成消毒日期：　　年　　月　　日　　时

对象	消毒因子	作用浓度或强度	作用时间 min	消毒方式

消毒剂名称：　　　　有效成分含量：　　　　失效期限：
应用浓度的配制：
执行消毒单位：
执行消毒人员：　　　　填表日期：

表 D.2 疫点终末消毒效果检验记录

编号：

患者姓名：
传染病诊断名称：
消毒地点：
通知消毒单位： 联系人： 电话：
消毒时间： 年 月 日 时

样本名称	消毒前样本			消毒后样本		
	编号	采样时间	结果	编号	采样时间	结果

完成检验时间：
检验单位：
填报日期： 检验人员： 复核人：

表 D.3　疫点随时消毒工作记录

编号：

患者姓名：
传染病诊断名称：　　　　　　　　确诊日期：
消毒地点：

消毒处理对象：

消毒日期	对象	消毒因子	作用浓度或强度	作用时间 min	消毒方式

消毒剂名称：　　　　　　　　有效成分含量：　　　　　　　　失效期限：
应用浓度的配制：
执行消毒单位：
执行消毒人员：　　　　　　　　填表日期：

ICS 11.080.30
C 47

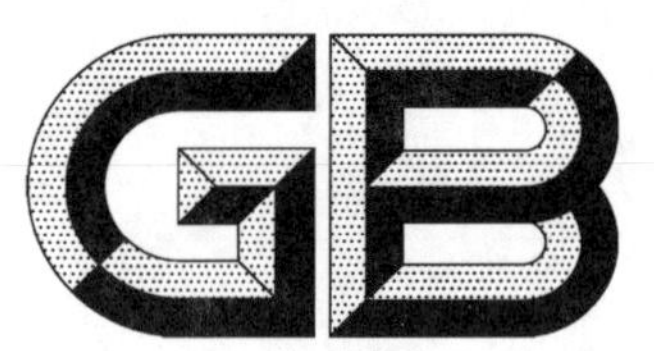

中华人民共和国国家标准

GB/T 19633.1—2015/ISO 11607-1:2006
部分代替 GB/T 19633—2005

最终灭菌医疗器械包装 第1部分:材料、无菌屏障系统和包装系统的要求

Packaging for terminally sterilized medical devices—Part 1:Requirements for materials, sterile barrier systems and packaging systems

(ISO 11607-1:2006,IDT)

2015-12-10 发布　　　　2016-09-01 实施

中华人民共和国国家质量监督检验检疫总局
中国国家标准化管理委员会　发布

前　言

GB/T 19633《最终灭菌医疗器械包装》分为两个部分：

——第1部分：材料、无菌屏障系统和包装系统的要求；

——第2部分：成形、密封和装配过程的确认的要求。

本部分为GB/T 19633的第1部分。

本部分按照GB/T 1.1—2009给出的规则起草。

本部分部分代替了GB/T 19663—2005《最终灭菌医疗器械的包装》，与GB/T 19663—2005相比主要技术内容变化如下：

——细化了包装系统的设计和开发的考虑因素；

——增加了包装系统性能试验；

——增加了稳定性试验；

——增加了需提供的信息；

——增加了附录A、附录B。

本部分使用翻译法等同采用国际标准ISO 11607-1:2006《最终灭菌医疗器械包装　第1部分：材料、无菌屏障系统和包装系统的要求》。

请注意本文件的某些内容可能涉及专利。本文件的发布机构不承担识别这些专利的责任。

本部分由国家食品药品监督管理总局提出。

本部分由全国消毒技术与设备标准化技术委员会(SAC/TC 210)归口。

本部分起草单位：国家食品药品监督管理局济南医疗器械质量监督检验中心。

本部分主要起草人：吴平、张丽梅、刘成虎。

本部分所代替标准的历次版本发布情况为：

——GB/T 19633—2005。

引　言

设计和开发最终灭菌医疗器械包装的过程是一项复杂而重要的工作。器械组件和包装系统共同构建了产品的有效性和安全性,使其在使用者手中能得到有效使用。

GB/T 19633 的本部分为考虑材料范围、医疗器械、包装系统设计和灭菌方法方面规定了预期用于最终灭菌医疗器械包装系统的材料、预成形系统的基本要求。GB/T 19633.2 描述了成形、密封和装配过程的确认要求。本部分规定了所有包装材料的通用要求,而 YY/T 0698.1～YY/T 0698.10 则规定了常用材料的专用要求。GB/T 19633 的两个部分还设计成满足《欧洲医疗器械指令的基本要求》。

为具体材料和预成形无菌屏障系统提供要求的标准见 YY/T 0698 系列标准。符合 YY/T 0698.1～YY/T 0698.10 可用以证实符合本部分的一项或多项要求。

最终灭菌医疗器械包装系统的目标是能进行灭菌、提供物理保护、保持使用前的无菌状态,并能无菌取用。医疗器械的具体特性、预期的灭菌方法、预期使用、有效期限、运输和贮存都对包装系统的设计和材料的选择带来影响。

在 ISO 11607-1 的制定过程中,遇到的主要障碍之一是术语的协调。术语“包装”“最终包装”“初包装”在全球范围内有不同的含义。因此,选用这些术语中的哪一个被认为是完成 ISO 11607-1 的一个障碍。协调的结果是,引入了“无菌屏障系统”这样一个术语,用来描述执行医疗器械包装所需的特有功能的最小包装。其特有功能有:可对其进行灭菌,提供可接受的微生物屏障,可无菌取用。“保护性包装”则用以保护无菌屏障系统,无菌屏障系统和保护性包装组成了包装系统。“预成形无菌屏障系统”可包括任何已完成部分装配的无菌屏障系统,如组合袋、顶头袋、医院用的包装卷材等。附录 A 给出了无菌屏障系统的概述。

无菌屏障系统是最终灭菌医疗器械安全性的基本保证。管理机构之所以将无菌屏障系统视为是医疗器械的一个附件或一个组件,正是认识到了无菌屏障系统的重要特性所在。世界上许多地方把销往医疗机构用于机构内灭菌的预成形无菌屏障系统视为医疗器械。

最终灭菌医疗器械包装 第1部分:材料、无菌屏障系统和包装系统的要求

1 范围

GB/T 19633 的本部分规定了材料、预成形无菌屏障系统、无菌屏障系统和预期在使用前保持最终灭菌医疗器械无菌的包装系统的要求和试验方法。

本部分适用于工业、医疗机构以及任何将医疗器械装入无菌屏障系统后灭菌的情况。

本部分未包括无菌制造医疗器械的无菌屏障系统和包装系统的全部要求。对药物与器械组合的情况,还可能需要有其他要求。

本部分未描述所有制造阶段控制的质量保证体系。

2 规范性引用文件

下列文件对于本文件的应用是必不可少的。凡是注日期的引用文件,仅注日期的版本适用于本文件。凡是不注日期的引用文件,其最新版本(包括所有的修改单)适用于本文件。

ISO 5636-5:2003 纸和纸板 透气度的测定(中等范围) 第5部分:葛尔莱法(Paper and board—Determination of air permeance and air resistance(medium range)—Part 5:Gurley method)

3 术语和定义

下列术语和定义适用于本文件。

3.1

无菌取用 aseptic presentation

采用不受微生物污染的条件和程序取出和传递一个无菌产品。

3.2

生物负载 bioburden

产品或无菌屏障系统上,或产品或无菌屏障系统中存活微生物的数量。

[ISO/T 11139:2006]

3.3

闭合 closure

用不形成密封的方法关闭无菌屏障系统。

注:例如,用一个重复使用的容器密封垫片,或反复折叠,以形成一弯曲路径,都可使一个无菌屏障系统形成闭合。

3.4

闭合完整性 closure integrity

确保能在规定条件下防止微生物进入的闭合特性。

注:另见3.8。

3.5

有效期限 expiry date

至少用年和月表示的一个日期,此日期前产品可以使用。

3.6

标签 labeling

以书写、印刷、电子或图形符号等方式固定在医疗器械或其包装系统上,或医疗器械随附文件上。

注:标签是与医疗器械的识别、技术说明和使用有关的文件,但不包括运输文件。

3.7

医疗器械 medical device

制造商的预期用途是为下列一个或多个特定目的应用于人类的,不论是单独使用还是组合使用的仪器、设备、器具、机器、用具、植入物、体外试剂或校准物、软件、材料或其他相关物品。这些目的是:

——疾病的诊断、预防、监护、治疗或缓解;

——损伤的诊断、监护、治疗、缓解或补偿;

——解剖或生理过程的研究、替代、调节或支持;

——支持或维持生命;

——妊娠的控制;

——医疗器械的消毒;

——通过对取自人体的样本进行体外检查的方式提供医疗信息。

其作用于人体表或体内的主要预期作用不是用药理学、免疫学或代谢的手段获得,但可能有这些手段参与并起一定辅助作用。

注:这一定义出自 YY/T 0287—2003/ISO 13485:2003,是由全球协调特别工作组给出的(GHTF 2002)。

3.8

微生物屏障 microbial barrier

无菌屏障系统在规定条件下防止微生物进入的能力。

3.9

包装材料 packaging material

任何用于制造或密封包装系统的材料。

3.10

包装系统 packaging system

无菌屏障系统和保护性包装的组合。

3.11

预成形无菌屏障系统 preformed sterile barrier system

已完成部分装配供装入和最终闭合或密封的无菌屏障系统(3.22)。

示例:纸袋、组合袋和敞开着的可重复使用的容器。

3.12

产品 product

过程的结果。

[GB/T 19000—2008]

注:在灭菌标准中,产品是有形实体,可以是原材料、中间体、组件和医疗产品。

[ISO/TS 11139:2006]

3.13

保护性包装 protective packaging

为防止无菌屏障系统和其内装物从其装配直到最终使用的时间段内受到损坏的材料结构。

[ISO/TS 11139:2006]

3.14

回收材料　recycled material

通过对废料进行再加工的生产过程，使其可用于原用途或其他用途的材料。

3.15

重复性　repeatability

在相同的测量条件下进行测量时，同一特定被测量的连续测量结果之间的一致性的程度。

注1：这些条件称之为重复性条件。

注2：重复性条件可以包括：

——同一测量程序；

——同一观察者；

——同一条件下使用同一测量仪器；

——同一地点；

——短期内的重复。

注3：重复性可以用结果的离散特性来定量表征。

注4：出自《计量学中的国际间基本词汇和通用术语》，1993，定义3.6。

3.16

再现性　reproducibility

在改变了测量条件下进行测量(计量)时，同一特定被测量的测量结果之间的一致性的程度。

注1：要能有效地表述再现性，需要对改变的条件加以规范。

注2：改变的条件可以包括：

——测量原理；

——测量方法；

——观察者；

——测量仪器；

——基准；

——地点；

——使用条件；

——时间。

注3：再现性可以用结果的离散特性来定量表征。

注4：出自《计量学中的国际间基本词汇和通用术语》，1993，定义3.7。

3.17

重复性使用容器　reusable container

设计成可反复使用的刚性无菌屏障系统。

3.18

密封　seal

表面接合到一起的结果。

注：例如，用粘合剂或热熔法将表面连接在一起。

3.19

密封完整性　seal integrity

在规定条件下密封确保防止微生物进入的特性。

注：另见3.8。

3.20

密封强度　seal strength

密封的机械强度。

3.21

无菌　sterile

无存活微生物。

[ISO/TS 11139:2006]

3.22

无菌屏障系统　sterile barrier system

防止微生物进入并能使产品在使用地点无菌取用的最小包装。

3.23

无菌液路包装　sterile fluid-path packaging

设计成确保医疗器械预期与液体接触部分无菌的端口保护套和/或包装系统。

注：静脉内输液的管路内部是无菌液路包装的示例。

3.24

灭菌适应性　sterilization compatibility

包装材料和/或系统能经受灭菌过程并使包装系统内达到灭菌所需条件的特性。

3.25

灭菌介质　sterilizing agent

在规定条件下具有足够灭活特性使成为无菌的物理实体、化学实体或组合实体。

[ISO/TS 11139:2006]

3.26

最终灭菌　terminal sterilized

产品在其无菌屏障系统内被灭菌的过程。

3.27

使用寿命　useful life

满足所有性能要求的时间。

3.28

确认　validation

（通用）通过检验和提供客观证据确定某一具体的预期使用的特殊要求能得到持续满足。

注：该定义适用于试验方法和设计的确认。

3.29

确认　validation

（过程）通过获取、记录和解释所需的结果，来证明某个过程能持续生产出符合预定规范的产品的形成文件的程序。

注：出自 ISO/TS 11139:2006。

4　通用要求

4.1　总则

可使用 YY/T 0698.1～YY/T 0698.10 中的一个或多个部分证实符合本部分的一个或多个要求。

4.2　质量体系

4.2.1　本部分所描述的活动应在正式的质量体系下运行。

注：GB/T 19001 和 YY/T 0287 给出了适用的质量体系的要求。国家或地区可以规定其他要求。

4.2.2　不一定要取得第三方质量体系认证来满足本部分要求。

4.2.3 医疗机构可以采用所在国家或地区所要求的质量体系。

4.3 抽样

用于选择和测试包装系统的抽样方案应适合于被评价的包装系统。抽样方案应建立在统计学原理之上。

注：GB/T 2828.1 或 GB/T 450 给出了适宜的抽样方案。有些国家或地区可能还规定了其他抽样方案。

4.4 试验方法

4.4.1 所有用于表明符合本部分的试验方法应得到确认，并形成文件。

注：附录 B 包含了适宜的试验方法一览表。

4.4.2 试验方法确认应证实所用方法的适宜性。应包括下列要素：

——确定包装系统相应试验的选择原则；

——确定可接受准则；

注：合格/不合格是可接受准则的一种形式。

——确定试验方法的重复性；

——确定试验方法的再现性；

——确定完整性试验方法的灵敏度。

4.4.3 除非在试验方法中另有规定，试验样品应在(23±1)℃和(50±2)%的相对湿度条件下进行状态调节至少 24 h。

4.5 形成文件

4.5.1 证实符合本部分要求应形成文件。

4.5.2 所有文件应保存一个规定的期限。保存期限应考虑的因素有法规要求、医疗器械或灭菌屏障系统的有效期限和可追溯性。

4.5.3 符合要求的文件可包括(但不限于)性能数据、技术规范和出自确认过的试验方法的试验结果。

4.5.4 用于确认、过程控制或其他质量决策过程的电子记录、电子签名和手签署电子记录应真实可靠。

5 材料和预成形无菌屏障系统

5.1 通用要求

5.1.1 对所涉及材料的要求应适用于预成形无菌屏障系统和无菌屏障系统。

5.1.2 本条(5.1)中所列要求并非是所有要求。对于本条中未列的有些材料的特性可能需要用第 6 章给出的性能准则进行评价。

5.1.3 应确立、控制和记录(如适用)材料和/或预成形无菌屏障系统生产和搬运条件，以确保：

a) 这些条件与材料和/或无菌屏障系统的使用相适应；

b) 材料和/或无菌屏障系统的特性得到保持。

5.1.4 至少应考虑下列方面：

a) 温度范围；

b) 压力范围；

c) 湿度范围；

d) 上述三项的最大变化速率(必要时)；

e) 暴露于阳光或紫外光；

f) 洁净度；

g) 生物负载；

h) 静电传导性。

5.1.5 应了解所有材料特别是回收材料的来源、历史和可追溯性，并加以控制，以确保最终产品持续符合本部分的要求。

注：使用当今的工业生产技术，除生产回料以外的回收材料，不可能很好地控制使其安全地用于医疗器械包装。

5.1.6 应评价下列特性：

a) 微生物屏障；

b) 生物相容性和毒理学特性；

注：这一般适用于与器械接触的材料。GB/T 16886.1 给出了生物相容性指南。宜评价灭菌对生物相容性的影响。

c) 物理和化学特性；

d) 与成形和密封过程的适应性；

e) 与预期灭菌过程的适应性(见 5.3)；

f) 灭菌前和灭菌后的贮存寿命。

5.1.7 材料，如包裹材料，例如纸、塑料薄膜或非织造布或可重复使用的织物应符合下列通用性能要求：

a) 材料在规定条件下应无可溶出物并无味，不对与之接触的医疗器械的性能和安全性产生不良影响；

注：由于异味可以得到共识，因此无需用标准化的试验方法测定气味。

b) 材料上不应有穿孔、破损、撕裂、皱褶或局部厚薄不均等影响材料功能的缺陷；

c) 材料的基本重量(每单位面积质量)应与规定值一致；

d) 材料应具有可接受的清洁度、微粒污染和落絮水平；

e) 材料应满足规定的或最低物理性能要求，如抗张强度、厚度差异、抗撕裂性、透气性和耐破度；

f) 材料应满足已确立的最低化学性能，如 pH 值、氯化物和硫酸盐含量，以满足医疗器械、包装系统或灭菌过程的要求；

g) 在使用条件下，材料不论是在灭菌前、灭菌中或灭菌后，应不含有或释放出足以引起健康危害的毒性物质。

5.1.8 除了 5.1.1～5.1.7 给出的要求外，涂胶层的材料还应满足下列要求：

a) 涂层应是连续的，不应出现空白或间断以免导致在密封处形成间断；

b) 涂层质量应与标称值一致；

c) 当材料在规定条件下与另一个特定材料形成密封时，应证实具有所规定的最小密封强度。

5.1.9 无菌屏障系统和预成形无菌屏障系统除符合 5.1.1～5.1.7 和 5.1.8(如适用)以外，还应符合下列要求：

a) 在规定的灭菌过程前、灭菌中和灭菌后，材料及其组成，如涂层、印墨或化学指示物等，不应与医疗器械发生反应、对其污染和/或向其迁移，从而不对医疗器械产生副作用；

b) 如果是密封成形，密封宽度和强度(抗张强度和/或耐破度)应满足规定的要求；

c) 剥离结构应具有连续、均匀的剥离特性，不影响无菌打开和取用的材料分层或撕破；

注 1：纸袋和热封组合袋和卷材有结构和设计要求，也有性能要求。

注 2：如果密封预期打开后无菌取用，可能需要规定最大密封强度。

d) 密封和/或闭合应形成微生物屏障。

5.1.10 对可重复使用的容器，除了满足5.1.1～5.1.7的要求外，还应满足下列要求：

a) 每一容器应有“打开迹象”系统，当闭合完整性被破坏时，能提供清晰的指示；

b) 在从灭菌器内取出、运输和贮存过程中，灭菌介质出入口应提供微生物屏障（见5.2）；

c) 微生物屏障系统形成后，其闭合应对微生物提供屏障；

d) 容器的结构应便于对所有基本部件进行检验；

e) 应建立每次重复性使用前检验的可接受准则；

注1：最常见的检验程序是目力检验，还可能有其他可接受的方法。

f) 相同模数的容器的各部件应可以完全互换，不同模数的容器的各部件不能互换；

注2：可用适宜的代码和/或标签来满足这一设计要求。

g) 服务、清洗程序和部件的检验、维护和更换方法等应得到规定。

注3：重复性使用容器的其他指南见YY/T 0698.8。

5.1.11 对可重复使用的织物，除了满足5.1.1～5.1.7和5.1.8（如适用）的要求外，还应满足下列要求：

a) 对材料进行修补和每次灭菌后应满足性能要求；

b) 应建立洗涤和整理的处理程序，并形成文件；

注：这可包括目力检验、其他试验方法和再次使用的可接受准则。

c) 处理程序应在产品标签上给出。

5.1.12 对于重复性使用的无菌屏障系统，包括容器和织物，应确定按提供的说明处理时是否会导致降解，从而影响使用寿命。预计会发生降解时，应在产品标签中给出最大允许处理次数，或使用寿命终点应是可测定的。

5.2 微生物屏障特性

5.2.1 应按附录C测定材料的不透过性。

注：无菌屏障系统中所用材料的微生物屏障特性对保障包装完整性和产品的安全十分重要。评价微生物屏障特性的方法分两类：适用于不透性材料的方法和适用于透气性材料的方法。

5.2.2 证实了材料是不透性材料后，就意味着满足微生物屏障要求。

5.2.3 透气性材料应能提供适宜的微生物屏障，以提供无菌屏障系统的完整性和产品的安全性。

注：尚无通用的证实微生物屏障特性的方法。透气性材料的微生物屏障特性评价，通常是在规定的试验条件（透过材料的流量、挑战菌种和试验时间）下使携有细菌芽孢的气溶胶或微粒流经样品材料，从而对样品进行挑战试验。在此规定的试验条件下，用通过材料后的细菌或微粒的数量与其初始数量进行比较，来确定该材料的微生物屏障特性。经确认的物理试验方法，只要与经确认过的微生物挑战法有对应关系，其所得的数据也可用于确定微生物屏障特性。将来当有了确认过的材料和微生物屏障系统的微生物挑战方法时，将考虑列入本部分中。（详情见Sinclair and Tallentire 2002[41]、Tallentire and Sinclair 1996[40]、Scholla *et al*. 1995[39]和Scholla *et al*. 2000[38]。）

5.3 与灭菌过程的适应性

5.3.1 应证实材料和预成形无菌屏障系统适合于其预期使用的灭菌过程和周期参数。

5.3.2 灭菌适应性的确定应使用按有关国际标准或欧洲标准设计、生产和运行的灭菌器。

注：例如，见ISO 17665-1、ISO 11135、ISO 11137（所有部分）、ISO 14937、EN 285、EN 550、EN 552、EN 554、EN 1422或EN 14180。在制定ISO 11607:2006时，这些国际标准和欧洲标准之间正处于协调中。

5.3.3 应评价材料的性能，以确保在经受规定的灭菌过程后材料的性能仍在规定的限度范围之内。

5.3.4 规定的灭菌过程可包括多次经受相同或不同的灭菌过程。

5.3.5 对预期用途的适应性的确定应考虑材料在常规供应中将会发生的变化。

5.3.6 当产品用多层包裹或多层包装时，可以对内外层材料的性能有不同的限定。

5.3.7 适应性的确定可与所要采用的灭菌过程的确认同步进行。

5.4 与标签系统的适应性

标签系统应：

a) 在使用前保持完整和清晰；

b) 在规定的灭菌过程和周期参数的过程中和过程后，与材料、无菌屏障系统和医疗器械相适应，应不对灭菌过程造成不良影响；

c) 印墨不应向器械上迁移或与包装材料和/或系统起反应，从而影响包装材料和/或系统的有效性，也不应使其变色致使标签难以识别。

注：标签系统可有多种形式。包括直接在材料和/或无菌屏障系统上印刷或书写，或通过粘贴、热合或其他方式将标签上另外一层材料结合到材料和/或系统表面上。

5.5 贮存和运输

5.5.1 材料和预成形无菌屏障系统在运输和贮存过程中应有包装，为保持其性能提供必要的保护。

5.5.2 材料和预成形无菌屏障系统应在确保其性能可以保持在规定限度内的条件下运输和贮存(见5.1)。

这可通过以下来实现：

a) 证实这些特性在规定的贮存条件下的保持性；

b) 确保贮存条件保持在规定的限度内。

6 包装系统的设计和开发要求

6.1 总则

6.1.1 包装系统的设计，应使在特定使用条件下对使用者或患者所造成的安全危害降至最低。

6.1.2 包装系统应提供物理保护并保持无菌屏障系统的完整性。

6.1.3 无菌屏障系统应能对其灭菌并与所选择的灭菌过程相适应。

6.1.4 无菌屏障系统应在使用前或有效期限内保持其无菌状态。

注：另见6.4.1。

6.1.5 保持无菌屏障的完整性可用来证实无菌状态的保持性。

注：见ANSI/AAMI ST 65:2000和Hansen *et al*.[36]。无菌状态的丧失与事件相关，而不与时间相关。

6.1.6 当相似的医疗器械使用相同的包装系统时，应对其结构相似性和最坏情况的识别加以说明并形成文件。至少应使用最坏情况的条件来确定是否符合本部分。

注：例如，不同规格的同一产品之间可以建立相似性。

6.2 设计

6.2.1 应有形成文件的包装系统的设计与开发程序。

6.2.2 无菌屏障系统应使产品能以无菌方式使用。

6.2.3 包装系统的设计和开发应考虑许多因素，包括但不仅限于：

a) 顾客要求；

b) 产品的质量和结构；

c) 锐边和凸出物的存在；

d) 物理和其他保护的需要；

e) 产品对特定风险的敏感性，如辐射、湿度、机构振动、静电等；

f) 每包装系统中产品的数量；

g) 包装标签要求；

h) 环境限制；

i) 产品有效期限的限制；

j) 流通、处理和贮存环境；

k) 灭菌适应性和残留物。

6.2.4 产品上为无菌液路提供闭合的组件和结构应得到识别和规定，这些宜包括但不限于：

——材料；

——光洁度；

——组件的尺寸；

——安装尺寸(如影响装配的公差)。

6.2.5 设计和开发过程(6.2.1、6.2.3 和 6.2.4)的结果应有记录、验证并在产品放行前得到批准。

6.3 包装系统性能试验

6.3.1 无菌屏障系统的完整性应在灭菌后进行性能试验加以证实。

6.3.2 可用物理试验、透气性包装材料的微生物屏障试验来确定无菌屏障系统保持无菌状态的能力。这方面的内容参见 ANSI/AAMI ST65:2000 和 Hansen et al. 1995[36]。

6.3.3 优先采用标准化的评价无菌屏障系统完整性的试验方法。但在没有适用的评价无菌屏障系统完整性的试验方法时，可通过材料的微生物屏障特性及密封和闭合的完整性来确定系统的微生物屏障特性。

6.3.4 性能试验应是在规定的成形和密封过程临界参数下，经过所有规定的灭菌过程后处于最坏状况下的无菌屏障系统上进行。

注：规定的灭菌过程可包括多次经受相同或不同的灭菌过程。

6.3.5 包装系统应在运输、流通和贮存过程中对产品提供适宜的保护。

6.4 稳定性试验

6.4.1 稳定性试验应证实无菌屏障系统始终保持其完整性。

6.4.2 稳定性试验应采用实际时间老化方案来进行。

6.4.3 采用加速老化方案的稳定性试验，在实际老化研究的数据出具之前，应被视为是标称有效期限的充分证据。

6.4.4 实际时间的老化试验和加速老化试验宜同时开始。

注：稳定性试验和性能试验是两个不同的试验。性能试验是评价在经受生产、灭菌过程、搬运、贮存和运输环境后包装系统和产品之间的相互作用。

6.4.5 当依据产品的性能确定有效期限时，有效期限内的产品稳定性试验宜与包装稳定性试验一起进行。

6.4.6 如果进行加速老化试验，对选择的加速老化条件和试验期的说明应形成文件。

6.4.7 当证实了产品始终不与特定的无菌屏障系统相互作用时，以前形成文件的稳定性试验数据应是符合 6.4.1 的充分依据。

7 需提供的信息

7.1 材料、预成形无菌屏障系统或无菌屏障系统应随附下列信息：

——类型、规格和等级；

——批号或其他追溯生产史的方式；

——预期的灭菌过程；

——有效期限，如适用；

——任何规定的贮存条件，如适用；

——任何对处置或使用的限定(如环境条件)，如适用；

——重复性使用的材料和/或预成形屏障系统保养的频次和方式。

7.2　当国家或地区法规对预成形无菌屏障系统进入市场要求有其他信息时，应提供相应的信息。

附 录 A
（资料性附录）
医用包装指南

A.1 影响材料选择和包装设计的因素

医疗器械的特殊性质、预期的灭菌方法、预期使用、有效期限、运输和贮存，都会影响包装系统的设计和材料的选择。为最终灭菌医疗器械包装系统选择适宜的材料受图A.1所示相互关系的影响。

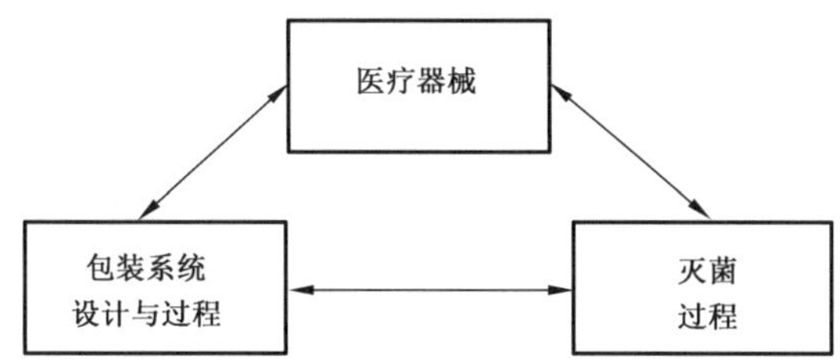

图 A.1 影响最终灭菌医疗器械包装系统选择合适材料的相互关系

A.2 灭菌过程和考虑因素

A.2.1 灭菌过程的选择包括（但不限于）环氧乙烷（EO）、伽马辐射（γ）、电子束（e-beam）、蒸汽和低温氧化灭菌过程。如果器械预期用EO、蒸汽、氧化过程灭菌，为使灭菌介质进入以杀灭微生物，并排放灭菌气体，降低残留浓度，无菌屏障系统应有透气组件。

A.2.2 如果器械用辐射灭菌（γ或电子束），可以不需有透气组件，器械的屏障系统可以完全由不透气材料组成。医疗器械制造商为各种器械选择适宜的灭菌过程时，它们的选择受很多因素制约。如果器械组成材料不具辐射稳定性，则通常使用EO、蒸汽、氧化剂灭菌。如果器械预期吸附高的EO残留浓度，器械制造商可能选择辐射灭菌。

A.3 无菌屏障系统

A.3.1 医疗器械无菌屏障系统有很多通用特性。主要有顶部、底部和两部分的连接方式组成。要求密封有可剥离特性的情况下，可施加一层密封剂，以能使两层热封到一起。该密封剂层通常称之为涂胶层，传统的方式是将涂胶层施加在透气面上，现在，许多膜材在其膜结构中含有密封剂层。当采用熔封时，两个包装面都需要与热合或其他方法（如超声熔合）相适应。

A.3.2 有许多类型的无菌屏障系统用于无菌医疗器械的包装。第一种型式是预成形的硬质托盘和盖材。硬质托盘通常用热压成形工艺使其预成形。盖材可以是透气的或是不透气的，一般涂有密封层，将盖热封于托盘上。这种带盖的托盘一般用于外形较大和较重的器械，如骨科植入物、起搏器和手术套装盒。

A.3.3 第二种型式是易剥离的组合袋。组合袋的典形结构是一面是膜，另一面是膜、纸或非织造布。组合袋常以预成形无菌屏障系统的形式供应，除留有一个开口（一般是底部）外，其他所有的密封都已形成。保留的开口便于装入器械后在灭菌前进行最终封口。由于可以加工成各种不同的规格，多种体积小、重量轻的器械都采用组合袋作为其无菌屏障系统。袋子可以有不同的设计特征（如，可以是折边袋，以便装入较高的器械)。

A.3.4 第三种类型是灭菌纸袋,一个灭菌纸袋只有一种医用级透气纸组成,折成一个长的无折边或有折边的管袋状(平面的或立体的)。管袋沿其长度方向上用双线涂胶密封,然后切成所需规格,一端用一层或多层粘合剂密封,多次折叠也可用于提高闭合强度。开口端通常有一个错边或一个拇指切,以便于打开。纸袋的最终闭合是在灭菌前形成。

A.3.5 第四种类型是顶头袋,顶头袋主要由两个不透气但相容的膜面溶封组成。一个膜面通常比另一面少几英寸并用有涂胶层的透气材料热封。透气材料可以在最后使用时剥离以便打开袋子。顶头袋主要用来装大体积器械,如器械包。

A.3.6 第五种类型是被称之为成形/装入/密封(FFS)的包装过程。这种FFS过程中生产出来的无菌屏障系统,可见到的形式有组合袋式、有带盖硬质托盘式,或有一个已吸塑成形的软底膜。在FFS过程中,上、下包装部分分别放入FFS机器中,机器对下包装材料进行成形,装入器械后,盖上上包装材料后密封该无菌屏障系统。

A.3.7 第六种类型是四边密封(4SS)过程包装。4SS是像流水包装一样的不间断的包装过程。最为常见的是它使用一种旋转密封设备来形成密封。在4SS过程中,下包装部分和上包装部分分别放在4SS机器上,产品放在下包装部分上,再将上包装面放在产品上,最后对四边一起密封。手套和创面敷料的包装便是采用4SS的实例。

A.3.8 以上列出的无菌屏障系统未能包含全部的包装形式。其他结构也可以作为无菌屏障系统。

A.3.9 无菌液路医疗器械可直接在器械的液路端口处采用无菌液路包装系统。可能包括保护套、塞子、盖子或其他器械专用闭合设计。在这些情况下,产品的初包装可以是以上讨论的四种类型之一,但可不需要为器械提供微生物屏障。

A.3.10 医疗机构中使用的无菌屏障系统典型的有组合袋、卷材、纸袋、灭菌包裹材料或重复性使用容器。

A.3.11 灭菌包裹用来为医疗机构中灭菌的器械提供无菌屏障系统。包裹的过程不是采用热封和胶封,而是采用折叠的过程提供了保持无菌的折转路径。器械在包裹前和在随后的灭菌过程中一般是装在器械分类托盘中。

A.3.12 重复性使用的容器由能反复承受医院灭菌循环的金属或合成的聚合材料制造。这些容器通常有相匹配的顶盖和底箱,并有密封垫圈,以使两部分之间形成密封。容器上的通气系统可使灭菌介质气体进出容器。通风的设计的型式和提供微生物过滤的材料的种类有很多。在容器内灭菌的器械可能需要进行专门的预处理或较长的暴露时间,以确保完成灭菌过程。

A.3.13 基于对病人安全的考虑,无论是何机构实施器械的包装或最终灭菌,最终灭菌并保持无菌状态是最基本的。本部分为提供相应无菌屏障系统的包装系统的使用给出了最低要求。

附 录 B
（资料性附录）
可用于证实符合 GB/T 19633 的本部分要求的标准试验方法和程序

B.1 总则

下列文件包含了可用于证实符合本部分的条款。对于注明日期的文件，宜考虑这些文件以后的修改单或修订版。选用试验方法的具体要求见 4.4。

列入本附录中的方法和程序的准则是，由一个标准技术组织、贸易组织或国家标准化机构推荐并可以向其购买。而参考文献中包含了其他文献出版的试验方法。本附录并未包括所有的方法和程序。

B.2 包装材料和预成形无菌屏障系统

加速老化

YY/T 0681.1—2009	无菌医疗器械包装试验方法　第 1 部分：加速老化试验指南
YY/T 0698.8—2009	最终灭菌医疗器械包装材料　第 8 部分：蒸汽灭菌器用重复性使用灭菌容器　要求和试验方法

空气透过性

GB/T 458—2008	纸和纸板透气度的测定
YY/T 0698.2—2009	最终灭菌医疗器械包装材料　第 2 部分：灭菌包裹材料　要求和试验方法(附录 B：孔径测定方法)
GB/T 5453—1997	纺织品　织物透气性的测定

基本重量

GB/T 451.2—2002	纸和纸板定量的测定
GB/T 4669—2008	纺织品　机织物　单位长度质量和单位面积质量的测定
GB/T 20220—2006	塑料薄膜和薄片　样品平均厚度、卷平均厚度及单位质量面积的测定　称量法(称量厚度)

生物相容性

GB/T 16886.1	医疗器械生物学评价　第 1 部分：风险管理过程中的评价与试验

耐破度

GB/T 454—2002	纸耐破度的测定

洁净度

TAPPI T 437-OM-96	纸和纸板尘埃度的测定(Dirt in paper and paperboard)

氯化物

ISO 9197:1998	纸、纸板和纸浆　水溶性氯化物的测定

涂层重量

YY/T 0681.8	无菌医疗器械包装试验方法　第 8 部分：涂胶层重量的测定

状态调节

GB/T 10739—2002	纸、纸板和纸浆试样处理和试验的标准大气条件
GB/T 4857.2—2005	包装　运输包装件基本试验　第2部分:温湿度调节处理
ASTM D 4332:2001	试验用容器、包装或包装组件状态调节规程

尺寸

GB/T 6673—2001	塑料薄膜和薄片长度和宽度的测定
ASTM F 2203-02	用精密钢尺进行线测量的试验方法

悬垂性

GB/T 23329—2009	纺织品　织物悬垂性的测定
ISO 2493:1992	纸和纸板　挺度的测定(Paper and board—Determination of resistance to bending)
YY/T 0698.2—2009	最终灭菌医疗器械包装材料　第2部分:灭菌包裹材料要求和试验方法(附录C:测定悬垂性的试验方法)

抗揉搓

YY/T 0681.12	无菌医疗器械包装试验方法　第12部分:软性屏障膜抗揉搓性

气体感应

ASTM F 2228—2002	用 CO_2 示踪气体法非破坏性测定透气屏障材料的试验方法

完整性

YY/T 0681.4	无菌医疗器械包装试验方法　第4部分:染色液穿透法测定透气包装的密封泄漏
ASTM F 2227:2002	用 CO_2 示踪气体法非破坏性测定未密封的空医用包装底盘的试验方法

内部压力

YY/T 0681.5	无菌医疗器械包装试验方法　第5部分:内压法检测粗大泄漏(气泡法)

低表面张力液体抗性

IST 80.8	非织造布抗酒精性[1)]

微生物屏障

YY/T 0681.10	无菌医疗器械包装试验方法　第10部分:透气包装材料微生物屏障分等试验
YY/T 0506.5—2009	病人、医护人员和器械用手术单、手术衣和洁净服　第5部分:阻干态微生物穿透试验方法

剥离特性

YY/T 0681.2	无菌医疗器械包装试验方法　第2部分:软性屏障材料的密封强度
YY/T 0698.5—2009	最终灭菌医疗器械包装材料　第5部分:透气材料与塑料膜组成的可密封组合袋和卷材　要求和试验方法(附录C:组合袋和卷材密封连接处强度测定方法)

---

1)　我国国家标准《纺织品　非织造布试验方法　抗酒精性》正在制定中(项目编号:20074093-T-608)。

性能试验

GB/T 4857.17—1992	包装　运输包装件　编制性能试验大纲的一般原理
ASTM D 4169:2001	运输容器和系统的性能试验规范
ISTA 1,2 和 3 系列	国际安全运输协会装运前试验程序
YY/T 0698.8—2009	最终灭菌医疗器械包装材料　第 8 部分:蒸汽灭菌器用重复性使用灭菌容器　要求和试验方法

pH

ISO 6588-1:2005	Paper,board and pulps—Determination of pH of aqueous extracts—Part 1:Cold extraction
ISO 6588-2:2005	Paper,board and pulps—Determination of pH of aqueous extracts—Part 2:Hot extraction

压力泄漏

ASTM F 2338:2003	用真空衰减法非破坏性检验包装中泄漏的试验方法

印刷和涂层

YY/T 0681.6	无菌医疗器械包装试验方法　第 6 部分:软包装材料上印墨和涂层抗化学性评价
YY/T 0681.7	无菌医疗器械包装试验方法　第 7 部分:用胶带评价软包装材料上印墨或涂层附着性

穿孔

GB/T 8809—1988	塑料薄膜抗摆锤冲击试验方法
ASTM D 1709:2001	自由降落投掷法测量塑料膜抗冲击性试验方法
YY/T 0681.13	无菌医疗器械包装试验方法　第 13 部分:软性屏障膜和复合膜抗慢速戳穿性

密封强度

YY/T 0681.2	无菌医疗器械包装试验方法　第 2 部分:软性屏障材料的密封强度
YY/T 0681.3	无菌医疗器械包装试验方法　第 3 部分:无约束包装抗内压破坏
YY/T 0681.9	无菌医疗器械包装试验方法　第 9 部分:约束板内部气压法软包装密封胀破

静电

GB/T 22042—2008	服装　防静电性能　表面电阻率试验方法

硫化物

GB/T 2678.6—1996	纸、纸板和纸浆水溶性硫酸盐的测定(电导滴定法)

抗撕裂

GB/T 455—2002	纸和纸板撕裂度的测定
ISO 1974:1990	纸　耐撕裂性试验方法(埃莱门多夫法)[Paper—Determination of tearing resistance(Elmendorf method)]
GB/T 16578.1—2008	塑料薄膜和薄片　耐撕裂性能的测定　第 1 部分:裤形撕裂法

抗张性能

ISO 1924-2:1994	纸和纸板　抗张强度的测定法　第 2 部分:恒速拉伸法(Paper and board—Determination of tensile properties—Part 2:Constant rate of elongation method)

	ASTM D882:2002	塑料薄膜拉伸性能试验方法(Standard test method for tensile properties of thin plastic sheeting)
厚度/密度		
	GB/T 451.3—2002	纸和纸板厚度的测定
	GB/T 6672—2001	塑料薄膜和薄片厚度测定　机械测量法
	ASTM F 2251-03	软包装材料的厚度测量试验方法
真空泄漏		
	GB/T 15171—1994	软包装件密封性能试验方法
	YY/T 0698.8—2009	最终灭菌医疗器械包装材料　第8部分:蒸汽灭菌器用重复性使用灭菌容器　要求和试验方法
目力检验		
	YY/T 0681.11	无菌医疗器械包装试验方法　第11部分:目力检测医用包装密封完整性
	YY/T 0698.8—2009	最终灭菌医疗器械包装材料　第8部分:蒸汽灭菌器用重复性使用灭菌容器　要求和试验方法
阻水性		
	ISO 811:1981	纺织物　抗渗水性测定　静水压试验(Textile fabrics—Determination of resistance to water penetration—Hydrostatic pressure test)
	YY/T 0698.2—2009	最终灭菌医疗器械包装材料　第2部分:灭菌包裹材料　要求和试验方法(附录A:疏水性测定方法;附录D:疏盐水性测定方法)
	GB/T 1540—2002	纸和纸板吸水性的测定　可勃法
湿态耐破度		
	ISO 3689:1983	纸和纸板　按规定时间浸水后耐破度的测定法(Paper and board—Determination of bursting strength after immersion in water)
湿态抗张性能		
	ISO 3781:1983	纸和纸板　按规定时间浸水后抗张强度的测定法(Paper and board—Determination of tensile strength after immersion in water)

附 录 C
(规范性附录)
不透气材料阻气体通过的试验方法

C.1 无菌屏障系统的不透气材料应按 ISO 5636-5:2003 中规定的葛尔莱(Gurley)法进行透气性试验。

试验准则:不少于 1 h 后,内圆筒应无可见移动,允差为±1 mm。

C.2 在常规监测和生产试验中可以使用其他试验方法,但这些试验应以本试验方法(C.1)为准并经过确认。

注:可使用其他测定透气性的方法,如按 GB/T 458—2008 中规定的肖波尔法测定透气性。GB/T 22901 中给出了各种仪器测定透气性的方法间的换算因数。

参 考 文 献

[1] GB/T 450 纸和纸板 试样的采取及试样纵横向、正反面的测定

[2] GB/T 458—2008 纸和纸板 透气度的测定

[3] GB/T 2828.1—2012 计数抽样检验程序 第1部分:按接收质量限(AQL)检索的逐批检验抽样计划

[4] ISO 5636-5:2003 纸和纸板 透气率和空气阻力的测定(中等范围) 第5部分:葛尔莱法(Paper and board—Determination of air permeance and air resistance(medium range)—Part 5:Gurley method)

[5] GB 8599—2008 大型蒸汽灭菌器技术要求 自动控制型

[6] GB/T 16886.1 医疗器械生物学评价 第1部分:风险管理过程中的评价与试验

[7] GB 18279—2000 医疗器械 环氧乙烷灭菌 确认和常规控制

[8] GB/T 19001—2008 质量管理体系 要求

[9] GB/T 19633.2—2015 最终灭菌医疗器械的包装 第2部分:成形、密封和装配过程的确认要求

[10] GB/T 19971—2005 医疗保健产品灭菌 术语

[11] GB/T 19974—2005 医疗保健产品灭菌 灭菌因子的特性及医疗器械灭菌工艺的设定、确认和常规控制的通用要求

[12] GB/T 20367—2006 医疗保健产品灭菌 医疗保健机构湿热灭菌的确认和常规控制要求

[13] GB/T 22901—2008 纸和纸板 透气度的测定(中等范围) 通用方法

[14] YY/T 0287—2003 医疗器械 质量管理体系 用于法规的要求

[15] YY/T 0506.1—2005 病人、医护人员和器械用手术单、手术衣和洁净服 第1部分:制造厂、处理厂和产品的通用要求

[16] YY/T 0698.2—2009 最终灭菌医疗器械包装材料 第2部分:灭菌包裹材料 要求和试验方法

[17] YY/T 0698.3—2009 最终灭菌医疗器械包装材料 第3部分:纸袋(YY/T 0698.4所规定)、组合袋和卷材(YY/T 0698.5所规定)生产用纸 要求和试验方法

[18] YY/T 0698.4—2009 最终灭菌医疗器械包装材料 第4部分:纸袋 要求和试验方法

[19] YY/T 0698.5—2009 最终灭菌医疗器械包装材料 第5部分:透气材料与塑料膜组成的可密封组合袋和卷材 要求和试验方法

[20] YY/T 0698.6—2009 最终灭菌医疗器械包装材料 第6部分:用于低温灭菌过程或辐射灭菌的无菌屏障系统生产用纸 要求和试验方法

[21] YY/T 0698.7—2009 最终灭菌医疗器械包装材料 第7部分:环氧乙烷或辐射灭菌无菌屏障系统生产用可密封涂胶纸 要求和试验方法

[22] YY/T 0698.8—2009 最终灭菌医疗器械包装材料 第8部分:蒸汽灭菌器用重复性使用灭菌容器 要求和试验方法

[23] YY/T 0698.9—2009 最终灭菌医疗器械包装材料 第9部分:可密封组合袋、卷材和盖材生产用无涂胶聚烯烃非织造布材料 要求和试验方法

[24] YY/T 0698.10—2009 最终灭菌医疗器械包装材料 第10部分:可密封组合袋、卷材和盖材生产用涂胶聚烯烃非织造布材料 要求和试验方法

[25] ISO 11137-1:2006 Sterilization of health care products—Radiation—Part 1:Requirements for development,validation and routine control of a sterilization process for medical devices

[26] ISO 11137-2:2006 Sterilization of health care products—Radiation—Part 2:Establishing the sterilization dose

[27] ISO 11137-3:2006 Sterilization of health care products—Radiation—Part 3:Guidance on dosimetric

[28] ISO 17665-1:2006 Sterilization of health care products—Moist heat—Part 1:Requirements for the development,validation and routine control of a sterilization process for medical devices

[29] EN 550:1994 Sterilization of medical devices—Validation and routine control of ethylene oxide sterilization

[30] EN 552:1994 Sterilization of medical devices—Validation and routine control of sterilization by irradiation

[31] EN 554:1994 Sterilization of medical devices—Validation and routine control of sterilization by moist heat

[32] EN 868-1:1997 Packaging materials and systems for medical devices which are to be sterilized—Part 1:General requirements and test methods

[33] EN 1422:1997 Sterilizers for medical purposes—Ethylene oxide sterilizers—Requirements and test methods

[34] EN 14180:2003 Sterilizers for medical purposes—Low temerature steam and formaldehyde sterilizers—Requirements and testing

[35] ANSI/AAMI ST65:2000 Processing of reusable surgical textiles for reprocessing in health care facilities

[36] HANSEN, J., JONES, L., ANDERSON, H., LARSEN, C., SCHOLLA, M., SPITZLEY, J., and BALDWIN, A. 1995. In quest of sterile packaging: Part 1; Approaches to package testing. Med. Dev. & Diag. Ind. 17 (8):pp. 56-61.

[37] JONES, L., HANSEN, J., ANDERSON, H., LARSEN, C., SCHOLLA, M., SPITZLEY, J., and BALDWIN, A. 1995. In quest of sterile packaging: Part 2; Approaches to package testing. Med. Dev. & Diag. Ind. 17 (9):pp. 72-79.

[38] SCHOLLA, M., HACKETT, S., RUDYS, S., MICHELS, C. and BLETSOS, J. 2000. A potential method for the specification of microbial barrier properties. Med. Dev. Technol. 11 (3): pp. 12-16.

[39] SCHOLLA, M., SINCLAIR, C.S., and TALLENTIRE, A. (1995). A European Consortium Effort to Develop a Physical Test for Assessing the Microbial Barrier Properties of Porous Medical Packaging Materials.In: Pharm. Med. Packaging 95, Copenhagen, Denmark.

[40] TALLENTIRE, A. and SINCLAIR, C. S. (1996). A Discriminating Method for Measuring the Microbial Barrier Performance of Medical Packaging Papers. Med. Dev. Diag. Ind., 18 (5), pp. 228-241.

[41] SINCLAIR, C.S. and TALLENTIRE, A. (2002) Definition of a correlation between microbiological and physical articulate barrier performances for porous medical packaging materials.PDA J. Pharm. Sci.Technol. 56 (1): pp. 11-9.

[42] JUNGHANNß, U., WINTERFELD, S., GABELE, L. and KULOW; U. Hygienic-Microbiological and Technical Testing of Sterilizer Container Systems, Zentr. Steril. 1999; 7 (3) pp. 154-162 under Sterile barrier systems, Package Integrity.

[43] GABELE, L. and JUNGHANNß, U. Untersuchung zur Lagerdauer von Sterilgut unter Einbezug des Sterilcontainers; Aseptica 6, 2000, pp. 5-7.

[44] Merkblatt 45, Verpackungs-Rundschau 5/1982; Prüfung von Heißsiegelnähten auf Dichtigkeit, Herausgegeben von den Arbeitsgruppen der Industrievereinigung für Lebensmitteltechnologie und Verpackung e. V. am Fraunhofer-Institut für Lebensmitteltechnologie und Verpackung, Institut an der Technischen Universität München.

[45] DUNKELBERG, H. and WEDEKIND, S. A New Method for Testing the Effectiveness of the Microbial Barrier Properties of Packaging Materials for Sterile Products; Biomed. Technik, 47 (2002), pp. 290-293.

[46] Test method for the microbial barrier properties of wrapping materials, new approach; Report No.319 011.007 RIVM (Rijksinstituut voor volksgezondheid en milieuhygiene), Netherlands.

[47] Test method for the microbial barrier properties of packaging for medical devices; Report No. 31900, RIVM (Rijksinstituut voor volksgezondheid en milieuhygiene), Netherlands.

[48] International Vocabulary of Basic and General Terms in Metrology: 1993, BIPM, IEC, IFCC, ISO, IUPAC, IUPAP, OIML.

[49] AORN Journal 26 (21:334-350) Microbiology of Sterilization. Litsky, Bertha, Y. 1977.

[50] USP 27<1031> The biocompatibility of materials used in drug containers, medical devices and implants.

ICS 11.080.30
C 47

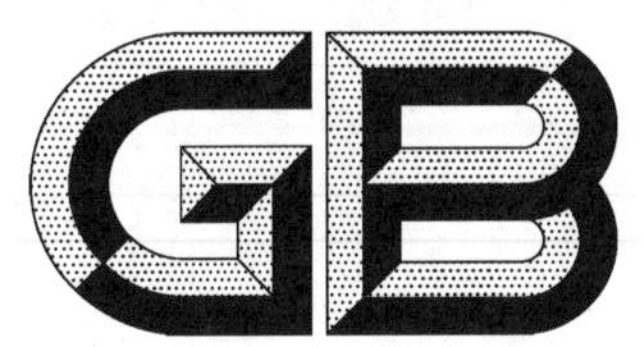

中华人民共和国国家标准

GB/T 19633.2—2015/ISO 11607-2:2006
部分代替 GB/T 19633—2005

最终灭菌医疗器械包装　第2部分：成形、密封和装配过程的确认的要求

Packaging for terminally sterilized medical devices—Part 2: Validation requirements for forming, sealing and assembly processes

(ISO 11607-2:2006,IDT)

2015-12-10 发布　　2016-09-01 实施

中华人民共和国国家质量监督检验检疫总局
中国国家标准化管理委员会　发布

前　言

GB/T 19633《最终灭菌医疗器械包装》分为两个部分：

——第1部分：材料、无菌屏障系统和包装系统的要求；

——第2部分：成形、密封和装配过程的确认的要求。

本部分为GB/T 19633的第2部分。

本部分按照GB/T 1.1—2009给出的规则起草。

本部分部分代替了GB/T 19633—2005《最终灭菌医疗器械的包装》，与GB/T 19633—2005相比主要技术内容变化如下：

——细化了过程鉴定的要求(安装鉴定、运行鉴定和性能鉴定)；

——增加了包装系统装配的要求；

——增加了重复性使用无菌屏障系统的使用要求；

——增加了无菌液路包装的要求。

本部分使用翻译法等同采用国际标准ISO 11607-2:2006《最终灭菌医疗器械包装　第2部分：成形、密封和装配过程确认的要求》。

与本部分中规范性引用的国际文件有一致性对应关系的我国文件如下：

——GB/T 19633.1—2015　最终灭菌医疗器械包装　第1部分：材料、无菌屏障系统和包装系统的要求(ISO 11607-1:2006,IDT)

请注意本文件的某些内容可能涉及专利。本文件的发布机构不承担识别这些专利的责任。

本部分由国家食品药品监督管理总局提出。

本部分由全国消毒技术与设备标准化技术委员会(SAC/TC 210)归口。

本部分起草单位：国家食品药品监督管理局济南医疗器械质量监督检验中心。

本部分主要起草人：吴平、张丽梅、刘成虎。

本部分所代替标准的历次版本发布情况为：

——GB/T 19633—2005。

引　言

以无菌状态供应的医疗器械的设计、制造和包装宜确保该医疗器械在投放市场时无菌,并在无菌屏障系统被损坏或被打开前在形成文件的贮存、运输条件下保持无菌。另外,无菌状态供应的医疗器械宜用相应的并被确认过的方法制造和灭菌。

无菌屏障系统和包装系统的最关键特性之一是确保无菌的保持。包装过程的开发与确认对于达到并保持无菌屏障系统的完整性至关重要,以确认无菌医疗器械的使用者在打开包装前保持其完整性。

宜有形成文件的过程确认程序来证实灭菌和包装过程的效率和再现性。不仅仅是灭菌过程,成形、密封或其他闭合系统、剪切和过程处置也会对无菌屏障系统产生影响。GB/T 19633 的本部分为制造和装配包装系统用的过程进行开发和确认提供了行为和要求框架。GB/T 19633.1 和本部分被设计成满足欧洲医疗器械指令的基本要求。

在 ISO 11607-2 的制定过程中,遇到的主要障碍之一是术语的协调。术语"包装""最终包装""初包装"在全球范围内有不同的含义。因此,选用这些术语中的哪一个被认为是完成 ISO 11607-2 的一个障碍。协调的结果是,引入了"无菌屏障系统"这样一个术语,用来描述执行医疗器械包装所需的特有功能的最小包装。其特有功能有:可对其进行灭菌,提供可接受的微生物屏障,可无菌取用。"保护性包装"则用以保护无菌屏障系统,无菌屏障系统和保护性包装组成了包装系统。"预成形无菌屏障系统"可包括任何已完成部分装配的无菌屏障系统,如组合袋、顶头袋、医院用的包装卷材等。

无菌屏障系统是最终灭菌医疗器械安全性的基本保证。管理机构之所以将无菌屏障系统视为医疗器械的一个附件或一个组件,正是认识到了无菌屏障系统的重要特性所在。世界上许多地方把销往医疗机构用于机构内灭菌的预成形无菌屏障系统视为医疗器械。

最终灭菌医疗器械包装　第2部分：成形、密封和装配过程的确认的要求

1　范围

GB/T 19633的本部分规定了最终灭菌医疗器械的包装过程的开发与确认要求。这些过程包括了预成形无菌屏障系统、无菌屏障系统和包装系统的成形、密封和装配。

本部分适用于工业、医疗机构对医疗器械的包装和灭菌。

本部分不包括无菌制造医疗器械的包装要求。对于药物与器械的组合，还可能有其他要求。

2　规范性引用文件

下列文件对于本文件的应用是必不可少的。凡是注日期的引用文件，仅注日期的版本适用于本文件。凡是不注日期的引用文件，其最新版本（包括所有的修改单）适用于本文件。

ISO 11607-1　最终灭菌医疗器械包装　第1部分：材料、无菌屏障系统和包装系统的要求（Packaging for terminally sterilized medical devices —Part 1:Requirements for materials, sterile barrier systems and packaging systems）

3　术语和定义

下列术语和定义适用于本文件。

3.1

有效期限　expiry date

至少用年和月表示的一个日期，此日期前产品可以使用。

3.2

安装鉴定　installation qualification;IQ

获取设备已按其技术规范提供并安装的证据并形成文件的过程。

[ISO/TS 11139:2006]

3.3

标签　labeling

以书写、印刷、电子或图形符号等方式固定在医疗器械或其包装系统上，或医疗器械随附文件上。

注：标签是与医疗器械的识别、技术说明和使用有关的文件，但不包括运输文件。

3.4

运行鉴定　operational qualification;OQ

获取安装后的设备按运行程序使用时其运行是在预期确定的限度内的证据并形成文件的过程。

[ISO/TS 11139:2006]

3.5

包装系统　packaging system

无菌屏障系统和保护性包装的组合。

[ISO/TS 11139:2006]

3.6

性能鉴定 performance qualification;PQ

获取安装后并按运行程序运行过的设备持续按预先确定的参数运行的证据并形成文件的过程,从而使生产出符合其技术规范的产品。

[ISO/TS 11139:2006]

3.7

预成形无菌屏障系统 preformed sterile barrier system

已完成部分装配供装入和最终闭合或密封的无菌屏障系统。

示例:纸袋、组合袋和敞开着的可重复使用的容器。

[ISO/TS 11139:2006]

3.8

过程开发 process development

建立关键过程参数的公称值和极限。

3.9

产品 product

过程的结果。

[GB/T 19000—2008]

注:在灭菌标准中,产品是有形实体,如可以是原材料、中间体、部件和医疗产品。

[ISO/TS 11139:2006]

3.10

保护性包装 protective packaging

将其设计成最终使用前防止无菌屏障系统和其内装物品受到损坏的材料结构。

[ISO/TS 11139:2006]

3.11

重复性 repeatability

在相同测量条件下对同一特定量(被测变量)进行测量的成功测量结果之间的接近程度。

[ISO/TS 11139:2006]

注1:这些条件被称之为重复性条件。

注2:重复性条件可包括:

——同一测量程序;

——同一观察者;

——使用相同条件的同一台测量仪器;

——同一地点;

——短时间内的重复。

注3:重复性可以用结果的精密度这一术语来定量表述。

注4:出自《计量学中的国际间基本词汇和通用术语》,1993,定义3.6。

3.12

再现性 reproducibility

在改变的测量条件下对同一特定量(被测变量)进行测量的测量结果之间的接近程度。

[ISO/TS 11139:2006]

注1:有效表述再现性需要有改变条件的技术规范。

注2:改变条件可包括:

——测量原理;

——测量方法;

——观察者；

——测量仪器；

——参照标准；

——地点；

——使用条件；

——时间。

注 3：再现性可以用结果的精密度这一术语来定量表述。

注 4：出自《计量学中的国际间基本词汇和通用术语》，1993，定义 3.7。

3.13

重复性使用容器　reusable container

设计成可反复使用的刚性无菌屏障系统。

3.14

无菌屏障系统　sterile barrier system

防止微生物进入并能使产品在使用地点无菌使用的最小包装。

3.15

无菌液路包装　sterile fluid-path packaging

设计成确保医疗器械预期与液体接触部分无菌的进出口保护套和/或包装系统。

注：静脉内输液管路的内部是无菌液路包装的一个实例。

3.16

确认　validation

（过程）通过获取、记录和解释所需的结果，来证明某个过程能持续生产出符合预定规范的产品的形成文件的程序。

注：出自 ISO/TS 11139:2006。

4　通用要求

4.1　质量体系

4.1.1　本部分所描述的活动应在正式的质量体系中进行。

注：GB/T 19001 和 YY/T 0287 给出了适用的质量体系的要求。国家或地区可以规定其他要求。

4.1.2　为了满足本部分要求，不一定要取得第三方质量体系认证。

4.1.3　医疗机构可使用所在的国家或地区所要求的质量体系。

4.2　抽样

用于选择和测试包装系统的抽样方案应适用于评价中的包装系统。抽样方案应建立在统计学原理之上。

注：GB/T 2828.1 或 GB/T 450 给出了适宜的抽样方案。一些国家或地区可能还规定了其他抽样方案。

4.3　试验方法

4.3.1　所有用于表明符合本部分的试验方法应得到确认，并形成文件。

注：ISO 11607-1:2006 中的附录 B 包含了适宜的试验方法一览表。

4.3.2　试验方法的确认应证实所用方法的适宜性。应包括下列要素：

——确定包装系统相应试验的选择原则；

——确定可接受准则；

注：合格/不合格是可接受准则的一种型式。

——确定试验方法的重复性；

——确定试验方法的再现性；

——确定完好性试验方法的灵敏度。

4.3.3 除非在材料试验方法中另有规定，试验样品宜在(23±1)℃和(50±2)%的相对湿度下进行状态调节至少24 h。

4.4 形成文件

4.4.1 证实符合本部分要求应形成文件。

4.4.2 所有文件应保留一个规定的时间。保留期应考虑的因素有法规要求、医疗器械或灭菌屏障系统的有效期和可追溯性。

4.4.3 符合要求的文件可包括(但不限于)性能数据、技术规范、使用确认过的试验方法进行试验的试验结果和方案，以及安装鉴定、运行鉴定和性能鉴定的结果。

4.4.4 确认、过程控制或其他质量决定过程的电子记录、电子签名和电子记录的手写签名应真实可靠。

5 包装过程的确认

5.1 总则

5.1.1 预成形无菌屏障系统和无菌屏障系统制造过程应得到确认。

这些过程示例包括，但不限于：

——刚性和软性的泡罩成形；

——组合袋、卷或纸袋成形和密封；

——成形/充装/密封自动过程；

——套装组合和包裹；

——盘/盖密封；

——重复性使用容器的充装和闭合；

——灭菌纸的折叠和包裹。

5.1.2 过程确认应至少按顺序包括安装鉴定、运行鉴定和性能鉴定。

5.1.3 过程开发不属于过程确认的正式范畴，宜被认为是成形和密封的组成部分(参见附录A)。

5.1.4 现有产品的确认可用以前的安装和运行鉴定数据。这些数据可用于确定关键参数的公差。

5.1.5 当确认相似的预成形无菌屏障系统和无菌屏障系统的制造过程时，确立相似性和最坏情况构型的说明应形成文件，至少应使最坏情况构型按本部分得到确认。

注：例如，不同规格的预成形无菌屏障系统之间具有相似性。

5.2 安装鉴定(IQ)

5.2.1 应进行安装鉴定。

安装鉴定考虑的方面包括：

——设备设计特点；

——安装条件，如布线、效用、功能等；

——安全性；

——设备在标称的设计参数下运行；

——随附的文件、印刷品、图纸和手册；

——配件清单；

——软件确认；

——环境条件,如洁净度、温度和湿度;

——形成文件的操作者培训;

——操作手册和程序。

5.2.2 应规定关键过程参数。

5.2.3 关键过程参数应得到控制和监视。

5.2.4 报警和警示系统或停机应在经受关键过程参数超出预先确定的限值的事件中得到验证。

5.2.5 关键过程仪器、传感器、显示器、控制器等应经过校准并有校准时间表。校准宜在性能鉴定前和后进行。

5.2.6 应有书面的维护保养和清洗时间表。

5.2.7 程序逻辑控制器、数据采集和检验系统等软件系统的应用,应得到确认,确保其预期功能。应进行功能试验,以验证软件、硬件,特别是接口有正确的功能。系统应经过核查(如输入正确和不正确的数据、模拟输入电压的降低),以测定数据或记录的有效性、可靠性、同一性、精确性和可追溯性。

5.3 运行鉴定(OQ)

5.3.1 过程参数应经受所有预期生产条件的挑战,以确保它们将生产出满足规定要求的预成形无菌屏障系统和无菌屏障系统。

5.3.2 应在上极限参数和下极限参数下生产预成形无菌屏障系统和无菌屏障系统,并应具有满足预先规定要求的特性。应考虑以下质量特性:

a) 对于成形和装配:

——完全成形/装配成的无菌屏障系统;

——产品适合于装入该无菌屏障系统;

——满足基本尺寸。

b) 对于密封:

——规定密封宽度的完整密封;

——通道或开封;

——穿孔或撕开;

——材料分层或分离。

注:密封宽度技术规范的示例见 YY/T 0698.5—2009 中 4.3.2。

c) 对于其他闭合系统:

——连续闭合;

——穿孔或撕开;

——材料分层或分离。

5.4 性能鉴定(PQ)

5.4.1 性能鉴定应证实该过程在规定的操作条件下能持续生产可接受的预成形无菌屏障系统和无菌屏障系统。

5.4.2 性能鉴定应包括:

——实际或模拟的产品;

——运行鉴定中确定的过程参数;

——产品包装要求的验证;

——过程控制和能力的保证;

——过程重复性和再现性。

5.4.3 对过程的挑战应包括生产过程中预期遇到的情况。

注：这些挑战可包括，但不限于：机器设置和程序变更，程序启动和重启，电力故障和波动，以及多班组(如适用)。

5.4.4 挑战过程应至少包括三组生产运行，用适宜的抽样来证实一个运行中的变异性和各运行间的再现性。一个生产运行的周期宜能说明过程的变化。

注：这些变量包括，但不仅限于：机器预热，故障停机和班组更换，正常开机和停机，以及材料的批间差。

5.4.5 应建立成形、密封和装配操作的形成文件的程序和技术规范，并结合到性能鉴定中。

5.4.6 应监视并记录基本过程变量。

5.4.7 过程应得到控制并能持续生产出符合预定要求的产品。

5.5 过程确认的正式批准

5.5.1 作为确认程序的最后一个步骤，过程确认应得到评审和正式批准并形成文件。

5.5.2 该文件应总结和参考所有方案和结果，并描述过程确认阶段的结论。

5.6 过程控制与监视

5.6.1 应建立程序来确保过程得到控制，并在常规运行过程中确立的参数范围内。

5.6.2 关键过程参数应得到常规监视并形成文件。

5.7 过程更改和再确认

5.7.1 形成文件、审查和批准发生改变的更改控制程序应包括有关包装和密封过程文件的更改。

5.7.2 如果设备、产品、包装材料或包装过程发生改变会影响原来的确认并会对无菌医疗器械的无菌状态、安全性或有效性带来影响时，应对过程进行再确认。

注：下列改变会对已确认的过程带来影响：

——会影响过程参数的原材料改变；

——安装新的设备部件；

——过程和/或设备从一个地点移向另一个地点；

——灭菌过程改变；

——质量或过程控制显示有下降的趋势。

5.7.3 应对再确认的必要性进行评价并形成文件，如果不需要对原来确认的所有方面重新进行确认，再确认就不必像首次确认那样全面。

5.7.4 由于很多微小变动会对过程的确认状态带来累积性影响，宜考虑对过程进行周期性确认或评审。

6 包装系统装配

6.1 无菌屏障系统应在相适应的环境条件下进行装配，以使医疗器械受到污染的风险为最小。

6.2 应按受控的标识和加工程序对包装系统进行装配，以防止错误标识。

注：其他指南见 DIN 58953-7 和 DIN 58953-8。

6.3 应依据建立在确认过程基础上的说明(用以确保灭菌处于规定的灭菌过程)对包装系统进行装配和充装器械。这些说明书宜包括内装物的构成和隔架、总重量、内包裹和吸水材料。

7 重复性使用无菌屏障系统的使用

除符合第6章所列的要求外，还应符合 ISO 11607-1:2006 中 5.1.10 和 5.1.11 的规定(装配、拆开维护、修理和贮存)。

注：重复性使用容器的其他指南见 YY/T 0698.8、DIN 58953-9 和 AAMI/ANSI ST 33。重复性使用织物的其他指南见 YY/T 0506.1 和 ANSI/AAMI ST 65。

8 无菌液路包装

8.1 无菌液路组件的装配和闭合应满足第5章和第6章的要求。

8.2 标示无菌液路的医疗器械，器械的结构和其闭合系统相结合，应保持无菌液路的无菌状态。

注1：ISO 11607-1提供了微生物屏障特性和无菌屏障系统的完整性的要求。

注2：作为本部分要求的解释，器械和其闭合器件共同组成无菌屏障系统。

附　录　A
（资料性附录）
过程开发

过程开发不属于过程确认的正式范畴，宜被认为是成形和密封的组成部分。过程开发或过程设计需得到评定，以识别和评价关键参数及其操作范围、设置和公差。

进行过程评定是为了建立所需过程的上下限和期望的正常运行条件。这些过程极限宜足以远离失败条件或边界条件。采用以下技术会有助于选择最佳过程参数窗口，即绘制出对应于不同条件（如温度）下的密封强度曲线，并附有相应的密封结果的外观实物。

潜在的故障模式和作用水平对过程的影响最大，宜对其加以识别和追溯（故障模式及其作用分析、原因及其作用分析）。

宜使用具有统计意义的有效技术，如筛选试验和统计学设计的试验，来使过程得到优化。

被评价的基本过程参数可能包括，但不限于：

——温度；

——压力/真空度，包括变化速率；

——停滞时间（流水线速度）；

——能量水平/频率（射频/超声波）；

——盖式闭合系统的扭矩极限。

所选的基本参数应选择在能使它们得到控制并能生产出满足既定设计规范的无菌屏障系统和包装系统。

参 考 文 献

[1] GB/T 450—2008 纸和纸板 试样的采取及试样纵横向、正反面的测定(ISO 186:2002,MOD)

[2] GB/T 2828.1—2012 计数抽样检验程序 第1部分:按接收质量限(AQL)检索的逐批检验抽样计划(ISO 2859-1:1999,IDT)

[3] GB/T 19000—2008 质量管理体系 基础和术语(ISO 9000:2005,IDT)

[4] GB/T 19001—2008 质量管理体系 要求(ISO 9001:2008,IDT)

[5] GB/T 19971—2005 医疗保健产品灭菌 术语汇编(ISO/TS 11139:2001,IDT)

[6] YY/T 0287—2003 医疗器械 质量管理体系 用于法规的要求(ISO 13485:2003,IDT)

[7] YY/T 0506.1—2005 病人、医护人员和器械用手术单、手术衣和洁净服 第1部分:制造厂、处理厂和产品的通用要求

[8] YY/T 0698.5 最终灭菌医疗器械包装材料 第5部分:透气材料与塑料膜组成的可密封组合袋和卷材 要求和试验方法

[9] YY/T 0698.6 最终灭菌医疗器械包装材料 第6部分:用于低温灭菌过程或辐射灭菌的无菌屏障系统生产用纸 要求和试验方法

[10] YY/T 0698.8 最终灭菌医疗器械包装材料 第8部分:蒸汽灭菌器用重复性使用灭菌容器 要求和试验方法

[11] AAMI/ANSI ST33:1996 医疗保健机构中环氧乙烷灭菌和蒸汽灭菌用可重复使用的硬质灭菌容器的使用和选择指南

[12] ANSI/AMMI ST65:2000 医疗保健机构中可重复使用布的使用过程

[13] DIN 58953-7:2003 灭菌-灭菌材料供应 第7部分:灭菌纸,非织造布包裹材料,纸袋,热和自密封组合袋和卷材的使用

[14] DIN 58953-8:2003 灭菌-灭菌材料供应 第8部分:无菌医疗器械的后勤

[15] DIN 58953-9:2000 灭菌-无菌材料供应 第9部分:灭菌容器的使用技术

[16] GHTF Study Group 3, Process validation guidance for medical device manufactures.

[17] 计量学中的国际间基本词汇和通用术语(International Vocabulary of Basic and General Terms in Metrology),1993, BIPM, IEC, IFCC,ISO,IUPAC,IUPAP,OIML.

ICS 11.080.01
C 47

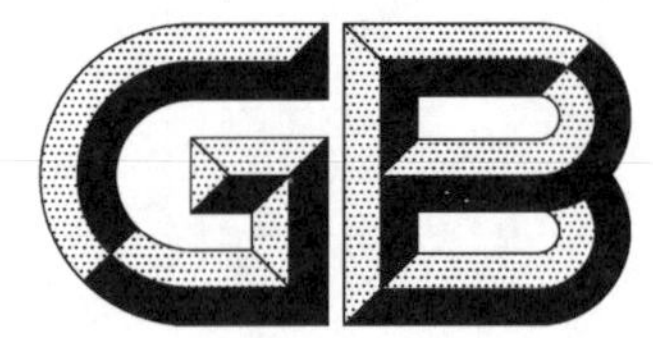

中华人民共和国国家标准

GB/T 19972—2018/ISO 14161:2009
代替 GB/T 19972—2005

医疗保健产品灭菌　生物指示物 选择、使用和结果判断指南

Sterilization of health care products—Biological indicators—Guidance for the selection, use and interpretation of results

(ISO 14161:2009,IDT)

2018-03-15 发布　　　　2018-10-01 实施

中华人民共和国国家质量监督检验检疫总局
中国国家标准化管理委员会　发布

前　言

本标准按照 GB/T 1.1—2009 给出的规则起草。

本标准代替 GB/T 19972—2005《医疗保健产品灭菌　生物指示物　选择、使用和结果判断指南》。本标准与 GB/T 19972—2005 相比，主要技术差异如下：

——增加了“持续时间”“安装鉴定”“运行鉴定”“性能鉴定”“过程变量”“参照微生物”“芽孢对数减少值”“无菌保证水平”“存活-杀灭区间”的术语和定义(见 3.6、3.8、3.11、3.12、3.16、3.17、3.19、3.21 和 3.26)；

——增加了资料性附录“z 值的计算”(见附录 E)；

——增加了资料性附录“存活曲线方法测量 D 值”(见附录 F)；

——增加了资料性附录“存活-杀灭反应特性(见附录 G)”。

本标准使用翻译法等同采用 ISO 14161:2009《医疗保健产品灭菌　生物指示物　选择、使用和结果判断指南》。

与本标准中规范性引用的国际文件有一致性对应关系的我国文件如下：

——GB 18278.1—2015　医疗保健产品灭菌　湿热　第 1 部分：医疗器械灭菌过程的开发、确认和常规控制要求(ISO 17665-1:2006，IDT)

——GB 18279.1—2015　医疗保健产品灭菌　环氧乙烷　第 1 部分：医疗器械灭菌过程的开发、确认和常规控制的要求(ISO 11135-1:2007，IDT)

——GB 18281.1—2015　医疗保健产品灭菌　生物指示物　第 1 部分：通则(ISO 11138-1:2006，IDT)

——GB 18281.2—2015　医疗保健产品灭菌　生物指示物　第 2 部分：环氧乙烷灭菌用生物指示物(ISO 11138-2:2006，IDT)

——GB 18281.3—2015　医疗保健产品灭菌　生物指示物　第 3 部分：湿热灭菌用生物指示物(ISO 11138-3:2006，IDT)

——GB 18281.4—2015　医疗保健产品灭菌　生物指示物　第 4 部分：干热灭菌用生物指示物(ISO 11138-4:2006，IDT)

——GB 18281.5—2015　医疗保健产品灭菌　生物指示物　第 5 部分：低温蒸汽甲醛灭菌用生物指示物(ISO 11138-5:2006，IDT)

——GB/T 19973.1—2015　医疗器械的灭菌　微生物学方法　第 1 部分：产品上微生物总数的测定(ISO 11737-1:2006，IDT)

——GB/T 19974—2005　医疗保健产品灭菌　灭菌因子的特性及医疗器械灭菌过程的设定、确认和常规控制的通用要求(ISO 14937:2000，IDT)

请注意本文件的某些内容可能涉及专利。本文件的发布机构不承担识别这些专利的责任。

本标准由国家食品药品监督管理总局提出。

本标准由全国消毒技术与设备标准化技术委员会(SAC/TC 200)归口。

本标准起草单位：广东省医疗器械质量监督检验所、北京吉卡意科技有限公司、3M 中国有限公司。

本标准主要起草人：吴伟荣、钱英杰、张扬、黄靖雄。

本标准所代替标准的历次版本发布情况为：

——GB/T 19972—2005。

引　言

应用于灭菌过程的开发、确认和监测时，本标准对生物指示物的选择、使用和结果判断提供指南。本标准所叙述的步骤具有通用性质，其本身并不能作为医疗保健产品灭菌综合的开发、确认以及监测程序。本标准的目的并非为某个过程中强制使用生物指示物，而是在假若使用生物指示物时，为其正确选择和使用提供指南，避免出现误导的结果。

在本标准中，用户可获得针对特定灭菌过程以及关键参数的生物指示物选择指南，及正确使用该生物指示物的指南。

用户应当选择适合其采用的特定灭菌过程的生物指示物。由于各灭菌过程的差异很大，生物指示物制造商难以预见其产品所有可能的用途，故制造商只能标识其生物指示物用于某特定用途。为所采用的特定灭菌过程恰当地选择、使用、回收和结果判断，应由用户负责。

生物指示物使用前贮存和运输的条件、生物指示物的使用或灭菌器过程参数可能对生物指示物产生不良影响，此外暴露于过程后使用的培养技术，包括培养温度、培养基类型、厂家和特定批次也可能影响到与复苏和生长相关的实测抗力。因此，应遵照生物指示物制造商的建议贮存和使用。灭菌处理后，生物指示物应无菌转移(如适用)以及按生物指示物制造商规定进行培养。

应当指出，生物指示物并非用来指示灭菌后的物品确实无菌。而是用来测试某一已知灭菌过程和采用的灭菌设备的有效性，这种测试是按照无菌保证水平对微生物致死性进行评估的原理进行的。这类研究应由训练有素合适的人员进行。

医疗保健产品灭菌　生物指示物
选择、使用和结果判断指南

1　范围

本标准提供了应用于灭菌过程的开发、确认和常规监测时，对生物指示物的选择、使用和结果判断指南。本标准适用于已有的现行国家标准的生物指示物。

注 1： 示例见 ISO 11138。

注 2： 本标准提供的一般信息，同样适用于现行国家标准未提及过程和生物指示物。如新的和正在开发的灭菌过程。

本标准不考虑那些仅靠物理方式去除微生物的过程，如过滤法。

本标准不适用于各种组合过程的使用，如，清洗消毒器或者管道的冲洗和汽蒸。

本标准不适用于液体灭菌过程。

2　规范性引用文件

下列文件对于本文件的应用是必不可少的。凡是注日期的引用文件，仅注日期的版本适用于本文件。凡是不注日期的引用文件，其最新版本(包括所有的修改单)适用于本文件。

GB/T 24628—2009　医疗保健产品灭菌　生物与化学指示物　试验设备(ISO 18472:2006,IDT)

ISO 11135-1　医疗保健产品灭菌　环氧乙烷　第1部分：医疗器械灭菌过程的开发、确认和常规控制的要求(Sterilization of health care products—Ethylene oxide—Part 1:Requirements for development, validation and routine control of a sterilization process for medical devices)

ISO 11138-1:2006　医疗保健产品灭菌　生物指示物　第1部分：通则(Sterilization of health care products—Biological indicators—Part 1:General requirements)

ISO 11138-2　医疗保健产品灭菌　生物指示物　第2部分：环氧乙烷灭菌用生物指示物(Sterilization of health care products—Biological indicators—Part 2:Biological indicators for ethylene oxide sterilization processes)

ISO 11138-3　医疗保健产品灭菌　生物指示物　第3部分：湿热灭菌用生物指示物(Sterilization of health care products—Biological indicators—Part 3:Biological indicators for moist heat sterilization processes)

ISO 11138-4　医疗保健产品灭菌　生物指示物　第4部分：干热灭菌用生物指示物(Sterilization of health care products—Biological indicators—Part 4: Biological indicators for dry heat sterilization processes)

ISO 11138-5　医疗保健产品灭菌　生物指示物　第5部分：低温蒸汽甲醛灭菌用生物指示物(Sterilization of health care products—Biological indicators—Part 5:Biological indicators for low-temperature steam and formaldehyde sterilization processes)

ISO 11737-1　医疗器械的灭菌　微生物学方法　第1部分：产品上微生物总数的测定(Sterilization of medical devices—Microbiological methods—Part 1:Determination of a population of microorganisms on products)

ISO 14937　医疗保健产品灭菌　灭菌因子的特性及医疗器械灭菌过程的开发、确认和常规控制的

通用要求(Sterilization of health care products—General requirements for characterization of a sterilizing agent and the development, validation and routine control of a sterilization process for medical devices)

ISO 17665-1 医疗保健产品灭菌 湿热 第1部分:医疗器械灭菌过程的开发、确认和常规控制要求(Sterilization of health care products— Moist heat—Part 1:Requirements for the development, validation and routine control of a sterilization process for medical devices)

3 术语和定义

下列术语和定义适用于本文件。

3.1

认可 accreditation

正式表明合格评定机构具备实施特定合格评定工作的能力的第三方证明。

注1:见 ISO/IEC 17011[3]。

注2:认可本身并不确认实验室具有批准某个产品的资格,然而当批准和认证权威决定是否采纳特定实验室出具与自己活动有关的数据时,认可则与此有关。

3.2

无菌技术 aseptic technique

为排除出现微生物污染所采用的条件和方法。

3.3

生物负载 bioburden

一件产品和/或无菌屏障系统的表面和/或内部的存活微生物的总数。

[ISO/TS 11139,定义 2.2]

3.4

生物指示物 biological indicator; BI

含有对规定的灭菌过程具有确定抗力的活微生物的测试系统。

[ISO/TS 11139,定义 2.3]

3.5

D 值 D value

D_{10}值 D_{10} value

在规定条件下,灭活90%的试验微生物总数的所需的时间或剂量。

[ISO/TS 11139,定义 2.11]

3.6

持续时间 holding time

在某灭菌阶段,灭菌器内以及装载内所有位置的灭菌变量持续保持在规定限值内的时间。

3.7

染菌载体 inoculated carrier

已染上规定数量试验微生物的载体。

注1:见 ISO 11138-1。

注2:试验微生物是一种供染菌载体生产所用的微生物。

3.8

安装鉴定 installation qualification;IQ

获得证据并文件化证据的过程,证明设备已按技术规范要求提供并安装。

[ISO/TS 11139,定义 2.22]

3.9

染菌 inoculation

在物品内部或者表面添加规定数量的特定微生物实体。

3.10

对数减少值 log reduction;LR

以 lg 为单位表示存活微生物数目的减少值。

3.11

运行鉴定 operational qualification;OQ

获得证据,并形成文件化的过程,证明按照设备运行程序使用设备时,已安装的设备是在预定范围内运行。

[ISO/TS 11139,定义 2.27]

3.12

性能鉴定 performance qualification;PQ

获得证据,并形成文件化的过程,证明已安装且按运行程序运行的设备,能按预定的标准持续稳定地生产出满足产品规范要求的产品。

[ISO/TS 11139,定义 2.30]

3.13

过程挑战装置 process challenge device;PCD

对于灭菌过程构成特定的抗力的装置,用于评价灭菌过程的有效性。

[ISO/TS 11139,定义 2.33]

3.14

过程挑战位点 process challenge location;PCL

能模拟灭菌因子在一批拟灭菌的物品中处于"最不利状态"的位置。

3.15

过程参数 process parameter

过程变量的规定值。

注:灭菌过程的规定值包括过程参数及其公差。

[ISO/TS 11139,定义 2.34]

3.16

过程变量 process variable

灭菌过程范围内的条件,其变化可改变杀菌的有效性。

示例:时间,温度,压力,浓度,湿度,波长。

[ISO/TS 11139,定义 2.35]

3.17

参照微生物 reference microorganism

通过公认的菌种保藏机构获得的微生物菌株。

[ISO/TS 11139,定义 2.39]

3.18

抗力仪 resistometer

设计用于在灭菌过程产生物理和/或化学变量组合的测试设备。

注 1:根据 ISO 11138-1,定义 3.15 和 GB/T 24628—2009,定义 3.11。

注 2:同样参考生物指示物评价抗力仪(BIER)。

3.19

芽孢对数减少值　spore-log-reduction;SLR

初始芽孢数的对数值,N_0,减去最终芽孢数的对数值,N_F。

3.20

无菌的　sterile

无存活微生物的。

[ISO/TS 11139,定义 2.43]

3.21

无菌保证水平　sterility assurance level; SAL

灭菌后产品上存在单个活微生物的概率。

注:术语"SAL"使用了量值表示,通常是 10^{-6} 或 10^{-3}。当应用这个量值到无菌保证水平时,10^{-6} 的 SAL 拥有较低的值从而比 10^{-3} 的 SAL 提供更大的无菌保证水平。

[ISO/TS 11139,定义 2.46]

3.22

灭菌　sterilization

经确认的使产品无存活微生物的过程。

注:在灭菌过程中,微生物灭活的性质是呈指数级的关系;这样在单个产品上微生物的存活能用概率来表示。虽然这个概率能被降到很低,但不可能降到零,见"无菌保证水平"。

[ISO/TS 11139,定义 2.47]

3.23

灭菌周期开发　sterilization cycle development

确定适当的过程参数的过程,使得某一已知产品或一类产品获得预期规定值和标签声称的要求。

3.24

灭菌周期确认　sterilization cycle validation

用于获得、记录和描述结果文件化程序,并要求建立一可持续生产符合预期的技术规范产品的过程。

3.25

供方　supplier

提供产品的组织或个人。

示例:制造商、批发商、产品的零售商或者商贩、服务或信息的提供方。

注 1:供方可以是组织内部的或者外部的。

注 2:在合同情况下供方有时成为"承包方"。

[ISO 9000,定义 3.3.6]

3.26

存活-杀灭区间　survival-kill window

在规定的条件下灭菌处理时,生物指示物从全部存活微生物(存活时间)过渡到全部杀灭微生物(杀灭时间)的暴露程度。

[ISO 11138-1,定义 3.18]

3.27

第三方　third party

在所涉及的问题上公认的独立于有关各方的个人或机构。

注 1:见 ISO/IEC 指南 2[1]。

注 2:有关各方通常是供方(第一方)和需方(第二方)。

3.28

用户 user

使用指定用途的生物指示物的个人和机构。

注 1：见 ISO 9000[4]。

注 2：用户即由供方提供的产品的顾客，在合同情况下，用户可称为“买方”。用户可以是顾客、收货主或买主。用户可以是组织内部或者外部的，并且代表“第二方”。

3.29

z 值 z value

热力灭菌过程中，使 D 值变化一个数量级所需的暴露温度变化值。

注：见 ISO 11138-3 和 ISO 11138-4。

4 总则

4.1 本标准提供生物指示物的指南，生物指示物通常适用于任何灭菌过程，包括相关标准中未规定的新灭菌过程。

4.2 生物指示物的使用通常在程序文件和/或说明书中。

注：采用质量管理体系例如 ISO 13485[7] 通常满足此条款的要求。

4.3 生物指示物应通常与物理和/或化学的测量方法结合以证实灭菌过程的有效性。当灭菌过程中的物理和/或化学变量超出了规定限值，应对灭菌器不能获得其过程参数的原因进行评价，并对问题进行修正。应建立系统和/或程序用以评价任何偏离周期过程限值，以及对接受任何偏离原因应完整的文件化。

4.4 一个合格的生物指示物包括载体材料、包装和无需特殊容器设备便可处理的某种微生物成分。生长条件应恰当地文件化，使用应简单并恰当的描述以尽可能避免用户误解。

4.5 在国际上，对于生物指示物在一定目的或一定条件下买卖和使用，没有正式的批准制度存在。但一些国家的管理机构对于生物指示物的选择和使用，及作为无菌或已灭菌产品的确认和管理，都有特殊的要求。

4.6 生物指示物代表一种灭菌过程的微生物挑战，并用于验证某个灭菌过程能否灭活那些对于参照灭菌过程具有确定抗力的微生物。生物指示物所采用的试验微生物对灭菌具有的抗力，往往超过通常的生物负载微生物的抗力，不过，亦有一些微生物可能表现出超过试验微生物的抗力。一个合适的生物指示物对特定灭菌过程的挑战应当超过器械上实际生物负载对这个灭菌过程的挑战，这种挑战是微生物的数量及其抗力的联合。若有理由认为待处理的物品可能收到某种具有特殊抗力的微生物污染，则可根据生物负载情况，要求延长灭菌过程时间。

4.7 生物指示物不用于制造商在其产品标签上规定的以外的灭菌过程，生物指示物菌种及菌株的选择以制造商对其在特定灭菌过程中的抗力鉴定为基础。

用户应保证生物指示物已经确认，适用于所用的特定灭菌条件。为此，可能需要在提供一些比标签上列出情况更多的说明。当生物指示物用于超过参照条件时，用户可要求提供有关生物指示物可能发生的反应的信息，例如有关生物指示物用于环氧乙烷灭菌过程时次优的湿度条件效应。在非标准灭菌技术中使用生物指示物时，应充分说明该生物指示物对于特定灭菌过程的抗力，与范围广泛的微生物进行比较，包括与可能构成产品生物负载一部分的各种有害微生物和传染媒介进行比较。生物指示物与过程参数的对应关系，应当论证清楚。

4.8 对产品进行灭菌应保证生物指示物的类型适合对一个特定灭菌过程进行确认和/或常规监测。

4.9 应当始终遵循制造商关于使用和贮存生物指示物的建议。否则，就不能保证生物指示物的完善。染菌载体若被用户去除了生物指示物的内层包装，其抗力特性就有可能发生变化。因此，应从制造商处获得关于这种变化范围的资料,否则用户应测定抗力特定的变化。用户应明文规定,染菌载体具有什么样的性能特征才适合采用。

4.10 生物指示物若到了制造商规定的失效期,不应使用。

4.11 用生物指示物对灭菌进行确认和/或常规监测的使用者,应经过使用生物指示物的良好培训。灭菌过程完成和生物指示物测试之间的时间应按 8.2.4 规定进行调整。应采用无菌技术,把经过灭菌过程处理后的微生物转种到合适的复苏培养基。

4.12 ISO 11138 规定了应有制造商提供的生物指示物的说明要求。说明书的形式可以是标签、小包夹页或通用技术规范,随同生物指示物发送。该标准还包括了抗力特性的最低要求。所给出的试验条件和方法均为参考方法。

4.13 生物指示物用户有的来自各个工业部门,私人企业和医疗保健机构。通常,并不要求这些用户进行生物指示物的抗力检验,但对他们各自的质量保证体系会有不同的要求,其中包括对卖方和/或制造商的审核(见 6.2.2)。

4.14 必要时,由用户验证抗力特性,这是一个代替审核和/或辅助审核的方法。

5 生物指示物特性

5.1 概述

5.1.1 生物指示物提供了直接评估灭菌过程的微生物致死性的方法(见参考文献[8]和[9])。当生物指示物与物理和/或化学的过程监测方式一起使用时,可提供特定灭菌过程功效的指标。

5.1.2 只有所获得的物理和/或化学参数及微生物学监测结果符合灭菌周期合理开发、确认以及监测程序的要求时,灭菌过程才被认为是合格。不能获得所需的物理和/或化学参数及微生物学监测结果作为判定灭菌过程不合格的基础(见 ISO 13485[7] 和 ISO 9001[22])。

5.1.3 生物指示物包含一定数目的试验微生物,其结构方式便于灭菌过程后的复苏。例如采用环氧乙烷灭菌过程的试验微生物可以是枯草杆菌黑色变种芽孢,见 ISO 11138-2。对于蒸汽灭菌或者说湿热灭菌,所用的试验微生物可以是嗜热脂肪杆菌芽孢,见 ISO 11138-3。非芽孢试验微生物只有当其在特定灭菌过程中具有特定抗力时才可使用。

5.1.4 确定生物指示物抗力特性,例如 D 值的所有计算方法,都基于灭活遵循一级动力学的观点。其要求是:存活曲线的线性相关系数值(r^2)不小于 0.8(见附录 E 和附录 F)。能够对成品的抗力特性产生影响的因素包括菌株、生产方式、菌悬液、载体和包装材料等(见 ISO 11138-1)。

5.1.5 生物指示物的设计和结构可导致独特的抗力特性,也可随生物指示物用于灭菌过程的开发,确认以及常规监测而变化,如果常规监测中使用的生物指示物不同于灭菌确认过程中的生物指示物,那么这个生物指示物在确认过程中的挑战性需要对照实际灭菌过程进行纠正。

5.1.6 生物指示物抗力特性是根据生产方法和试验条件而变化的。取决于装载内的放置以及在不连续位点上规定的致死条件,同一生产批次的生物指示物可显示不同的存活能力(见 7.2.3)。生物指示物用户应注意将十个生物指示物分布于装载内部并不能保证测试的可重复性,这是由于整个灭菌器内以及装载内存在致死性的差异(见 11.3.1 的注)。

5.2 产品直接染菌用的试验微生物悬液

5.2.1 若生物指示物在周期开发和其他研究中无法应用时,有必要将试验微生物直接染菌在产品上或产品中。直接染菌可适用于评估灭菌相关因素:例如产品的可灭菌性、装置中较难灭菌位点的证实,以及局部微生物学效应,例如湿热与干热环境的比较。

选择医疗器械或灭菌装载内“最难灭菌”的方法宜备有证明文件,方法应以实验数据或者从之前特定灭菌方法学衍生出来。实际上,“最难灭菌”位点就是对灭菌过程具有最高抗力的位置。可参照专门的灭菌标准(例如:ISO 17665-1 和 ISO 11135-1)的指南来确定和选择"最难灭菌"位置。

5.2.2 为了评估产品上特定位点或位置的灭菌效能,可将特定种类和数目的试验微生物接种在那些位点上。对采用试验微生物的悬液制备染菌载体或染菌产品需谨慎细心。试验微生物染菌的材料可改变试验微生物的抗力特性。抗力的高低变化取决于单层或多层的粘附材料,涂层效果,和/或材料的抗菌或灭菌效果。灭菌处理后采用的复苏试验微生物的方法应确认,用于保证从产品中获得充分的复苏水平(见 ISO 11737-1)。试验微生物复苏应以原始接种和复苏数目的百分比来表示。

5.2.3 采用试验微生物悬液直接在产品或材料上染菌,可导致试验微生物存活的延长或缩短。可用存活曲线法(计数法/直接计数法),亦可以用部分阴性法(见图 A.4)对染菌产品进行测定。这须用无菌技术。

5.2.4 D 值,如使用,连同 z 值,只有在特定的确切条件下才是恒定值。由生物指示物制造商和供方提供的芽孢菌悬液的抗力特性,可与直接产品染菌研究的抗力特性不一致。采用载体及特定灭菌周期时需对抗力特性应进行测量。

5.3 染菌载体

5.3.1 染菌载体含有规定数目的试验微生物,接种在合适的载体材料上或材料中(见 ISO 11138-1:2006,附录 B)。应当注意保证所选载体材料的完整性经得起灭菌过程,不会受到破坏,并能减少已接种的试验微生物在运输和装卸过程中的损失。

5.3.2 由于菌悬液要涂覆在载体上或者载体中,菌悬液中的试验微生物的抗力特性会因此发生相当大的变化。能影响抗力特性变化的因素有好几种,诸如菌悬液所染的表面(例如固体载体、粘性产品或液体),芽孢分布方法,其他处理方法和干燥方法等。

5.3.3 若染菌载体是从生物指示物内层包装中取出的,用于周期开发、周期确认研究或用于常规过程监测的过程挑战装置。则应由用户负责确认此种应用。应当考虑到,染菌载体上微生物抗力可能与标签上所标示的生物指示物的抗力有所不同。

5.3.4 由生物指示物制造商提供的某种染菌载体的抗力特性,可能与在对产品直接染菌研究中得出的抗力特性不符。

5.3.5 应当由生物指示物制造商或用户采用针对生物指示物上的灭菌因子对载体材料进行评估,表明该载体材料既不会残留也不会释放出抑制物质(例如灭菌因子残留物),避免经灭菌处理后抑制生长,影响少量试验微生物的复苏(见 ISO 11138-1:2006,5.2)。

5.4 自含式生物指示物

自含式生物指示物包括 a)或 b)。

a) 在外层小瓶内装入一个有生长培养基的安瓿和一个已染有试验微生物的载体,灭菌因子通过一条弯曲的通道或过滤器才得以接触染菌载体。

   经灭菌过程处理后,打破装有生长培养基的安瓿,使该生长培养基接触染菌载体,因此消除将染菌载体无菌转移至单独生长培养基的必要。自含式生物指示物的培养应按生物指示物制造商的建议。

   注:由于生长培养基的低容量和蒸发的可能性,延长暴露后的培养时间有时是不可能的。

   从过程中产生的化学残留物例如环氧乙烷或气态过氧化氢,可能抑制存活微生物的生长。在培养之前应按生物指示物制造商的建议合理处理生物指示物(包括通风)(见 8.2.4)。

b) 一个装有放在生物培养基内的试验微生物悬液的真空密封安瓿。

   这就是所谓密封安瓿生物指示物。经过程处理后,密封安瓿就原封不动的培养,不必做无菌转移。

注:这种类型的生物指示物只对暴露温度和暴露时间敏感,主要用于监测液体的湿热灭菌。

自含式生物指示物与那些内层包装仅含一个染菌载体的生物指示物相比，体积大，很可能放不进设备中能代表过程监测点的位置。除非生物指示物无需变形放入装载中，或潜在影响其初包装，否则不应使用生物指示物。而且，用户应当意识到，所要求的抗力特性可能取决于灭菌周期采用的空气排除方法。

5.5 其他生物指示物

生物指示物最简单的形式是包装加上一个染菌载体。染菌载体可以是多种形式的，包括纸质片料、金属膜或其他适合染菌的载体。所选的内包装应允许灭菌因子渗透到染菌载体上，以保持灭菌后的无菌屏障。

6 供方的选择

6.1 概述

6.1.1 只要有可能，生物指示物的用户应按标准规范购买，例如，按照 ISO 11138、药典及其他适用标准规定的规格生产的指示物。用户应将特定的灭菌过程作为选择生物指示物的依据。

6.1.2 当用户要进行具有性能特征要求的过程，而该性能特征又与生物指示物标签上所声称的不一致时，则应由用户负责验证该生物指示物是否具有所需的性能特征。

6.1.3 生物指示物的用户应有适当的制度，以保证所获得的生物指示物具有稳定的特性。这种保证可以通过以下一个或者多个实现：

a) 从制造商处获得包括有关制备该批生物指示物性能特征的资料；

注：ISO 11138 规定了生物指示物制造商提供资料的要求。

b) 从制造商处获得产品合格报告，说明其生物指示物符合商定的规格；

c) 如需要，用户可得到对每批所用生物指示物所进行的各阶段的检测资料，以验证性能特征是否符合商定的规格。

6.1.4 当用户对供方建立了高度的信任时(见 6.1.3)，由用户进行的检测便可减少到最少。最低限度，用户应建立起一种机制，可以保证装运来的生物指示物包含协议相关的所有文件，如适用的标签资料、小包内的散页说明书和贮存及运输说明书等。应有一种机制，保证供方继续保持预期的质量和生产标准，如：由供方或制造商申明符合标准。若用户无法与卖主建立要求以保证生物指示物性能不变的关系，则有必要进行附加试验，直到建立好适当的保证，使得生物指示物满足供方和/或制造商标签声称和/或用户的要求。

6.1.5 如认为有必要，由用户进行的试验可以包括对收到的每一批新的生物指示物样本(亦参见 8.6 和第 11 章)进行菌数检测和存活—杀灭抗力测试。假如生物指示物的制造商是按照详细的标准规格(即 ISO 11138)进行生产，且用户按照制造商拟用的方法使用生物指示物时，就不必亲自进行抗力特性的测试。

制造商标签声称的抗力，例如 D 值，z 值(若有)和存活-杀灭结果采用抗力仪(见 GB/T 24628)进行确定。

6.2 文件

6.2.1 概述

6.2.1.1 生物指示物标签的要求，见 ISO 11138-1:2006，4.3 的要求。

6.2.1.2 标签包括了呈现生物指示物在初包装和二级包装的信息，以及包括除可以印刷在包装外的任何提供附件信息的说明书。在相应的文件资料中应包括买方可能需要或者想要符合产品标准和/或质量标准体系的合格证明。

6.2.1.3 当制造商提供了性能声明或符合某一标准作为保证，用户应通过 6.2.2.1 第二句话对制造商的能力进行确认。

6.2.1.4 假如是由一个独立的检测实验室(第三方)来查证生物指示物的性能特征，则该检测实验室所采用的特定测试方法应经过认可(见 ISO/IEC 17025[2] 和 ISO/IEC 17011[3])。

6.2.1.5 对生物指示物制造商的条件是否符合相应质量标准，例如 ISO 13485[7] 或其他经过确认的验证的质量保证项目应当进行证实。如果证实符合相应的标准，则不再进行审核。

6.2.2 制造商审核

6.2.2.1 若有必要，用户应证实有资格的审核机构，例如认证机构，对生物指示物制造商进行了审核。或者由用户自己进行审核。

注：有关审核的标准 ISO 19011[5] 对审核过程，质量体系审核员的资格和审核大纲的管理均提出了要求指南。

6.2.2.2 由有资格的审核员进行审核，这是买方质量体系规定的一部分。对生物指示物制造商进行审核时，应考虑一下内容：

a) 试验微生物：
   1) 菌株选择和保存；
   2) 试验微生物繁殖，包括生长培养基及各种成分，生长温度和培养时间；
   3) 试验微生物收获，纯度和洁净度；
   4) 试验活菌量和试验微生物的生物化学特性。
b) 生物指示物：
   1) 证明用于制造生物指示物的各个部分如载体材料和内层包装合格，并考虑这些材料可能对试验微生物产生毒性作用；
   2) 生产生物指示物过程中试验微生物的总数；
   3) 供给生物指示物生长培养基的一致性(如生长促进、pH、稳定性等)及用量；
   4) 试验微生物抗力，包括测试设备类型机器校准，所采用的复苏培养基和培养条件；
   5) 有效期截止前，试验微生物存放的稳定性和持续抗力。
c) 质控：
   1) 成品标签的内容；
   2) 成品的存放稳定性以及始终符合成品标签所示的内容。

6.2.2.3 制造商应提供充分的、与生产生物指示物相关的质量体系文件，及提供产品符合所申明技术规格的证明文件。

7 过程开发中的生物指示物

7.1 概述

7.1.1 对于过程开发的附加信息，参考灭菌标准的过程(如 ISO 17665-1，ISO 11135-1 和 ISO 14937)。

7.1.2 如果某个生物指示物用于过程开发，该指示物的适应性应被确定。

7.1.3 由于操作特性和被灭菌产品类型各异，各灭菌过程间的差异很大。对于某一灭菌过程的开发、确认和常规监测的目的而言，相同类别的一批被灭菌产品尽管每次灭菌应用都是单独的，但将类似灭菌产品归入相同的产品族是可以接受的。应认真考虑被灭菌产品的设计或包装的各个方面，这些可对灭菌过程赋予更多的挑战。生物指示物可以用于确定被灭菌产品对灭菌过程更难的位点，也可确定不同类型产品对灭菌过程的要求的程度。这可能导致要选择特殊的产品构形做进一步分析。

7.1.4 在判定过程合格之前，应对物理和/或化学参数及微生物检验结果进行审核，并作解释。

7.1.5 生物指示物应当常与合适的物理和/或化学的过程参数监测手段配合一起使用，以证明灭菌过程的效果。

7.1.6 对于每一种灭菌器的容积该用多少个生物指示物，无法提出通用性的建议，因为这要取决于周期重现性和灭菌过程整个装载中可能存在的过程参数差异。然而，其他灭菌标准可能提供使用生物指示物的声称数量，例如：ISO 11135-1。应当根据使用生物指示物和/或生物负载研究中收集的数据，以及贯穿装载中的灭菌因子分布的文件来确定合适的生物指示物数量。

7.2 过度杀灭处理

7.2.1 本方法通常是指“半周期法”或“过度杀灭灭菌法”，在 ISO 14937 中有详细论述。本方法依据下述设想：

a) 用生物指示物(参照微生物)监测要比用生物负载严格；

b) 整个灭菌过程至少达到只具有最小抗力特性的生物指示物(见 ISO 11135-1 和 ISO 14937)减少 12 个数量级(见 ISO 17665-1)(见图 A.1 和图 A.2 以及 ISO 11138-3)；

c) 在半周期灭菌时，用户一般可以证实至少减少了 6 个数量级(见图 A.1)。

注：ISO 11138 允许抗力特性，而不是供监测用的最低要求。

7.2.2 这些规范可能提出，要在整个装载的产品内各个过程监测点上，放置例如含试验微生物总数为 10^6、符合最小限度抗力要求的生物指示物或染菌载体。这些装载中的位点应早已证明可以监测灭菌过程，并与“最难灭菌”的位置相关。因而选择这些位点，便可保证整个产品装载达到减少合适的数量级至少，应当证实在需确认的周期二分之一的通常占用时间内，菌数减少了 6 个数量级。显示生长的生物指示物百分比可能不同，这取决于所达到减少的数量级[见 11.3.1c)的注]。若在半周期条件下证明试验微生物总数的减少超过 6 个数量级，则结果试验微生物可能无生长，这取决于样本的大小。如图 A.1 所示，半周期区间的上部分的末段，芽孢减少 8 个数量级，呈阳性生长的概率为 1%。

7.2.3 无论生物指示物放置在产品内还是在装载内，都可能对其外显抗力特性有所改变，不同于生物指示物标签所说明的抗力。为此，有必要调整半周期的暴露时间，以补偿由于生物指示物放置在产品或装载中所引起的附加抗力。若采用试验微生物的菌悬液制备染菌载体，同样需要进行这样的调整(见 5.2)。

7.2.4 应采用合适的物理和/或化学探针去测定温度分布等项指标，它们会有助于确定生物指示物的放置位点。探针数量要配备充足，与其一起使用的生物指示物要放置在产品中先前确定过的位点上。

注：对于湿热灭菌来说，生物指示物的 z 值未必就是 z 值 10 ℃，后者通常设作以温度测量为基础的过程致死性。这可导致由生物指示物测定的和由直接测量温度测定的整体过程致死性存在差异。

7.3 生物指示物和生物负载组合法

7.3.1 生物指示物和生物负载组合法要求产品生物负载的总数和微生物抗力是已知。这种方法可有限缩短周期暴露时间，并让产品在灭菌因子中暴露得最少。此方法在 ISO 14937 中有详细论述。

7.3.2 生物指示物和生物负载组合法要求所选的过程条件，具有能充分灭活生物负载的过程致死性，达到标明的产品无菌保证水平。为了证实功效适当，要求重复同样的周期，其重复次数取决于经生物负载评价决定的、生物负载灭活重复的程度和准确性的置信度。附录 A 的图 A.1 显示了灭活生物指示物与灭活产品生物负载之间的一般关系。由于生物负载对灭菌剂的抗性通常小于生物指示物，当采用过度杀灭灭菌法时，预期的无菌保证水平通常比所推荐的更少处理就可以到达。所要求处理的程度取决于生物指示物和与灭菌剂种类和抗性相关的生物负载之间的关系。

7.3.3 只要其能够证明所要的无菌保障水平能够达到。所采用的生物指示物的菌数应当考虑到灭菌物品上实际的生物负载菌数的变化，生物指示物含菌总数不应少于每个载体含试验微生物 10^3(见图 A.1)。

7.3.4 在ISO 11737-1中推荐了测定产品生物负载的方法。由于生物负载会发生变化，因此有必要根据常规情况，说明生物负载及其抗力。

为确保所提供的挑战少于生物指示物的监测，可能需要调查整个生物负载总数的抗力。为此，一种可能采用的方法将是运行部分灭菌周期，以证实生物负载菌落若承受了生物指示物所承受的暴露，就不能存活。

7.3.5 采用生物指示物和生物负载组合法需要考虑到许多已在5.4和7.2中说明的因素，需要考虑生物指示物在产品和装载中的位置，是否能严密监测灭菌过程。只有当时数据充分，可作有效的统计分析，而生物负载数据代表了“最不利状态”且置信度高时，此方法才适用。引起变化的原因很多，如原材料，过程控制和季节变化，生物负载在产品中的存在以及分布状态，都应考虑到。由于生物负载在产品中的分布可明显不同。故应确定分布如何影响到产品对灭菌过程呈现的挑战，因而因影响到生物指示物的选择，这一点极其重要。

7.3.6 为了确定产品生物负载、其种类和抗力分布，要求考虑因素在ISO 11737中有论述。所选择的方法应经确认，对那些标准的要求和生物负载的统计学置信度不利时，应建立评估。

3.7 生物指示物和生物负载组合法的基本准则要求，所选的过程条件能把生物负载的总数降到10^0，卜加与产品标签相符的安全系数(见图A.1)。在设定灭菌周期过程中，应当证明所需重复同样的周期次数，决定于评价生物负载的准确性和置信度。

.8 大于产品生物负载抗力的微生物菌株，如果它们的灭菌活力(杀灭曲线对数线性的系数在0.8以满足生物指示物的基本原则，这些菌株可以用作生物指示物。但是，这些指示物微生物的抗力可能于ISO 11138规定的过程抗力(见图A.2)。

.9 如果生物负载的抗力大于市售的生物指示物。在进行过程开发研究时，应把这些从生物负载中离出来的抗性菌株考虑在内(见ISO 11135-1和ISO 17665-1)。或者，通过生物负载和生物指示物相抗力确定的因素来增加维持时间，或者可能采用与产生更高或等同挑战抗性菌株更高菌数的生物指示物。

.4 生物负载法

7.4.1 读者应参考ISO 11737中的适合的微生物学方法来评估生物负载，有些生物负载的抗力可能大于ISO 11138所描述的生物指示物，具有更大抗力的生物负载微生物可作为样本生物指示物(见7.3)。此方法在ISO 14937中有详细论述。

7.4.2 有关绝对生物负载法确认和常规监测和应用的资料，建议读者查阅特定灭菌过程的相关标准(见第2章)。对与生物指示物无关的绝对生物负载法的详细规定在ISO 11737中给出。

8 灭菌确认的生物指示物

8.1 概述

若在确认灭菌过程时使用生物指示物，亦应考虑到常规监测中可能使用的生物指示物类型。各类不同的生物指示物可为灭菌过程提供不同程度的监测(见图A.2)。若在确认和常规监测中使用各类不同的生物指示物，则应将二者都应列入确认研究中，以便确定并明文记载二者的抗力关系。

8.2 生物指示物的放置和处理

8.2.1 确认灭菌过程时要求提供文件，说明该过程能够始终如一地生产出符合预定规格的产品(见ISO 17665-1，ISO 11135-1和ISO 14937)。

8.2.2 在产品或产品装载中生物指示物的数目，应明文规定。

8.2.3 用户应用文字记录在灭菌器腔内产品装载或某个过程挑战装置中所选生物指示物的放置。(见附录 B)。产品或产品装载中放置生物指示物,其他应考虑到:摆放型式,装载密度和几何性状,过程挑战位点,物理和/或化学传感器或探针的放置,物理因素潜在分层,包装效应等。

8.2.4 灭菌处理后,应立即把生物指示物从灭菌器的装载中取出,但不应危及人员安全。应在对该产品和过程已确定和确认的规定时间间隔内,对生物指示物进行测试。对制备生物指示物和灭菌过程之间的时间间隔,以及过程结束和生物指示物培养之间的时间间隔,均应经过确认。若处理生物指示物的方式不同于制造商的规定,则各步骤须经确认,以便确定这些步骤是否影响生物指示物的性能。所有经过确认的时间间隔,应遵照执行。

8.2.5 把生物指示物从灭菌器中取出时,应遵守国家的或者地区的关于工作人员安全的要求。

8.3 灭菌器鉴定

8.3.1 进行初始鉴定以获得书面证明,灭菌器的维修和辅助设备按清单要求到位并安装后,按使用说明书操作,灭菌器能做预定范围内运行(见 ISO 17665-1 和 ISO 11135-1)。

在运行鉴定(OQ)和性能鉴定(PQ)中可使用生物指示物,例如用于证实灭菌因子分布的均匀性。

8.3.2 交货前,灭菌器制造商可在其工厂使用特定类型装载(见附录 B)使用的生物指示物进行测试。

8.4 性能鉴定

灭菌器鉴定(见 8.3)完成后,随即进行性能鉴定(PQ)测试,明文记载灭菌过程的可重现性和效率。包括其可生产出符合预定质量规格产品能力。可采用相应的标准,例如 ISO 17665-1、ISO 11135-1 和 ISO 14937。各类不同的生物指示物可为灭菌过程提供不同程度的监测(见图 A.2)。对灭菌周期的开发和确认,性能鉴定,以及常规监测中所用的各种生物指示物间的关联,应予以确定并明文记载。

8.5 确认的审核和批准

顺利完成各项鉴定后,开始投入生产之前应审核确认文件,包括生物指示物的性能,以验证灭菌过程是否符合要求。

8.6 再次鉴定

8.6.1 进行再次鉴定时,所采用的抗力特性,生物指示物的数目,在产品装载中的位点等,均应与原来一样。若过程考核采用的是新的生物指示物,则需确定并明文记载新的生物指示物与原来的指示物的相互关系,这一点极为重要。

8.6.2 采用湿热和环氧乙烷灭菌时,ISO 17665-1 或 ISO 11135-1 适用。

8.6.3 应当规定检验生物指示物系统仍处于控制范围的最少检验次数。应当把季节变化、产品和材料的变化和设备的变更等因素都考虑到,这些情况会影响再次鉴定生物指示物时采用不同的时间间隔。若生物指示物的抗力特性变化超过预定的极限,则应进行再次鉴定。若复苏培养基改变,则新的生长培养基应与先前采用的生长培养基相关联,而且,选用新的生长培养基须经确认(亦见 12.4)。

9 常规监测中的生物指示物

9.1 概述

9.1.1 生物指示物提供了证实灭菌过程有效性的一种方法,然而,部分阴性法(如:半周期法),在灭菌确认中需要进行以对这种有效性进行定量评估,常规监测某些灭菌过程时,如果这个过程能够建立参数放行可能并不要求采用生物指示物(例如:湿热灭菌见 ISO 17665-1,环氧乙烷灭菌见 ISO 11135-1 或干热灭菌见 ISO 20857)。

9.1.2 生物指示物的类型及其在产品或产品装载中的放置,应当与灭菌开发或确认过程中已规定的产品装载位点相一致。假如灭菌过程常规监测采用的微生物监测系统与确认灭菌过程时采用的不同,则应对确认及常规监测时采用的系统的相互关系作文字说明。

9.1.3 制备生物指示物和灭菌之间,以及灭菌与指示物培养之间规定的时间间隔,须经确认,以表明对生物指示物的性能未产生不良影响(见8.2.4)。

9.1.4 用于生物指示物/生物负载组合法中常规监测所用的生物指示物(见7.3),如果数目和/或抗力低于各部分的最低要求时(见ISO 11138-1:2006,6.1.3),可不必与ISO 11138全部相符。

9.2 生物指示物的放置和处理

9.2.1 在周期设定和确认过程中,生物指示物在产品和装载中的放置位置,应当是对灭菌过程最严格挑战的地方。在常规监测中把生物指示物放在过程挑战装置中,可能最为理想(见9.3)。在这类情况下,生物指示物的放置应与周期设定时采用的位点相关联,以保证灭菌过程的完善不受损害。还应当保证常规监测采用的生物指示物的放置位置始终如一。

9.2.2 生物指示物供方的说明书应当考虑到灭菌后生物指示物的妥善处理。总言之,从装载中去除的生物指示物应不应危及工作人员的安全,并应在经确认的规定时间内取出(见第11章)。其后,应在规定的时间内通过无菌技术把生物指示物转种到合适的生长培养基上,并在恰当的温度下进行培养(见第12章)。

9.2.3 除了对生物指示物培养基的鉴定要求(见第12章)以及存活性要求(见第11章)外,用户在灭菌过程的常规监测中也可以对生物指示物的这些特性进行简化的检查,例如,可采用未经灭菌处理的生物指示物放在培养集中培养,以显示生物指示物活力和生长条件适合性两方面的情况。

注:国家指南文件可对未暴露的控制因素的使用进行要求。

9.2.4 只有当需要的物理和/或化学参数经过审核,微生物学结果得到解释,而且二者均符合所需指标,灭菌过程才算合格。

9.3 过程挑战装置(PCD)

9.3.1 过程挑战装置与生物指示物联合用于灭菌周期的确认和常规监测,亦供灭菌器制造商作灭菌器测试之用,过程挑战装置可设计成让生物指示物放在灭菌过程最适当严格挑战的位置。过程挑战装置的设计可因被监测产品性质不同而不同(见附录B给出的各种不同过程挑战装置示例)。

9.3.2 设计过程挑战装置时,应考虑到对灭菌过程产生影响的各种不同的过程参数。过程挑战装置的构成要取决于被监测的周期类型,以及被灭菌产品的类型。

9.3.3 过程挑战装置可以是市售的预制器件,通常叫做“生物测试包”。各个公司生产的一次性使用生物测试包可以代替用户内部自制的过程挑战装置。过程挑战装置及在产品装载中的放置,应能体现对过程的监测,它相当于或者超过产品装载体现的挑战。

10 结果

10.1 概述

10.1.1 灭菌过程的合格标准应当在灭菌过程的发展中使用与该灭菌过程的确认和监测相关的标准来确定。

10.1.2 为了取得可靠的结果,应当确定并保持常规的各项步骤,由训练有素的技术人员使用合格的设备去实施。

10.2 结果判断

10.2.1 一个经过确认、符合各项预设参数的灭菌过程,应当显示出生物指示物无微生物生长。

10.2.2 根据 ISO 11135-1 使用的生物指示物原理，一个未能符合预设最低参数的灭菌过程，会显示出生物指示物有微生物生长。

10.2.3 原先预期生物指示物无菌生长，但试验结果却显示有菌生长，这可能表明某个过程失效、某个生物指示物有缺陷，或者某个试验系统有毛病，这就应该进行调查研究。对灭菌过程后生物指示物出现有菌生长情况，可按制定的规章制度采取不同的措施，可要求把该批产品作为非无菌产品而拒收。辨别有菌生长，即辨别有试验微生物生长，应经过证实，并尽力判明长菌的原因。灭菌过程后的生物指示物一贯长菌可以表明灭菌过程不完善，或该批生物指示物在使用中具有异常大的抗力。若对生物指示物的调查证明，该生物指示物并不会影响到它在灭菌过程中性能的明显变化，则应对灭菌过程再次鉴定。菌落和细胞形态结合的革兰氏染色法可能在确定其生长不是指示物微生物很有用。

注：某些指示物微生物可能是革兰氏染色变异的。

10.2.4 特殊的灭菌器、产品类型以及产品的装载，都会对灭菌过程产生影响。对过程中所采用的生物指示物系统的抗力特性，应确定其全部系统是有效的。生物指示物提供的合格数据，只不过是表明灭菌过程结果良好所必需数据的一部分。

10.2.5 若培养基显示有菌生长，但未能证实生长的是指示物微生物时，应进一步调研，已确定培养阳性的原因。由于多次试验出现污染，亦可表明试验系统有毛病、或工作人员缺乏足够的培训。

11 生物指示物标准的应用

11.1 用户对生物指示物性能的一般评价

11.1.1 生物指示物有两项主要的性能：微生物的标称总数和以 D 值表示的生物指示物对该灭菌过程的抗力。

11.1.2 生物指示物的运输、贮存和管理，均应保证微生物标称总数和抗力特性在有效期内不变。为保证生物指示物恰当的性能，应对培养基灭菌、培养条件、设备维护及实验室工作人员培训诸方面作出规定并加以控制。用户可定期验证生物指示物的微生物总数。若上述各方面已受到控制并经过确认，则用户不必再对生物指示物作常规检测。

11.1.3 用户应记下对采用过程和该过程已确定的参照参数的任何偏差。若用户发现生物指示物抗力特性出现的偏差是由灭菌器周期参数或装载引起，就应调查可否消除这些偏差，并对该过程重新鉴定。

11.1.4 在某些情况下，亦可能由抗力仪性能发生变动，而引起生物指示物抗力特性出现差异。此时，制造商应按用户的要求提供相应试验条件细节的资料。

11.1.5 若用户得到的标称总数或 D 值的数据，超出相关标准要求的限值或超出了标签说明的范围，用户应向制造商索取资料，以保证用于获得数据的技术、方法和条件完全一样（见参考文献[12]、[14]、[18]、[19]、[20]、[21]、[30]、[31]和[32]）。

11.2 试验微生物标称总数

11.2.1 制造商提供的每个生物指示物上试验微生物的标称总数，可作为标签说明的部分内容。为保证生物指示物具有最低限值的抗力，在标准中对生物指示物和染菌载体上的微生物最低限值数量提出要求，由于测试方法步骤的变动会影响获得的数据，故测试时微生物的数量应在标签上标明的数量的50%到300%之间。生物指示物制造商应考虑到，要保证所采用的技术和方法保持一致，因为测试过程的变量可能影响数量确定的结果。ISO 11138-1 规定制造商应按要求提供这些信息。

11.2.2 为获得计数的较大的准确性，菌种如嗜热脂肪杆菌芽孢，可能需用热休克法。已成功地采用过温度和时间的数种不同组合。若时间和温度的组合不同于生物指示物制造商所推荐，则应由用户对特定的条件进行确认。对浸染载体作机械处理，制备等分样本时，微生物可能会对结果产生影响（见参考文献[18]）。不同实验室的操作，甚至个人操作不同，都可能导致结果有差异。

11.2.3 对从染菌载体上分离芽孢的方法应进行确认，可能包括机械分解载体或其他方法，如超声波震荡。若用户采用的不是制造商推荐的方法，则此种方法须经确认。

11.2.4 用于稀释的液体，不应影响存活微生物数量增加(例如：不能成为生长培养基)，亦不能反过来抑制微生物生长，使之产生阴性结果(见第12章)。

11.2.5 用户应遵循制造商推荐的复苏方法，以保证获得可比的结果。

11.2.6 对已灭菌的液体和已处理浸染的载体应作无菌处理，以避免出现使结果产生偏倚的微生物污染或交叉感染。

11.2.7 应注意平板计数的准确性。影响平板计数准确性的各种因素包括：稀释，吸管误差，吸管器具的校准，技术人员的培训以及每个平板菌落形成单位(CFU)的数量。通常认为，每个平板的菌落形成单位在30 CFU～300 CFU之间为最精确。

11.2.8 ISO 11138均对标签上标称的微生物总数偏差有限值。用户应注意，若用户正在测试的某批或某组生物指示物和生物指示物的标称总数不同，其偏差可能超出ISO 11138相关部分规定的限值，这种情况之所以出现，可能由于使用了不同的培养基或采用了不同的计数和计算技术(见参考文献[17])。

11.3 抗力测定

11.3.1 概述

如果用户选择证实将要灭菌单元上的生物指示物的标签上标示的内容或者确定这个生物指示物的 *D* 值，那么他们应该采用制造商的相同条件进行。包括相应抗力仪所采用的特定参数。生物指示物的抗力可以通过三种方法评估和计算：存活曲线法、部分阴性法和计算存活-杀灭区间。暴露在灭菌过程的增量时间间隔后(即部分持续时间)，指示物应使用a)～c)所述的方法进行测试。ISO 11138提供各种方法的要求，这些方法可以组合使用来评估抗力。

三种方法的主要差异如下：

a) 存活曲线法

此方法要求计算菌落数。根据染菌载体的类型和微生物的特性，此方法常指机械粉碎染菌载体(采用无菌技术进行)，随后回收，并对固体培养基上所有可回收的菌落形成单位(例如：琼脂平板上个别的菌落)进行计数。

b) 部分阴性法

此方法要求确定有菌生长或者无菌生长和采用无菌技术把完整的染菌载体转移至液体培养基。转移时不应在机械、微生物及热力方面对染菌载体产生任何影响。

c) 存活-杀灭区间

此方法以部分阴性法为基础。在暴露于灭菌全过程之后或在灭菌过程经过一定时间间隔(即部分持续时间)之后，以所有样本均显示有菌生长为下限，而无任何生物指示物显示细菌生长为上限。(见ISO 11138-1:2006，附录E)

注：从任何连续暴露中确定 *D* 值，通常适用于从样本中得到的结果并用某种方式取平均数。这种方式的组合数据有着统计学的限制。仅当样本在统计学上等效时才可以组合。例如，如果十个样本分布在灭菌腔，它们都不是真实等效的。但是，多个样本密集在灭菌腔同一个位置上，可以认为是真实等效的(见参考文献[25]和[28])。

11.3.2 存活曲线法

此方法称“存活曲线法”和“计数法”。此方法是采用直接计数步骤(见ISO 11138-1)，并在染菌载体上进行(见图A.4)。

各步骤的详细情况，见11.2和附录F。

11.3.3 部分阴性法

使用中的这类方法有好几种叫法，如部分阴性法或量子法。观察到有菌生长和无菌生长与试验的数目有关(见图 A.4)。

本标准列出 ISO 11138 共同使用的参考方法，这就是 Limited Holcomb—Spearman—Karber (LHSKP)。另外两种共同适用的统计学方法是：Holcomb—Spearman—Karber 法(HSKP)和 Stumbo—Murphy—Cochran 法(SMCP)，在特定的条件下可使用(见附录 C)。

a) Limited Holcomb—Spearman—Karber 法(LHSKP)

若按固定时间间隔递次暴露时间不同，和每个时间间隔中暴露均采取数目相同的重复的样本，可用此方法。例如：可在 3 min、5 min、7 min、9 min 时暴露，其时间间隔为 2 min。ISO 11138-1 规定 LHSKP 法每次间隔至少应采用 20 个相同的样本(见表 1 和图 A.4)。

注：在某些灭菌过程，如辐射或臭氧，关键参数“时间”可用“剂量”代替。

采用式(1)计算 D 值平均值，$\overline{D}$：

$$\overline{D}=\frac{U_{\mathrm{HSK}}}{\lg N_0+0.250\ 7} \quad \cdots\cdots(1)$$

式中：

N_0——每个样本中试验微生物的初始接种物数；

$$U_{\mathrm{HSK}}=U_{\mathrm{k}}-\frac{d}{2}-\frac{d}{n}\sum_{i=1}^{k-1}r_i \quad \cdots\cdots(2)$$

计算示例见附录 C。关于 LSKP 的详细情况，可参见 ISO 11138-1 和参考文献[9]。

b) Holcomb—Spearman—Karber 法(HSKP)

此方法与 LSKP 类同，只是采用一般公式，既不要求采用数目相同的重复的样本，以不要使用固定的时间间隔。

采用式(3)计算 D 值平均值：

$$D=\frac{U_{\mathrm{HSK}}}{\lg N_0+0.250\ 7} \quad \cdots\cdots(3)$$

式中：

$$U_{\mathrm{HSK}}=\sum_{i=1}^{k-1}U_i \quad \cdots\cdots(4)$$

计算示例见附录 C。

c) Stumbo—Murphy—Cochran Procedure 法(SMCP)

Stumbo—Murphy—Cochran 法要求在部分阴性范围内的一次结果中，包含有时间(t)、长菌阴性的单位数目(r)、部分阴性范围内一次性暴露时间内重复样本数(n)和每个相同样本含微生物的初始数(N_0)。

采用式(5)计算 D 值：

$$D=\frac{t}{\lg N_0-\lg\left(\ln\frac{n}{r}\right)} \quad \cdots\cdots(5)$$

采用 Stumbo—Murphy—Cochran 法，想要获得有效的数据，D 值应为部分阴性范围内至少取 3 次结果计算的平均值，已确认其重现性。

各步骤的详细情况见附录 C。

11.3.4 存活-杀灭反应特性

本方法要求总数为 100 个生物，分成两组，每组 50 个，分别暴露在两种条件下，在暴露于规定的条件后辨认，没有指示物出现生长时间和有指示物出现生长时间(见附录 G)。

11.4 z 值的测定

11.4.1 概述

z 值是使 D 值产生 10 倍变化所需的暴露温度或剂量的变化值。z 值允许用户表达热力灭菌过程等效灭活性。值的计算是在不同过程条件下(从慢热传导重装载至较快达到灭菌条件的低密度装载)表达已测量灭活性的唯一途径。

仅用两个过程 D 值可以确定 z 值。但是，结果值将有很宽的置信限值。因此按 ISO 11138-3 的规定预先从三个或者更多 D 值计算出 z 值(见图 A.3)。

11.4.2 图解法描绘 z 值

z 值可以通过 D 值的对数值与温度在半对数刻度的绘制的图形来确定(见参考文献[33])。最适线将会是直线型(图 1)，并且 z 值估计值为斜率的负倒数。

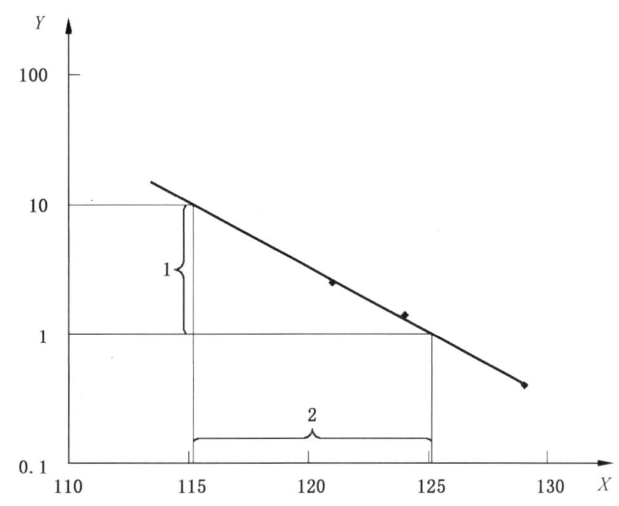

说明：

Y ——D 值(min)(对数刻度绘制)；

X ——温度(℃)；

1 ——1 个对数减少值；

2 ——z 值(℃)。

图 1 z 值图形绘制

11.4.3 数学法计算 z 值

数学法计算最适线是统计学方法准确呈现数据的斜率。最适线可以通过对数线性回归分析找到。式(6)和式(7)用于导出线性回归线的公式。

$$\sum_{i=1}^{n} y_i = b + m \sum_{i=1}^{n} x_i \qquad (6)$$

$$\sum_{i=1}^{n} x_i y_i = b \sum_{i=1}^{n} x_i + m \sum_{i=1}^{n} x_i^2 \qquad (7)$$

式中：

b ——回归线的 Y 轴上的截距；

m——斜率；

n——X,Y 轴上的数字。

以上公式被修改成包括 x,$\log y$ 成对反映对数线性范围,因此:

$$\sum_{i=1}^{n}\log y_i = bn + m\sum_{i=1}^{n}x_i \qquad (8)$$

$$\sum_{i=1}^{n}x_i\log y_i = b\sum_{i=1}^{n}x_i + m\sum_{i=1}^{n}x_i^2 \qquad (9)$$

采用最小平方的方法,式(10)用于建立直线的斜率:

$$m = \frac{n\sum_{i=1}^{n}(x_i\log y_i) - \sum_{i=1}^{n}x_i\sum_{i=1}^{n}\log y_i}{n\sum_{i-1}^{n}x_i^2 - \left(\sum_{i=1}^{n}x_i\right)^2} \qquad (10)$$

式中:

n——D 值/温度成对(数据点)的数字;

x——代表温度;

y——代表 D 值。

从该公式,z 值可以通过斜率倒数的绝对值计算出来:

$$z = \left|\frac{1}{m}\right| \qquad (11)$$

计算的示例在附录 E 中给出(亦见 ISO 11138-1 和 ISO 11138-4)。

11.4.4 z 值的相关系数,r

相关系数 r 是一个指示精度的数学值,借助相关系数 r 通过温度和各自 D 值的线性回归预测 D 值。介于+1.000 0 或−1.000 0 的相关系数指示所有数据点位于线性回归直线上。相关系数的平方,r^2,是指系数的确定。系数的确定是测量回归曲线重现数据有多好。一个 r^2 值为 0.800 0 或更大被认为可接受的模型组。具体的计算在附录 E 出现。

注:D 值应用四位小数点来表示,当使用 11.4.3 中计算时增加以上系数的准确性。

11.5 $F_{(T,z)}$ 等效灭菌值的测定

$F_{(T,z)}$ 定义为在任意参考温度 T_{ref} 下的过程等效时间,$F_{(T\text{ref},z)}$ 的计算要求 z 值为已知的。

$$F_{(T_{\text{ref}},z)} = 10^{\left(\frac{T-T_{\text{ref}}}{z}\right)} \qquad (12)$$

通常,F 值是 F_0,应用在湿热灭菌。F_0 值是在 121.1 ℃下采用 z 值为 10 ℃等效时间的特定 F 值。这已经成为湿热过程设计的全世界通用的标准。F 等效值已经运用于湿热、干热和最近的环氧乙烷灭菌过程(见参考文献[29])。当使用生物指示物进行过程确认和监测时,在任意温度下实际过程时间计算的具体参照温度作为特定生物指示物的具体 z 值的一项功能。这考虑到了灭活的完整性并用于过程实际芽孢对数减少值(SLR)。

11.6 建立芽孢对数减少(SLR)

热力杀灭时间曲线是将对数范围上的 F 值与温度的进行对比的一种方法。该方法允许以降低芽孢挑战来表述灭菌过程的有效性。F 值代表在某一特定温度下的等效时间,并与 D 值相关联,允许通过特定数量来计算出在大量数量中的芽孢减少数量。该结果是过程递送的灭活性并通过芽孢对数减少(SLR)来表示。并可以表示为初始芽孢数的对数值,N_0,减去最终芽孢数的对数值,N_F。计算 F_T 的方法采用在特定过程条件下微生物数量的变化,通过式(13)给出。

$$F_{(T,z)} = D_T(\log N_0 - \log N_F) \qquad (13)$$

式中：

T ——温度；

z ——规定的 z 值；

D_T ——规定温度 T 下的 D 值；

N_0 ——初始芽孢数或生物负载；

N_F ——最终芽孢数或生物负载。

芽孢数的变化是芽孢对数减少(SLR)，用式(14)来表示：

$$SLR = \log N_0 - \log N_F \tag{14}$$

热力杀灭时间因此可用式(15)来表示。

$$F_T = D_T \times SLR \tag{15}$$

过程芽孢对数减少用于计算出产品无菌保证水平(SAL)。

11.7 无菌保证水平(SAL)的计算

某一微生物控制过程中出现一个非无菌单元的可能性用无菌保证水平(SAL)来表示。采用式(16)计算 SAL。

$$SAL = 10^{-(SLR - \log N_0)} \tag{16}$$

式中：

N_0——初始芽孢数或生物负载。

通常被接受的最低 SAL 是 10^{-6} 或非无菌单元出现的机会少于百万分之一。因此，整合灭菌过程除了杀灭全部挑战用微生物芽孢外还应额外杀灭六个对数级别的挑战用微生物芽孢。

注：这种概念通过图 A.1 和图 A.2 以图形方式表示。

11.8 测试设备

11.8.1 应特别注意使用的抗力仪类型，GB/T 24628 规定了对需要使用特定抗力仪的要求，使之符合各项标准的要求。生物指示物制造商若声明遵循 ISO 11138，应符合各项相应标准。

11.8.2 小规模试验灭菌器或实际应用型灭菌器在测试生物指示物的性能时只有参考价值，在此须特别注意参数的设置，真空脉冲次数和真空度。

11.8.3 所有技术设备，包括自动设备或可调节的吸管，应定期校准和/或控制。

11.8.4 技术设备的控制和保养，应做文字记录。

12 培养条件

12.1 概述

12.1.1 根据 ISO 11138-1 的要求，生物指示物制造商应向用户提供培养条件的资料(即培养温度、培养时间和生长培养基的选择)。若用户采用另外的培养条件，则用户须对这些条件进行确认。

12.1.2 应在为此而规定的检验场所内实施各项方法，应充分注意无菌技术和良好的检验操作。操作包括在一般检验场所进行检验时每次检验的阴性对照。若未能找到为此目的而规定的检验场所，或有可能出现交叉污染危险时，就应在规定要求的严控区内操作(例如：无菌操作台或重点区与周围环境之间无空气交换的生物安全箱(柜)。生产、包装以及其他处理生物指示物或具有相同、相似生长特性的微生物，就在里面进行)。

12.1.3 应遵循生物指示物制造商推荐的培养条件。若采用的培养条件与制造商推荐的不同，则须经确认，以确定其对生物指示物性能的影响。

12.1.4 为适应确认需要，应认真考虑培养条件。建议用户在是适用的标准如 ISO 11737 中寻找信息（见第 2 章）。

12.2 培养温度

12.2.1 标记生物指示物时，应考虑到最佳培养温度，在适合培养温度下培养生物指示物失败，可否认该检验结果。

12.2.2 经灭菌处理的试验微生物可对培养温度呈现不同程度的灵敏度增大。某些试验微生物在低于最佳培养温度下，培养呈现复苏增加；而其在高于最佳培养温度下，复苏培养下降。就一般情况来说，含嗜热脂肪杆菌的生物指示物可在 55 ℃～60 ℃下培养；而含枯草杆菌黑色变种芽孢的生物指示物可在 30 ℃～39 ℃下培养，或按制造商提供的技术规格培养。

12.3 培养时间

12.3.1 培养时间可根据生物指示物和灭菌过程的性质而有所不同。ISO 11138-1:2006 中的 7.3.2 推荐了对于已确认过程中的生物指示物的培养时间为 7 d。生物指示物上的标记和制造商提供的其他信息应考虑到这点。

生物指示物制造商提供规定条件下形成的信息，可能不适用用户的设施。因此，用户应考虑对生物指示物制造商推荐的培养时间进行确认。

12.3.2 现行标准并未包括非标准的或者新的灭菌过程，生物指示物的培养基应根据现行国家标准要求进行确认。ISO 11138-1:2006 中的 7.3.2 推荐 14 d 的培养时间。

自含式生物指示物可能没有被设计成有足够的培养基允许延长培养时间来复苏生长。

值得关注的是，当考虑使用自含式生物指示物来确认和监测过程时，可能会因为潜在的灭菌剂残留物导致延期生长。

12.3.3 生物指示物制造商可能确认设计成一芽孢载体/复苏培养基组合（例如芽孢条与复苏培养基成套销售，或者与自含式培养基）。对于产品的确认缩短培养时间，不必通过终端用户重复，尽管终端用户使用该产品时使用确认过程中同样的灭菌剂（例如：设计确认和用于环氧乙烷）。如果终端用户预期使用未经制造商确认过的芽孢载体/复苏培养基/培养温度组合（例如：使用复苏培养基但不是作为套装销售的芽孢条），终端用户应使用规定的统计抽样法和预先设定接受准则的程序进行确认。

12.4 生长培养基的选择

12.4.1 大多数生物指示物制造商都会直接提供培养基或者有关制备适合培养基的资料。各个制造商采用的培养基可能有很大的区别，因此，遵循生物指示物制造商的建议十分重要。

12.4.2 制备大多数培养基所采用的提取物本身具有常变性，故为了确认生物指示物的特定培养起，可取的办法是对几批培养基的性能进行筛选，以期能提供理想的生长性能，并储备适量寻得的培养基，将来可与新的一批培养基进行比较。

12.4.3 选择合适的培养基需考虑许多因素，如培养基的 pH，培养集中抑制物诸如各种盐类，pH 指示剂或抗生素。培养基中的其他物质，也可能对经灭菌因子处理后的试验微生物的复苏产生影响。

12.4.4 用户对培养基的处理不应过度，灭菌时间过长所产生的变化可能影响其促进生长的特性。培养基具有的促进少量微生物生长的能力，应予以证实（见参考文献［10］、［12］、［13］和［21］）。

12.4.5 每一批生长培养基均须经适当的生长促进试验检查，并与先前用作检验批作比较以验证批之间是否一致。

13 对第三方的要求

13.1 概述

13.1.1 附加测试，包括内部或者第三方实验室，可能因为检测系统或者个人因素不会重现制造商的标称值。因此 ISO 11138-1:2006 6.3.2 和 6.4.3 规定了公差。(见参考文献[31]、[32]和[33])

13.1.2 第三方机构应当采用测试设备和测试方法，包括相应的标准要求的各种并列测试和重复测试。

13.1.3 第三方检测机构可以是一家符合 ISO/IEC 17025[2] 的检测实验室或者经认可的，经过质量保证体系官方承认，为公众服务的检测实验室。

13.2 对重复样本和生物指示物总数的最低要求

表 1 根据方法所需的最低样本

ISO 11138-1 的测试方法	测试样本最小数	暴露条件最小数	测试样本最小总数
试验活菌的初始计数[a]	4	—	4
存活曲线法(见附录 F)	4	5	20
部分阴性法(见附录 C)	20	5[b]	100[b]
存活-杀灭区间 (ISO 11138-1:2006,附录 E)	50	2	100
基于选择组合方法的最小总数:			124 或 204

[a] 未处理的接种载体或生物指示物的活菌量。

[b] 随后的(见表 C.1)在暴露条件下额外的测试不用于计算，但却是作为评判结果有效与否的条件。

存活曲线法(见附录 F)需要的生物指示物总数至少 20 个，至少有 5 个暴露周期条件，每个暴露周期条件下使用重复样本 4 个。附录 C 覆盖了 LSKP 法的最低要求，生物指示物至少 120 个，最少有 6 个暴露周期条件，每个暴露周期条件使用重复样本 20 个。有一个暴露周期条件及其先前进行的暴露应使用生物指示物培养阳性；至少应有连续两个暴露周期条件无生物指示物培养阳性；最少应有两个暴露周期中间暴露部分(阴性)反应。存活-杀灭区间的特性要求生物指示物 100 个，分两级条件进行，每级使用重复样本 50 个(ISO 11138-1:2006，附录 E)。根据 ISO 11138-1 测定的抗力特性要求，至少要采取上述三种方法中的两种，这就是说，根据所选的方法，至少要分别使用 124 个，或者 204 个生物指示物。

根据 ISO 11138-3 湿热灭菌过程以及 ISO 11138-4 干热灭菌过程的要求计算 z 值，至少要在三种不同温度下确定三个 D 值(见参考文献[32])。

ISO 11138-1:2006 附录 A 要求用 4 个重复样本测定活菌量。

13.3 测试设备

根据 ISO 11138 进行检验的检测实验室，需采用规定的测试设备，包括相关的抗力仪(见 GB/T 24628)。

了解更多的信息，见 11.8。

14 人员培训

负责放置、回收、测试和其他一切有关生物指示物管理工作的人员，应经适当的培训。培训要有文字证明，并应定期评估培训是否充分。对生物指示物的测试管理方法和保障工作，如制备培养基和对培养基灭菌，应写成文字。

采用无菌技术时，应特别注意让培训人员掌握好这项技术。

15 贮存和管理

15.1 销售者和供方负责把生物指示物运送给用户，应当保证运输过程中出现的温度变化不对标明的抗力特性产生不良作用，销售者和供方应与用户达成有关运输方式的协议，以保证运输过程的条件足以保持生物指示物的性能特征。

15.2 应始终遵循制造商关于贮存和管理生物指示物的建议，否则可能影响到生物指示物的完整和性能，并导致对灭菌过程有效性判断的失误，一般来说，使用前生物指示物应保持在其防护包装内。运输时，供随时使用的生物指示物装入包装系统内，防止外部细菌侵入。生物指示物贮存时，应考虑到温度、相对湿度、化学物品和光线的影响。后者是一种会对自含式生物指示物产生影响的因素，可能会涉及培养基的光降解作用，生物指示物通常可在室温下避光贮存。

15.3 对用非危险性微生物制成的生物指示物，可不受限制地经营。运输时可遵循非危险性微生物运输的规定执行。

16 生物指示物的处理

根据 ISO 11138-1 生物指示物制造商要提供处理方法。经灭活的生物指示物可作为普通的废物弃置。若微生物属非危险性质，到期的或未使用过的生物指示物亦可作为普通的废物弃置。然而，应遵循制造商对处理的说明，通常要求弃置前经过处理。

注：可将生物指示物确定为医院废物，有关这些生物指示物的处理问题，亦可列入规程之中。

附 录 A
（资料性附录）
微生物灭活动力学和计数方法

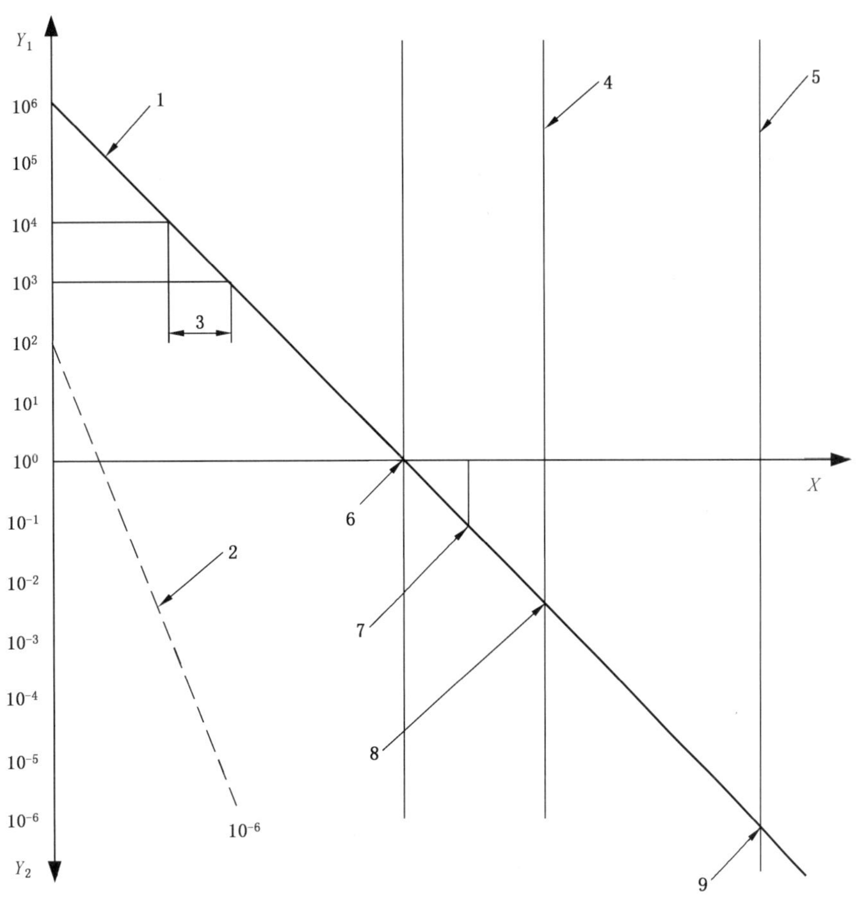

说明：

X ——时间或剂量；	4——半周期区间；
Y_1 ——微生物存活数；	5——最小灭菌过程时间；
Y_2 ——微生物存活概率；	6——6 个 log 减少(63%阳性)；
1 ——生物指示物；	7——7 个 log 减少(10%阳性)；
2 ——生物负载；	8——8 个 log 减少(1%阳性)；
3 ——D 值；	9——理论上的 12 个 log 减少(0.000 1%阳性)。

注 1：最小灭菌过程时间达到前所得到的 log 减少值(见 3.10)。

注 2：本示例的目的，时间和剂量显示为高度控制的稳态条件和可能不适用于过程容器的条件。

图 A.1 在使用参照微生物方法中生物指示物和产品生物负载之间关系的示例

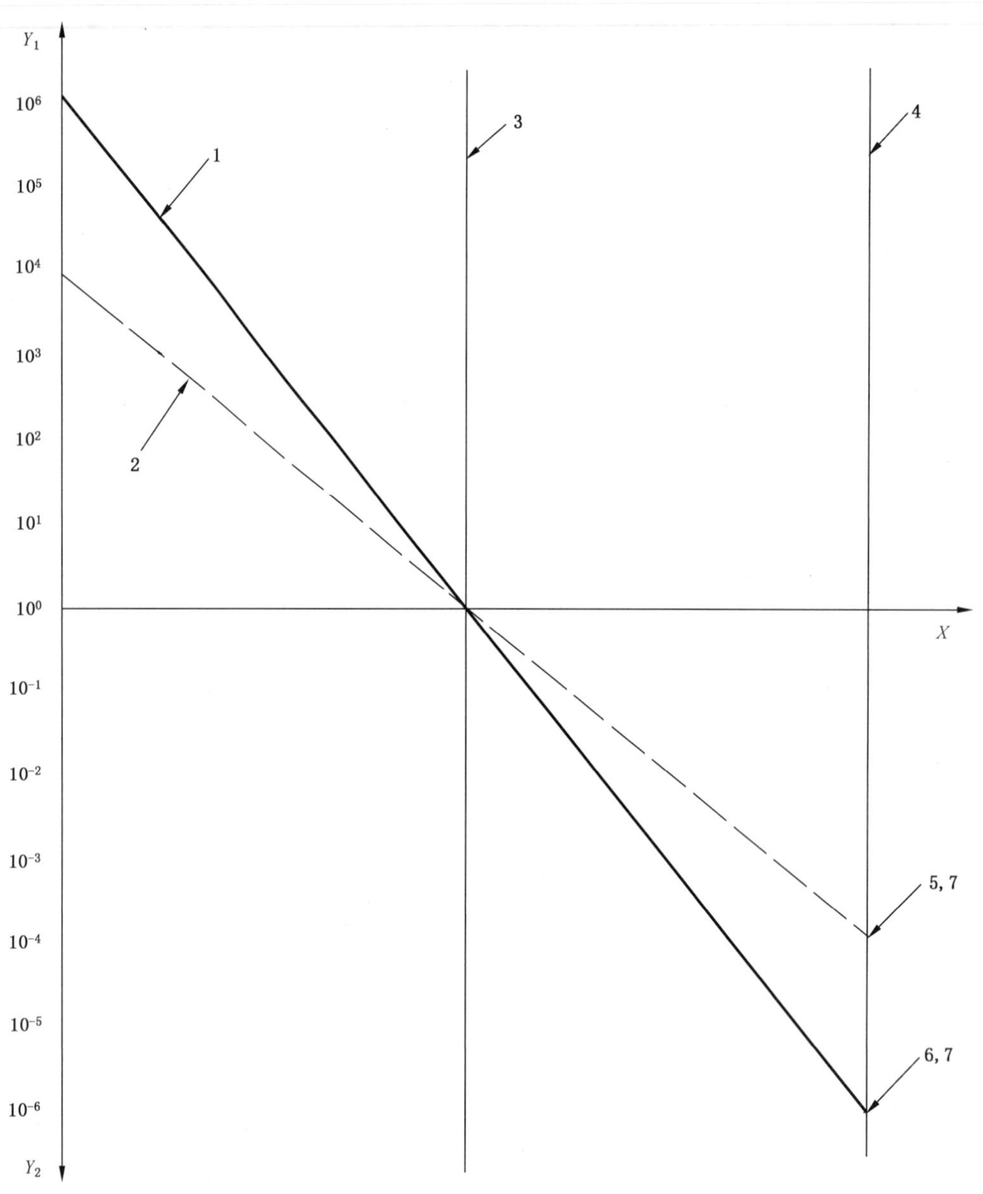

说明：

X ——时间或剂量；

Y_1 ——微生物存活数(在对数范围标记)；

Y_2 ——微生物存活概率(在对数范围标记)；

1 ——曲线表示最小规定抗力的生物指示物的 6 个 log 减少；

2 ——曲线代表 1.5×最小规定抗力的生物指示物的 4 个 log 减少；

3 ——最小半周期区间；

4 ——最小灭菌过程时间；

5 ——理论上的 8 个 log 减少($D_{BI}=1.5\times D_{min}$)；

6 ——理论上的 12 个 log 减少($D_{BI}=D_{min}$)；

7 ——等效挑战。

图 A.2 具有不同抗力但是可以实现等效生物挑战的示例

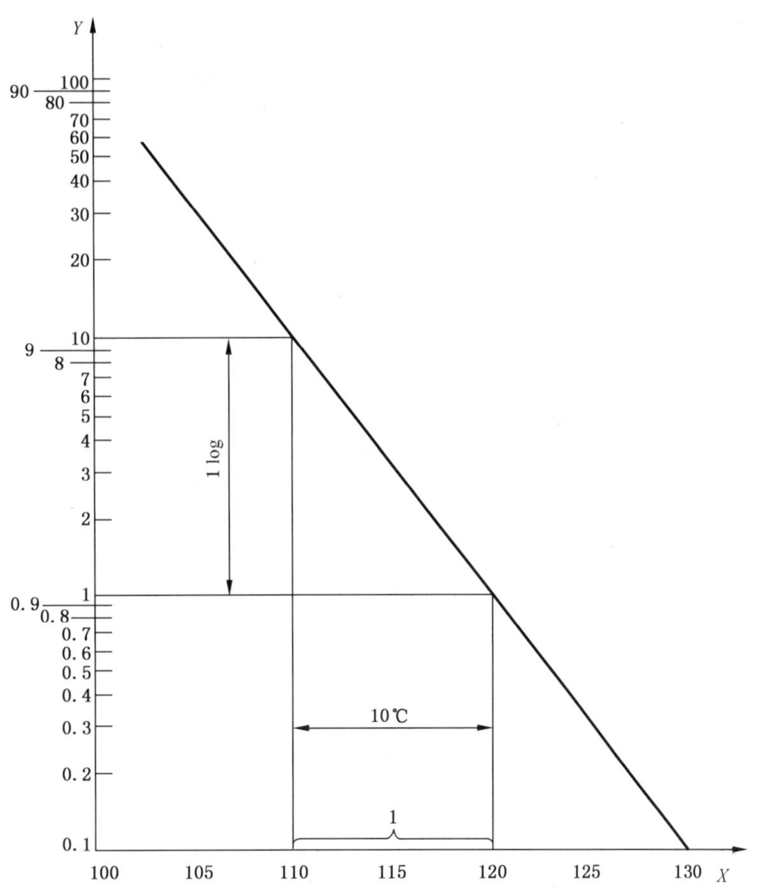

说明：

X ——温度(℃)；

Y ——D 值，最小(在对数范围标记)；

1 ——z 值(℃)。

图 A.3 确定 z 值的示例(见 11.4)

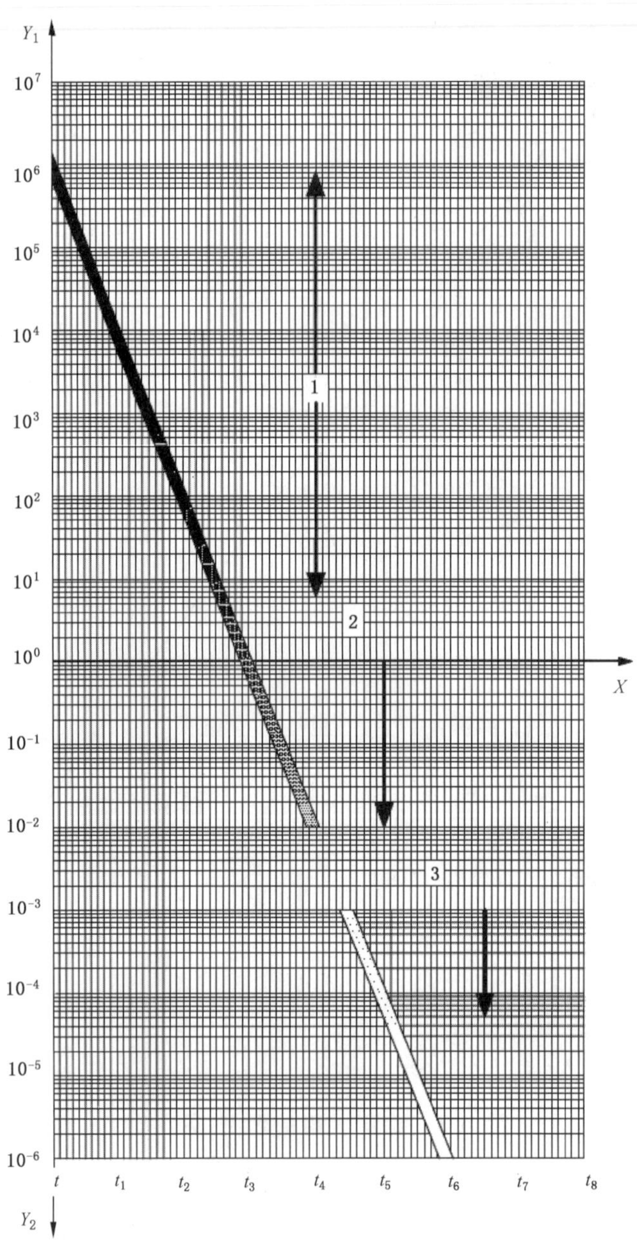

说明：

X ——暴露时间或剂量；

Y_1 ——微生物存活数(在对数范围标记)；

Y_2 ——微生物存活概率(在对数范围标记)；

1 ——直接计数法：通过计算活菌形成的菌落，测定微生物数目；

2 ——部分阴性法：根据部分阴性法或最大可能估算存活微生物数目；

3 ——全部灭活(或杀灭)法：表明指示物上无菌生长的部分阴性法。

图 A.4 在相同条件下测定 *D* 值的各种方法区域

附　录　B
（资料性附录）
过程挑战装置

B.1　概述

过程挑战装置可有多种结构和用途。这是一种模拟灭菌因子对被灭菌物品处于最不利状态下灭菌的物件。市售过程挑战装置多提供的监测，可能与用户以装载监测所进行的灭菌过程相同，或具有更大的监测能力。

过程挑战装置的构成，应使生物指示物置于灭菌因子最难达到的部位。过程挑战装置的设计，因依据拟灭菌物品的种类和灭菌步骤进行。生物指示物不应当干扰过程挑战装置的功能。某些过程挑战装置可用染菌载体代替生物指示物。

B.2　螺旋结构

螺旋结构包括一个一端带染菌载体密管盖的螺旋管，拟用于监测灭菌因子穿透进入长而空心的装置。

注：特定的灭菌器的国家标准包括这种螺旋结构的要求。

B.3　标准测试包

标准测试包用于供多孔负载灭菌的大型蒸汽灭菌器，当测试周期参数达到设定值时，蒸汽能快速均匀穿透测试包。

标准测试包是一多孔性特定性状，内放有生物指示物的布包。这种测试包专供测试多孔负载的蒸汽灭菌过程的效能。

注：特定灭菌器的国家标准包括对这种标准测试包的要求。

B.4　用户采用的过程挑战装置

此类型过程挑战装置经过专门设计，以符合装载中过程监测位点的标准要求。包装及设计均应反映待检的标准化装载并随装载而变化。这种用户采用的过程挑战装置是一种“模仿物”，以代替该位点上的实际物品，并可取出生物指示物而不破坏被灭菌的物品，用户可使用一个或多个监测装置，放在各个过程监测位点上。

B.5　生物学测试包

这是一种市售的普通过程挑战装置，具有标称的抗力水平。生物学测试包可重复使用，或只使用一次，这取决于所用材料和过程参数。

附 录 C
(资料性附录)
部分阴性法测定 *D* 值
(摘自 ISO 11138-1:2006,附录 D)

C.1 总则

C.1.1 本方法是通过直接观察液体培养基的生长情况确定的可回收微生物的数量,来间接确定存活试验微生物的数量。部分阴性法是一种部分测试样没有表现出生长情况(部分阴性范围),并且这种计算是建立于获得的数据的结果之上的方法。"全部杀灭分析法"也是一种部分阴性法,它是所有的测试式样本没有表现出生长,并且计算建立于获得符合该要求的结果之上。这种方法适用于当测量的单位面积上的可回收试验微生物的数量少于 5×10^0 CFU 的情况。

C.1.2 Holocomb—Spearman—Karbe 法(见 C.3.1)与有限 Limited—Holcomb—Spearman—Karbe 法(见 C.3.2)要求覆盖整个部分阴性区域的连续暴露过程。

注:尤其在存活-杀灭区间一致的情况下,也可使用其他方法。一种类似方法如通过 Stumbo—Murphy—Cochran 方法得到的方法(见 C.3.3)。

C.1.3 试样应暴露在除时间外的满足所有过程变量要求确定的暴露条件下,并保持在规定区间内(稳定状态)。如果认为过程变量范围小,可以接受,则时间用"t"表示。如果认为过程变量控制范围大,不属于恒定量,则应采用积分法计算等效时间"U"。这两个术语均可在文献中查到。

C.1.4 每次暴露过程中的暴露试样数量 n、相邻两次暴露过程之间的间隔时间 d,均会影响试验可靠性。

C.2 材料

C.2.1 测试样本应能代表芽孢悬液、染菌载体或者包装的生物指示物。

C.2.2 使用相关的抗力仪。

注:检测方法在 ISO 11138 的相关部分给出。抗力仪的要求在 GB/T 24628 中给出。

C.2.3 培养箱应能够提供特定的培养条件中规定的温度,并且能监测和确认。

C.2.4 生长培养基应能满足培养条件的规定。

C.3 方法

C.3.1 Holocomb—Spearman—Karbe 法(HSKP)

C.3.1.1 简介

C.3.1.1.1 应将试样分级暴露在除时间外,符合所有过程变量规定的确定暴露条件下,并保持稳定状态。试验样本总数量不应少于 100 CFU。每次暴露过程中最少使用 20 个重复。

C.3.1.1.2 当灭菌因子在测试样本里面或上面有残留时,残留应该尽快被去除,以免影响测试结果。如果样本需要去除过程,此过程应经过验证。

C.3.1.1.3 采用 HSKP 为了获得更高的置信度，试样经过暴露后应按照制造商指定的方法培养。

C.3.1.1.4 每个染菌载体在无菌条件下转移至装有适当的液体培养基的试管中去。每个试管内的液体培养基应该一致。如果液体培养基已经由制造商提供在生物指示物里，应按照制造商规定的方法进行。生物指示物制造商应确定或者能提供制备一份生物指示物所需的合适回收培养基和/或完整的数据(见12.1 和 12.4)。

C.3.1.1.5 应按照制造商指定的方法为试样接种。经过制造商建议的培养基或有效期后，应检查培养基(见 12.2 和 12.3)。根据试验微生物的特点，液体培养基的浑浊度、培养基表面的生长情况或试管底部沉淀物将表明试验微生物的生长情况。如果生长培养基属于生物指示物的一部分，如自含式生物指示物，则应按照制造商提供的使用说明判断试验微生物是否出现生长情况。

通过观察 pH 值颜色变化，从而显示自含式生物指示物中试验微生物的生长情况。

C.3.1.1.6 结果应记录为在每次亚致死暴露过程中带有非回收试验微生物的染菌载体与染菌载体的总数之比。

C.3.1.2 利用 HSKP 计算

C.3.1.2.1 此计算方法是建立在 5 组暴露试验条件的最小数，至少应包含以下条件：

——其中 1 组样本是全部试验微生物生长；

——其中 2 组样本有部分样本生长；

——其中 2 组样本是全部不生长菌(见表 C.1)。

注：HSKP 类似于 LHSKP 法(见 C.3.2)。不同之处在于，HSKP 用通用公式，该公式不受限于在每个暴露条件或在暴露的过程中恒定的时间间隔的相同数量重复。

C.3.1.2.2 D 值的平均值，$\overline{D}$ 用式(1)和式(4)计算，见 11.3.3：

$$\overline{D}=\frac{U_{\mathrm{HSK}}}{\lg N_0+0.250\ 7} \qquad \cdots\cdots(1)$$

式中：

$$U_{\mathrm{HSK}}=\sum_{i=1}^{k-1}U_i \qquad \cdots\cdots(4)$$

N_0——每个生物指示物的活菌平均数，用活菌计数法计算(ISO 11138-1:2006，附录 A)，计算时需要的数据见表 C.1。

C.3.1.2.3 对于暴露在灭菌因子下的暴露时间 $t_1 \sim t_6$，因子 χ 和 γ 按式(C.1)和式(C.2)计算：

$$\chi_i=\frac{t_i+t_{(i+1)}}{2} \qquad \cdots\cdots(\mathrm{C.1})$$

$$\gamma_i=\frac{r_i+1}{n_i+1}-\frac{r_i}{n_i} \qquad \cdots\cdots(\mathrm{C.2})$$

式中：

r_i——在暴露时间 t_i 时出现未生长试样的数量；

n_i——在暴露时间 t_i 下暴露的数量。

在 t_i 时间下，所有试样表现出生长，所以 $\gamma_i=\frac{r_i+1}{n_i+1}$。

从以上 χ_i 和 γ_i 的计算值中，在每一次暴露时间 t_i 的 U_i 值可以被计算，按式(C.3)计算：

$$U_i=\chi_i\gamma_i \qquad \cdots\cdots(\mathrm{C.3})$$

表 C.1　HSKP 计算时所需要的样本数据

暴露在灭菌因子下的时间 t	暴露样本数量 n	无菌生长的样本数量 r
$t_1(U_1)$	n_1	$r_1(r=0)$[a]
t_2	n_2	r_2
t_3	n_3	r_3
t_4	n_4	r_4
$t_5(U_{k-1})$	n_5	r_5
$t_6(U_k)$	n_6	$r_6(r=n_6)$
t_7	n_7	$r_7(r=n_7)$
注：t_1 为所有测试样均出现生长情况的暴露组中，暴露在灭菌因子下的最长暴露时间；t_2～t_5 是部分阴性区域的增加时间；t_6 和 t_7 是所有试样均没出现生长情况的连续暴露时间。		
[a] 如果未出现阴性单元，即，未出现阴性试样（$r=0$），且所有单元在暴露时间 t_1 前出现生长情况；同时，在暴露时间 t_6 之后的过程中全部为阴性试样（$r=n_7$），即未出现生长情况，则测试有效。		

C.3.1.2.4　任何试样的平均无菌时间 U_{HSK}，可以通过对每一次暴露时间 t_1～t_6 的 U_i 值的求和来计算：

$$U_{\mathrm{HSK}}=\sum_{i=1}^{i=6}U_i \qquad \text{(C.4)}$$

C.3.1.2.5　当暴露时间间隔 d 是一个常量，在每一个暴露时间下，测试样本数量 n 也是一样的，平均无菌时间的 U_{HSK} 可以用式(C.5)计算：

$$U_{\mathrm{HSK}}=U_k-\frac{d}{2}-\frac{d}{n}\sum_{i=1}^{i=6}r_i \qquad \text{(C.5)}$$

C.3.1.2.6　D 值的平均值 $\overline{D}$，可用下面的式(1)计算：

$$\overline{D}=\frac{U_{\mathrm{HSK}}}{\lg N_0+0.250\ 7} \qquad \text{(1)}$$

注：lg(Euler 常量)＝lg(0.577 2)＝－0.250 7

式中：

N_0——每个试样的初始菌量(见 ISO 11138-1:2006，附录 A)。

C.3.1.2.7　按照式(C.6)计算 $\overline{D}(p=0.05)D_{\mathrm{calc}}$ 的 95%置信区间：

$$D_{\mathrm{calc}}=\overline{D}\pm 2\sqrt{V} \qquad \text{(C.6)}$$

C.3.1.2.8　方差 V 用式(C.7)计算：

$$V=a\left(\frac{2.302\ 6}{\ln N_0+0.577\ 2}\right)^2 \qquad \text{(C.7)}$$

C.3.1.2.9　用于计算方差的“a”可以用式(C.8)计算：

$$a=0.25\sum_{i=1}^{i=6}\left[t_{(i+1)}-t_{(i-1)}\right]^2\left[r_i\frac{(n_i-r_i)}{n_i{}^2(n_i-1)}\right] \qquad \text{(C.8)}$$

C.3.1.3 HSKP 计算方法举例

表 C.2 可变的时间间隔和可变的样本数量的数据示例

灭菌因子暴露时间 t min	暴露试样数量 n	表现未生长试样的数量 r_i
$t_1=10$	$n_1=20$	$r_1=0$
$t_2=18$	$n_2=19$	$r_2=4$
$t_3=28$	$n_3=21$	$r_3=8$
$t_4=40$	$n_4=20$	$r_4=12$
$t_5=50$	$n_5=20$	$r_5=16$
$t_6=60$	$n_6=20$	$r_6=20$
$t_7=70$	$n_7=20$	$r_7=20$

C.3.1.3.1 χ_i 和 γ_i 的计算(每次暴露)

$$\chi_i=\frac{t_i+t_{(i+1)}}{2} \qquad \cdots\cdots(C.9)$$

$$\chi_1=\frac{t_1+t_{(i+1)}}{2}$$

$$\chi_1=\frac{10+18}{2}=14$$

$$\chi_2=\frac{18+28}{2}=23$$

$$\chi_3=\frac{28+40}{2}=34$$

$$\chi_4=\frac{40+50}{2}=45$$

$$\chi_5=\frac{50+60}{2}=55$$

$$\chi_6=\frac{60+70}{2}=65$$

$$\gamma_i=\frac{r_{(i+1)}}{n_{(i+1)}}-\frac{r_i}{n_i}$$

$$\gamma_1=\frac{r_{(1+1)}}{n_{(1+1)}}-\frac{r_1}{n_1}$$

$$\gamma_1=\frac{4}{19}-\frac{0}{20}=0.21$$

$$\gamma_2=\frac{8}{21}-\frac{4}{19}=0.17$$

$$\gamma_3=\frac{12}{20}-\frac{8}{21}=0.22$$

$\gamma_4=\frac{16}{20}-\frac{12}{20}=0.2$

$\gamma_5=\frac{20}{20}-\frac{16}{20}=0.2$

$\gamma_6=\frac{20}{20}-\frac{20}{20}=0$

注：为了 γ_4 和 γ_5 的计算，两者的 $\gamma_S=0.2$，这是因为在这个示例中表现出未生长的试样的数量以恒定比率增长。

C.3.1.3.2 计算每个暴露时间 t_i 的 U_i

$$U_i=\chi_i\gamma_i \quad \text{(C.10)}$$

$U_i=\chi_i\gamma_i=14\times0.21=2.94$

$U_2=23\times0.17=3.91$

$U_3=34\times0.22=7.48$

$U_4=45\times0.2=9.0$

$U_5=55\times0.2=11.0$

$U_6=65\times0=0$

C.3.1.3.3 利用式(C.11)计算平均无菌时间 U_{HSK}：

$$U_{HSK}=\sum_{i=1}^{i=6}U_i \quad \text{(C.11)}$$

$U_{HSK}=U_1+U_2+U_3+U_4+U_5+U_6$

$U_{HSK}=2.94+3.91+7.48+9.0+11.0+0=34.33$

C.3.1.3.4 用式(1)计算 D 的平均值 $\overline{D}$，见 11.3.3。

$$\overline{D}=\frac{U_{HSK}}{\lg N_0+0.250\ 7} \quad \text{(1)}$$

式中：

N_0——初始菌量 1×10^5；

$\overline{D}=\frac{34.33}{5.000+0.250\ 7}=6.54\ \text{min}$。

C.3.1.3.5 按照式(C.6)计算 $\overline{D}(p=0.05)D_{calc}$ 的 95%置信区间，见 C.3.1.2.7。

$$D_{calc}=\overline{D}\pm2\sqrt{V} \quad \text{(C.6)}$$

C.3.1.3.6 方差 V 用式(C.7)计算，见 C.3.1.2.8。

$$V=a\left(\frac{2.302\ 6}{\ln N_0+0.577\ 2}\right)^2 \quad \text{(C.7)}$$

C.3.1.3.7 每一个时间 t_i 方差公式中的"a"和所有结果的求和可以用式(C.8)计算，见 C.3.1.2.9。

$$a=0.25\sum_{i=1}^{i=6}\left\{[t_{(i+1)}-t_{(i-1)}]^2\left[r_i\frac{n_i-r_i}{n_i^{\ 2}(n_i-1)}\right]\right\} \quad \text{(C.8)}$$

$$a=0.25\left\{[t_{(1+1)}-t_{(1-1)}]^2\left[r_1\frac{n_1-r_1}{n_1^{\ 2}(n_1-1)}\right]+[t_{(2+1)}-t_{(2-1)}]^2\left[r_2\frac{n_2-r_2}{n_2^{\ 2}(n_2-1)}\right]+[t_{(3+1)}-t_{(3-1)}]^2\left[r_3\frac{n_3-r_3}{n_3^{\ 2}(n_3-1)}\right]\right.$$

$$\left.+[t_{(4+1)}-t_{(4-1)}]^2\left(\left[r_4\frac{n_4-r_4}{n_4^{\ 2}(n_4-1)}\right]+[t_{(5+1)}-t_{(5-1)}]^2\left[r_5\frac{n_5-r_5}{n_5^{\ 2}(n_5-1)}\right]+[t_{(6+1)}-t_{(6-1)}]^2\left[r_6\frac{n_6-r_6}{n_6^{\ 2}(n_6-1)}\right]\right]\right\}$$

$a=0.25\times(28-10)^2\times4\left(\frac{19-4}{361\times18}\right)=2.991\ 7+(40-18)^2\times8\left(\frac{21-8}{441\times20}\right)=5.707\ 0+$

$(50-28)^2\times12\left(\frac{20-12}{400\times19}\right)=6.113\ 7+(60-40)^2\times16\left(\frac{20-16}{400\times19}\right)=3.368\ 4+$

$(70-50)^2\times20\left(\frac{20-20}{400\times19}\right)=0.000\ 0$

$a=0.25[2.991\ 7+5.707\ 0+6.113\ 7+3.368\ 4+0.000\ 0]=0.25\times18.180\ 8$

$a=0.25\times18.180\ 8=4.545\ 2$

C.3.1.3.8 “a”被计算出后，方差 V 用式(C.7)计算：

$$V=a\left(\frac{2.302\ 6}{\ln N_0+0.577\ 2}\right)^2 \qquad\cdots\cdots(C.7)$$

式中：

$N_0=1\times10^5$。

$$V=4.545\ 2\left[\frac{2.302\ 6}{\ln(1\times10^5)+0.577\ 2}\right]^2$$

$$=4.545\ 2\times\left(\frac{2.302\ 6}{11.513+0.577\ 2}\right)^2$$

$$=4.545\ 2\times(0.190\ 45)^2$$

$$=4.545\ 2\times0.036\ 27$$

$$=0.164\ 9$$

C.3.1.3.9 按照式(C.6)计算 $\overline{D}(p=0.05)D_{calc}$的 95%置信区间：

$$D_{calc}=\overline{D}\pm2\sqrt{V} \qquad\cdots\cdots(C.6)$$

C.3.1.3.10 置信下限按式(C.12)计算：

$$D_{calc}=\overline{D}-2\sqrt{V} \qquad\cdots\cdots(C.12)$$

$$=6.54-2\sqrt{0.164\ 9}$$

$$=6.54-(2\times0.406\ 1)=5.73$$

C.3.1.3.11 置信上限按式(C.13)计算：

$$D_{calc}=\overline{D}+2\sqrt{V} \qquad\cdots\cdots(C.13)$$

$$=6.54+2\sqrt{0.164\ 9}$$

$$=6.54+(2\times0.406\ 1)=7.35$$

C.3.2 LHSKP

C.3.2.1 用 LHSKP 计算

C.3.2.1.1 LHSKP 计算方法建立在至少 5 组暴露试验条件下的基础之上，至少包含以下条件：

——其中 1 组样本应是全部试验微生物生长；

——其中 2 组样本应有部分样本生长；

——其中 2 组样本应是全部不生长菌(见表 C.3)。

C.3.2.1.2 LHSK 方法类似于有限 HSKP 法(见 C.3)。不同之处在于，LHSK 利用公式计算，该公式要求在每个暴露条件下有相同数量重复和在暴露的过程中恒定的时间间隔。

表 C.3 相同时间间隔和相同样本数量的 LHSKP 计算所需的数据示例

灭菌因子暴露时间 t min	暴露试样数量 n	表现未生长试样的数量 r_i
$t_1(U_1)$	n_1	$r_1(r=0)$
t_2	n_2	r_2
t_3	n_3	r_3
t_4	n_4	r_4
$t_5(U_{k-1})$	n_5	r_5
$t_6(U_k)$	n_6	$r_6(r=n)$
t_7	n_7	$r_7(r=n)$[a]

[a] 如果未出现阴性单元，即，未出现阴性试样($r=0$)，且所有单元在暴露时间 t_1 前出现生长情况；同时，在暴露时间 t_6 之后的过程中全部为阴性试样($r=n$)，即未出现生长情况，则测试有效。

C.3.2.1.3 无菌生长平均时间，U_{HSK} 用式(C.14)计算：

$$U_{HSK}=U_k-\frac{d}{2}-\frac{d}{n}\sum_{i=1}^{k-1}r_i \qquad \cdots\cdots(C.14)$$

式中：

U_{HSK} ——无菌生长的平均时间；

U_k ——所有试样显示无菌生长的第一次暴露；

d ——暴露条件之间的时间间隔或剂量差别(是一个恒量)；

n ——每次暴露条件下样本的重复数量(每次暴露的相同样本数量，例如 20)；

$\sum_{i=1}^{k-1}r_i$ ——$U_2 \sim U_{k-1}$ 中包含的所有的阴性数的总和。

C.3.2.1.4 D 的平均值 $\overline{D}$ 可以用式(1)计算，见 11.3.3。

$$\overline{D}=\frac{U_{HSK}}{\lg N_0+0.250\,7} \qquad \cdots\cdots(1)$$

注：当按照上述方法时，LHSK 方法可以计算变量 V，标准偏差(SD)和 95%置信区间(置信上限和置信下限)。

C.3.2.1.5 变量 V 可用式(C.15)计算：

$$V=\frac{d^2}{n^2(n-1)}\times\sum_{i=1}^{k-1}r_i(n-r_i) \qquad \cdots\cdots(C.15)$$

C.3.2.1.6 标准偏差(SD)用式(C.16)计算：

$$SD=\sqrt{V} \qquad \cdots\cdots(C.16)$$

C.3.2.1.7 95%置信区间 $\overline{D}(p=0.05)D_{calc}$ 用式(C.17)、式(C.18)和式(C.19)计算：

$$D_{calc}=\overline{D}\pm 2SD \qquad \cdots\cdots(C.17)$$

C.3.2.1.8 置信下限：

$$D=\frac{U_{HSK}-2SD}{\lg N_0+0.250\,7} \qquad \cdots\cdots(C.18)$$

C.3.2.1.9 置信上限：

$$D_{calc}=\frac{U_{HSK}+2SD}{\lg N_0+0.250\,7} \qquad \cdots\cdots(C.19)$$

C.3.2.2 举例说明 LHSKP 的计算方法

表 C.4 相同时间间隔和相同数量的样本的数据

灭菌因子暴露时间 t min	暴露试样数量 n	表现未生长试样的数量 r_i
$t_1=20(U_1)$	$n_1=20$	$r_1=0\ (r=0)$[a]
$t_2=22$	$n_2=20$	$r_2=1$
$t_3=24$	$n_3=20$	$r_3=7$
$t_4=26$	$n_4=20$	$r_4=15$
$t_5=28(U_{k-1})$	$n_5=20$	$r_5=19$
$t_6=30(U_k)$	$n_6=20$	$r_6=20(r=n)$[a]
$t_7=32$	$n_7=20$	$r_7=20\ (r=n)$

[a] 如果未出现阴性单元，即，未出现阴性试样($r=0$)，且所有单元在暴露时间 U_1 前出现生长情况；同时，在暴露时间 U_k 之后的过程中全部为阴性试样($r=n$)，即未出现生长情况，则测试有效。

C.3.2.2.1 D 值用式(1)计算，见 11.3.3。

$$\overline{D}=\frac{U_{\mathrm{HSK}}}{\lg N_0+0.250\ 7} \qquad (1)$$

式中：

$N_0=1\times10^6$。

C.3.2.2.2 无菌保证的平均暴露时间 U_{HSK} 用式(C.14)计算，见 C.3.2.1.3。

$$U_{\mathrm{HSK}}=U_k-\frac{d}{2}-\frac{d}{n}\sum_{i=1}^{k-1}r_i \qquad (C.14)$$

式中：

$U_k=30$

$d=2$

$n=20$

$N_0=1\times10^6$

$$U_{\mathrm{HSK}}=30-\frac{2}{2}-\frac{2}{20}\times(0+0+1+7+15+19)=24.8$$

$$\overline{D}=\frac{24.8}{6.000+0.250\ 7}=3.97\ \text{min}(保留小数后一位\ D=4.0\ \text{min})$$

C.3.2.2.3 变量 V 用式(C.15)计算，见 C.3.2.1.5。

$$V=\frac{d^2}{n^2(n-1)}\times\sum_{i=1}^{k-1}r_i(n-r_i) \qquad (C.15)$$

$$=\frac{2^2}{(20)^2(20-1)}\times[(1\times19)+(7\times13)+(15\times5)+(19\times1)]=0.107\ 4$$

C.3.2.2.4 标准误差 SD 用式(C.16)计算，见 C.3.2.1.6。

$$SD=\sqrt{V} \qquad (C.16)$$

$$=\sqrt{0.107\ 4}=0.327\ 7$$

C.3.2.2.5 D 值($p=0.05$)的 95%可信区间 D_{calc} 用式 (C.17)、式(C.18) 、式(C.19)计算，见 C.3.2.1.7、C.3.2.1.8 和 C.3.2.1.9。

$$D_{\text{calc}} = \overline{D} \pm 2SD \qquad \text{(C.17)}$$

C.3.2.2.6 置信下限值

$$D_{\text{calc}} = \frac{U_{\text{HSK}} - 2SD}{\lg N_0 + 0.250\ 7} \qquad \text{(C.18)}$$

$$= \frac{24.8 - (2 \times 0.322\ 7)}{6.000 + 0.250\ 7} = \frac{24.144}{6.250\ 7} = 3.86\ \text{min}$$

式中：

$N_0 = 1 \times 10^6$。

C.3.2.2.7 置信上限值

$$D_{\text{calc}} = \frac{U_{\text{HSK}} + 2SD}{\lg N_0 + 0.250\ 7} \qquad \text{(C.19)}$$

$$= \frac{24.8 + (2 \times 0.322\ 7)}{6.000 + 0.250\ 7} = \frac{25.445}{6.250\ 7} = 4.07\ \text{min}$$

C.3.3 SMCP

C.3.3.1 简介

C.3.3.1.1 经过验证等同于 C.3.1 和 C.3.2 的分析方法也可以用于部分阴性数据的分析。

C.3.3.1.2 当反应特性可以预见时，SMCP 作为一种稀释培养计数法可以实际应用。

C.3.3.1.3 SMCP 的计算需要在部分阴性区域内的时间 t，表现无菌生长的数量 r，样本的重复数量 n，在阴性区域内的一个暴露时间和每一个样本上的初始菌量 N_0。

C.3.3.1.4 为了通过 SMCP 得到正确的数据，D 值应为在部分阴性区域内的至少 3 个可重复循环的平均值。

C.3.3.1.5 材料的应用与 C.2 相同。

C.3.3.1.6 为了得到 95％的置信区间，每一个暴露条件下要不少于 50 个重复，同时为了建立相同 C.3.1 和 C.3.2 的测试标准，需满足 $r/n < 0.9$。试样应在同一批/次的存活-杀灭区间内的确定的暴露条件下进行。

C.3.3.2 用 SMCP 计算

C.3.3.2.1 用式(C.20)计算 D 值：

$$D = \frac{t}{\lg A - \lg B} \qquad \text{(C.20)}$$

式中：

t ——暴露时间；

$\lg A$ ——每个样本中初始染菌量 N_0 的 lg 值；

$\lg B$ ——暴露 t 时间之后的含菌量的 lg 值。

C.3.3.2.2 下面的公式可以重新定义部分阴性的数据库，见 11.3.3。

$$D = \frac{t}{\lg N_0 - \lg\left(\ln \frac{n}{r}\right)} \qquad \text{(5)}$$

或

$$D = \frac{t}{\lg N_0 - \lg N_{\mu_i}} \qquad \text{(C.21)}$$

式中：

N_{μ_i}——被检测样本的数量除以阴性样本的数量的商的自然对数；

N ——每一个暴露时间下的试样的数量；

r ——空白或者无菌生长的试样数量。

C.3.3.2.3 95%置信区间 $\overline{D}(p=0.05)D_{\text{calc}}$用式(C.22)计算：

$$D_{\text{calc}}=\frac{t}{\lg N_0-\lg\left[\ln\left(\frac{1}{a}\right)\right]} \qquad \cdots\cdots\cdots(\text{C.22})$$

式中：

$$a=\frac{r}{n}\pm 1.96\sqrt{\frac{r}{n}\times\frac{1-r/n}{n}}$$

C.3.3.2.4 上述公式只有在 $n\times\frac{r}{n}\times\frac{n-r}{n}\geqslant 0.9$ 下可用。

C.3.3.3 SMCP 的计算实例

表 C.5 仅用部分阴性区内一组数据计算 *D* 值

暴露时间 t min	暴露测试样本的数量 n	不长菌的测试样本数量 r_i
$t=24$	$n=100$	$r=37$

C.3.3.3.1 用式(5)计算 D 值，见 11.3.3。

$$D=\frac{t}{\lg N_0-\lg\left(\ln\frac{n}{r}\right)} \qquad \cdots\cdots\cdots(5)$$

式中：

t ——暴露时间；

N_0——每个试样中初始活菌量$=1\times 10^6$；

n ——每一个暴露时间下的试样的数量；

r ——空白或者无菌生长的试样数量。

$$D=\frac{24}{6.000-\lg(\ln 2.702\ 7)}$$

$$D=\frac{24}{6.000-\lg(0.994\ 3)}$$

$$D=\frac{24}{6.000-(-0.002\ 5)}$$

$$D=\frac{24}{6.002\ 5}=4.00\ \text{min}(\text{保留小数后一位 } D=4.0\ \text{min})$$

C.3.3.3.2 95%置信区间 $\overline{D}(p=0.05)D_{\text{calc}}$如下计算。

只有当 $n\times\frac{r}{n}\times\frac{n-r}{n}\geqslant 0.9$ 时，95%置信区间才可以用式(C.22)计算，见 3.3.2.3。

置信下限：

$$D_{\text{calc}}=\frac{t}{\lg N_0-\lg\left(\ln\frac{1}{a}\right)} \qquad \cdots\cdots\cdots(\text{C.22})$$

式中：

$$a=\frac{r}{n}+1.96\sqrt{\frac{r}{n}\times\frac{1-\frac{r}{n}}{n}}$$

$$D_{\text{calc}}=\frac{24}{6.000-\lg\left(\ln\frac{1}{a}\right)}$$

其中：

$$\begin{aligned}a&=\frac{37}{100}+1.96\sqrt{\frac{37}{100}\times\frac{1-37/100}{100}}\\&=0.37+1.96\sqrt{0.37\times\frac{0.63}{100}}\\&=0.37+1.96\sqrt{0.37\times0.006\ 3}\\&=0.37+1.96\sqrt{0.002\ 331}\\&=0.37+1.96\times0.048\ 28\end{aligned}$$

$$a=0.465$$

$$\begin{aligned}D_{\text{calc}}&=\frac{24}{6.000-\lg\left(\ln\frac{1}{0.465}\right)}\\&=\frac{24}{6.000-\lg(0.765\ 7)}\\&=\frac{24}{6.000-(-0.115\ 9)}\\&=\frac{24}{6.000+0.115\ 9}\end{aligned}$$

$$D_{\text{calc}}=\frac{24}{6.115\ 9}=3.92$$

置信上限：

$$D_{\text{calc}}=\frac{t}{\lg N_0-\lg(\ln 1/a)}\qquad\cdots\cdots(\text{C.22})$$

式中：

$$a=\frac{r}{n}-1.96\sqrt{\frac{r}{n}\times\frac{1-\frac{r}{n}}{n}}$$

$$D_{\text{calc}}=\frac{24}{6.000-\lg(\ln 1/a)}$$

其中：

$$\begin{aligned}a&=\frac{37}{100}-1.96\sqrt{\frac{37}{100}\times\frac{1-37/100}{100}}\\&=0.37-1.96\sqrt{0.37\times\frac{0.63}{100}}\\&=0.37-1.96\sqrt{0.37\times0.006\ 3}\\&=0.37-1.96\sqrt{0.002\ 331}\\&=0.37-1.96\times0.048\ 28\end{aligned}$$

$$a=0.37-0.095=0.275$$

$$D_{\text{calc}} = \frac{24}{6.000 - \lg\left(\ln \frac{1}{0.275}\right)}$$

$$= \frac{24}{6.000 - \lg(\ln 1.291)}$$

$$= \frac{24}{6.000 - 0.111}$$

$$D_{\text{calc}} = \frac{24}{5.889} = 4.08$$

附 录 D
（资料性附录）
用户准备的生物指示物的文字记录示例

D.1 概述

D.1.1 菌种来源

生物指示物采用的菌种有各种不同来源，生物指示物可源于制造商作为具有符合 ISO 11138 的抗力特性的备用系统。应查阅市售生物指示物的主要文件。来自生物质食物制造商的微生物悬液，可用于产品染菌，从而该产品可作为载体。另一种方法是，可从市售菌株生产出用户内部制备的菌悬液。在待定条件下，从制造商分离的微生物（在用户内部分离）可以代表具有最大抗力的微生物，这从被灭菌的产品内或产品上很容易发现，那样的话，生物指示物可以采用相关的细菌制备（见 7.3 和 7.4）。

制备生物指示物的细菌可有三种来源：

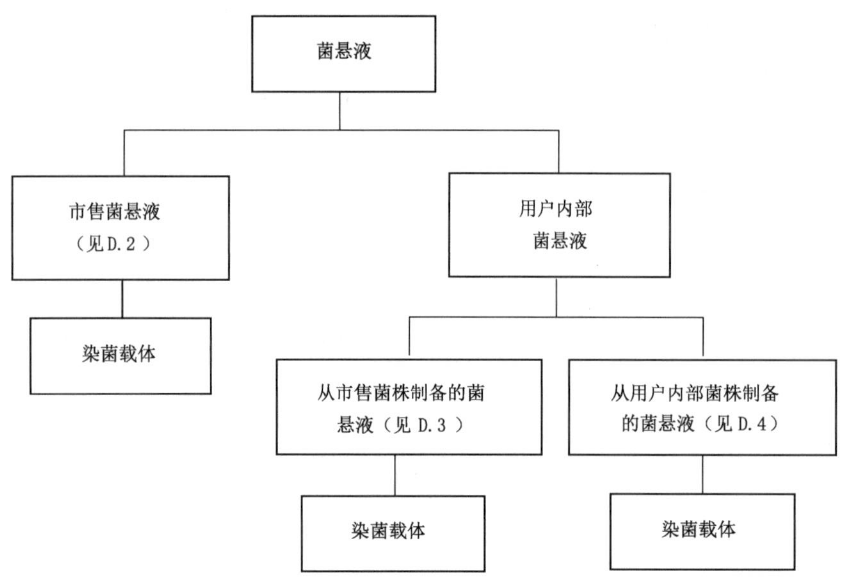

图 D.1 菌种的来源

D.1.2 文字记录

相关的文字记录内容可包括：

a) 关于菌株的生产与管理、用户内部菌悬液制备、载体染菌及浸染载体和用户内部制备的生物指示物的管理工作细则；
b) 关于经周期处理后的微生物系统管理的工作细则；
c) 确认的研究与结果的草案；

建议用户应叙述清楚的基本要素，如：

d) 在常规产品制造中采用的灭菌方法，例如：湿热、干热、气体或者其他灭菌方法；
e) 在常规产品制造中需直接测量的关键灭菌参数，例如：时间、温度、压力等。

注：成文的基本要素目录，未必详尽无遗。

D.2 市售菌悬液

采用市售菌悬液时，应以文字记录下列基本要素：

a) 菌悬液制造商名称；

b) 菌种名称和鉴定；

c) 菌株来源/引用的公认菌种保存编号；

d) 每份定量菌悬液所测菌数；

e) 悬浮的煤质；

f) 批号或其他识别方法；

g) 菌悬液制造商提供的抗力特性；

h) 推荐的复苏菌悬液中存活菌的复苏培养条件，例如时间、温度、生长培养基；

i) 贮存条件；

j) 关于稳定性的信息(失效期或等效期)。

注：成文的基本要素目录，未必详尽无遗。

D.3 用市售菌株制备的菌悬液

采用市售菌株制备的菌悬液时，应以文字记录下列基本要素：

a) 菌株制造商和供方的名称；

b) 菌种的名称；

c) 引用的公认菌种保存编号；

d) 制造商关于菌株管理的细则；

e) 用菌株制备菌悬液的加工要素相应的信息；

f) 贮存条件；

g) 贮存过和加工过的菌株/批号的识别方法；

h) 关于稳定性的信息。

注：成文的基本要素目录，未必详尽无遗。

D.4 用户内部自己分离菌株制备的菌悬液

用户内部自己分离菌，即用从主要生产区分离的菌株，制备菌悬液时，应以文字记录下列基本要素：

a) 分离地点；

b) 复苏日期；

c) 分离方法/复苏方法；

d) 菌种鉴定；

e) 培养条件，例如培养基、培养温度和时间；

f) 加工成菌悬液的方法；

g) 悬浮液；

h) 菌悬液/批号的识别方法；

i) 抗力测定

j) 贮存条件；

k) 关于稳定性的信息。

注：成文的基本要素目录，未必详尽无遗。

D.5 染菌载体

D.5.1 概述

载体材料应能代表生产上主要被灭菌的载体材料。载体材料可以是液体，亦可以是固体表面，为可代表某灭菌过程带确认的产品。根据确认要求，载体材料可选作监测的载体。

D.5.2 液体载体材料的文字记录

使用液体作为载体材料，应以文字记录的几项相关要素列举如下：

a) 保证使用前菌悬液中细菌均匀分散的方法；
b) 载体材料的说明，例如载体材料的 pH；
c) 液体容器的说明；
d) 把菌悬液接种液体的方法；
e) 保证进行抗力特性检验前，在测试瓶内菌悬液中细菌均匀分散的方法；
f) 染菌液体中的菌数；
g) 检验容器在检验前的贮存；
h) 检验后复苏细菌的方法；
i) 检验后细菌的培养条件。

注：成文的基本要素目录，未必详尽无遗。

D.5.3 固体载体材料的文字记录

采用固体表面作载体材料，应以文字记录的相关要素列举如下：

a) 保证使用前菌悬液中细菌均匀分散的方法；
b) 载体材料的说明，例如载体材料的 pH；
c) 把菌悬液染在载体上的方法；
d) 控制细菌均匀分布载体上的步骤；
e) 染体上的菌数；
f) 染菌载体的贮存条件；
g) 复苏细菌的方法；
h) 复苏细菌的培养条件。

注：成文的基本要素目录，未必详尽无遗。

D.5.4 测量 *D* 值所用染菌载体的文字记录

用于测量 D 值或作为其他抗力特性研究用的染菌载体，不管是找原样使用，还是装载包装系统中，例如液体装入小瓶，均具有所得数据的特征。选择的方法对这些数据产生影响。

用户用符合 ISO 11138 的市售生物指示物，和用内部染菌的载体比较 D 值测定时，其 D 值应符合 ISO 11138 的相关要求(见 11.3)。

应以文字记录几项基本要素是：

a) 对抗力仪，小规模试验厂生产的灭菌器或者正规生产的灭菌器的说明；
b) 对直接的物理测量(如温度探针的数目和位点)方法的说明；

c） 细菌初始总数测定；

d） 测量抗力特性所采用的各种方法(如存活-杀灭区间，最大可能数或计算程序)；

e） 并列试验数和抗力测定次数；

f） 细菌复苏的方法；

g） 培养条件；

h） 常规生产中被推荐采用的灭菌过程的确认和其他研究的应用。

注：成文的基本要素目录，未必详尽无遗。

附 录 E
（资料性附录）
z 值的计算
（摘自 ISO 11138-3:2006 附录 B）

E.1 附录 C 或附录 F 里提供的方法获得数据，通过 lg$D$ 值对暴露温度作图可求得 z 值，单位℃。在使用线性回归分析法时，z 值等于“最佳拟合曲线”斜率的负倒数。

注：z 值的计算方法见 11.4。

E.2 通过式(E.1)计算最佳拟合曲线的斜率：

$$m=\frac{(nG)-(AB)}{(nC)-(A^2)} \qquad \text{(E.1)}$$

式中：

m ——最佳拟合曲线的斜率；

n ——D 值/温度的对数值；

$G=\sum[t(\lg y)]$；

$A=\sum(t)$；

$B=\sum(\lg y)$；

$C=\sum(t^2)$。

计算所需数据见表 E.1。

表 E.1 使用线性回归分析法计算数据示例

D 值 y min	暴露温度 t ℃	$\lg y$	t^2	$t(\lg y)$	$(\lg y)^2$
y_1	t_1	$\lg y_1$	$(t_1)^2$	$t_1(\lg y_1)$	$(\lg y_1)^2$
y_2	t_2	$\lg y_2$	$(t_2)^2$	$t_2(\lg y_2)$	$(\lg y_2)^2$
y_3	t_3	$\lg y_3$	$(t_3)^2$	$t_3(\lg y_3)$	$(\lg y_3)^2$
y_n	t_n	$\lg y_n$	$(t_n)^2$	$t_n(\lg y_n)$	$(\lg y_n)^2$
	$A=\sum_{i=1}^{i=n} t_i$	$B=\sum_{i=1}^{i=n}\lg y_i$	$C=\sum_{i=1}^{i=n}(t_i)^2$	$G=\sum_{i=1}^{i=n}[t_i(\lg y_i)]$	$E=\sum_{i=1}^{i=n}(\lg y_i)^2$
赋值变量	A	B	C	G	E

E.3 表 E.2 给出了具体的计算示例。

表 E.2 斜率的计算示例

D 值 y min	暴露温度 t ℃	$\lg y$	t^2	$t(\lg y)$	$(\lg y)^2$
$y_1=2.0$	$t_1=121$	$\lg y_1=0.301\ 0$	$(t_1)^2=14\ 641$	$t_1(\lg y_1)=36.421\ 0$	$(\lg y_1)^2=0.090\ 6$
$y_2=1.1$	$t_2=124$	$\lg y_2=0.041\ 4$	$(t_2)^2=15\ 376$	$t_2(\lg y_2)=5.133\ 6$	$(\lg y_2)^2=0.001\ 7$
$y_3=0.4$	$t_3=129$	$\lg y_3=-0.397\ 9$	$(t_3)^2=16\ 641$	$t_3(\lg y_3)=-51.329\ 1$	$(\lg y_3)^2=0.158\ 3$
	$A=\sum_{i=1}^{i=3} t_i$	$B=\sum_{i=1}^{i=3} \lg y_i$	$C=\sum_{i=1}^{i=3} (t_i)^2$	$G=\sum_{i=1}^{i=3} [t_i(\lg y_i)]$	$E=\sum_{i=1}^{i=5} (\lg y_i)$
赋值变量	$A=374$	$B=-0.055\ 5$	$C=46\ 658$	$G=-9.774\ 5$	$E=0.250\ 6$

$$m=\frac{(nG)-(AB)}{(nC)-(A^2)} \qquad \text{(E.1)}$$

$$m=\frac{[(3)(-9.774\ 5)]-[(374)(-0.055\ 5)]}{[(3)(46\ 658)]-(374^2)} \qquad \text{(E.2)}$$

$$m=\frac{(-29.323\ 5)-(-20.757\ 0)}{(139\ 974)-(139\ 876)} \qquad \text{(E.3)}$$

$$m=\frac{-8.566\ 5}{98} \qquad \text{(E.4)}$$

$$m=-0.087\ 4 \qquad \text{(E.5)}$$

E.4 z 值为上述斜率的负对数,可用下列公式求得:

$$z=-1\left(\frac{1}{m}\right) \qquad \text{(E.6)}$$

使用上式计算斜率,得到 z 值:

$$z=-1\left(\frac{1}{-0.087\ 4}\right)=11.441\ 6\ ℃ \qquad \text{(E.7)}$$

保留一位小数,得到 $z=11.4$ ℃。

E.5 相关系数 r^2 可使用下列公式计算:

$$r^2=\frac{\{(G)-[(A)(B/n)]\}^2}{[(C)-(A^2/n)][(E)-(B^2/n)]} \qquad \text{(E.8)}$$

式中所有变量均同 E.2 和 $E=\sum(\lg y)^2$ (E.9)

E.6 下面是计算 z 值相关系数的实例,使用表 E.2 相同数据

$$r^2=\frac{\{(-9.774\ 5)-[(374)(-0.055\ 5/3)]\}^2}{[(46\ 658)-(374^2/3)][(0.250\ 6)-(-0.055\ 5^2/3)]} \qquad \text{(E.10)}$$

$$r^2=\frac{\{(-9.774\ 5)-[-6.919\ 0]\}^2}{[(46\ 658)-(46\ 625.333\ 3)][(0.250\ 6)-(0.001\ 0)]}$$

$$r^2=\frac{(-2.855\ 5)^2}{(326\ 667)(0.249\ 6)}$$

$$r^2=\frac{8.153\ 9}{8.153\ 6}$$

$$r^2=1.000\ 0$$

附 录 F
(资料性附录)
存活曲线方法测量 *D* 值

F.1 概述

本方法是建立在通过直接计数菌落数(CFU)检测存活试验微生物的数量。利用活菌计数法检测存活被测微生物的数量。这个方法也称为直接计数法。见附录 A。这种方法可行的最低限约为 5×10^{1} CFU。

F.2 材料

F.2.1 测试样本如芽孢悬液、染菌载体或已包装的生物指示物,应包含在材料当中。

注:测试方法在 11.3 中给出。抗力仪的其他规定由 GB/T 24628 给出。

F.2.2 培养箱应能设定特定培养条件的温度,并能监测确认。

F.2.3 符合培养条件的生长培养基应包含在材料当中。

F.3 步骤

F.3.1 测试样本应暴露于规定的暴露条件。暴露范围应规定,见表 2。

F.3.2 应至少有 5 次暴露,而且应包括以下几方面:

a) 有一次暴露中样本未经灭菌因子处理(例如 0 暴露时间);

注:灭菌因子可不存在或由惰性气体或介质替代。

b) 至少有一次暴露使活菌量降低到最初接种量的 0.01%(4 个对数减少值);

c) 至少有三次暴露介于 a)和 b)情况之间。

F.3.3 每次测定中每次暴露所用的试验样本应不少于 4 个,每次暴露应采用相同数量的试验样本。

F.3.4 如果灭菌因子在试验样本上或内部有残留,要尽快去除以免影响测试结果。如果需要去除程序,应被验证。

F.3.5 每次暴露 2 h 内,应对测试样本进行处理,让试验微生物从载体上脱落。在常用条件下复苏,采用制造商规定的培养条件和方法进行活菌计数(见 11.2 和 ISO 11138-1:2006 附录 A)。

F.3.6 应用合适的无菌稀释液调整菌悬液浓度。将培养物与融化的固体琼脂培养基混合或涂布在有固体培养基的常规尺寸的平板上(即 100 mm×15 mm),菌落数在 30~300 之间视为有效。

F.3.7 用所得的全部活菌量的常用对数值,对时间(min)或剂量作图,用最小二乘法进行回归分析,确定最佳线性曲线。回归分析时不应包括原先细菌数 0.5 lg 范围内的存活数据点。计算所得直线斜率的负倒数值,即等于以分钟或剂量表示的指定暴露条件下的 *D* 值。

F.3.8 利用式(E.1)确定最佳线性拟合曲线的斜率。见 E.2。

$$m=\frac{(nG)-(AB)}{(nC)-(A^{2})} \qquad \cdots\cdots(\text{E.1})$$

式中:

m ——最佳线性拟合曲线的斜率;

n ——数据点的个数。

$G=\sum[t(\lg y)]$

$A=\sum(t)$

$B=\sum(\lg y)$

$C=\sum(t^2)$

计算所需要的数据在表 F.1 给出。

表 F.1 回归分析需要的样本数据

回收菌量[a] y	暴露间隔 t min	$\lg y$	t^2	$t(\lg y)$	$(\lg y)^2$
y_1	$t_1=0.0$	$\lg y_1$	$(t_1{}^2)=0$	$t_1(\lg y_1)=0$	$(\lg y_1)^2$
y_2	t_2	$\lg y_2$	$(t_2{}^2)$	$t_2(\lg y_2)$	$(\lg y_2)^2$
y_3	t_3	$\lg y_3$	$(t_3{}^2)$	$t_3(\lg y_3)$	$(\lg y_3)^2$
y_4	t_4	$\lg y_4$	$(t_4{}^2)$	$t_4(\lg y_4)$	$(\lg y_4)^2$
y_5	t_5	$\lg y_5$	$(t_5{}^2)$	$t_5(\lg y_5)$	$(\lg y_5)^2$
	$A=\sum_{i=1}^{i=5}t_i$	$B=\sum_{i=1}^{i=5}\lg y_i$	$C=\sum_{i=1}^{i=5}(t_i{}^2)$	$G=\sum_{i=1}^{i=5}[t_i(\lg y_i)]$	$E=\sum_{i=1}^{i=5}(\lg y_i)^2$
分配变量	A	B	C	G	E

[a] 按照 F.3.7,回归分析时不应包括 0.5 $\lg y_1$ 范围内的数据点。

F.3.9 最佳线性曲线斜率的示例见表 F.2。

表 F.2 斜率的计算示例

回收菌量[a] y	暴露间隔 t min	$\lg y$	t^2	$t(\lg y)$	$(\lg y)^2$
$y_1=2.5\times10$	$t_1=0.0$	$\lg y_1=6.397\ 9$	$(t_1{}^2)=0$	$t_1(\lg y_1)=0$	$(\lg y_1)^2=40.933\ 1$
$y_2=3.4\times10^5$	$t_2=2.0$	$\lg y_2=5.531\ 5$	$(t_2{}^2)=4$	$t_2(\lg y_2)=11.063\ 0$	$(\lg y_2)^2=30.597\ 5$
$y_3=3.1\times10^4$	$t_3=4.0$	$\lg y_3=4.491\ 4$	$(t_3{}^2)=16$	$t_3(\lg y_3)=17.965\ 6$	$(\lg y_3)^2=20.172\ 7$
$y_4=1.7\times10^3$	$t_4=6.0$	$\lg y_4=3.230\ 4$	$(t_4{}^2)=36$	$t_4(\lg y_4)=19.382\ 4$	$(\lg y_4)^2=10.435\ 5$
$y_5=1.9\times10^2$	$t_5=8.0$	$\lg y_5=2.278\ 8$	$(t_5{}^2)=64$	$t_5(\lg y_5)=18.230\ 4$	$(\lg y_5)^2=5.192\ 9$
	$A=\sum_{i=1}^{i=5}t_i$	$B=\sum_{i=1}^{i=5}\lg y_i$	$C=\sum_{i=1}^{i=5}(t_i{}^2)$	$G=\sum_{i=1}^{i=5}[t_i(\lg y_i)]$	$E=\sum_{i=1}^{i=5}(\lg y_i)^2$
分配变量	$A=20$	$B=21.930\ 0$	$C=120$	$G=66.641\ 4$	$E=107.331\ 7$

[a] 按照 F.3.7,回归分析时不应包括 0.5 $\lg y_1$ 范围内的数据点。

$$m=\frac{(nG)-(AB)}{(nC)-(A^2)} \qquad \cdots\cdots(\text{E.1})$$

$$m=\frac{[(5)(66.641\ 4)]-[(20)(21.930\ 0)]}{[(5)(120)]-(20^2)} \qquad \cdots\cdots(\text{F.1})$$

$$m=\frac{(333.207\ 0)-(438.600\ 0)}{(600)-(400)} \quad \cdots\cdots(\text{F.2})$$

$$m=\frac{-105.393\ 0}{200} \quad \cdots\cdots(\text{F.3})$$

$$m=-0.527\ 0 \quad \cdots\cdots(\text{F.4})$$

F.3.10 D 值相当于所得的斜率的负倒数值，用式(F.5)计算：

$$D=-1\left(\frac{1}{m}\right) \quad \cdots\cdots(\text{F.5})$$

利用上面计算出来的斜率，结果 D 值为：

$$D=-1\left(\frac{1}{-0.527\ 0}\right)=1.897\ 5\ \text{min}(\text{精确到小数点后一位}\ D=1.9\ \text{min}) \quad \cdots\cdots(\text{F.6})$$

F.3.11 所得线性存活菌曲线的线性相关系数应不小于 0.8。

F.3.12 存活菌曲线的线性相关系数用式(F.7)计算。

$$r^2=\frac{\{(g)-[(A)(B/n)]\}^2}{[(C)-(A^2/n)][(E)-(B^2/n)]} \quad \cdots\cdots(\text{F.7})$$

其中 F.3.8 给出了所有变量的定义和

$$E=\sum(\lg y)^2 \quad \cdots\cdots(\text{F.8})$$

F.3.13 存活曲线的线性相关系数的计算示例，利用表 F.2 的数：

$$r^2=\frac{\{(66.641\ 4)-[(20)(21.930\ 0/5)]\}^2}{[(120)-(20^2/5)][(107.331\ 7)-(21.930\ 0^2/5)]} \quad \cdots\cdots(\text{F.9})$$

$$r^2=\frac{\{(66.641\ 4)-[(87.720\ 0)]\}^2}{[(120)-(80)][(107.331\ 7)-(96.185\ 0)]} \quad \cdots\cdots(\text{F.10})$$

$$r^2=\frac{[(-21.078\ 6)]^2}{[(40)][(11.146\ 7)]} \quad \cdots\cdots(\text{F.11})$$

$$r^2=\frac{444.307\ 4}{445.868\ 0} \quad \cdots\cdots(\text{F.12})$$

$$r^2=0.996\ 5$$

注：ISO 11138-1 对"相关系数"定义为 r^2 是不正确的。相关系数的正确表述是 r。相关系数的平方被定义为系数的计算，r^2。ISO 11138-1 正确运用了计算 r^2 的数学公式，但将它误解为相关系数。

附　录　G
（资料性附录）
存活-杀灭反应特性
（摘自 ISO 11138-1:2006,附录 E）

G.1　概述

监测一次/批生物指示物的存活-杀灭反应特性,可为该次/批所有生物指示物性能一致提供保证的又一方法。

G.2　材料

G.2.1　试样应是芽孢悬液,染菌载体或包装好的生物指示物。

G.2.2　应使用相关的抗力仪。

注：ISO 11138 的后续部分给出了相关测试方法。抗力仪的要求在抗力仪标准给出(见 GB/T 24628)。

G.2.3　培养箱应能设定特定培养条件的温度,并能监测确认。

G.2.4　培养基应满足培养条件。

G.3　方法

G.3.1　应不少于 50 个相同的试样,证实存活时间和杀灭时间(见 13.2 和表 1)。通过存活曲线(见附录 F)或者部分阴性法(见附录 C)计算的 D 值应被用于存活-杀灭反应特性的规定。

G.3.2　样本暴露后应按照制造商给出的方法进行培养。

G.3.3　所标明的每个生物指示物中试验微生物存活的暴露时间表示存活特性。所标明的每个生物指示物中杀灭所有试验微生物的暴露时间表示杀灭特性。

G.3.4　存活-杀灭反应特性应用相关的抗力仪测定,使用相关的抗力仪过程参数。

G.3.5　存活时间和杀灭时间的相关数值用式(G.1)和式(G.2)计算：

$$存活时间 \geqslant (\lg N_0 - 2) \times D\ 值 \qquad \cdots\cdots (G.1)$$

$$杀灭时间 \leqslant (\lg N_0 + 4) \times D\ 值 \qquad \cdots\cdots (G.2)$$

G.3.6　每次暴露中使用的样本数,应根据所使用的生物指示剂物抗力仪的容积和操作特点确定。在测定存活和杀灭时间时,为了测试样本总数是否符合要求,可能需要进行几次暴露。

参 考 文 献

[1] ISO/IEC Guide 2 Standardization and related activities—General vocabulary

[2] ISO/IEC 17025 General requirements for the competence of testing and calibration laboratories

[3] ISO/IEC 17011 Conformity assessment—General requirements for accreditation bodies accrediting conformity assessment bodies

[4] ISO 9000 Quality management systems—Fundamentals and vocabulary

[5] ISO 19011 Guidelines for quality and/or environmental management systems auditing

[6] ISO/TS 11139 Sterilization of health care products—Vocabulary

[7] ISO 13485 Medical devices—Quality management systems—Requirements for regulatory purposes

[8] RUSSEL, A.D., The destruction of bacterial spores, Academic Press, London, 1982

[9] BLOCK, S.S., Disinfection, sterilization, and preservation, 4th ed., Lea & Febiger, Philadelphia, PA,1991

[10] QUESNEL, L.B., Biological indicators and the sterilization process. In: The revival of injured microbes,ANDREW and RUSSEL, A.D. (eds.), Academic Press, London, pp. 257-284, 1984

[11] ROBERTS, T.A., Recovering spores damaged by heat, ionizing radiations, or ethylene oxide, J. Appl.Bact., 33, pp. 74-94, 1970

[12] DAVIS, S.B., CARLS, R.A. and GILLIS, J.R., Recovery of sublethal sterilization damaged Bacillus spores in various recovery media, Dev. Ind. Micro., 18, pp. 427-438, 1976

[13] BUSTA, F.F., FOEGEDING, P.M. and ADAMS, D.M., Injury and Resuscitation of Germination and Outgrowth of Bacterial Spores. In: Sporulation and Germination, LEVINSON, H. S., SONENSHEIN, A.L.and TIPPER, D.J., (eds.), Proc. Eighth Int. Spore Conf., Washington, DC, ASM, pp. 261-265, 1981

[14] CAPUTO, R.A., ROHN, K.J. and MASCOLI, C.C., Biological validation of EO sterilization process, Dev. Ind.Micro., 22, pp. 357-362, 1981

[15] Eucomed, Sterilization validation of medical devices and surgical products, Conference proceedings,Eucomed, London, 1984

[16] Eucomed, Biological monitoring of sterilization, Conference proceedings, Eucomed, London, 1986

[17] MALLIDIS, C.G., and SCHOLEFIELD, J., Evaluation of recovery medium for heated spores of Bacillus stearothermophilus, J. Appl. Bact., 61, pp. 517-523, 1986

[18] TAHATA, T., HATAKEYAMA, K., SHINTANI, H., HAYASHI, H. and TAKAHASHI, M., Several parameters affecting the D 10 value of biological indicators during the preparation process, J. Antibact. Antifung.Agents, 23 (12), pp. 751-754, 1995

[19] SPICHER, PETERS and BORCHERS, Superheating of the Carriers Falsifies the Resistance of Bioindicators to Steam, Zbl. Hyg., 194, pp. 369-379, 1993

[20] SPICHER, PETERS and BORCHERS, Further Experiments on Falsification of the resistance of Bioindicators to Steam by Superheating, Zbl. Hyg., 196, pp. 181-196, 1994

[21] BORIS, C. and GRAHAM, G.S., The effect of recovery medium and test methodology on biological indicators, Medical Device and Diagnostic Industry, 7, pp. 43-48, 1985

[22] ISO 9001 Quality management systems—Requirements

[23] AAMI TIR31 Process challenge devices/test packs for use in health care facilities

[24] EN 285 Sterilization—Steam sterilizers—Large sterilizers

[25] MOSLEY, G.A. and GILLIS, J.R., Factors Affecting Tailing in Ethylene Oxide Sterilization, Part 1: When Tailing is an Artifact and Scientific Deficiencies in ISO 11135 and EN 550, PDA Journal of Pharmaceutical Science and Technology, 58, (2), pp. 81-95, 2004

[26] HOLCOMB, R.G. and PFLUG, I.J., The Spearman-Karber Method of Analyzing Quantal Assay Microbial Destruction Data. In: Selected Papers on the Microbiology and Engineering of Sterilization Processes, 5th ed. I. J. PFLUG, (ed.) Environmental Sterilization Laboratory, Minneapolis, pp. 83-100, 1988

[27] STUMBO, C.R., MURPHY, J.R. and COCHRAN, J., Nature of Thermal Death Time Curves for P.A. 3679 and Clostridium Botulinum, Food Technology, 4, pp. 321-326, 1950

[28] PFLUG, I.J., HOLCOMB, R.G. and GOMEZ, M.M., Thermal Destruction of Microorganisms. In: Disinfection, Sterilization and Preservation, BLOCK, S.S., (ed.) Lippincott, Williams & Wilkins: Philadelphia, PA, pp. 79-129, 2001

[29] MOSLEY, G.A., GILLIS, J.R., and KRUSHEFSKI, G., Evaluating the Formulae for Integrated Lethality in Ethylene Oxide Sterilization Using Six Different Endospore Forming Strains of Bacteria, and Comparisons of Integrated Lethality for Ethylene Oxide and Steam Systems, PDA Journal of Pharmaceutical Science and Technology, 59, (1), pp. 64-86, 2005

[30] OXBORROW, G.S., TWOHY, C.W. and DEMITRIUS, C.A., Determining the Variability of BIER Vessels for EO and Steam, MDDI, 12, (5), pp. 78-83, 1990

[31] MOSLEY, G. A., Estimating the Effects of EtO BIER-Vessel Operating Precision on D-Value Calculations, MDDI, 24, (4), pp. 46-52, 2002

[32] MOSLEY, G. A. and GILLIS, J. R., Operating Precision of Steam BIER Vessels and the Interactive Effects of Varying Z-Valves on the Reproducibility of Listed D-Values, PDA Journal of Pharmaceutical Science and Technology, 56, (6), pp. 318-331, 2002

[33] PFLUG, I.J., Microbiology and engineering of sterilization processes, 11th Edition, 2003

[34] United States Pharmacopeia. USP 2007, vol. 1, section 55

[35] ISO 20857 Sterilization of health care products—Dry heat—Requirements for the development, validation and routine control of a sterilization process for medical devices

[36] ISO 11737-2 Sterilization of medical devices—Microbiological methods—Part 2: Tests of sterility performed in the definition, validation and maintenance of a sterilization process

ICS 11.080.01
C 47

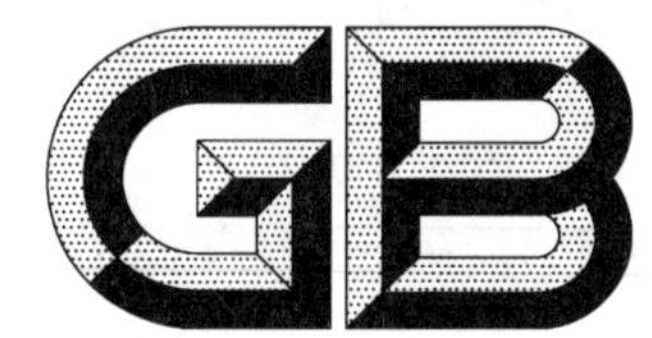

中华人民共和国国家标准

GB/T 19974—2018/ISO 14937:2009
代替 GB/T 19974—2005

医疗保健产品灭菌　灭菌因子的特性及医疗器械灭菌过程的开发、确认和常规控制的通用要求

Sterilization of health care products—General requirement for characterization of a sterilization agent and the development, validation and routine control of a sterilization process for medical devices

(ISO 14937:2009,IDT)

2018-05-14 发布　　2019-06-01 实施

国家市场监督管理总局
中国国家标准化管理委员会　发布

前　言

本标准按照 GB/T 1.1—2009 给出的规则起草。

本标准代替 GB/T 19974—2005《医疗保健产品灭菌　灭菌因子的特性及医疗器械灭菌过程的开发、确认和常规控制的通用要求》。本标准与 GB/T 19974—2005 相比，主要技术差异如下：

——增加了“过程挑战装置(PCD)”的定义(见 3.18)。

本标准使用翻译法等同采用 ISO 14937:2009《医疗保健产品灭菌　灭菌因子的特性及医疗器械灭菌过程的开发、确认和常规控制的通用要求》。

与本标准中规范性引用的国际文件有一致性对应关系的我国文件如下：

——GB 4793.4—2001　测量、控制和实验室用电气设备的安全要求　第 4 部分：用于处理医用材料的灭菌器和清洗消毒器的特殊要求(idt IEC 61010-2-041:1995)

——GB/T 16886.1—2011　医疗器械生物学评价　第 1 部分：风险管理过程中的评价与试验(ISO 10993-1:2009,IDT)

——GB/T 16886.17—2005　医疗器械生物学评价　第 17 部分：可沥滤物允许限量的建立(ISO 10993-17:2002,IDT)

——GB 18282.1—2015　医疗保健产品灭菌　化学指示物　第 1 部分：通则(ISO 11140-1:2005,IDT)

——GB/T 19022—2003　测量管理体系　测量过程和测量设备的要求(ISO 10012:2003,IDT)

——GB/T 19973.1—2015　医疗器械的灭菌　微生物学方法　第 1 部分：产品上微生物总数的测定(ISO 11737-1:2006,IDT)

——GB/T 19973.2—2018　医疗器械的灭菌　微生物学方法　第 2 部分：用于灭菌过程的定义、确认和维护的无菌试验(ISO 11737-2:2009,IDT)

请注意本文件的某些内容可能涉及专利。本文件的发布机构不承担识别这些专利的责任。

本标准由国家药品监督管理局提出。

本标准由全国消毒技术与设备标准化技术委员会(SAC/TC 200)归口。

本标准起草单位：广东省医疗器械质量监督检验所、山东新华医疗器械股份有限公司、南京微创医学科技股份有限公司。

本标准主要起草人：范雅文、王洪敏、徐星岗、黄鸿新。

本标准所代替标准的历次版本发布情况为：

——GB/T 19974—2005。

引　言

无菌医疗器械是一种无存活微生物的器械。标准规定了灭菌过程的确认和常规控制的要求，当医疗器械应以无菌的形式提供时，在其灭菌前应将各种非预期的微生物污染降至最低。即便医疗器械产品是在满足质量管理体系(例如 YY/T 0287—2003)要求的标准制造条件下生产出来的，灭菌前仍会带有少量的微生物，此类器械即属非无菌器械。灭菌的目的就是灭活微生物，将非无菌器械转变为无菌器械。

采用医疗器械灭菌的物理因子和/或化学因子对纯微生物培养灭活的动力学一般能用残存微生物数量与灭菌程度的指数级关系进行很好地描述。这就意味着无论灭菌程度如何，必然存在微生物存活的概率。对于已定的处理方法，残存微生物的存活概率取决于微生物的数量、抗力及处理过程中微生物存在的环境。因此，经过灭菌过程的批量产品中的任一件产品不能保证是无菌的，经过灭菌过程的批量产品的无菌被定义为在医疗器械中存在活微生物的概率。

若得到满足，本标准描述的要求将提供一个预期用于医疗器械的有适当的杀灭微生物活性的湿热灭菌过程。而且，符合本标准能确保灭菌是可靠的和可重复的，从而可以有理由相信灭菌后微生物存活的概率比较低。达到无菌要求的微生物存活概率由标准规定。(例如 EN 556-1 和 ANSI/AAMI ST67)。

设计与开发、生产、安装与服务等质量管理体系的一般要求见 ISO 9001，医疗器械生产质量管理体系的特殊要求见 YY/T 0287。这些质量管理体系标准认为，制造中的有些过程有效性不能完全通过后续的产品的检验和测试来验证，灭菌就属于这样的过程。因此，在灭菌过程实施前应确认，对灭菌过程的有效性应进行常规监测，应进行维护设备。

暴露于得到适当确认并准确控制的灭菌过程并不是确保产品无菌并适合于预期用途的唯一因素。因此还应注意如下方面：

a) 进来的原料和/或组件的微生物状况；

b) 任何用于产品的清洁和消毒程序的确认和常规控制；

c) 产品制造、装配和包装环境的控制；

d) 设备和过程的控制；

e) 人员及其卫生的控制；

f) 产品的包装方式和包装材料；

g) 产品的储存条件。

灭菌产品的污染类型不同影响着灭菌过程的有效性。建议将医疗机构使用过的并按照制造商说明书要求(见 ISO 17664)可重复灭菌的医疗器械视为特例。尽管经过清洁，这些产品仍然可能被广泛的微生物所污染，并残存有机和/或无机污染。因此，应特别关注器械重复处理过程中清洁和消毒过程的确认和控制。

本标准声称应符合的要求是本标准的规范部分。附录 E 中的指南不属于规范性要求，并不是作为评审员的评审表来提供。指南中给出的释义和方法应被视为符合标准要求的必要手段。如果也能满足本标准的要求，指南中没有给出的方法也能使用。

灭菌过程的开发、确认和常规控制包含了数个不连贯但相关的活动，例如：校准、维护、产品定义、过程定义、安装鉴定、运行鉴定和性能鉴定。虽然本标准所规定的活动被分组和按特定次序排列，这并不要求这些活动应按本标准排列的顺序进行。所需活动不需要按顺序进行,因为过程中的开发和确认可能需要反复实施。对实行本标准要求的活动所负的职责因具体情况而异。本标准要求规定了各方的职责(见 4.2),但并没有规定具体职责归属于谁。附录 E 提供职责分配的指南。

本标准有三个明确的用途:

——供将对其产品进行灭菌,而无具体标准的医疗器械制造商;

——供没有具体标准的医疗保健机构的制造商和使用者用;

——作为具体灭菌过程标准的制定与修订的一个框架。

医疗保健产品灭菌　灭菌因子的特性及医疗器械灭菌过程的开发、确认和常规控制的通用要求

1　范围

1.1　适用范围

1.1.1　本标准规定了灭菌因子的特性及医疗器械灭菌过程的开发、确认和常规控制的通用要求。

注：虽然本标准的范围只限于医疗器械，此标准规定的要求同样能适用于其他医疗保健产品。

1.1.2　本标准适用于通过物理或化学方法灭活微生物的灭菌过程。

1.1.3　本标准将被过程开发者、灭菌设备制造商、生产待灭菌的医疗器械的制造商和对医疗器械的灭菌负有职责的组织使用。

1.1.4　本标准规定了保证适当特性的灭菌因子、开发、确认、常规监测和灭菌过程控制所应的质量管理体系要素。

注：本标准不要求有一个完整的质量管理体系。必要元素在正文中适当的地方规范性引用(详见第4章)。需要引起注意的是控制医疗器械生产或加工所有阶段的质量管理体系标准(见YY/T 0287)。有关医疗器械供应的国家和/或地区法规可能要求应执行一个完整的质量管理体系并且由第三方来实施对该体系的评价。

1.2　不适用范围

1.2.1　本标准不适用于单纯依赖物理方法去除细菌(如过滤)的过程。

1.2.2　本标准不规定微生物灭活评价的具体检验步骤。

1.2.3　本标准不规定灭菌因子特性和海绵状脑病病原体灭活过程的开发、确认和常规控制要求，例如：羊痒病，牛海绵状脑病、克雅氏病。特别是有些国家对受这类因子潜在污染材料的处理已建议采用特别的方法。

注：见ISO 22442-1、ISO 22442-2和ISO 22442-3。

1.2.4　本标准不取代或修改已出版的特殊灭菌过程的标准。

2　规范性引用文件

下列文件对于本文件的应用是必不可少的。凡是注日期的引用文件，仅注日期的版本适用于本文件。凡是不注日期的引用文件，其最新版本(包括所有的修改单)适用于本文件。

GB 18281.1—2015　医疗保健产品灭菌　生物指示物　第1部分:通则(ISO 11138-1:2006，IDT)

YY/T 0287—2003　医疗器械　质量管理体系　用于法规的要求(ISO 13485:2003,IDT)

ISO 10012　测量管理系统　测量方法和测量设备的要求(Measurement management systems—Requirements for measurement processes and measuring equipment)

ISO 10993-1　医疗器械生物学评价　第1部分:风险管理过程中的评价与试验(Biological evaluation of medical devices—Part 1:Evaluation and testing within a risk management process)

ISO 10993-17　医疗器械生物学评价　第17部分:可沥滤物允许限量的建立(Biological evaluation of medical devices—Part 17: Establishment of allowable limits for leachable substances)

ISO 11140-1　医疗保健产品灭菌　化学指示物　第1部分:通则(Sterilization of health care products—Chemical indicators—Part 1:General requirements)

ISO 11737-1　医疗器械的灭菌　微生物学方法　第1部分:产品上微生物总数的测定(Sterilization of medical devices—Microbiological methods—Part 1:Determination of a population of microorganisms on products)

ISO 11737-2　医疗器械的灭菌　微生物学方法　第2部分:用于灭菌过程的定义、确认和维护的无菌试验(Sterilization of medical devices—Microbiological methods—Part 2: Tests of sterility performed in the definition, validation and maintenance of a sterilization process)

IEC 61010-2-040　测量、控制和实验室用电气设备的安全要求　第4部分:用于处理医用材料的灭菌器和清洗消毒器的特殊要求(Safety requirements for electrical equipment for measurement, control and laboratory use—Part 2-040: Particular requirements for sterilizers and washer-disinfectors used to treat medical materials)

3　术语和定义

下列术语和定义适用于本文件。

3.1

生物负载　bioburden

产品和(或)无菌屏障系统表面或内部存活微生物的总数。

[见 GB/T 19971—2015,定义 2.2]

3.2

生物指示物　biological indicator

对规定的灭菌过程有特定的抗力,含有活微生物的测试系统。

[见 GB/T 19971—2015,定义 2.3]

3.3

变更控制　change control

对产品或程序所建议的变更进行适当性的评估和决定。

[见 GB/T 19971—2015,定义 2.5]

3.4

化学指示物　chemical indicator

非生物指示物　non-biological indicator

根据暴露于某一灭菌过程所产生的化学或物理变化,显现一个或多个预定过程变量变化的测试系统。

[见 GB/T 19971—2015,定义 2.6]

3.5

纠正措施　corrective action

为消除已发现的不合格或其他不期望情况的原因所采取的措施。

注1:一个不合格可能有若干个原因。

注2:采取纠正措施是为了防止再发生,而采取预防措施(3.17)是为了防止发生。

注3:纠正(3.6)和纠正措施是有区别的。

[见 GB/T 19000—2008,定义 3.6.5]

3.6

纠正　corrective

为消除已发现的不合格所采取的措施。

注:纠正能连同纠正措施(3.5)一起实施。

[见 GB/T 19000—2008,定义 3.6.6]

3.7

开发　development

详细制定规范的活动。

[见 GB/T 19971—2015,定义 2.13]

3.8

建立　establish

通过理论评估确定,并经试验证实。

[见 GB/T 19971—2015,定义 2.17]

3.9

故障　fault

一个或多个过程参数超出了规定允差范围。

[见 GB/T 19971—2015,定义 2.19]

3.10

医疗保健产品　health care product(s)

医疗器械(包括体外诊断医疗器械)或医药产品(包括生物制药产品)。

[见 GB/T 19971—2015,定义 2.20]

3.11

安装鉴定　installation qualification;IQ

证明设备已按规范要求提供和安装,获得并形成文件化证据的过程。

[见 GB/T 19971—2015,定义 2.22]

3.12

物质安全技术说明书　material safety data sheet;MSDS

详细说明材料特性及其对人及环境潜在的危害作用、安全使用及处置物品的必要预防措施的文件。

[见 GB/T 19971—2015,定义 2.23]

3.13

医疗器械　medical device

制造商的预期用途是为下列一个或多个特定目的用于人类的,不论单独使用或组合使用的仪器、设备、器具、机器、用具、植入物、体外试剂或校准物、软件、材料或者其他相似或相关物品。这些目的是:

——疾病的诊断、预防、监护、治疗或者缓解;

——损伤的诊断、监护、治疗、缓解或者补偿;

——解剖或生理过程的研究、替代、调节或者支持;

——支持或维持生命;

——妊娠控制;

——医疗器械的消毒;

——通过对取自人体的样本进行体外检查的方式来提供医疗信息。

其作用于人体体表或体内的主要设计作用不是用药理学、免疫学或代谢的手段获得,但可能有这些手段参与并起一定辅助作用。

[见 YY/T 0287—2003, 定义 3.7]

注:YY/T 0287—2003 中本定义由全球协调工作组(GHTF 2002)制定。

3.14

运行鉴定　operational qualification;OQ

证明已安装的设备按运行程序使用时能在预定限值内运行,获得并形成文件化证据的过程。

[见 GB/T 19971—2015,定义 2.27]

3.15

参数放行　parametric release

根据能证明过程参数在规定允差范围内的记录,声明该产品无菌。

[见 GB/T 19971—2015,定义 2.29]

3.16

性能鉴定　performance qualification;PQ

证明已按操作程序安装和运行的设备,可持续地按预定规范生产出符合规格的产品,获得并形成文件化证据的过程。

[见 GB/T 19971—2015,定义 2.30]

3.17

预防措施　preventive action

为消除潜在不合格或其他潜在不期望情况的原因所采取的措施。

注 1:一个潜在不合格可能有若干个原因。

注 2:采取预防措施是为了防止发生,而采取纠正措施是为了防止再发生。

[见 GB/T 19000—2008,定义 3.6.4]

3.18

过程挑战装置　process challenge device;PCD

对某一灭菌过程构成特定抗力的装置,用于评价该灭菌过程的性能。

[见 GB/T 19971—2015,定义 2.33]

3.19

过程参数　process parameter

过程变量的规定值。

注:灭菌过程规范包括过程参数及其允差。

[见 GB/T 19971—2015,定义 2.34]

3.20

过程变量　process variable

灭菌过程的条件,其变化可影响杀灭微生物效果。

示例:时间、温度、压力、浓度、湿度、波长。

[见 GB/T 19971—2015,定义 2.35]

3.21

公认的菌种保存库　recognised culture collection

根据“国际公认微生物菌种保存专利与法规”布达佩斯(Budapest)公约建立的国际菌种保存机构。

[见 GB/T 19971—2015,定义 2.38]

3.22

参考微生物　reference microorganism

从公认的菌种保存库获得的菌株。

[见 GB/T 19971—2015,定义 2.39]

3.23

再鉴定　requalification

为证实某一规定过程持续合格而重新进行的部分确认活动。

[见 GB/T 19971—2015,定义 2.40]

3.24

供给服务　services

设备运行所必需的各种外源供给。

示例：电力、水、压缩空气、排水系统。

[见 GB/T 19971—2015,定义 2.41]

3.25

规定　specify

在批准的文件内详细阐明。

[见 GB/T 19971—2015,定义 2.42]

3.26

无菌的　sterile

无存活微生物的。

[见 GB/T 19971—2015,定义 2.43]

3.27

无菌　sterility

无微生物存活的状态。

注：实践中无法证实没有微生物存在的这种绝对说法[见“灭菌”一词的说明(3.28)]。

[见 GB/T 19971—2015,定义 2.45]

3.28

灭菌　sterilization

经确认的使产品无存活微生物的过程。

[见 GB/T 19971—2015,定义 2.47]

注：在灭菌过程中，微生物的灭活特性用指数函数表示。因此，任何单件产品上活微生物的存在能用概率表示。概率能减少到很低，但不可能降到零。(见 GB/T 19971 中“无菌保证水平”)

3.29

灭菌负载　sterilization load

采用给定灭菌过程，同放在一起待灭菌或已灭菌的物品。

[见 GB/T 19971—2015,定义 2.48]

3.30

灭菌过程　sterilization process

达到无菌规定要求所需的一系列动作和操作。

注：这一系列操作包括产品预处理(如果需要)、在规定的条件下暴露于相应灭菌因子和需要的后处理，灭菌过程不包括灭菌前的清洗、消毒或包装等过程。

[见 GB/T 19971—2015,定义 2.49]

3.31

灭菌因子　sterilization agent

在规定的条件下，具有充分的杀灭活力以达到无菌的物理或化学物质，或其组合。

[见 GB/T 19971—2015,定义 2.50]

3.32

存活曲线　survivor curve

显示在规定条件下随暴露于灭活因子的递增而变化的微生物总数的灭活情况的图表。

[见 GB/T 19971—2015,定义 2.51]

3.33

无菌检验　test for sterility

产品经过灭菌处理后，按药典上的规定对产品进行技术操作。

3.34

无菌检查　test of sterility

为确定单元产品或其部分上有或没有活微生物而进行的技术操作，是开发、确认或再鉴定的一部分。

[见 GB/T 19971—2015，定义 2.54]

3.35

确认　validation

为确定某一过程可持续生产出符合预定规格产品所需结果的获取、记录和解释的文件化程序。

[见 GB/T 19971—2015，定义 2.55]

4 质量管理体系要素

4.1 文件

4.1.1 应规定灭菌因子的特性、灭菌过程的开发、确认和常规控制及灭菌后产品放行的程序。

4.1.2 本标准要求的文件和记录应由指定的人员来评审和批准(见 4.2.1)。文件和记录应符合 YY/T 0287 的 要求。

4.2 管理职责

4.2.1 应规定执行和满足本标准中所述要求的职责和权限。按照 YY/T 0287，这种职责和权限应授予有能力胜任的人。

4.2.2 如果本标准要求由多个具有单独的质量管理体系的团体承担实施，则应规定每一方的职责和权限。

4.3 产品实现

4.3.1 应规定采购程序。这些程序应符合 YY/T 0287 的适用章条。

4.3.2 应规定产品标识和可追溯性程序。这些程序应符合 YY/T 0287 的要求。

4.3.3 应规定符合 YY/T 0287 或 ISO 10012 相应章条的要求，用于满足本标准要求的、包括用于测试目的的仪器仪表的所有设备的校准程序。

4.4 测量、分析与改进——不合格品的控制

应规定不合格产品的控制和纠正、纠正措施及预防措施的程序。这些程序应符合 YY/T 0287 的要求。

5 灭菌因子特性

5.1 总则

本章的目的是定义灭菌因子，证明其杀灭微生物效果，确定影响杀灭微生物效果的因素，评估暴露灭菌因子对材料的影响，同时确定人员安全和环境保护的要求。这些工作可在检验或模拟系统中进行。在这种情况下，最终的设备规定(见 6.3)应与测试或模拟设备的试验研究结果有关。

5.2 灭菌因子

应规定灭菌因子。若适合，规定应包括保持灭菌因子在规定的货架寿命的期限内符合规定的灭菌因子贮存条件。

5.3 微生物杀灭效果

5.3.1 杀灭微生物效果的研究应：

a) 说明(证明)灭菌因子对根据附录A选择的一系列具有代表性的微生物的杀灭效果；

b) 建立一个定义对特定抗性微生物灭活力的经验数学关系式，以预测微生物暴露在特定灭菌过程的存活概率；

c) 确定对此灭菌因子具有高抗性的参考微生物；

d) 确定影响灭菌因子杀灭力的过程变量及与杀灭力相关的这些过程变量的相互作用；

e) 评估基于物理和/或化学相互作用而对灭菌因子的效果产生不利影响的因素；

示例：与由生产、清洁和/或消毒产生的材料和残留物的相互作用。

f) 评价对灭菌因子的传递和/或分布产生不利影响的因素；

示例：生产、清洁和/或消毒的环境、材料和残留物。

g) 若适用，确定终止灭菌因子作用的方式。

5.3.2 测试方法、接受条件、测试结果及测试微生物选择的判定应形成文件。应记录测试结果(见4.1.2)。

5.4 对材料的影响

5.4.1 应评估暴露灭菌因子对材料的物理和/或化学特性以及它们的生物安全性的影响。

5.4.2 应采用可能对材料影响最大的过程参数组合来研究重复暴露于灭菌因子对材料特性的影响。

5.4.3 应记录被测试的材料和检验的结果，以及暴露于灭菌因子前后材料特性的评价标准。

5.5 安全和环境

5.5.1 应规定灭菌因子、灭菌因子的前体(若有)及它的副产品的材料安全数据和类似的安全信息。这个信息可由化学剂的供应商提供或通过对灭菌因子进行试验性研究获得。

5.5.2 应评估在灭菌因子使用中或使用后，可能的任何已知或意外释放的物质对环境的潜在影响并应建立相应的物质控制措施。应记录包括潜在的影响(若有)及控制措施(若确定)的评估(见4.1.2)。

6 过程和设备特性

6.1 总则

本章目的是定义整个灭菌过程和确保灭菌设备能够安全可重复地实现灭菌过程。

6.2 过程特性

6.2.1 应规定过程参数及其允差。此允差应基于达到最低的可接受的微生物杀灭效果的过程参数组合。按此过程参数处理应通常产生安全和有效的产品。

注：过程参数的建立遵循过程变量的定义[见5.3.1d)]，包括那些为确保灭菌过程效果被去除的或被最小化的过程变量。

6.2.2 应确定监测和控制过程变量的手段。

6.2.3 应规定为保证灭菌过程效果对暴露于灭菌因子之前要求对产品处理的方法。

6.2.4 暴露于灭菌因子后，为保证产品安全所要求的任何对产品的处理应定义为灭菌过程的一部分。

6.3 设备特性

6.3.1 应规定在过程参数规定的公差范围内的一个安全的设备交付过程。

6.3.2 规定应包括但不限于：

a) 设备及其必需的辅助设施的物理描述，包括结构、材料；

b) 灭菌因子的规定(见5.2)及其提供的方法，包括实施所需的基质和添加材料；

c) 监测和控制灭菌过程的设备描述，包括感应器的特点和位置、显示和记录仪器；

d) 灭菌设备识别的故障；

e) 安全设施，包括用于人员及环境保护的；

f) 安装要求，包括控制排放方面的(若适用)。

6.3.3 用于控制和/或监测过程的软件应符合质量管理体系的要求，并提供文件化证据(见4.1.2)证明软件符合设计目的。

注：关注ISO 90003。

6.3.4 应提供一种措施以确保控制功能出现故障时不会导致过程记录出错而使无效的过程显示有效。可通过使用独立的控制和监测系统，或通过反复核对识别差异和显示故障的控制和检测系统来实现。

7 产品定义

7.1 本章的目的是定义待灭菌的产品，包括灭菌前产品的微生物特性和产品的包装方式及灭菌方法。

7.2 应规定待灭菌的产品，包括采用的包装材料以及产品置于灭菌过程中的方法。

符合本要求可能需要医疗器械和灭菌设备的制造商为从事灭菌过程的机构提供适当的信息。

注：示例见ISO 17664。

7.3 应规定和维持一个体系以保证即将进行灭菌的产品，包括微生物、有机物和无机物污染水平的条件受到控制，而且不会损害灭菌过程的效果。

7.4 应证明符合7.3定义体系的效果。对于一次性使用的医疗器械，此证明应包括按照ISO 11737-1要求对生物负载的估计。对于再处理的医疗器械，此证明应包括对规定的清洁、消毒过程(若适用)的效果评估。

为了使生物负载保持稳定而低的水平，应考虑灭菌前原材料、产品、生产和再处理过程的特点。这可通过贯穿医疗器械生产过程中实施符合YY/T 0287的质量管理体系，或采用灭菌前一个确定和受控的已证明有效的清洁过程和消毒过程(若规定)和防止医疗器械再污染来取得。

注：用于清洁和消毒医疗器械的设备的标准(ISO 15883系列)包括证明清洁和消毒过程效果的方法。

8 过程定义

8.1 本章的目的是在不损害产品的安全、质量与性能的情况下获得对指定产品(见第7章)实施的灭菌过程的详细规定。

8.2 应建立适用于指定产品的灭菌过程，并应通过以下方法达到：

a) 选择过程参数，若可能，通过测量以证明达到要求；

b) 在表示为过程增量的条件与用于灭菌过程的附录B、附录C、附录D方法之一的条件相比，运送了更少的灭菌因子的杀灭力。

8.3 若生物指示物作为建立灭菌过程的一部分，它们应：

a) 符合GB 18281.1—2015和任何适用于灭菌过程的GB 18281的要求；

b) 对灭菌因子的抗力与待灭菌产品的生物负载有关；

c) 放在产品中认定灭菌条件最难达到的位置或者一个过程挑战装置(PCD)内。

8.4 如果化学指示物被作为建立灭菌过程的一部分使用,它们应符合 ISO 11140-1 和任何适用于灭菌过程的 ISO 11140 的要求。化学指示物应被放置在产品中认定最难达到灭菌条件的位置或者一个 PCD 内(见 8.6)。

8.5 如果无菌检查在建立灭菌过程期间进行,这些试验应符合 ISO 11737-2 的要求。

8.6 如果 PCDs 被作为建立灭菌过程的一部分使用,应确定它们的适当性。与产品中认定灭菌条件最难达到的位置相比,PCDs 应具有相当的或更大的挑战。

8.7 暴露于灭菌过程之后的产品生物安全性应按照 ISO 10993-1 的要求建立。

8.8 基于健康的风险评估应按照 ISO 10993-17 进行,以识别和规定产品上/内过程残留限量。

8.9 如必要,应建立降低产品上/内的过程残留水平的措施,使之低于 8.8 的规定。

8.10 应证明在采用了规定的灭菌过程后,产品符合规定的安全、质量和性能要求。

8.11 应规定灭菌过程。

9 确认

9.1 总则

确认的目的是为了证明建立在过程定义(见第 8 章)基础上的灭菌过程能对灭菌负载进行有效的和可重复的灭菌。确认由几个确定的阶段组成:安装鉴定(IQ)、运行鉴定(OQ)和性能鉴定(PQ)。

IQ 是为了证明灭菌设备和任何辅助项目都是按照它们的规范提供和安装的。

OQ 是采用空载的设备或适当的测试材料证明设备达到了已定义灭菌过程的能力(见第 8 章)。

PQ 是一个确认的阶段,它采用产品去证明设备根据预设的条件标准持续运行并且生产出无菌的并满足要求的产品。

9.2 安装鉴定

9.2.1 设备

9.2.1.1 应规定用于灭菌过程的设备,包括任何辅助设施。

9.2.1.2 灭菌设备应符合 IEC 61010-2-040。

9.2.1.3 应规定设备的操作程序。这些操作的程序应包括,但不限于:

a) 操作规程;

b) 显示故障状态的方式和应采取的措施;

c) 维护和校准说明;

d) 联系技术支持的详细资料。

9.2.2 安装

9.2.2.1 应规定设备安装的位置,包括所有要求的服务。任何特别的警示和规定都应确定(如:安全设备)。

9.2.2.2 应规定安装规范,并包括与人员健康和安全有关的要求。

9.2.2.3 若适用,应规定灭菌因子的安全贮存条件,以保证其质量和组成成分符合规范要求。

9.2.2.4 在 IQ 前,应确认所有用于监视、控制、显示或记录设备(包括任何检验仪器)的校准状况(见 4.3.3)。

9.2.2.5 应证明设备、任何辅助设施和储存条件已按预期安装和运行。

9.3 运行鉴定

9.3.1 在OQ前,应确认所有用于监视、控制、显示或记录设备(包括任何测试仪器)的校准状况(见4.3.3)。

9.3.2 OQ应证明已安装的设备能够在规定的允差内实施规定的过程(见8.11)。

9.4 性能鉴定

9.4.1 应完成PQ中使用仪器的校准(见4.3.3)。

9.4.2 应规定产品进行灭菌的方式,包括产品的方向。

9.4.3 用于PQ的产品包装应与常规灭菌产品的一致。

9.4.4 应有数据证明在整个灭菌负载中能够获得规定允差范围内的已定义的物理和化学条件。应建立发生在用于日常监控灭菌过程的位置和发生在整个灭菌负载之间的条件之间的关系。以上关系通过整个灭菌负载中规定的条件在预设位置下的获得来开发。

9.4.5 应包括在与灭菌过程相比较低的处理程度的情况下灭菌因子的递送。这些降低处理程度的结果的推断可用于预测在灭菌过程中规定的无菌要求的满足情况。在附录B、附录C和附录D中描述的过程定义的方法也可能用于微生物性能鉴定研究。

9.4.6 微生物性能鉴定期间采用的生物指示物应符合8.3。

9.4.7 如果对产品按照9.4.5规定的条件进行无菌检查,这样的测试应按照ISO 11737-2进行。

9.4.8 如果化学指示物用于PQ,它们应符合8.4。

9.4.9 如果PCDs用于PQ,它们应符合8.6。

9.4.10 PQ性能鉴定应包括在规定的允差内连续地至少三次成功将产品暴露于灭菌过程,以证明过程的可重复性。应评审超出规定允差的PQ结果,并在开始新的暴露前确定和实施纠正措施。

3次成功暴露系列应是连续执行,除非发现超出规定的允差范围结果的因数与过程的有效性无关。这类与灭菌过程的性能无关的发现应形成文件。

注:结果可能归因于,但不限于:供电故障、无法进行维修或外部监测设备的故障。

9.4.11 应证明暴露于过程参数上限之后的过程残余水平低于基于健康的风险评估中规定的极限(见8.8)。

9.4.12 应证明在采用了过程参数的上限实施规定的灭菌过程后,产品符合规定的安全、质量和性能要求。

注:按照8.9收集的信息能用于满足这一要求。

9.5 确认的评审和批准

9.5.1 本章的目的是对确认的数据进行评审和形成文件,以确认灭菌过程合格并批准过程规范。

9.5.2 应记录和评审在IQ、OQ和PQ时收集或产生的信息并评审是否合格(见4.1.2)。应记录评审的结果(见4.1.2)。

9.5.3 应确认完整的过程规范,包括过程参数和它们的允差。此过程规范也应包括用于某个特定灭菌负载的灭菌过程的准则。

10 常规监测和控制

10.1 常规监测和控制的目的是说明已确认的和规定的灭菌过程已经在产品上实施。

10.2 应通过测量或在必要时通过生物指示物(见10.5)或化学指示物(见10.6)作为补充来证明灭菌过程是在定义的允差内实施的(见9.5.3)。

10.3 应记录数据以证明达到了规定允差内的过程参数。

10.4 所有的记录均应按 4.1.2 保留。

10.5 如果在常规监测中使用了生物指示物，它们应符合 8.3a)和 b)。

10.6 如果在常规监测中使用了化学指示物，它们应符合 8.4。

10.7 如果在常规监测和控制中使用了 PCDs，它们应符合 8.6。

11 灭菌后产品放行

11.1 应规定灭菌后产品放行的程序，此程序应定义规定的灭菌过程条件符合规范(见 9.5.3)的条件。

11.2 参数放行只准许用于所有过程参数被规定、控制和直接监控时。应保存过程参数的记录(见 4.1.2)。

11.3 若生物指示物或化学指示物用于监控灭菌过程(见 10.5 和 10.6)，这些指示物暴露的结果应包含在灭菌后产品放行的条件之内。

11.4 如果不满足 11.1 中规定的条件，产品应被判为不合格品并应按文件化程序处理(见 4.4)。

12 维持过程有效性

12.1 总则

应证明确保灭菌产品条件的系统(见 7.3)的持续有效性(见 7.4)。

12.2 再校准

应定期对用于控制和监控灭菌过程的设备的准确性和可靠性进行验证(见 4.3.3)。

12.3 设备的维护

12.3.1 预防性维修应根据文件化的程序计划和进行。应规定每个计划的维修任务及开展这些计划频度的程序。应保留维修记录(见 4.1.2)。

12.3.2 除非规定的维修任务都已很圆满地完成并记录，否则设备不应用于加工产品。

12.3.3 应由指定的人员定期评维护方案、维护程序和维护记录。应记录评审结果(见 4.1.2)。

12.4 再鉴定

12.4.1 对规定产品和设备的灭菌过程的再鉴定应在规定的间隔内进行应证明进行的再鉴定程度的合理性。

12.4.2 应规定再鉴定程序和保留再鉴定记录(见 4.1.2)。

12.4.3 应根据书面程序中规定的接受准则评审再鉴定的数据应保留再鉴定的数据评审记录，以及如果不满足接受准则所采取的纠正和纠正措施的记录。

12.5 变更评估

12.5.1 应评估可能影响灭菌过程处理的灭菌设备任何变化。如果判定灭菌过程的功效受影响，应重复进行部分或全部的 IQ、OQ 和 PQ(见第 9 章)。应记录评估的结果，包括做出决定的理由(见 4.1.2)。

12.5.2 应评估产品、其包装或产品灭菌模式的任何变化对灭菌过程适合性的影响。基于变化的性质，应进行过程定义(见第 8 章)和/或 PQ(见 9.4)。应记录评估的结果，包括做出决定的理由(见 4.1.2)。

附　录　A
（规范性附录）
验证微生物杀灭效果的指示微生物的选择因素

A.1　总则

本附录介绍了选择用于验证灭菌因子微生物杀灭效果时考虑的因素。表 A.1 列举了能够包括在这些研究中的微生物的示例。对于新的灭菌过程，表 A.1 内容并不详尽，不宜假定表 A.1 中列举的微生物就具有最高的抗性。

A.2　参考微生物的识别

在灭菌因子特性、过程定义研究(若适用)时，应使用微生物杀灭效果获得的数据鉴别适合的参考微生物来作为高抗的代表微生物。

注：通常选择细菌芽孢。

A.3　微生物的选择

选择用于证明灭菌因子对微生物杀灭能力的微生物时，应考虑下列几点：

a) 已知的对灭菌因子高抗性的微生物或来源于科学文献知识的对灭菌因子的作用方式具有预期高抗性的微生物；
b) 典型灭菌过程的已知抗性的微生物；
c) 微生物的种类(需氧性和厌氧性的革兰氏阳性和阴性的细菌和芽孢、分枝杆菌、真菌包括孢子形式和酵母、寄生虫和病毒)；
d) 产品结构材料中和产品生产环境里存在的微生物；
e) 用于加工的典型产品上的生物负载预计培养期间可分离的微生物，若适用，可能存在于前一个病人使用可重复使用医疗器械的微生物。

应记录选定的微生物以及选择这些微生物的依据(见 4.1.2)。这些微生物可由公认的菌种保存库参考指定或由其他可溯源的标识标注。

注 1：A.3 b)中所给出的关于微生物的信息是提供了与其他灭菌过程的比较，以及确保典型微生物的研究被包括其中。

注 2：含有动物源材料的灭菌产品在处理过程中，病毒和/或寄生虫的灭活[见 A.3c)]是应特别加以考虑的因素(见 ISO 22442-3)，重复使用医疗器械的处理也一样。

注 3：在考虑 A.3 e)中所给出的关于微生物的信息时，应注意从产品中分离出来、进行重新培养的微生物的抗力发生变化。

表 A.1 试验微生物示例

细菌芽孢	枯草杆菌、嗜热脂肪杆菌芽孢、产孢梭状杆菌芽孢
细菌繁殖体	金黄色葡萄球菌、沙门菌、绿脓杆菌
真菌	毛癣菌(分生孢子)、念珠菌
分枝杆菌	分枝杆菌
无脂膜病毒	甲型肝炎病毒、小 DNA 病毒、脊髓灰质病毒Ⅰ型(稀释)
有脂膜病毒	单纯疱疹病毒
寄生虫	隐球菌孢子
注 1：本表不应作为应评估所有微生物一览表。本表对指定灭菌过程并不包括所有要素，仅供参考。 注 2：病毒培养能使用任何适合的可溯源及已知的传代数的细胞系。	

附　录　B
（规范性附录）
方法1　基于自然状态下微生物灭活数量的过程定义

B.1　总则

标准 ISO 11137-2 中所描述的方法是能基于自然状态下微生物灭活数量来实现过程定义的示例。

B.2　产品选择

研究过程定义选取的样品应能代表常规产品。

B.3　步骤

B.3.1　将产品暴露于预设灭菌因子增量的灭菌过程中。建立要求增量的精度和准确度，并控制和监测灭菌因子的递送以满足规定的范围。

B.3.2　暴露于灭菌因子后，根据 ISO 11737-2 对产品分别进行无菌检查。

B.3.3　利用产品无菌检查中有菌生长的比例和灭菌因子暴露的程度之间的关系定义灭菌过程。

B.4　维护过程的有效性

确认在特定间隔使用代表常规产品的产品灭菌过程的持续适宜性（见 12.4）。

附 录 C
（规范性附录）
方法 2 基于参考微生物灭活和生物负载知识的过程定义

C.1 总则

此方法被称作“生物指示物/生物负载联合法”。ISO 14161 包含此方法的指南。

C.2 步骤

C.2.1 建立产品内部最难完成灭菌的位置。

C.2.2 通过以下任一种方法制作一个由已知数量、已知灭菌因子抗力的微生物组成的灭菌过程挑战：

a） 将生物指示物放在产品内最难实现灭菌的位置；

b） 接种最难实现灭菌位置的产品中的参考微生物。

C.2.3 挑战装置以常规的方式生产及灭菌方式进行包装。

C.2.4 使用灭菌因子处理灭菌负载时，选择低于常规杀灭、不能灭活所有参考微生物的条件。

C.2.5 如果灭菌过程涉及使用化学剂处理，应确立其灭菌和/或抑菌作用在估算存活率之前已经得到适当中和。

注：见 GB 18281.1—2015 附录 B 中关于测定细菌的生长抑制的方法。

C.2.6 通过直接计数或通过最可能技术方法估计来确定存活的微生物数量。

C.2.7 计算参考微生物的灭活率。

C.2.8 根据对生物负载的知识（依据 7.4 建立）和参考微生物的灭活率，确定要达到规定无菌要求的处理范围。

附 录 D
（规范性附录）
方法3 基于参考微生物灭活的保守过程定义

D.1 总则

过程定义的方法已被广泛使用，特别是用于医疗保健机构物品的再处理。鉴定物品的灭菌过程，再处理物品应不同于未使用过的物品的方法，这是因为难以定义灭菌过程的挑战，并且类似清洁这样的预处理的确认和控制也是困难的（见7.3和7.4）。因此，在这些情形下采用的灭菌过程常常是保守的，并会采用一种需要超过无菌规定要求的处理方法。这种方法被称为“过度杀灭法”。在ISO 14161能找到此种方法的指南。

D.2 步骤

D.2.1 确定产品内最难达到灭菌条件的位置。

D.2.2 通过以下任一种方法制作一个由已知数量、已知灭菌因子抗力的微生物组成的灭菌过程挑战：

a) 将生物指示物放在产品内最难实现灭菌的位置；

b) 接种最难实现灭菌位置的产品中的参考微生物。

D.2.3 挑战产品以常规的方式生产及常规的灭菌方式进行包装。

D.2.4 使用灭菌因子处理灭菌负载时，选择低于常规杀灭的条件不能灭活所有参考微生物。

D.2.5 识别选定位置灭活 10^6 微生物的处理范围。

注：有几种方法用于识别灭活 10^6 微生物处理范围，例如：

1) 初始挑战在等于或大于 10^6 存活微生物条件下，这种处理程度可被保守识别为恢复培养后无存活微生物的处理；

2) 初始挑战在大于 10^6 存活微生物条件下，这种处理程度可识别为观察到存活微生物以－6log减少的处理；或

3) 初始挑战在小于 10^6 存活微生物条件下，这种处理程度能通过后处理的推算来确定。例如：观察的存活微生物以－4log减少。

D.2.6 若灭菌过程涉及使用化学因子处理，确定灭菌作用和/或抑菌作用在估算存活率之前已经得到适当中和。

注：见GB 18281.1—2015附录B中关于测定细菌的生长抑制的方法。

D.2.7 在最少两种情况下，重复暴露新的挑战于D.2.5识别的处理水平。

D.2.8 若确定在D.2.7的 10^6 微生物被灭活，通过 10^{-6} 或更少的存活微生物的预计概率外推，考虑到灭菌因子对灭活动力的性质影响和生物指示物/接种产品上微生物数量和抗力，确定灭菌过程的处理范围。

注1：此方法最适合具有线性灭活动力的灭菌因子。在这种情况下，处理范围能保守地定义为D.2.6中方法的2倍。对于不具有线性灭活动力的灭菌因子，应研究灭活动力的性质以得出一种关系，由此关系能够预测出经过此灭菌过程处理后的微生物的存活概率未超过规定的存活概率。

注2：能从5.3.1b)获得灭活动力学的知识，灭活动力的性质会受产品的影响。

附 录 E
（资料性附录）
本标准的应用指南

注：为了便于参考，本附录中的章条编号对应于本标准正文的章条编号。

E.1 范围

本附录提供的指南并非是一个评价与本标准是否一致的检查表。本附录的目的是通过提供解释和实现的方法帮助对规定要求的统一的理解和实施。它强调了重点并提供了示例。除了指南中给出的方法，可采用按照本标准实施的其他方法。

E.2 规范性引用文件

规范性引用文件仅限于在本标准的规范性引用中给出的要求才是本标准的要求；这种引用可以是整个标准，也可以是限定的具体章条。

E.3 术语和定义

未提供指南。

E.4 质量管理体系要素

E.4.1 文件

YY/T 0287—2003 的 4.2.3 和 4.2.4 规定了文件和记录的控制要求。

YY/T 0287 中，文件编制的要求包括文件（包括规范和程序）和记录的生成与控制。

E.4.2 管理职责

E.4.2.1 YY/T 0287—2003 的 5.5 规定了职责和权限的要求，YY/T 0287—2003 的 6.2 指定了人力资源的要求。

YY/T 0287 中，管理职责的要求包括管理承诺、以顾客为关注焦点、质量方针、策划、职责、权限与沟通以及管理评审。

对人员要求的资质、培训和经验水平取决于所进行的活动。通用培训指南作为整个质量管理体系的一部分，见 ISO 9004。

下列职责人员应有适当的特殊资质和培训：微生物测试、化学分析和配方设计、设备的安装、设备维护、物理 PQ、灭菌器常规操作、校准、过程设计、设备规格。

E.4.2.2 灭菌过程的开发、确认和常规控制都有可能牵涉到许多独立的部门，每个部门都会对某一个要素负有职责。本标准并未要求具体的部门执行特定的要素，但要求承担某些职责的部门是指定的并且对指定的职责形成文件。对职责的文件化定义应是指定部门的质量管理体系以内的，并能形成一种契约关系的一部分。

表 E.1 列出了本标准的要素，并且为了说明，对有可能负责确定活动的各部门命名。宜注意：

——因为设计和测试的程序可能部分重复，所列的要素可能不是连续发生的；

——对要素的职责可能因情况不同而不同。

要求负责定义要素的团体将这些要素分配给经适当培训并符合资质的人员。

为了说明职责分配的几种可能，三个方案情况如下。这些方案并不是无所不包的。

方案 1——医疗保健机构：在本方案中，灭菌过程的用户是医疗保健机构。相关的三方应符合本标准：医疗保健机构、灭菌器制造商和医疗器械制造商。职责的分配及承担这些职责的方法可能如下：

——质量管理体系要素：每一方有其自己的质量管理体系。每一方的职责权限都在正式合同中有规定。

——灭菌因子特性：医疗保健机构同意从灭菌器制造商处合同购买灭菌系统。灭菌器制造商有责任提供针对灭菌因子特性的合格灭菌器，并且具有合格结果的文件数据。医疗保健机构有获得这些资料的途径，并在决定购买前已经阅读了制造商的资料和在科技刊物上提供的资料。

——过程/设备特性：灭菌器制造商进行了过程/设备特性的开发，具备设备技术要求及设备进入市场的必要行政许可。医疗保健机构与灭菌器制造商共同评审设备技术要求以确认运行所必要的服务和基础设施是可供使用的。

——产品定义：医疗保健机构已定义了重复处理的医疗器械。由医疗器械制造商提供的医疗器械再处理的指南应包括清洁、消毒说明。同样的，这些说明确定推荐的灭菌方法是适当的。完成过程定义的医疗器械制造商与灭菌器制造商共同研究以验证提供的器械再处理指南。医疗保健机构审核其清洁过程效果的数据资料并确定它们适用于这种特定的器械和灭菌过程。

——过程定义：灭菌器制造商和医疗器械制造商共同定义规定医疗器械的灭菌过程，并将相关信息写入使用说明书中。获得必要的管理机构认证。医疗保健机构审核相关文件并确保有能力遵守这些规定。

——确认：医疗保健机构通过与灭菌器制造商的合同，按照文件规定的过程完成 IQ 和 OQ。医疗保健机构完成 PQ 并批准同意确认运行。

——常规监控和控制：医疗保健机构依据程序文件完成常规监控和控制。

——灭菌产品放行：医疗保健机构依据程序文件完成灭菌放行。

——维持过程有效性：医疗保健机构有责任维持过程的有效性。通过与灭菌器制造商的合同，医疗保健机构实施预防性维护和校准的计划；定义再鉴定的步骤。医疗保健机构定义清洁和消毒过程有效性定期评估的程序。

方案 2——使用室内设施的医疗器械制造商：在本方案中，灭菌过程的用户是通过灭菌分包商实现灭菌过程的一次性使用医疗器械的制造商。涉及的各方为医疗器械制造商和灭菌器制造商。职责的分配及承担这些职责的方法可能如下：

——质量管理体系要素：每一方有其自己的质量管理体系。每一方的职责权限都在正式合同中有规定。

——灭菌因子特性：灭菌器制造商有责任提供针对灭菌因子特性的合格灭菌器，并且提供给医疗器械制造商合格结果的文件数据。

——过程/设备特性：灭菌器制造商开发了设备技术要求，包括开发能够来实现预设程序的控制系统。

——产品定义：医疗器械制造商对产品的技术要求和制造负责。

——过程定义：医疗器械制造商定义特殊医疗器械的灭菌过程。医疗器械制造商实施生物安全评估和产品相容性的研究。这种情况下，这些研究通过试验性灭菌设备来进行。

——确认：医疗器械制造商使用灭菌设备常规运行来进行确认，证实能够实现定义的灭菌过程。

——常规控制和监测：医疗器械制造商依照程序文件执行。

——灭菌产品放行：医疗器械制造商依照程序文件执行。

——维持过程有效性:医疗器械制造商依照程序文件执行。

方案 3——利用灭菌分包商的医疗器械制造商:在本方案中,灭菌过程的用户是通过灭菌分包商实现灭菌过程的一次性使用医疗器械的制造商。此外,作为产品放行过程的一部分,医疗器械制造商利用分包实验室去完成特定的测试。所涉及的各方,包括医疗器械制造商,灭菌器分包商和分包实验室。职责的分配及承担这些职责的方法可能如下:

——质量管理体系要素:每一方有自己的质量管理体系。每一方的职责权限都在正式合同中有规定。

——灭菌因子特性:灭菌分包商批准了一个独立机构的灭菌过程,此机构根据灭菌工艺特性开发灭菌工艺。工艺开发人员保证了灭菌因子的特性并为灭菌分包商和医疗器械制造商提供最终的可用数据。

——过程/设备特性:灭菌器分包商开发了设备技术要求,包括能够开发实现预设程序的控制系统。灭菌器制造商已签订制造和安装规定设备的合同。

——产品定义:医疗器械制造商对产品的规格及其制造负责。

——过程定义:医疗器械制造商定义将被灭菌的特殊医疗器械的过程。医疗器械制造商负责生物安全评价和产品相容性的研究。这种情况下,这些研究通过试验性的灭菌设备来进行。

——确认:灭菌分包商按照文件化程序进行 IQ 和 OQ。之后医疗器械制造商利用已安装的灭菌设备的进行 PQ,确定灭菌设备能实现规定的灭菌工艺。灭菌器制造商审核和批准确认活动。分包实验室可以按照与医疗器械制造商协定的方法进行微生物学测试。

——常规控制和监视:由灭菌分包商和分包实验室根据与医疗器械制造商一致的文件化程序执行。

——灭菌产品放行:以灭菌分包商和分包实验室提供的报告为基础,根据文件化步骤由医疗器械制造商执行。

——维护过程有效性:灭菌分包商根据文件程序执行设备维护和校准。医疗器械制造商在灭菌前保持产品的质量并负责再鉴定;灭菌分包商对 IQ 或 OQ 的部分或全部进行任何必要的重复。

E.4.3 产品实现

注:YY/T 0287 中,产品实现的要求涉及来自客户要求所确定的生命周期、设计和开发、采购、生产控制、监视和测量装置的校准。

E.4.3.1 YY/T 0287—2003 的 7.4 规定了采购要求。特别是,应指出的是,YY/T 0287—2003 的 7.4 中采购产品的验证的要求适用于所有收到来自组织外部的产品和服务。

E.4.3.2 YY/T 0287—2003 的 7.5.3 规定了标识和可追溯性。

E.4.3.3 YY/T 0287—2003 的 7.6 规定了监视和测量装置的控制。

E.4.4 测量、分析和改进——不合格品的控制

YY/T 0287 中,测量、分析和改进的要求涉及过程监控、不合格品控制、数据分析和改进(包括纠正和预防措施)。

YY/T 0287—2003 的 8.3 和 8.5.2 分别规定了不合格品控制和纠正措施的程序。

E.5 灭菌因子特性

E.5.1 总则

未提供指南。

E.5.2 灭菌因子

未提供指南。

E.5.3 微生物杀灭效果

E.5.3.1 很多化学剂和过程能显示出抗菌能力。然而并非所有都符合灭菌因子的条件。研究微生物灭活的目的和方法是为了：

——提供足够建立与维持微生物杀灭效果研究的可再现条件的灭菌因子、相关过程和设备的定义。此活动宜形成文件；

——开发和确认微生物生长和它们接种到载体以暴露于灭菌因子的方法。这些程序包括了载体上微生物的恢复，载体上微生物数量的计算，对无菌载体暴露部分的评估。宜考虑到中和灭菌因子残留的必要性(见 E.5.3.1g)中的指南)；

——定义灭菌因子对不同类型微生物的微生物杀灭效果；

——确定适于具体微生物灭活研究的高抗力的微生物(参考微生物)；

——根据可能影响微生物活性的浓度/效能、暴露时间/剂量和/或能利用高抗力微生物影响微生物杀灭效果的其他变量来描述灭菌因子的微生物活性的抗性；

——定义微生物灭活的动力学；确认杀灭活动可推断预测暴露在特定处理过程中微生物的存活概率，处理过程可使用公认高抗微生物的灭活数据。

5.3.1 a)的具体指南：定性研究能用于测试一定范围内微生物的选择灭菌因子的活动。这些研究的目的是两方面的：

1) 证明一定范围内不同种类的微生物上在某种程度对灭菌因子的作用是敏感的；

2) 为更多定量灭活研究选择一个或更多的高抗微生物。

如果在这些研究期间，发现细菌芽孢本质上对待选灭菌因子的作用不敏感，那么不应将这种待选灭菌因子用作灭菌用途。然而，这种待选灭菌因子可能适用于其他用途，例如低水平消毒。

在文献中能找到更多的资料。

5.3.1 b)的具体指南：定量微生物灭活研究是为了证明当灭菌因子按规定的方式应用时，能产生一个可计算的存活微生物的数量。这些研究通常涉及在分级暴露于灭菌因子中或与之接触而产生之前定义的确认高抗微生物灭活的存活数据。通常用直接计数法来定义微生物存活曲线的上部。出现少量存活物的曲线部分会采用部分阴性的方法。在这些存活曲线的结构中，存活微生物平均数量的实际较低极限估计是 0.01。提供低于本极限的存活微生物的概率的处理范围通过外推法推导出来的。

例如，这种经验关系能用一个公式定义，或者用一个与存活微生物数量和概率处理范围相关的图表示。这种关系也可以制成一个数据表。

在存活曲线是线性对数的情况下，即在半对数记录纸上的曲线图得出一条直线，则外推法可用。一条相对于 X 轴的凹曲线，当拟合直线时，能在某种程度上获得处理范围的需要实现一种微生物存活定义概率的保守估计。应注意微生物灭活研究是否显示了一个相对于 X 轴的凸曲线最接近的结果。

在足够确定微生物灭活动力的范围内，灭菌因子的杀灭活动证明要求足够数量的存活微生物最初呈现在载体上和从载体上恢复。在要求对暴露于灭菌因子分级处理的载体上存活微生物数量计算的研究中，从暴露载体上恢复的微生物数量和从相关处理范围的微生物存活对数比例构成存活曲线的未暴露控制中恢复的微生物数量作比较。

注 1：可能无法区分微生物灭活和存活测试微生物从暴露于灭菌因子的接种载体恢复的失败。在这种情况下，跟踪因子的使用(例如：放射性同位素标记微生物)可能有用。

微生物灭活研究要求使用经过验证的特定灭菌因子。灭菌方法的设计和确认期间，宜特别注意在例如因不充分的恢复条件、微生物的出现和假阳性产生的虚假数据。宜考虑例如测试材料运输到分包实验室而发生存活微生物活性下降。测试方法和/或它们的性能的开发能够在室内或分包实验室进行。

5.3.1 c）的具体指南：宜证明微生物灭活研究的测试微生物的选择是正确的。合格的方法可能包括：

1）已选择的测试生物的生长、维护和计算；

2）测试微生物一致接种物的制备；

3）微生物接种在载体上。接种在载体上宜以确定及可重现的方式进行。宜考虑培养液的蒸发（在规定条件下）和载体贮存条件对微生物存活力和灭菌因子抗性的影响。活动宜既不能抑制载体，也不能加强接种微生物上的灭菌因子；

4）暴露于灭菌因子载体上微生物灭活的定量评价和暴露于灭菌因子之后载体上微生物的恢复。

注 2：也见注 1。

5.3.1 d）的具体指南：对灭菌因子的特性研究可通过实验室、样机或常规产品类型设备来进行。在每种情况下，都要求对灭菌因子和设备有充分的规定，以确保可重现条件。

宜考虑设置的可重现性、设备的操作及对可能影响微生物灭活的研究的参数的监测和控制。灭活研究运行状况根据灭菌因子和/或设备的复杂性而不同。例如：在一个简单玻璃容器内进行的液体化学灭菌因子的灭活研究自然远远比不上那种用气体等离子剂的复杂。

无论复杂性如何，每一次设定步骤都宜形成文件。任何设置变化及它们对微生物灭活研究结果的影响都宜被评估并形成文件。设备的操作和性能研究宜按照原来制定的文件化程序进行。规定暴露于灭菌因子条件的数据宜与微生物和任何其他实验测量一起记录。

5.3.1 e）的具体指南：未提供指南。

5.3.1 f）的具体指南：未提供指南。

5.3.1 g）的具体指南：开始任何微生物灭活的调查前，有必要保证调查的结果没有因为灭菌因子及其残留物被带入了恢复系统而受到杀微生物或抑制微生物的不利影响，能通过下列方式减少这些影响：

1）灭菌因子的稀释；

2）去除灭菌因子；

3）通过与适当的试剂发生反应，中和灭菌因子杀微生物或抑制微生物作用。

如果诸如细胞培养的二级寄主作为残存测试生物的试验菌，也宜说明残留物对细胞培养系统本身的影响。细胞毒性控制也宜包括在内，以确定用于试验测试微生物细胞培养系统上灭菌因子的影响。此外，先前暴露于灭菌因子的残留水平和衍生物特定细胞培养的灭菌监测器材，一个低微生物水平（10 左右）能用于表明计数分析是有效的。

中和系统的选择受灭菌因子的性质影响。宜在灭活研究开始之前说明所选中和剂的效果。

E.5.3.2 未提供指南。

E.5.4 对材料的影响

E.5.4.1 本章条考虑灭菌因子对可能用于制造待灭菌产品的材料的影响。对材料的短期和长期影响都宜进行评估。灭菌因子对产品影响的考虑见第 7 章。

E.5.4.2 考虑因素宜包括重复暴露的短期和长期影响。

E.5.4.3 未提供指南。

E.5.5 安全和环境

E.5.5.1 未提供指南。

E.5.5.2 ISO 14001 提供环境管理体系规范。ISO 14040 提供设计生命周期评估研究的指南。

E.6 过程和设备特性

未提供指南。

E.7 产品定义

E.7.1 本章条说明了评估灭菌过程时提出的产品条件。灭菌过程应产生一个无菌、安全和功能性产品。某些过程的条件会对医疗器械和包装产生不良影响。某些包装材料和器械可能阻碍灭菌过程。因此,要评估材料的灭菌过程、设计特点、包装结构和材料灭菌过程的效果。评估通常在产品开发期间进行。

E.7.2 灭菌过程中,产品可能受不同的环境应力的影响,例如压力变化、升温及相对湿度的变化。产品也可能对灭菌因子和稀释液起反应。产品设计应保证功能和安全性不会受暴露于预定范围内灭菌条件的损害。通常,最大的考虑因素将会体现对包括包装在内的产品的最严峻的挑战。如适用,评估多次暴露于灭菌过程的结果。

设计公差和结构:这些对保证灭菌因子的有效运送和它的分布非常重要。

材料组成:对由灭菌因子和/或任何在预定范围内灭菌条件的稀释液引起的化学和物理变化有充分抗力材料的选择很重要。材料的性质要求满足例如物理强度、渗透性、尺寸和弹力这些产品性能的要求,要在灭菌后评估它们以确保材料能被使用。宜定义由于暴露于灭菌过程而造成的退化影响(例如:龟裂、脆化和相位分离),并材料的抗力。材料也宜允许充分灭菌因子的传送或渗透以保证产品表面和材料被灭菌。材料也宜在合理的时间内允许通风(如适用)并保持生物相容性。在开发产品时,宜选择和确认灭菌因子残留物的测定方法。如适用,应评估暴露于多次灭菌过程的效果。

包装考虑因素:已灭菌医疗器械包装的主要功能是确保医疗器械在其定义的保质期内保持无菌。在灭菌期间,包装将承受过程条件而对整个产品质量无不良影响(例如:产生微粒)。

包装考虑因素在 ISO 11607-1 和 ISO 11607-2 中有详细的说明。

选择将要灭菌产品的无菌屏障系统时,关系到特别的灭菌过程时,要考虑到某些主要的设计和生产要素。如果对渗透有要求,包装的特殊灭菌环境的渗透性是最重要的。对于非渗透性包装(例如:小瓶、安瓿、软性盒),材料和设计允许灭菌因子充分传递到达产品。如果空气排除是灭菌过程的一部分,在不受损或破裂的情况下,包装也允许抽真空。宜证明保持产品无菌的无菌屏障系统部分或产品组件(例如:瓶塞)在随后的灭菌暴露过程中仍保持它们的完整性。

在通常的处理和分发中,宜证明保护性包装保护产品的能力。如果保护性包装暴露于灭菌过程,应证明这保护性包装能承受过程而不会失去保护产品的能力。此外,应证明二次包装不影响灭菌过程中灭菌条件的实现及再灭菌(若适用)对二次包装没有影响。

相关信息关注 ISO 17664。

E.7.3 未提供指南。

E.7.4 未提供指南。

E.8 过程定义

E.8.1 过程定义保证灭菌过程的过程参数,它会达到定义产品的无菌规定要求而不会对产品性能产生不良影响。因此,过程定义最少包括两部分的工作。一是用于评估一定范围内不同产品和包装的处理变量的备选值的影响(若有),另外用于定义达到产品无菌性规定要求的过程参数。

因为灭菌不会明显地提高产品的性能,在过程定义时宜对每一个过程变量的值和允差应仔细选择。总的来说,在过程定义如果变量增加,灭菌效果显著提高而对产品性能无不良影响,宜将它最大化。相反,在过程定义如果允差增加,灭菌效果无显著提高而对产品性能产生了不良影响,宜将它最小化。此外,如果存在高于对产品或者包装产生严重不良影响的临界值,宜对此形成文件。

虽然希望评估所有过程定义研究中的内层和保护性包装,但这不总是可能的。在多数情况下,因为会影响达到灭菌条件的程度，无菌屏障系统能够并且推荐用于过程定义研究。如果试验性的灭菌设备用于进行这些研究，有可能不能调节同样会影响获得灭菌条件的保护性包装。此外，灭菌过程效果可能被装载结构、质量、密度等影响。因此，希望在能够调节灭菌负载的设备内进行灭菌过程定义研究。如果灭菌负载的影响会在确认期间被评估，建议按实际情况在开发中尽早评估。

E.8.2 灭菌过程将在微生物灭活的基础上定义。这些微生物可以是产品上的自然污染或者是显示出至少跟产品上生物负载的灭菌过程的挑战一样大的参考微生物。然而，为了确定过程参数，确定过程效果时宜经过数个阶段。如果采用生物指示物，步骤应包括生物指示物的选择、最难灭菌位置的确定、此位置杀灭率的评估和对包装与装载结构影响的评估。

所研究的过程变量值的范围中，单个的值连同它的允差宜被定义为所有过程变量中的一个。通常时间是不被定义的过程变量。需进行一系列的研究以产生一个外推荐活曲线使过程能被完全定义。存活曲线的形式有可能与在灭菌因子特性的研究中观察的不同。例如，在特点描述期间观察到的存活曲线可能是一条直线。这种情况有可能在暴露时间开始，完全达到过程参数时被预测到，并在暴露时间结束时完全减少。然而，在最难灭菌的位置测量灭活，过程参数不能在过程开始时完全达到或在结束时完全减少。这肯定是牵涉到热或气体渗透的过程的情况。在这些情况下，灭菌因子的效果会随时间而增强。存活曲线相对于 X 轴将会中凹。然而灭活率绝不可能大于在特性研究中观察到的。相反，如果过程参数随时间减弱，灭菌因子的微生物影响会降低，存活曲线相对于 X 轴将会中凸。在这种情况下，预测结束点会有更大的风险，并且建议评估过程变量的其他值。

E.8.3 宜检查从微生物研究灭活研究(见 E.5.3)中获取的资料以选择生物指示物。与其他微生物比较，生物指示物对灭菌因子宜有一个相对高的抗性。此外，通过生物指示物呈现的挑战宜与产品生物负载的挑战相比较。如果挑战比产品生物负载的大，能够认为对过程定义和最终的确认研究是适当的。因为确定每一个单独生物负载的 D 值不是必须的，评估生物负载数量的更大抗性部分是重要的。通过分级暴露于灭菌因子，能够评估相对的灭活。

一旦选择了生物指示物，就在能放置该生物指示物的产品内建立合适的位置。位置的建立能够基于专家对过程的理解和对为什么给定的位置将最终完全达到灭菌条件的文件化原理。如果不能肯定地完成此步骤，宜评估一批可能难以灭菌的位置。生物指示物宜被放置于产品内的每一处难以灭菌的位置以及暴露于一部分灭菌过程的产品上。宜选择不断产生最多残留物的位置。

E.8.4 未提供指南。

E.8.5 未提供指南。

E.8.6 未提供指南。

E.8.7 未提供指南。

E.8.8 如果对以健康为基础的风险评估按照 8.8 条进行，规定应设置可接受极限的灭菌因子残余。过程定义宜以产品上或产品内指定灭菌要求的残留物的出现为目标，以达到指定的要求。此外，可定义灭菌后处理，进一步减少残留水平以达到规定的极限。如果要求灭菌后处理，它将作为灭菌过程的一部分是被定义和确认。

E.8.9 如果由于作为其预期用途的一部分或灭菌过程没有得以充分实施而应对产品进行再灭菌，宜研究产品和包装对再灭菌的适宜性和反复暴露于灭菌过程对产品功能的影响。

E.8.10 未提供指南。

E.9 确认

E.9.1 总则

确认研究至少有如 E.9.2～E.9.4 中所述的三个主要要素。

E.9.2　安装鉴定(IQ)

对于新的设备,IQ 是以指定的设计、购买和安装要求开始的。IQ 是基于确保施工和安装要求得到满足的规范。IQ 宜形成文件,同时文件宜包括放置负载(若适用)的灭菌室所有结构、材料和体积和允差的具体要求的图纸和细节以及供给服务和电力供应。

在设备 OQ 前证明 IQ。

E.9.3　运行鉴定(OQ)

OQ 由设备在它规定的安装操作范围内以分辨一致性操作的文件化测试组成。OQ 宜形成文件并在过程 PQ 前证明。文件宜包括报警系统、相应允差和精确度要求的监测系统、所有关键过程变量的操作极限、安全检查。

E.9.4　性能鉴定(PQ)

E.9.4.1　未提供指南。

E.9.4.2　PQ 由文件化的试验和测试组成,以建立对通过专用设备中的指定过程生产的成品符合安全、质量和性能要求的信任。产品以如同常规使用的方式表现其用途是 PQ 的一个重要因素。除了用于 PQ 中产品以外的材料能够用于构成灭菌负载。

E.9.4.3　用于 PQ 的产品以如同常规使用的方式进行包装,但用于 PQ 的其他材料不必用这种方式包装。能影响产品包装质量的过程变量变化宜构成本测试的一部分。

E.9.4.4　未提供指南。

E.9.4.5　未提供指南。

E.9.4.6　未提供指南。

E.9.4.7　未提供指南。

E.9.4.8　未提供指南。

E.9.4.9　未提供指南。

E.9.4.10　未提供指南。

E.9.4.11　未提供指南。

E.9.4.12　未提供指南。

E.9.5　确认的评审和批准

未提供指南。

E.10　常规监测和控制

E.10.1　灭菌过程的常规监控和控制首先以在灭菌过程期间过程参数测量为基础。可能会要求通过采用生物指示物或化学指示物方法对这些测量进行补充。

常规监控和控制程序需确保灭菌过程的过程参数在 PQ 期间所建立的极限范围内。这些程序宜描述测试和检查以及进行这些测试和检查的频率。

E.10.2　此外,进行直接测量的常规监测位置是定义为放置生物指示物或化学指示物的位置。常规监控位置的适当性和所使用的任何过程的过程挑战装置宜已被证明(见 9.4.4)。

E.10.3　未提供指南。

E.10.4　如果因为灭菌过程的初始暴露在其规范要求之外而对产品进行再灭菌(同时见 E.8.9),宜将最初的灭菌过程的记录列入或引用到灭菌记录中。

E.10.5 未提供指南。

E.10.6 未提供指南。

E.11 灭菌后产品放行

E.11.1 如果在规定允差范围内操作的灭菌过程已被证明是有效和可再现的，确认过程参数在规定极限内被视为过程适当性的证据。

不同的药典规定了能应用于从已暴露于灭菌过程的产品收回的样品的无菌检验。因为这种方法不敏感，进行这种无菌检验的价值是有限的。本标准不要求进行无菌检验。然而，如果制造商规定此测试是产品灭菌放行条件的一部分，产品被视为不符合条件，如果不满足测试标准，产品宜适当处理。

E.11.2 参数放行是基于直接测量和过程参数评价的产品灭菌充分的声明。参数放行不要求样品或指示物测试。

宜在灭菌过程的开发和确认期间证明参数放行是适当的。对于参数放行应用，应确定和监控所有过程参数；对于产品放行，过程参数值应全部在规定允差范围内。参数放行宜只适用于有丰富经验的灭菌过程。通常，参数放行都为定义的灭菌过程和产品而不是普通的应用作判断。

E.11.3 如果生物指示物被用在产品放行中，那么，需要评审物理过程参数的记录和指示物测试结果，以证明灭菌过程得到有效实施。

生物指示物的选择、使用和结果的解释指南见 ISO 14161。

E.11.4 未能符合过程规范或指示物未能符合它的特殊要求都会导致受影响的产品被隔离放置并调查失败的原因。调查过程中采取的行动宜形成文件，宜记录调查结果。

如果过程参数超出规定的允差范围，产品不宜被放行。产品宜按不符合产品步骤评估。记录对产品处置作出的决定。

E.12 维持过程有效性

E.12.1 总则

未提供指南。

E.12.2 再校准

未提供指南。

E.12.3 设备的维护

未提供指南。

E.12.4 再鉴定

E.12.4.1 为防止未报告或疏忽的变化，全部或部分 IQ，OQ 和 PQ 要进行周期性重复。定期再鉴定之间的间隔宜由灭菌过程的特性和可用的过程数据决定。考虑到说明过程再现性和工艺参数建立说明的一致性的历史数据，间隔可以不同。通常对指定的灭菌负载或对已定义或模拟的产品进行再鉴定。然而，如果再鉴定发现了过程变化，可能需要进行 PQ。

E.12.4.2 决定再鉴定程序时宜考虑先前的确认和再鉴定结果。

E.12.4.3 再鉴定的数据宜与原来确认的记录(和任何后续的再鉴定)比较以证实保留了原有的性能。这种比较通过确认和再鉴定报告的通用格式而便于进行。

E.12.5 变更评估

注：变化控制系统是用于确定何时应进行操作或性能鉴定检验。如果灭菌设备(硬件或软件)、或过程(见 E.12.5.1)、或产品或包装(见 E.12.5.2)发生了可能影响灭菌效果的重大的变化,需要进行鉴定。

E.12.5.1 以下是可能需要 PQ 的变化的例子(不一定全部包括),除非有数据可用于证明这些变化前后是等效的。

a) 设备:会影响保持规定的过程参数的能力或灭菌因子和/或其表现的变化;

b) 过程:会根本改变取得和控制过程参数的方式(例如过程控制软件的变化)的过程中变化;

c) 产品装载或密度:会影响灭菌因子渗透入装载的先前确认装载结构的变化。

E.12.5.2 以下是可能需要 PQ 的变化的例子(不一定全部包括),除非有数据可用于证明这些变化前后是等效的:

a) 产品:会影响灭菌过程效果的产品材料、产品材料的成分或厚度、产品装配、结构或设计允差的变化。

b) 包装:会严重影响包装的物理特性和灭菌条件的实现的包装设计的变化。

表 E.1 灭菌因子特性、灭菌过程开发、确认和常规控制的要素

要素	目的	组成	责任方
质量管理体系	提供控制灭菌过程所有阶段的构成	——人员和培训 ——文件 ——记录 ——评审过程 ——纠正措施	与要素实施有关的所有各方
灭菌因子特性	定义灭菌因子及其微生物杀灭效果	——灭菌因子定义 ——微生物杀灭效果 ——材料效果 ——安全和环境	灭菌因子和/或灭菌过程的开发者
过程/设备特性	定义整个灭菌过程和应运行的设备	——过程说明 ——设备规格 ——辅助设备和服务定义	灭菌器制造商,与灭菌过程开发者合作(若适合)
产品定义	定义待灭菌的产品	——产品说明 ——包装材料 ——灭菌前的产品质量	待灭菌产品的制造商(和灭菌器制造商,取决于灭菌设备的要求)
过程定义	定义灭菌过程以达到单独产品的无菌性,同时维持产品的安全性能	——开发 ——生物安全性 ——过程残余 ——产品相容性 ——再灭菌的极限	待灭菌产品的制造商,与灭菌器制造商合作(若适合),医疗保健机构

表 E.1（续）

要素	目的	组成	责任方
确认	证明能有效提供灭菌过程定义并在灭菌负载重现	——IQ ——OQ ——PQ ——确认的评审和批准	对产品灭菌负有职责的组织（产品制造商或医疗保健机构），与灭菌器制造商合作（若适合） 产品制造商或医疗保健机构，与产品灭菌的组织和分包实验室合作（若适合）
常规监测和控制	证明能在所有产品的灭菌负载内，在规定的允差内，已达到确认的灭菌过程	——灭菌负载结构 ——过程监控 ——记录产生 ——记录保留	产品制造商或医疗保健机构和分包实验室（若适合）
灭菌后产品放行	复核常规控制程序的记录和决定某个灭菌负载的放置	——记录检查 ——指示物测试（若有） ——产品分布 ——纠正措施（若有）	产品制造商或医疗保健机构
保持过程效果	保证确认灭菌过程持续合格	——灭菌前产品质量 ——校准 ——设备维护	产品制造商或医疗保健机构，连同产品灭菌的组织（若适合）

参 考 文 献

[1] GB/T 19000—2008 质量管理体系 基础和术语(ISO 9000:2005,IDT)

[2] GB/T 19971—2015 医疗保健产品灭菌 术语(ISO/TS 11139:2006,IDT)

[3] ISO 9001 Quality management systems—Requirements

[4] ISO 9004 Managing for the sustained success of an organization—A quality management approach

[5] ISO 11135-1 Sterilization of health care products—Ethylene oxide—Part 1: Requirements for development, validation and routine control of a sterilization process for medical devices

[6] ISO 11137-1 Sterilization of health care products—Radiation—Part 1: Requirements for development, validation and routine control of a sterilization process for medical devices

[7] ISO 11137-2 Sterilization of health care products—Radiation—Part 2: Establishing the sterilization dose

[8] ISO 11607-1 Packaging for terminally sterilized medical devices—Part 1: Requirements for materials,sterile barrier systems and packaging systems

[9] ISO 11607-2 Packaging for terminally sterilized medical devices—Part 2: Validation requirements for forming, sealing and assembly processes

[10] ISO 14001 Environmental management systems—Requirements with guidance for use

[11] ISO 14040 Environmental management—Life cycle assessment—Principles and framework

[12] ISO 14160 Sterilization of health care products—Liquid chemical sterilizing agents for single-use medical devices utilizing animal tissues and their derivatives—Requirements for characterization,development, validation and routine control of a sterilization process for medical devices

[13] ISO 14161 Sterilization of health care products—Biological indicators—Guidance for the selection,use and interpretation of results

[14] ISO 14971 Medical devices—Application of risk management to medical devices

[15] ISO 15883 (all parts) Washer-disinfectors

[16] ISO/IEC 17025 General requirements for the competence of testing and calibration laboratories

[17] ISO 17664 Sterilization of medical devices—Information to be provided by the manufacturer for the processing of resterilizable medical devices

[18] ISO 17665-1 Sterilization of health care products—Moist heat—Part 1: Requirements for the development, validation and routine control of a sterilization process for medical devices

[19] ISO 20857 Sterilization of health care products—Dry heat—Requirements for the development,validation and routine control of a sterilization process for medical devices

[20] ISO 22442-1 Medical devices utilizing animal tissues and their derivatives—Part 1: Application of risk management

[21] ISO 22442-2 Medical devices utilizing animal tissues and their derivatives—Part 2: Controls on sourcing, collection and handling

[22] ISO 22442-3 Medical devices utilizing animal tissues and their derivatives—Part 3: Validation of the elimination and/or inactivation of viruses and transmissible spongiform encephalopathy (TSE) agents

[23] ISO 90003 Software engineering—Guidelines for the application of ISO 9001:2000 to computer software

[24] EN 556-1 Sterilization of medical devices—Requirements for medical devices to be designated "STERILE"—Part 1: Requirements for terminally sterilized medical devices

[25] AAMI ST67 Sterilization of medical devices—Requirements for products labeled "STERILE"

[26] BLOCK, S., (ed), Disinfection, Sterilization, and Preservation, 5th ed., Lea and Febinger, Philadelphia,PA, 2001

[27] DENYER, S. and BAIRD, R, Guide to Microbiological Control in Pharmaceuticals and Medical Devices,CRC Press. Boca Raton, FL, 2007

[28] HALVORSON, H.O. and ZIEGLER, N.R., Applications of statistics to problems in bacteriology, J. Bacteriol.,25(2), pp. 101-118, 1932

[29] MORRISSEY, R.F. and PHILLIPS, G.B. (eds), Sterilization technology: A practical guide for manufacturers and users of health care products, Van Nostrand Reinhold, New York, 1995

[30] PFLUG, I.J., Microbiology and engineering of sterilization processes. St. Paul: University of Minnesota,Department of Food Science and Nutrition and Schools of Public Health, 1992

[31] SATTAR, S.A. and SPRINGTHORPE, V.S, Methods of testing the virucidal activity of chemicals, in Disinfection, Sterilization and Preservation, Block, S., (ed.) Lea and Febinger, Philadelphia, PA,pp. 1391-1412, 2001

[32] SPRINGTHORPE, V. S. and SATTAR, S. A., Carrier tests to assess microbicidal activities of chemical disinfectants for use on medical devices and environmental surfaces, J. Assoc. Analytical Chemists,88 (1), pp. 182-201, 2005

ICS 11.080
C 59

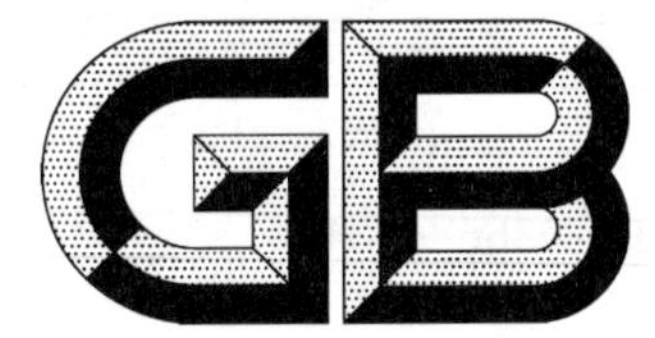

中华人民共和国国家标准

GB 26366—2010

二氧化氯消毒剂卫生标准

Hygienic standard for chlorine dioxide disinfectant

自2017年3月23日起，本标准转为推荐性标准，编号改为 GB/T 26366—2010。

2011-01-14 发布 2011-06-01 实施

中华人民共和国卫生部
中国国家标准化管理委员会 发布

前言

本标准的全部技术内容为强制性。

本标准附录A为规范性附录。

本标准由中华人民共和国卫生部提出并归口。

本标准负责起草单位：吉林省卫生监测检验中心、卫生部卫生监督中心、深圳市疾病预防控制中心、黑龙江省疾病预防控制中心、南京理工大学。

本标准参加起草单位：深圳市聚源科技有限公司、定州市荣鼎水环境生化技术有限公司、大连绿帝生化科技有限公司、张家口市绿洁环保化工技术开发有限公司。

本标准主要起草人：黄新宇、孙守红、朱子犁、方赤光、王岙、葛洪、贺启环。

本标准参加起草人：曾宇平、张田、李抒春、宋红安。

根据中华人民共和国国家标准公告(2017年第7号)和强制性标准整合精简结论，本标准自2017年3月23日起，转为推荐性标准，不再强制执行。

二氧化氯消毒剂卫生标准

1 范围

本标准规定了二氧化氯消毒剂的原料和技术要求、应用范围、使用方法、检验方法、标志和包装、运输和贮存、标签和说明书及注意事项。

本标准适用于以亚氯酸钠或氯酸钠为原料，通过化学反应能够产生二氧化氯的消毒剂。

2 规范性引用文件

下列文件中的条款，通过本标准的引用而成为本标准的条款。凡是注日期的引用文件，其随后所有的修改单(不包括勘误的内容)或修订版，均不适用于本标准。然而，鼓励根据本标准达成协议的各方研究是否可使用这些文件的最新版本。凡是不注日期的引用文件，其最新版本适用于本标准。

GB/T 191 包装储运图示标志

GB 320 工业用合成盐酸

GB/T 534 工业硫酸

GB/T 1294 化学试剂 L(+)-酒石酸

GB/T 1618 工业氯酸钠

GB 5749 生活饮用水卫生标准

GB/T 8269 柠檬酸

GB 9985 手洗餐具用洗涤剂

GB/T 20783—2006 稳定性二氧化氯溶液

HG 3250 工业亚氯酸钠

中华人民共和国卫生部 消毒技术规范 2002 年版

中华人民共和国卫生部 消毒产品标签说明书管理规范 2005 年版

3 术语和定义

下列术语和定义适用于本标准。

3.1

二氧化氯消毒剂 chlorine dioxide disinfectant

用亚氯酸钠或氯酸钠为主要原料生产的制剂(商品态)，通过物理化学反应操作能产生游离二氧化氯(应用态)为主要有效杀菌成分的一种消毒产品。二氧化氯含量用 mg/L 或%表示。

3.2

二氧化氯活化剂 chlorine dioxide activating agent

一种加入到商品态二氧化氯制剂中，通过化学作用激发二氧化氯制剂产生游离二氧化氯的辅剂。

3.3

中水 graywater

城市污水经处理后达到有关水质标准，可在一定范围内重复使用的非饮用水。其水质介于自来水(上水)与排入管道内污水(下水)之间。

3.4

一般物体表面 common subject surface

家庭、公共场所中日常用品表面及交通工具上人体常接触的物体表面，如：桌椅、床头柜、卫生洁具、门窗把手、楼梯扶手、公交车座椅、把手和儿童玩具等的表面。

4 原料要求

4.1 亚氯酸钠按 HG 3250 执行。
4.2 氯酸钠按 GB/T 1618 执行。
4.3 盐酸按 GB 320 执行。
4.4 硫酸 GB/T 534 执行。
4.5 柠檬酸按 GB/T 8269 执行。
4.6 酒石酸按 GB/T 1294 执行。
4.7 主剂、二氧化氯活化剂等辅剂配方所用的其他原料和辅料应符合相应的国家标准、行业标准的质量要求和有关规定;其中砷(As)含量和重金属(以 Pb 计)含量的指标应满足表 1 的要求。

5 技术要求

5.1 理化指标见表 1。

表 1 二氧化氯消毒剂理化指标

项　目	指　标
有效成分二氧化氯含量[a]/(mg/L)	≥2 000
砷含量/(mg/L)	≤0.5
重金属(以 Pb 计)含量/(mg/L)	≤5

[a] 在水相中反应后释放出二氧化氯(应用态)的最低含量不应少于 2 000 mg/L,固体产品可根据产品说明书中相关操作增加或减少加入量以满足上述指标的要求。

5.2 用于饮水消毒的二氧化氯消毒剂,在消毒后水的所有指标,必须符合 GB 5749 的要求。
5.3 其中用于食品加工器具、餐饮具、生活饮用水(包括二次供水)、蔬菜、水果等消毒的消毒剂,砷(As)含量和重金属(以 Pb 计)含量的指标应满足表 1 的要求。
5.4 稳定性:不低于 12 个月。
5.5 杀灭微生物指标:按产品说明书的要求反应后,稀释至说明书中规定的使用剂量,按卫生部《消毒技术规范》(2002 年版)中的定量杀菌试验方法进行试验,其杀菌效果应符合表 2 的要求。

表 2 二氧化氯消毒剂微生物杀灭指标

指示菌(毒)株	杀灭对数值	
	悬液法	载体法
大肠杆菌(8099)	≥5.00	≥3.00
金黄色葡萄球菌(ATCC 6538)	≥5.00	≥3.00
铜绿假单胞菌(ATCC 15442)	≥5.00	≥3.00
白色念珠菌(ATCC 10231)	≥4.00	≥3.00
龟分枝杆菌脓肿亚种(ATCC 19977)	≥4.00	≥3.00
脊髓灰质炎病毒	≥4.00	—
枯草杆菌黑色变种芽孢(ATCC 9372)	≥5.00	≥3.00

6 应用范围

二氧化氯消毒剂可用于环境和物体表面的消毒;食品加工器具、餐饮具、蔬菜和水果等的消毒;生活饮用水(包括二次供水)、游泳池水、医院污水、城市中水的消毒处理;非金属医疗器械等的消毒。

7 使用方法

用于水、食饮具、一般物体表面和医疗器械消毒的推荐使用剂量和消毒方式见表3。

表3 二氧化氯消毒剂推荐使用剂量和消毒方式

消毒对象		作用浓度 mg/L	作用时间 min	消毒方式
生活饮用水		1~2	15~30	投加并混匀
二次供水		1~2	15~30	投加并混匀
中水		5~10	20~30	投加并混匀
游泳池水		2~4	15	投加并混匀
浴池水		5~10	15	投加并混匀
医院污水		20~40	30~60	投加并混匀
餐饮具、食品加工管道、器具设备和瓜果蔬菜消毒		100~150	10~20	浸泡
一般物体表面		50~100	10~15	喷洒和擦拭
非金属医疗器械	高水平	400~600	15~30	浸泡
	中水平	100~300	15~30	浸泡
	低水平	50~100	15~30	浸泡

8 检验方法

8.1 消毒效果检验

按卫生部《消毒技术规范》(2002年版)的要求执行。

8.2 稳定性检验

按卫生部《消毒技术规范》(2002年版)的要求执行。

8.3 二氧化氯含量的测定

按附录A执行。

8.4 砷的测定

按GB 9985规定执行。

8.5 重金属的测定

按GB 9985规定执行。

9 标志和包装

9.1 消毒剂产品使用避光的塑料桶(瓶、袋)或玻璃瓶密封包装,密封可靠不得泄漏;塑料包装应使用不易老化和破损、气密性好、耐腐蚀、有足够强度的材料;包装规格依用户需要确定。

9.2 产品的包装容器与材料应符合相应的标准和有关规定。

9.3 包装上应有牢固清晰的标志,内容包括:生产厂名、厂址、产品名称、商标、规格、净含量、批号或生产日期、执行标准编号及GB/T 191中规定的“防止倒置”和“防湿”标志。

10 运输和贮存

10.1 运输

产品在运输时应轻装轻卸，不得倒放、防止重压、剧烈碰撞和包装破损，避免日晒、雨淋、受潮，不得与影响产品质量的物品混装运输。

10.2 贮存

产品应贮存于避光、阴凉、干燥、通风处，切勿与酸类、有机物、易燃物及其他强还原剂接触或共同存贮。

11 标签和说明书

按卫生部《消毒产品标签说明书管理规范》(2005 年版)的规定执行。

12 注意事项

12.1 外用消毒剂，不得口服；置于儿童不易触及处。

12.2 不宜与其他消毒剂、碱或有机物混用。

12.3 本品有漂白作用。

12.4 本品对金属有腐蚀性。

12.5 使用时应戴手套，避免高浓度消毒剂接触皮肤和吸入呼吸道；如消毒剂不慎接触眼睛，应立即用水冲洗，严重者应就医。

12.6 注意贮运过程中的安全问题。

附 录 A
（规范性附录）
消毒剂中二氧化氯含量和纯度的测定方法

A.1 紫外可见分光光度法

A.1.1 范围

本方法规定了消毒剂中二氧化氯的测定方法——紫外可见分光光度法。

本方法适合于含量在 10 mg/L～250 mg/L 二氧化氯的测定，高浓度消毒剂可稀释后测定。

本方法最低检出浓度为 10 mg/L。

A.1.2 原理

使用石英比色皿，采用紫外可见分光光度计在 190 nm～600 nm 波长范围内扫描，观察二氧化氯水溶液特征吸收峰，二氧化氯的最大吸收峰在 360 nm 处，可作为定性依据。但氯气在此也有弱吸收，产生干扰。应采用二氧化氯水溶液在 430 nm 处的吸收，吸光度与二氧化氯含量成正比，且氯气、$ClO_2{}^-$、$ClO_3{}^-$、ClO^- 在此无吸收，可作为定量依据。

A.1.3 试剂

A.1.3.1 分析中所用试剂均为分析纯，用水为二次蒸馏水。

A.1.3.2 二氧化氯标准贮备溶液：亚氯酸钠溶液与稀硫酸反应，可产生二氧化氯。氯等杂质通过亚氯酸钠溶液除去。用恒定的空气流将所产生的二氧化氯带出，并通入纯水中配成二氧化氯标准贮备溶液，在每次使用前，其浓度以碘量法测定。二氧化氯溶液应避光、密闭，并冷藏保存。

二氧化氯溶液制备方法（见图 A.1）：在 A 瓶（洗气瓶）中放入 300 mL 水，A 瓶封口上有二根玻璃管，一根玻璃管（L_1）下端插至近瓶底，上端与空气压缩机相接，另一根玻璃管（L_2）下端口离开液面 20 mm～30 mm，其另一端插入 B 瓶底部。B 瓶为高强度硼硅玻璃瓶，滴液漏斗（E），下端伸至液面下，玻璃管（L_3）下端离开液面 20 mm～30 mm，另一端插入 C 瓶底部。溶解 10 g 亚氯酸钠于 750 mL 水内并倒入 B 瓶中，在分液漏斗中装有 20 mL 硫酸溶液（1＋9，体积比）。C 瓶结构同 A 瓶一样，瓶内装有亚氯酸钠饱和溶液。玻璃管（L_4）插入 D 瓶底部，D 瓶为 2 L 硼硅玻璃收集瓶，瓶中装有 1 500 mL 水，用以吸收所发生的二氧化氯，余气由排气管排出。D 瓶上的另一根玻璃管（L_5）下端离开液面 20 mm～30 mm，上端与环境空气相通而作为排气管，尾气由排气管排出。整套装置应放在通风橱内。

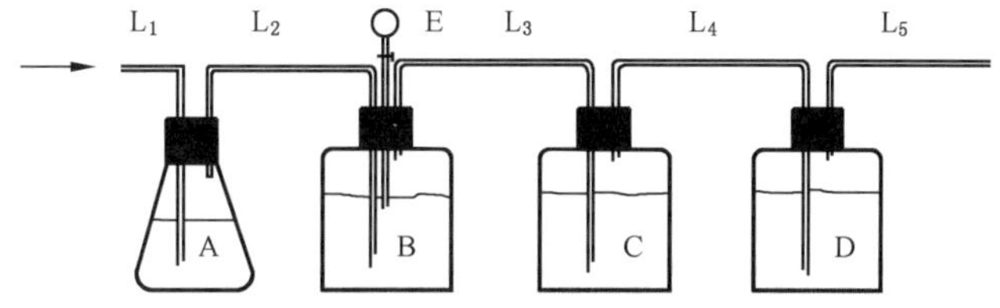

图 A.1 ClO_2 发生吸收装置图

启动空气压缩机，使适量空气均匀通过整个装置。每隔 5 min 由分液漏斗加入 5 mL 硫酸溶液，在全部加完硫酸溶液后，空气流要持续 30 min。将 D 瓶中所获得的黄绿色二氧化氯标准溶液放于棕色玻璃瓶中，密封避光冷藏保存。二氧化氯含量按 GB/T 20783—2006 中 6.1 测定，其质量浓度为 250 mg/L～600 mg/L。

A.1.3.3 二氧化氯标准溶液：取一定量新标定的二氧化氯标准贮备液，用二次蒸馏水稀释至所需浓度。

A.1.4 仪器

A.1.4.1 紫外可见分光光度计。

A.1.4.2　石英比色皿(1 cm)。

A.1.4.3　100 mL 容量瓶。

A.1.5　分析步骤

A.1.5.1　标准曲线的绘制

分别取 4.0 mL、10.0 mL、20.0 mL、40.0 mL、80.0 mL、100.0 mL 二氧化氯标准溶液(250 mg/L)于 100 mL 容量瓶中,加水至刻度,配成浓度为 10 mg/L、25 mg/L、50 mg/L、100 mg/L、200 mg/L、250 mg/L 的二氧化氯溶液,于 430 nm 处测定吸光度值,以二氧化氯含量对吸光度值绘制标准曲线。

A.1.5.2　样品测定

直接取消毒剂溶液或其稀释液于 430 nm 测定其吸光度值,与标准曲线比较而定量。

A.1.5.3　结果计算

消毒剂中二氧化氯的含量按式(A.1)计算:

$$\rho=\frac{\rho_1}{V_1/V_2} \qquad \cdots\cdots(A.1)$$

式中:

ρ——消毒剂中二氧化氯的含量,单位为毫克每升(mg/L);

ρ_1——样品测定液中二氧化氯的含量,单位为毫克每升(mg/L);

V_1——所取消毒剂原液体积,单位为毫升(mL);

V_2——定容体积,单位为毫升(mL)。

A.1.6　精密度

在重复性条件下获得的两次独立测定结果的绝对差值不得超过算术平均值的 10%。

A.2　五步碘量法

A.2.1　范围

本方法规定了用五步碘量法测定消毒剂中二氧化氯。同时还可以测定消毒剂中的氯气、亚氯酸根离子、氯酸根离子的含量。

本方法适用于由亚氯酸盐、氯酸盐为原料制成的二氧化氯消毒剂。

本方法最低检出浓度为 0.1 mg/L。

A.2.2　原理

该法是利用不同 pH 值条件下 ClO_2、Cl_2、ClO_2^-、ClO_3^- 分别与 I^- 反应来测定各响应物质的含量。反应方程式如下:

$Cl_2+2I^-=I_2+2Cl^-$　　(pH=7,pH≤2,pH<0.1)

$2ClO_2+2I^-=I_2+2ClO_2^-$　　(pH=7)

$2ClO_2+10I^-+8H^+=5I_2+2Cl^-+4H_2O$　　(pH≤2,pH<0.1)

$ClO_2^-+4I^-+4H^+=2I_2+Cl^-+2H_2O$　　(pH≤2,pH<0.1)

$ClO_3^-+6I^-+6H^+=3I_2+Cl^-+3H_2O$　　(pH<0.1)

然后用硫代硫酸钠作滴定剂,分步滴定反应产生的 I_2。

A.2.3　试剂

A.2.3.1　分析中所用试剂均为分析纯,用水为无氧化性氯二次蒸馏水。

A.2.3.2　无氧化性氯二次蒸馏水:蒸馏水中加入亚硫酸钠,将氧化性氯还原为氯离子(以 DPD 检查不显色),再进行蒸馏,所得水为无氧化性氯二次蒸馏水。

A.2.3.3　硫代硫酸钠标准溶液(0.1 mol/L):称取 26 g$Na_2S_2O_3\cdot 5H_2O$ 于 1 000 mL 棕色容量瓶中,加入 0.2 g 无水碳酸钠,用水定容至刻度,摇匀。放于暗处,30 d 后经过滤并标定其浓度。

硫代硫酸钠标准溶液的标定:准确称取 120 ℃烘干至恒重的基准重铬酸钾 0.05 g~0.10 g,置于

250 mL 碘量瓶中，加蒸馏水 40 mL 溶解。加 2 mol/L 硫酸 15 mL 和 100 g/L 碘化钾溶液 10 mL，盖上盖混匀，加蒸馏水数滴于碘量瓶盖缘，置暗处 10 min 后再加蒸馏水 90 mL。用硫代硫酸钠标准溶液滴定至溶液成淡黄色，加 5 g/L 淀粉溶液 10 滴(溶液立即变蓝色)，继续滴定到溶液由蓝色变成亮绿色。记录硫代硫酸钠标准溶液的总毫升数，同时作空白校正。

硫代硫酸钠标准溶液的浓度按式(A.2)计算：

$$c=\frac{m}{49.03\times(V_2-V_1)\times10^{-3}} \qquad \cdots\cdots(A.2)$$

式中：

c——硫代硫酸钠标准溶液的浓度，单位为摩尔每升(mol/L)；

49.03——$1/6K_2Cr_2O_7$ 的摩尔质量，单位为克每摩尔(g/mol)；

V_2——重铬酸钾消耗硫代硫酸钠标准溶液的体积数，单位为毫升(mL)；

V_1——试剂空白消耗硫代硫酸钠标准溶液的体积数，单位为毫升(mL)。

A.2.3.4 硫代硫酸钠标准溶液(0.01 mol/L)：吸取 10.0 mL A.2.3.3 中硫代硫酸钠标准溶液于 100 mL 容量瓶中，用水定容至刻度。临用时现配。

A.2.3.5 2.5 mol/L 盐酸溶液。

A.2.3.6 100 g/L 碘化钾溶液：称取 10 g 碘化钾溶于 100 mL 蒸馏水中，储于棕色瓶中，避光保存于冰箱中，若溶液变黄需重新配制。

A.2.3.7 饱和磷酸氢二钠溶液：用十二水合磷酸氢二钠与蒸馏水配成饱和溶液。

A.2.3.8 pH＝7 磷酸盐缓冲溶液：溶解 25.4 g 无水 KH_2PO_4 和 216.7 g $Na_2HPO_4\cdot12H_2O$ 于 800 mL 蒸馏水中，用水稀释成 1 000 mL。

A.2.3.9 50 g/L 溴化钾溶液：溶解 5 g 溴化钾于 100 mL 水中，储于棕色瓶中，每周重配一次。

A.2.4 仪器

A.2.4.1 25 mL 酸式滴定管。

A.2.4.2 250 mL、500 mL 碘量瓶。

A.2.4.3 高纯氮钢瓶。

A.2.5 分析步骤

A.2.5.1 滴定过程中氧化性物质的质量不得大于 15 mg，可根据需要将样品适当稀释；以下所有试验操作应在室温 20 ℃～25 ℃条件下进行。

A.2.5.2 按照样品说明书将样品活化后，吸取适量样品溶液用蒸馏水稀释，使其氧化性物质浓度在 2 000 mg/L～3 000 mg/L(活化后氧化性物质浓度在此浓度范围内的样品溶液可直接取样测定)。

A.2.5.3 在 500 mL 的碘量瓶中加 200 mL 蒸馏水，吸取 2.0 mL～5.0 mL 样品溶液或稀释液于碘量瓶中，加入适量磷酸盐缓冲液，用 pH 计校核溶液 pH 值至 7.0(对于 pH＜3 溶液应先用 1 mol/L 或 0.1 mol/L 氢氧化钠溶液调至 pH＞3 后，再用缓冲液调节)。加入 10 mL 碘化钾溶液，用硫代硫酸钠标准溶液滴至淡黄色时，加 1 mL 淀粉溶液，继续滴至蓝色刚好消失为止，记录读数为 A。

A.2.5.4 在上述 A.2.5.3 滴定后的溶液中加入 3.0 mL 2.5 mol/L 盐酸溶液，调节 pH≤2，并放置暗处 5 min，用硫代硫酸钠标准溶液滴定至蓝色消失，记录读数为 B。

A.2.5.5 在 500 mL 碘量瓶中加 200 mL 蒸馏水，吸取 2.0 mL～5.0 mL 样品溶液或稀释液于碘量瓶中，加入与 A.2.5.3 同量的磷酸盐缓冲液，然后通入高纯氮气吹(约 10 min)至溶液无色后，再继续吹 30 min，加入 10 mL 碘化钾溶液，用硫代硫酸钠标准溶液滴定至淡黄色时，加 1 mL 淀粉溶液，继续滴至蓝色刚好消失为止，记录读数为 C。

A.2.5.6 在上述 A.2.5.5 滴定后的溶液中加入 3.0 mL 2.5 mol/L 盐酸溶液，调节 pH≤2，并放置暗处 5 min，用硫代硫酸钠标准溶液滴定至蓝色刚好消失为止，记录读数为 D。

A.2.5.7 在 50 mL 碘量瓶中加入 1 mL 溴化钾溶液和 10 mL 浓盐酸，混匀，吸取 2.0 mL～5.0 mL 样

品溶液于碘量瓶中，立即塞住瓶塞并混匀，置于暗处反应 20 min，然后加入 10 mL 碘化钾溶液，剧烈震荡 5 s，立即转移至有 25 mL 饱和磷酸氢二钠溶液的 500 mL 碘量瓶中，清洗 50 mL 碘量瓶并将洗液转移至 500 mL 碘量瓶中，使溶液最后体积在 200 mL～300 mL，再用硫代硫酸钠标准溶液滴定至淡黄色时，加 1 mL 淀粉溶液，继续滴至蓝色刚好消失为止，同时用蒸馏水作空白对照，得读数为 E=样品读数－空白读数。

A.2.6 计算

X_1、X_2、X_3、X_4 分别按式(A.3)～式(A.6)计算：

$$X_1=\frac{(B-D)\times c\times 16\ 863}{V} \qquad \text{(A.3)}$$

$$X_2=\frac{D\times c\times 16\ 863}{V} \qquad \text{(A.4)}$$

$$X_3=\frac{[E-(A+B)]\times c\times 13\ 908}{V} \qquad \text{(A.5)}$$

$$X_4=\frac{[A-(B-D)\div 4]\times c\times 35\ 450}{V} \qquad \text{(A.6)}$$

式中：

X_1——ClO_2 的浓度，单位为毫克每升(mg/L)；

X_2——ClO_2^- 的浓度，单位为毫克每升(mg/L)；

X_3——ClO_3^- 的浓度，单位为毫克每升(mg/L)；

X_4——Cl_2 的浓度，单位为毫克每升(mg/L)；

A、B、D、E——上述各步中硫代硫酸钠标准溶液用量，单位为毫升(mL)；

c——硫代硫酸钠标准溶液的浓度，单位为摩尔每升(mol/L)；

V——二氧化氯溶液的样品体积，单位为毫升(mL)。

A.2.7 精密度

在重复性条件下获得的两次独立测定结果的绝对差值不得超过算术平均值的 10%。

A.2.8 注意事项

上述两种分析方法，在实验操作时要防止阳光直射，准备工作要充分到位，尽可能缩短操作时间，以防止二氧化氯因挥发、分解而影响测定的准确性。

ICS 11.080
C 50

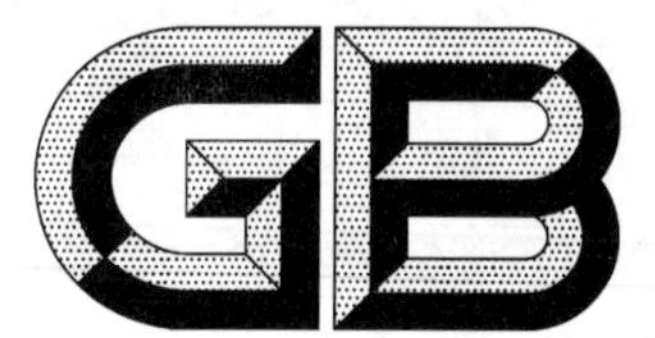

中华人民共和国国家标准

GB/T 26367—2020
代替 GB/T 26367—2010

胍类消毒剂卫生要求

Hygienic requirements for biguanides disinfectants

2020-06-02 发布　　2020-12-01 实施

国家市场监督管理总局
国家标准化管理委员会　发布

前　言

本标准按照 GB/T 1.1—2009 给出的规则起草。

本标准代替 GB/T 26367—2010《胍类消毒剂卫生标准》。本标准与 GB/T 26367—2010 相比，主要技术变化如下：

——标准范围修改为适用于以氯己定、聚六亚甲基胍及其他胍类原料为主要杀菌成分（见第 1 章，2010 年版第 1 章）；

——增加了规范性引用文件（见第 2 章）；

——增加了无包膜病毒的定义（见 3.1）；

——删除了外观要求（见 2010 年版的 4.1）；

——修改了理化指标和微生物指标（见 5.1 和 5.2，2010 年版的 4.2 和 4.3）；

——修改了附录 A 的检测方法（见附录 A，2010 年版的附录 A）；

——增加了附录 B。

本标准由中华人民共和国国家卫生健康委员会提出并归口。

本标准起草单位：江苏省疾病预防控制中心、中国疾病预防控制中心环境与健康相关产品安全所、黑龙江省疾病预防控制中心、北京市疾病预防控制中心、中国人民解放军疾病预防控制中心、山东省精神卫生中心、山东省疾病预防控制中心、广州海关技术中心。

本标准主要起草人：徐燕、谈智、李放、张流波、吴晓松、王嵬、刘运明、戴彦臻、周海林、王玲、魏秋华、陈越英、林玲、崔树玉、丁晓静、孙启华、周春林、刘颋、褚宏亮、陈新、王妍彦、廖如燕。

本标准所代替标准的历次版本发布情况为：

——GB/T 26367—2010。

胍类消毒剂卫生要求

1 范围

本标准规定了胍类消毒剂的原料要求、技术要求、应用范围、使用方法、运输、贮存和包装、标识要求、检验方法。

本标准适用于以氯己定、聚六亚甲基胍及其他胍类原料为主要杀菌成分，乙醇和(或)水为溶剂的消毒剂。

2 规范性引用文件

下列文件对于本文件的应用是必不可少的。凡是注日期的引用文件，仅注日期的版本适用于本文件。凡是不注日期的引用文件，其最新版本(包括所有的修改单)适用于本文件。

GB/T 191 包装储运图示标志

GB/T 6682 分析实验室用水规格和试验方法

GB 27950 手消毒剂通用要求

GB 27951 皮肤消毒剂卫生要求

GB 27954 黏膜消毒剂通用要求

WS 628 消毒产品卫生安全评价技术要求

中华人民共和国药典(二部)

消毒技术规范(2002 年版)[卫生部（卫法监发〔2002〕282 号)]

消毒产品生产企业卫生规范(2009 年版)[卫生部（卫监督发〔2009〕53 号)]

卫生部关于发布皮肤粘膜消毒剂中部分成分限量值规定的通知[卫生部（卫法监发〔2003〕214 号)]

化妆品安全技术规范(2015 年版)（国家食品药品监督管理总局〔2015〕第 268 号公告）

3 术语和定义

下列术语和定义适用于本文件。

3.1

无包膜病毒 non-enveloped virus

病毒的蛋白质衣壳外没有以脂类为主要成分包膜的对脂溶剂不敏感的一类病毒。

4 原料要求

4.1 原材料

4.1.1 氯己定

4.1.1.1 醋酸氯己定

应符合《中华人民共和国药典》(二部)规定，按干燥品计算，纯度不低于 97.5％。

4.1.1.2 葡萄糖酸氯己定

应符合《中华人民共和国药典》(二部)规定。含量应为19.0%～21.0%(g/mL)。

4.1.1.3 盐酸氯己定

应符合产品的企业质量标准要求。

4.1.2 聚六亚甲基胍类

4.1.2.1 聚六亚甲基单胍

应符合产品的企业质量标准要求。

4.1.2.2 聚六亚甲基双胍

应符合产品的企业质量标准要求。

4.1.3 乙醇

应符合《中华人民共和国药典》(二部)规定。

4.2 生产用水

生产用水应符合《消毒产品生产企业卫生规范》(2009年版)中第三十条的规定。

5 技术要求

5.1 理化指标

5.1.1 有效成分含量

消毒剂有效成分含量应符合标识量。应用于手、皮肤消毒的氯己定类消毒剂应符合GB 27950、GB 27951与《卫生部关于发布皮肤粘膜消毒剂中部分成分限量值规定的通知》规定的要求，葡萄糖酸氯己定或醋酸氯己定使用浓度应小于或等于45 g/L；应用于黏膜消毒的氯己定类消毒剂应符合GB 27954与《卫生部关于发布皮肤粘膜消毒剂中部分成分限量值规定的通知》规定的要求，葡萄糖酸氯己定或醋酸氯己定使用浓度应小于或等于5 g/L，聚六亚甲基胍类消毒剂的使用浓度应小于或等于3 g/L。

5.1.2 稳定性

有效期12个月以上。消毒剂有效成分含量下降率应小于或等于10%，且存放后有效成分含量均不应低于产品企业标准规定含量的下限值。

有效期24个月以上。消毒剂有效成分含量下降率应小于或等于10%，且存放后有效成分含量均不应低于产品企业标准规定含量的下限值。

5.1.3 铅、汞、砷限量

用于手、皮肤、黏膜的消毒剂要求铅应小于或等于10 mg/kg、汞应小于或等于1 mg/kg、砷应小于或等于2 mg/kg。

5.1.4 pH值

pH值应符合产品质量标准。

5.2 杀灭微生物指标

杀灭微生物检测项目应符合 WS 628 的要求，按产品说明书的要求，稀释至说明书中规定的使用剂量，按《消毒技术规范》(2002 年版)中的定量杀菌试验方法进行试验，其杀菌效果应符合表 1 的要求。

表 1 对微生物的杀灭效果

应用范围	指示菌株	杀灭对数值	
		悬液法	载体法
手消毒	大肠杆菌(8099)	≥5.00	≥3.00
	金黄色葡萄球菌(ATCC6538)	≥5.00	≥3.00
	白色念珠菌(ATCC10231)	≥4.00	≥3.00
皮肤、黏膜消毒	金黄色葡萄球菌(ATCC6538)	≥5.00	≥3.00
	铜绿假单胞菌(ATCC15442)	≥5.00	≥3.00
	白色念珠菌(ATCC10231)	≥4.00	≥3.00
一般物体表面消毒	大肠杆菌(8099)	≥5.00	≥3.00
	金黄色葡萄球菌(ATCC6538)	≥5.00	≥3.00
模拟现场试验(适用于物体表面消毒剂)	抗力较强的试验菌	≥3.00	
现场试验(适用于手、皮肤或一般物体表面消毒剂)	自然菌	≥1.00	
杀灭微生物的最长有效时间应符合与消毒剂使用方法相关标准的限制时间，标明有特定微生物杀灭效果时，需进行该种微生物杀灭实验，模拟现场或现场试验应根据消毒剂用途选择。			

6 应用范围

6.1 胍类消毒剂适用于外科手消毒、卫生手消毒、皮肤消毒、黏膜消毒，一般物体表面消毒。

6.2 胍类消毒剂不适用于分枝杆菌、细菌芽孢等污染物品的消毒；单方胍类消毒剂不适用于无包膜病毒污染物品的消毒。

7 使用方法

采用擦拭、浸泡、冲洗、泡沫滞留等方法进行消毒。

8 检验方法

8.1 有效成分含量

8.1.1 醋酸氯己定、葡萄糖酸氯己定、盐酸氯己定含量测定见附录 A。

8.1.2 聚六亚甲基双胍、聚六亚甲基单胍含量测定见附录 B。

8.2 稳定性试验

按照《消毒技术规范》(2002 年版)中消毒产品稳定性测定方法进行存放，有效成分含量测定按附录 A 或附录 B 进行。

8.3 铅、汞、砷限量测定

按《化妆品安全技术规范》(2015 年版)相关方法进行测定。

8.4 杀灭微生物试验

应符合《消毒技术规范》(2002 年版)的规定。

9 运输、贮存和包装

9.1 运输

运输时应密闭，装运容器要求防腐，装卸应轻拿轻放，严禁抛掷。运输时应防晒、防雨、防潮。

9.2 贮存

室温干燥避光处保存，包装应严密，防止潮湿。堆垛要垫离地面 10 cm 以上，垛高不超过 12 箱，与墙面距离保持 20 cm 以上。

9.3 包装

应符合 GB/T 191 规定的要求。

10 标识要求

应符合消毒产品标签说明书有关规范和标准的要求。

附　录　A
（规范性附录）
醋酸氯己定、葡萄糖酸氯己定、盐酸氯己定测定方法

A.1　方法一：高效液相色谱法

A.1.1　概述

本方法适用于含醋酸氯己定、葡萄糖酸氯己定、盐酸氯己定的单方和复方消毒剂。

A.1.2　原理

样品经流动相超声波提取，采用高效液相色谱-二极管阵列检测器测定，峰面积外标法定量。

A.1.3　试剂或材料

除非另有说明，本方法所用试剂均为分析纯，实验用水为 GB/T 6682 规定的一级水。

A.1.3.1　醋酸氯己定（$C_{22}H_{30}Cl_2N_{10}\cdot 2C_2H_4O_2$，CAS 号：56-95-1）标准品。

A.1.3.2　磷酸二氢钾（KH_2PO_4）。

A.1.3.3　85％磷酸（H_3PO_4）。

A.1.3.4　乙腈（CH_3CN）：色谱纯。

A.1.4　仪器设备

A.1.4.1　高效液相色谱仪，具二极管阵列检测器。

A.1.4.2　电子天平，感量为 0.1 mg。

A.1.4.3　超声波清洗器。

A.1.5　试验步骤

A.1.5.1　流动相、提取液的制备

称取 2.7 g 磷酸二氢钾，放入 1 000 mL 量筒中，加入约 950 mL 水溶解后，加入 1.5 mL 85％磷酸，然后加水定容至 1 000 mL，混匀，得到流动相 A 相（pH＝2.5），B 相为乙腈。

量取流动相 A 相 325 mL，加乙腈 175 mL，混合均匀，得到提取液。

A.1.5.2　标准溶液的制备

精密称取醋酸氯己定标准品 20 mg，用流动相稀释至 50 mL，得到 400 mg/L 标准溶液。

A.1.5.3　标准曲线的制备

将标准溶液用流动相稀释成 10 mg/L、20 mg/L、40 mg/L、80 mg/L、100 mg/L、200 mg/L 的标准系列，10 μL 进样测定。

A.1.5.4　色谱参考条件

色谱柱：C_{18}柱（4.6 mm×250 mm，5 μm）；流动相：A 相＋B 相＝65＋35；流速：1.0 mL/min；进样量：10 μL；柱温：30 ℃；波长扫描 200 nm～400 nm；测定波长：260 nm；以保留时间和紫外光谱图谱定

性，以峰面积外标法定量。

A.1.5.5 样品测定

称取或量取样品适量于 50 mL 容量瓶中，加提取液 40 mL，超声波提取 20 min，定容至 50 mL，过 0.45 μm 滤膜后，进样测定。色谱图见图 A.1。

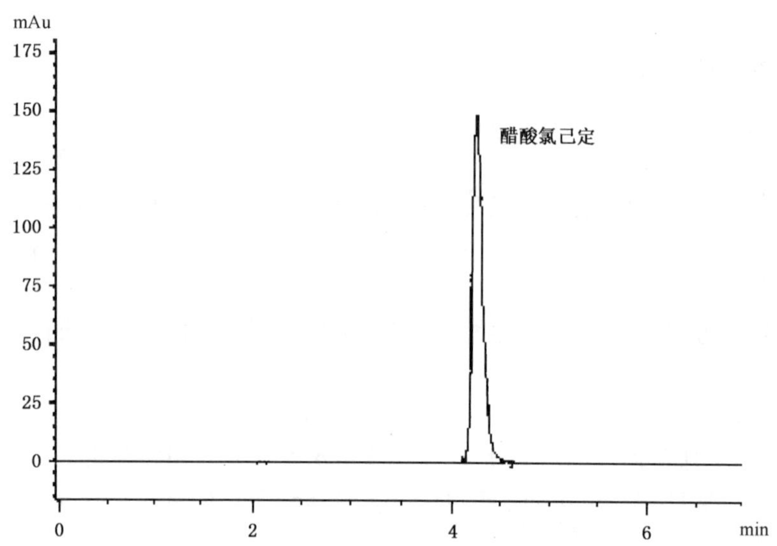

图 A.1 醋酸氯己定的高效液相色谱图

A.1.6 试验数据处理

根据标准曲线，计算样品中醋酸氯己定含量，计算见式(A.1)：

$$X = \frac{\rho \times V}{m \times 1\ 000} \qquad \cdots\cdots\cdots\cdots (\text{A.1})$$

式中：

X ——样品中醋酸氯己定的含量，单位为克每千克(g/kg)或克每升(g/L)；

ρ ——由标准曲线得到样品溶液的醋酸氯己定的质量浓度，单位为毫克每升(mg/L)；

V ——定容体积，单位为毫升(mL)；

m ——样品量，单位为克(g)或毫升(mL)。

注：葡萄糖酸氯己定含量测定可以用醋酸氯己定作标准品，并将结果乘以 1.435 2。
盐酸氯己定含量测定可以用醋酸氯己定作标准品，并将结果乘以 0.924 6。

A.1.7 精密度

在重复性条件下获得的两次独立测试结果的绝对差值不大于算术平均值的 10%。

A.2 方法二：滴定法

A.2.1 概述

本方法依据《中华人民共和国药典》(二部)中醋酸氯己定的测定方法，适用于含醋酸氯己定的单方消毒剂。

A.2.2 原理

样品用丙酮和冰醋酸溶解，加甲基橙饱和丙酮溶液，用高氯酸滴定液滴定，甲基橙指示液显橙色时停止滴定，通过高氯酸滴定液使用量，计算醋酸氯己定含量。

A.2.3 试剂或材料

除非另有说明，本方法所用试剂均为分析纯，实验用水为 GB/T 6682 规定的一级水。

A.2.3.1 高氯酸($HClO_4$)标准滴定溶液(0.1 mol/L)。

A.2.3.2 丙酮(CH_3COCH_3)。

A.2.3.3 冰醋酸(CH_3COOH)。

A.2.3.4 甲基橙($C_{14}H_{14}N_3NaO_3S$)。

A.2.4 仪器设备

电子天平，感量为 0.1 mg。

A.2.5 样品测定

精密称取或量取样品适量，加丙酮 30 mL 与冰醋酸 2 mL，振摇使溶解后，加甲基橙的饱和丙酮溶液 0.5 mL～1 mL，用高氯酸滴定液(0.1 mol/L)滴定至溶液显橙色，并将滴定的结果用空白试验校正。

每 1 mL 高氯酸滴定液(0.1 mol/L)相当于 31.28 mg 的 $C_{22}H_{30}Cl_2N_{10} \cdot 2C_2H_4O_2$。

A.2.6 试验数据处理

样品中醋酸氯己定含量，计算见式(A.2)：

$$X = \frac{c \times (V - V_0) \times 31.28}{m} \qquad \text{(A.2)}$$

式中：

X ——样品中醋酸氯己定的含量，单位为克每千克(g/kg)或克每升(g/L)；

c ——标准滴定溶液的浓度，单位为摩尔每升(mol/L)；

V ——试样测定所消耗的标准滴定溶液的体积，单位为毫升(mL)；

V_0——相应的空白测定所消耗的标准滴定溶液的体积，单位为毫升(mL)；

m ——样品量，单位为克(g)或毫升(mL)。

A.2.7 精密度

在重复性条件下获得的两次独立测定结果的绝对差值不大于算术平均值的 10%。

A.3 方法三：紫外分光光度法

A.3.1 概述

本方法依据《中华人民共和国药典》(二部)中醋酸氯己定软膏的测定方法，适用于软膏型或液体制剂型含氯己定类(包括醋酸氯己定、葡萄糖酸氯己定、盐酸氯己定)的单方消毒剂。

A.3.2 原理

样品中的醋酸氯己定经氯仿溶解基质，再用 1.5 mol/L 的醋酸溶液提取，在波长 260 nm 处测定吸光度值定量。

A.3.3 试剂或材料

除非另有说明,本方法所用试剂均为分析纯,实验用水为 GB/T 6682 规定的一级水。

A.3.3.1 醋酸氯己定($C_{22}H_{30}Cl_2N_{10} \cdot 2C_2H_4O_2$,CAS 号:56-95-1)标准品。

A.3.3.2 氯仿($CHCl_3$)。

A.3.3.3 冰醋酸(CH_3COOH)。

A.3.4 仪器设备

A.3.4.1 紫外分光光度计。

A.3.4.2 电子天平,感量为 0.1 mg。

A.3.5 试验步骤

A.3.5.1 标准溶液测定

精密称取醋酸氯己定标准品约 10 mg,置 100 mL 容量瓶中,加 1.5 mol/L 醋酸溶液溶解并稀释至刻度,摇匀,精密量取 5 mL,置 50 mL 量瓶中,用乙醇稀释至刻度,在 260 nm 的波长处测定吸光度。

A.3.5.2 样品测定

精密称取样品适量(约相当于醋酸氯己定 10 mg),置分液漏斗中,加微温氯仿 30 mL,振摇使基质溶解,用 1.5 mol/L 醋酸溶液提取 5 次(20 mL、20 mL、15 mL、15 mL、15 mL),合并酸液于 100 mL 量瓶中,用 1.5 mol/L 醋酸溶液稀释至刻度,摇匀,精密量取 5 mL,置 50 mL 量瓶中,用乙醇稀释至刻度,摇匀,在 260 nm 的波长处测定吸光度。

液体剂型醋酸氯己定消毒液,直接用 1.5 mol/L 醋酸溶液稀释后,再用乙醇稀释,测定吸光度。

A.3.6 试验数据处理

样品中醋酸氯己定含量,计算见式(A.3):

$$X = \frac{A_2 \times m}{A_1 \times m_0} \qquad \text{(A.3)}$$

式中:

X ——样品中醋酸氯己定的含量,单位为克每千克(g/kg)或克每升(g/L);

m ——醋酸氯己定标准品的质量,单位为毫克(mg);

A_1——醋酸氯己定标准溶液的吸收值;

A_2——样品溶液的吸收值;

m_0——样品量,单位为克(g)或毫升(mL)。

注:葡萄糖酸氯己定含量测定可以用醋酸氯己定作标准品,并将结果乘以 1.435 2。
盐酸氯己定含量测定可以用醋酸氯己定作标准品,并将结果乘以 0.924 6。

A.3.7 精密度

在重复性条件下获得的两次独立测定结果的绝对差值不大于算术平均值的 10%。

附 录 B
（规范性附录）
聚六亚甲基单胍、聚六亚甲基双胍测定方法

B.1 方法一：可见分光光度法

B.1.1 概述

本方法适用于含聚六亚甲基单胍、聚六亚甲基双胍的单方消毒剂。

B.1.2 原理

聚六亚甲基单胍（PHMG）、聚六亚甲基双胍（PHMB）能够与曙红 Y（Eosin Y）反应，颜色由橙色变为粉红色，在波长 545 nm 处测量吸光度值，吸光度值与 PHMG、PHMB 含量成正比。

B.1.3 试剂或材料

除非另有说明，本方法所用试剂均为分析纯，实验用水为 GB/T 6682 规定的一级水。

B.1.3.1 聚六亚甲基双胍盐酸盐[PHMB，$(C_8H_{17}N_5)_n \cdot xHCl$]标准品，聚六亚甲基单胍盐酸盐标准品[PHMG，$(C_7H_{16}N_3)_n \cdot xHCl$，可采用纯度大于 95%的原料]。

B.1.3.2 曙红 Y（$C_{20}H_6Br_4Na_2O_5$）。

B.1.3.3 三水合醋酸钠（$CH_3COONa \cdot 3H_2O$）。

B.1.4 仪器设备

B.1.4.1 可见光分光光度计，5 cm 比色杯。

B.1.4.2 电子天平，感量为 0.1 mg。

B.1.5 试验步骤

B.1.5.1 指示液的制备

称取 0.6 g 曙红 Y，放入 100 mL 烧杯中，以大约 50 mL 温水溶解并冷却，转移至 100 mL 容量瓶中，用水定容到 100 mL，充分混匀。用移液管吸取 10 mL 至 250 mL 容量瓶中，以水定容，得到指示液。

B.1.5.2 醋酸钠溶液的制备

将 10 g 三水合醋酸钠溶解于 100 mL 水中。

B.1.5.3 PHMG、PHMB 标准溶液的制备

精密称取 PHMG、PHMB 标准品 10 mg，用水稀释至 100 mL，得到 100 mg/L 的标准溶液。

B.1.5.4 标准曲线的制备

将 PHMG、PHMB 标准溶液用水稀释成 2 mg/L、4 mg/L、6 mg/L、8 mg/L、10 mg/L 的标准系列，分别吸取 10 mL 至 25 mL 容量瓶中，加 1 mL 醋酸钠溶液和 2.5 mL 指示液，用水定容至 25 mL，用力振摇，充分混匀，分光光度计 545 nm 处测定吸光度值，绘制标准曲线，同时以水做空白实验。

B.1.5.5 样品测定

称取或量取样品适量，用水稀释至标准曲线浓度范围内，取 10 mL 样品溶液，按照上述方法测定。

B.1.6 试验数据处理

根据标准曲线，计算样品的 PHMG、PHMB 含量，计算见式(B.1)：

$$X=\frac{\rho \times V}{m \times 1\ 000} \qquad \text{(B.1)}$$

式中：

X ——样品中 PHMG、PHMB 的含量，单位为克每千克(g/kg)或克每升(g/L)；

ρ ——由标准曲线得到样品溶液的 PHMG、PHMB 的质量浓度，单位为毫克每升(mg/L)；

V ——样品溶液体积，单位为毫升(mL)；

m ——样品量，单位为克(g)或毫升(mL)。

B.1.7 精密度

在重复性条件下获得的两次独立测定结果的绝对差值不大于算术平均值的 10%。

B.2 方法二：紫外分光光度法

B.2.1 概述

本方法适用于含聚六亚甲基双胍的单方消毒剂。

B.2.2 原理

聚六亚甲基双胍在 234 nm 处有紫外吸收，一定浓度范围内吸光度值与 PHMB 含量成正比。

B.2.3 试剂或材料

除非另有说明，实验用水为 GB/T 6682 规定的一级水。

聚六亚甲基双胍盐酸盐[PHMB，$(C_8H_{17}N_5)_n \cdot xHCl$]标准品。

B.2.4 仪器设备

B.2.4.1 紫外分光光度计，1 cm 石英比色杯。

B.2.4.2 电子天平，感量为 0.1 mg。

B.2.5 试验步骤

B.2.5.1 PHMB 标准溶液的制备

精密称取 PHMB 标准品 10 mg，用水稀释至 100 mL，得到 100 mg/L 标准溶液。

B.2.5.2 标准曲线的制备

将标准溶液用水稀释成 2 mg/L、4 mg/L、6 mg/L、8 mg/L、10 mg/L、12 mg/L、16 mg/L 的标准系列，用 1 cm 石英比色杯在紫外分光光度计 234 nm 处，测定吸光值，并绘制标准曲线。

B.2.5.3 样品测定

称取或量取样品适量，用水稀释至标准曲线浓度范围内，按照上述方法测定。

B.2.5.4 注意事项

对检测时有干扰的样品，需生产企业同时提供不含 PHMB 的空白对照样品。

B.2.6 试验数据处理

根据标准曲线，计算样品的 PHMB 含量，计算见式(B.2)：

$$X=\frac{\rho \times V}{m \times 1\ 000} \qquad \cdots\cdots\cdots\cdots(\text{B.2})$$

式中：

X ——样品中 PHMB 的含量，单位为克每千克(g/kg)或克每升(g/L)；

ρ ——由标准曲线得到样品溶液的 PHMB 的质量浓度，单位为毫克每升(mg/L)；

V ——样品溶液体积，单位为毫升(mL)；

m ——样品量，单位为克(g)或毫升(mL)。

B.2.7 精密度

在重复性条件下获得的两次独立测定结果的绝对差值不大于算术平均值的 10%。

B.3 方法三：毛细管电泳法

B.3.1 概述

本方法适用于含聚六亚甲基单胍、聚六亚甲基双胍的单方和复方消毒剂，也可以用于鉴别聚六亚甲基单胍和聚六亚甲基双胍。

B.3.2 原理

利用混合胶束电动毛细管色谱(MEKC)可同时分离测定消毒剂中有效成分聚六亚甲基单胍(PHMG)、聚六亚甲基双胍(PHMB)、醋酸氯己定(CHA)，以校正峰面积外标法定量。

B.3.3 试剂或材料

除非另有说明，本方法所用试剂均为分析纯，实验用水为 GB/T 6682 规定的一级水。

B.3.3.1 聚六亚甲基双胍盐酸盐[PHMB，$(C_8H_{17}N_5)_n \cdot x HCl$]标准品，聚六亚甲基单胍盐酸盐标准品[PHMG，$(C_7H_{16}N_3)_n \cdot x HCl$，可采用纯度大于 95% 的原料]，醋酸氯己定(CHA，$C_{22}H_{30}Cl_2N_{10} \cdot 2C_2H_4O_2$)标准品。

B.3.3.2 四硼酸钠($Na_2B_4O_7 \cdot 10H_2O$，>99.5%)。

B.3.3.3 氢氧化钠(NaOH)：优级纯。

B.3.3.4 十二烷基硫酸钠(SDS，99%)。

B.3.3.5 脱氧胆酸钠(SD，98%)。

B.3.3.6 聚乙二醇 20 000 (PEG 20 000)。

B.3.4 仪器设备

B.3.4.1 毛细管电泳仪，具二极管阵列检测器(PDA)。

B.3.4.2 电子天平，感量为 0.1 mg。

B.3.5 试验步骤

B.3.5.1 标准溶液的制备

准确称取 PHMG、CHA 及 PHMB 各 50 mg,分别置于 15 mL 塑料离心管中,用移液器加入水 10 mL,涡旋混匀,制得质量浓度均为 5 g/L 的标准储备液,于 4 ℃冰箱冷藏保存。

B.3.5.2 标准曲线的制备

分别将 PHMG、PHMB、CHA 的标准储备液用样品溶液逐级稀释,分别配制成 7.5 mg/L、15 mg/L、30 mg/L、60 mg/L 和 120 mg/L 的 PHMG 的工作液、PHMB 和 CHA 混合工作液。

B.3.5.3 分离缓冲溶液

20 mmol/L $Na_2B_4O_7$+30 mmol/L SDS+5 mmol/L SD+0.8 g/L PEG 20 000。

B.3.5.4 样品提取液

将分离缓冲溶液用水稀释 10 倍。

B.3.5.5 电泳参考条件

毛细管:50.2 cm(有效长度:40 cm)×50 μm(内径);分离电压:24 kV;检测波长:214 nm(测定 PHMG 和 CHA)和 235 nm(测定 PHMB);进样压力及时间:3.448 kPa,12 s;操作温度:25 ℃。

新毛细管在使用前分别用 1 mol/L NaOH 冲洗 20 min,水冲洗 5 min,分离缓冲液冲洗 5 min。每次进样前依次用 1 mol/L NaOH 冲洗 2 min,水冲洗 2 min,分离缓冲液冲洗 2 min,以保证迁移时间和校正峰面积的重现性。

B.3.5.6 样品测定

液体样品用样品提取液稀释后直接进样;卫生湿巾挤出液用提取液稀释,即可进样分析。见图 B.1。

B.3.6 试验数据处理

根据标准曲线,计算样品的 PHMB、PHMG、CHA 含量,计算见式(B.3):

$$X=\frac{\rho\times V}{m\times 1\ 000} \qquad \text{(B.3)}$$

式中:

X ——样品中 PHMB、PHMG、CHA 的含量,单位为克每千克(g/kg)或克每升(g/L);

ρ ——由标准曲线得到样品溶液的 PHMB、PHMG、CHA 的质量浓度,单位为毫克每升(mg/L);

V ——样品溶液体积,单位为毫升(mL);

m ——样品量,单位为克(g)或毫升(mL)。

B.3.7 精密度

在重复性条件下获得的两次独立测定结果的绝对差值不大于算术平均值的 10%。

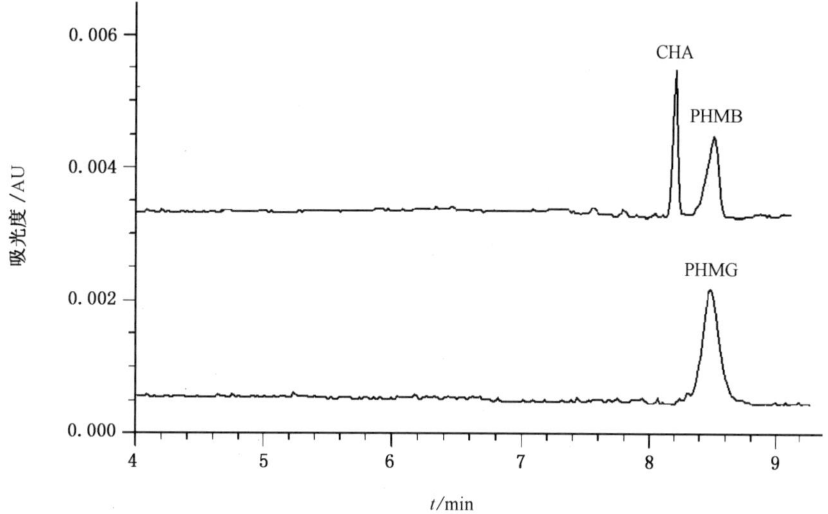

图 B.1　PHMB、PHMG、CHA 的毛细管电泳图

ICS 11.080
C 50

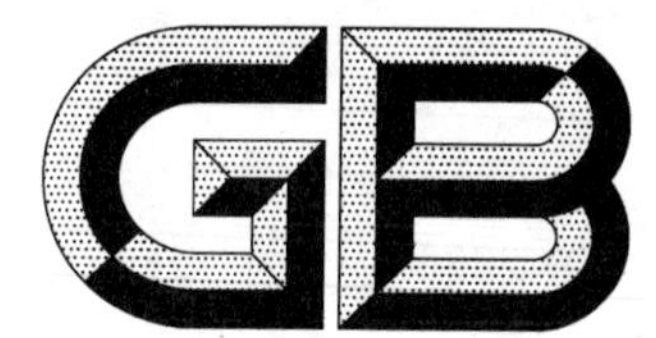

中华人民共和国国家标准

GB/T 26368—2020
代替 GB/T 26368—2010

含碘消毒剂卫生要求

Hygienic requirements for iodine disinfectants

2020-06-02 发布　　2020-12-01 实施

国家市场监督管理总局
国家标准化管理委员会　发布

前 言

本标准按照 GB/T 1.1—2009 给出的规则起草。

本标准代替 GB/T 26368—2010《含碘消毒剂卫生标准》。本标准与 GB/T 26368—2010 相比，主要技术变化如下：

——修改了标准的范围(见第 1 章，2010 年版的第 1 章)；

——增加了规范性引用文件(见第 2 章)；

——术语和定义中修改了含碘消毒剂、碘伏、复合含碘消毒剂的定义(见 3.1、3.3、3.4，2010 年版的第 3 章)；

——技术要求中修改了有效碘含量范围(见第 5 章，2010 年版的第 5 章)；

——技术要求中理化指标增加了铅砷汞的限量要求(见 5.2)；

——应用范围中增加了复合含碘消毒剂(见第 6 章)；

——使用方法中增加了复合含碘消毒剂和聚维酮碘粉末(见 7.2、7.3)；

——修改了检验方法(见第 7 章，2010 年版的第 8 章)；

——修改了运输、贮存和包装(见第 8 章，2010 年版的第 10 章)；

——修改了标识要求(见第 9 章，2010 版的第 9 章)；

——增加了有效碘含量的测定方法和碘伏络合剂的测定和鉴别方法(见附录 A、附录 B、附录 C、附录 D)。

本标准由中华人民共和国国家卫生健康委员会提出并归口。

本标准起草单位：中国人民解放军疾病预防控制中心、广州海关技术中心、广东省疾病预防控制中心、中国疾病预防控制中心环境与健康相关产品安全所。

本标准主要起草人：饶林、帖金凤、杨华明、魏秋华、金虹、张文福、韩杰、周海林、陈会军、朱汉泉、廖如燕、钟昱文、苏裕心、任哲、孙惠惠。

本标准所代替标准的历次版本发布情况为：

——GB/T 26368—2010。

含碘消毒剂卫生要求

1 范围

本标准规定了含碘消毒剂(碘酊、碘伏)和复合含碘消毒剂的原料要求、技术要求、应用范围、使用方法、包装、运输及贮存、标识要求和检验方法。

本标准适用于以有效碘为主要杀菌成分,用于皮肤、黏膜及手消毒的碘酊、碘伏和复合含碘消毒剂。

2 规范性引用文件

下列文件对于本文件的应用是必不可少的。凡是注日期的引用文件,仅注日期的版本适用于本文件。凡是不注日期的引用文件,其最新版本(包括所有的修改单)适用于本文件。

GB/T 191　包装储运图示标志

GB 27950　手消毒剂卫生要求

GB 27951　皮肤消毒剂卫生要求

GB 27954　黏膜消毒剂通用要求

中华人民共和国药典(2015 年版,二部)

中华人民共和国药典(2015 年版,四部)

消毒技术规范(2002 年版)［卫生部(卫法监发〔2002〕282 号)］

化妆品安全技术规范(2015 年版)(国家食品药品监督管理总局〔2015〕第 268 号公告)

3 术语和定义

下列术语和定义适用于本文件。

3.1

含碘消毒剂　iodine disinfectants

以碘为主要杀菌成分的消毒剂。

3.2

碘酊　iodine tincture

碘和碘化钾的乙醇溶液。

3.3

碘伏　iodophor

由碘、聚氧乙烯脂肪醇醚、烷基酚聚氧乙烯醚、聚乙烯吡咯烷酮、碘化钾等组分制成的络合碘消毒剂。

注:包括聚醇醚碘和聚维酮碘。碘与聚氧乙烯脂肪醇醚、烷基酚聚氧乙烯醚络合形成的碘络合物,称为聚醇醚碘。碘与聚乙烯吡咯烷酮形成的络合物,称为聚维酮碘。

3.4

复合含碘消毒剂　compound iodine disinfectants

以有效碘和氯己定类、季铵盐类、乙醇为主要杀菌成分的复合消毒剂。

4 原料要求

4.1 碘:应符合《中华人民共和国药典》(2015 年版,二部)药用原料规定,含碘(按 I 计)不少于 99.5%(质量分数)。

4.2 碘化钾:应符合《中华人民共和国药典》(2015 年版,二部)药用原料规定,按干燥品计算,含碘化钾(KI)不少于 99.0%(质量分数)。

4.3 乙醇:应符合《中华人民共和国药典》(2015 年版,二部)药用原料规定,相对密度不大于 0.812 9,相当于含 C_2H_6O 不少于 95.0%(体积分数)。

4.4 聚氧乙烯脂肪醇醚、烷基酚聚氧乙烯醚和聚乙烯吡咯烷酮:应符合《中华人民共和国药典》(2015 年版,四部)0251 药用辅料规定。

4.5 生产用水:应使用纯化水。

5 技术要求

5.1 外观

5.1.1 碘酊为红棕色的澄清液,无沉淀,有碘和乙醇气味。

5.1.2 碘伏为黄棕色至红棕色澄清或黏稠状液体,无沉淀,有碘气味。

5.1.3 复合含碘消毒剂为红棕色澄清液体,无沉淀,有碘气味。

5.2 理化指标

5.2.1 碘酊的理化指标应符合表 1 的要求。

5.2.2 碘伏和复合含碘消毒剂的理化指标应符合表 2 的要求。

5.2.3 稳定性:有效期≥12 个月。加速试验或室温留样法,有效碘含量允许下降率≤10%,但不得低于产品标示值的下限。

表 1 碘酊理化指标

项目	指标
有效碘含量范围/(g/L)	18~22
乙醇含量(体积分数)范围/%	45~55
pH 值	4.0~5.0
铅/(mg/kg)	≤10
砷(mg/kg)	≤2
汞/(mg/kg)	≤1

表 2 碘伏和复合含碘消毒剂理化指标

项目	指标
有效碘含量范围/(g/L)	1~10(上下限范围不超过产品说明书标示值均值的 90%~110%)
pH 值	2.0~4.0(标示值±1.0)

表 2（续）

项目	指标
铅/(mg/kg)	≤10
砷/(mg/kg)	≤2
汞/(mg/kg)	≤1
复合含碘消毒剂中其他杀菌成分的含量，应符合产品说明书标示值均值 90%～110%的要求，按照相关标准的方法进行测定。 三种络合物应符合产品说明书组分要求，按照相关标准的方法进行测定和(或)鉴别。 聚维酮碘如为固体粉末，有效碘质量分数应为 9.0%～12.0%。	

5.3 杀灭微生物指标

杀灭微生物指标应符合表 3 的要求。

表 3 杀灭微生物技术要求

微生物名称	试验方法	作用时间 min	杀灭对数值
细菌繁殖体[a]	悬液定量法	≤5	≥5.00
	载体定量法	≤5	≥3.00
白色念珠菌 (ATCC 10231)	悬液定量法	≤5	≥4.00
	载体定量法	≤5	≥3.00
试验所用消毒剂量(浓度与时间)应为产品说明书中的标示剂量。杀灭试验首选悬液定量法，不能使用悬液定量法者(如消毒剂原液直接使用、黏稠状液体)可用载体定量法。 用于卫生手消毒时，作用时间应为≤1 min。			
[a] 细菌繁殖体包括金黄色葡萄球菌(ATCC 6538)、大肠杆菌(8099)、铜绿假单胞菌(ATCC 15442)。			

6 应用范围

6.1 碘酊

适用于手术部位、注射和穿刺部位皮肤以及新生儿脐带部位皮肤消毒。

不适用于黏膜、对醇类刺激敏感部位和破损皮肤消毒。

6.2 碘伏和复合含碘消毒剂

适用于外科手及皮肤消毒；手术切口部位、注射及穿刺部位皮肤以及新生儿脐带部位皮肤消毒；黏膜冲洗消毒；卫生手消毒。

7 使用方法

7.1 碘酊

用无菌棉拭蘸取本品，在消毒部位皮肤进行擦拭，再用棉拭蘸取 75%医用乙醇擦拭脱碘。作用时间应符合 GB 27950 和 GB 27951 的要求。

7.2 碘伏和复合含碘消毒剂

按碘伏或复合含碘消毒剂说明书要求的使用浓度直接对消毒部位冲洗或擦拭。作用时间应符合 GB 27950、GB 27951 和 GB 27954 的要求。

7.3 聚维酮碘粉末

按产品说明书要求的稀释方法，用纯化水稀释后，对消毒部位进行冲洗或擦拭。作用时间应符合 GB 27950、GB 27951 和 GB 27954 的要求。

8 包装、运输及贮存

8.1 包装材质应符合无毒级包装材料要求。外包装采用瓦楞纸包装箱，应捆扎牢固，正常运输、装卸时不得松散。

8.2 按包装要求常规运输。如储存、包装、运输中有特殊要求，需在产品说明书中或包装箱上注明。

8.3 本品宜贮存在室温下阴凉避光处。

9 标识要求

9.1 标志、标签和说明书

标志标识应符合 GB/T 191 的规定，标签和说明书应符合消毒产品标签说明书有关规范和标准的要求，标明产品名称、厂名和厂址、商标、规格、数量、有效期、贮存条件等。

9.2 说明书注意事项

9.2.1 外用消毒液，禁止口服。

9.2.2 置于儿童不易触及处。

9.2.3 对碘过敏者慎用。

9.2.4 密封，避光，置于阴凉、通风处保存。

10 检验方法

10.1 外观检验

将样品置于无色透明玻璃瓶或玻璃杯内，迎亮光目测样品，符合本标准对各产品外观要求规定。

10.2 有效成分含量测定

见附录 A。

10.3 pH 值测定

按《消毒技术规范》(2002 年版)的方法进行。

10.4 稳定性试验

按附录 A 及《消毒技术规范》(2002 年版)的方法进行。

10.5 铅含量测定

按《化妆品安全技术规范》(2015 年版)的理化检验方法进行。

10.6 砷含量测定

按《化妆品安全技术规范》(2015 年版)的理化检验方法进行。

10.7 汞含量测定

按《化妆品安全技术规范》(2015 年版)的理化检验方法进行。

10.8 聚乙烯吡咯烷酮测定方法

见附录 B。

10.9 聚氧乙烯脂肪醇醚鉴别方法

见附录 C。

10.10 烷基酚聚氧乙烯醚鉴别方法

见附录 D。

10.11 微生物杀灭试验

按《消毒技术规范》(2002 年版)的方法进行。

附　录　A
(规范性附录)
有效碘含量的测定方法

A.1　方法一:化学滴定法(仲裁方法)

A.1.1　试验原理

在酸性溶液中,用硫代硫酸钠滴定液直接滴定游离碘。根据硫代硫酸钠的用量,计算消毒剂中有效碘的含量。其反应方程式为:

$$I_2 + 2Na_2S_2O_3 = 2NaI + Na_2S_4O_6$$

A.1.2　试验试剂和器材

A.1.2.1　试验试剂

硫代硫酸钠滴定液、36% 醋酸溶液、5 g/L 淀粉溶液(现用现配)。

A.1.2.2　试验器材

移液管、酸式滴定管、碘量瓶、电子天平(感量 0.000 1 g)。

A.1.3　试验方法

精确称取或吸取含碘消毒剂适量,使其相当于有效碘为 0.25 g,置于 250 mL 碘量瓶中加入醋酸 5 滴。用硫代硫酸钠滴定液滴定,边滴边摇匀。待溶液呈淡黄色时加入 5 g/L 淀粉溶液 10 滴(溶液立即变蓝色),继续滴定至蓝色消失,记录用去的硫代硫酸钠滴定液总量,并将滴定结果用空白试验校正。样品重复测 2 次,取两次平均值进行计算。

因 1 mol/L 硫代硫酸钠滴定液 1 mL 相当于 0.126 9 g 有效碘,故可按式(A.1)和式(A.2)计算有效碘含量:

$$\rho = \frac{c \times V_{st} \times 0.126\ 9}{V} \times 1\ 000 \qquad \cdots\cdots(A.1)$$

$$w = \frac{c \times V_{st} \times 0.126\ 9}{m} \times 100 \qquad \cdots\cdots(A.2)$$

式中:

ρ ——液体样品中有效碘含量,单位为克每升(g/L);

w ——固体样品中有效碘含量,%;

c ——硫代硫酸钠滴定液浓度,单位为摩尔每升(mol/L);

V_{st}——滴定用去硫代硫酸钠滴定液体积,单位为毫升(mL);

V ——碘量瓶中所含液体消毒剂原液体积,单位为毫升(mL);

m ——碘量瓶中所含消毒剂原药的质量,单位为克(g)。

A.1.4　注意事项

A.1.4.1　滴定液与被测溶液在配制时称量要精确到 0.001 g;液体的量取体积的准确度应符合国家相关标准中对该体积量器的精密度要求,且每次液量不少于量器的 2/3,一般使用移液管、吸量管或滴定管,绝不能使用量筒或量杯。

A.1.4.2 量器不能随意加热，容量瓶严禁加热。

A.1.4.3 由于硫代硫酸钠在酸性溶液中会分解为硫酸和硫，所以操作者要注意滴定速度，一定要逐滴滴入，不要使滴入速度快于硫代硫酸钠在酸性溶液中的分解速度而造成局部硫代硫酸钠过量。

A.1.4.4 要在接近滴定终点时加淀粉指示剂。

A.2 方法二：电位滴定法

见《中华人民共和国药典》(2015 年版，四部)通则 0701。

附 录 B
（规范性附录）
聚乙烯吡咯烷酮含量的测定方法

B.1 试验原理

聚乙烯吡咯烷酮在 C_{18} 反相色谱柱上有保留行为，可与样品中的其他组分进行分离。其在 205 nm 波长处有较明显紫外吸收，故采用紫外吸收检测器进行检测，依据峰面积和浓度之间的定量关系测定消毒剂中该物质的含量。

B.2 试验试剂和器材

B.2.1 试验试剂

乙腈（色谱级）、超纯水。

B.2.2 试验器材

高效液相色谱仪、电子天平（感量 0.000 1 g）、移液管、容量瓶。

B.3 色谱条件

B.3.1 色谱柱：C_{18} 柱（4.6 mm×150 mm，5 μm）。
B.3.2 流动相：乙腈：水＝5：95（体积比）。
B.3.3 流速：1.0 mL/min。
B.3.4 紫外检测波长：205 nm。
B.3.5 柱温：20 ℃。
B.3.6 进样量：20 μL。

B.4 试验步骤

B.4.1 对照品溶液的配制

精密称取聚乙烯吡咯烷酮 K30 对照品 0.1 g 于 100 mL 容量瓶中，加水溶解，定容至刻度，摇匀，得浓度为 1.0 mg/mL 标准溶液。再用超纯水将 K30 标准溶液进行系列稀释，配制成浓度为 0.05 mg/mL、0.1 mg/mL、0.2 mg/mL、0.4 mg/mL 和 0.8 mg/mL 的标准系列。

B.4.2 绘制标准曲线

在设定色谱条件下，分别取 20 μL 进行分析。以标准系列质量浓度为横坐标 X，峰面积为纵坐标 Y，绘制标准曲线，进行线性回归处理，得到线性方程。

B.4.3 供试品溶液的配制及检测

精密量取本品聚维酮碘溶液 2 mL 于 100 mL 容量瓶中，加水溶解，定容至刻度，摇匀，稀释 50 倍作为供试样品。按上述步骤测其峰面积，代入标准线性方程，根据取样量和稀释倍数计算出供试品中聚乙烯吡咯烷酮 K30 的含量。

B.5 结果计算

聚乙烯吡咯烷酮含量按(B.1)计算：

$$X = \frac{\rho \times V_2}{V_1 \times 1\ 000} \times 100 \qquad \cdots\cdots\cdots(\text{B.1})$$

式中：

X ——聚乙烯吡咯烷酮含量，%；

ρ ——通过标准曲线计算的稀释液中聚乙烯吡咯烷酮的质量浓度，单位为克每升(g/L)；

V_2 ——样品定容体积，单位为毫升(mL)；

V_1 ——取样体积，单位为毫升(mL)。

B.6 精密度

为了考察方法间的重现性，在重复性条件下获得的两次独立测定结果的绝对差值不得超过算数平均值的 5%。

B.7 注意事项

B.7.1 量器不能随意加热，容量瓶严禁加热。

B.7.2 该色谱条件下聚乙烯吡咯烷酮保留时间较短。

B.7.3 聚乙烯吡咯烷酮溶解时不能用力振荡，以免产生气泡影响定容。

B.7.4 色谱图中检出的物质，应与聚乙烯吡咯烷酮标准溶液的保留时间和紫外光谱图进行比较确证。如遇到有基体干扰的特殊样品，可通过调整流动相比例使之满足分离度。

附　录　C
（规范性附录）
聚氧乙烯脂肪醇醚的鉴别方法

C.1　方法原理

用红外照射有机物分子时，分子中的化学键或官能团可发生振动吸收，不同的化学键或官能团吸收频率不同，在红外光谱上将处于不同位置，从而可获得分子中含有何种化学键或官能团的信息。

C.2　仪器设备

傅里叶变换红外光谱仪、旋转蒸发仪、茄形瓶、减压泵、水浴锅。

C.3　样品预处理及制样

取适量样品于茄形瓶中，减压蒸馏除去水分得到待测样品，取 1.0 mg 左右干燥待测样品用 KBr 液膜法压片测定红外图谱，并与聚氧乙烯脂肪醇醚-8 对照图谱比对。

C.4　谱图分析

图 C.1 为聚氧乙烯脂肪醇醚-8 为代表的红外光谱。图中的 2 924 cm^{-1}、2 856 cm^{-1}、1 466 cm^{-1}和 1 378 cm^{-1} 显示烷基吸收，—OH 出现在 3 476 cm^{-1}，聚氧乙烯醚的特征吸收峰有 1 350 cm^{-1}（—CH_2—非平面摇摆振动，中等强度尖峰）、1 116 cm^{-1}（C—O—C 不对称伸缩，最强峰）、947 cm^{-1}（对称伸缩振动，较弱）、885 cm^{-1}（端基—CH_2CH_2OH 的—CH_2—平面摇摆振动）、844 cm^{-1}（中间的聚氧乙烯平面摇摆振动）。

不同环氧乙烷加成数（EO 数）的聚氧乙烯脂肪醇醚的红外光谱出现有规律的变化，较明显的是 C—O—C 不对称伸缩谱带为强峰，随 EO 数增大而增强，位置稍向低波数位移（从 EO 数 3 的 1 121 cm^{-1}移至 EO 数 11 的 1 116 cm^{-1}），对称伸缩谱带强度也增大，波数稳定在 949 cm^{-1}附近。烷基中，1 378 cm^{-1}峰波数稳定，末端的平面摇摆由 888 cm^{-1}低移至 884 cm^{-1}，此 2 峰强度随 EO 数增大而减弱，而中间的 EO 数稳定在 843 cm^{-1}，强度增大，以上有关峰的强度变化可用于计算这类化合物的 EO 数。

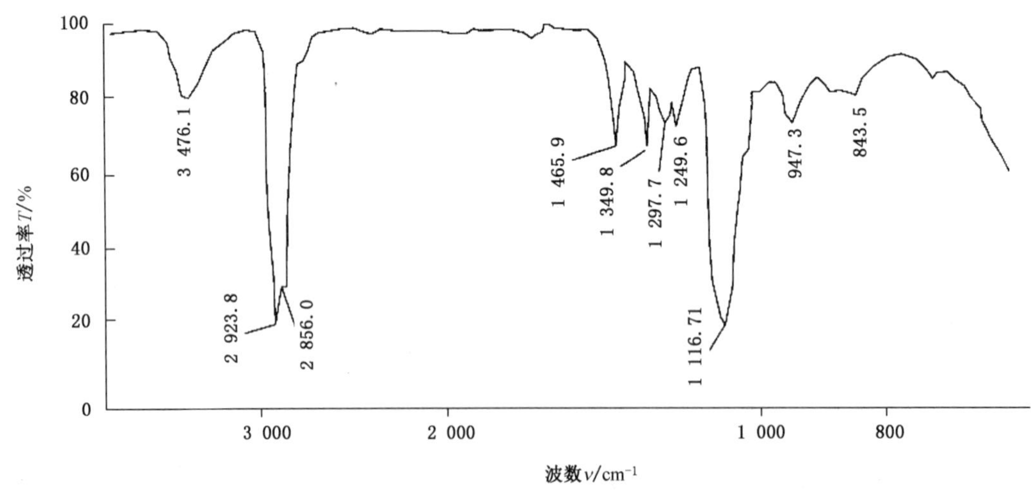

图 C.1　聚氧乙烯脂肪醇醚-8 的红外光谱图

附　录　D
（规范性附录）
红外光谱法鉴别烷基酚聚氧乙烯醚

D.1　方法原理

用红外照射有机物分子时，分子中的化学键或官能团可发生振动吸收，不同的化学键或官能团吸收频率不同，在红外光谱上将处于不同位置，从而可获得分子中含有何种化学键或官能团的信息。

D.2　仪器设备与试剂

傅里叶变换红外光谱仪、旋转蒸发仪、茄形瓶、减压泵、水浴锅。

D.3　样品预处理及制样

取适量样品于茄形瓶中，减压蒸馏除去水分得到待测样品，取 1.0 mg 左右干燥待测样品用 KBr 液膜法压片测定红外图谱，并与壬基酚聚氧乙烯醚-10 对照图谱比对。

D.4　谱图分析

图 D.1 为壬基酚聚氧乙烯醚-10(NP-10)的红外光谱。除了显示聚氧乙烯的特征吸收峰外，还有苯环振动峰 1 609 cm^{-1}和 1 512 cm^{-1}尖峰，对位取代 832 cm^{-1}峰，芳醚 C—O—C 1 249 cm^{-1}特征峰，EO 中 C—O—C 强吸收峰出现在 1 116 cm^{-1}。不同 EO 数的 NP，在 1 640 cm^{-1}～600 cm^{-1}范围内，相关峰的吸收强度发生变化，可用于定量计算其 EO 数。

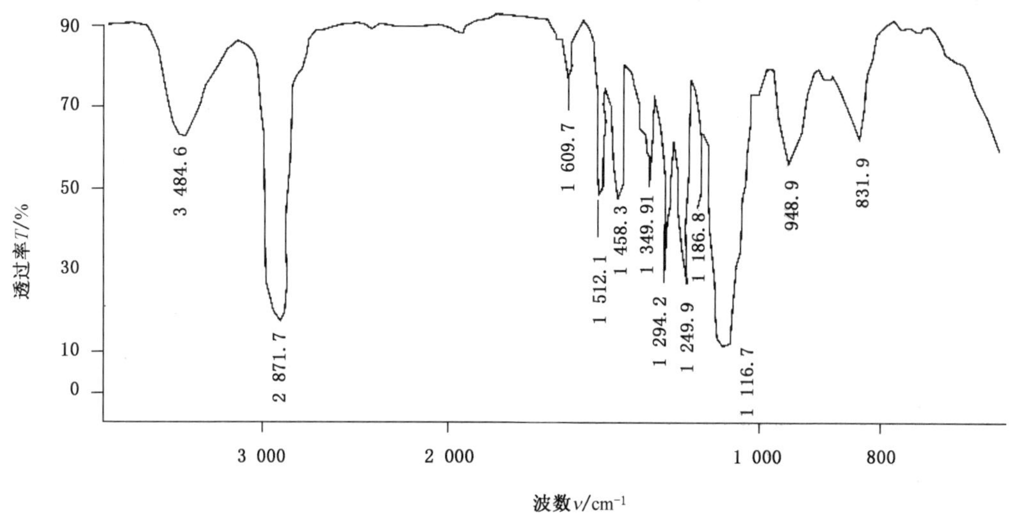

图 D.1　NP-10 的红外光谱图

WEGO威高

山东威高宏瑞医学科技有限公司

Shandong Weigao Hongrui Medical Technology Co. , Ltd.

公司简介

山东威高宏瑞医学科技有限公司是山东威高药业有限公司的全资子公司、隶属于威高集团。威高宏瑞医学产品涵盖内镜清洗消毒及诊疗产品、感控消毒产品、医用设备三个方面，是集医疗器械相关产品开发、销售于一体的科技公司。公司力量雄厚，拥有完备的质量检测设备和质量保证体系，生产工艺设备先进，生产车间具有 ISO 13485 认证。公司致力于为医疗机构提供速效、安全、便捷的消毒产品和服务，偕同白衣使者，开创健康未来。

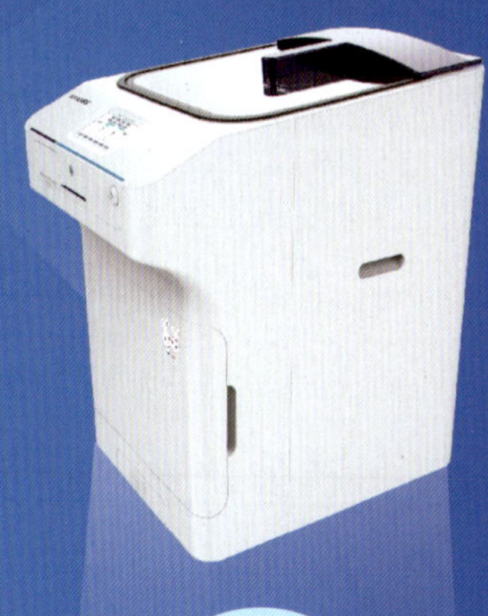

洗消机
S 系列

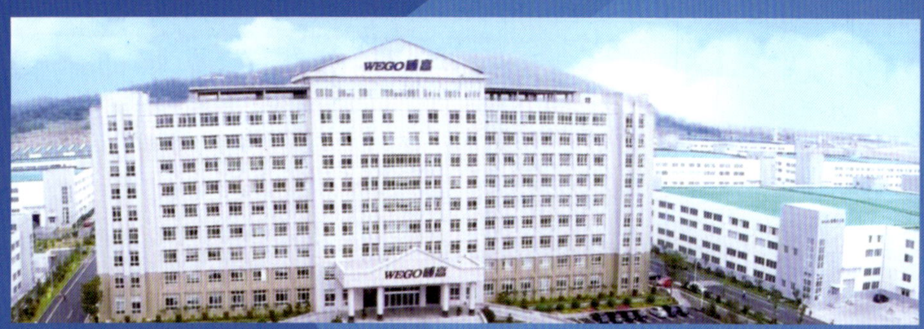

主要产品

瑞可安
Ⅱ型过氧乙酸消毒液

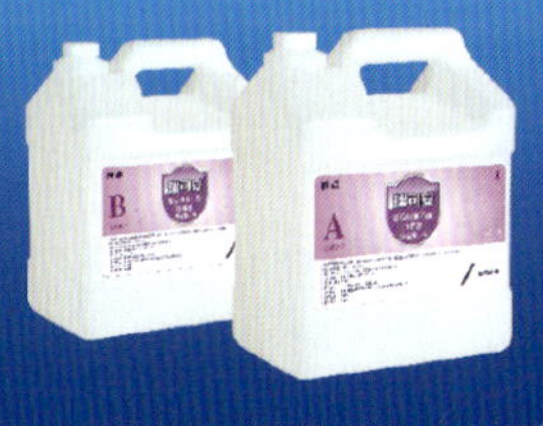

瑞可安
Ⅲ型过氧乙酸消毒液

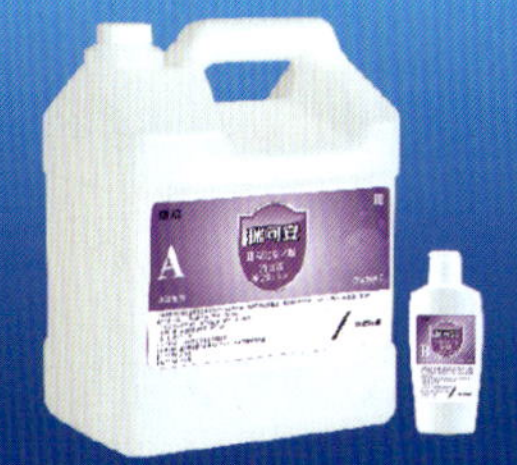

瑞可安
低温复方双链季铵盐消毒液

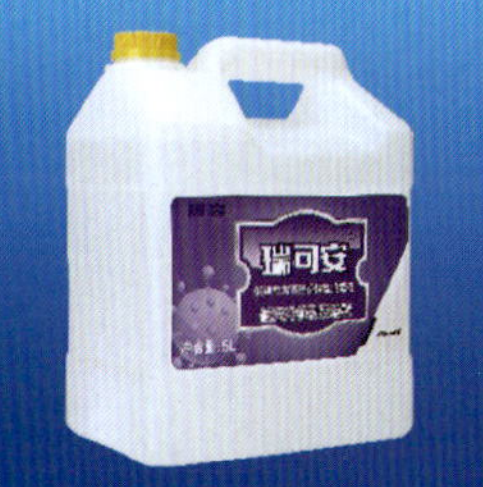

洗消机
P 系列

瑞可安
灭菌粉

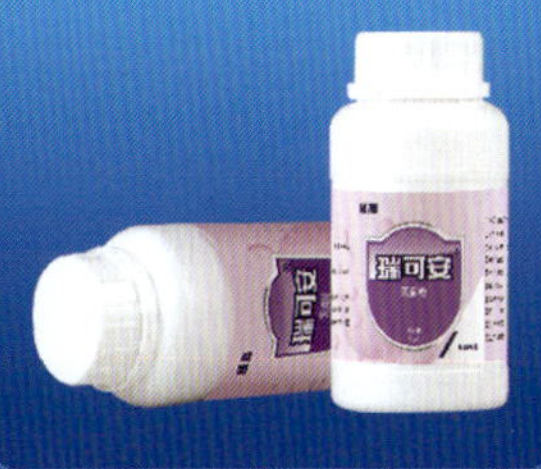

瑞可安
速干手消毒液

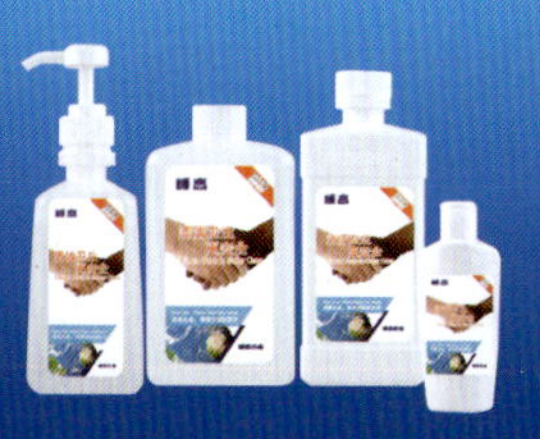

瑞可安
复方醋酸氯己定消毒液

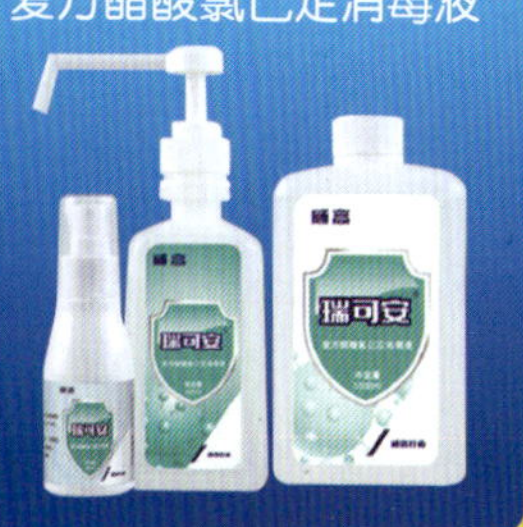

瑞可安复合双链季铵盐
消毒液（含无纺布）

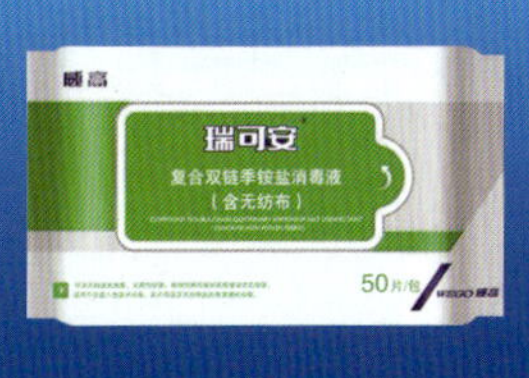

瑞可安葡萄糖酸氯己定
（泡沫）消毒液

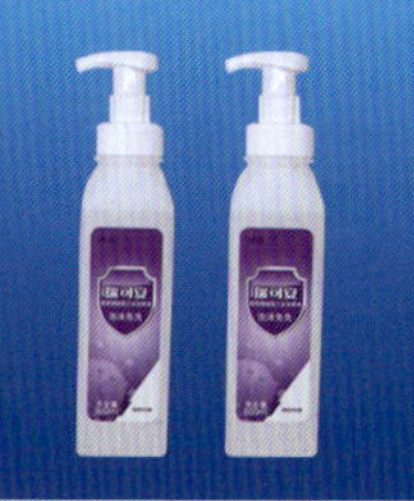

瑞可安抗菌洗手液

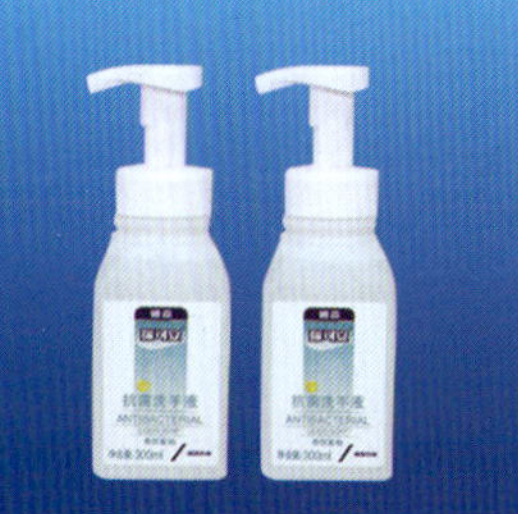

地址：山东省威海市经济开发区
崮山镇龙安路 70 号
电话：+86 631 5651 088

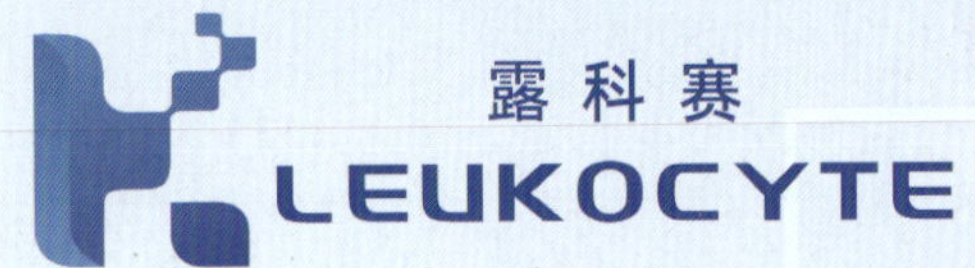

露科赛生物科技有限公司

致力于生物技术及相关仿生产品的研制，是一家以研发高稳定、高浓度、高纯度的中稻分子态次氯酸消毒液为核心技术的高新技术企业。公司通过引进日本新技术，最终实现了突破，研发出更具特色，并且具备完全独立知识产权的新一代消毒灭菌产品——中稻分子态次氯酸消毒液（中稻水）。

先端核心技术

目前公司掌握了高稳定、高浓度、高纯度的中稻分子态次氯酸消毒液的生产工艺、生产设备，以及人群密集（尤其是非特定人群）空间智能动态消毒灭菌的先端核心技术，为人群密集空间动态消毒灭菌领域提供了更可靠的保障，可实现常态化动态疫情防疫防控。人体血液中白血球（白细胞）杀灭入侵的细菌或病毒时，先将其包裹俘获，然后合成分泌次氯酸（HClO）将其灭活。次氯酸是人体防御系统的第一卫士。次氯酸一般存在于水溶液中，自然界中无法单独存在。次氯酸被日本厚生劳动省和美国 FDA 认定为食品添加物级抗菌剂，次氯酸也是国际食品安全 HACCP 认证的重要保障。中稻分子态次氯酸消毒液具有极强的穿透性、氧化性，能穿透微 生物的细胞壁、细胞膜或芽孢的外壳，破坏其核糖核酸物质 DNA 或 RNA，从而广谱灭杀各类病毒和细菌，瞬间灭杀率 99.999%。

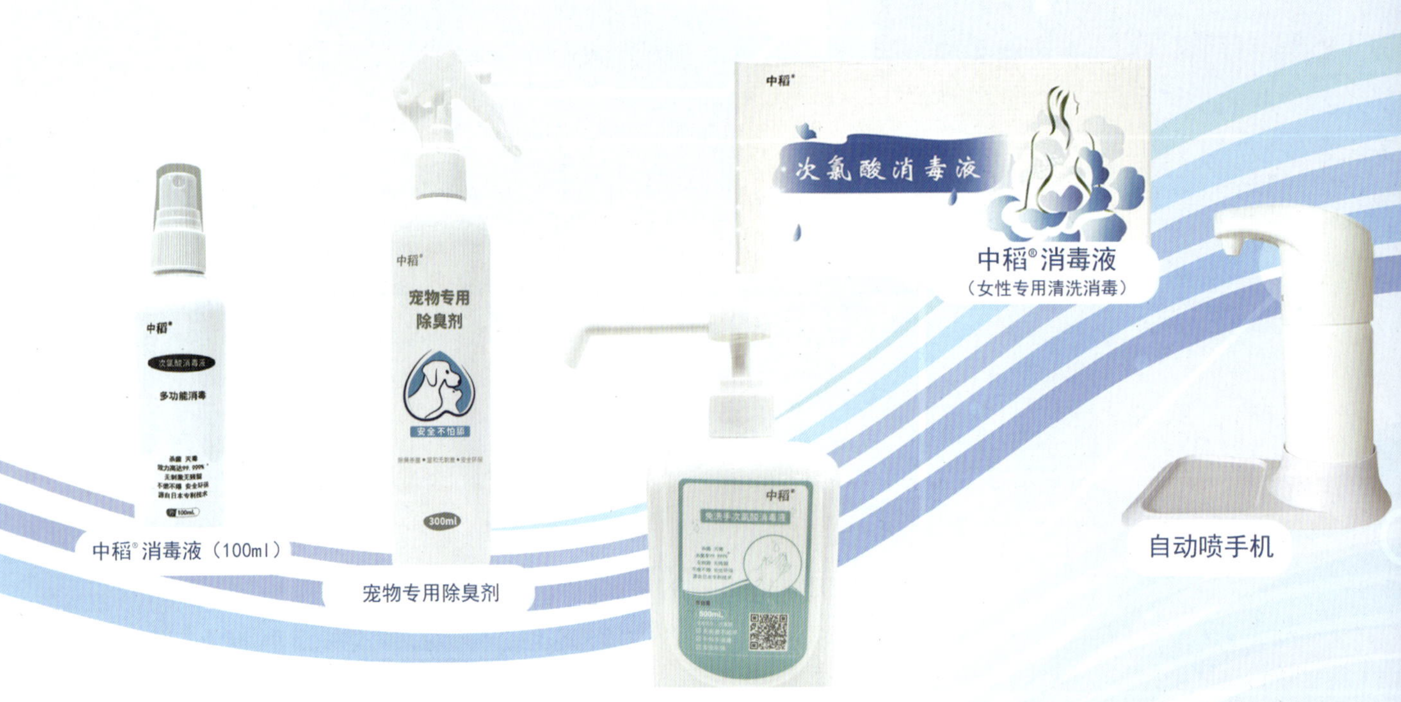

中稻®消毒液（100ml）

宠物专用除臭剂

免洗手次氯酸消毒液

自动喷手机

常态化动态疫情防控技术

露科赛生物科技有限公司通过导入工业 4.0 概念，并融入物联网技术，研发并实现了 AI 智能控制的“人群密集空间智能动态疫情防控系统”，该套系统具备“动态疫情预防（监测）、动态消毒灭菌”功能，通过在人群密集空间中配备中稻分子态次氯酸消毒液应用装置在各个空间进行雾化消毒灭菌，系统可以进行动态疫情预防（监测）、动态消毒灭菌（控制）。在使用中稻分子态次氯酸消毒液消毒灭菌过程中完全可以人机共存，完全不会影响人们的正常工作学习生活，完全可以做到如紫外线消毒及臭氧消毒等传统消毒方式无法做到的空间动态消毒。适用于机场、车站、医院、学校和娱乐场所等人群密集（尤其是非特定人群）的空间。除此之外，物流的仓储空间、运输空间等也是完全适用的。人群密集空间智能动态疫情防控系统还能够瞬间除醛除臭，去除生活常见的异味和空气中的甲醛、苯、氨等对人体有害的 TVOC 气 体，为人类创造更安全更健康的工作、学习、生活环境。

安多福 adf SINCE 1990

中国消毒剂国家标准制定者与产业领航者

安多福简介

深圳市安多福消毒高科技股份有限公司成立于 1997 年，公司总部位于深圳市东部，美丽的滨海城区盐田，一直专注于生命健康领域的产业板块，并且在生物医药行业和消毒清洁行业都有着非凡的表现。安多福是集研发、制造、销售、技术支持与客户服务为一体的全产业链式国家级高新技术企业，多年来凭借着专业消毒领域数十年的技术积累和技术创新，参与了 13 项中国消毒剂国家标准的制定，并参与了大量的医院感染管理规范制定。

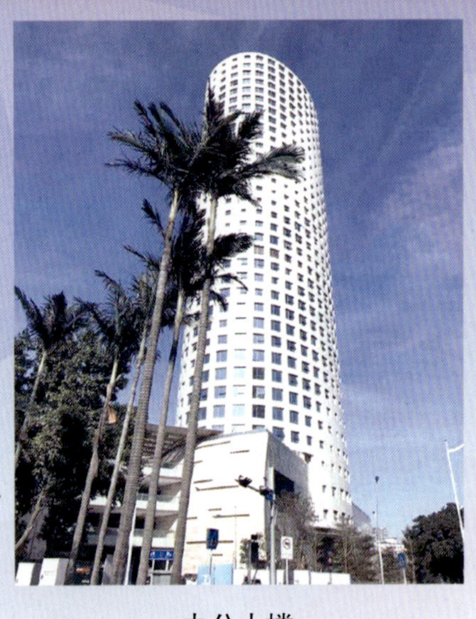

办公大楼

工厂大楼

为助推中国消毒清洁产业的发展，深圳市安多福消毒高科技股份有限公司发起创办了深圳市消毒清洁行业协会，助推中国消毒清洁产业技术进步和国家公共卫生安全。同时，安多福公司在盐田区现代产业服务中心建立的全国消毒防疫科普基地，是深圳市科协挂牌成立的市级科普教育基地，可为各方提供全方位的消毒防疫科普知识和解决方案，提高公众的传染病防疫能力。

在安多福的倡导下和深圳市科学技术协会的支持下，深圳市消毒清洁行业协会组织全国消毒与感染控制专家编写了中国消毒清洁教材，由中国科学技术出版社出版，为中国公共卫生安全体系提供了有力的科学技术保障。

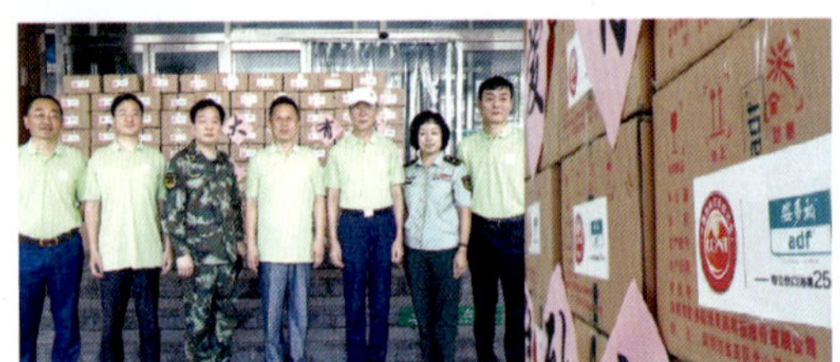

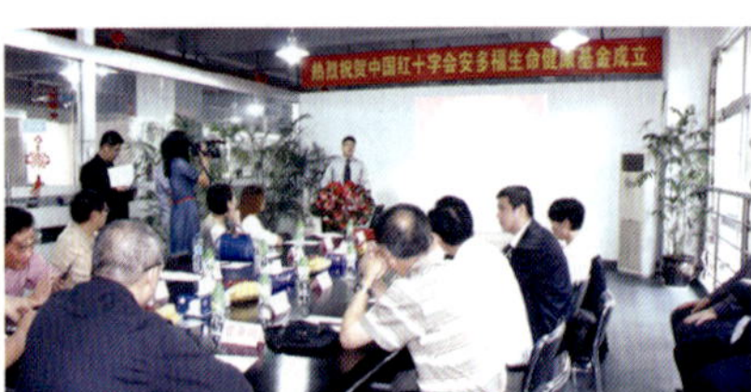

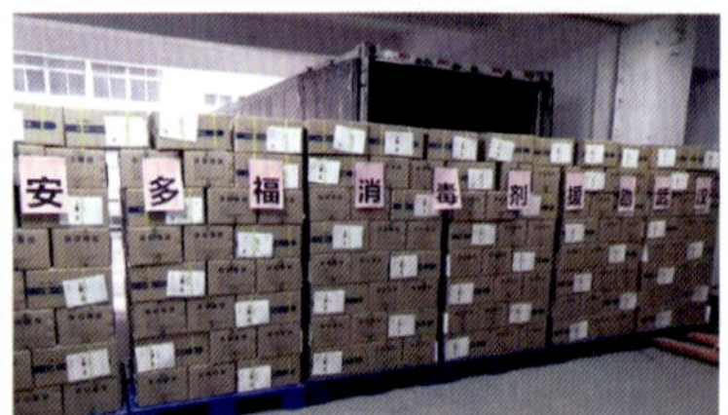

拥有强烈社会责任感与文化自信的中国企业

作为一家有着强烈社会责任感的中国企业，每一次大灾难面前都能看见安多福公益的身影，从 1998 年的长江洪灾， 2003 年的非典、2008 年的汶川地震、2015 年的天津港爆炸以及本次的全球新冠疫情，安多福所捐赠的消毒物资总是在第一时间送达前线。

2013 年，安多福与中国红十字会事业发展中心联合成立安多福生命健康基金，致力于帮助提高国人尤其是边远少数民族地区贫困老人的健康水平。

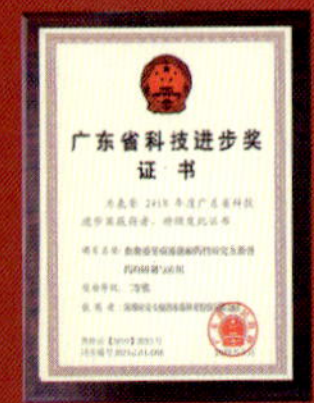

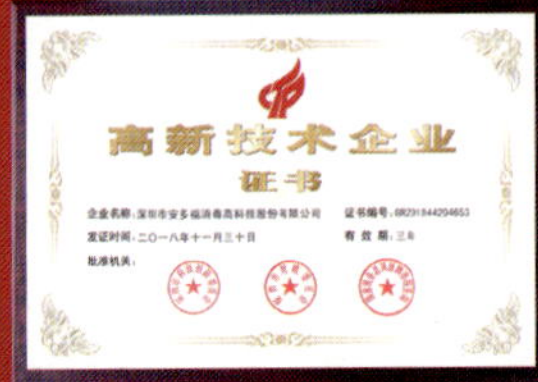

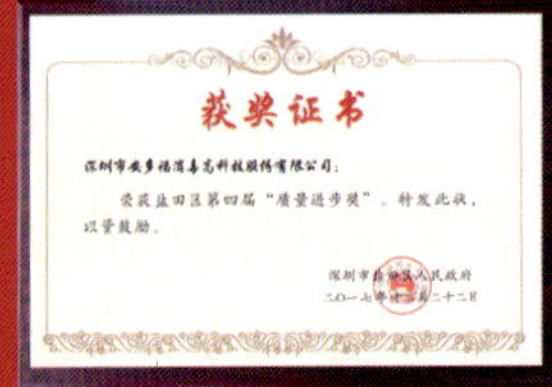

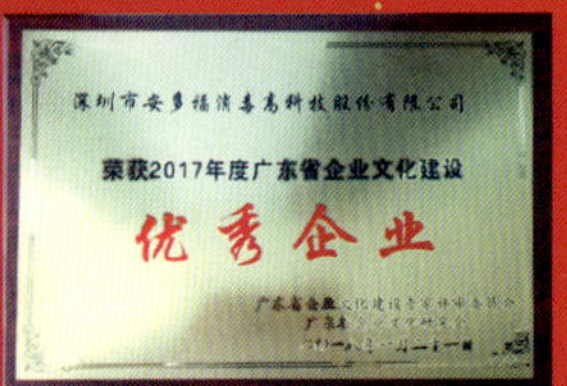

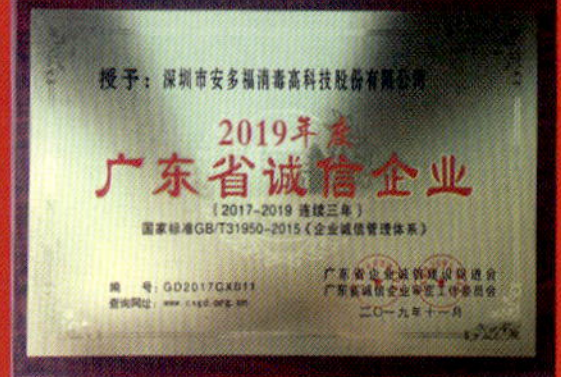

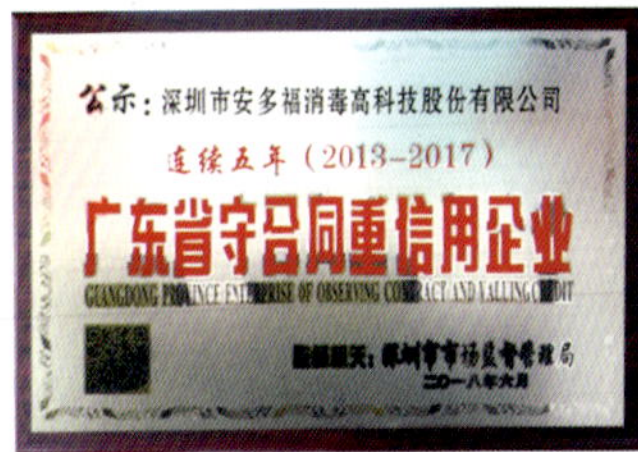

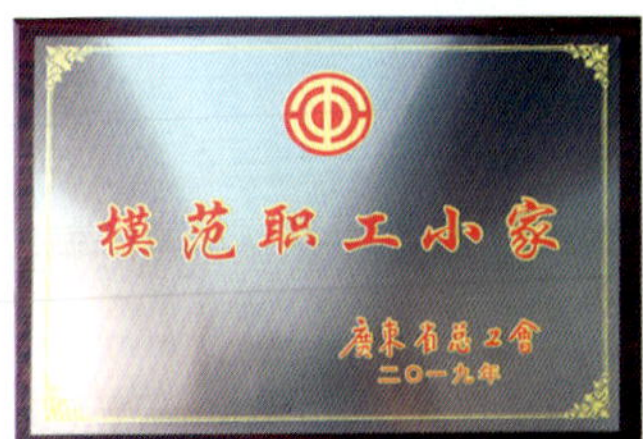

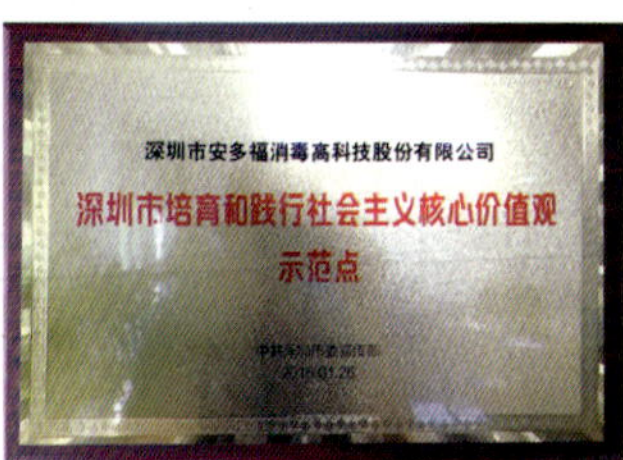

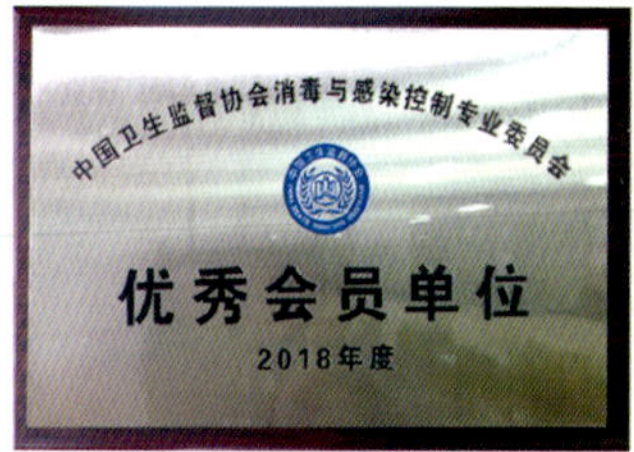

到今天安多福的技术创新从未停止，通过自有专利技术保护的各种配方、制造工艺，让安多福在消毒、日化、美妆、制药、清洁等各领域都保持着技术先进。

对于被世界卫生组织列入了21世纪人类最大威胁和挑战的“超级细菌”，安多福勇挑重担，技术攻关，成功研发杀灭“超级细菌”的国家级新产品，并获得广东省政府颁发的科技进步奖。

国际技术交流合作与全球市场商务合作

为保障技术创新和质量管理的先进性，安多福与国内外众多科研院校保持着频密的学术沟通与合作。

凭着先进的科技理念，原研创新的冒险精神，优秀的品质管控，安多福赢得全球客户的信赖，与国际国内品牌有着良好的商业合作，向世界提供高科技的高端中国制造。

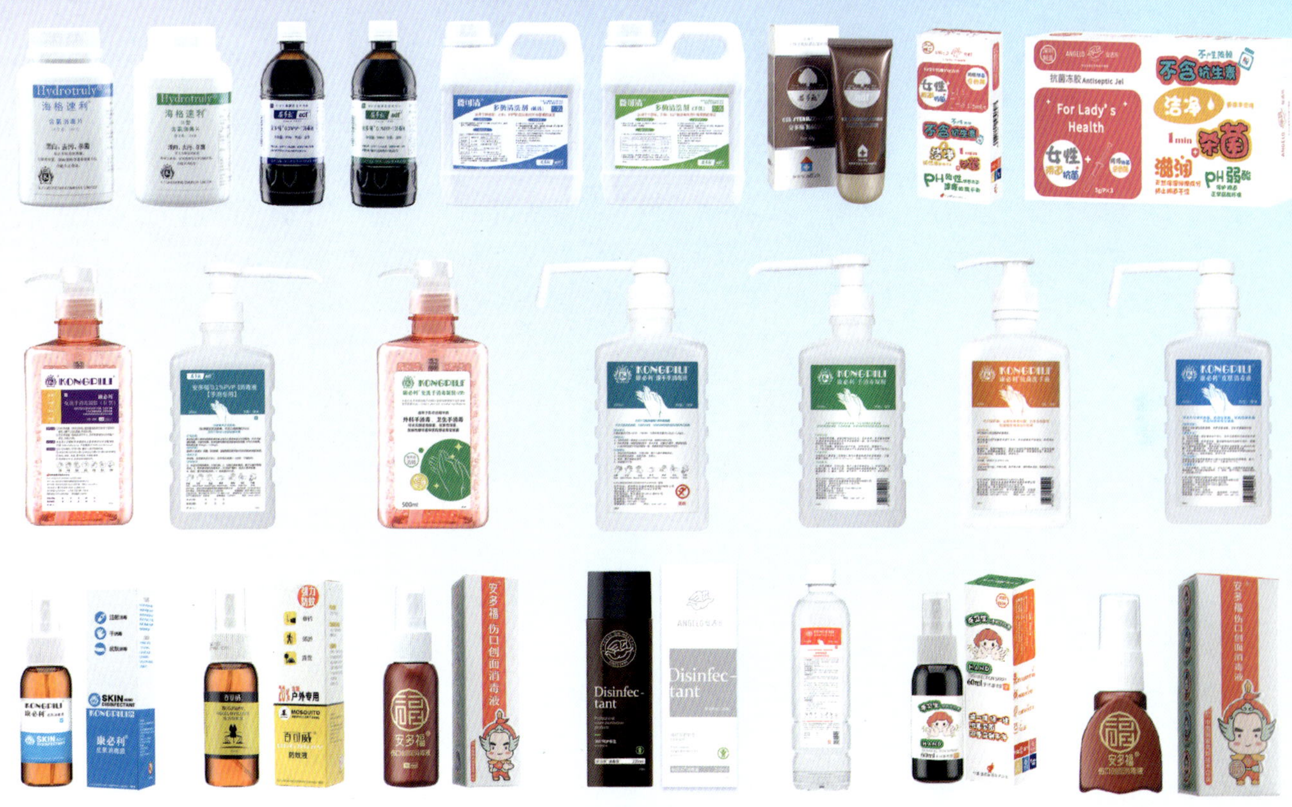

价值观与社会主义核心价值观高度一致

安多福建立伊始，就秉承着为人类健康而努力工作的初心，一直牢记大国工匠的责任，在中华民族荣耀的激励下砥砺前行，在人类命运共同体的精神指引下建设全球和谐社会，用科技制造的实业理念与行动报国。

在新时代努力奋斗，实现中华民族伟大复兴的中国梦是我们每一位安多福人的使命！

安多福 adf SINCE 1990 地址：深圳市盐田区北山工业区7栋 联系人：郑锦湖 电话：18926098488

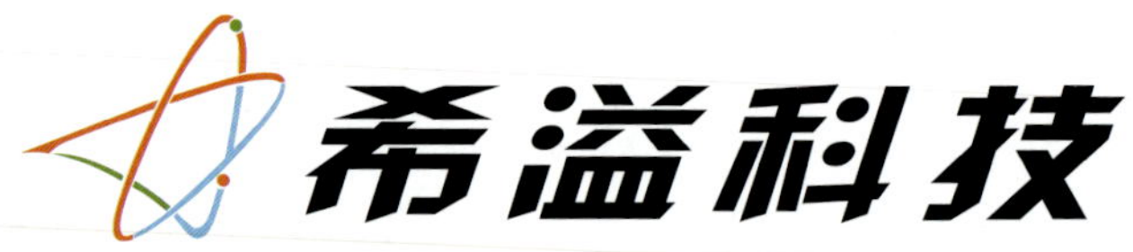

北京希溢科技发展有限公司

Beijing Xiyi Technology Development Co. , Ltd.

简介

北京希溢科技发展有限公司是一家科技创新型企业，是国内成功解决微酸性电解水生器设备生产科技企业，技术国际先进，产品安全可靠，稳定有效又环保，对环境不造成污染。公司产品具有广阔的市场发展前景，将产生良好经济效益和社会效益。旗下冉金环保科技发展有限公司位于江苏省昆山市，是“精雾“微酸性电解水生成器的生产基地。希溢科技作为“全国卫生产业企业管理协会”的常务理事单位，一直在为中国卫生事业作出自己的贡献。

希溢科技的使命： 以科技的力量，让环境更清洁，食品更安全，生活更健康。在消毒与环保领域打造成一家产品知名、技术先进、管理科学、产业地位显著和躬行社会责任、具有国际水准的企业。

此外，希溢科技旗下全资子公司冉金环保科技以展（苏州）有限公司，是一家高科技的制造企业。公司坐落于江苏省昆山市巴城镇石牌德昌路， 生产的产品有次氯酸水生成机、次氯酸水专用雾化机、手部消毒机、家用雾化机，用于 学校、 医院、垃圾站、厕所、酒店、畜牧业等对卫生要求较高的场合。

公司核心消毒技术、设备制造技术源于日本，创新于中国，服务于全世界。

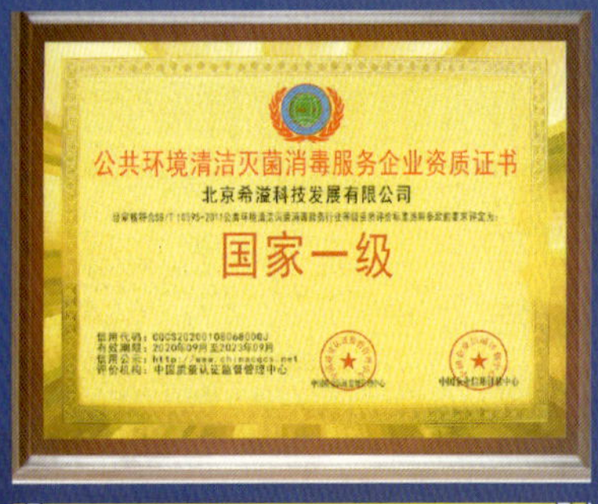

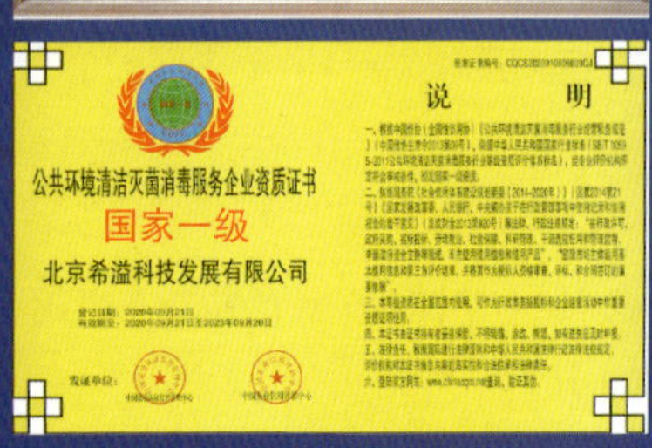

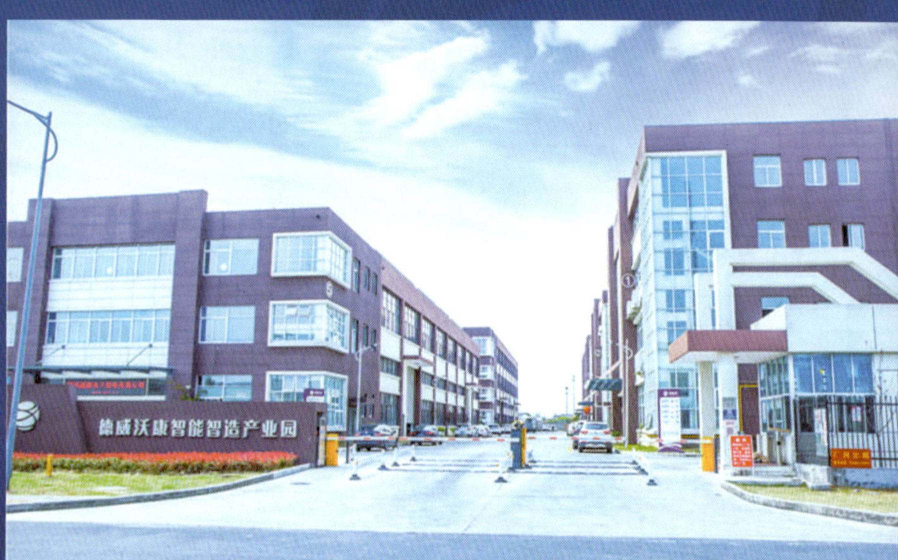

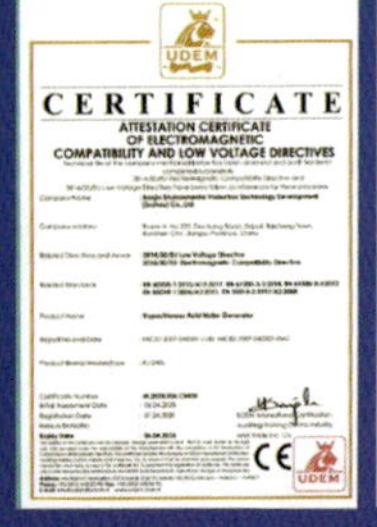

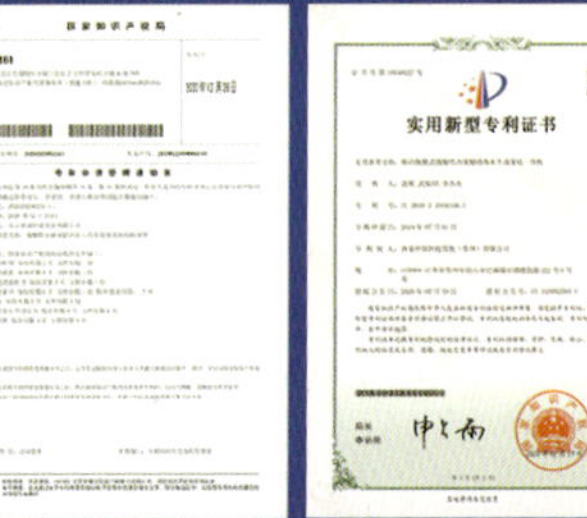

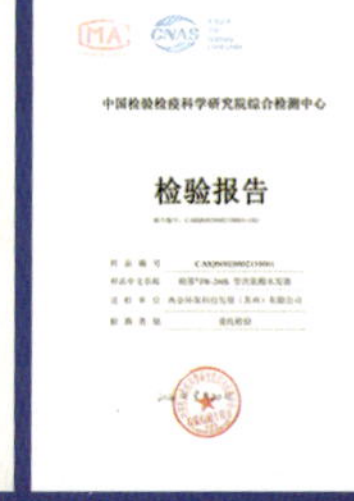

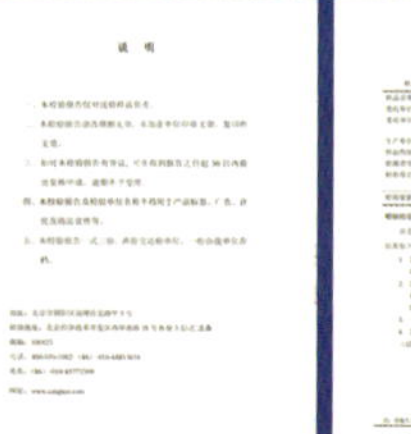

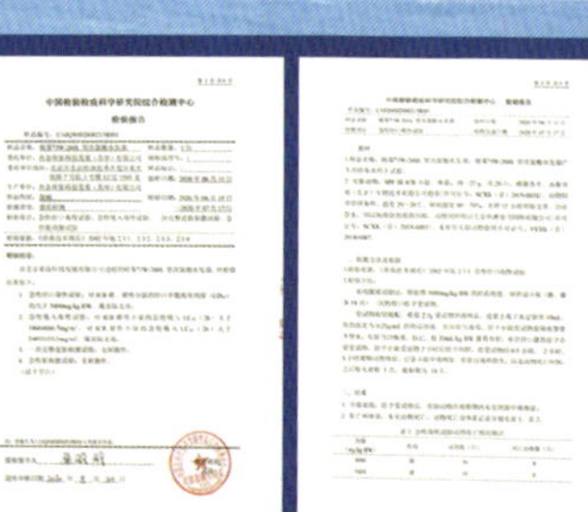

让消毒更简单
即开即用，
像使用自来水一样简单
无色、无刺激，不伤皮肤，安全无毒！
微酸性次氯酸水生成器
BDL300
Bidolon
必多隆
www.bidolon.com
Bidolon
Bidolon Environment Technology (Shanghai) co.,Ltd.
必多隆环境技术(上海)有限公司
地址：上海市金山区山阳镇山富西路289弄8号2幢
Add:Building 8,No289,ShanFuXi Road,ShanYan Town, JingShan,Shanghai,China
业务咨询：021-54842861
技术咨询：021-67298199
网　站：www.bidolon.com

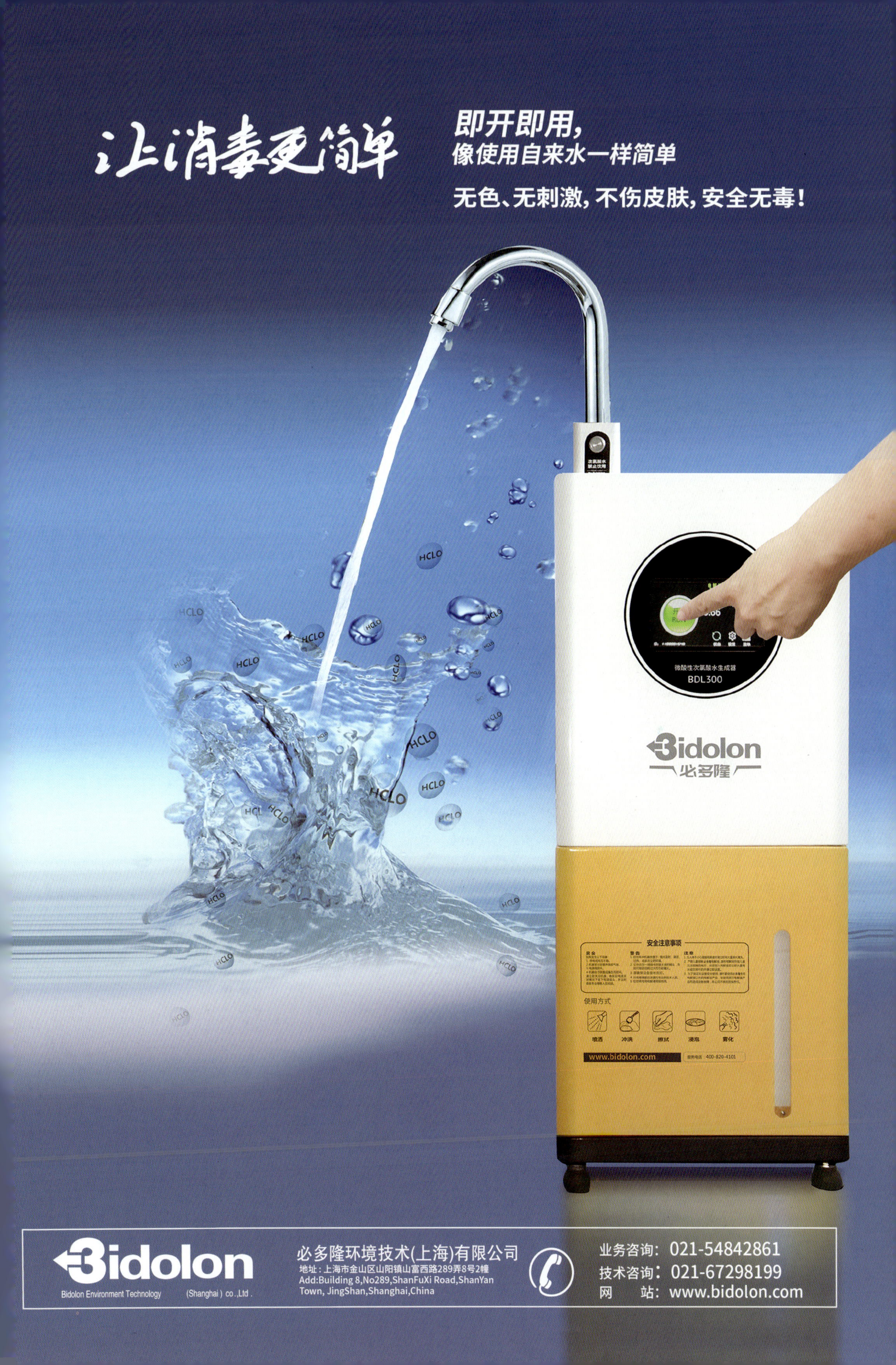

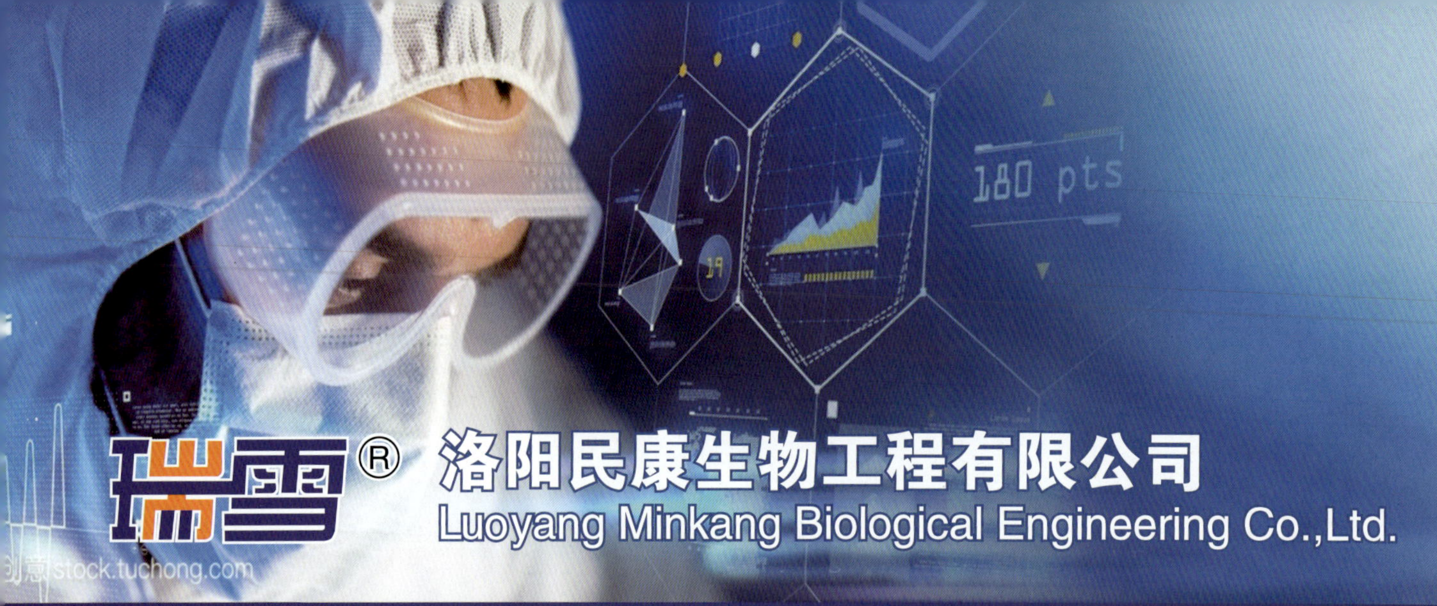

公司简介

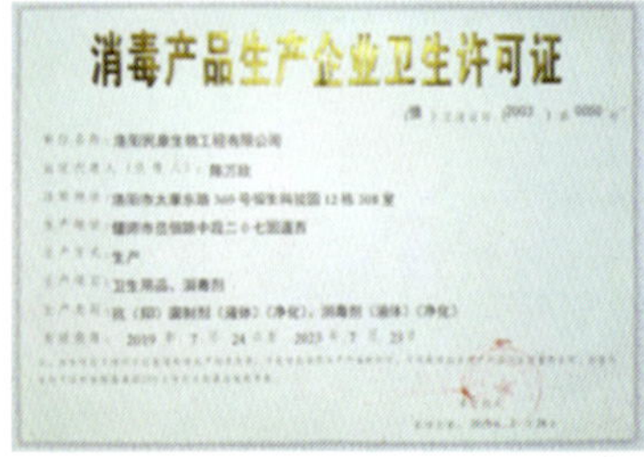

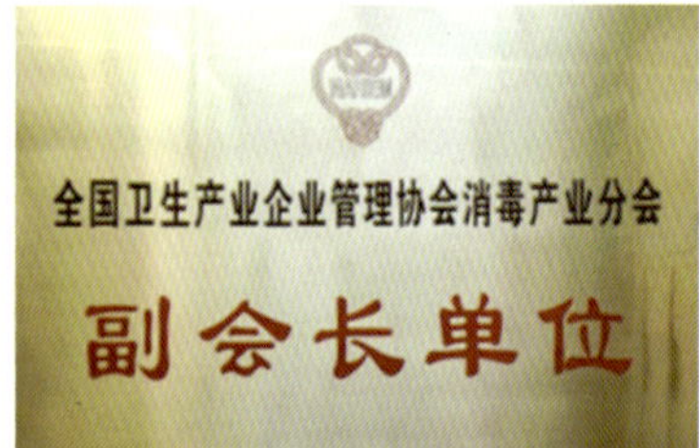

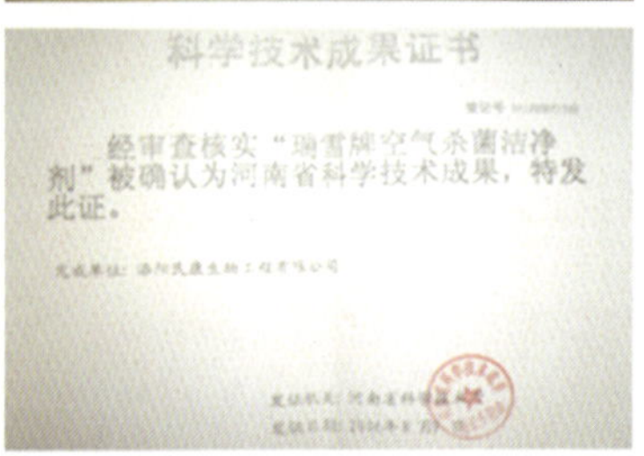

洛阳民康生物工程有限公司是以研发、生产、经营无机抗菌净化产品为主的高科技企业。公司生产地址位于洛阳东郊伊洛河之间，占地 20000m^2。瑞雪瑞雪®无机抗菌、空气净化、个人卫生等六大系列产品，广泛应用于医疗卫生、交通运输、食品饮料、公共环境、家居生活、个人用品、畜牧养殖、农业种植、水处理等诸多领域；瑞雪无机抗菌剂已通过中华人民共和国卫生部批准，通过中国人民解放军军事医学科学院，河南、河北、江苏等省级以上疾病预防控制中心等多家权威部门检测，公司为全国卫生产业企业管理协会消毒产业分会副会长单位，并通过 ISO 9001(2015 新版）质量管理体系认证和 CE 欧盟认证。

国内银离子无机抗菌产品已在多地医疗机构医用耗材集中采购招标中中标，并被多家医疗机构使用。

发明专利“瑞雪空气杀菌洁净剂”，已获得河南省科技成果、洛阳市科技进步二等奖，为“北京奥运会、上海世博会技术和产品、室内环境生物污染防控防控”推荐品牌。在杀灭细菌、灭活病毒、清除甲醛等有害气体、净化尘埃粒子 $PM_{2.5}$、室内环境污染治理等方面具有创新性，达到国际先进水平。

瑞雪系列卫生用品：免洗手抗菌剂、免洗手抑菌剂、创烧伤喷剂、男、女护理液、宝宝舒等使用方便、安全高效，深受广大用户的青睐，并荣膺军政采购推荐品牌。

民康公司将遵循以“科技创造新产品，健康营造新生活”的经营理念，不断创新，真诚服务，打造民族工业的新品牌，赢得广阔的市场空间。瑞雪进万家，健康满天下。

瑞雪瑞雪®免洗手抗菌液（随身清）

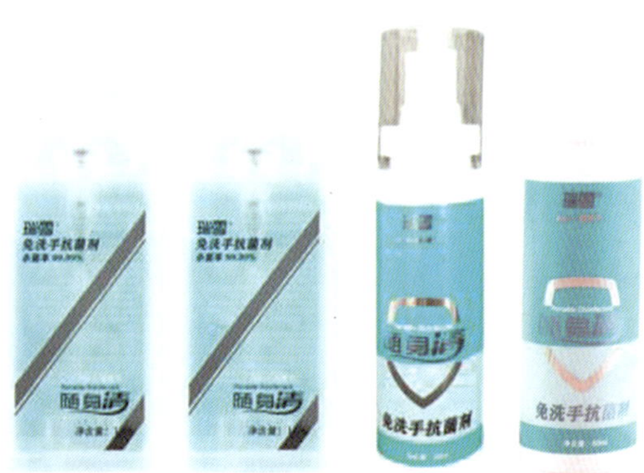

瑞雪瑞雪®免洗手抗菌剂含活性 Ag++ 和水性 H_2O_2 成分，具有高效、速效、广谱、无毒、无味、无刺激、无残留，安全环保等特点，可直接喷雾，使用方便，便于携带。

用餐前或接触物品后，直接喷洒于手或皮肤，可快速杀灭大肠杆菌、金黄色葡萄球菌、白色念珠菌、铜绿假单胞菌等多种致病菌， 有效预防疾病的发生与传播。

直接效果是，杀菌分解有机物过程可从气味变化中嗅出来，产品喷在洗过的手皮肤上和没洗到的手皮肤处，洗过的手皮肤上没味，没洗到的手皮肤处会闻到酸酸的味道，几分钟后没洗到的手皮肤处的酸味消失，完成杀菌过程，手臂处更干净。

理脱掉的防护装备，还需对使用过的防护装备进行消毒处理，工作人员还得及时做手部卫生、洗浴等自身的卫生处理，并且需要定时对换衣区域进行消毒确保安全，程序十分复杂且不能掉以轻心。对于较大的高风险消毒区域，在安全考虑下单个工作人员无法长时间滞留在消毒区域内工作，因此需要有更多的工作人员进入消毒作业。赛特智能的“智赛拉”感控机器人 K1 设定好任务参数后，可按照程序和指令快速执行消毒任务，作业期间遇见障碍物可自主规避、遇到电动门可进行通信开关门，并且无惧病毒和消毒工作带来的伤害，可长时间工作。结束单个区域的消毒工作后，“智赛拉”感控机器人 K1 通过对自身消毒剂喷洒消毒和自身百叶翻转实现对本体的消毒，确保机器人不会成为污染源，完成自身消毒后会自动前往下一个需要感控机器人工作的区域。机器人本体外壳采用耐腐蚀抗污染的材料制作，工作人员可轻松对机器人进行洗消处理。

3. 消毒方式灵活，满足不同场景的消毒需求

消毒机器人通常具备多种消毒方式，常见的是消毒剂喷雾＋紫外线的组合。赛特智能的“智赛拉”感控机器人具备大容量双液腔的喷雾装置以及多根紫外灯，满足不同区域的消毒作业需求。在需要高水平消毒的区域可采用高浓度的高水平消毒剂进行消毒，在中水平消毒的区域则采用较低浓度的消毒剂或中水平消毒剂进行消毒，对低水平消毒的区域可采用低浓度或低水平的消毒剂，根据不同区域的需求合理使用消毒剂避免过度消毒。消毒剂通过雾化装置变成小于 10μm 的消毒粒子喷入空间内，雾滴会在空气中进行布朗运动与空气混合并与空气中的微生物颗粒充分接触达到有效消毒的效果，这种喷雾的方式把消毒剂体积细小化但不会对药剂效力产生损失，提高了消毒剂在空间的利用效率。并且，由于在做布朗运动的消毒剂颗粒较小，消毒剂雾粒触碰到物体表面不容易破碎，比起使用消毒液直接擦拭和喷洒的方法对物品的腐蚀性会更小。

除了使用单一的喷雾消毒模式以外，还可以使用紫外线消毒。紫外线消毒的方式需要对消毒目标进行持续性的直接照射，采用固定位置的照射容易遗漏一些角落，因此，机器人会在消毒的空间中自主移动到不同的位置里确保紫外线对消毒空间能够充分照射。对消毒有更多需求的消毒区域，可以采用先紫外线消毒后喷雾消毒的方式确保消毒效果，或者利用紫外线和某类消毒剂的协同作用采用喷雾和紫外线共同消毒达到更高效的消毒效果，或者先喷雾消毒后采用紫外线促进某类消毒剂加速降解以缩短消毒剂消毒后降解的等候时间，赛特智能的“智赛拉”感控／消毒机器人在满足多种灵活配置的消毒模式上，起到了引领作用。

4. 远程问诊、小额配送、红外测温助力感控

赛特智能的“智赛拉”感控／消毒机器人业务能力除了消毒功能以外，还具有带消毒功能的配送箱、远程问诊和红外测温功能，可以帮助医护人员把物品送入隔离病区，协助隔离病区外的医生护士和病区内的患者进行远程问诊，在初步诊断的过程中提供有效沟通途径，可以减轻医患双方的心理压力。红外测温功能能够远程对人体体温进行测量，遇到体温异常的人员实时警报并上传数据，在隔离病房内可以帮助医生护士远程测量体温和建立数据档案，在门诊大厅可以帮助医院防控人员监控外来人员的体温情况。这些功能让感控机器人的应用场景不局限于消毒场合，能够结合临床情况助力医院进行院感防控系统的建设。

总结

近年来，消毒机器人克服了很多人力消毒的不足，正被消毒领域广泛接受和应用。相较于传统人工消毒作业方式，随着人力成本上升和科学技术发展，消毒机器人的消毒效果、效率和成本方面的优势会不断增大，并且在市场需求的刺激下消毒机器人的功能将会更加丰富和专业。在很多领域，如机场、学校、酒店、医院、服务大厅、畜牧场、工厂等地方会越来越多的看到消毒机器人的身影。

参考文献

[1] GB 27948—2020　空气消毒剂通用要求

[2] WS/T 368—2012　医院空气净化管理规范

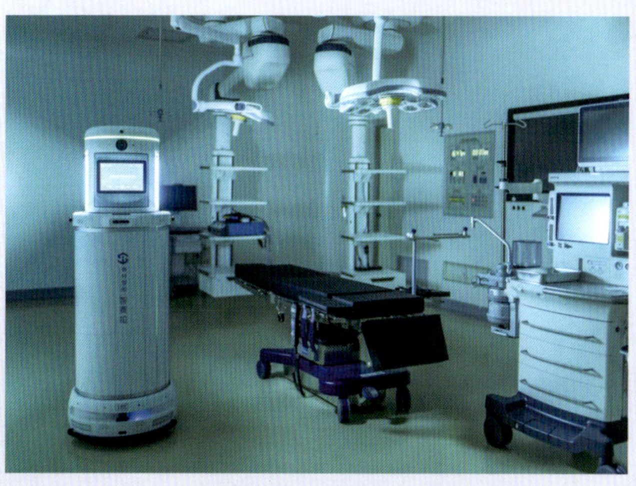

东莞市八谷生物技术有限公司

Dongguan Bagu Biotechnology Co. , Ltd.

东莞市八谷生物技术有限公司（以下简称八谷）成立于 2018 年，是一家致力于高端消毒剂研发和生产的高新科技企业。

八谷依托关联公司长达 25 年的环保农用化学品和消杀化学品的研发经验，专注于世界前沿消毒技术——过氧化氢银离子消毒技术的研发。公司现有消毒剂专业人才 100 多人，现代化的研发试验室 1000m^2，以及年产量达 10 万吨的标准化生产车间。八谷正在发展成一家集研发、制造、销售于一体的高新科技企业，并不断向着国内消毒剂领军企业的方向发展。

八谷综合多年的化学品研发经验和全球先进的消毒剂技术，研发出全新一代绿色环保消毒剂——八谷银，可直接作用于人体、食品及相关设备，广泛应用于国内外食品加工业、工业、农业、交通、物业、畜牧养殖、医疗机构、卫生防疫、居家生活等各个领域。

八谷秉承绿色科技，开放融合的发展理念，致力于将国际前沿的消毒技术与不同的产业、行业相结合，把科技转化成造福民生的生产力，我们以“竭力让国内更多有需求的企业、单位及个人使用到世界先进的消毒产品及技术”为使命，实现公司“关爱健康，人类共享”的企业愿景！

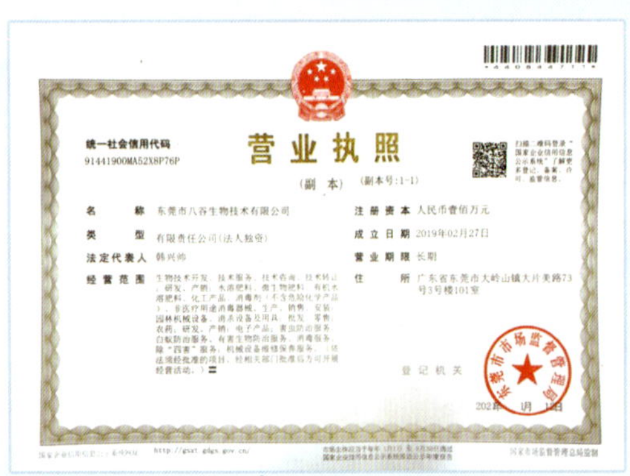

统一社会信用代码
91441900MA52X8P76P

营业执照

（副 本）（副本号:1-1）

名 称 东莞市八谷生物技术有限公司

类 型 有限责任公司（法人独资）

法定代表人 韩兴帅

经营范围 生物技术开发、技术服务、技术咨询、技术转让；研发、产销：水溶肥料、微生物肥料、有机水溶肥料、化工产品、消毒剂（不含危险化学产品）、非医疗用途消毒器械；生产、销售、安装：园林机械设备、消杀设备及用具；批发、零售：农药；研发、产销：电子产品；害虫防治服务、白蚁防治服务、有害生物防治服务、消毒服务、除“四害”服务、机械设备维修保养服务。（依法须经批准的项目，经相关部门批准后方可开展经营活动。）

注册资本 人民币壹佰万元

成立日期 2019年02月27日

营业期限 长期

住 所 广东省东莞市大岭山镇大片美路73号3号楼101室

登记机关

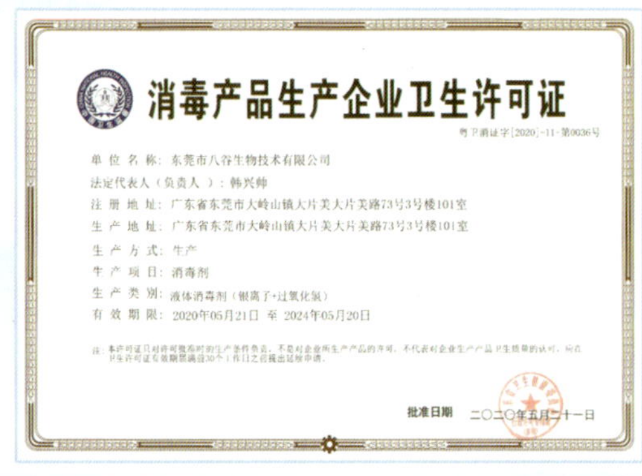

消毒产品生产企业卫生许可证

粤卫消证字[2020]-11-第0036号

单 位 名 称：东莞市八谷生物技术有限公司

法定代表人（负责人）：韩兴帅

注 册 地 址：广东省东莞市大岭山镇大片美大片美路73号3号楼101室

生 产 地 址：广东省东莞市大岭山镇大片美大片美路73号3号楼101室

生 产 方 式：生产

生 产 项 目：消毒剂

生 产 类 别：液体消毒剂（银离子+过氧化氢）

有 效 期 限：2020年05月21日 至 2024年05月20日

批准日期 二〇二〇年五月二十一日

过氧化氢银离子

消毒液

净含量：5L

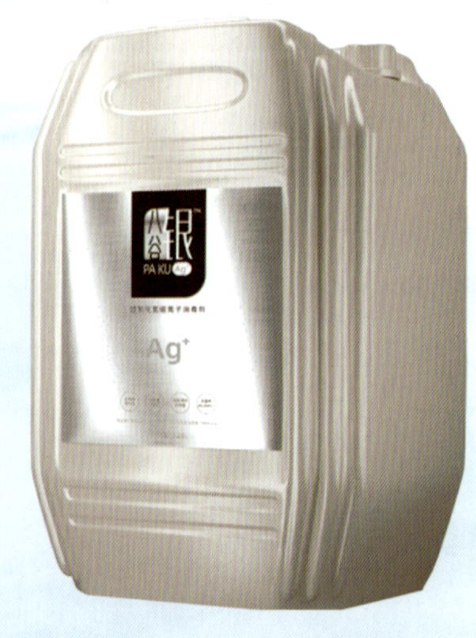

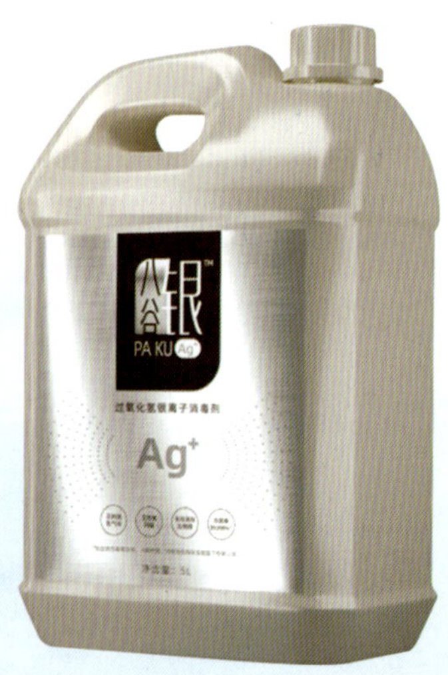

过氧化氯银离子

消毒液

净含量：300mL

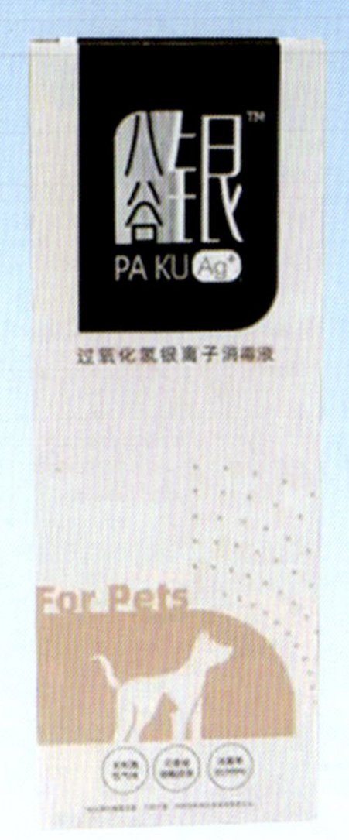

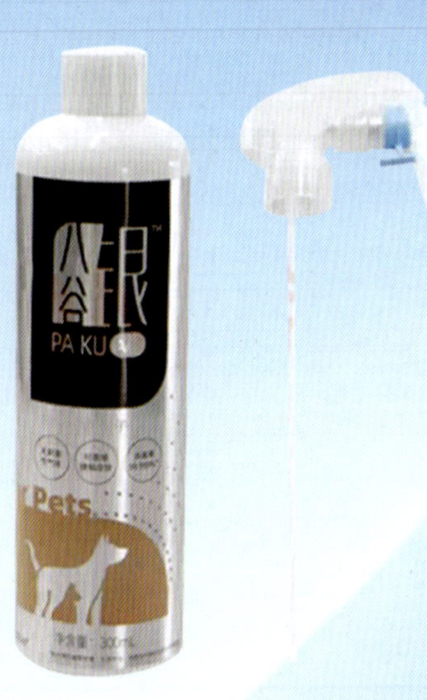

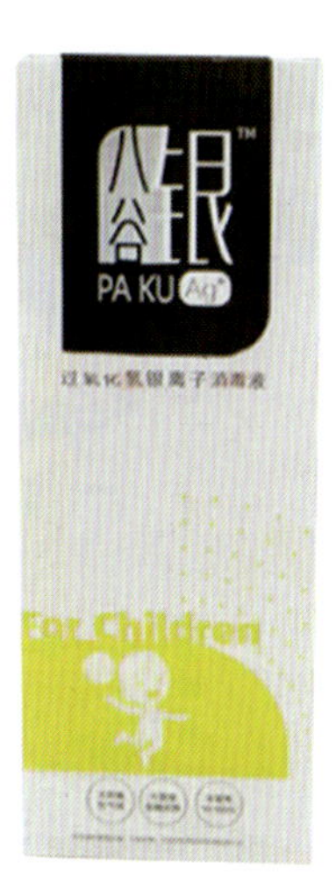

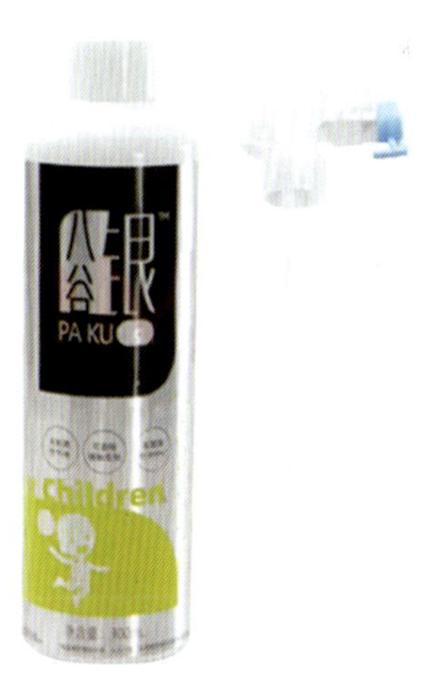

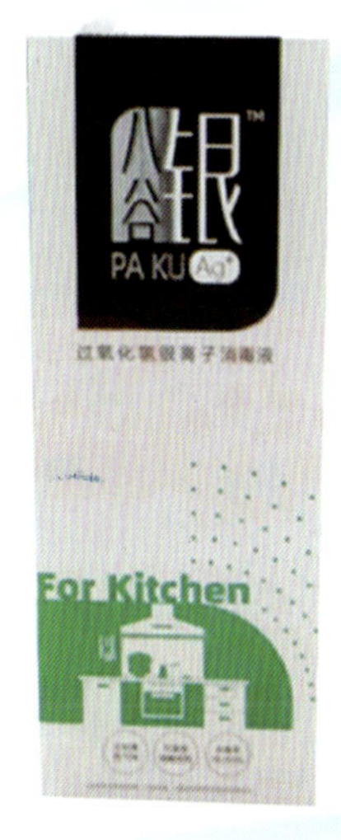

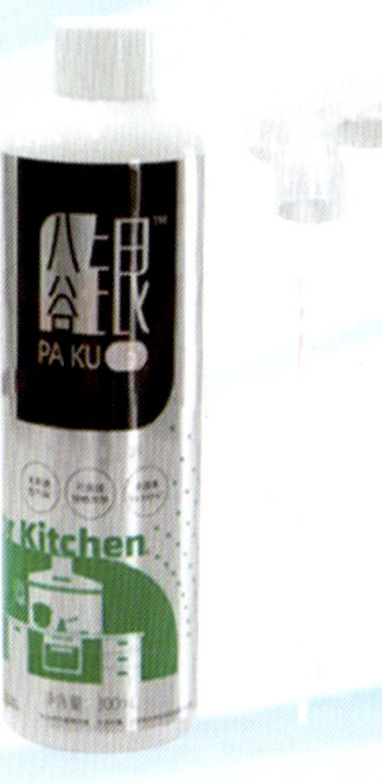

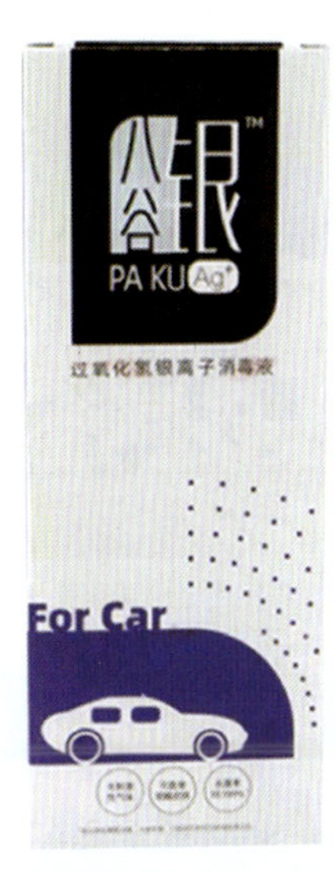

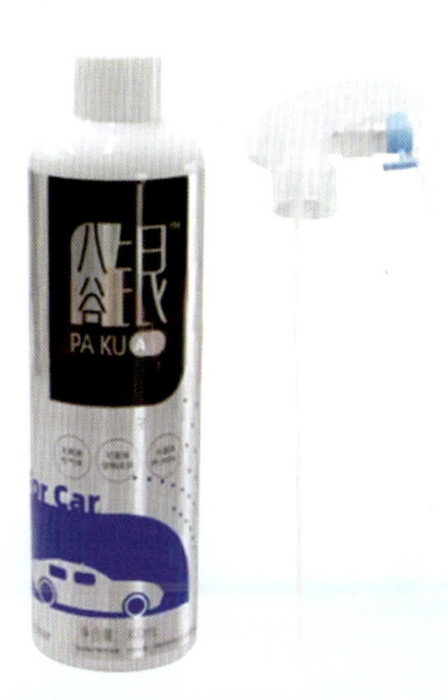

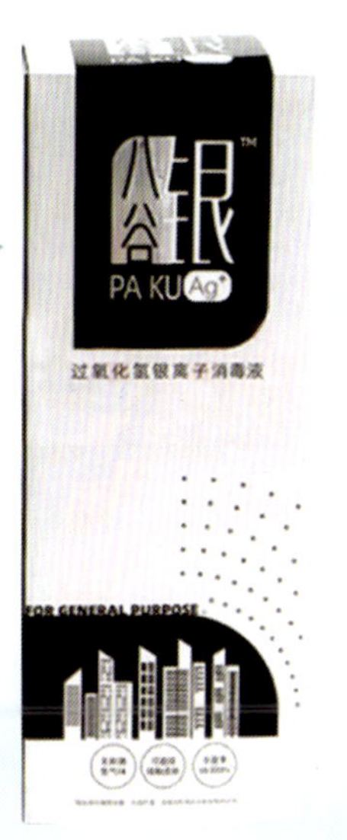

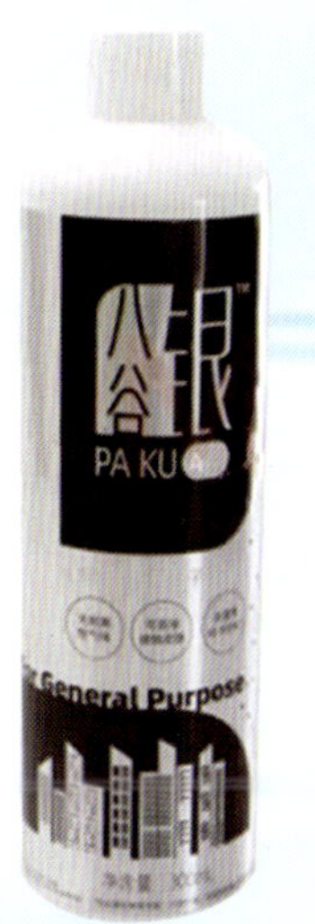

企业地址：广东省东莞市大岭山镇大片美路 73 号 3 号楼 101 室

通讯地址：深圳市宝安区西乡街水库路 113 号　　电话：0755-27840745　18824295010

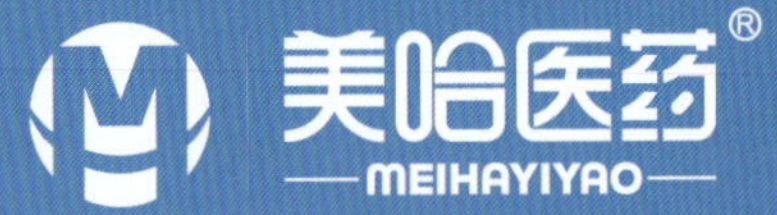

上海美哈医药科技集团有限公司
Shanghai ha medical technology group Co.,Ltd.

美哈制造

MADE IN MEI HA

科技创新　引领世界

专注女性健康产品研发生产

FOCUS ON WOMEN'S HEALTH PRODUCTSRESEARCH AND DEVELOPMENT PRODUCTION

企业文化

The enterprise culture

以诚为本 · 以信为根

价二不一 · 真而不欺

以礼相待 · 以行相帮

言出必行 · 行而必胜

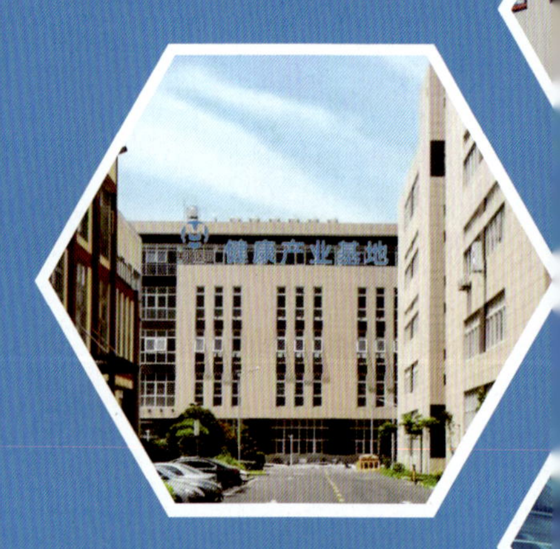

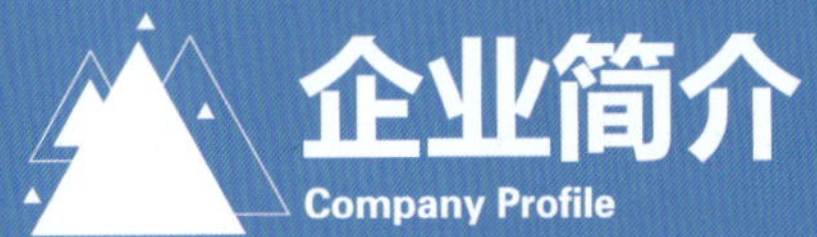

企业简介

Company Profile

1998年美国·美哈集团股份有限公司成立于美国纽约，中国总部·上海，旗下拥有上海美哈实业发展有限公司、上海哈美实业发展有限公司、上海美哈医药科技集团有限公司、上海美哈生物科技发展有限公司、香港美哈（控股）股份有限公司、上海哈健堂生物科技有限公司。拥有现代化10万级GMP生产基地。

美哈健康产业基地，专业专注相关健康产品的研发生产，产品涵盖私护抑菌凝胶、紧致内雕丹、紧致肽冻干粉、男士功能液、中药抑菌洗液、中药护垫、足浴泡腾片、脚气喷剂、清宫拉线丸、私处T膜等30余个私护系列和100多个主要产品等。产业基地位于奉贤，占地50亩，工厂面积约3600m²。美哈拥有多名博士、研究生、本科生在内的生物医药科技专业技术人才。基地内包括培养室、无菌检查室、缓冲间、实验室、研发中心、流水线、灌装间、留样间、仓库等。基地完全具备独立理化试验与配方研发实力，美哈始终坚持取之于民和服务于民并全面紧随大健康的步伐。

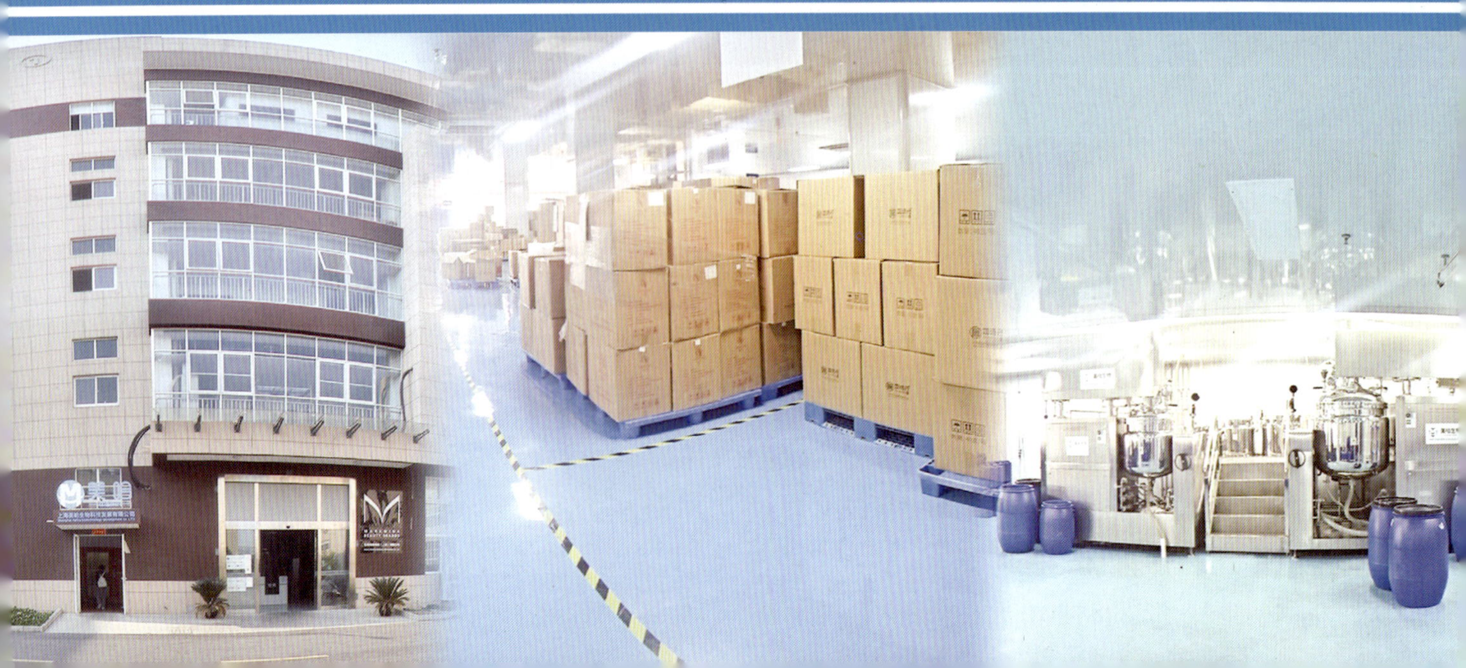

LIONSER®
朗索消毒

为生命·卫健康
PROTECTING HEALTHY

杭州朗索医用消毒剂有限公司

Lionser medical disinfectant Co., Ltd.

杭州朗索医用消毒剂有限公司创立于 1992 年，是一家集研发、生产、销售为一体的专业医用消毒产品企业。公司位于国家级著名旅游胜地千岛湖畔一建德市科技工业园区内。厂区面积 35 亩约 24000m^2，并通过了 IS0 9001:2008、IS0 13485 和 CE 等国内、外质量体系认证。

公司依靠雄厚的科研实力和对市场的精准研究，陆续研发和推出了消毒剂产品多达 40 余种，涉及医院环境消毒、物表消毒、医护人员手卫生、伤口及皮肤黏膜消毒、医疗器械的清洗与灭菌等预防院内感染的各个环节。

公司自 2006 年以来共获得专利 50 余项，多个项目先后被列为国家级科委、省市级重大科技项目，并且参与制定医疗机构消毒 8 项国家标准。公司已发展成为我国医用消毒剂行业的龙头企业、全国较大的医用消毒剂生产商和工业和信息化部浙江工信委战略物资定点储备单位，并参与国家消毒标准的制定。旗下产品已在全国各级医疗机构广泛使用并获得高度认可，已成为中国消毒灭菌行业和感染控制领域的知名品牌。

Lionser is a specialist in the R&D，manufacture and sales of medical disinfectants, it was founded in 1992 .The company produces more than 50 kinds of medical disinfectants,including hospital environment&surface disinfectants, hand antiseptics, wound & Skin Mucous Membrane antiseptics, Cleaning&Disinfection of Medical Devices, Preventing and controlling nosocomialinfection. Our products had been widely used by more than 80 percent medicalinstitutions in China, and been approved. So Lionser established a position of disinfection and control industries in China.

荣誉证书 | Certificate

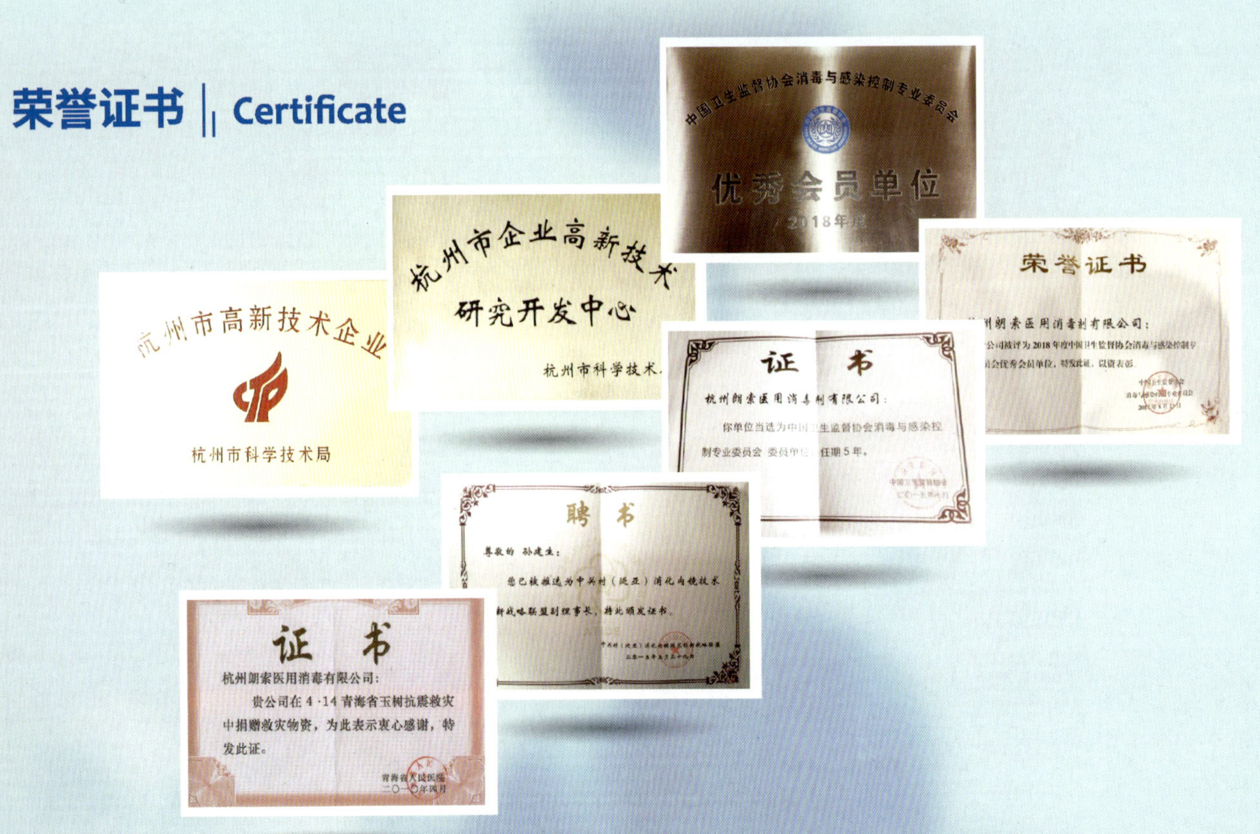

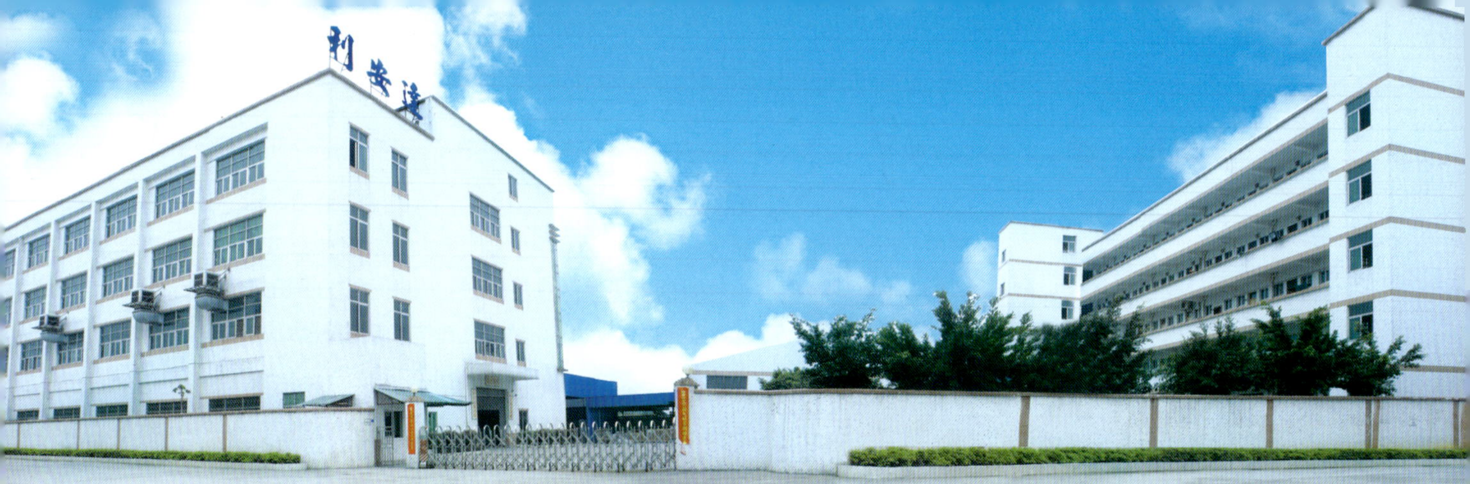

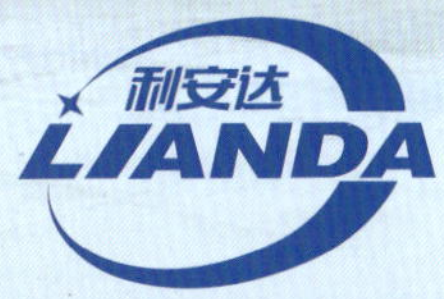

东莞市利安达环境科技有限公司

Dongguan Lianda Environmental Technology Co. , Ltd.

东莞市利安达环境科技有限公司成立于2002年，注册资金1500万，主要致力于医疗和商用中央空调系统领域的洁净空气解决方案，是一家集空气净化消毒产品研发、生产、销售于一体的国家高新技术企业。

利安达公司是广东省医疗器械协会理事单位、广东省室内环境卫生行业协会会员单位、广东省洁净技术协会副会长单位、深圳市洁净技术产业协会理事单位。利安达公司拥有自主品牌商标及整套产品知识产权，积极引进先进的环保理念和洁净技术，经过近20年的探索与创新，获得了中国科学院、国家空调设备质量监督检测中心、广东省疾病预防控制中心等机构颁发的产品合格检测报告，并取得了30多项专利技术。

利安达公司研发生产的系列空气净化消毒器、广泛适用于：医疗工程、轨道交通、空调工程、食品厂、楼宇大厦通风工程；幼儿园、银行金融系统、图书馆、展览室、博物馆、机场车站、酒店宾馆、住宅别墅等。并成功服务了沪昆高铁、湘雅医院，解放军第303、解放军第181医院，成都市第五人民医院、邯郸市中心医院等3000多家知名客户，服务销售网络遍布全国各地。

主要产品

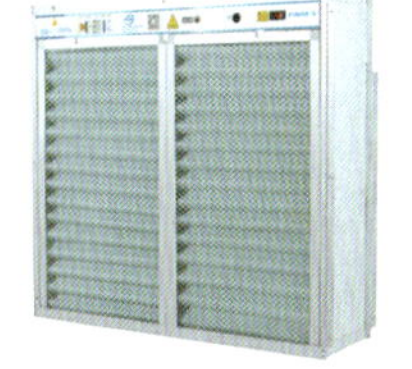
风柜电子式
空气净化消毒装置

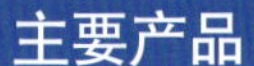
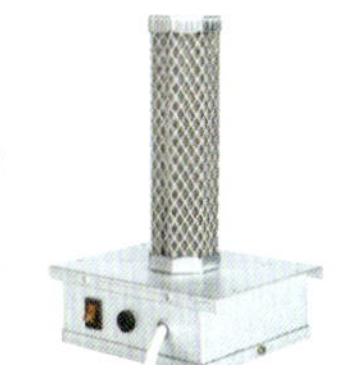
回风口电子式
空气净化消毒装置

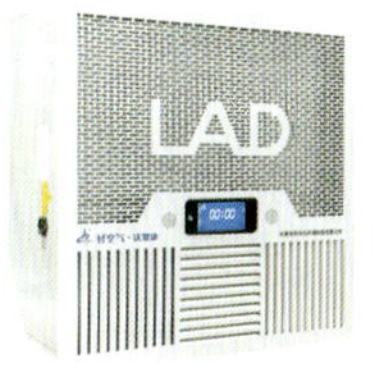
纳米光氢离子
空气净化消毒器

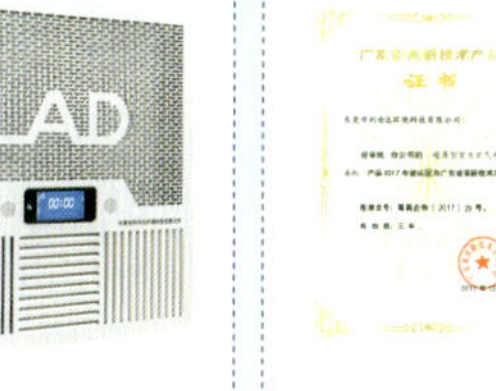

吸顶式
空气净化消毒机

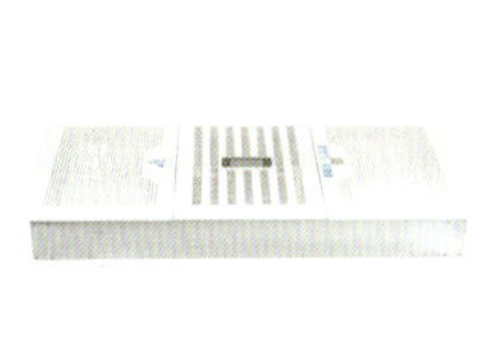
层流型
空气净化消毒屏

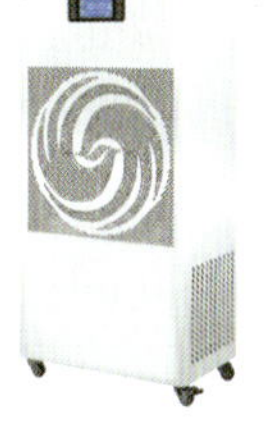
移动式
空气净化消毒机

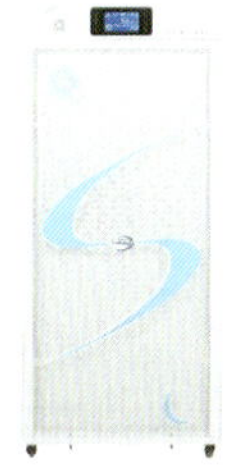
立柜式
空气净化消毒机

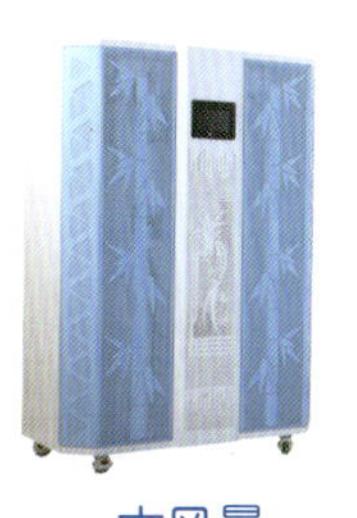
大风量
空气净化消毒机

资质证书

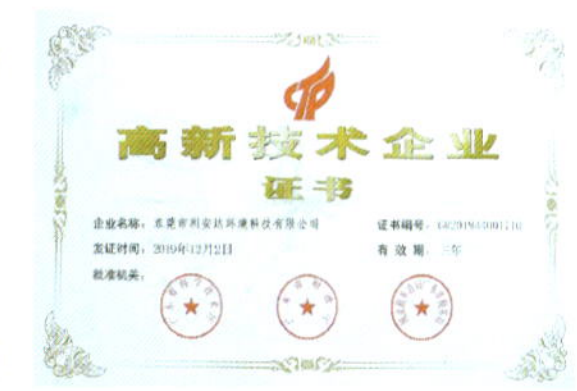

高新技术
产品证书

高新技术
企业证书

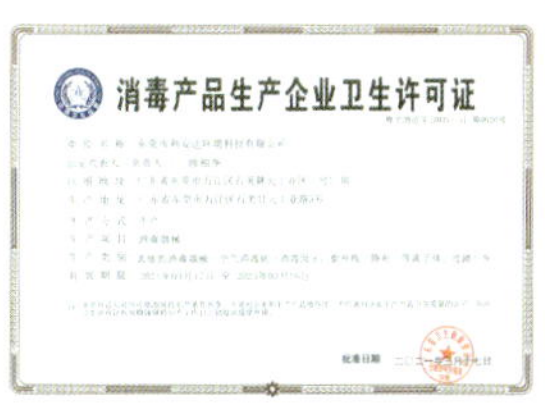

专利证书

消毒产品生产
企业卫生许可证

环境管理体
系认证证书

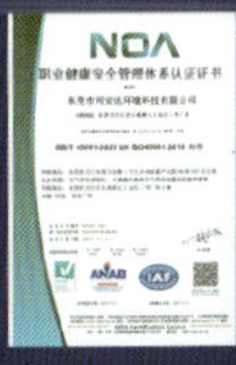

职业健康
管理证书

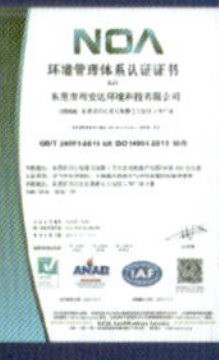

检测报告

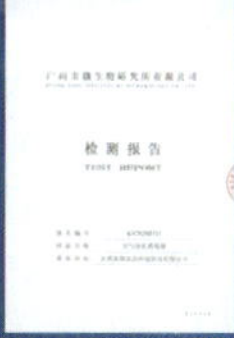
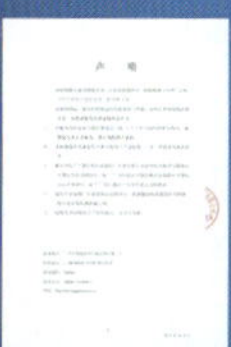
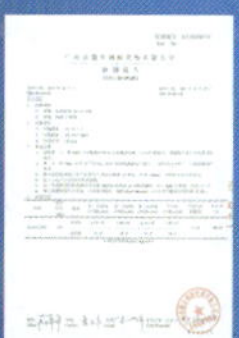
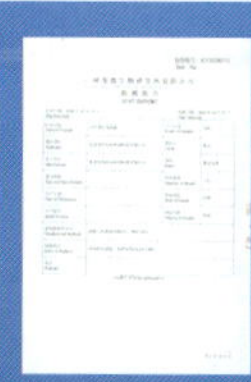

地址：广东省东莞市万江区石美工业区利安达工业园
全国免费服务热线 400-833-1183　王景：13631702005　董晓倩 :13602398161　座机：0769-22708610

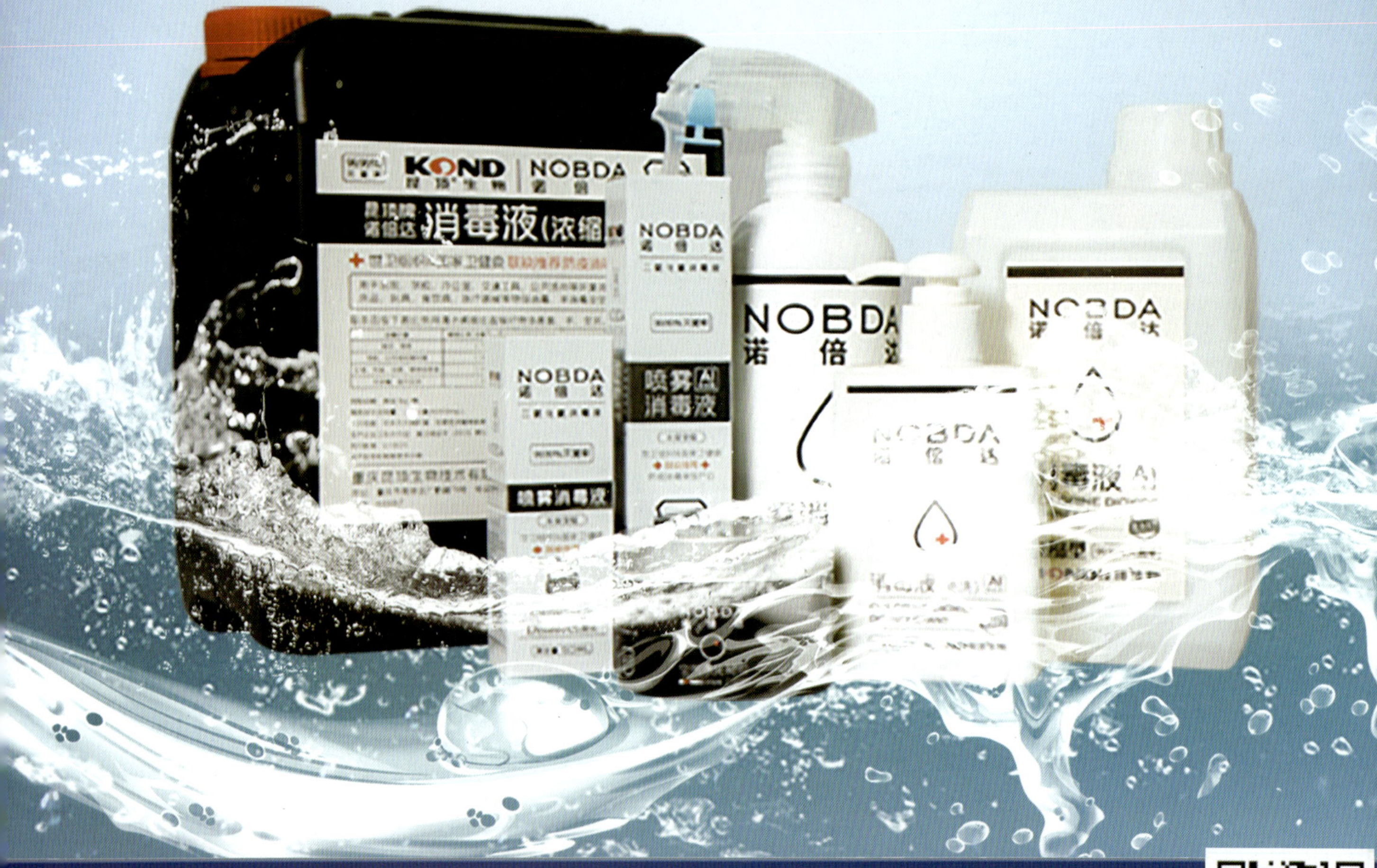

消感卫士（山东）医疗科技有限公司

Xiaoganweishi (Shandong) Medical Technology Co. , Ltd.

公司简介

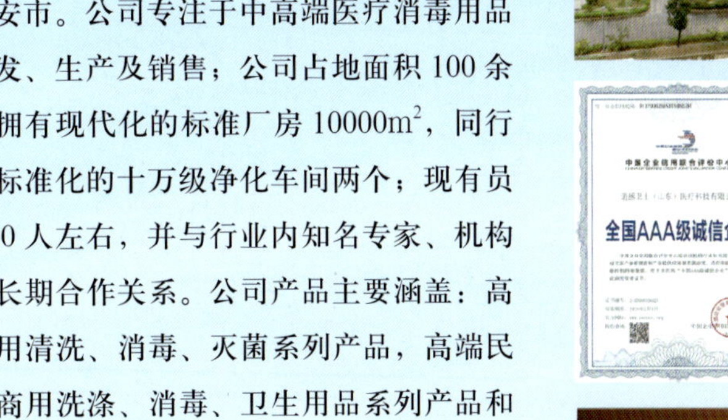

消感卫士（山东）医疗科技有限公司坐落于素有“泰山安则四海皆安”之称的山东省泰安市。公司专注于中高端医疗消毒用品的研发、生产及销售；公司占地面积100余亩，拥有现代化的标准厂房10000m²，同行业高标准化的十万级净化车间两个；现有员工100人左右，并与行业内知名专家、机构建立长期合作关系。公司产品主要涵盖：高端医用清洗、消毒、灭菌系列产品，高端民用及商用洗涤、消毒、卫生用品系列产品和医院污水处理的整体解决方案。其中医用产品涵盖皮肤黏膜消毒系列、外科手消毒系列、环境物表消毒系列、透析机消毒系列、医疗器械清洗系列、医疗器械消毒灭菌系列、卫生用品系列等领域。

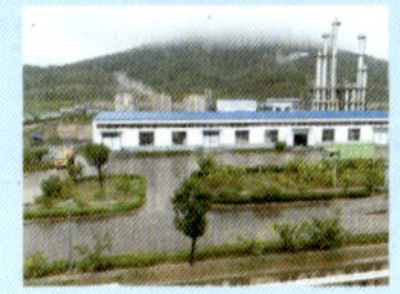

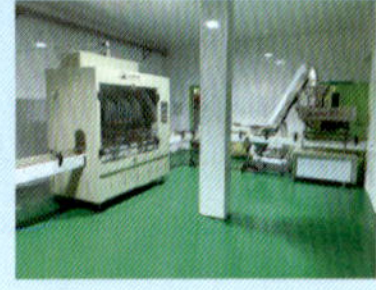

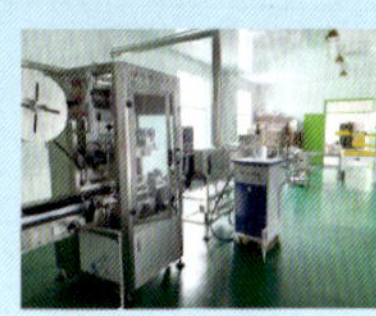

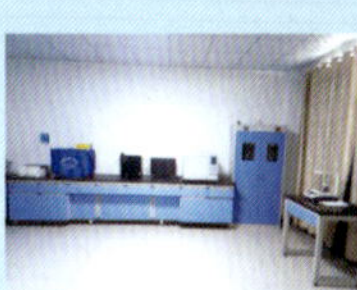

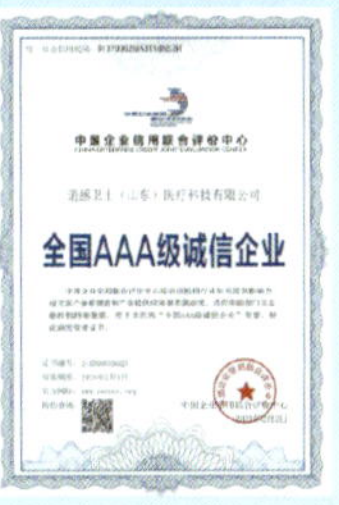

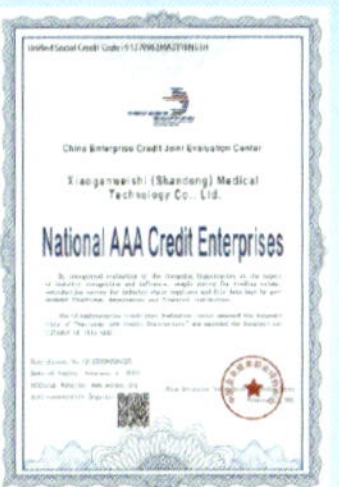

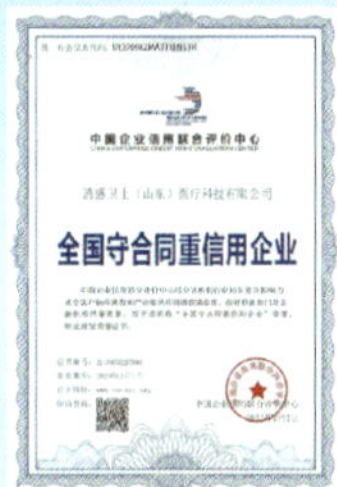

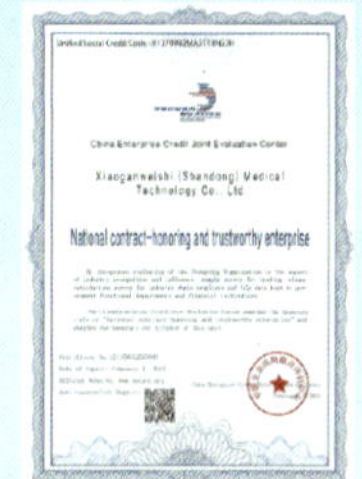

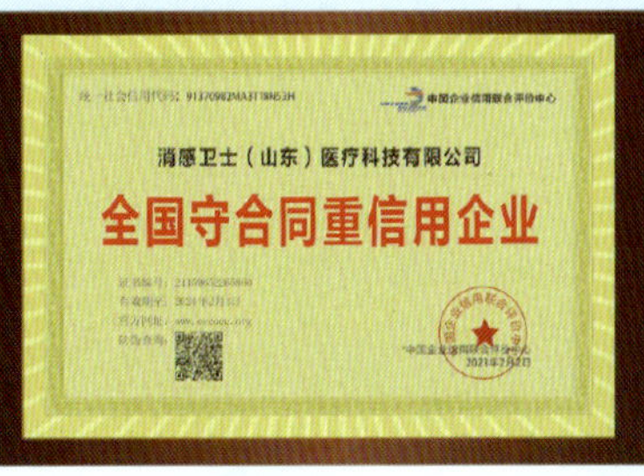

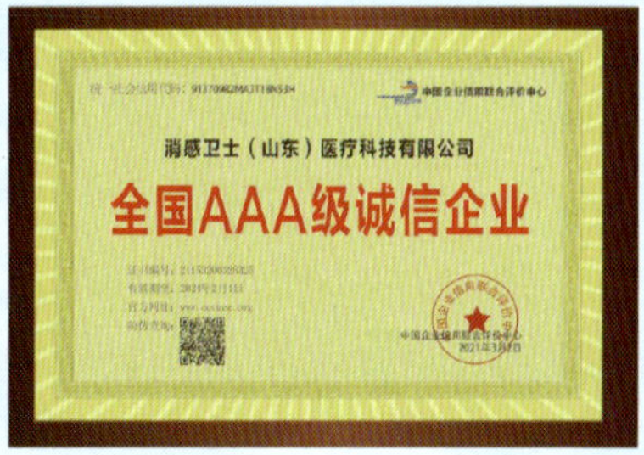

消感卫士秉承“实现全员物心幸福，共筑人类健康基业”的企业愿景；以客户需求为导向，全员关注市场，人人关心质量，用生命保障质量，用人品铸就产品的管理理念；助力医疗感控，构筑命运共同体。

主要产品

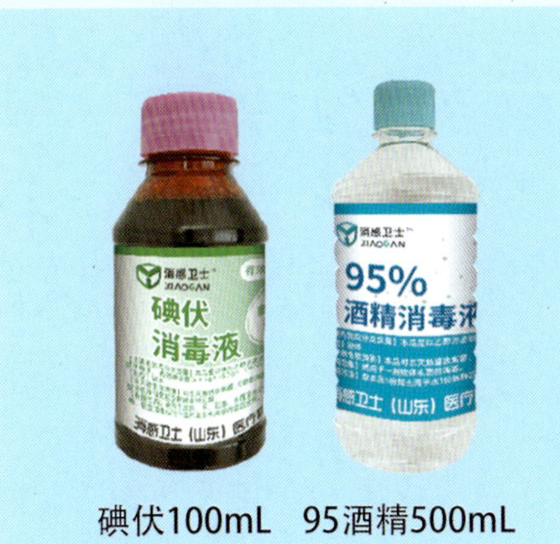

碘伏100mL　95酒精500mL

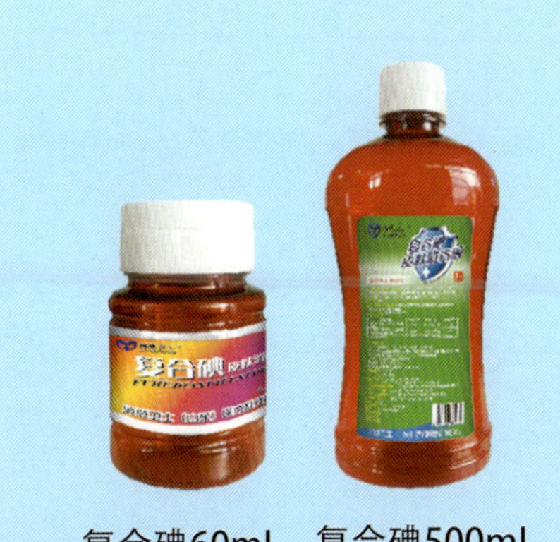

复合碘60mL　复合碘500mL

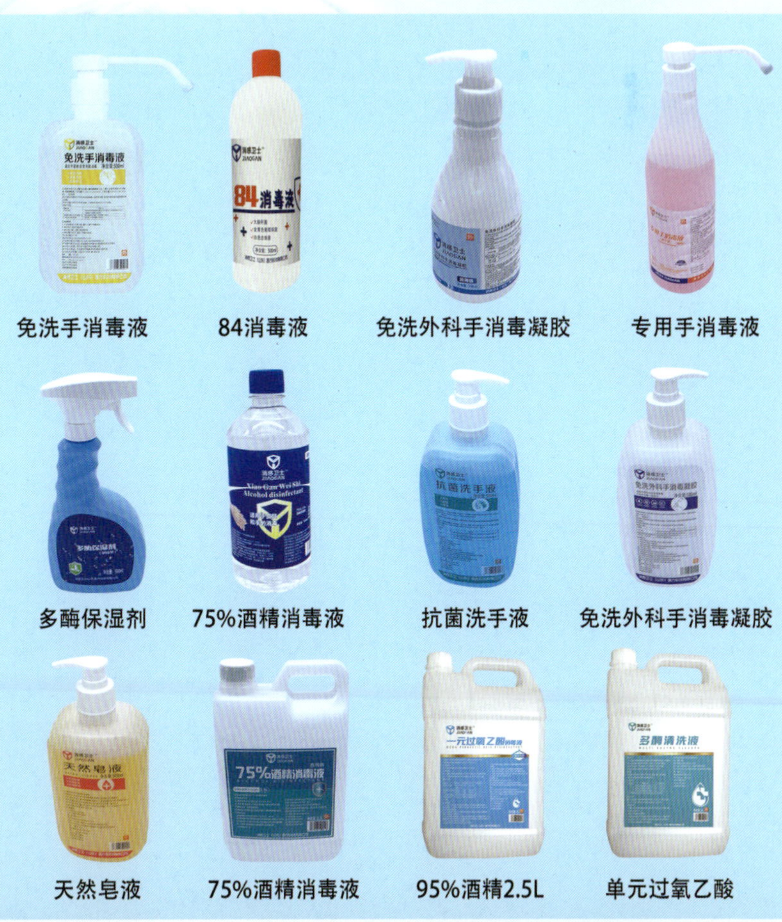

免洗手消毒液　84消毒液　免洗外科手消毒凝胶　专用手消毒液

多酶保湿剂　75%酒精消毒液　抗菌洗手液　免洗外科手消毒凝胶

天然皂液　75%酒精消毒液　95%酒精2.5L　单元过氧乙酸

地址：山东泰安市新泰市刘杜镇府前街东首　服务热线：400-0617-567　电话：0538-2810977　传真：0538-2810966

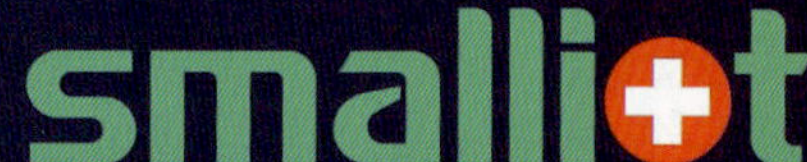

杭州小创科技有限公司

公司简介

杭州小创科技有限公司(smalliot)成立于2016年,坐落于杭州未来科技城,毗邻阿里巴巴,是一家专注于"精益感控"设计与服务的整体解决方案提供商。公司以"创新精益感控体系"为宗旨,以"用物联网技术提升感染防控执行力"为目标,致力于为医疗机构提供"零伤害、无感染"的医疗服务。

公司拥有一支专业高级技术人员、行内多年经验研发人员组成的技术团队,通过不断的创新和积累,研发生产的产品已取得了多项专利,并通过ISO 9001质量管理系统认证,经第三方检测机构测试合格后进入市场。同时我司是一家集研发与生产为一体的企业,可确保产品的高质量性能及售后服务的全面性。

公司的产品有手卫生依从性智能管理系统、医疗废物智能追溯管理系统、内镜智慧洗消追溯管理系统、消毒供应中心质量追溯系统等,更建立了拥有数十万会员的行内人士专用的学习及直播平台"感控加油站",为大家第一时间输送行业内最新动态。

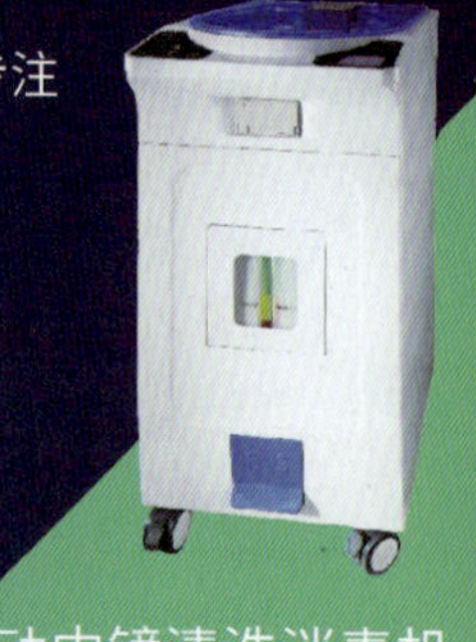

自动内镜清洗消毒机

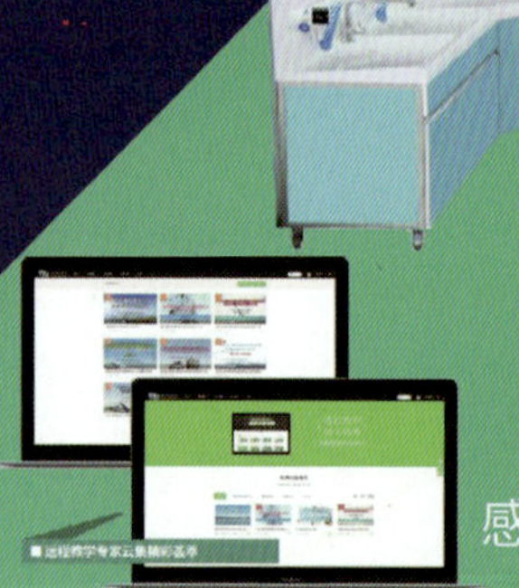

内镜清洗工作站

感控加油站

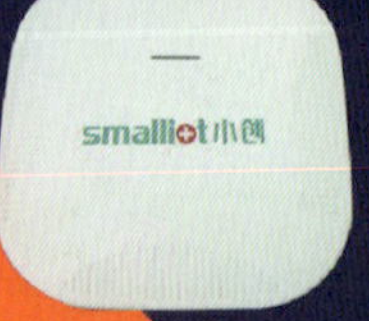

智能AP

智能感应出液器

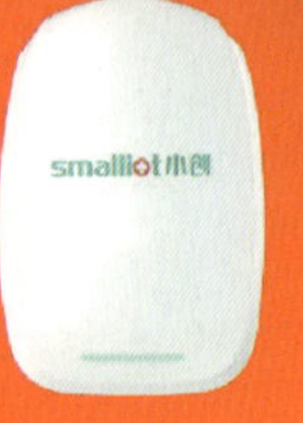

床区域识别器

智能胸牌

自动称重一体机

医废转运车

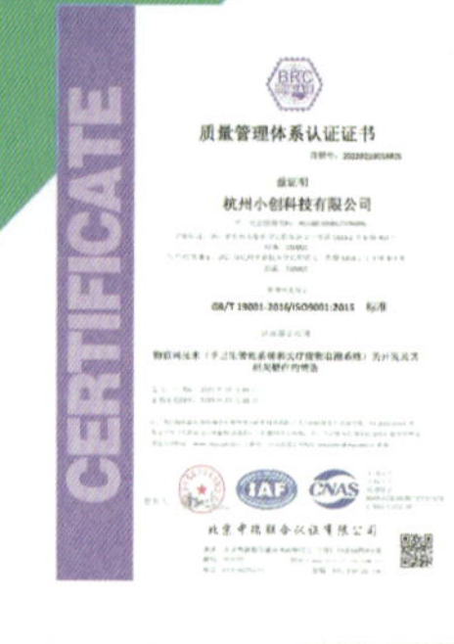

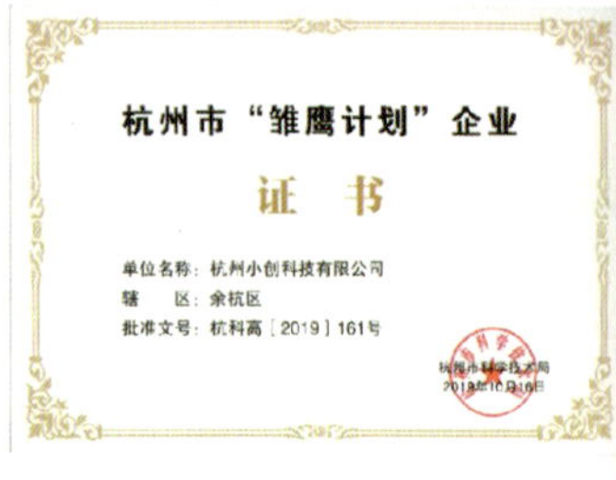

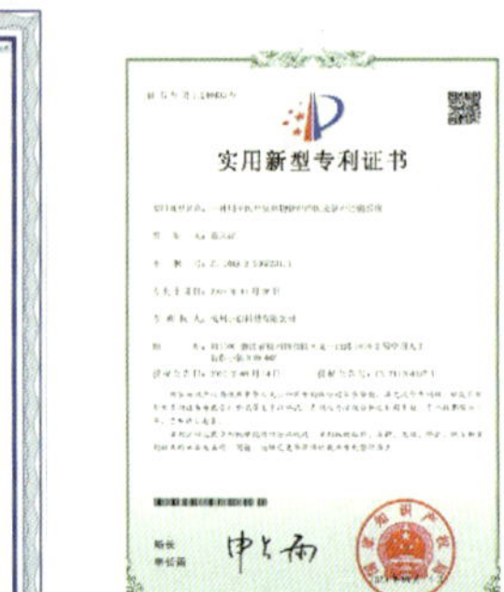

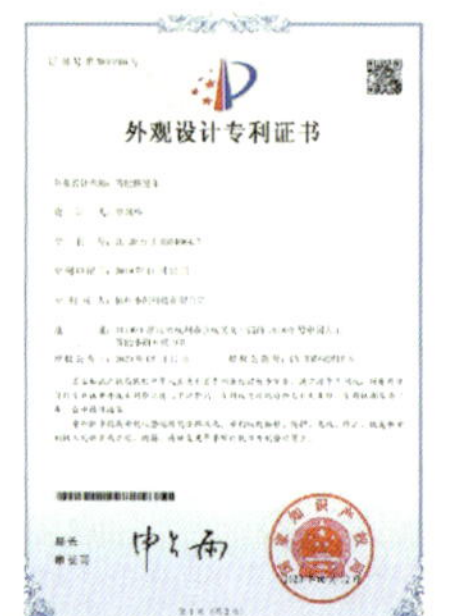

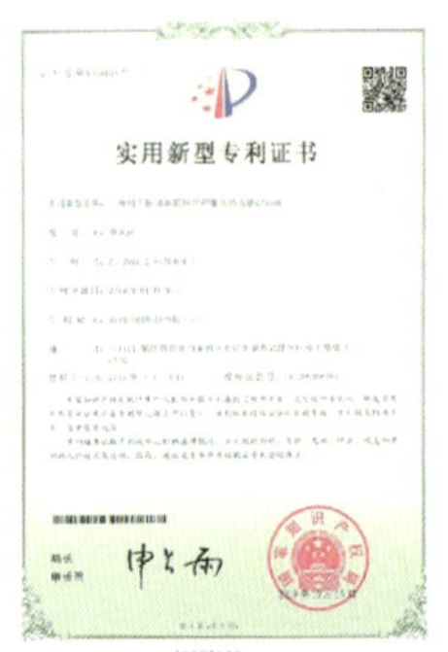

实用新型专利证书

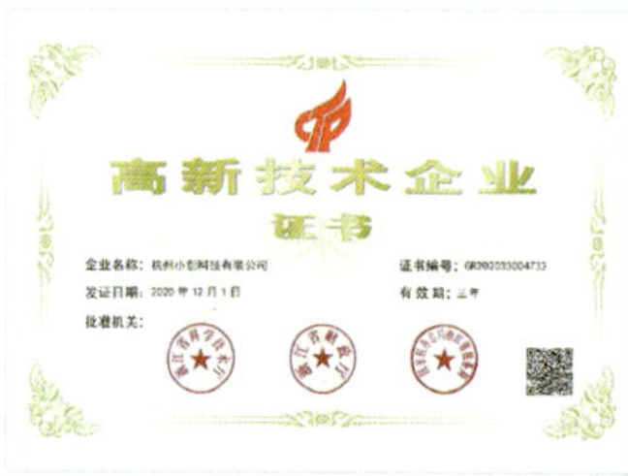

卓ZGF健 山东卓健医疗科技

ZHUO JIAN

山东卓健医疗科技有限公司是专注于医疗、卫生、消毒制品的高端企业。公司位置优越，交通便利，坐落于九达天衢、神州门户的京津冀协同发展区——德州经济技术开发区。东临高铁站，西跨减河风景区，三面被高速公路环绕。

公司于2017年1月成立，注册资金3516万元，五年内规划产值2亿元。公司一期规划占地200亩，其中车间20000m^2，GMP十万级生产车间1000m^2，生产线24条，年产值可达10000万元。公司现有员工近200人，其中，中高级技术与管理人才占40%，公司具有行业内高管团队，成员均为管理专家和高科技人才，全部拥有十年以上战略、管理、技术和实战经验。

公司当前有消毒产品和医疗卫生用品两大细分产业，主要服务客户有国内各地医院、诊所、卫生院、门诊和连锁药店以及大型商超。产品销往国内大部分地区和东南亚、非洲、南美洲的一些国家和地区。公司已通过ISO 9001质量管理体系认证、ISO 14001环境管理体系认证和ISO 45001职业健康管理体系认证，部分产品已有美国FDA认证和CE认证，目前拥有自主知识产权3个，产品专利17个。2020年疫情期间，公司捐赠物资价值200多万元，被评为”山东省疫情防疫物资重点保障企业”，同年获得“国家高新技术企业”等称号，公司是中国食品药品企业质量安全促进会理事单位。

公司以“致力于健康产业，为人类生命保驾护航”为己任，坚持做健康产业践行者，打造中国健康名品牌，坚守“梦想、敬畏、感恩、精进”的价值观，努力为人类创造卓越品质产品，使人们拥有健康体魄和更多的幸福感以及安全感！

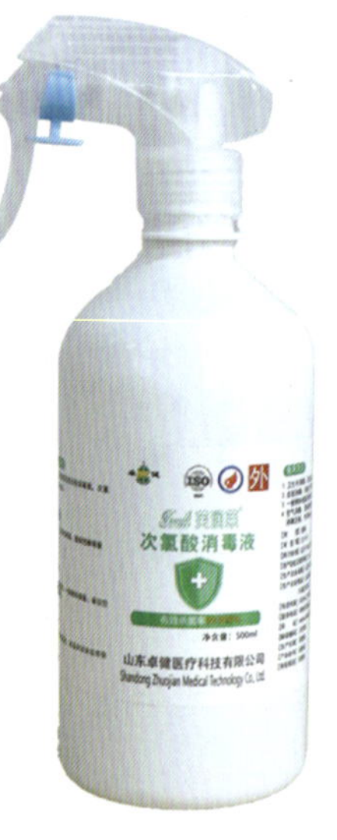

次氯酸消毒液

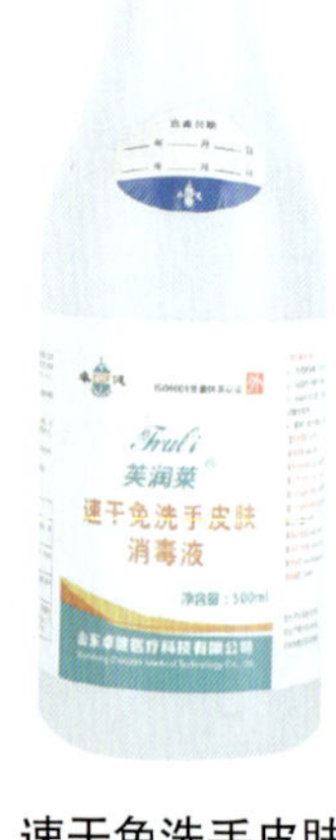

速干免洗手皮肤消毒液

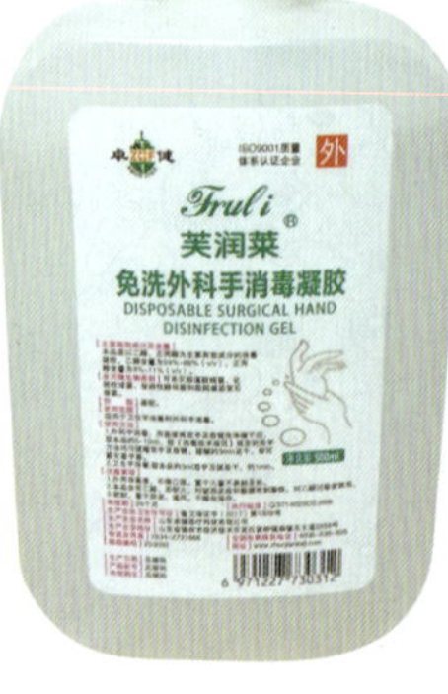

免洗外科手消毒凝胶

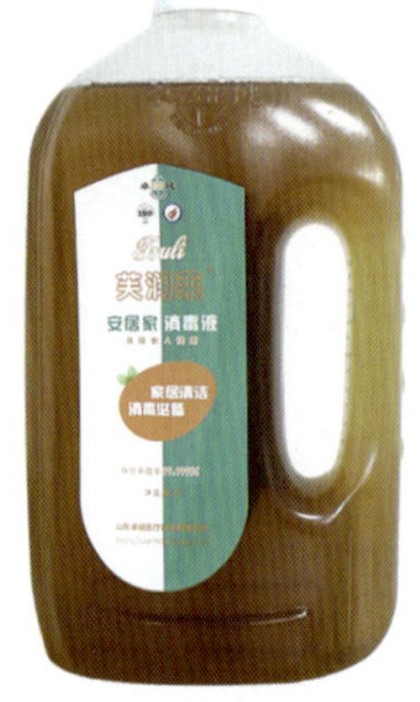

安居家消毒液

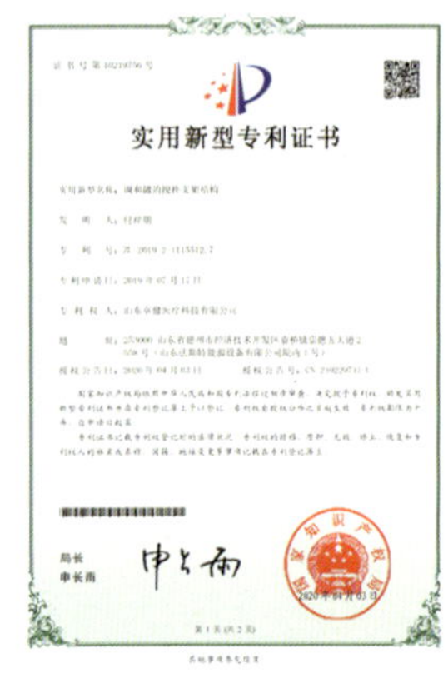

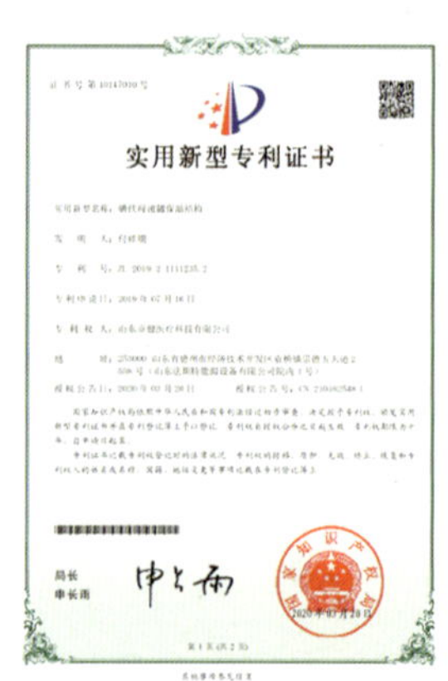

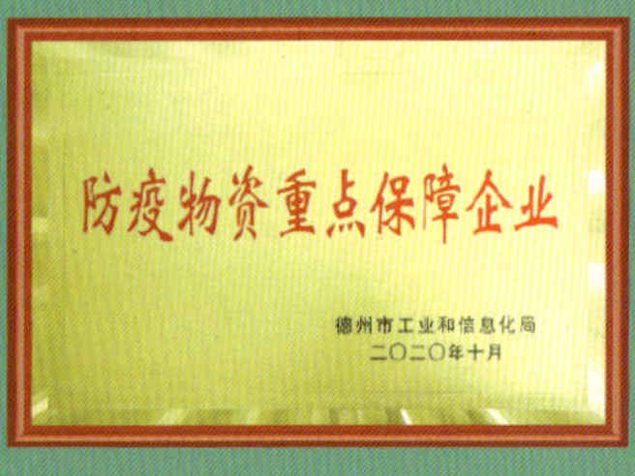

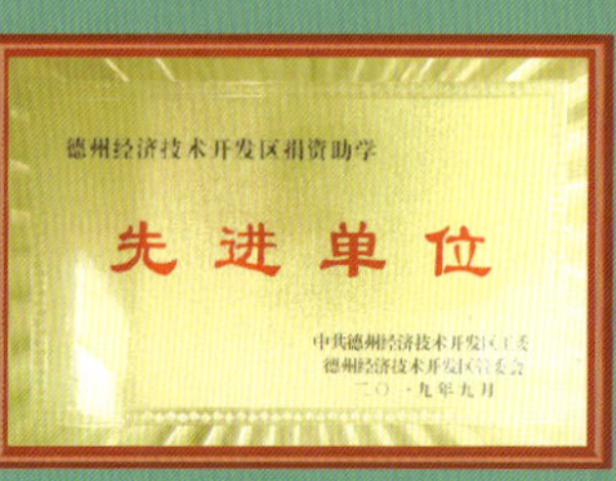

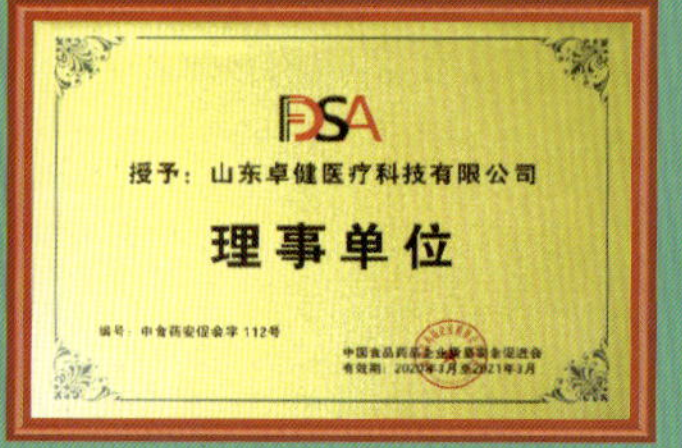

地址：山东省德州市经济技术开发区袁桥镇崇德五大道2558号

邮编：253000

电话：0534-2731666

联系人：付祥朋

电话：15505348111

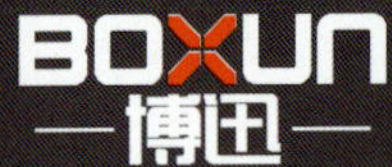

博大精深　迅而不紊

COMPANY PROFILE
公司简介

关于博迅 About Us

上海博迅医疗生物仪器股份有限公司成立于1996年，前身为上海博迅实业有限公司。公司专业生产实验室设备和生命科学仪器，是集研发、设计、制造、销售与服务为一体的现代化企业，属上海医疗器械行业协会副会长单位。公司已过ISO 9001国际质量管理体系认证。

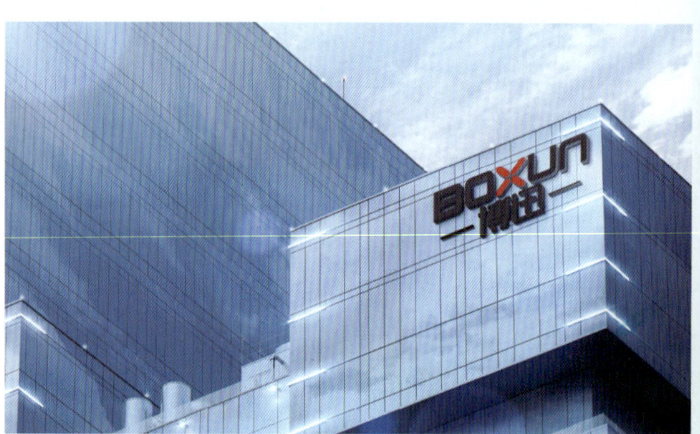

主营产品 Main Product

公司主要产品有:**试验箱系列、灭菌器系列、干燥箱系列、培养箱系列、净化台系列、安全柜系列、水温箱系列**等基础实验室设备和生命科学仪器，并广泛应用于**生物制药、卫生防疫、环境保护、农业科研**等领域。

经营理念 Management Idea

在20多年发展历程中，我们一直秉承**“客户第一，服务无限”**的经营理念，以精良的产品、完善的服务赢得市场的认可。产品销售网络覆盖全国各地，远销国外。

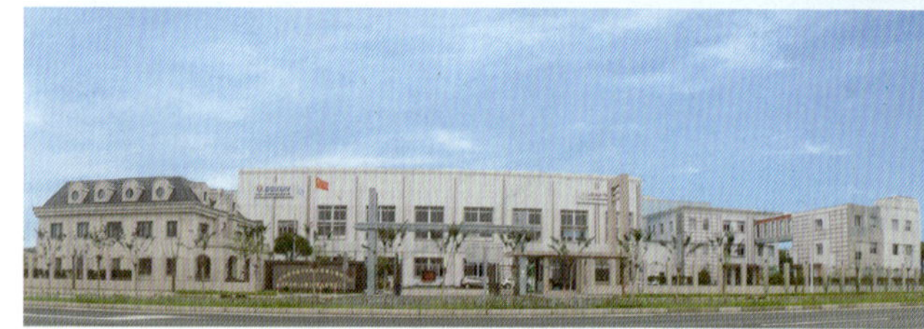

解决方案 Solution

如今，公司沿用和美国合作的先进技术，在原有第一代产品的生产制造基础上，对产品全面进行功能上的优化和人性化的设计，并提供实验室设备和生命科学仪器的解决方案，进一步满足您更高的试验要求。

灭菌器

灭菌器是利用压力饱和蒸汽对产品进行迅速而可靠的消毒灭菌设备，适用于制药、农业等单位，对敷料、玻璃器皿、溶液培养基等进行消毒灭菌，是理想的设备。

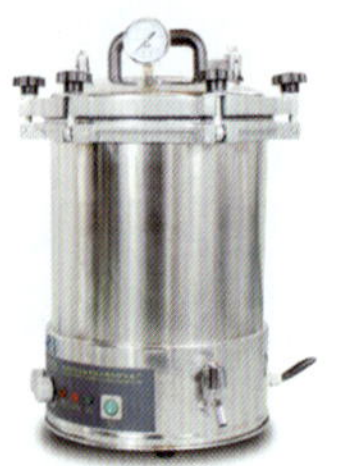
YXQ-LS-18SI 元博品系

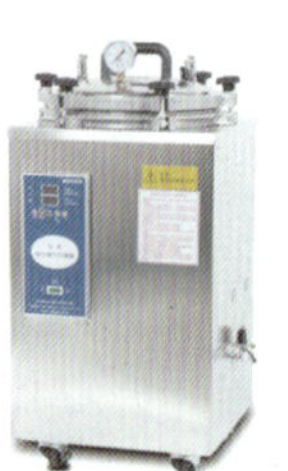
BXM-30R 元博品系

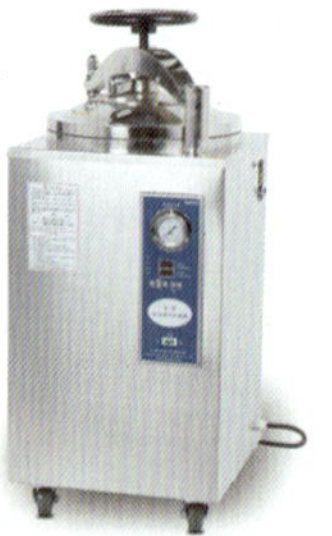
YXQ-SII 元博品系

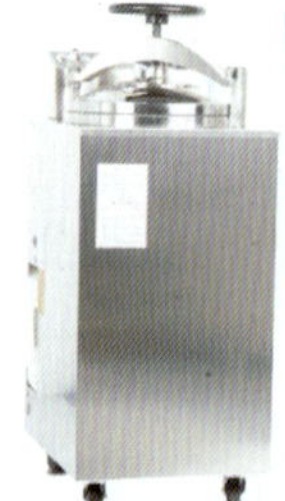
YXQ-G 佰博品系

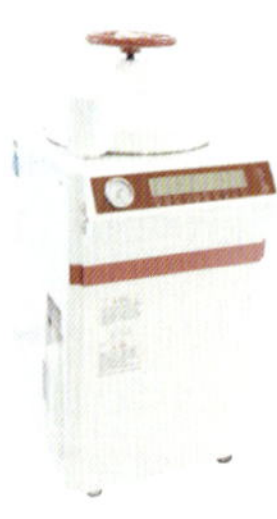
BXM-VE 仟博品系

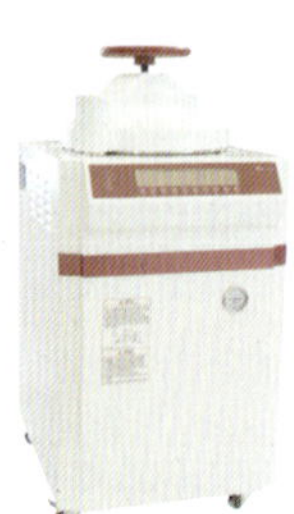
BXM-VF 仟博品系

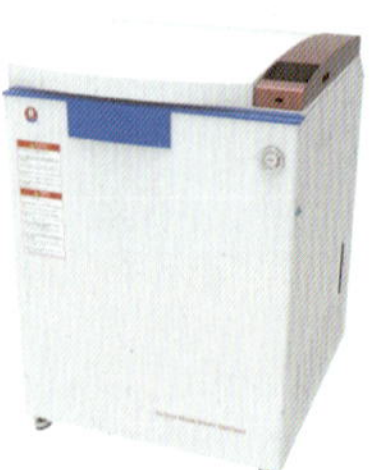
BXM-M 万博品系

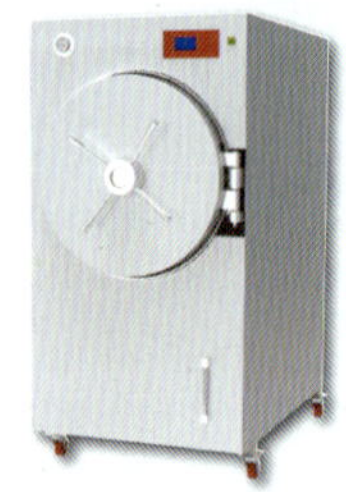
BXW 佰博品系

上海博迅医疗生物仪器股份有限公司
Shanghai Boxun Medical Biological Instrument Corp

总部地址：上海市中山北路198号申航大厦9层
联系电话：021-56980111　传真：021-56303876
公司邮箱：boxun@boxun.com.cn
公司网址：www.shbxyl.com　www.boxun.com.cn

扫码关注我们

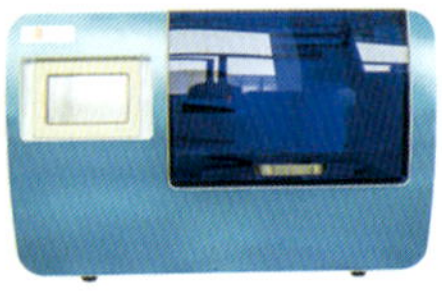

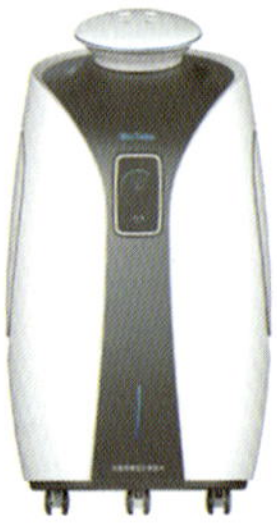

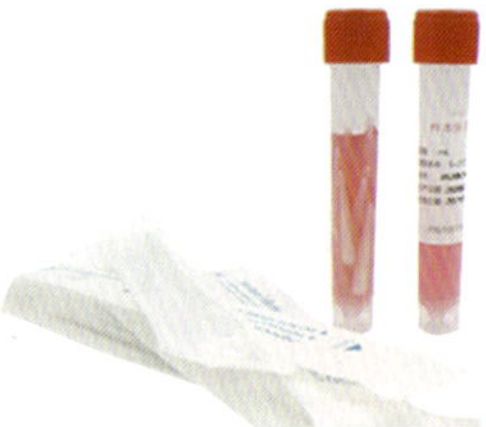

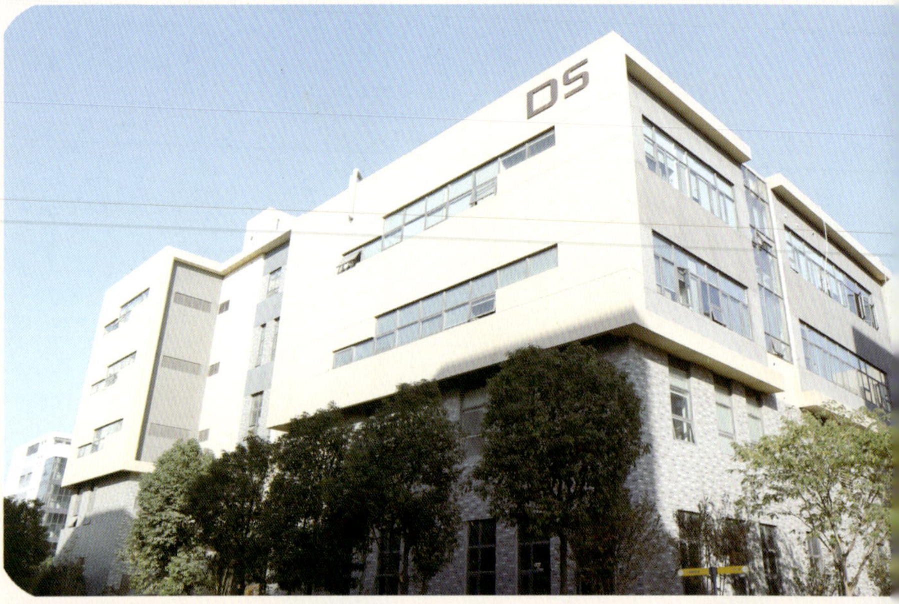

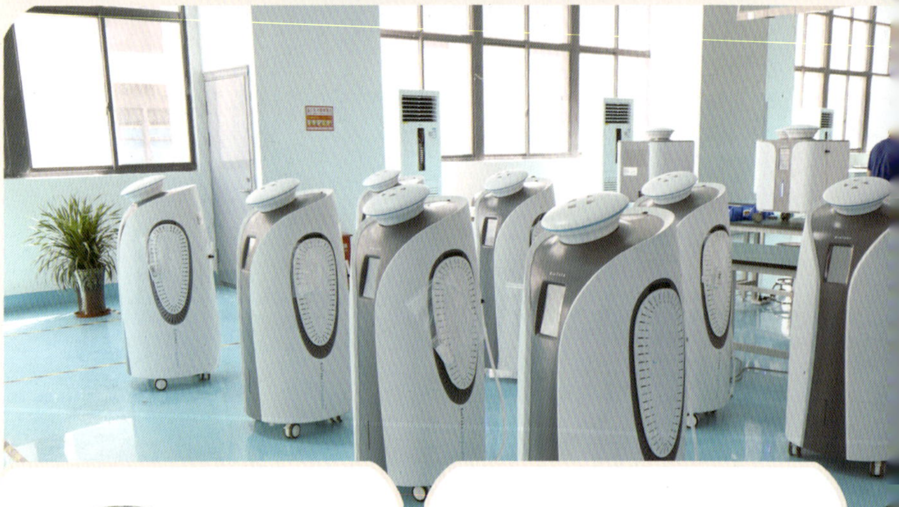

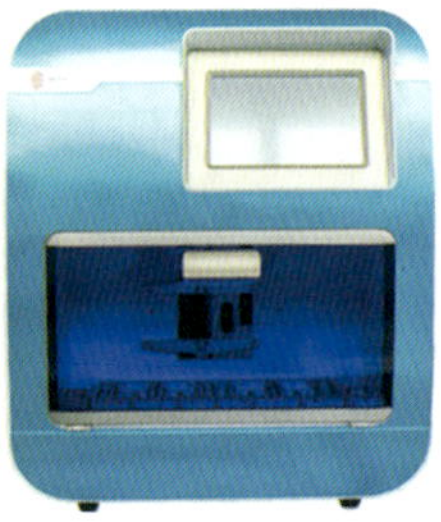

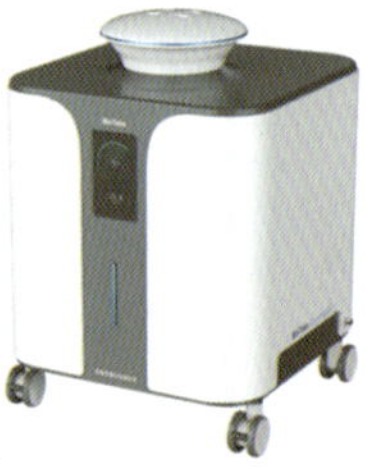

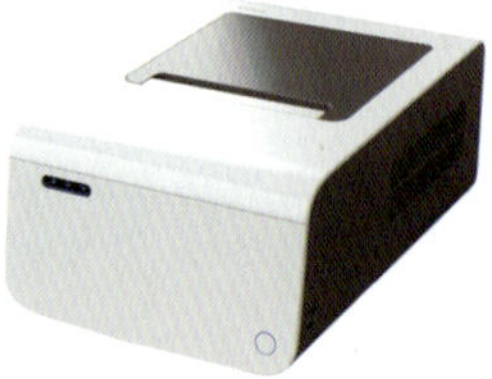

消毒标准汇编（上）

目录 CONTENTS

消毒标准汇编（上）

目录 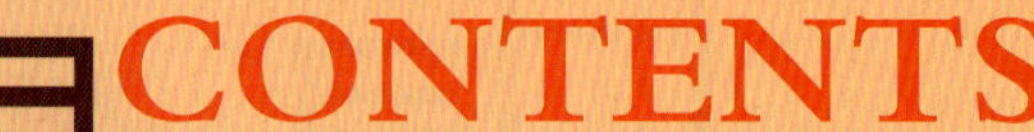

《消毒标准汇编》(上)

冠名权

Right of naming

公司	姓名		
四川奥洁消毒设备有限公司	任玉林	姜祥生	
湖南海尔斯医疗科技有限公司	黄晔晖	严敬安	
老肯医疗科技股份有限公司	刘　霞		
上海东富龙医疗装备有限公司	程锦生		
山东帅迪医疗科技有限公司	许晓帅	郝　刚	
江苏巨光光电科技有限公司	周耀庆	周泽明	苏俊锋
深圳东紫科技有限公司	叶庆东	马晓燕	边志远
消感卫士(山东)医疗科技有限公司	徐　辉		
深圳市安多福消毒高科技股份有限公司	吴　岗	周海林	
中山市露科赛生物科技有限公司	东方晓	吕仲汶	
广东省微生物分析检测中心	朱红惠		
重庆耕爵科技有限公司	周炫佑	曹飞龙	
江阴滨江医疗设备有限公司	查惠兴		
山东卓健医疗科技有限公司	付祥明		
杭州小创科技有限公司	章凤祥		
洛阳民康生物工程有限公司	陈万欣		
龙口科达化工有限公司	李延功	姜延益	孙宜峰
山东佳洁净水处理科技有限公司	张怀伟	王庆林	
无锡百泰克生物技术有限公司	周志图		
北京希溢科技发展有限公司	李杰光		
必多隆环境技术(上海)有限公司	兰　兵	庞渊智	
北京昊洁羽润环保科技有限公司	文乃杉	曹　亮	
山东威高药业股份有限公司	杜华武		
旺旺集团水神事业部	蔡旺庭	林明佑	
山东康辉水处理设备有限公司	李岱华		
东莞市利安达环境科技有限公司	欧祖华	王　景	
山西绿十草生物科技有限公司	崔春宝		
广州市顺元医疗器械有限公司	李应顺		
东莞市八谷生物技术有限公司	韩兴帅	郑　翔	
深圳市蓝谱里克科技有限公司	张河生	梅小鹏	
贺利氏(沈阳)特种光源有限公司	叶　辉		

公司	姓名	
河北健宁药业有限公司	张建立	白克勇
宁波甬安医疗器械制造有限公司	张朋兆	
北京今日天鸿医疗器械制造有限公司	钮云超	
诺威仕(深圳)微生物控制技术有限公司	刘海红	
广东智净家科技有限公司	陈红克	刘剑波
青岛恒青电器有限公司	乔培滋	王素芹
山东蓝孚高能物理技术股份有限公司	彭　伟	韩雨钱
石家庄四药有限公司	苏学军	李　巍
湖南源生环保设备有限公司	唐陈耀	
无锡太然环保科技有限公司	白国正	
深圳市洁净达医疗环境技术有限公司	陈凤桃	周玉军
深圳市信电科技有限公司	钟金亮	贺小云
四川齐力绿源水处理科技有限公司	殷　强	穆银超
沈阳新航天消毒设备有限公司	徐　娟	高思波
广州新奥环境技术有限公司	刘齐鑫	
上海美哈医药科技集团有限公司	陈　华	陈信杰
广东松下环境系统有限公司	王晓燕	王凌云
山东佳境医疗科技有限公司	钟子惠	钟文泉
深圳市康澈净水设备有限公司	陈经高	
深圳市赛得立实业有限公司	黄小杰	
佛山市君睿光电科技有限公司	林若沙	
华宇生物医药(北京)有限公司	江春波	
广州赛特智能科技有限公司	李　睿	
杭州朗索医用消毒剂有限公司	孙建生	
鹤鸣(上海)环境科技有限公司	文爱玲	
杭州西子卫生消毒药械有限公司	孙晓生	吴晓可
无锡优洁科技有限公司	李艳春	高永斌
苏州倍爱尼生物技术有限公司	师　强	吴文俊
浙江康力迪医疗用品有限公司	陈连节	
上海博迅医疗生物仪器股份有限公司	吕明杰	向　伟

露科赛 LEUKOCYTE 全新一代动态灭菌消毒技术

露科赛生物科技有限公司

Leukocytes Bio-Tech Co., Ltd.

露科赛生物科技有限公司致力于生物技术及相关仿生产品的研制，是一家以研发高稳定、高浓度、高纯度的中稻分子态次氯酸消毒液为核心技术的高新技术企业。公司通过引进日本新技术，最终实现了突破，研发出更具特色，并且具备完全独立知识产权的新一代消毒灭菌产品——中稻分子态次氯酸消毒液（中稻水）。公司提倡在公共场所建设人群密集空间智能动态疫情防控系统，实现动态疫情监测（预防）、动态消毒灭菌（控制）；从各方面落实常态化疫情防疫防控，并推广HACCP食品安全认证等，为广大群众提供安全的工作、学习和生活环境，预防重大传染疾病的传播，为常态化疫情防疫防控作出贡献。

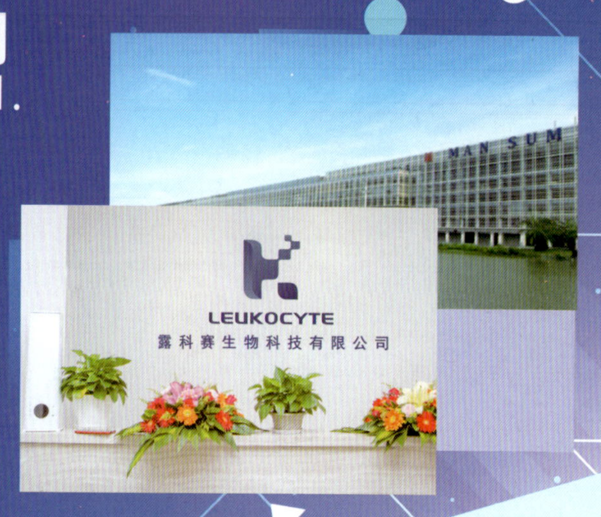

优势

- 先端核心技术
- 常态化动态疫情防控技术
- 助力HACCP 食品安全认证
- 对航空、机场、进口冷链的疫情防控应用
- 中稻分子态次氯酸消毒液的安全性

产品

以适航标准
执行的适航产品

安全高效环保，无毒无害无残留，
温和无刺激，不造成任何抗药性

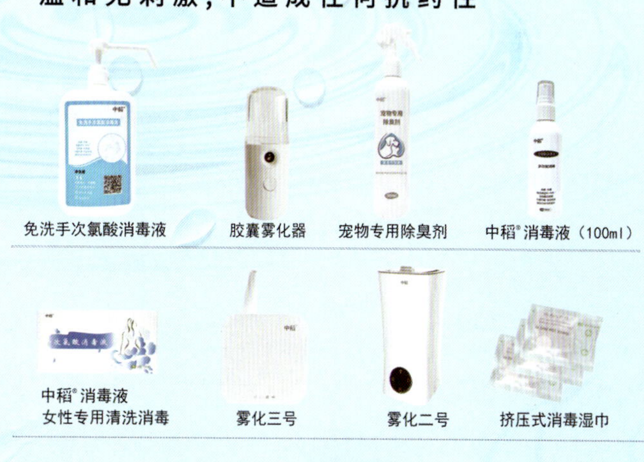

免洗手次氯酸消毒液　胶囊雾化器　宠物专用除臭剂　中稻®消毒液（100ml）

中稻®消毒液 女性专用清洗消毒　雾化三号　雾化二号　挤压式消毒湿巾

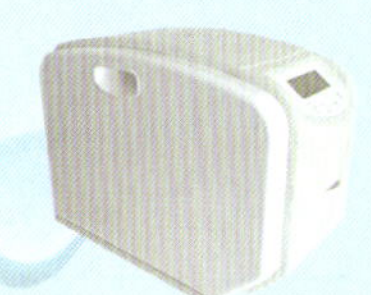

自动消毒灭菌毛巾机

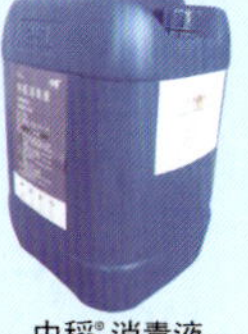

中稻®消毒液（桶装）

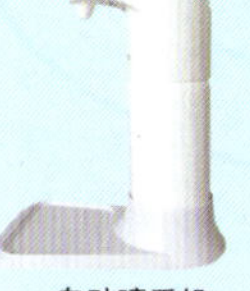

自动喷手机

资质认证

本公司通过德国莱茵TÜV认证取得**AS 9100认证**、同时还取得了**中国民航局审定的适航证**、消毒产品生产企业卫生许可证（粤卫消证字[2018]-12-第0014号）、ISO 9001认证、ISO 14001认证、清真认证和国军标认证等。

适用场景

本产品是**航空、机场、酒店、铁路、地铁、物流、冷链、电梯厢、学校、医院、娱乐城**等公共环境的更佳选择。

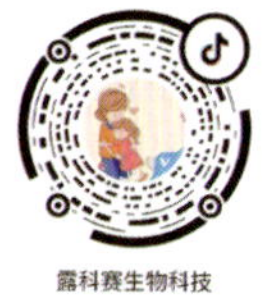

公司抖音号

微信公众号

地址：广东省中山市三角镇金三大道东8号民森信息科技产业园E区五层03号
联系电话：0760-89819088
网址：www.zhongdaoshui.com

本产品内容最终解释权归本公司所有
如有变更，将不另行通知，望客户理解

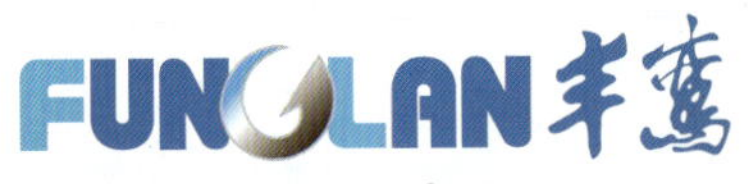

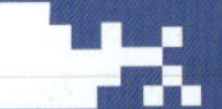

青岛市丰鸾环保科技有限责任公司

Qingdao Funglan Environmental Protection & Technology Co.,Ltd.

企业介绍

青岛市丰鸾环保科技有限责任公司成立于2004年6月，座落于品牌之都——青岛，是一家发展环保科技事业，拥有自主知识产权的高新技术企业。公司专业从事水洗空气净化、杀菌、消毒等环保产品的研发、制造与销售，年生产能力达300多万台，是专业研发生产空气净化器和杀菌消毒设备的厂家。

公司已通过ISO 9001质量管理体系认证，出口系列产品得到了欧美的ETL、GS、CE、RoHs认证及沙特的SASO认证、日本的PSE认证，具备完善的质量保障体系。公司现有多项发明专利和实用新型专利，其知识产权在国内外均处于重要地位。公司产品远销美国、德国、法国、英国、俄罗斯及日本等40多个国家及地区，同时也是众多国外品牌空气净化器代工生厂商。

旗下光等离子簇技术空气杀菌消毒机和水洗空气净化器系列产品在国内外均处于行业前沿。全球环保的时代，丰鸾科技将继承秉承“诚信、创新、合作、分享”的经营理念，诚信务实，以自主研发的尖端技术和不断创新，携手社会各界有志于环保事业的合作伙伴，共同肩负时代赋予的使命，引领中国净化杀菌消毒市场之风尚！

技术核心

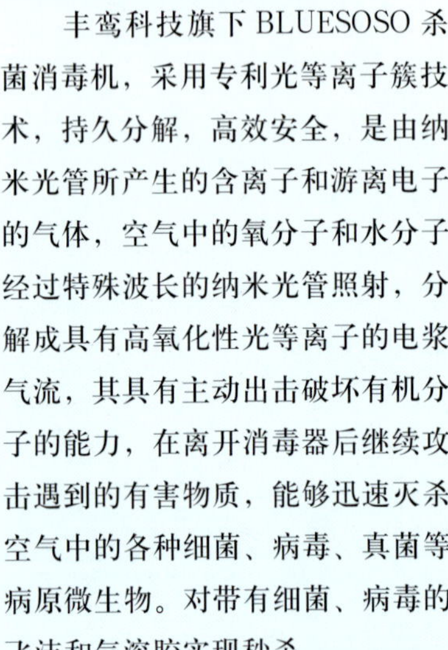

丰鸾科技旗下BLUESOSO杀菌消毒机，采用专利光等离子簇技术，持久分解，高效安全，是由纳米光管所产生的含离子和游离电子的气体，空气中的氧分子和水分子经过特殊波长的纳米光管照射，分解成具有高氧化性光等离子的电浆气流，其具有主动出击破坏有机分子的能力，在离开消毒器后继续攻击遇到的有害物质，能够迅速灭杀空气中的各种细菌、病毒、真菌等病原微生物。对带有细菌、病毒的飞沫和气溶胶实现秒杀。

测试结果表明：光等离子簇杀菌消毒效率比其他普通消毒方式效率高达500～1000倍，除病毒率：99.99%，除菌率：99.92%；在有人的环境中使用对人体无危害，适用于家庭、各种公共场所以及食品加工业、畜牧养殖业、农业种植业等！

证书和检测报告

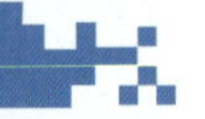

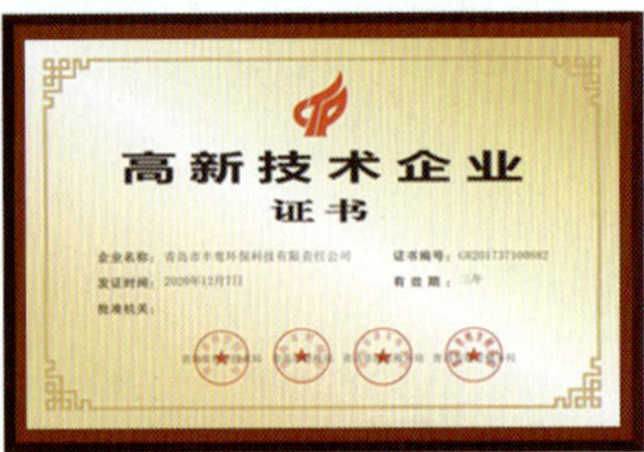

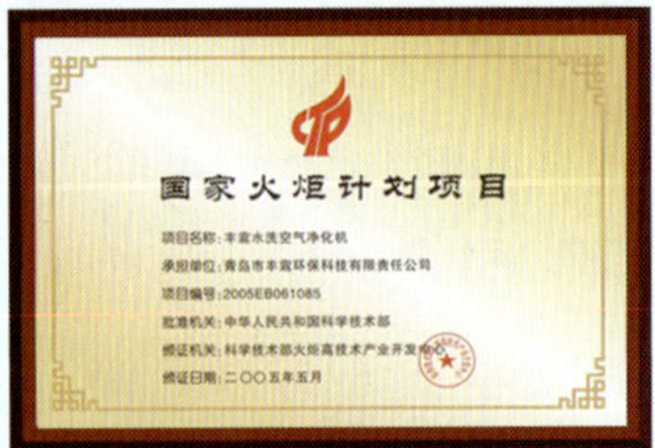

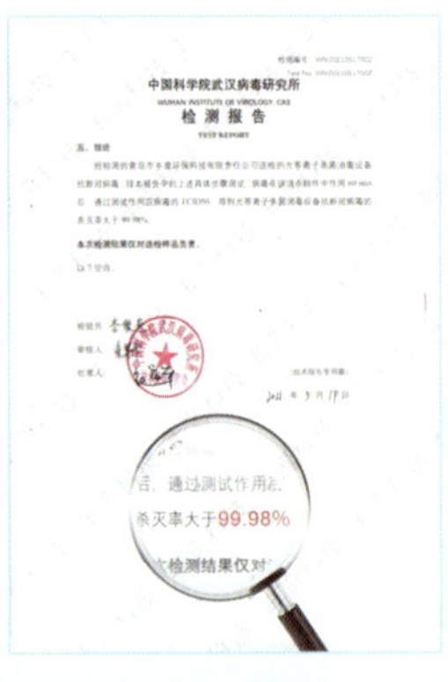

新冠检测 1

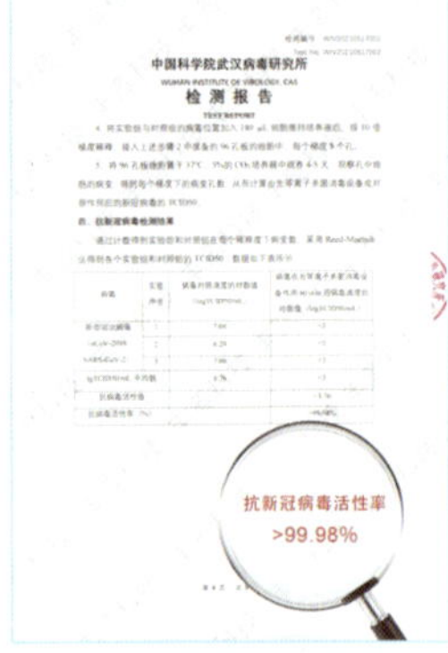

新冠检测 2

灭杀新冠病毒 >99.98%

产品图片

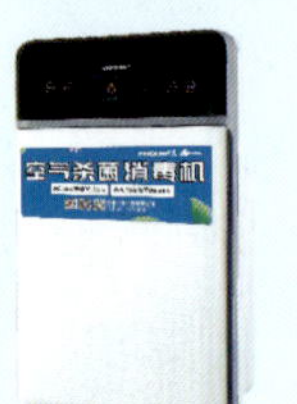

360 卓越

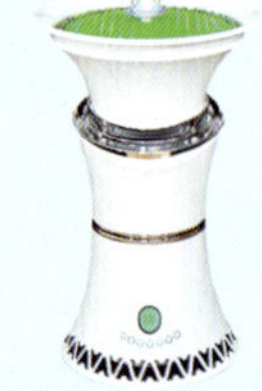

s660 喷泉

s800 领航

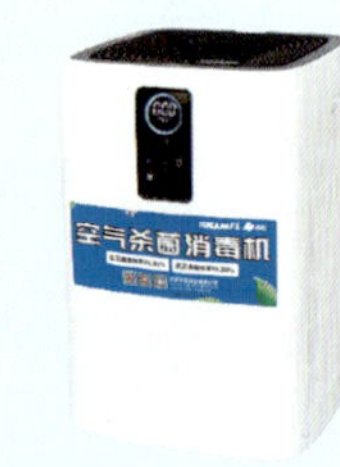

360 魔方

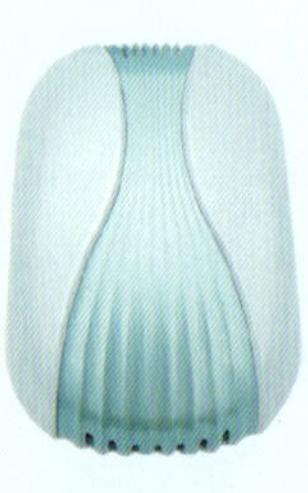

s100(蓝)

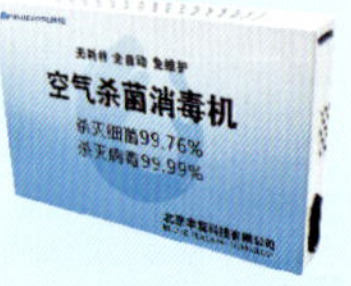

s360 领先

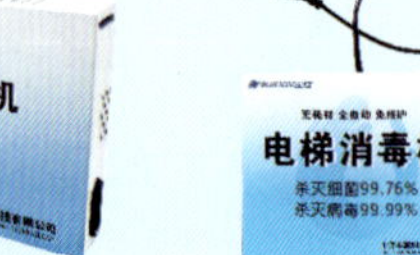

s200-2

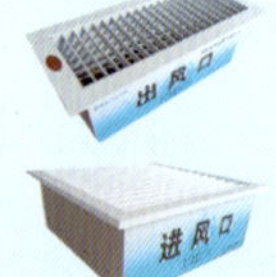

s400 中央空调

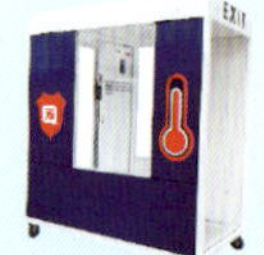

s2000 通道

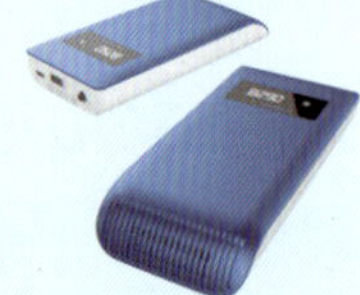

s100C

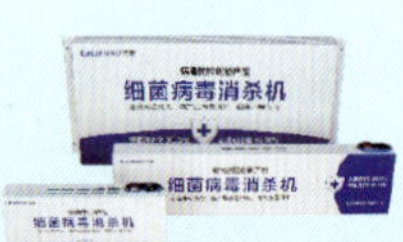

冷链生鲜细菌病毒消杀机

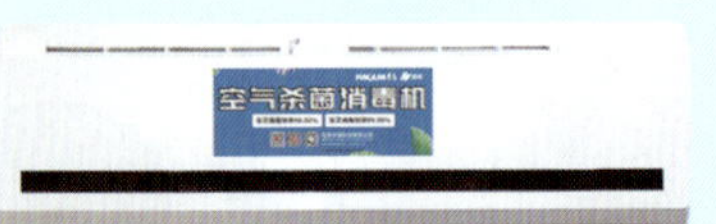

s720 壁挂式

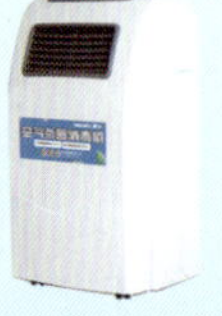

s900

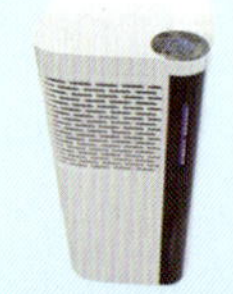

s860

地址：山东省青岛市崂山区株洲路101号　电话：董事长：李金刚（先生）15901382087/13791937888

TIANTIAN 天田

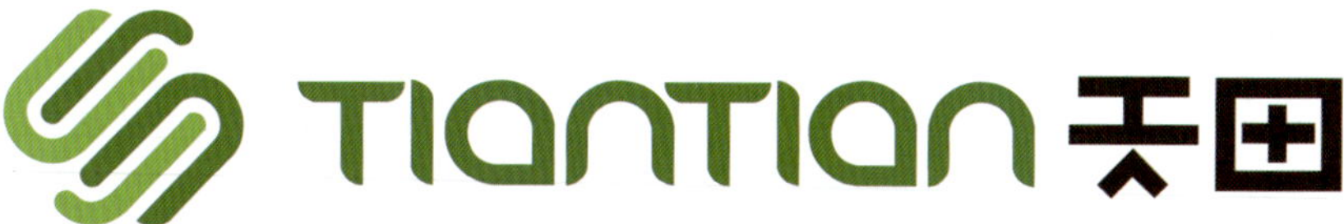

企业简介

成都天田医疗电器科技有限公司成立于2000年12月20日，生产地址和注册地址设在成都市新都区军屯工业集中区，是国家高新技术企业，是从事医疗器械和消毒设备的研制、开发、生产、销售、安装于一体的专业化生产企业。公司具备行业要求的所有资质证件，目前主要生产的产品有：内镜清洗设备、干热灭菌箱、新风净化空气消毒机、等离子体空气消毒机、空气净化消毒机、低温等离子消毒机、等离子空气净化消毒机、空气消毒机、医用空气消毒机、臭氧空气消毒机、床单位消毒机、臭氧消毒柜、臭氧水消毒机、牙模消毒柜、医疗污水处理设备、紫外线杀菌器、毁形机系列产品。公司有员工39名，占地面积15亩，厂房面积3000m²，研发场地300m²，具备足够的生产场地，可同时满足多个产品的生产能力。

主要配套设施

拥有一个消毒产品生产车间（五条生产线）、一个医疗器械生产车间，一个机械加工生产车间，各类机加、装配主要生产设备30多台，调试检测仪器20余台套。公司主要产品最大年生产能力达10万台。

主要认证情况

2005年9月，通过ISO 9001：2000和ISO 13485：2003质量管理体系认证。2015年9月，通过ISO 14001：2004环境管理体系认证和OHSAS 18001：2007职业健康安全管理体系认证。

企业所获专利

公司自2001年以来，共获得2项国内发明专利、1项美国发明专利、15项实用新型专利和5项外观设计专利。

企业所获荣誉

※“高效低温等离子／紫外动态空气消毒设备”获2010年科学技术部科技型中小企业技术创新基金；

※公司2011年被认定为国家高新技术企业，2014年通过复审，2017年通过重新认定；

※公司研发的“医学小气候环境污染因子监测与消毒净化技术升级及研发应用”项目于2015年1月获得“四川省十三五科技支撑计划项目”立项，于2020年5月30日通过验收；

※公司2015年当选为“中国卫生监督协会消毒与感染控制专业委员会委员单位”和“中国卫生监督协会单位委员”，公司2020年当选为“中国卫生监督协会消毒技术与应用专业委员会委员单位”；

※静电吸附式动态空气消毒机、管道容器消毒杀菌机获新都区科技进步三等奖；

※与上海市消毒品协会合作编写了《传染病消毒技术规范》《公共场所消毒技术规范》，于2010年出版发行；

※与四川大学合作参与了GB 28232—2011《臭氧发生器安全与卫生标准》的编制，于2012年5月1日实施；

※参与编制的WS/T 528—2016《小型集中式供水消毒技术规范》，于2017年6月1日实施；

※参与编制的WS 628—2018《消毒产品卫生安全评价技术要求》，于2019年3月1日实施；

※参与修订的GB 28232—2020《臭氧消毒器卫生要求》，于2020年11月1日实施。

荣誉证书
授予： 姜天华
成都市劳动模范荣誉称号。

荣誉证书
成都天田医疗电器科技有限公司
四川省2020
3·15质量诚信标杆企业

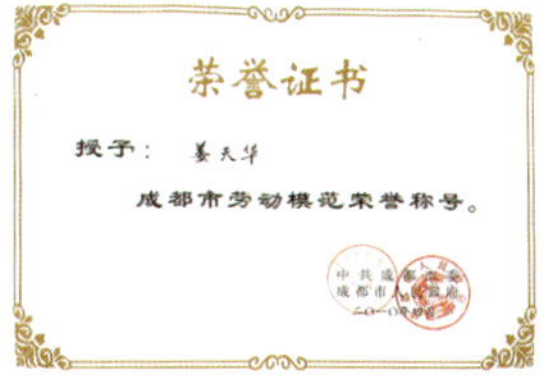

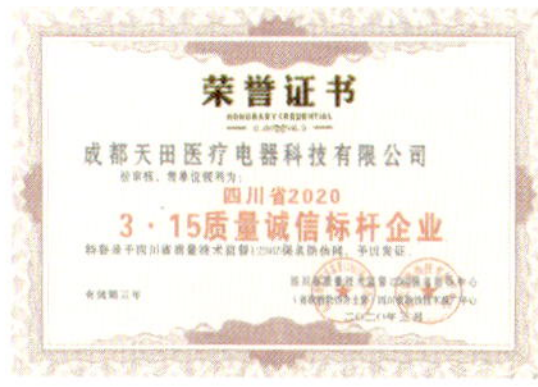

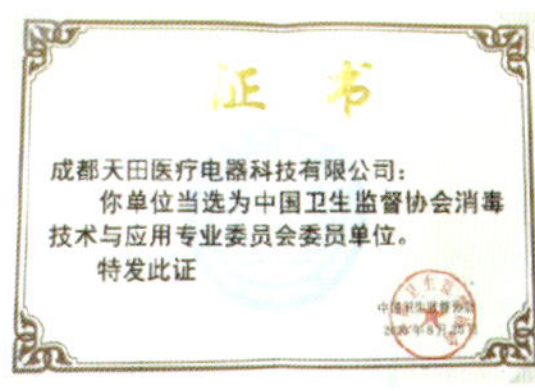

荣誉证书
HONORARY CREDENTIAL
授予：成都天田医疗电器科技有限公司
“A级成都市模范劳动关系和谐企业”称号
特发此证，以资鼓励

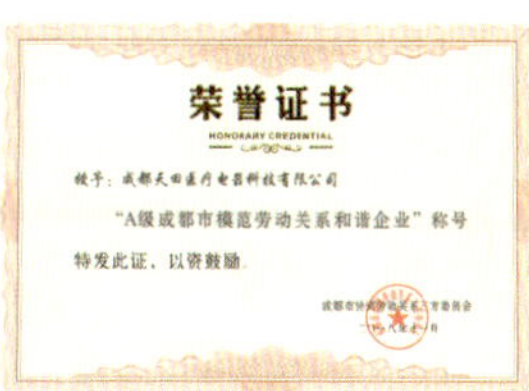

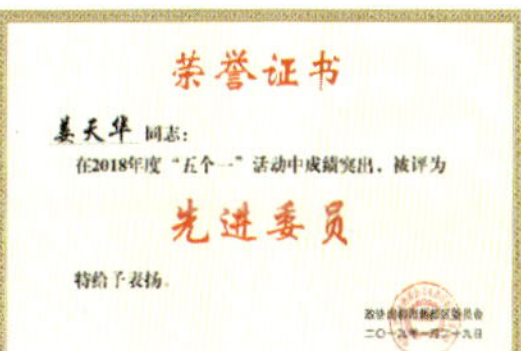

聘书

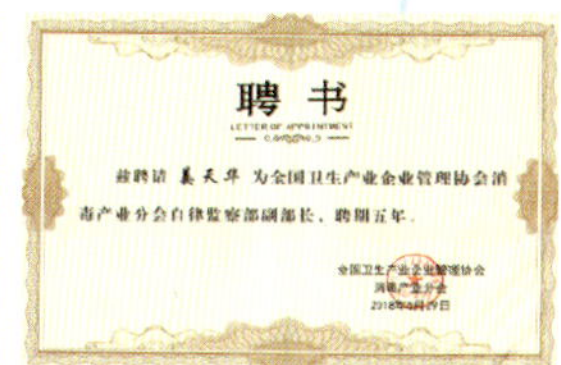

成都天田医疗电器科技有限公司

地址：成都市新都区军屯工业集中区　电话：028-83903280　83903196

HUIGOJO 惠高洁

深圳市惠高洁智能清洁科技有限公司

企业介绍

深圳市惠高洁智能清洁科技有限公司，18 年来专注于手卫生领域分配器的研发与生产，惠高洁的前身 SMARLEAN 团队主要为国际高端品牌金佰利研发与生产高端皂液及纸巾分配器，并取得多项创新性发明专利，分配器研发技术水平居国际前列。2015 年，惠高洁进入国内市场后，凭着高品质、超稳定的产品性能，产品深受各大医疗单位及手消毒耗材企业所认可。先后服务过海尔医疗、利康、利尔康、消博士、伽玛、启威、健之素等国内上百家手消毒耗材企业，产品在全国数百家医院和机场等公共场所广泛使用。

国家高新技术企业认证、ISO 9001 质量管理体系认证、18 年研发经验、超 50 万次使用寿命、超省电技术、50 余项各类专利、100 多家消毒耗材企业合作、1000 多家医院及企事业单位使用

产品图片

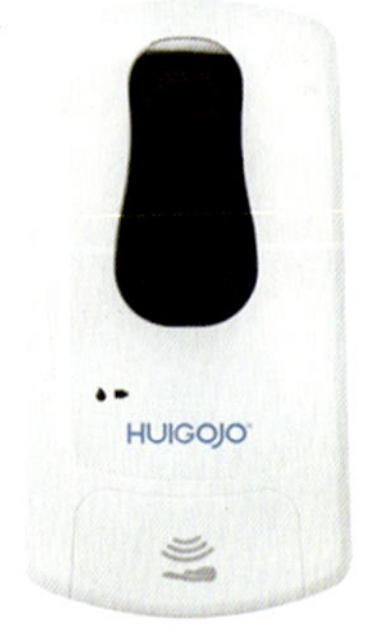

H1 高智能感应手消毒机

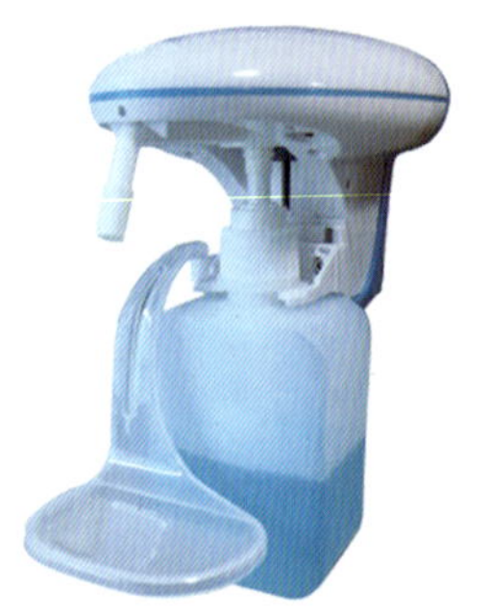

H2 智能感应手消毒机

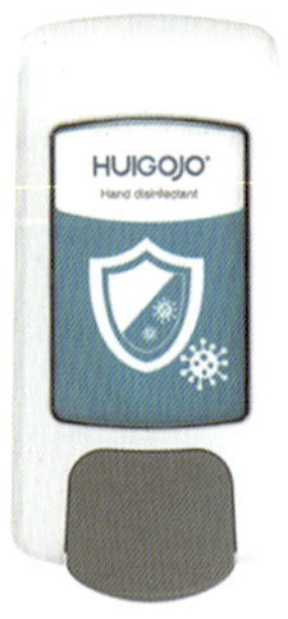

H7 小手动手消毒机

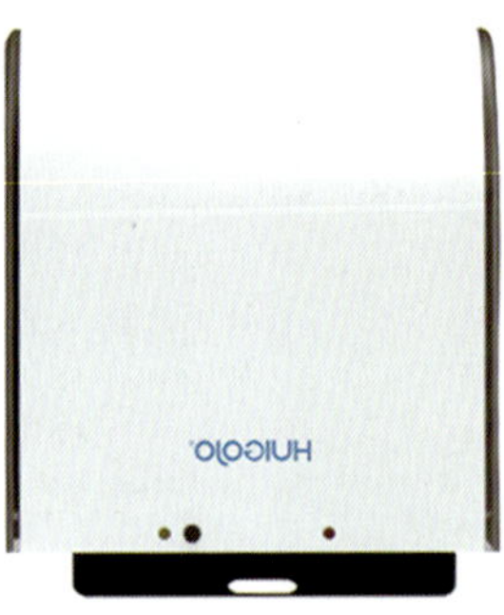

G2 感应医疗擦拭机

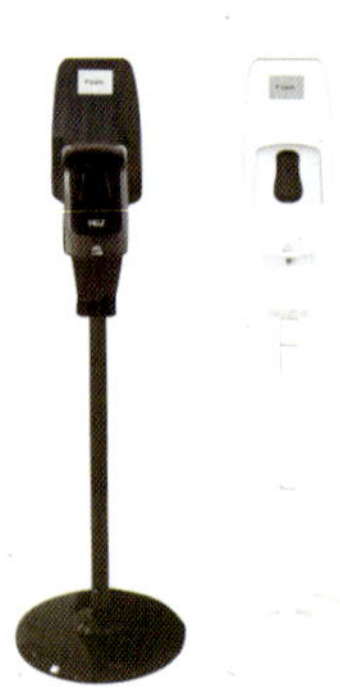

移动消毒站

国内医院图片

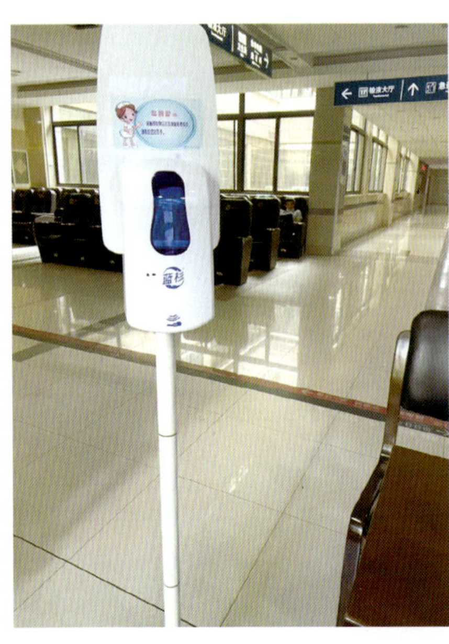

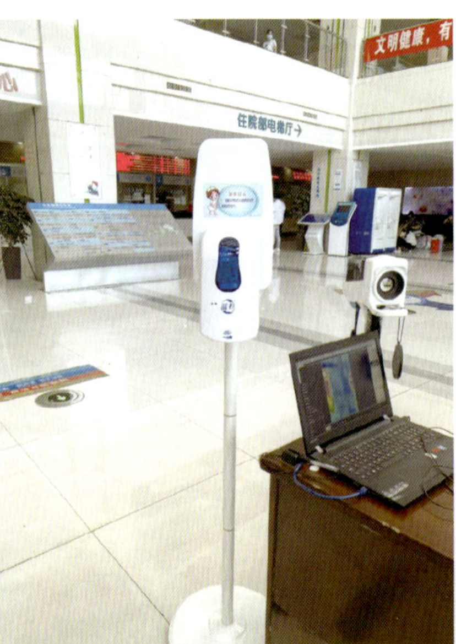

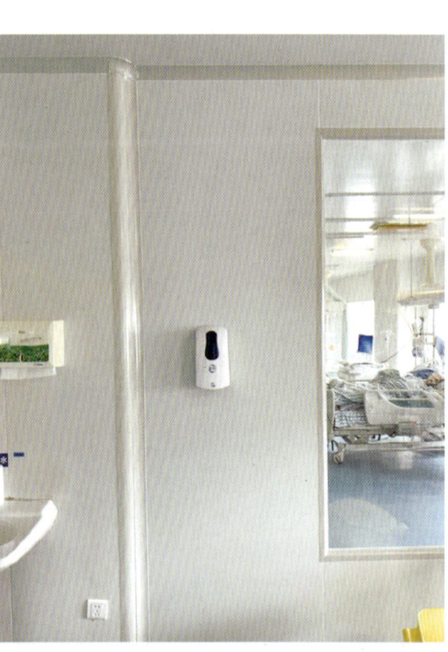

资质证书

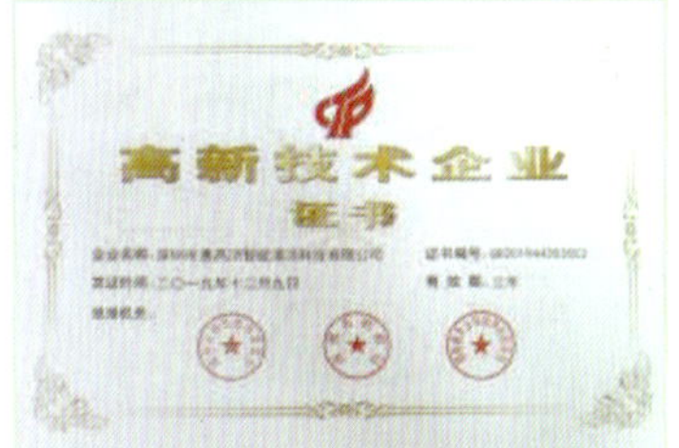

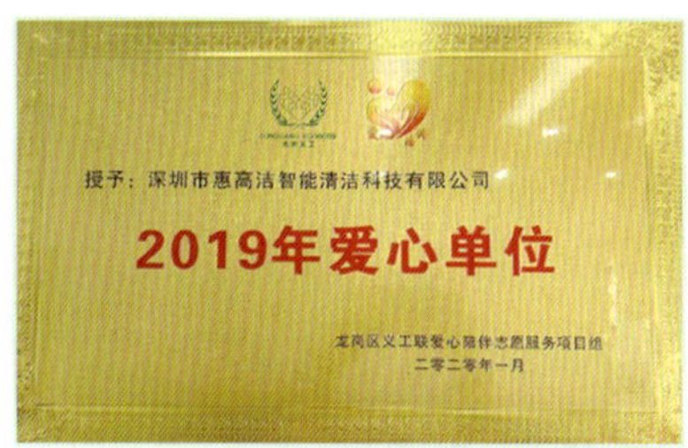

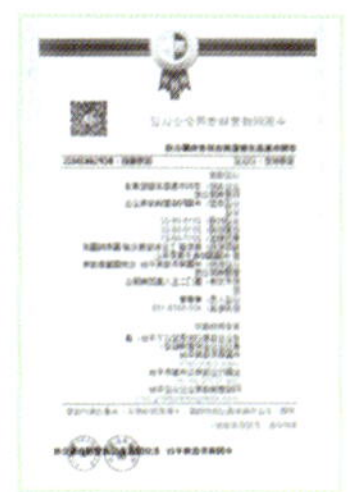

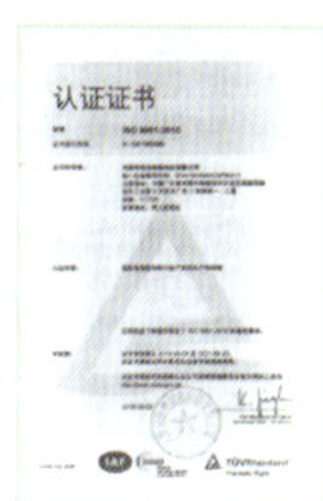

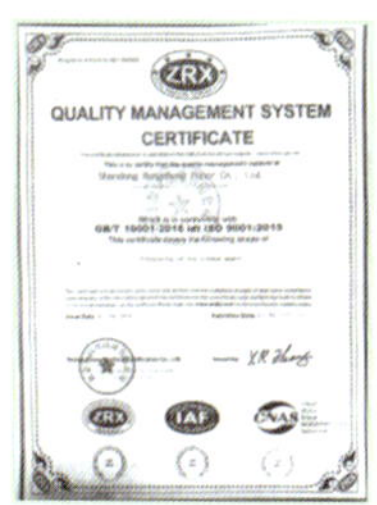

H1、H2 产品优势 >>>

- ★ 智能调节出液量专利技术。
- ★ 可适用各类瓶型专利技术。
- ★ 智能寻位专利技术。
- ★ 超高质量稳定性能、使用寿命高达五十万次。
- ★ HUIGOJO 超省电技术，每套电池使用高达十万次。
- ★ 专业级别的医疗手消毒设备，出液量可调节，适应各个不同科室需求。
- ★ 最高出液达 3mL，专门应用于医疗外科手消毒。
- ★ 近场红外感应，0.2s 急速出液，提高医疗工作效率。

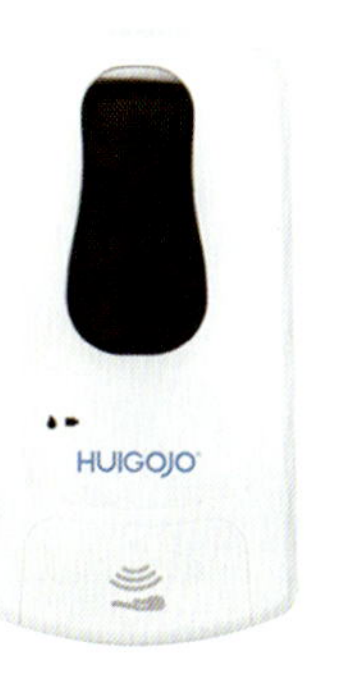

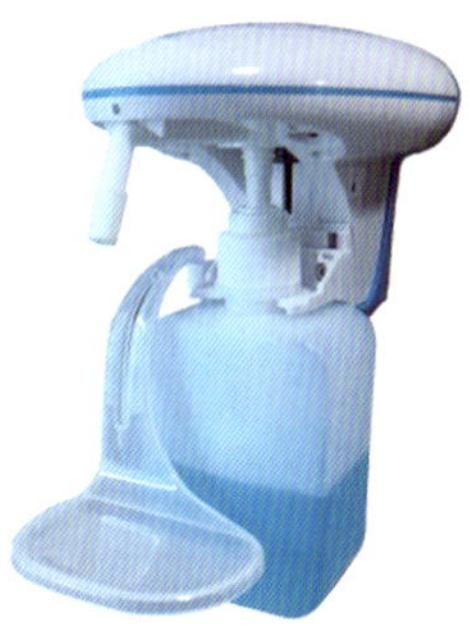

G2X+ 医疗擦拭纸 >>>

- ★ 专利识纸张断线技术。
- ★ 无切刀设计，更稳定的产品使用体验。
- ★ HUIGOJO 超省电技术，每套电池使用高达五万次。
- ★ 超大容量设计，无须频繁更换耗材。
- ★ 内置紫外线消毒灯，对每张纸巾进行消毒。
- ★ 搭配采用 HUIGOJO 特别定制的医疗擦拭纸使用。
- ★ 医疗擦拭纸由高端纯木桨制作而成，并对纸巾进行环氧乙烷灭菌处理，符合医疗手卫生要求。

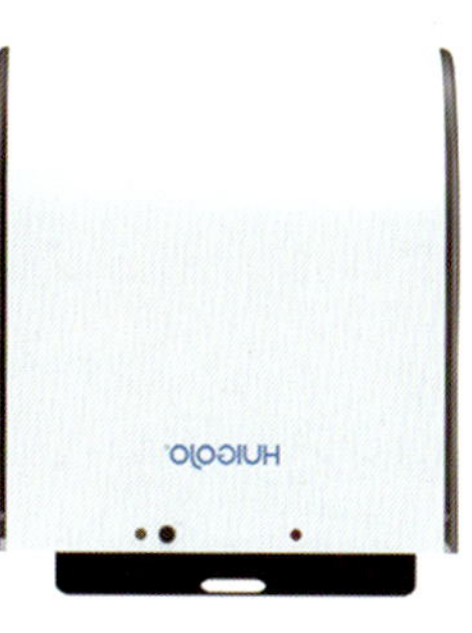

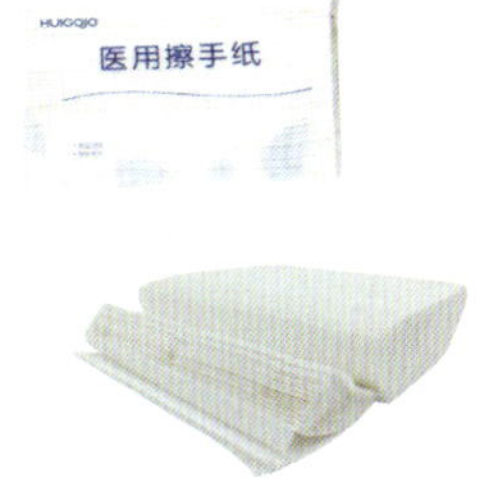

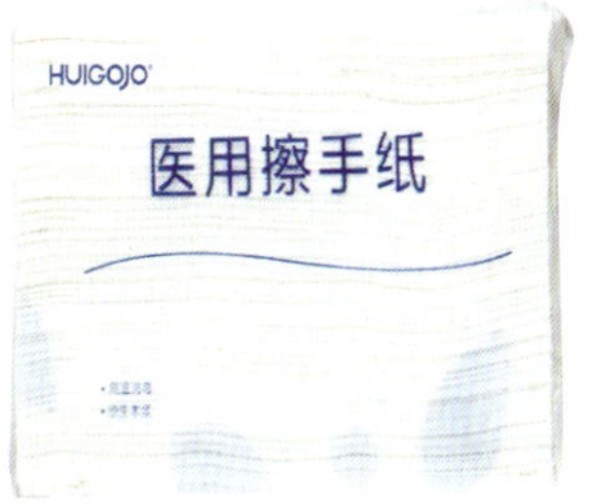

医用折叠擦手纸

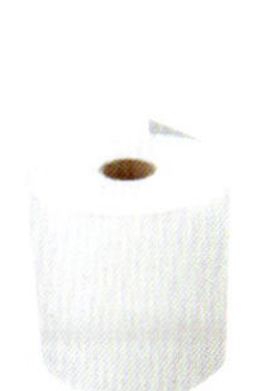

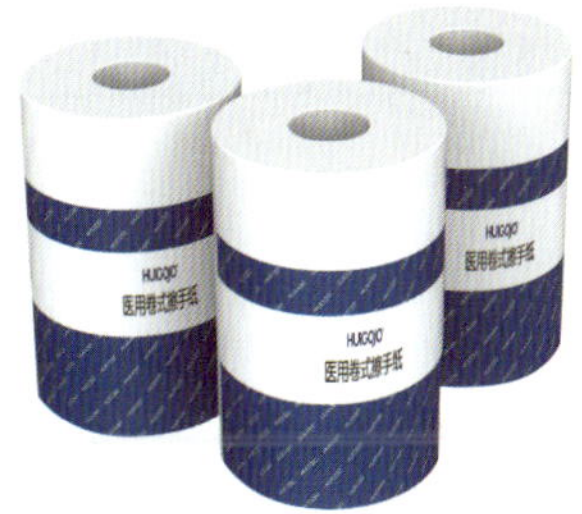

医用卷式擦手纸

深圳市惠高洁智能清洁有限公司

Shenzhen Huigaojie Intelligent Cleaning Co. , Ltd.

地址：深圳市龙华区大浪街道同胜社区华繁工业区工业楼 4 层 401 号　电话：18926585910

—Professional—

Voosong

FOR A BETTER WORLD

雾淞联合

革新与跃进

确保消毒质量

无潜在使用风险

高效和安全不再冲突

深圳市雾淞联合科技有限公司利用强有力的技术方案来帮助医药、食品加工企业解决生产中的常见问题。以企业用户需求为导向，开发并设计使用简单且安全的新产品。我们不断在生物医药、化工领域，尤其是在医药原料、中间体以及消毒产品的研发、生产过程中累积技术经验。

雾淞牌含溴消毒系列产品是一种通过释放有效溴，从而杀灭传播媒介上病原微生物（包括细菌繁殖体、芽孢、真菌和病毒等）使其达到无害化要求的高效消毒剂。杀菌效率是常规消毒剂的数倍，但对医疗生产设备的腐蚀性远低于同类消毒产品。杀菌后的剩余产物，在自然条件下被分解为氨、二氧化碳和水，无残留且不污染环境，多年来在美国、西欧和日本等地已被广泛应用于各类公共环境、医疗卫生机构以及养殖业和食品加工等领域。

Voosong Bromine-Based Disinfectant is a eco-friendly disinfectant kills orinhibits the growth of microorganisms such as bacteriat fungi, and spore forms, etc.It can be used fordrinking water purification, sewage treatment;as antimicrobiol suitable for food processing industry.

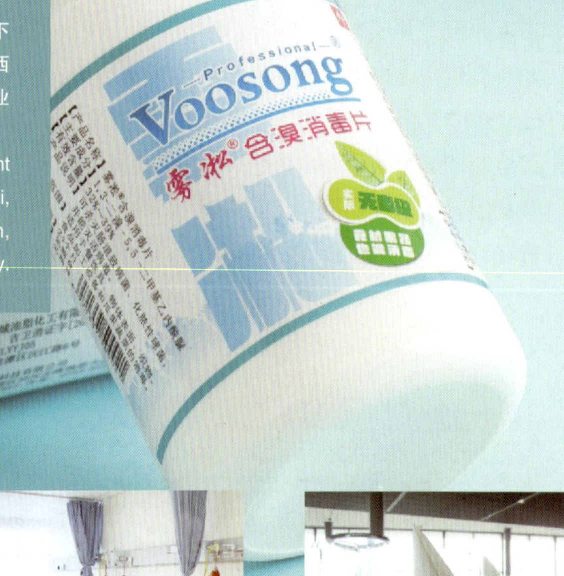

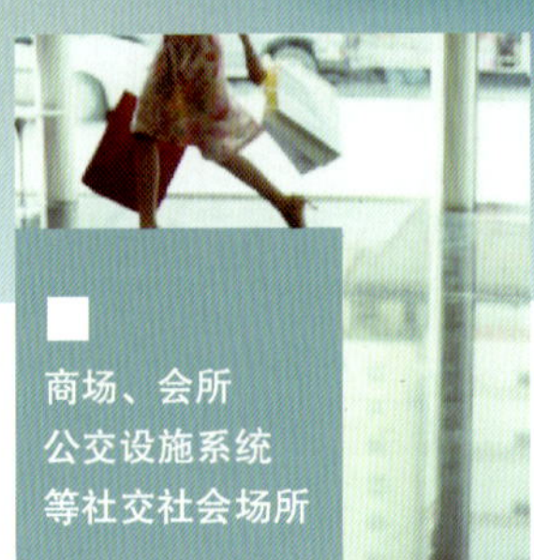

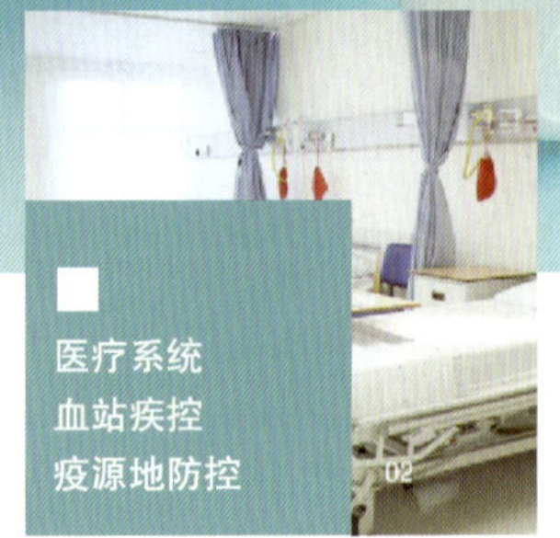

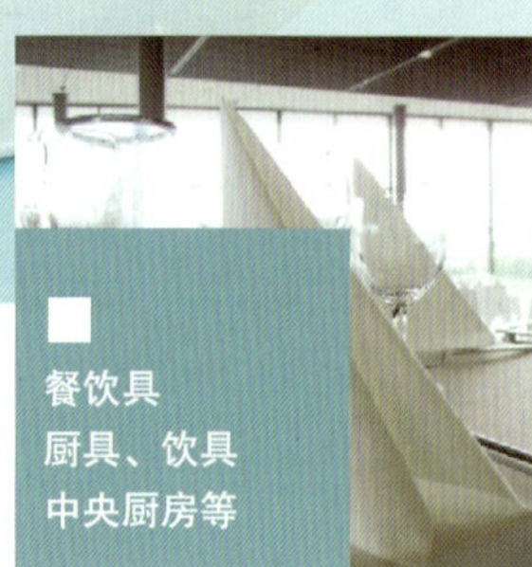

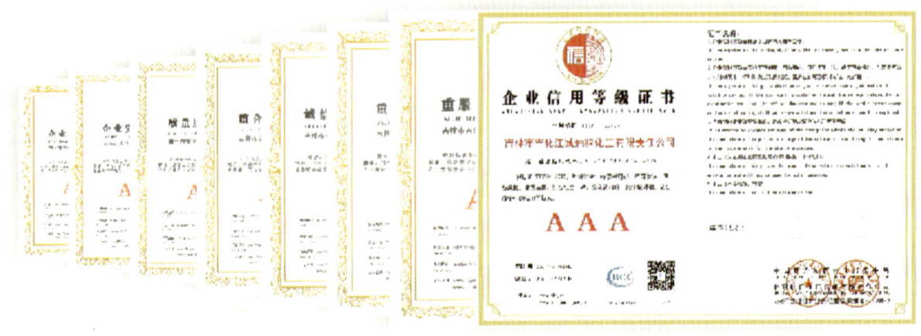

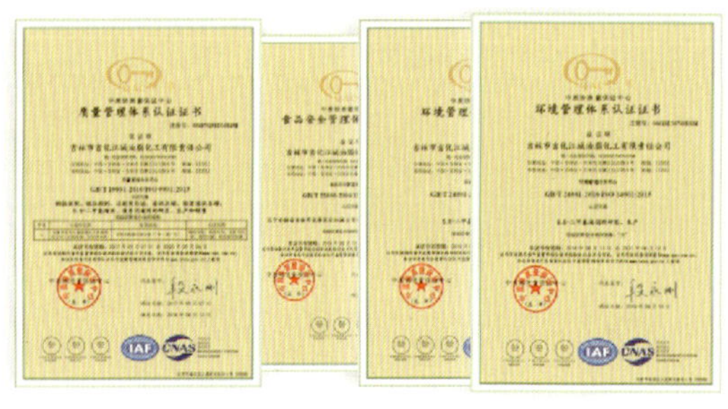

深圳市雾淞联合科技有限公司

地址：深圳市 罗湖区 沿河北路 瑞思国际大厦B座12A

电话：+86（0755）8223 7855 / 8755

Supplier：Shenzhen VOOSONG Technology Co. Ltd

ADD：Room12A, Reith Building B, Yanhe Road, Shenzhen, China

TEL：+86（0755）8223 7855 / 8755

雾淞® 含溴消毒产品

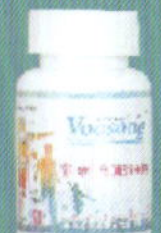

雾淞® 含溴消毒片（教育机构）

主要成分：1,3-二溴-5,5-二甲基乙内酰脲

有效含量：37%（有效溴）

产品剂型：片剂

产品规格：50片/瓶

有 效 期：2年

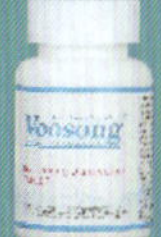

雾淞® 含溴消毒片（出口）

主要成分：1,3-二溴-5,5-二甲基乙内酰脲

有效含量：37%（有效溴）

产品剂型：片剂

产品规格：50片/瓶

有 效 期：2年

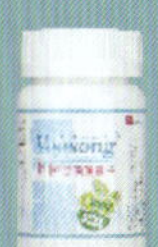

雾淞® 含溴消毒片（家用装）

主要成分：1,3-二溴-5,5-二甲基乙内酰脲

有效含量：37%（有效溴）

产品剂型：片剂

产品规格：50片/瓶

有 效 期：2年

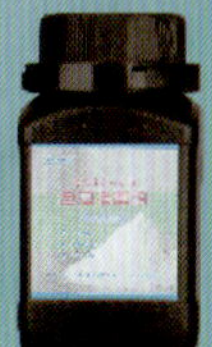

雾淞® 含溴消毒粉（餐消行业）

主要成分：1,3-二溴-5,5-二甲基乙内酰脲

有效含量：40%（有效溴）

产品剂型：粉剂

产品规格：500g/瓶

有 效 期：2年

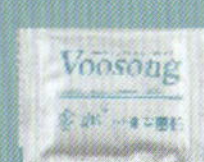

雾淞® 含溴消毒粉

主要成分：1,3-二溴-5,5-二甲基乙内酰脲

有效含量：40%（有效溴）

产品剂型：粉剂

产品规格：5g/袋

有 效 期：2年

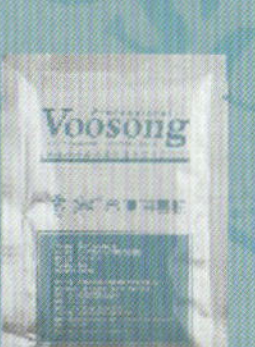

雾淞® 含溴消毒粉

主要成分：1,3-二溴-5,5-二甲基乙内酰脲

有效含量：40%（有效溴）

产品剂型：粉剂

产品规格：100g/袋

有 效 期：2年

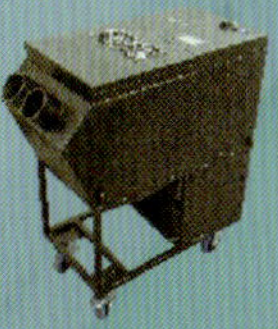

雾淞® 超微粒雾化消毒机

功率：3000w

型号：v3000-I

作用于空间环境和物表消毒

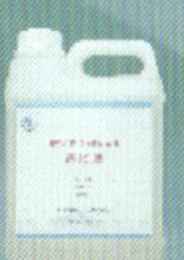

淞雾® 超微粒雾化消毒机专用雾化液

规格：2L

面积：1500 m² ~ 2000 m²

配套雾化机使用增强雾化效果

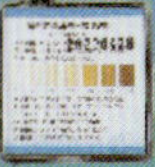

消毒液有效溴检验试纸（高浓度）

适用于检测含溴消毒液有效溴的浓度。

检测范围：25ppm~2000 ppm

包装规格：约 4 m

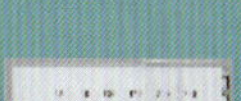

消毒液有效溴检验试纸（低浓度）

适用于检测含溴消毒液有效溴的浓度。

检测范围：10ppm~250 ppm

包装规格：100片装

公司积极推进两化融合，成功应用到产品研发设计、生产制造、经营管理、远程售后等各个环节；并对产品实行全生命周期管理，运用公司物联网云服务平台，实时监控产品运行状况，得到了南水北调项目、中国天眼项目、中国华电等客户的好评。

公司积极开拓国外市场，形成“双轮驱动”模式。通过响应国家“一带一路”倡议，为巴基斯坦、菲律宾、孟加拉国等多国家，提供了可靠的水处理系统解决方案。

二氧化氯发生器

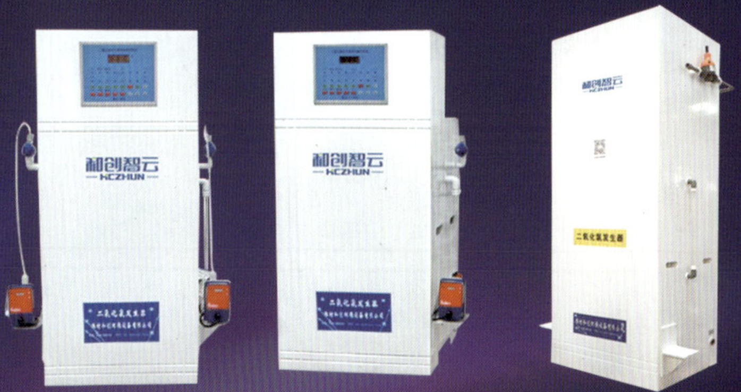

次氯酸钠发生器

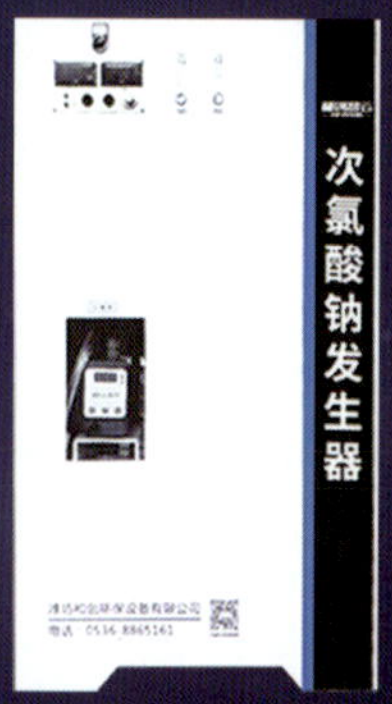

次氯酸钠发生器

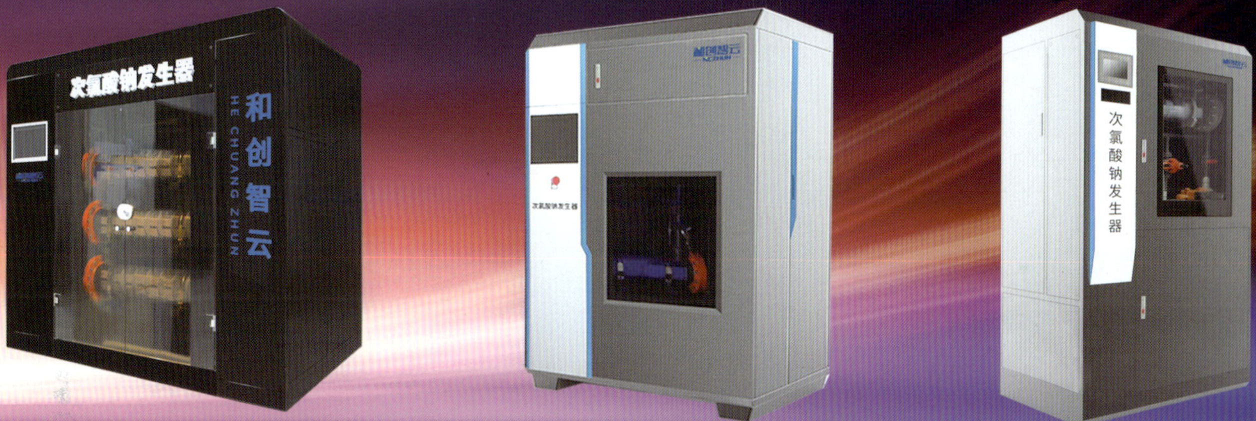

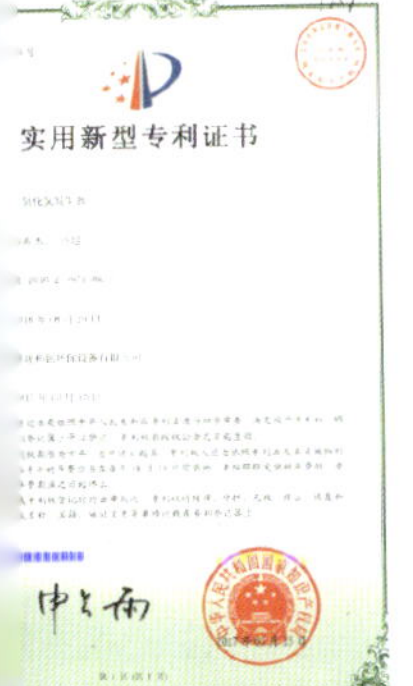

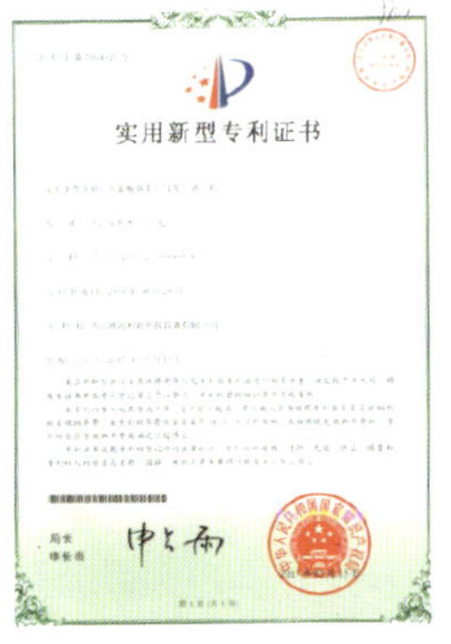

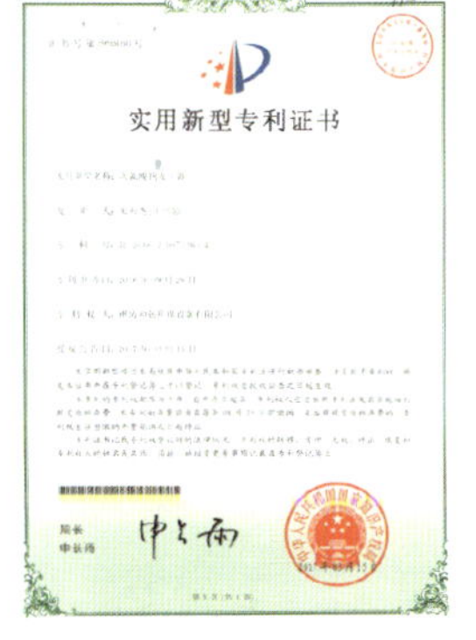

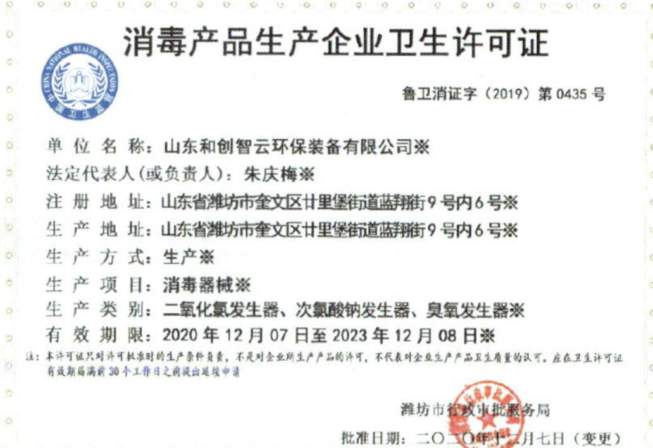

消毒产品生产企业卫生许可证

鲁卫消证字（2019）第 0435 号

单 位 名 称：山东和创智云环保装备有限公司※
法定代表人（或负责人）：朱庆梅※
注 册 地 址：山东省潍坊市奎文区廿里堡街道蓝翔街 9 号内 6 号※
生 产 地 址：山东省潍坊市奎文区廿里堡街道蓝翔街 9 号内 6 号※
生 产 方 式：生产※
生 产 项 目：消毒器械※
生 产 类 别：二氧化氯发生器、次氯酸钠发生器、臭氧发生器※
有 效 期 限：2020 年 12 月 07 日至 2023 年 12 月 08 日※

注：本许可证只对许可批准时的生产条件负责，不是对企业所生产产品的许可，不代表对企业生产产品卫生质量的认可。应在卫生许可证有效期届满前 30 个工作日之前提出延续申请

潍坊市行政审批服务局

批准日期：二〇二〇年十二月七日（变更）

地址：山东省潍坊市奎文区廿里堡街道蓝翔街 9 号内 6 号　电话：0536-8865161

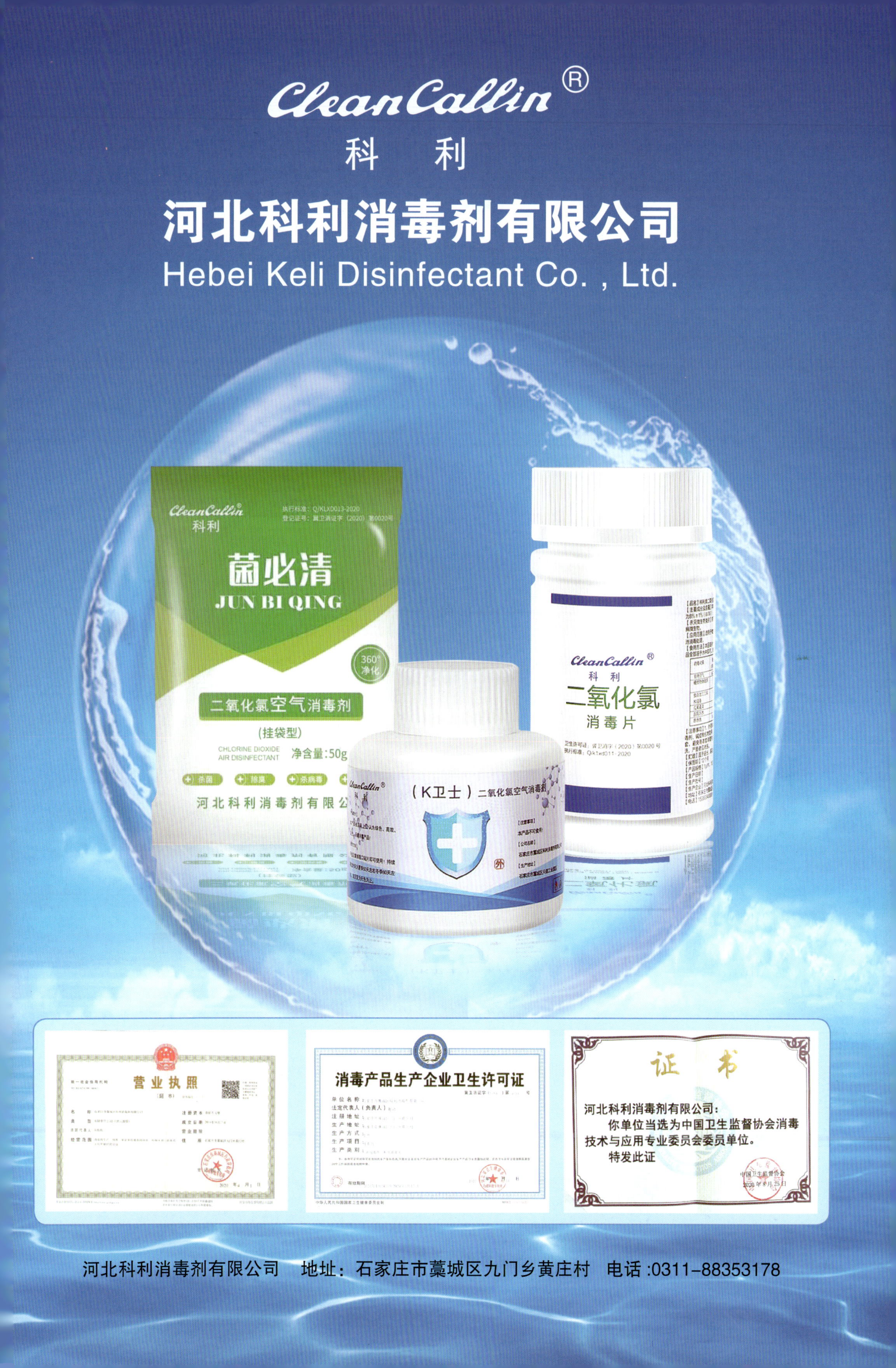

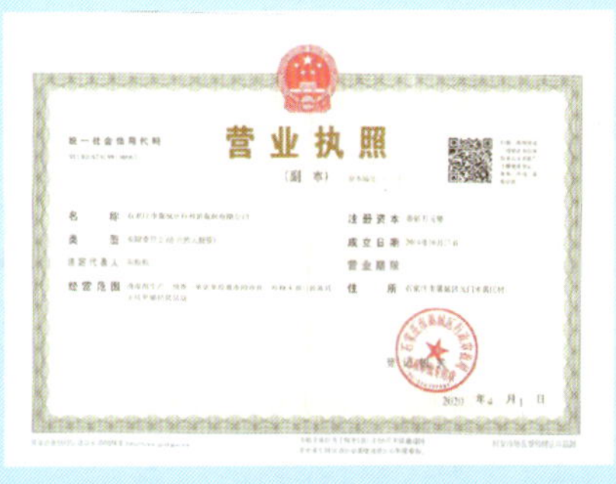
营业执照

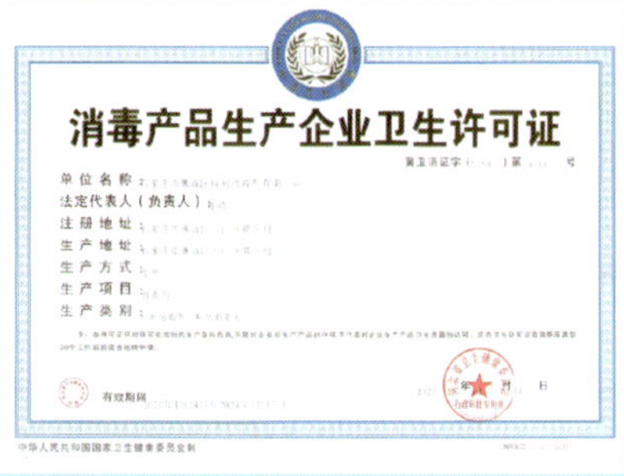
消毒产品生产企业卫生许可证

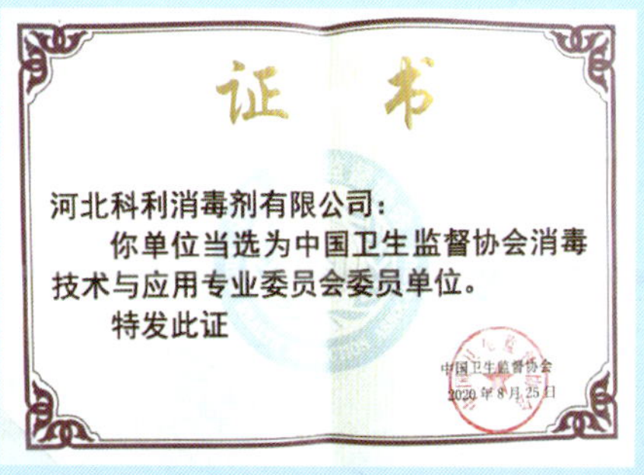
证 书
河北科利消毒剂有限公司：
你单位当选为中国卫生监督协会消毒技术与应用专业委员会委员单位。
特发此证

消毒标准汇编

（下）

中国标准出版社　编

中国标准出版社

北　京

图书在版编目(CIP)数据

消毒标准汇编. 下/中国标准出版社编. —北京:
中国标准出版社,2021.9
ISBN 978-7-5066-9857-3

Ⅰ.①消… Ⅱ.①中… Ⅲ.①消毒—卫生标准—
汇编—中国 Ⅳ.①R187-65

中国版本图书馆 CIP 数据核字(2021)第 157449 号

中国标准出版社出版发行
北京市朝阳区和平里西街甲 2 号(100029)
北京市西城区三里河北街 16 号(100045)
网址:www.spc.net.cn
总编室:(010)68533533 发行中心:(010)51780238
读者服务部:(010)68523946
中国标准出版社秦皇岛印刷厂印刷
各地新华书店经销
*
开本 880×1230 1/16 印张 31.25 字数 938 千字
2021 年 9 月第一版 2021 年 9 月第一次印刷
*
定价(上下册) 400.00 元

出版说明

消毒是杀灭或清除传播媒介上的病原微生物，使其达到无害化的处理。消毒分疫源地消毒和预防性消毒两种。消毒是疫情防控的重要措施，对预防和控制感染，保护人民健康起着重要作用。而灭菌是指用物理或化学方法除去或杀灭全部微生物的过程，灭菌后的物品是完全无菌的，是最彻底的消毒方法。

消毒标准对各类场所、疫源地的消毒方法和效果，以及消毒产品的技术要求等进行了规定，保证实际应用中消毒合格、彻底，真正做到无害化以及科学消毒和精准消毒。为此，我们策划出版《消毒标准汇编》（上、下）一书。

本汇编收录了截至2021年5月现行有效的60余项消毒相关国家标准，按照国家标准编号编排。本汇编可供各地疾病预防控制中心、卫生监督所、医疗机构等从事消毒的专业技术人员使用。

编　者

2021年9月

目　　录

上　册

下　册

注：本书收集的标准的属性已在目录上标明(GB或GB/T)，年号用4位数字表示。鉴于部分国家标准是在标准清理整顿前出版的，现尚未修订，故正文部分仍保留原样，读者在使用这些标准时，其属性以本目录上标明的为准(标准正文“引用标准”中的标准的属性请读者注意查对)。

ICS 11.080
C 50

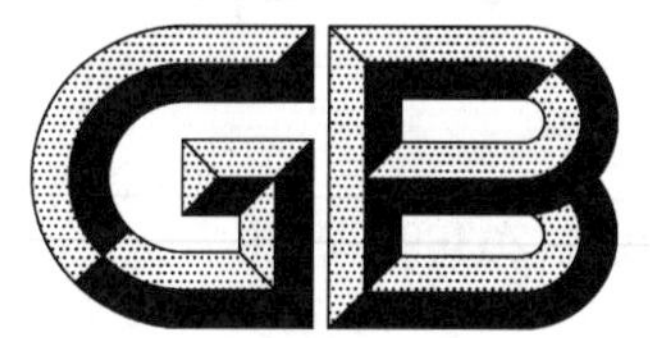

中华人民共和国国家标准

GB/T 26369—2020
代替 GB/T 26369—2010

季铵盐类消毒剂卫生要求

Hygienic requirement for quaternary ammonium disinfectant

2020-06-02 发布 2020-12-01 实施

国家市场监督管理总局
国家标准化管理委员会 发布

前　言

本标准按照 GB/T 1.1—2009 给出的规则起草。

本标准代替 GB/T 26369—2010《季铵盐类消毒剂卫生标准》。本标准与 GB/T 26369—2010 相比，主要技术变化如下：

——修改了规范性引用文件(见第 2 章,2010 年版的第 2 章)；

——修改了“季铵盐类消毒剂”“氯型季铵盐”的定义(见 3.1、3.2,2010 年版的 3.1、3.2)；

——删除了“清洁对象”“污染对象”“清洁条件”和“污染条件”术语和定义(见 2010 年版的第 3 章)；

——修改了原料要求(见第 4 章,2010 年版的第 4 章)；

——删除了性状要求(见 2010 年版的 5.1)；

——修改了理化指标和杀灭微生物指标(见 5.1、5.2,2010 年版的 5.2、5.4)；

——修改了检验方法(见第 10 章,2010 年版的第 8 章)。

本标准由中华人民共和国国家卫生健康委员会提出并归口。

本标准起草单位:中国人民解放军空军特色医学中心、中国疾病预防控制中心环境与健康相关产品安全所、江苏省疾病预防控制中心、中国人民解放军总医院第一医学中心、北京市疾病预防控制中心、浙江省疾病预防控制中心、中国人民解放军总医院第四医学中心、深圳市疾病预防控制中心、中国人民解放军疾病预防控制中心。

本标准主要起草人:曹晋桂、张流波、徐燕、刘运喜、丁晓静、胡国庆、蒋伟、朱子犁、李炎、沈瑾、何晓锋、崔霞、帖金凤、郭春林、刘颋、王忠权、王洪波、骆艳燕、周海林、王巧燕。

本标准所代替标准的历次版本发布情况为：

——GB/T 26369—2010。

季铵盐类消毒剂卫生要求

1 范围

本标准规定了季铵盐类消毒剂的原料要求、技术要求、应用范围、使用方法、包装、运输和贮存、标识要求和检验方法。

本标准适用于以氯型季铵盐或溴型季铵盐为主要杀菌有效成分的季铵盐类消毒剂。

2 规范性引用文件

下列文件对于本文件的应用是必不可少的。凡是注日期的引用文件，仅注日期的版本适用于本文件。凡是不注日期的引用文件，其最新版本(包括所有的修改单)适用于本文件。

GB/T 191 包装储运图示标志

GB/T 6368 表面活性剂 水溶液 pH 值的测定 电位法

GB/T 6682—2008 分析实验室用水规格和试验方法

中华人民共和国药典 (二部、四部，2015 年版)

消毒技术规范(2002 年版)[卫生部(卫法监发〔2002〕282 号)]

消毒产品生产企业卫生规范(2009 年版)[卫生部(卫监督发〔2009〕53 号)]

化妆品安全技术规范 (2015 年版)(国家食品药品监督管理总局〔2015〕268 号公告)

3 术语和定义

下列术语和定义适用于本文件。

3.1

季铵盐类消毒剂 quaternary ammonium disinfectant

以氯型季铵盐或溴型季铵盐为主要杀菌有效成分的消毒剂，包括单一季铵盐组分的消毒剂以及由季铵盐组分为主要杀菌成分的复配消毒剂。

3.2

氯型季铵盐 quaternary ammonium chloride

由 C_8～C_{18}的脂肪链(单链或双链)、甲基(或苄基、乙基苄基)组成的氯化季铵盐及由松宁基、二甲基、苄基组成的氯化苄铵松宁(又称苄索氯铵或氯化苄乙氧铵)。

3.3

溴型季铵盐 quaternary ammonium bromide

由 C_8～C_{18}的脂肪链(单链或双链)、甲基(或苄基、乙基苄基)组成的溴化季铵盐。

4 原料要求

4.1 医药级，季铵盐含量≥70%，游离胺含量≤2.0%。

4.2 配方中其他原料应有相应的质量控制标准，并符合《消毒产品生产企业卫生规范》(2009 年版)的要求。

4.3 生产用水应符合《消毒产品生产企业卫生规范》(2009 年版)的要求。

5 技术要求

5.1 理化指标

5.1.1 理化指标

理化指标应符合表 1 的规定。

表 1 理化指标

项目		指标
pH 值		4～12,标识中心值±1
有效成分含量		标识中心值±10%
铅(以 Pb 计)、砷(以 As 计)	食品加工设备与器皿消毒	铅≤30 mg/kg,砷含磷酸盐≤5 mg/kg,不含磷酸盐≤3 mg/kg
铅(以 Pb 计)、汞(以 Hg 计)、砷(以 As 计)	手、皮肤、黏膜消毒	铅≤10 mg/kg,汞≤1 mg/kg,砷≤2 mg/kg

5.1.2 稳定性

有效期≥12 个月。储存期间有效成分含量下降率≤10%,且有效含量应不低于标签说明书中标识量的下限值。

5.2 杀灭微生物指标

根据标签说明书标注的使用剂量、杀灭微生物类别和使用范围进行相应的指示微生物试验,具体定量杀菌试验方法按照《消毒技术规范》(2002 年版),其杀菌效果应符合表 2 要求。

表 2 杀灭微生物指标

指示菌(毒)株	杀灭对数值	
	悬液法	载体法
大肠杆菌(8099)	≥5.00	≥3.00
金黄色葡萄球菌(ATCC6538)	≥5.00	≥3.00
铜绿假单胞菌(ATCC15442)	≥5.00	≥3.00
白色念珠菌(ATCC10231)	≥4.00	≥3.00
模拟现场试验和现场试验二者选一,模拟试验选择所用指示微生物应按适用范围选择抗力最强指示微生物进行试验,杀灭对数值≥3.00;现场试验自然菌杀灭对数值≥1.00。		

具有持续消毒效果的产品应开展持续杀菌试验,持续杀菌试验的指示菌应选用金黄色葡萄球菌和大肠杆菌,满足标签说明书标称的持续杀菌时间内符合相应的杀灭对数值的要求。

6 应用范围

季铵盐类消毒剂适用于：

——一般物体表面与医疗器械表面的消毒；

——织物的消毒；

——外科手消毒、卫生手消毒、皮肤与黏膜的消毒；

——食品加工设备与器皿的消毒，但不适用于瓜果蔬菜的消毒。

7 使用方法

采用擦拭、浸泡、冲洗、喷洒、泡沫滞留等方法进行消毒。

8 包装、运输和贮存

8.1 包装

包装标志应符合 GB/T 191 的要求。

8.2 运输

运输产品时应防晒、防雨、防潮。装卸要轻拿轻放，严禁抛掷。不应与有毒、有害、有异味或影响产品质量的物品混装运输。

8.3 贮存

室温干燥避光保存。

9 标识要求

9.1 标识应符合消毒产品标签说明书有关规范和标准的要求。

9.2 外用消毒剂，不得口服。置于儿童不易触及处。

9.3 避免接触有机物和拮抗物。不能与肥皂或其他阴离子洗涤剂同用，也不能与过氧化物(如过氧化氢)、高锰酸钾、磺胺粉等同用。

9.4 用于织物的消毒时应注意吸附作用的影响。

10 检验方法

10.1 游离胺的检验方法

按照《中华人民共和国药典》(二部，2015 年版)执行。

10.2 pH 的检验方法

按照 GB/T6368 执行。

10.3 有效成分含量的检验方法

10.3.1 仪器分析法

当原料、单方或复方化学消毒剂中季铵盐种类不明确或复方化学消毒剂中存在基体干扰时，应采用基于先分离后定量的色谱法，以获得准确可靠的定量分析结果，见附录A中A.1～A.3。

10.3.2 滴定法

单方化学消毒剂中季铵盐含量大于1%时应采用滴定法，见A.4。

10.4 铅、汞、砷限量的检验方法

按照《化妆品安全技术规范》(2015年版)的检验方法。

10.5 稳定性的检验方法

按照《消毒技术规范》(2002年版)的检验方法。

10.6 杀灭微生物效果的检验方法

按照《消毒技术规范》(2002年版)的检验方法。

附 录 A
（规范性附录）
季铵盐类消毒剂有效成分含量检测方法

A.1 方法一：高效液相色谱法测定氯化苄铵松宁（苄索氯铵）

A.1.1 方法原理

苄索氯铵在水溶液中带正电，在 270 nm～277 nm 波长处有特征紫外吸收。在常用 C_{18} 反相色谱柱有保留行为，并与样品中的其余组分进行分离。采用二极管阵列检测器对其进行检测，峰面积与组分质量浓度成正比，采用峰面积外标法定量。

A.1.2 适用范围

本方法适用于原料、单方及复方化学消毒剂中苄索氯铵的测定。方法检出限：2 mg/L。

A.1.3 仪器设备

高效液相色谱仪配备二极管阵列检测器；分析天平；涡旋振荡器。

A.1.4 试剂

除特殊说明外，所用试剂均为分析纯；实验用水符合 GB/T 6682—2008 三级水的规格（蒸馏水或去离子水或相当纯度的水）。乙腈（色谱纯）、乙酸铵、冰乙酸（17.4 mol/L，≥99.8%）。

A.1.5 标准品

苄索氯铵（99%）。

A.1.6 色谱条件

色谱条件包括：

——色谱柱：C_{18}（4.6 mm×250 mm，5 μm）；

——流动相：V（乙腈）：V[20 mmol/L NH_4Ac（冰乙酸 pH 4.16）]＝70∶30；

——流速：1.0 mL/min；

——检测波长：270 nm；

——柱温：30 ℃；

——进样量：10 μL。

A.1.7 操作步骤

A.1.7.1 流动相的配制：称 0.771 g NH_4Ac，置于 500 mL 具塞量筒中，加入少量水溶解后再加入 2 mL 冰乙酸，混匀，用水稀释定容至 500 mL 刻度，混匀。此溶液 pH 为 4.16。

A.1.7.2 标准储备液的配制：称取在 105 ℃干燥 2 h 的苄索氯铵标准品 20 mg，用水溶解，再用水稀释定容至 10 mL，得 2.0 g/L 标准储备液。

A.1.7.3 标准系列的配制：分别移取 0.2 mL、0.4 mL、0.6 mL、0.8 mL 和 1.0 mL 储备液，置于 10 mL 容量瓶中，用水稀释、定容至刻度，摇匀后备用，则相应工作液质量浓度分别为 40 mg/L、80 mg/L、

120 mg/L、160 mg/L、200 mg/L。

A.1.7.4 标准曲线的制作：将苄索氯铵标准系列按质量浓度由低至高的顺序，在规定的液相色谱仪器条件下，测定其响应值。以工作液质量浓度为横坐标，相应峰面积为纵坐标制作标准曲线。

A.1.7.5 样品处理：移取适量液体（或称取适量黏稠液体）样品，置于 10 mL 容量瓶中，用水稀释定容，经 0.45 μm 滤膜过滤。

A.1.7.6 待仪器稳定后，在给定的仪器条件下，将处理好的样品依次注入色谱柱。

A.1.8 含量计算

苄索氯铵含量按式(A.1)计算：

$$X = \frac{\rho \times V}{m \times 1\ 000} \qquad \cdots\cdots(A.1)$$

式中：

X ——苄索氯铵含量，单位为克每千克(g/kg)或克每升(g/L)；

V ——样品定容体积，单位为毫升(mL)；

ρ ——通过标准曲线计算的上样液中苄索氯铵的质量浓度，单位为毫克每升(mg/L)；

m ——取或称样量，单位为毫升(mL)或克(g)。

A.1.9 精密度

在重复性条件下获得的两次独立测定结果的绝对差值不大于算术平均值的 5%。

A.1.10 注意事项

遇到有基体干扰的样品，可换用分离柱效比高效液相色谱高 2～3 个数量级的 A.4 高效毛细管电泳法。

A.1.11 色谱图和紫外吸收光谱图

色谱图和紫外吸收光谱图见图 A.1 和图 A.2。

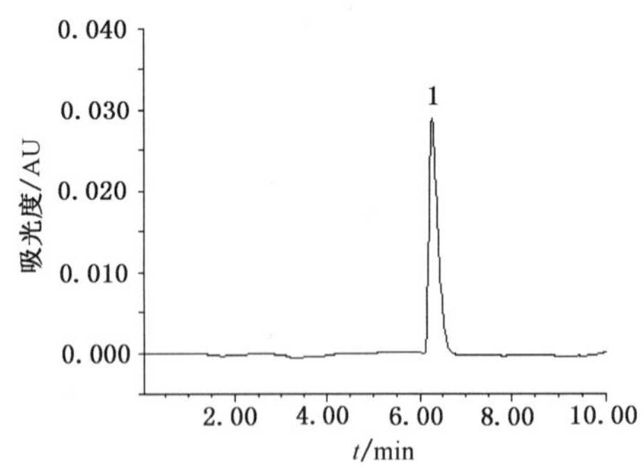

说明：

1——200 mg/L 苄索氯铵。

图 A.1 苄索氯铵标准溶液色谱图

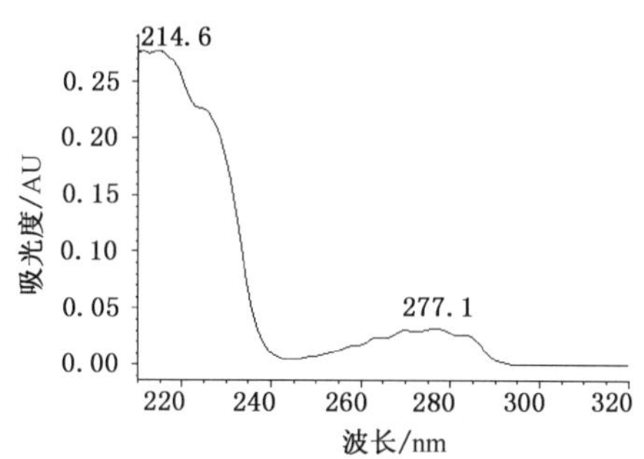

图 A.2 苄索氯铵的紫外吸收光谱图

A.2 方法二:高效毛细管电泳法测定苯扎氯铵(洁尔灭)

A.2.1 方法原理

苯扎氯(或溴)铵属阳离子表面活性剂,分别在 214 nm 和 262 nm 有紫外吸收。样品从正极进样后,以高压直流电场为驱动力、石英毛细管为分离通道,在 pH 2.1 的分离缓冲溶液中,苯扎氯铵带正电,三种同系物(十二烷基二甲基苄基氯化铵、十四烷基二甲基苄基氯化铵、十六烷基二甲基苄基氯化铵)因淌度差异,相互分离且与样品基体分离,并迁移至负极进行紫外检测。校正峰面积与组分质量浓度成正比,采用校正峰面积外标法定量。

A.2.2 适用范围

苯扎氯铵和苯扎溴铵的阳离子部分是相同的,本方法适用于原料、单方和复方化学消毒剂中苯扎氯铵含量的测定,也适用于苯扎溴铵含量的测定,还适用于醋酸洗必泰与苯扎氯铵或苯扎溴铵复配的复方化学消毒剂中这些物质的同时测定。三种同系物的检出限均为 0.5 mg/L。醋酸洗必泰的检出限为0.3 mg/L。

A.2.3 仪器设备

毛细管电泳仪,配备紫外(UV)或二极管阵列(PDA)检测器;分析天平;涡旋振荡器。

A.2.4 试剂与材料

A.2.4.1 除特殊说明外,所用试剂均为分析纯。实验用水符合 GB/T 6682—2008 三级水的规格(蒸馏水或去离子水或相当纯度的水)。无水磷酸二氢钠、磷酸(14.6 mol/L,85%)、冰乙酸(17.4 mol/L,≥99.8%)、氢氧化钠(优级纯)、乙腈(色谱纯)、甲醇(色谱纯)。

A.2.4.2 标准品:十二烷基二甲基苄基氯化铵(C_{12}-BAC,≥99%)、十四烷基二甲基苄基氯化铵(C_{14}-BAC,99%)、十六烷基二甲基苄基氯化铵(C_{16}-BAC,≥97%)。

A.2.4.3 石英毛细管:内径 50 μm,外径 365 μm。

A.2.5 毛细管电泳条件

A.2.5.1 石英毛细管:30.2 cm(有效长度 20 cm)×50 μm (内径);分离电压:11 kV;检测波长:214 nm;进样压力:3.448 kPa;操作温度:25 ℃;压力进样,时间为 5 s。

A.2.5.2 分离缓冲溶液:62.5 mmol/L 磷酸二氢钠+62.5 mmol/L 磷酸 (pH 2.1),含 40%乙腈。

A.2.5.3 样品提取或稀释液:V(50 mmol/L 乙酸)∶V(乙腈)=1∶1。

A.2.5.4 50 mmol/L 乙酸:吸取 144 μL 冰乙酸,置于 50 mL 具塞带刻度塑料离心管中,用水稀释定容至 50 mL 刻度,摇匀。

A.2.5.5 新石英毛细管的预处理:新的石英毛细管依次用 1 mol/L 氢氧化钠冲洗 20 min、水冲洗 5 min、分离缓冲溶液冲洗 5 min。每次进样前分别用 1 mol/L 氢氧化钠、水及分离缓冲溶液冲洗 2 min、2 min、2 min。为得到较好的数据,应弃去最初几针的数据,待得到较稳定的迁移时间后,方能进样测定。

A.2.5.6 1 mol/L 氢氧化钠水溶液配制:称取 2.0 g NaOH 固体,置于已加少量水的 50 mL 具塞带刻度塑料离心管中,振摇溶解,加水至 50 mL 刻度。

A.2.6 分离缓冲溶液配制方法

A.2.6.1 储备液的配制:0.5 mol/L 磷酸:1.71 mL 磷酸于 50 mL 具塞带刻度塑料离心管中,用水稀释定容至 50 mL 刻度,摇匀;0.5 mmol/L NaH_2PO_4:称取 3.0_g 无水磷酸二氢钠置于 50 mL 具塞带刻度塑料离心管中,加入 50 mL 水溶解、摇匀。

A.2.6.2 分别移取 1250 μL 0.5 mol/L 磷酸、1250 μL 0.5 mol/L 磷酸二氢钠,置于 15 mL 具塞带刻度塑料离心管中,加水至 6 mL 刻度,混匀,加入 4 mL 乙腈混匀后备用。

A.2.6.3 用移液器将分离缓冲溶液分装于 3 个 1.5 mL 试样瓶中,其中两瓶用于分离,另一瓶用于清洗。

A.2.7 环境条件

室内温度:15 ℃～26 ℃;相对湿度:<60%。

A.2.8 操作步骤

A.2.8.1 标准溶液配制:准确称取折算纯度后的三种同系物标准品,分别置于 15 mL 具塞带刻度塑料离心管中,用甲醇溶解,配制成质量浓度均为 10 g/L 的三种同系物的储备液。

A.2.8.2 工作液的配制:分别移取 1.6 mL 三种同系物储备液,均置于同一 10 mL 容量瓶中,用样品稀释液稀释、定容至刻度,则三种同系物的工作液质量浓度均为 1 600 mg/L。

A.2.8.3 标准系列的配制:用样品稀释液将工作液以倍比稀释法逐级稀释,配制成三种同系物质量浓度均分别为 10 mg/L、20 mg/L、40 mg/L、80 mg/L。

A.2.8.4 标准曲线的制作:将标准系列在规定的电泳条件下,测定其响应值。以工作液质量浓度为横坐标,相应校正峰面积为纵坐标制作标准曲线。

A.2.8.5 样品处理:液体样品用样品提取液稀释后,置于 1.5 mL 试样瓶中。

A.2.8.6 待仪器稳定后,在给定的仪器条件下,将处理好的样品依次注入毛细管。

A.2.9 含量计算

三种同系物含量按式(A.2)计算:

$$X=\frac{\rho \times V}{m \times 1\,000} \qquad \cdots\cdots(A.2)$$

式中:

X ——三种同系物的含量,单位为克每千克(g/kg)或克每升(g/L);

V ——样品定容体积,单位为毫升(mL);

ρ ——通过标准曲线计算的上样液中三种同系物的质量浓度,单位为毫克每升(mg/L);

m ——称或取样量,单位为克(g)或毫升(mL)。

苯扎氯铵的含量为三种同系物含量之和。

A.2.10 精密度

在重复性条件下获得的两次独立测定结果的绝对差值不应超过算术平均值的10%。

A.2.11 注意事项

A.2.11.1 遇到有基体干扰的样品,可通过增加石英毛细管的长度实现与基体的分离,达到去除干扰的目的。

A.2.11.2 考虑到苄索氯铵与苯扎氯铵不复配在一起,故本法也同样适用于原料、单方和复方化学消毒剂中苄索氯铵的测定。

A.2.11.3 苯扎溴铵含量测定可以用十二烷基二甲基苄基氯化铵作为标准品,并将结果乘以换算系数1.13。

A.2.11.4 对于无样品温度控制的设备,可用200 μL 移液器滴加2～3滴矿物油于盛装分离缓冲溶液的试样瓶中,以防止样品溶液中有机溶剂的挥发。

A.2.11.5 对季铵盐含量高的样品,可将样品稀释液中50 mmol/L HAC与乙腈比例由1∶1改为1∶4。

A.2.11.6 醋酸洗必泰的迁移时间在3.7 min左右。

A.2.12 电泳图

见图A.3。

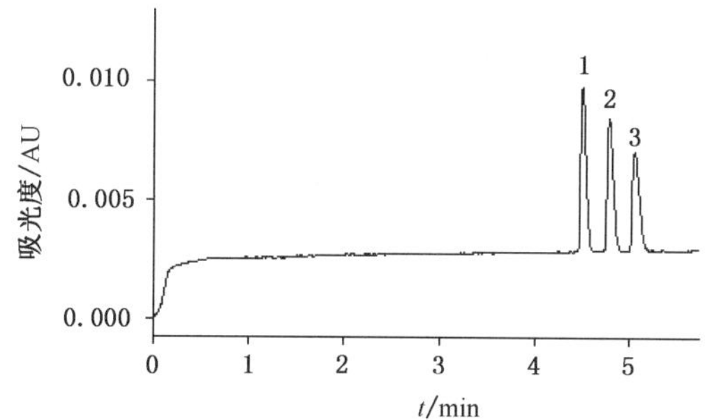

说明:

1——C_{12}-BAC (80);

2——C_{14}-BAC (80);

3——C_{16}-BAC (80)。

括号内为质量浓度(mg/L)。

图 A.3 3种消毒有效成分混合标准溶液电泳图

A.3 方法三:毛细管电泳法测定苄索氯铵

A.3.1 方法原理

苄索氯铵属阳离子表面活性剂,分别在214 nm及270 nm有最大吸收。在十二烷基硫酸钠与脱氧胆酸钠的混合胶束分离缓冲溶液中,实现与样品基体的分离,利于其准确定量。

A.3.2 适用范围

本方法适用于原料、单方及复方化学消毒剂中苄索氯铵的含量测定、单方和复方化学消毒剂中苄索氯铵与聚六亚甲基双胍的同时测定、复方化学消毒剂中苄索氯铵与醋酸洗必泰的同时测定。本方法中这三种物质的检出限均为 1 mg/L。

A.3.3 仪器设备

毛细管电泳仪配备二极管阵列检测器;分析天平;涡旋振荡器。

A.3.4 试剂与材料

A.3.4.1 除特殊说明外,所用试剂均为分析纯。实验用水符合 GB/T 6682—2008 三级水的规格(蒸馏水或去离子水或相当纯度的水)。十水合四硼酸钠(硼砂,$Na_2B_4O_7 \cdot 10H_2O$,>99.5%)、硼酸(H_3BO_3,优级纯)、十二烷基硫酸钠(SDS,≥99%)脱氧胆酸钠(SD,≥98%)、聚乙二醇 20 000(PEG 20 000)、氢氧化钠(优级纯)。

A.3.4.2 标准品:苄索氯铵(≥99.9%)。

A.3.4.3 石英毛细管:内径 50 μm,外径 365 μm。

A.3.5 毛细管电泳条件

A.3.5.1 毛细管电泳条件包括:

——石英毛细管:50 μm (内径)×50.2 cm(有效长度:40 cm);

——分离电压:24 kV;

——检测波长:214 nm;

——进样压力:3.448 kPa;

——进样时间:12 s;

——操作温度:25 ℃。

A.3.5.2 分离缓冲溶液:20 mmol/L 硼砂(无需调 pH)+30 mmol/L SDS+5 mmol/L SD+0.8 g/L PEG 20 000;样品提取(或稀释)液:将分离缓冲溶液用水稀释 10 倍。

A.3.5.3 新毛细管的预处理:

a) 新的毛细管分别用 1 mol/L 氢氧化钠冲洗 20 min、水冲洗 5 min 及分离缓冲溶液冲洗 5 min;

b) 每次进样前分别用 1 mol/L 氢氧化钠冲洗 2 min、水冲洗 2 min 及分离缓冲溶液冲洗 2 min;

c) 为得到较好的数据,弃去最初几针的数据,待得到稳定的迁移时间,方能进行定量测定。

A.3.5.4 1 mol/L 氢氧化钠水溶液配制:称取 2.0 g NaOH 固体,置于已加少量水的 50 mL 具塞带刻度塑料离心管中,振摇溶解,加水至 50 mL 刻度。

A.3.6 分离缓冲溶液配制方法

A.3.6.1 储备液的制备方法包括:

a) 80 mmol/L 硼砂储备液:称取 1.525 g 硼砂,置于 50 mL 具塞带刻度塑料离心管,加入水溶解并稀释到 50 mL 刻度;

b) 200 mmol/L SDS 储备液:称取 2.884 g SDS 于 50 mL 具塞带刻度塑料离心管,加入水溶解并稀释到 50 mL 刻度;

c) 100 mmol/L SD 储备液:称取 2.073 g SD 于 50 mL 具塞带刻度塑料离心管,加入水溶解并稀释到 50 mL 刻度;

d) 100 g/L PEG 20000 储备液:称取 5 g PEG 20 000,置于 50 mL 具塞带刻度塑料离心管,加入水溶解并稀释到 50 mL 刻度。

A.3.6.2 分离缓冲溶液的配制:分别移取 2.5 mL 80 mmol/L 硼砂、1.5 mL 200 mmol/L SDS、0.5 mL 100 mmol/L SD 和 0.08 mL 100 g/L PEG 20 000,置于 15 mL 具塞带刻度塑料离心管中,加水至10 mL 刻度,混匀后即为分离缓冲溶液。

A.3.6.3 用移液器将分离缓冲溶液分装于3个试样瓶中，其中两瓶用于分离，另一瓶用于冲洗。

A.3.7 环境条件

室内温度：15 ℃～26 ℃；相对湿度：<60%。

A.3.8 操作步骤

A.3.8.1 苄索氯铵标准储备液的配制：称取在105 ℃干燥2 h的苄索氯铵标准品10 mg，置于10 mL容量瓶中，加入水溶解、稀释、定容，涡旋混匀，制得质量浓度为1 g/L的标准储备液，于4 ℃冰箱冷藏保存。

A.3.8.2 工作液的配制：分别移取1.2 mL苄索氯铵储备液，置于10 mL容量瓶中，用样品稀释液稀释、定容至刻度，则工作液质量浓度为120 mg/L。

A.3.8.3 标准系列的配制：用样品提取液将工作液以倍比稀释法逐级稀释，配制成质量浓度分别为7.5 mg/L、15 mg/L、30 mg/L和60 mg/L的标准系列。

A.3.8.4 标准曲线的制作：将标准系列按质量浓度由低至高的顺序，在规定的电泳条件下，测定其响应值。以工作液质量浓度为横坐标，相应校正峰面积为纵坐标制作标准曲线。

A.3.8.5 样品处理：液体样品用样品提取液稀释后装入1.5 mL样品瓶中直接进样。

A.3.8.6 待仪器稳定后，在给定的仪器条件下，将处理好的样品依次注入毛细管。

A.3.9 含量计算

苄索氯铵含量按式(A.3)计算：

$$X=\frac{\rho \times V}{m \times 1\ 000} \qquad \cdots\cdots (A.3)$$

式中：

X ——苄索氯铵含量，单位为克每千克(g/kg)或克每升(g/L)；

V ——样品定容体积，单位为毫升(mL)；

ρ ——通过标准曲线计算的上样液中苄索氯铵的质量浓度，单位为毫克每升(mg/L)；

m ——称或取样量，单位为克或毫升(g或mL)。

A.3.10 精密度

在重复性条件下获得的两次独立测定结果的绝对差值不应超过算术平均值的10%。

A.3.11 注意事项

A.3.11.1 遇到有基体干扰的样品，可通过增加石英毛细管的长度实现与基体的分离，达到去除干扰的目的。

A.3.11.2 对无基体干扰的样品，可通过减少石英毛细管的长度，减少分离时间，达到快速分离的目的。

A.3.12 电泳图

见图A.4。

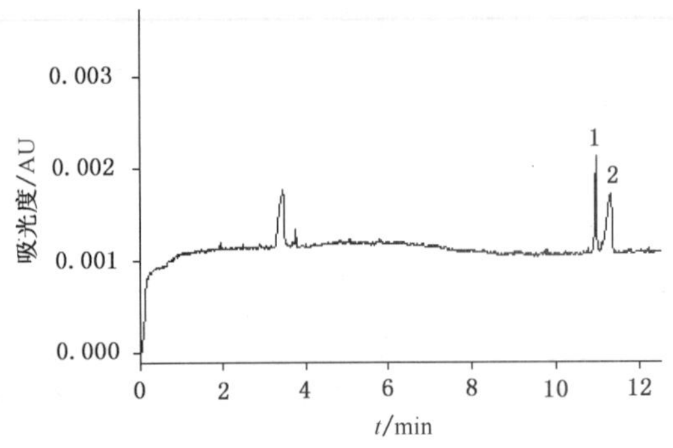

说明：

1——苄索氯铵(5 mg/L)；

2——聚六亚甲基双胍(5 mg/L)。

图 A.4 苄索氯铵和聚六亚甲基双胍混合标准溶液电泳图

A.4 方法四:四苯硼钠滴定法

A.4.1 方法原理

通过直接测定季铵盐中的阳离子(杀菌活性成分)来测定季铵盐的含量。在碱性水溶液中,带正电的季铵盐与带负电的溴酚蓝酸性染料指示剂相互作用而形成蓝色离子对化合物,该蓝色化合物易溶于与水不互溶的氯仿中。由于此蓝色化合物不如四苯硼钠与季铵盐间形成的化合物更稳定,故利用此性质将溴酚蓝作为以四苯硼钠滴定季铵盐的指示剂。滴定开始时,季铵盐与溴酚蓝结合,生成蓝色化合物。滴定至近终点时,溴酚蓝指示剂则逐渐从蓝色化合物中被四苯硼钠置换而游离出来,因其不溶于氯仿而转入碱性水层,在剧烈振摇下,氯仿层的蓝色消退而碱性水层呈淡紫色,即为终点。

A.4.2 适用范围

苯扎溴铵、苯扎氯铵或其他阴离子取代的季铵盐的阳离子部分是相同的,本方法适用于原料或单方化学消毒剂中苯扎溴铵含量的测定,也适用于原料或单方化学消毒剂中苯扎氯铵或其他阴离子取代的季铵盐含量的测定。本方法检出限为 0.9 g/L。

A.4.3 材料与方法

A.4.3.1 试剂:除特殊说明外,所用试剂均为分析纯。实验用水符合 GB/T 6682—2008 三级水的规格(蒸馏水或去离子水或相当纯度的水)。氢氧化钠、溴酚蓝、四苯硼钠(≥99%);氯仿。

A.4.3.2 1 mol/L 氢氧化钠溶液:4.0 g 氢氧化钠,加水溶解成 100 mL 溶液。

A.4.3.3 0.05% 溴酚蓝指示剂:称取 0.1 g 溴酚蓝,加入 3 mL 1 mol/L 氢氧化钠溶液,溶解,再加水至 200 mL。

A.4.3.4 0.02 mol/L 四苯硼钠滴定液:按照《中华人民共和国药典》(四部,2015 年版)328、333 的方法进行配制和标定。

A.4.3.5 操作步骤:

a) 取适量体积液体样品,使其相当于苯扎溴铵约 0.25 g,置于 250 mL 碘量瓶中。

b) 分别加水 50 mL 和 1 mol/L 氢氧化钠溶液 1 mL,摇匀,加入 0.05% 溴酚蓝指示剂 0.4 mL,则水层为蓝色澄清液体,加入氯仿 10 mL,氯仿层为无色澄清液体,振摇混匀,静置,水层变浑且颜色逐渐变浅,氯仿层则变为蓝色澄清液体。

c) 用 0.02 mol/L 四苯硼钠滴定液开始滴定，边滴边摇匀，水层颜色逐渐变浅，变为乳白色即接近终点，接近终点时须强力振摇。待氯仿层的蓝色消失，水层呈淡紫色，即为终点，记录四苯硼钠标准溶液用量。重复测定两次，取两次平均值进行计算。同时做空白实验。

空白试验将水代替样品重复上述步骤。

A.4.4 含量计算

若化学消毒剂中有效成分为苯扎溴铵，则其含量按式(A.4)计算：

$$X=\frac{c\times V_{stp}\times M}{V\times 1\ 000} \qquad \cdots\cdots(A.4)$$

式中：

X ——苯扎溴铵含量，单位为克每千克(g/kg)或克每升(g/L)，或者用%表示；

c ——四苯硼钠滴定液的浓度，单位为摩尔每升(mol/L)；

V_{stp}——四苯硼钠滴定液样品与空白体积差，单位为毫升(mL)；

M ——苯扎溴铵相对分子质量 384.4；

V ——取(液体)或称(固体或黏稠液体)样量，单位为毫升(mL)或克(g)。

若化学消毒剂中有效成分为苯扎氯铵，则式(A.1)中 M 取苯扎氯铵平均相对分子质量 353.5。

A.4.5 精密度

在重复性条件下获得的两次独立测定结果的绝对差值不应超过算术平均值的 3%。

A.4.6 注意事项

A.4.6.1 滴定液应在有效期内使用。在常温(15 ℃～25 ℃)下保存时间一般不超过 2 个月，当溶液出现浑浊、沉淀、颜色变化等现象时，应重新制备。

A.4.6.2 滴定液的消耗体积控制在 35 mL～40 mL 为宜。滴定液用量不应超过滴定管所标示的量。若所测化学消毒剂中季铵盐含量过高，可适当减少取样量或经稀释后测定，以减少测定误差；若化学消毒剂中季铵盐含量过低，可增加取样量或采用灵敏度更高的方法进行测定。

A.4.6.3 滴定速度一般保持在 6 mL/min～8 mL/min。滴定终点以氯仿层的蓝色消退而水层呈淡紫色来指示，不易判断，故临近终点时要逐滴滴加、强烈振摇、静置分层后再仔细观察，若滴定过程中振摇不充分，可能使含量测定结果偏低。用白纸衬底观察，以便于正确地判断终点。

A.4.6.4 与酒精或异丙醇等复配的消毒液，应预先对样品进行醇类加热挥发处理，冷却至室温补水后再测定。

A.4.6.5 化学消毒剂中的一些成分可使氯仿层和水层乳化，即有机相和水相不分层，使得实验无法进行。此时应采用 A.1～A.3 的方法。

A.4.6.6 该法测定的是季铵盐总量，若需测定每种季铵盐成分，应采用 A.1～A.3 的方法。

A.4.6.7 氯仿属于高毒物质，实验废液严禁倒入下水道，应由专门机构妥善处理。

ICS 11.080
C 50

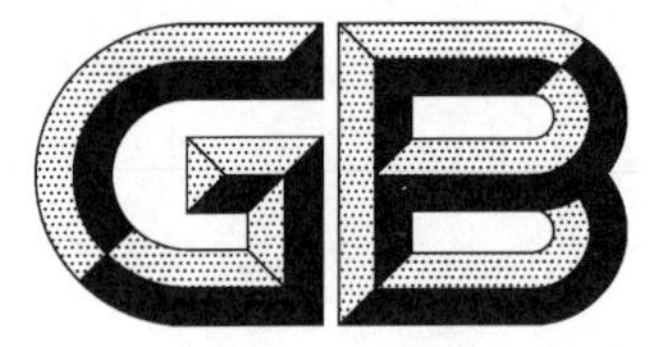

中华人民共和国国家标准

GB/T 26370—2020
代替 GB/T 26370—2010

含溴消毒剂卫生要求

Hygienic requirements for disinfectant containing bromine

2020-06-02 发布　　　　2020-12-01 实施

国家市场监督管理总局
国家标准化管理委员会　发布

前　言

本标准按照 GB/T 1.1—2009 给出的规则起草。

本标准代替 GB/T 26370—2010《含溴消毒剂卫生标准》。本标准与 GB/T 26370—2010 相比，主要技术变化如下：

——标准范围删除了“注意事项”和“本标准不适用于溴氯-5,5-二甲基乙内酰脲或 1,3-二溴-5,5-二甲基乙内酰脲与其他消毒有效成分复配的消毒剂”(见 2010 年版的第 1 章)；
——增加了规范性引用文件(见第 2 章)；
——修改了含溴消毒剂的术语和定义(见 3.1,2010 年版的 3.1)；
——删除了一般物体表面的术语和定义(见 2010 年版的 3.4)；
——修改了原料要求(见第 4 章,2010 年版的第 4 章)；
——删除了感官性状要求(见 2010 年版的 5.1)；
——增加了溴和氯的质量分数要求(见表 1)；
——修改了溴氯-5,5-二甲基乙内酰脲、有效卤素(以 Cl 计)的质量分数和干燥失重的要求(见表 1,2010 年版的表 1)；
——删除了有效期内有效卤素下降率指标要求(见 2010 年版的表 1)；
——修改了 1,3-二溴-5,5-二甲基乙内酰脲、有效溴(以 Br 计)的质量分数和干燥失重的要求(见表 2,2010 年版的表 2)；
——删除了有效期内有效溴下降率指标要求(见 2010 年版的表 2)；
——增加了由溴氯-5,5-二甲基乙内酰脲消毒剂或 1,3-二溴-5,5-二甲基乙内酰脲消毒剂与其他非消毒因子(辅料)制成的消毒产品片剂的重量差异和泡腾片剂的崩解时限要求(见 5.1.1 和 5.1.2)；
——修改了由溴氯-5,5-二甲基乙内酰脲消毒剂或 1,3-二溴-5,5-二甲基乙内酰脲消毒剂与其他非消毒因子制成的消毒产品溶解度要求(见 5.1.1 和 5.1.2,2010 年版的 5.2.1 和 5.2.2)；
——增加了有效卤素或有效溴含量下降率应小于或等于 10%的要求(见 5.1.3)；
——增加了现场试验和模拟现场试验杀灭微生物指标要求(见表 3)；
——增加了疫源地消毒(见第 6 章)；
——删除了不适用于手、皮肤黏膜和空气的消毒(见 2010 年版的第 6 章)；
——修改了使用方法,采用喷洒、擦拭、浸泡、冲洗、直接投加等消毒方法(见第 7 章,2010 年版的第 7 章)；
——删除了游泳池水、污水和一般物体表面的具体消毒方法和消毒剂量(见 2010 年版的 7.1～7.3)；
——增加了溴氯-5,5-二甲基乙内酰脲的溴含量、氯含量、片剂的重量差异、泡腾片剂的崩解时限的测定方法(见 8.1.2、8.4 和 8.5)；
——修改了干燥失重的检测方法(见 8.3,2010 年版的 8.3)；
——删除了资料性附录“干燥失重测定方法”(见 2010 年版的附录 C)。

本标准由中华人民共和国国家卫生健康委员会提出并归口。

本标准起草单位:河北省疾病预防控制中心、中国疾病预防控制中心环境与健康相关产品安全所、山东省疾病预防控制中心、广州海关技术中心。

本标准主要起草人：韩艳淑、陈素良、张流波、崔玉杰、班海群、孙克勤、崔树玉、王茜、孙印旗、邵长银、李炎、孙惠惠、廖如燕、张海霞、黎春晖。

本标准所代替标准的历次版本发布情况为：

——GB/T 26370—2010。

含溴消毒剂卫生要求

1 范围

本标准规定了含溴消毒剂的原料要求,技术要求,应用范围,使用方法,检验方法,包装、运输和贮存,标识、标签与说明书。

本标准适用于以溴氯-5,5-二甲基乙内酰脲或1,3-二溴-5,5-二甲基乙内酰脲为杀菌成分的消毒剂。

2 规范性引用文件

下列文件对于本文件的应用是必不可少的。凡是注日期的引用文件,仅注日期的版本适用于本文件。凡是不注日期的引用文件,其最新版本(包括所有的修改单)适用于本文件。

GB/T 191 包装储运图示标志

GB/T 601 化学试剂 标准滴定溶液的制备

GB/T 603 化学试剂 试验方法中所用制剂及制品的制备

GB/T 6682 分析实验室用水规格和试验方法

GB/T 21845 化学品 水溶解度试验

GB/T 23849 二溴海因

GB/T 23854 溴氯海因

中华人民共和国药典(2015年版,四部)

消毒技术规范(2002年版)[卫生部(卫法监发〔2002〕282号]

3 术语和定义

下列术语和定义适用于本文件。

3.1

含溴消毒剂 disinfectant containing bromine

溶于水后,能水解生成次溴酸并具有杀菌作用的消毒剂。

3.2

有效溴 available bromine

衡量含溴消毒剂氧化能力的、与含溴消毒剂氧化能力相当的溴量。

注:其含量用质量浓度(mg/L)或质量分数(%)表示。

3.3

有效卤素 available halogen

衡量含卤素消毒剂氧化能力的、与含卤素消毒剂氧化能力相当的总卤素量。

注:其含量用质量浓度(mg/L)或质量分数(%)表示。

4 原料要求

4.1 溴氯-5,5-二甲基乙内酰脲应符合GB/T 23854合格品技术指标要求。如果加入辅料,其辅料应符合有关标准和规定。

4.2 1,3-二溴-5,5-二甲基乙内酰脲应符合 GB/T 23849 合格品技术指标要求。如果加入辅料,其辅料应符合有关标准和规定。

5 技术要求

5.1 理化指标

5.1.1 溴氯-5,5-二甲基乙内酰脲消毒剂

质量要求应符合表1的规定。

表1 溴氯-5,5-二甲基乙内酰脲消毒剂质量要求

项目	指标
溴氯-5,5-二甲基乙内酰脲的质量分数/%	≥96.0
有效卤素(以 Cl 计) 的质量分数/%	≥56.0
氯的质量分数/%	13.0～17.0
溴的质量分数/%	31.0～35.0
干燥失重(60 ℃,2 h)/%	≤0.8
溶解度(水,20 ℃)/(g/L)	2.0～2.5

溴氯-5,5-二甲基乙内酰脲消毒剂与其他非消毒因子(辅料)制成的消毒产品,其产品的溴氯-5,5-二甲基乙内酰脲含量和有效卤素含量的波动范围应小于或等于10%,溶解度不低于2.0 g/L,片剂的重量差异和泡腾片剂的崩解时限符合《中华人民共和国药典》(2015年版,四部)的要求。

5.1.2 1,3-二溴-5,5-二甲基乙内酰脲消毒剂

质量要求符合表2的规定。

表2 1,3-二溴-5,5-二甲基乙内酰脲消毒剂质量要求

项目	指标
1,3-二溴-5,5-二甲基乙内酰脲质量分数/%	≥97.0
有效溴(以 Br 计)质量分数/%	≥108
干燥失重(60 ℃,2 h) /%	≤0.5
溶解度(水,20 ℃)/(g/L)	2.2

1,3-二溴-5,5-二甲基乙内酰脲消毒剂与其他非消毒因子(辅料)制成的消毒产品,其产品的1,3-二溴-5,5-二甲基乙内酰脲含量和有效溴含量的波动范围应小于或等于10%,溶解度不低于2.2 g/L;片剂的重量差异和泡腾片剂的崩解时限符合《中华人民共和国药典》(2015年版,四部)的要求。

5.1.3 稳定性要求

完整包装的消毒剂在产品规定的储存条件下有效期应大于或等于12个月,有效卤素或有效溴含量下降率应小于或等于10%。

5.2 杀灭微生物指标

根据产品说明书规定的使用剂量，按《消毒技术规范》(2002 年版)中的定量杀菌试验、模拟现场试验或现场试验方法进行试验，其杀菌效果符合表 3 的要求。

表 3 杀灭微生物指标

指示菌株	杀灭对数值		
	悬液法	载体法	模拟现场试验
大肠杆菌(8099)	≥5.00	≥3.00	≥3.00
金黄色葡萄球菌(ATCC 6538)	≥5.00	≥3.00	≥3.00
白色念珠菌(ATCC 10231)	≥4.00	≥3.00	≥3.00
枯草杆菌黑色变种芽孢(ATCC 9372)	≥5.00	≥3.00	≥3.00
自然菌	≥1.00(现场试验)		

6 应用范围

含溴消毒剂适用于游泳池水、污水、普通物体表面和疫源地消毒。

7 使用方法

采用喷洒、擦拭、浸泡、冲洗、直接投加等消毒方法。

8 检验方法

8.1 含量测定

8.1.1 溴氯-5,5-二甲基乙内酰脲含量及有效卤素含量测定

按附录 A 进行。

8.1.2 溴氯-5,5-二甲基乙内酰脲的溴含量、氯含量测定

按 GB/T 23854 规定的方法进行。

8.1.3 1,3-二溴-5,5-二甲基乙内酰脲含量及有效溴含量测定

按附录 B 进行。

8.2 溶解度测定

按照 GB/T 21845 进行。

8.3 干燥失重测定

8.3.1 1,3-二溴-5,5-二甲基乙内酰脲消毒剂按 GB/T 23849 规定的方法进行。

8.3.2 溴氯-5,5-二甲基乙内酰脲消毒剂按 GB/T 23854 规定的方法进行。

8.4 片剂的重量差异测定

按《中华人民共和国药典》(2015 年版,四部)规定的方法进行。

8.5 泡腾片剂的崩解时限测定

按《中华人民共和国药典》(2015 年版,四部)规定的方法进行。

8.6 消毒效果测定

按《消毒技术规范》(2002 年版)进行。

9 包装、运输和贮存

9.1 包装

应符合 GB/T 23849 或 GB/T 23854 的要求。

9.2 运输

在运输过程中,不得与其他货物混装,禁止与酸或碱及易氧化的有机物、还原物共运。应有遮盖物,防止日晒、雨淋、受潮,并保持包装完整,标志清晰。

9.3 贮存

应贮存在阴凉、干燥处,防止日晒、雨淋、受潮,禁止与酸或碱及易氧化的有机物和还原物共贮。

10 标识、标签与说明书

10.1 包装标识应符合 GB/T 191 的规定。

10.2 标签和说明书应符合消毒产品标签说明书有关规范和标准的要求。

10.3 产品注意事项宜标注以下内容:

- a) 含溴消毒剂为外用品,不得口服;
- b) 含溴消毒剂属强氧化剂,与易燃物接触可能引发无明火自燃,应远离易燃物及火源;
- c) 含溴消毒剂对织物有漂白褪色作用,对金属有腐蚀性;
- d) 含溴消毒剂有刺激性气味,对眼睛、黏膜、皮肤等有灼伤危险,避免与人体直接接触;
- e) 操作人员应佩戴防护眼镜、口罩、工作服、橡胶手套等防护用品。

附　录　A
（规范性附录）
溴氯-5,5-二甲基乙内酰脲及其有效卤素（以 Cl 计）含量测定

A.1　原理

在酸性溶液中，含溴消毒剂可以将碘化钾氧化生成碘。以淀粉溶液为指示剂，用硫代硫酸钠溶液滴定生成的碘，根据消耗的硫代硫酸钠溶液的量，计算出有效卤素（以 Cl 计）的含量。

A.2　试剂或材料

安全提示：硫酸属强酸，具有腐蚀性，使用时应注意。溅到身上时，用大量水冲洗，避免吸入或接触皮肤。

除非另有说明，本方法所用试剂均为分析纯，试验用水为 GB/T 6682 规定的一级水。

A.2.1　碘化钾溶液：300 g/L 碘化钾（分析纯）溶液。

A.2.2　硫酸溶液：1 份 95%～98%的分析纯硫酸加 5 份去离子水配制而成。

A.2.3　淀粉指示剂：10 g/L 淀粉溶液，按 GB/T 603 配制。

A.2.4　硫代硫酸钠溶液：0.1 mol/L 硫代硫酸钠滴定液，按 GB/T 601 制备并标定。

A.3　仪器设备

A.3.1　电子分析天平：精度 0.1 mg。

A.3.2　磁力搅拌器。

A.4　试验步骤

A.4.1　粉剂、颗粒剂可直接称量，片剂用干燥的研钵研磨后称量。

A.4.2　称取样品 0.15 g（精确至 0.000 1 g），加入干燥洁净的 250 mL 碘量瓶中，再放入一根磁力搅拌棒于碘量瓶中，然后顺序加入去离子水 120 mL、碘化钾溶液 10 mL 和硫酸溶液 20 mL，迅速盖好碘量瓶盖，加少量去离子以密封瓶口，放在暗处的磁力搅拌器上，避光搅拌至样品溶解。

A.4.3　取下搅拌器上的碘量瓶，用蒸馏水冲洗瓶塞和瓶内壁，立刻用硫代硫酸钠滴定液滴定，至浅黄色时，加 2 mL 淀粉指示剂，溶液立即变为蓝色，继续用硫代硫酸钠滴定液滴定至蓝色刚好消失，放置 30 s 不变色为终点，记录消耗硫代硫酸钠滴定液的体积。

A.4.4　按上述步骤进行空白对照试验。

A.4.5　平行测定 2 次，取其含量平均值作为样品的有效卤素（以 Cl 计）含量。

A.5　试验数据处理

A.5.1　溴氯-5,5-二甲基乙内酰脲含量以质量分数 w_1 计，数值以%表示，按式（A.1）计算：

$$w_1 = \frac{(V/1\,000 - V_0/1\,000)\,cM/4}{m} \times 100 \qquad \cdots\cdots\text{(A.1)}$$

式中：

w_1——溴氯-5,5-二甲基乙内酰脲含量，%；

V——试样消耗硫代硫酸钠滴定液的体积的数值，单位为毫升(mL)；

V_0——空白消耗硫代硫酸钠滴定液的体积的数值，单位为毫升(mL)；

c——硫代硫酸钠滴定液浓度的准确数值，单位为摩尔每升(mol/L)；

M——溴氯-5,5-二甲基乙内酰脲的摩尔质量的数值，单位为克每摩尔(g/mol)(M=241.5)；

m——称取样品的质量的数值，单位为克(g)。

A.5.2 有效卤素(以Cl计)含量以质量分数 w_2 计，数值以%表示，按式(A.2)计算：

$$w_2=\frac{(V/1\,000-V_0/1\,000)\,cM}{m}\times 100 \qquad \text{(A.2)}$$

式中：

w_2——有效卤素(以Cl计)含量，%；

V——试样消耗硫代硫酸钠滴定液的体积的数值，单位为毫升(mL)；

V_0——空白消耗硫代硫酸钠滴定液的体积的数值，单位为毫升(mL)；

c——硫代硫酸钠滴定液浓度的准确数值，单位为摩尔每升(mol/L)；

M——有效卤素(以Cl计)摩尔质量的数值，单位为克每摩尔(g/mol)(M=35.45)；

m——称取样品的质量的数值，单位为克(g)。

A.5.3 最终计算结果保留三位有效数字。

A.6 精密度

两次平行测试结果的绝对差值不大于两个测定值的算术平均值的0.5%。

附　录　B
（规范性附录）
1,3-二溴-5,5-二甲基乙内酰脲和有效溴（以 Br 计）含量测定

B.1　原理

在酸性溶液中，含溴消毒剂可以将碘化钾氧化生成碘。以淀粉溶液为指示剂，用硫代硫酸钠溶液滴定生成的碘，根据消耗的硫代硫酸钠溶液的量，计算出有效溴及 1,3-二溴-5,5-二甲基乙内酰脲的含量。

B.2　试剂或材料

安全提示：硫酸属强酸，具有腐蚀性，使用时应注意。溅到身上时，用大量水冲洗，避免吸入或接触皮肤。

除非另有说明，本方法所用试剂均为分析纯，试验用水为 GB/T 6682 规定的一级水。

B.2.1　碘化钾：为分析纯。

B.2.2　硫酸溶液：1 份 95%～98%的分析纯硫酸加 8 份去离子水配制而成。

B.2.3　淀粉指示剂：为 5 g/L 淀粉溶液，按 GB/T 603 配制。

B.2.4　硫代硫酸钠溶液：为 0.1 mol/L 硫代硫酸钠滴定液，按 GB/T 601 制备并标定。

B.3　仪器设备

B.3.1　电子分析天平：精度 0.1 mg。

B.3.2　磁力搅拌器。

B.4　试验步骤

B.4.1　粉剂、颗粒剂可直接称量，片剂用干燥的研钵研磨后称量。

B.4.2　量取 125 mL 去离子水置于 250 mL 碘量瓶中，再加入 2 g 碘化钾，放入一根磁力搅拌棒。

B.4.3　称取样品 0.15 g（精确至 0.000 1 g），置于上述碘量瓶中，在电磁搅拌器上充分搅拌，使样品完全溶解，加硫酸溶液 20 mL，盖上盖并振摇混匀后加去离子水数滴于碘量瓶盖缘，置暗处 5 min。

B.4.4　打开盖，让盖缘去离子水流入瓶内。用硫代硫酸钠滴定液滴定游离碘，边滴边摇匀。待溶液呈淡黄色时，加入淀粉指示剂 10 滴，溶液立即变为蓝色。继续用硫代硫酸钠滴定液滴定至蓝色消失，放置 30 s 不变色为终点，记录消耗硫代硫酸钠滴定液的体积。

B.4.5　按上述步骤进行空白试验。

B.4.6　平行测定 2 次，取其含量平均值作为样品的有效溴含量。

B.5　试验数据处理

B.5.1　1,3-二溴-5,5-二甲基乙内酰脲的含量以质量分数 w_3 计，数值以%表示，按式（B.1）计算：

$$w_3 = \frac{(V/1\,000 - V_0/1\,000)\,cM/4}{m} \times 100 \quad \text{(B.1)}$$

式中：

w_3——1,3-二溴-5,5-二甲基乙内酰脲的含量，%；

V ——试样消耗硫代硫酸钠滴定液的体积的数值，单位为毫升(mL)；

V_0——空白消耗硫代硫酸钠滴定液的体积的数值，单位为毫升(mL)；

c ——硫代硫酸钠滴定液浓度的准确数值，单位为摩尔每升(mol/L)；

M ——1,3-二溴-5,5-二甲基乙内酰脲摩尔质量的数值，单位为克每摩尔(g/mol)(M=285.94)；

m ——称取样品的质量的数值，单位为克(g)。

B.5.2 有效溴(以 Br 计)含量以质量分数 w_4 计，数值以%表示，按式(B.2)计算：

$$w_4 = \frac{(V/1\,000 - V_0/1\,000)\,cM}{m} \times 100 \quad \cdots\cdots (B.2)$$

式中：

w_4——有效溴(以 Br 计)含量，%；

V ——试样消耗硫代硫酸钠滴定液的体积的数值，单位为毫升(mL)；

V_0——空白消耗硫代硫酸钠滴定液的体积的数值，单位为毫升(mL)；

c ——硫代硫酸钠滴定液浓度的准确数值，单位为摩尔每升(mol/L)；

M ——有效溴(以 Br 计)摩尔质量的数值，单位为克每摩尔(g/mol)(M=79.90)；

m ——称取样品的质量的数值，单位为克(g)。

B.5.3 最终计算结果保留三位有效数字。

B.6 精密度

两次平行测试结果的绝对差值不大于两个测定值的算术平均值的 0.5%。

ICS 11.080
C 50

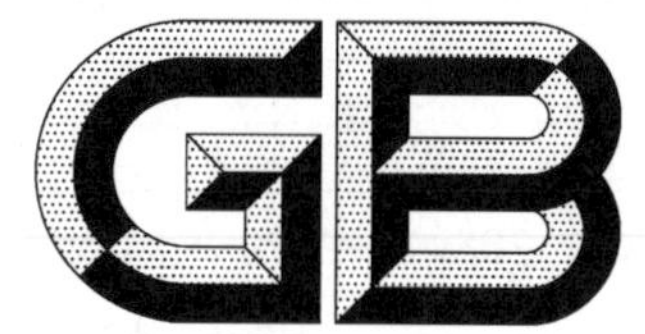

中华人民共和国国家标准

GB/T 26371—2020
代替 GB/T 26371—2010

过氧化物类消毒液卫生要求

Hygienic requirements for peroxide disinfectants

2020-06-02 发布　　2020-12-01 实施

国家市场监督管理总局
国家标准化管理委员会　发布

前　言

本标准按照 GB/T 1.1—2009 给出的规则起草。

本标准代替 GB/T 26371—2010《过氧化物类消毒剂卫生标准》。本标准与 GB/T 26371—2010 相比，主要技术变化如下：

——修改了标准的范围（见第 1 章，2010 年版的第 1 章）；

——修改了规范性引用文件（见第 2 章，2010 年版的第 2 章）；

——修改了部分术语和定义（见第 3 章，2010 年版的第 3 章）；

——修改了原料冰乙酸的要求（见第 4 章，2010 年版的第 4 章）；

——修改了产品有效成分含量指标、产品稳定性指标（见第 5 章，2010 年版的 5.2）；

——增加了产品 pH 值指标、过氧化氢作为黏膜消毒时，铅、砷、汞的指标要求（见 5.2）；

——增加了医疗器械灭菌时杀灭微生物指标（见 5.3）；

——修改了空气消毒杀灭微生物技术要求（见第 5 章，2010 年版的 5.3）；

——修改了应用范围的规定（见第 6 章，2010 年版的第 6 章）；

——增加了使用方法的内容（见第 7 章）；

——增加了标识要求（见第 9 章）。

本标准由中华人民共和国国家卫生健康委员会提出并归口。

本标准起草单位：中国人民解放军疾病预防控制中心、黑龙江省疾病预防控制中心、广东省疾病预防控制中心。

本标准主要起草人：张文福、帖金凤、林玲、林锦炎、魏秋华、任哲、骆艳燕、王洪敏、朱汉泉、于暝雪、吴鸣、杜武华、王金强、吴刚。

本标准所代替标准的历次版本发布情况为：

——GB/T 26371—2010。

过氧化物类消毒液卫生要求

1 范围

本标准规定了过氧化物类消毒液的原料要求、技术要求、应用范围、使用方法、包装、运输及贮存、标识要求和检验方法。

本标准适用于过氧化氢、过氧乙酸为主要有效成分的液体消毒剂。

本标准不适用于需要加热、加压、汽化等设备或与器械配套使用的过氧化物类消毒液。

2 规范性引用文件

下列文件对于本文件的应用是必不可少的。凡是注日期的引用文件，仅注日期的版本适用于本文件。凡是不注日期的引用文件，其最新版本(包括所有的修改单)适用于本文件。

GB 190 危险货物包装标志

GB/T 191 包装储运图示标志

GB/T 610 化学试剂 砷测定通用方法

GB/T 1616 工业过氧化氢

GB/T 9728 化学试剂 硫酸盐测定通用方法

GB/T 9735 化学试剂 重金属测定通用方法

GB 15258 化学品安全标签编写规定

GB 15603 常用化学危险品贮存通则

GB 15981 消毒与灭菌效果的评价方法与标准

GB/T 19104 过氧乙酸溶液

GB 19105 过氧乙酸包装要求

GB 19193 疫源地消毒总则

GB 27948 空气消毒剂卫生要求

GB/T 27949 医疗器械消毒剂卫生要求

GB 27952 普通物体表面消毒剂的卫生要求

GB 27953 疫源地消毒剂卫生要求

GB 27954 黏膜消毒剂通用要求

WS/T 367 医疗机构消毒技术规范

WS/T 368 医院空气净化管理规范

中华人民共和国药典(2015 年版)

消毒技术规范(2002 年版)[卫生部(卫法监发〔2002〕282 号)]

消毒产品生产企业卫生规范(2009 年版)[卫生部 (卫监督发〔2009〕53 号)]

危险化学品目录

3 术语和定义

GB/T 19104、GB 15981 界定的以及下列术语和定义适用于本文件。

3.1

过氧化物类消毒液　peroxide disinfectants

化学分子结构中含有二价基“—O—O—”的强氧化液。

3.2

食品用工具、设备　food processing tools and devices

食品生产、经营过程中接触的机械、管道、传送带、容器、用具和餐具等的总称。

3.3

普通物体表面　common subject surface

各类公共场所及家庭等的用具、物品及设施的表面。

注：公共场所包括学校、托幼机构、医疗卫生机构等。

4　原料要求

4.1　冰乙酸：普通物体表面消毒、空气消毒、工业消毒、疫源地消毒等应符合工业级规定；医疗器械消毒应符合《中华人民共和国药典》(2015 年版)的规定。

4.2　过氧化氢应符合 GB/T 1616 的规定。

4.3　过氧乙酸应符合 GB/T 19104 的规定。

4.4　生产用水应符合《中华人民共和国药典》(2015 年版)中纯化水要求，或符合《消毒产品生产企业卫生规范》(2009 年版)等相关标准或规范规定。

5　技术要求

5.1　外观

无色或浅黄色液体，不分层，无沉淀。含过氧乙酸的产品有刺激性气味，并带有乙酸味。

5.2　理化指标

过氧化氢消毒液应符合表 1 的规定。过氧化氢与过氧乙酸复合消毒液，按过氧乙酸计。过氧乙酸消毒液应符合表 2 的规定。

稳定性：有效期≥12 个月。加速试验或自然存放试验，有效成分含量下降率≤15%，并不得低于本标准中标示值的下限。

表 1　过氧化氢消毒液理化指标

项目	指标
过氧化氢(以 H_2O_2 计)	标示值的 85%～115%
重金属(以 Pb 计)	≤5 mg/kg
砷 (As)	≤3 mg/kg
pH 值	标示值±1.0
用于黏膜消毒时应测定铅、砷、汞指标，含量应符合 GB 27954 要求。	

表 2　过氧乙酸消毒液理化指标

项目	指标
过氧乙酸(以 $C_2H_4O_3$ 计)	标示值的 85%～115%
硫酸盐(以 SO_4^{2-} 计)	符合 GB/T 19104 要求
重金属(以 Pb 计)	≤5 mg/kg
砷(As)	≤3 mg/kg
pH 值	标示值±1.0

5.3　杀灭微生物指标

按产品说明书的消毒要求，稀释至说明书中规定的使用浓度，按《消毒技术规范》(2002 年版)中的定量杀菌试验方法进行试验，其杀灭微生物效果应符合表 3 的规定。

用于医疗器械灭菌时，杀灭微生物指标应符合表 4 的规定。

表 3　消毒用途杀灭微生物效果

应用范围	微生物种类	杀灭对数值	
		悬液试验法	载体试验法
普通物体表面消毒	大肠杆菌 8099 金黄色葡萄球菌 ATCC 6538	≥5.00 ≥5.00	≥3.00 ≥3.00
皮肤、黏膜消毒	金黄色葡萄球菌 ATCC 6538 铜绿假单胞菌 ATCC 15442 白色念珠菌 ATCC 10231	≥5.00 ≥5.00 ≥4.00	≥3.00 ≥3.00 ≥3.00
医疗器械高水平消毒	枯草杆菌黑色变种芽孢 ATCC 9372	≥5.00	≥3.00
空气消毒	白色葡萄球菌 8032 自然菌	≥3.00(实验室模拟试验) ≥1.00(现场试验)	
试验所用消毒剂量(浓度与时间)应为产品说明书中的标示剂量。 杀灭试验首选悬液试验法，不能使用悬液试验法者(如消毒剂原液直接使用)可用载体试验法。 皮肤伤口冲洗悬液定量杀灭试验应选用 0.3%有机干扰物质。			

表 4　医疗器械灭菌杀灭微生物指标

微生物种类	试验项目	指标
枯草杆菌黑色变种芽孢(ATCC 9372)	实验室定性灭菌试验 模拟现场灭菌试验	合格 合格

6　应用范围

过氧化氢适用于普通物体表面消毒、食品用工具和设备、空气消毒、皮肤伤口冲洗消毒、黏膜消毒、耐腐蚀医疗器械消毒、传染病疫源地消毒。

过氧乙酸适用于普通物体表面消毒、食品用工具和设备、空气消毒、耐腐蚀医疗器械消毒(如:透析机管路清洗消毒、透析器灭菌、内镜消毒与灭菌等)、传染病疫源地消毒。

7 使用方法

7.1 普通物体表面消毒

使用浸泡、喷洒、擦拭或气雾方法,具体按照 GB 27952 等相关消毒标准或规范执行。

7.2 空气消毒

使用气溶胶喷雾、熏蒸方法,具体按照 GB 27948、WS/T 368 等相关消毒标准或规范执行。

7.3 皮肤伤口冲洗消毒

1.5%～3.0%过氧化氢消毒液,直接冲洗伤口部位皮肤表面,作用 3 min～5 min。

7.4 黏膜消毒

使用冲洗、擦拭方法,具体按照 GB 27954 等相关消毒标准或规范执行。

7.5 食品用工具、设备消毒

按照《消毒技术规范》(2002 年版)等相关消毒标准或规范执行。

7.6 医疗器械消毒、透析机管路清洗消毒、透析器灭菌、内镜消毒与灭菌

按照 GB/T 27949、WS/T 367 等国家相关标准或规范、产品说明书规定的方法进行。

7.7 疫源地消毒

按照 GB 19193、GB 27953 等规定进行。

8 包装、运输及贮存

8.1 过氧乙酸包装应符合危险货物的包装规定,并符合 GB 19105 的规定。采用深色(或不透光)聚乙烯塑料桶包装或内衬塑料的槽车包装;包装容器的盖上应有透气但不漏液体的排气孔。

8.2 过氧化物类消毒液应按照《危险化学品目录》归类运输车辆要求运输。在运输过程中应防止日光照射或受热,不能与易燃品和还原剂混运。

8.3 过氧化物类消毒液应符合 GB 15603 中的有关规定。应贮存于通风、避光和阴凉的库房中,按照相应的化学品储存法规存放。

9 标识要求

9.1 产品标签与说明书

应符合消毒产品标签说明书有关规范和标准的规定。

9.2 过氧化物类消毒液包装上的标识

应符合 GB 15258 的规定,并符合 GB 190 规定的"有机过氧化物"标志、"腐蚀品"标志,符合 GB/T 191

中规定的“向上”标志。

9.3 说明书注意事项

9.3.1 过氧化物类消毒液有腐蚀性，对眼、黏膜或皮肤有刺激性，有烧伤危险；若不慎接触，应使用大量水冲洗并及时就医。

9.3.2 在实施消毒作业时，应佩戴个人防护用具。

9.3.3 如出现容器破裂或渗漏现象，应用大量水冲洗，或用沙子、惰性吸收剂吸收残液，并采取相应的安全防护措施。

9.3.4 过氧化物类消毒液易燃易爆，遇明火、高热会引起燃烧爆炸；与还原剂接触、遇金属粉末有燃烧爆炸危险。

10 检验方法

10.1 过氧乙酸(以 $C_2H_4O_3$ 计)含量的测定

按 GB/T 19104 或《消毒技术规范》(2002 年版)的规定进行。

10.2 过氧化氢(以 H_2O_2 计)含量的测定

按 GB/T 1616 或《消毒技术规范》(2002 年版)的规定进行。

10.3 硫酸盐(以 SO_4^{2-} 计)含量的测定

按 GB/T 9728 的规定进行。

10.4 重金属(以 Pb 计)、砷、汞含量的测定

按 GB 27954、GB/T 9735、GB/T 610 的规定进行。

10.5 消毒与灭菌效果测定

按《消毒技术规范》(2002 年版)的规定进行。

ICS 11.080
C 50

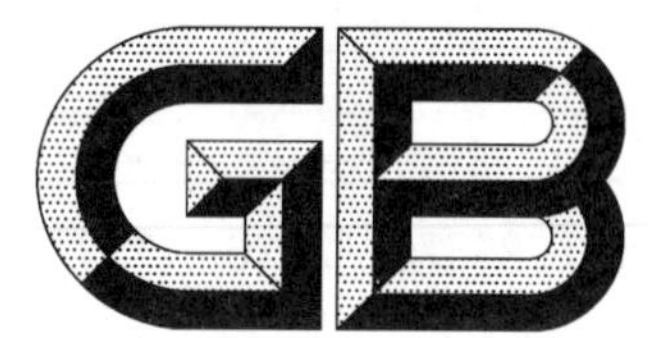

中华人民共和国国家标准

GB/T 26372—2020
代替 GB/T 26372—2010

戊二醛消毒剂卫生要求

Hygienic requirements for glutaraldehyde disinfectant

2020-06-02 发布 2020-12-01 实施

国家市场监督管理总局
国家标准化管理委员会 发布

前　言

本标准按照 GB/T 1.1—2009 给出的规则起草。

本标准代替 GB/T 26372—2010《戊二醛消毒剂卫生标准》。本标准与 GB/T 26372—2010 相比，主要技术变化如下：

——修改了标准的范围(见第 1 章，2010 年版的第 1 章)；

——修改了规范性引用文件(见第 2 章，2010 年版的第 2 章)；

——明确了原料要求(见第 4 章，2010 年版的第 3 章)；

——修改了部分技术要求(见 5.1 和 5.2，2010 年版的 4.1 和 4.2)；

——增加了规范性附录“戊二醛含量测定”(见附录 A)。

本标准由中华人民共和国国家卫生健康委员会提出并归口。

本标准起草单位：中国人民解放军疾病预防控制中心、上海市疾病预防控制中心、广州海关技术中心、江苏省疾病预防控制中心、北京市疾病预防控制中心、中国疾病预防控制中心环境与健康相关产品安全所。

本标准主要起草人：魏秋华、朱仁义、廖如燕、姚楚水、徐燕、袁国刚、佟颖、王长德、武雪冰、王金强、于暝雪、朱汉泉、宋迎红、孙惠惠。

本标准所代替标准的历次版本发布情况为：

——GB/T 26372—2010。

戊二醛消毒剂卫生要求

1 范围

本标准规定了戊二醛消毒剂的原料要求、技术要求、应用范围、使用方法、包装、运输及贮存、标识要求和检验方法。

本标准适用于以戊二醛，和以戊二醛加增效剂为主要成分的戊二醛消毒剂。

2 规范性引用文件

下列文件对于本文件的应用是必不可少的。凡是注日期的引用文件，仅注日期的版本适用于本文件。凡是不注日期的引用文件，其最新版本(包括所有的修改单)适用于本文件。

GB/T 191 包装储运图示标志

GB 27949 医疗器械消毒剂通用要求

GB 30689 内镜自动清洗消毒机卫生要求

WS 507—2016 软式内镜清洗消毒技术规范

中华人民共和国药典(2015 年版，二部)

消毒技术规范(2002 年版)[卫生部(卫法监发〔2002〕282 号)]

3 术语和定义

下列术语和定义适用于本文件。

3.1

增效剂 synergistic agent

本身不具备某种特定活性或活性较低，但在与具备此种活性的物质混用时，能大幅度提高活性物质的性能的一类物质。

注：本标准规定的增效剂是指与戊二醛配伍使用时，以特定的机制增强戊二醛杀菌活性的化学物质，如脂肪醇聚氧乙烯醚、十二烷基二甲基苄基氯化铵、十二烷基二甲基苄基溴化铵等。

3.2

pH 调节剂 pH regulator

用以维持或改变溶液酸碱度所需的酸化剂、碱剂以及具有缓冲作用的盐类。

4 原料要求

4.1 戊二醛：应符合医药用原料规定，含量大于或等于 50.0%。

4.2 增效剂：应符合医药用原料规定。

4.3 pH 调节剂：应符合医药用原料规定。

4.4 防锈剂：应符合医药用原料规定。

4.5 生产用水：应符合《中华人民共和国药典》(2015 年版，二部)中纯化水的规定。

5 技术要求

5.1 外观

戊二醛消毒液为无色至微黄色的透明液体，无沉淀物，有醛刺激性气味。

5.2 理化指标

5.2.1 戊二醛含量与 pH 值

戊二醛含量及 pH 值应符合表 1 的规定。

表 1 戊二醛含量与 pH 值

用　途	戊二醛含量 %	pH 值[a]
医疗器械灭菌	2.0～2.5	7.5～8.5
医疗器械消毒	标示量的 90.0～110.0	标示值±1.0
与机器配套加温使用	标示量的 90.0～110.0	标示值±1.0
[a] 如配方中有 pH 调节剂，表中应为加入 pH 调节剂后的 pH 值要求。		

5.2.2 稳定性

按照《消毒技术规范》(2002 年版)评价，有效期不低于 2 年。

5.2.3 连续使用稳定性

室温条件下，用于医疗器械浸泡消毒或灭菌，连续使用不超过 14 d；灭菌连续使用期间戊二醛含量应≥1.8%。

5.3 杀灭微生物指标

5.3.1 实验室杀菌试验

戊二醛消毒液对污染枯草杆菌黑色变种芽孢(ATCC 9372)菌片作用时间≤60 min，杀灭对数值应≥3.0，达到消毒合格要求；作用时间≤4 h，应无菌生长，达到灭菌合格要求。

5.3.2 医疗器械消毒模拟现场试验

戊二醛消毒液对人工污染于医疗器械(通常为截断的医用止血钳，取其由轴至齿端部分)上的枯草杆菌黑色变种芽孢(ATCC 9372)作用时间≤60 min，杀灭对数值应≥3.00，达到消毒合格要求；作用时间≤5 h，应无菌生长，达到灭菌合格要求。

6 应用范围

6.1 适用于医疗器械的浸泡消毒与灭菌，但不能用于注射针头、手术缝合线及棉线类物品的消毒或灭菌。

6.2 适用于内镜清洗消毒机和手工内镜消毒。

7 使用方法

7.1 医疗器械的浸泡消毒

使用方法见 GB 27949。将清洗后的器械放入戊二醛消毒液浸泡,使其完全淹没,再将消毒容器加盖,按使用说明书要求,常温下作用一定时间(≤60 min)。使用前用无菌水冲洗干净。

7.2 医疗器械的浸泡灭菌

使用方法见 GB 27949。将清洗后的器械放入 2.0%～2.5%戊二醛浸泡,使其完全淹没,再将消毒容器加盖,常温下作用 10 h。使用前用无菌水冲洗干净。

7.3 内镜消毒

7.3.1 用于内镜自动清洗消毒机消毒,按 GB 30689 及产品使用说明书要求进行。

7.3.2 用于手工内镜消毒处理,按 WS 507—2016、《消毒技术规范》(2002 年版)及产品使用说明书要求进行。

8 包装、运输和贮存

8.1 包装

包装应防尘、防潮、密封。包装材质应符合无毒级包装材料要求。外包装应捆扎牢固,正常运输,装卸时不得松散。

8.2 运输

运输中不得倒置,防压、防撞、防挤,防止暴晒、雨淋,车辆应经常保持干燥。

8.3 贮存

产品应贮存在阴凉、干燥、通风处。不得露天存放,不得与其他有毒物品混贮。

9 标识要求

9.1 包装标识应符合 GB/T 191 的规定。

9.2 标签与产品说明书应符合消毒产品标签说明书有关规范和标准的规定。

9.3 说明书应标明以下注意事项:

——外用消毒液,禁止口服;

——对醛过敏者禁用;

——应在通风良好处配制、使用,注意个人防护,戴防护口罩、防护手套和防护眼镜。如不慎接触,应立即用生活饮用水连续冲洗,如伤及眼睛应及早就医;

——用于浸泡器械的容器,应洁净、加盖,使用前先经消毒或灭菌处理;

——连续使用过程中,应确保戊二醛浓度符合产品使用说明的要求;

——经消毒或灭菌后的器械,使用前以无菌方式取出,用无菌水反复冲洗去除残留戊二醛,用无菌纱布等擦干后再使用;

——不适用于室内物体表面的擦拭或喷雾消毒、室内空气消毒、手、皮肤黏膜消毒。

10 检验方法

10.1 外观检验按《消毒技术规范》(2002年版) 2.2.3.1中相关方法进行试验。

10.2 理化检验按《消毒技术规范》(2002年版)2.2.1、2.2.3中相关方法进行试验，含量测定见附录A。

10.3 实验室定量(定性)杀菌试验按《消毒技术规范》(2002年版)2.1.1中相关方法进行试验。

10.4 连续使用稳定性试验按《消毒技术规范》(2002年版)2.1.2中相关方法进行试验。

10.5 医疗器械消毒模拟现场试验按《消毒技术规范》(2002年版)中2.1.2相关方法进行试验。

附 录 A
（规范性附录）
戊二醛含量测定

A.1 戊二醛($C_5H_8O_2$)含量的测定

A.1.1 原理

戊二醛与三乙醇胺溶液反应，以盐酸羟胺中性溶液作指示剂，用硫酸标准溶液滴定剩余三乙醇胺溶液，根据硫酸标准溶液的用量计算戊二醛的含量。

A.1.2 试剂配制

65 g/L 三乙醇胺溶液、1%盐酸溶液、10 g/L 氢氧化钠溶液、0.4 g/L 溴酚蓝乙醇溶液与盐酸羟胺中性溶液(17.5 g 盐酸羟胺加蒸馏水 75 mL 溶解，并加异丙醇稀释至 500 mL，摇匀。加 0.4 g/L 溴酚蓝乙醇溶液 15 mL，用 65 g/L 三乙醇胺溶液滴定至溶液显蓝绿色)。配制并标定 0.25 mol/L 硫酸滴定液(见 A.2)。

A.1.3 样品测定

精密吸取样品适量，使其相当于戊二醛约 0.2 g，置 250 mL 碘量瓶中，精确加 65 g/L 三乙醇胺溶液 20.0 mL 与盐酸羟胺中性溶液 25 mL，摇匀。静置反应 1 h 后，用 0.25 mol/L 硫酸滴定液(装于 25 mL 滴定管中)滴定。待溶液显蓝绿色，记录硫酸滴定液用量。同时，以不含戊二醛的三乙醇胺、盐酸羟胺中性溶液重复上述操作(空白对照)。重复测 2 次，取 2 次的平均值进行以下计算。

A.1.4 计算公式

因 1 mol/L 硫酸滴定液 1 mL 相当于 0.100 1 g 戊二醛，戊二醛含量按式(A.1)计算：

$$X = \frac{c \times (V_2 - V_1) \times 0.100\,1}{V} \times 1\,000 \qquad \text{(A.1)}$$

式中：

X ——样品中戊二醛含量，单位为克每升(g/L)；

c ——硫酸滴定液浓度，单位为摩尔每升(mol/L)；

V_2——空白对照滴定中用去的硫酸滴定液体积，单位为毫升(mL)；

V_1——样品滴定中用去的硫酸滴定液体积，单位为毫升(mL)；

V ——戊二醛样品体积，单位为毫升(mL)。

A.1.5 注意事项

本方法适用于测定醛类消毒剂中戊二醛有效成分的含量。方法的关键是配制盐酸羟胺中性溶液时，应看准蓝绿色。对于高浓度的戊二醛，应预先稀释至质量分数为 2%左右稀溶液后再进行测定。对于碱性或酸性戊二醛样品，应先用 1%盐酸或 10 g/L 氢氧化钠溶液调 pH 至 7.0，再用上述方法进行含量测定。

A.2 硫酸(H_2SO_4)滴定液

A.2.1 滴定液配制

配制 0.25 mol/L 硫酸滴定液时，取硫酸 15 mL，沿盛有蒸馏水的烧杯壁缓缓注入水中。待溶液温度降至室温，再加蒸馏水稀释至 1 000 mL，摇匀。

A.2.2 浓度标定

标定浓度时，称取经 270 ℃～300 ℃烘干至恒重的基准无水碳酸钠 0.4 g(精确至 0.000 1 g)，置 250 mL 碘量瓶中，加蒸馏水 50 mL 使溶解。加甲基红-溴甲酚绿混合指示液(1 g/L 甲基红乙醇溶液 20 mL 与 2 g/L 溴甲酚绿乙醇溶液 30 mL 混匀)10 滴，用配制的硫酸滴定液(装入 50 mL 滴定管中)滴定。待溶液由绿色转变为紫红色时，煮沸 2 min。冷却至室温后，继续滴定至溶液由绿色变为暗紫色，记录用去的硫酸滴定液总毫升数。

A.2.3 浓度计算

因 1 mol/L 硫酸滴定液 1 mL 相当于 0.106 0 g 无水碳酸钠，硫酸滴定液浓度按式(A.2)计算：

$$c=\frac{m}{0.106\ 0\times V} \qquad \cdots\cdots\cdots\cdots(A.2)$$

式中：

c ——硫酸滴定液浓度，单位为摩尔每升(mol/L)；

m ——无水碳酸钠质量，单位为克(g)；

V ——硫酸滴定液体积，单位为毫升(mL)。

ICS 11.080
C 50

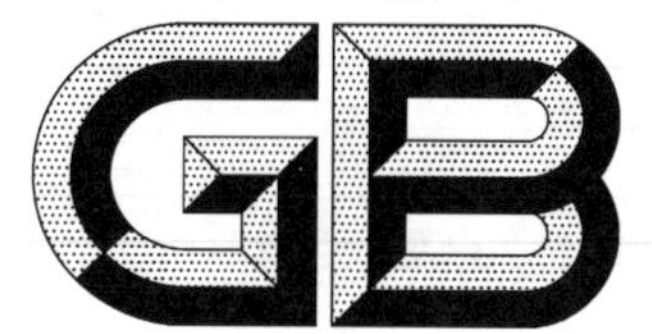

中华人民共和国国家标准

GB/T 26373—2020
代替 GB/T 26373—2010

醇类消毒剂卫生要求

Hygienic requirements for alcohol-based disinfectant

2020-06-02 发布　　2020-12-01 实施

国家市场监督管理总局
国家标准化管理委员会　发布

前　言

本标准按照 GB/T 1.1—2009 给出的规则起草。

本标准代替 GB/T 26373—2010《乙醇消毒剂卫生标准》。本标准与 GB/T 26373—2010 相比，主要技术变化如下：

——修改了标准的适用范围(见第 1 章，2010 年版的第 1 章)；

——修改了规范性引用文件(见第 2 章，2010 年版的第 2 章)；

——增加了术语“醇类消毒剂”及定义(见 3.1)；

——修改了原料要求(见第 4 章，2010 年版的第 3 章)；

——增加了异(正)丙醇的原料要求(见 4.2)；

——删除了“感官性状”(见 2010 年版的 4.1)；

——增加了 pH 指标(见 5.1.1)；

——修改了乙醇消毒剂的乙醇含量范围(见 5.1.2.1，2010 年版的 4.2.1)；

——增加了异(正)丙醇消毒剂和复合醇消毒剂的总醇含量要求(见 5.1.2.2 和 5.1.2.3)；

——修改了杀灭微生物指标，根据产品的用途参照相应标准的要求确定(见 5.2，2010 年版的 4.3)；

——修改了应用范围、使用方法、注意事项、包装、运输、贮存和标识等内容的描述(见第 6 章、第 7 章、第 8 章、第 9 章，2010 年版的第 5 章、第 6 章、第 8 章、第 9 章、第 10 章、第 11 章)；

——删除了稳定性检测方法(见 2010 年版的 A.1)；

——修改了乙醇含量的检测方法(见 A.1，2010 年版的 A.2)；

——增加了异(正)丙醇含量检测方法(见 A.2)。

本标准由中华人民共和国国家卫生健康委员会提出并归口。

本标准起草单位：浙江省疾病预防控制中心、中国疾病预防控制中心环境与健康相关产品安全所、国家卫生健康委卫生健康监督中心、上海市疾病预防控制中心、上海市卫生健康委员会监督所、湖南省疾病预防控制中心、黑龙江省疾病预防控制中心、深圳市疾病预防控制中心、广州海关技术中心。

本标准主要起草人：胡国庆、李炎、陆烨、孙守红、段亚波、朱仁义、孙玉卿、陈贵秋、林玲、朱子犁、李晔、陆龙喜、林军明、史雯、蔡冉、廖如燕、孙建生、吴岗、王国阳、孙文胜、王金强、沈星、史绍毅、周晓琴。

本标准所代替标准的历次版本发布情况为：

——GB/T 26373—2010。

醇类消毒剂卫生要求

1 范围

本标准规定了醇类消毒剂的原料要求、技术要求、应用范围、使用方法,包装、运输和贮存、标识、标签和说明书及检验方法。

本标准适用于以乙醇和/或异(正)丙醇为杀菌成分制成的含醇类消毒剂、乙醇和/或异(正)丙醇与表面活性剂、护肤成分等配伍的消毒剂。

本标准不适用于乙醇或异(正)丙醇与其他杀菌成分复配的消毒剂、以乙醇或异(正)丙醇为溶剂的消毒剂。

2 规范性引用文件

下列文件对于本文件的应用是必不可少的。凡是注日期的引用文件,仅注日期的版本适用于本文件。凡是不注日期的引用文件,其最新版本(包括所有的修改单)适用于本文件。

GB/T 191 包装储运图示标志

GB/T 27949 医疗器械消毒剂卫生要求

GB 27950 手消毒剂卫生要求

GB 27951 皮肤消毒剂卫生要求

GB 27952 普通物体表面消毒剂的卫生要求

GB 31640 食品安全国家标准 食用酒精

GB/T 38499 消毒剂稳定性评价方法

WS 310.2 医院消毒供应中心 第2部分:清洗消毒及灭菌技术操作规范

WS/T 535 医疗卫生机构常用消毒剂现场快速检测方法

中华人民共和国药典(2015年版)

消毒技术规范(2002年版)[卫生部(卫法监发〔2002〕282号)]

消毒产品生产企业卫生规范(2009年版)[卫生部(卫监督发〔2009〕53号)]

3 术语和定义

下列术语和定义适用于本文件。

3.1

醇类消毒剂 alcohol-based disinfectant

以乙醇和/或异(正)丙醇为杀菌成分的消毒剂。

4 原料要求

4.1 乙醇

乙醇应符合《中华人民共和国药典》(2015年版)中“乙醇”的规定。以食用酒精为原料的乙醇应符合GB 31640的规定。

4.2 丙醇

异丙醇应符合《中华人民共和国药典》(2015 年版)中“异丙醇”的要求。正丙醇应符合产品的企业质量标准要求。

4.3 生产用水

生产用水应符合《消毒产品生产企业卫生规范》(2009 年版)第三十条的规定。

4.4 配方中的其他组分

用于手消毒、皮肤消毒的,不宜使用工业级原料;使用工业级原料的,应有原材料理化指标检测报告或原材料毒副成分检测报告或原材料毒理学检测报告等安全性证明材料。

5 技术要求

5.1 理化指标

5.1.1 pH 值

pH 值应符合产品质量标准的规定。

5.1.2 有效成分含量

5.1.2.1 乙醇消毒剂

乙醇含量不低于 60%(体积分数)或 52%(质量分数);有效成分含量的±10%应符合标识量。

5.1.2.2 异(正)丙醇消毒剂

异(正)丙醇含量不低于 60%(体积分数)或 50%(质量分数);有效成分含量的±10%应符合标识量。

5.1.2.3 复合醇消毒剂

复合醇的总含量不低于 60%(体积分数)或 50%(质量分数);有效成分含量的±10%应符合标识量。

5.1.3 稳定性

产品有效期应≥12 个月。

5.2 杀灭微生物指标

5.2.1 用于卫生手消毒和外科手消毒的,杀灭微生物指标应符合 GB 27950 的规定。

5.2.2 用于皮肤消毒的,杀灭微生物指标应符合 GB 27951 的规定。

5.2.3 用于普通物体表面消毒的,杀灭微生物指标应符合 GB 27952 的规定。

5.2.4 用于医疗器械消毒的,杀灭微生物指标应符合 GB/T 27949 的规定。

6 应用范围

醇类消毒剂应用于:

——卫生手消毒和外科手消毒；
——皮肤消毒；
——普通物体表面消毒；
——医疗器械消毒。

7 使用方法

7.1 卫生手消毒

手上无肉眼可见污染物时，取适量消毒剂原液进行擦拭或揉搓至手部干燥。

7.2 外科手消毒

在外科洗手基础上，取适量消毒剂原液进行擦拭或揉搓至干燥，作用时间不应少于 2 min。

7.3 皮肤消毒

消毒剂原液擦拭，作用 1 min～3 min。注射部位皮肤消毒时间不应超过 1 min。

7.4 普通物体表面消毒

消毒剂原液进行擦拭消毒，作用 3 min。

7.5 医疗器械消毒

7.5.1 复用医疗器械、器具、物品的中、低水平消毒：按 WS 310.2 要求清洗、干燥后，取消毒剂原液进行擦拭或浸泡消毒，作用 3 min。
7.5.2 复用医疗器械清洗后灭菌前的消毒：取消毒剂原液进行擦拭或浸泡消毒，作用 3 min。

8 包装、运输和贮存

8.1 包装应密封。
8.2 运输时应有防晒、防雨淋、防燃防爆等措施；不得与有毒、有害、易燃易爆或影响产品质量的物品混装运输。装卸时应避免倒置。
8.3 贮存应避光，置于阴凉、干燥、通风处。

9 标识、标签和说明书

9.1 包装标识应符合 GB/T 191 的规定。
9.2 标签和说明书应符合消毒产品标签说明书有关规范和标准的要求。
9.3 产品注意事项宜标注以下内容：
a) 对含醇制剂过敏者慎用；
b) 外用消毒液，不得口服，置于儿童不易触及处；
c) 易燃，远离火源；
d) 不宜用于空气消毒；
e) 不宜用于脂溶性物体表面的消毒；
f) 原液使用，不宜稀释后使用。

10 检验方法

10.1 pH 值

按照《消毒技术规范》(2002 年版)进行检测。

10.2 有效成分含量

能采用比重法的乙醇含量按 WS/T 535 进行检测。不能采用比重法的乙醇含量和异(正)丙醇含量按附录 A 进行检测。

10.3 稳定性

按照《消毒技术规范》(2002 年版)进行检测。

10.4 杀灭微生物效果

按照《消毒技术规范》(2002 年版)进行检测。

附　录　A
（规范性附录）
乙醇和异(正)丙醇含量检测方法

A.1　乙醇含量检测方法

A.1.1　概述

本方法检出限0.03%，方法线性范围0.3%～2.0%，六次加标回收率为98%～101%，平均加标回收率99.5%。

A.1.2　色谱参考条件

A.1.2.1　色谱柱

2.0 m×4 mm 玻璃柱；固定相：GDX-102 0.2 mm～0.3 mm(60 目～80 目)；柱温 180 ℃；进样口温度和检测器温度 230 ℃；载气(N_2)流速 45 mL/min；氢气流速 45 mL/min；空气流速 450 mL/min。

A.1.2.2　毛细管柱

DW-WAX：30 m×0.32 mm×0.25 μm；柱温 60 ℃，保持 10 min；进柱口 230 ℃，检测器温度 230 ℃，载气(N_2)流速 1.0 mL/min；氢气流速 40 mL/min；空气流速 400 mL/min；分流比为 60∶1。

A.1.3　标准溶液的配制

A.1.3.1　体积分数标准溶液：配制乙醇浓度(以体积分数计)分别为 0.1%、0.2%、0.3%、0.5%、1.0%及2.0%的乙醇标准系列。

A.1.3.2　质量浓度标准溶液：配制乙醇质量浓度分别为 1 g/L、2 g/L、3 g/L、5 g/L、10 g/L 及 20 g/L 的乙醇标准系列。

A.1.4　含量测定

A.1.4.1　根据需要进行样品检测前处理。

A.1.4.2　低黏度溶液样品可量取一定体积，用纯水直接稀释后检测。其他样品应称取一定质量，用纯水定容后检测。

A.1.4.3　取 1 μL 样品溶液或标准应用液进入气相色谱仪测其峰面积。以乙醇标准应用液的峰面积(或峰高)对其含量绘制标准曲线，待测样品的峰面积(或峰高)与标准曲线比较而定量。

A.1.5　计算

A.1.5.1　对于吸取一定体积并用纯水直接稀释的低黏度溶液样品，样品中乙醇含量按式(A.1)计算：

$$\varphi = \varphi_1 \times f \qquad \cdots\cdots(A.1)$$

式中：

φ ——样品中乙醇的体积分数，%；

φ_1 ——根据体积分数标准曲线计算出的样品测定溶液中乙醇的体积分数，%；

f ——样品稀释倍数。

A.1.5.2　对于称取一定质量并用纯水定容的样品，样品中乙醇含量按式(A.2)计算：

$$w = \rho \times V / m \times 100 \quad \cdots\cdots (A.2)$$

式中：

w ——样品中乙醇的质量分数，%；

ρ ——根据质量浓度标准曲线计算出的样品测定溶液中乙醇的质量浓度，单位为克每升(g/L)；

V ——样品定容体积，单位为升(L)；

m ——样品取样量，单位为克(g)。

A.1.6 精密度

在重复性条件下获得的两次独立测定结果的绝对差值不得超过算术平均值的5%。

A.2 异(正)丙醇含量检测方法

可参照A.1步骤进行检测。

A.3 复合醇含量检测方法

参照上述方法对消毒剂中的各种醇类含量分别进行检测，计算总醇含量。

A.4 结果判定

消毒剂有效含量的检测结果应不低于产品标准规定含量的下限值。按GB/T 38499存放规定期限的消毒剂，有效含量的下降率应≤10%。

ICS 11.080
C 50

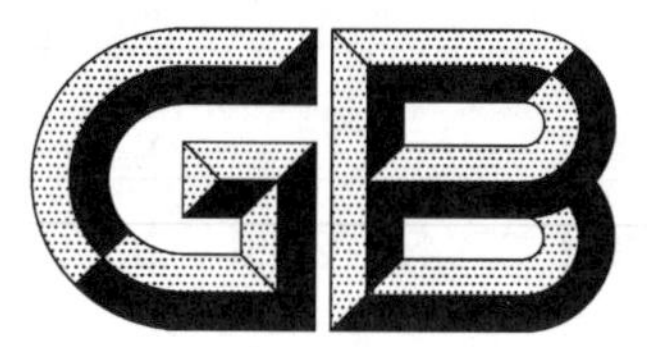

中华人民共和国国家标准

GB/T 27947—2020
代替 GB/T 27947—2011

酚类消毒剂卫生要求

Hygienic requirements for phenol disinfectant

2020-06-02 发布　　2020-12-01 实施

国家市场监督管理总局
国家标准化管理委员会　发布

前 言

本标准按照 GB/T 1.1—2009 给出的规则起草。

本标准代替 GB/T 27947—2011《酚类消毒剂卫生要求》。本标准与 GB/T 27947—2011 相比，主要技术变化如下：

——范围中主要原料增加了二甲酚(见第 1 章，2011 年版的第 1 章)；

——修改了不适用范围为“本标准不适用于以其他酚类化合物为主要杀菌成分的单方或复方消毒剂”(见第 1 章，2011 年版的第 1 章)；

——增加了规范性引用文件 GB 27950、GB 27951、GB 27952 和 GB 27954(见第 2 章)；

——删除了术语“酚类化合物”；修改了术语“酚类消毒剂”的定义(见第 3 章，2011 年版的第 3 章)；

——删除了产品感官要求(见 2011 年版的 5.1)；

——增加了产品有效成分含量要求为“应符合标示值的要求”(见 5.1)；

——修改了产品 pH 值范围要求为“应符合产品企业标准或质量标准要求”(见 5.2，2011 年版的 5.2)；

——修改了产品的 pH 值要求 (见 5.2，2011 年版的 5.2)；

——删除了无现行国标、规范等规定的应用液中成分的限值要求(见 2011 年版的 5.2)；

——增加了铅、砷、汞杂质限量及禁、限用物质要求(见 5.3)；

——修改稳定性要求为 “有效期不应低于 24 个月，储存期间有效成分含量下降率应≤10%且不低于产品标示值的下限”(见 5.5，2011 年版的 5.3)；

——删除了“安全性指标”即卫生毒理学相关的指标，实际应用时可参考其他应用类消毒剂标准的要求(见 2011 年版的 5.5)；

——修改了应用范围(见第 6 章，2011 年版的第 6 章)；

——修改了附录 A 中硫代硫酸钠、溴标准溶液的配制、标定方法，与 GB/T 601《化学试剂 标准滴定溶液的配制》的配制及标定方法一致(见附录 A，2011 年版的附录 A)；

——修改了附录 B 中的计算公式，增加了校准因子 f_1、f_2 的计算方法，修改了样品中甲酚异构体的含量计算公式(见附录 B，2011 年版的附录 B)。

本标准由中华人民共和国国家卫生健康委员会提出并归口。

本标准起草单位：浙江省疾病预防控制中心、中国疾病预防控制中心环境与健康相关产品安全所、江苏省疾病预防控制中心、浙江大学医学院附属第二医院、中国人民解放军总医院、中国人民解放军空军特色医学中心、浙江省卫生健康监测与评价中心、杭州市疾病预防控制中心、广州海关技术中心。

本标准主要起草人：魏兰芬、李涛、陆烨、陆龙喜、林军明、张流波、胡国庆、徐燕、廖如燕、陆群、刘运喜、曹晋桂、朱仁义、徐浩行、孙建荣、傅剑云、孙文胜、苗大娟、朱汉泉、马明洁、王裕荣、戴彦榛、刘俊峰、王忠权、俞致健。

本标准所代替标准的历次版本发布情况为：

——GB/T 27947—2011。

酚类消毒剂卫生要求

1 范围

本标准规定了酚类消毒剂的原料和技术要求、应用范围、使用方法、运输、贮存和包装、标识要求、检验方法。

本标准适用于以苯酚、甲酚、二甲酚、对氯间二甲苯酚、三氯羟基二苯醚等酚类化合物为主要原料，采用适当表面活性剂作增溶剂，以乙醇、异丙醇、水作为溶剂、不添加其他具有杀菌成分的消毒剂。

本标准不适用于以其他酚类化合物为主要杀菌成分的单方或复方消毒剂。

2 规范性引用文件

下列文件对于本文件的应用是必不可少的。凡是注日期的引用文件，仅注日期的版本适用于本文件。凡是不注日期的引用文件，其最新版本(包括所有的修改单)适用于本文件。

GB/T 191　包装储运图示标志

GB/T 2600　焦化二甲酚

GB 27950　手消毒剂通用要求

GB 27951　皮肤消毒剂卫生要求

GB 27952　普通物体表面消毒剂通用要求

GB 27954　黏膜消毒剂通用要求

中华人民共和国药典(二部、四部，2015 年版)

消毒产品生产企业卫生规范(2009 年版)[卫生部(卫监督发〔2009〕53 号)]

消毒技术规范 (2002 年版)[卫生部(卫法监发〔2002〕282 号)]

3 术语和定义

下列术语和定义适用于本文件。

3.1

酚类消毒剂　phenol disinfectant

苯酚、甲酚、二甲酚、对氯间二甲苯酚、三氯羟基二苯醚酚类化合物为主要原料，采用适当表面活性剂作增溶剂，以乙醇、异丙醇、水作为溶剂、不添加其他杀菌成分的消毒剂。

4 原料要求

4.1 苯酚(C_6H_6O)

苯酚应符合《中华人民共和国药典》(二部，2015 年版)的要求，含量≥99.0%。

4.2 甲酚(C_7H_8O)

甲酚应符合《中华人民共和国药典》(二部，2015 年版)的要求，在 190 ℃～205 ℃馏出的量≥85%(mL/mL)。

4.3 二甲酚($C_8H_{10}O$)

二甲酚应符合 GB/T 2600 的要求,纯度≥95%。

4.4 对氯间二甲苯酚(C_8H_9OCl)

对氯间二甲苯酚的纯度≥98%,硫化灰分≤1%。

4.5 三氯羟基二苯醚($C_{12}H_2Cl_3O_2$)

原料纯度应在 97%~103%(以不含结晶水计),2,4-二氯酚含量应≤10 mg/kg、3-氯酚及 4-氯酚含量应≤10 mg/kg、2,3,7,8-四氯代二并苯-*p*-二噁英<1.0 ng/kg、2,3,7,8-四氯呋喃<1.0 ng/kg、2,8 二氯代二并苯-*p*-二噁英≤0.5 mg/kg、1,3,7 三氯代二并苯-*p*-二噁英≤0.25 mg/kg、2,8 二氯呋喃≤0.25 mg/kg、2,4,8 三氯呋喃≤0.5 mg/kg。

4.6 乙醇、异丙醇

用于手、皮肤、黏膜消毒用消毒剂的乙醇、异丙醇应符合《中华人民共和国药典》(二部,2015 年版)的要求。

4.7 生产用水

生产用水应符合《消毒产品生产企业卫生规范》(2009 年版)的生产用水要求。

4.8 其他原辅料

其他原辅料应符合相应的卫生标准、规范及其他有关规定,并有相应的合格证明材料。

5 技术要求

5.1 有效成分含量

有效成分含量应符合标示值的要求。

5.2 pH 值

pH 值应符合产品企业标准或质量标准要求。

5.3 铅、砷、汞杂质限量及禁、限用物质

用于皮肤、黏膜消毒用的消毒剂,其铅、砷、汞杂质限量及禁、限用物质应符合 GB 27950、GB 27951、GB 27954 的要求。

5.4 杀灭微生物指标

5.4.1 实验室杀灭微生物效果

按照产品消毒对象选择相应的微生物,依据相应的 GB 27950、GB 27951、GB 27952、GB 27954 以及规范及产品说明书等规定的使用浓度和作用时间,对微生物的杀灭效果应符合表 1 要求。

表 1 杀灭微生物要求

受试微生物	杀灭或灭活微生物对数值	
	悬液法[a]	载体法[b]
金黄色葡萄球菌(ATCC6538)	≥5.00	≥3.00
大肠杆菌(8099)	≥5.00	≥3.00
铜绿假单胞菌(ATCC15442)	≥5.00	≥3.00
白色念珠菌(ATCC10231)	≥4.00	≥3.00

[a] 试样稀薄状或稀释后使用者宜采用悬液法进行实验室定量杀菌试验。

[b] 试样黏状或原液使用及冲洗消毒者宜采用载体法进行实验室定量杀菌试验。

5.4.2 模拟或现场消毒效果

按照产品消毒对象,选择表 1 中抗力较强的微生物,进行模拟现场消毒效果测试。在使用说明书规定的作用剂量下,对微生物的杀灭或灭除对数值不应低于 3.00;或根据说明书要求,对不同的处理对象进行现场消毒效果测试,在使用说明书规定的作用剂量下,对自然菌的杀灭或灭除对数值不应低于 1.00。

5.5 稳定性

有效期不应低于 24 个月,储存期间有效成分含量下降率应≤10%,且不应低于产品标示值的下限。

6 应用范围

6.1 苯酚、甲酚为主要杀菌成分的消毒剂应用于物体表面和织物等消毒,不宜用于皮肤、黏膜消毒。

6.2 对氯间二甲苯酚为主要杀菌成分的消毒剂应用于卫生手、皮肤、黏膜、物体表面和织物等消毒,其中黏膜消毒仅限于医疗机构诊疗处理前后使用。

6.3 三氯羟基二苯醚为主要杀菌成分的消毒剂应用于外科手、卫生手、皮肤、黏膜、物品表面等消毒,其中黏膜消毒仅用于医疗机构诊疗处理前后使用。

6.4 产品应仅用于低水平消毒,不能用于医疗器械的高、中水平消毒。

7 使用方法

7.1 总则

按照产品标签、说明书标注的使用方法使用。

7.2 含苯酚、甲酚的消毒剂

对物体表面、织物的消毒擦拭后作用时间不应超过 15 min,浸泡消毒作用时间不应超过 30 min。

7.3 含对氯间二甲苯酚的消毒剂

7.3.1 卫生手消毒:对手涂抹或擦拭消毒,作用时间不应超过 1 min。

7.3.2 皮肤消毒:擦拭消毒,作用时间不应超过 5 min。

7.3.3 物体表面消毒:擦拭后作用时间不应超过 15 min,浸泡消毒作用时间不应超过 30 min。

7.3.4 黏膜消毒:擦拭或冲洗消毒,作用时间不应超过 5 min。

7.4 含三氯羟基二苯醚的消毒剂

7.4.1 卫生手消毒:涂抹或擦拭消毒,作用时间不应超过 1 min。

7.4.2 外科手消毒:涂抹或擦拭消毒,作用时间不应超过 5 min。

7.4.3 皮肤消毒:涂抹或擦拭消毒,作用时间不应超过 5 min。

7.4.4 黏膜消毒:擦拭或冲洗消毒,作用时间不应超过 5 min。

7.4.5 物体表面消毒:擦拭或喷洒后作用时间不应超过 15 min,浸泡消毒作用时间不应超过 30 min。

8 运输、贮存和包装

8.1 产品的包装储运标志应符合 GB/T 191 的要求。产品装卸应轻搬轻放,运输过程中不得倒置,应防压、防撞、防挤,防止暴晒、雨淋,防止外包装破损,车辆应保持干燥。

8.2 产品贮存应符合有关国家标准要求,应贮存在阴凉干燥、通风良好的室内。不得露天存放,不得与其他有毒物品混贮。

8.3 所采用的小包装材料应与消毒剂理化性质相符合,不应与消毒剂发生化学反应产生毒副产物或导致包装破损。

9 标识要求

9.1 产品标识符合 GB/T 191、消毒产品标签说明书有关规范和标准的要求。

9.2 对金属具有腐蚀性的消毒剂,在使用说明书中应明确标明,并注明相应的注意事项。

9.3 在使用说明书中应明确标明消毒剂的拮抗物质,并注明相应的注意事项。

9.4 黏膜用消毒剂,应标明仅限于医疗卫生机构的诊疗过程中使用。

9.5 苯酚、甲酚类消毒剂,在对环境和物体表面进行消毒处理时,应标明做好个人防护,使用过程中避免高浓度溶液接触到皮肤,不慎接触时,应标明采用乙醇擦去或大量清水冲洗等处理方式。

9.6 皮肤消毒用的产品使用说明书中应标明消毒前应先清洁皮肤。带污垢的物体表面消毒前也应做好清洁去污工作。

10 检验方法

10.1 理化指标

按照附录 A、附录 B、附录 C、附录 D 或者按《消毒技术规范》(2002 年版)、《中华人民共和国药典》(二部、四部,2015 年版)的试验方法检测理化指标,采用液相色谱或其他适用方法测试产品中有效成分含量。

10.2 杀灭微生物效果

按照《消毒技术规范》(2002 年版)的试验方法进行测定。

10.3 毒理学指标

按照《消毒技术规范》(2002年版)的试验方法进行测定。

10.4 稳定性

按照《消毒技术规范》(2002年版)的试验方法进行测定。

附 录 A
（规范性附录）
消毒剂中苯酚含量的测定方法

A.1 原理

采用容量分析法。$KBrO_3$ 与 KBr 在酸性介质中产生 Br_2，Br_2 与苯酚发生取代反应，生成稳定的三溴苯酚，剩余的 Br_2 与 KI 反应产生 I_2，可以 $Na_2S_2O_3$ 标准滴定液，根据空白（以纯化水代替试样）与试样消耗 $Na_2S_2O_3$ 标准滴定液的差值，计算消毒剂中苯酚的含量。

A.2 方法

A.2.1 硫代硫酸钠标准滴定液(0.1 mol/L)配制与标定

A.2.1.1 配制

称取 26 g 五水合硫代硫酸钠（或 16 g 无水硫代硫酸钠），加无水碳酸钠 0.20 g，溶于 1 000 mL 水，缓缓煮沸 10 min，冷却。

放置 2 周后用 4 号玻璃滤锅过滤。

A.2.1.2 标定

称取 0.18 g 已于 120 ℃±2 ℃干燥至恒量的工作基准试剂重铬酸钾，置于碘量瓶中，溶于 25 mL 水，加 2 g 碘化钾及 20 mL 硫酸溶液(20%)，摇匀，于暗处放置 10 min。加 150 mL 水(15 ℃～20 ℃)，用配制的硫代硫酸钠溶液滴定，近终点时加 2 mL 淀粉指示液(10 g/L)，继续滴定至溶液由蓝色变为亮绿色。同时做空白试验。

按式(A.1)计算硫代硫酸钠标准滴定液浓度：

$$c=\frac{m\times 1\ 000}{(V_1-V_2)\times M} \qquad \text{(A.1)}$$

式中：

c ——硫代硫酸钠标准滴定液的浓度，单位为摩尔每升(mol/L)；

m ——重铬酸钾质量，单位为克(g)；

V_1——试样消耗硫代硫酸钠标准滴定液体积，单位为毫升(mL)；

V_2——空白试验消耗硫代硫酸钠标准滴定液体积，单位为毫升(mL)；

M——重铬酸钾的摩尔质量，单位为克每摩尔(g/mol)[$M\ (1/6K_2Cr_2O_7)=49.031$]。

A.2.2 溴标准滴定液[$c(1/2Br_2)=0.1$ mol/L][溴标准滴定液(0.05 mol/L)]配制与标定

A.2.2.1 配制

取溴酸钾 3.0 g 与溴化钾 25 g，溶于 1 000 mL 水中，摇匀。

A.2.2.2 标定

量取 35.00 mL～40.00 mL 配制的溴溶液，置于碘量瓶中，加 2 g 碘化钾及 5 mL 盐酸溶液(20%)，摇匀，于暗处放置 5 min。加 150 mL 水(15 ℃～20 ℃)，用硫代硫酸钠标准滴定液[$c(Na_2S_2O_3)=$

0.1 mol/L]滴定，近终点时加 2 mL 淀粉指示液(10 g/L)，继续滴定至溶液蓝色消失。同时做空白试验。溴标准滴定液的浓度[$c(1/2Br_2)$]，按式(A.2)计算：

$$c(1/2Br_2)=\frac{(V_1-V_2)\times c}{V} \qquad \cdots\cdots (A.2)$$

式中：

$c(1/2Br_2)$——溴标准滴定液的浓度，单位为摩尔每升(mol/L)；

V_1 ——试样消耗硫代硫酸钠标准滴定液体积，单位为毫升(mL)；

V_2 ——空白试验消耗硫代硫酸钠标准滴定液体积，单位为毫升(mL)；

c ——硫代硫酸钠标准滴定液浓度，单位为摩尔每升(mol/L)；

V ——溴标准滴定液体积，单位为毫升(mL)。

A.2.3 消毒剂中苯酚含量的测定

取适量消毒剂(使含苯酚约 0.75 g)置于 500 mL 容量瓶中，加水适量使溶解并稀释至刻度，充分混匀；精确吸取 25 mL 置碘量瓶中，精确加溴标准滴定液 30 mL，再加盐酸 5 mL，立即密塞，振摇 30 min，静置 15 min 后，注意微开瓶塞，加碘化钾(100 g/L)试液 6 mL，立即密塞，充分振摇后，加三氯甲烷 1 mL，以硫代硫酸钠标准滴定液(0.1 mol/L)滴定，至近终点时，加 0.5%淀粉指示液 1 mL，继续滴定至蓝色消失，并将滴定结果以空白试验校正。按式(A.3)、式(A.4)计算消毒剂中苯酚的含量：

$$X_1=\frac{(V_3-V_1)\times c\times 0.015\ 68}{m}\times 20\times 100 \qquad \cdots\cdots (A.3)$$

$$X_2=\frac{(V_3-V_1)\times c\times 0.015\ 68}{V'}\times 20\times 1\ 000 \qquad \cdots\cdots (A.4)$$

式中：

X_1 ——试样中苯酚的含量(质量分数)，%；

X_2 ——试样中苯酚的含量，单位为克每升(g/L)；

V_1 ——试样消耗硫代硫酸钠标准滴定液体积，单位为毫升(mL)；

V_3 ——空白试验消耗硫代硫酸钠标准滴定液体积，单位为毫升(mL)；

c ——硫代硫酸钠标准滴定液浓度，单位为摩尔每升(mol/L)；

0.015 68——1/6 苯酚(C_6H_5OH)的摩尔质量，单位为克每毫摩尔(g/mmol)；

20 ——试样稀释倍数(500/25)；

m ——试样取样量，单位为克(g)；

V' ——试样取样量，单位为毫升(mL)。

附　录　B
（规范性附录）
消毒剂中甲酚异构体含量的测试方法

B.1　原理

采用色谱柱分离，氢火焰离子化检测器检测，根据保留时间定性，峰高或峰面积定量。

B.2　色谱参考条件与系统适用性试验

以含2%磷酸的己二酸乙二醇聚酯为固定相，涂布浓度为4%～10%，氢火焰检测器，柱温为145 ℃，进样口和检测器温度为200 ℃。

B.3　校正因子测定

精密称取水杨醛1.3 g，置50 mL容量瓶中，加乙醚使溶解并稀释至刻度，摇匀，作为内标溶液。另精密称取邻位甲酚对照品0.65g，置25 mL容量瓶中，加乙醚使溶解并稀释至刻度，摇匀，作为对照品溶液。精密量取对照品溶液和内标溶液各5 mL，置具塞试管中，密塞，摇匀。取1 μL注入气相色谱仪，计算邻位甲酚的校正因子，再乘以1.042，即间、对位甲酚的校正因子。

B.4　样品测定

精密称取本品1.0 g置分液漏斗中，加浓盐酸0.1 mL，摇匀，加水3 mL，摇匀，精密加入乙醚20 mL，轻轻振摇，静置分层，弃去水层，加水5 mL，轻轻振摇，分层，弃去水层。精密量取乙醚提取液5 mL和内标溶液5 mL，置具塞试管中，摇匀，取1 μL注入气相色谱仪，测定。

B.5　计算公式

B.5.1　邻甲酚校正因子计算

邻甲酚校正因子 f_1 计算见式(B.1)：

$$f_1 = \frac{A_{标} \times m_{内}}{A_{内} \times m_{标}} \qquad \cdots\cdots\cdots\cdots (B.1)$$

式中：

f_1 ——邻甲酚校正因子；

$A_{标}$——邻甲酚峰面积(pA×s)；

$A_{内}$——内标物质峰面积(pA×s)；

$m_{内}$——注入气相色谱仪中所分析的内标物的质量，单位为克(g)；

$m_{标}$——注入气相色谱仪中所测试的邻甲酚标准的质量，单位为克(g)。

B.5.2　间、对位甲酚校正因子的计算

间、对位甲酚校正因子 f_2 的计算见式(B.2)：

$$f_2 = 1.042 f_1 \qquad \cdots\cdots(B.2)$$

B.5.3 样品中甲酚异构体含量计算

甲酚异构体含量 X 计算见式(B.3)：

$$X = \frac{(A_1 \times f_1 + A_2 \times f_2) \times m_1 \times b}{A \times m} \times 100 \qquad \cdots\cdots(B.3)$$

式中：

X ——甲酚异构体含量(质量分数)，%；

A ——内标物质峰面积(pA×s)；

A_1 ——邻位甲酚峰面积(pA×s)；

A_2 ——间、对位甲酚峰面积；

f_1 ——邻甲酚校正因子；

f_2 ——间、对位甲酚校正因子；

m_1 ——内标物质质量，单位为克(g)；

m ——样品实际取样量，单位为克(g)；

b ——样品定容所用乙醚体积与内标标准定容所用乙醚体积之比。

附 录 C
（规范性附录）
消毒剂中对氯间二甲苯酚含量的测定

C.1 原理

对氯间二甲苯酚在 280 nm 波长处有紫外吸收，可用反相高效液相色谱（HPLC）分离，并根据保留时间定性，峰面积定量。本方法适用于测定消毒剂中的对氯间二甲苯酚有效含量。

C.2 试剂配制

甲醇（色谱纯）；对氯间二甲苯酚标准溶液：称取对氯间二甲苯酚标准品 0.1 g，用少量甲醇溶解后并定容至 100 mL，此溶液每 1L 含对氯间二甲苯酚 1 g。

C.3 色谱参考条件

色谱柱：C_{18}柱（150 mm×4.6 mm，内径 5 μm）；流动相：甲醇/水（70/30），分析前，经 0.45 μm 滤膜过滤及真空脱气；流量：1.00 mL/min；紫外检测波长：220 nm；柱温：25 ℃。

C.4 标准曲线的绘制

用对氯间二甲苯酚标准溶液配制质量浓度分别为 0 mg/L、200 mg/L、400 mg/L、600 mg/L 和 800 mg/L的标准系列。在设定色谱条件下，分别取 5 μL 进行分析。以标准系列质量浓度为横坐标 X，峰面积为纵坐标 Y，进行线性回归处理，得到线性方程。

C.5 样品测定

若消毒剂中对氯间二甲苯酚的标示浓度过高，需适当稀释，使其稀释后浓度在标准曲线线性范围内。对于膏体样品应先用流动相配制成水溶液。经 0.45 μm 滤膜过滤备用。在设定的色谱条件下，进 5 μL 样品溶液进行分析。根据峰面积，从线性方程计算出相应的对氯间二甲苯酚浓度。根据取样量和稀释倍数，换算出样品中对氯间二甲苯酚的最终浓度。

C.6 注意事项

消毒剂中如存在着干扰物质，可适当调整流动相或在流动相中加入适当的添加剂，以达到最佳分离效果。

附　录　D
（规范性附录）
消毒剂中 2,4,4′-三氯-2′-羟基二苯醚含量的测定

D.1 原理

2,4,4′-三氯-2′-羟基二苯醚在 280 nm 处有紫外吸收，可用反相高效液相色谱(HPLC)分离，并根据保留时间定性，峰面积定量。

D.2 试剂配制

甲醇(色谱纯)；2,4,4′-三氯-2′-羟基二苯醚标准溶液：称取 2,4,4′-三氯-2′-羟基二苯醚标准品 0.1 g，用少量甲醇溶解后并定容至 100 mL，此溶液每 1L 含 2,4,4′-三氯-2′-羟基二苯醚 1 g。

D.3 色谱参考条件

色谱参考条件如下：

a) 色谱柱：C_{18}柱(150 mm×4.6 mm，内径 5 μm)；
b) 流动相：甲醇/水(80/20)，分析前，经 0.45 μm 滤膜过滤及真空脱气；
c) 流量：1.5 mL/min；
d) 紫外检测波长：280 nm；
e) 柱温：25 ℃。

D.4 标准曲线的绘制

用 2,4,4′-三氯-2′-羟基二苯醚标准溶液配制质量浓度分别为 0 mg/L、200 mg/L、400 mg/L、600 mg/L和 800 mg/L 的标准系列。

在设定色谱条件下，分别取 5 μL 进行分析。以标准系列质量浓度为横坐标 X，峰面积为纵坐标 Y，进行线性回归处理，得到线性方程。

D.5 样品测定

若消毒剂中 2,4,4′-三氯-2′-羟基二苯醚的标示浓度过高，需适当稀释，使其稀释后浓度在标准曲线线性范围内。

对于膏体样品应先用流动相配制成水溶液。经 0.45 μm 滤膜过滤备用。在设定的色谱条件下，进 5 μL 样品溶液进行分析。根据峰面积，从线性方程计算出相应的 2,4,4′-三氯-2′-羟基二苯醚浓度。根据取样量和稀释倍数，换算出样品中 2,4,4′-三氯-2′-羟基二苯醚的最终浓度。

ICS 11.080
C 50

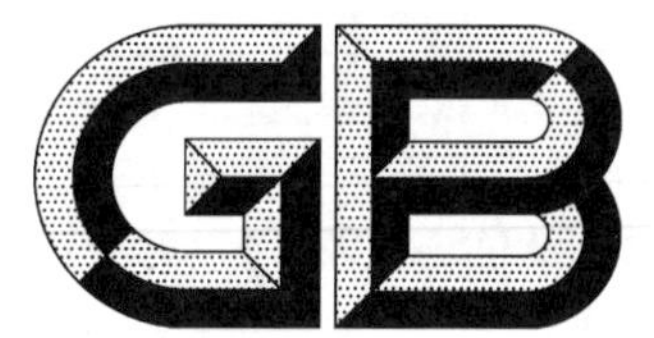

中华人民共和国国家标准

GB 27948—2020
代替 GB 27948—2011

空气消毒剂通用要求

General requirements for air disinfectant

2020-04-09 发布 2020-11-01 实施

国家市场监督管理总局
国家标准化管理委员会 发布

前　　言

本标准的全部技术内容为强制性。

本标准按照 GB/T 1.1—2009 给出的规则起草。

本标准代替 GB 27948—2011《空气消毒剂卫生要求》。

本标准与 GB 27948—2011 相比，主要技术变化如下：

——增加了“原料要求”的内容(见第 4 章)；

——修改了“理化指标”的要求(见 5.1，2011 年版的 4.1)；

——修改了“杀灭微生物要求”的文字表述(见 5.2，2011 年版的 4.2)；

——增加了“金属腐蚀性”的要求(见 5.3.2)；

——修改了“消毒效果评价方法”(见 6.2，2011 年版的 5.2)；

——增加了“金属腐蚀性检验方法”要求(见 6.3.2)；

——删除了“使用方法”中详细操作方法和步骤，改为概括性表述(见第 7 章，2011 年版的第 6 章)；

——将“标签说明书”和“注意事项”合并(见第 8 章，2011 年版的第 7 章和第 8 章)；

——增加了附录 A“空气消毒剂中和剂鉴定试验”(见附录 A)；

——增加了附录 B“金属腐蚀性试验”(见附录 B)。

本标准由中华人民共和国国家卫生健康委员会提出并归口。

本标准起草单位：中国疾病预防控制中心环境与健康相关产品安全所、湖南省疾病预防控制中心、浙江省疾病预防控制中心、中国人民解放军疾病预防控制中心、中国人民解放军总医院、上海市疾病预防控制中心、中国人民解放军空军特色医学中心、新疆维吾尔自治区疾病预防控制中心、湖南省卫生健康委综合监督局、深圳市疾病预防控制中心。

本标准主要起草人：张流波、王妍彦、陈贵秋、胡国庆、李炎、姚楚水、李新武、刘运喜、朱仁义、曹晋桂、杨洪彩、李爱斌、朱子犁、张伟、武雪冰、孔丽娜、宋恒志、黄晔晖、夏信群、俞云表、李德峰。

本标准所代替标准的历次版本发布情况为：

——GB 27948—2011。

空气消毒剂通用要求

1 范围

本标准规定了用于室内空气消毒的消毒剂的原料要求、技术要求、检验方法、使用方法、标签说明书和注意事项。

本标准适用于以杀灭空气中微生物为主要目的，并能达到消毒要求的室内空气消毒剂。

2 规范性引用文件

下列文件对于本文件的应用是必不可少的。凡是注日期的引用文件，仅注日期的版本适用于本文件。凡是不注日期的引用文件，其最新版本(包括所有的修改单)适用于本文件。

GB/T 26366 二氧化氯消毒剂卫生标准

GB/T 26371 过氧化物类消毒剂卫生标准

消毒技术规范(2002 年版)[卫生部 (卫法监发〔2002〕282 号)]

3 术语和定义

下列术语和定义适用于本文件。

3.1

空气消毒 air disinfection

杀灭密闭空间内空气中悬浮的微生物，使其达到无害化的处理。

3.2

空气消毒剂 air disinfectant

用于空气消毒的消毒剂。

3.3

气溶胶喷雾 aerosol spray

可发生雾粒直径范围在 50 μm 以下，其中雾粒直径小于 20 μm 的粒子占 90% 以上，喷雾流量 100 mL/min 以上的喷雾方法。

3.4

熏蒸消毒 fumigation disinfection

利用加热方法使消毒液汽化进行空气消毒的方法。

3.5

气体消毒 gas disinfection

化学因子以气体状态进行空气消毒的方法。

4 原料要求

过氧化物类消毒剂应符合 GB/T 26371 的要求；二氧化氯消毒剂应符合 GB/T 26366 的要求；其他成分的消毒剂应符合相应标准的要求。

5 技术要求

5.1 理化指标

消毒剂有效成分含量、pH 值和稳定性等理化指标应符合相关产品标准的要求。

5.2 杀灭微生物要求

5.2.1 实验室杀菌试验:在 20 ℃～25 ℃、相对湿度 50%～70%条件下,消毒剂作用≤1 h,对空气中白色葡萄球菌(8032)的杀灭率应≥99.90%。使用气溶胶喷雾法消毒时,消毒剂用量应≤10 mL/m^3。

5.2.2 现场试验:在自然条件下,消毒剂作用≤1 h,对空气中自然菌的消亡率应≥90.0%。使用气溶胶喷雾法消毒时,消毒剂用量应≤10 mL/m^3。

5.3 安全性要求

5.3.1 毒理安全性

5.3.1.1 急性经口毒性属实际无毒。

5.3.1.2 急性吸入毒性属实际无毒。

5.3.1.3 致突变试验为阴性。

5.3.2 金属腐蚀性

应进行金属腐蚀性试验,并在产品说明书中注明腐蚀性等级。

6 检验方法

6.1 理化指标检测

按照相关标准规定进行测定。

6.2 消毒效果评价方法

按《消毒技术规范》(2002 年版)有关规定进行测定,其中空气消毒剂中和剂鉴定试验方法见附录 A。

6.3 安全性检验方法

6.3.1 毒理学指标检验方法

按《消毒技术规范》(2002 年版)有关规定进行测定。

6.3.2 金属腐蚀性检验方法

按附录 B 进行检验。

7 使用方法

可采用气溶胶喷雾、加热汽化熏蒸或气体熏蒸方式进行消毒。

8 标签说明书和注意事项

8.1 产品标签和说明书应符合消毒产品标签说明书有关规范和标准的要求，并应注明只能用于无人条件下进行空气消毒。

8.2 配制和使用空气消毒剂时应注意个人防护，包括戴好防护口罩、防护眼镜及防护手套；必要时使用全面型呼吸防护器。如不慎接触，应立即用大量清水连续冲洗，严重时应及早就医。

8.3 消毒时，应密闭门窗；消毒操作完成后，操作人员应尽快离开；消毒结束后应待室内消毒剂降低至对人无影响时，方可进入，情况允许时可开窗通风。

8.4 过氧乙酸、过氧化氢和二氧化氯等消毒剂对金属物品有腐蚀性，对织物有漂白作用，臭氧对橡胶制品有损坏，消毒时应尽量避免消毒剂直接作用于物体表面。

8.5 熏蒸消毒时，应注意防火、防止烫伤。

8.6 稀释液应现用现配。

附 录 A
（规范性附录）
空气消毒剂中和剂鉴定试验

A.1 液体冲击式采样方法的中和剂试验

A.1.1 适用范围

本方法适用于 1 m^3 气雾柜消毒效果评价试验，采样器为液体冲击式采样器。

A.1.2 配制菌悬液

取白色葡萄球菌(8032)(第 3 代～第 8 代)的营养琼脂培养基斜面新鲜培养物(18 h～24 h)，用 5.0 mL 吸管吸取 3.0 mL～5.0 mL 营养肉汤加入斜面试管内，反复吹吸，洗下菌苔，用无菌脱脂棉过滤后，用营养肉汤稀释成浓度为 5×10^3 CFU/mL～3×10^4 CFU/mL 的试验用菌悬液。

A.1.3 中和剂鉴定试验分三组进行

A.1.3.1 第 1 组：按照说明书要求的消毒剂用量，在 1 m^3 气雾柜喷硬水，作用到消毒时间后，立即用含 10 mL 中和剂的液体冲击式采样器采样(采样体积与预设消毒效果鉴定试验采样体积相同)，作用 10 min。吸取 0.1 mL 试验用菌悬液于上述中和剂溶液内，做活菌培养计数。

A.1.3.2 第 2 组：按照说明书要求的消毒剂用量，在 1 m^3 气雾柜喷空气消毒剂，作用到消毒时间后，立即用含 10 mL 中和剂的液体冲击式采样器采样(采样体积与预设消毒效果鉴定试验采样体积相同)，作用 10 min。吸取 0.1 mL 试验用菌悬液于上述中和产物溶液内，做活菌培养计数。

A.1.3.3 第 3 组：按照说明书要求的消毒剂用量，在 1 m^3 气雾柜喷硬水，作用到消毒时间后，立即用含 10 mL 采样液的液体冲击式采样器采样(采样体积与预设消毒效果鉴定试验采样体积相同)，作用 10 min。吸取 0.1 mL 试验用菌悬液于上述采样器溶液内，做活菌培养计数。

A.2 六级筛孔空气撞击式采样器方法的中和剂试验

A.2.1 适用范围

本方法适用于 20 m^3～30 m^3 气雾室的消毒效果评价试验，采样器为六级筛孔空气撞击式采样器。

A.2.2 配制菌悬液

菌悬液配制方法与 A.1.2 相同，用营养肉汤稀释成浓度为 5×10^2 CFU/mL～3×10^3 CFU/mL 的试验用菌悬液。

A.2.3 中和剂鉴定试验分三组进行

A.2.3.1 第 1 组：分别吸取试验用菌悬液 0.1 mL，均匀涂抹于两块含中和剂的营养琼脂平板，做活菌培养计数。观察中和剂对试验菌生长有无抑制作用。

A.2.3.2 第 2 组：按照说明书要求的消毒剂用量，在 20 m^3～30 m^3 的气雾室中进行喷雾，喷雾完作用至消毒预定时间后，立即用含中和剂营养琼脂平板的六级空气筛孔撞击式采样器采样(空气采样体积与空气消毒鉴定试验预设消毒后采样体积相同)，作用 10 min。分别吸取 0.1 mL 试验用菌悬液涂抹于六块已采消毒剂的平板，做活菌培养计数(结果计算取六块平板菌落数的平均值)。

A.2.3.3 第3组：分别吸取试验用菌悬液0.1 mL，均匀涂抹于两块普通营养琼脂平板表面，做活菌培养计数。

A.3 结果判定

A.3.1 第1、2、3组有相似量试验菌生长，结果以50 CFU/平皿～300 CFU/平皿为宜。其组间菌落数误差率应不超过15%。第1、2、3组间菌落数误差率计算公式如下：

$$\text{组间菌落数误差率}=\frac{(\text{三组间菌落平均数}-\text{各组菌落平均数})\text{的绝对值之和}}{\text{三组菌落数平均数之和}}\times 100\%$$

A.3.2 连续3次试验取得合格评价。

附 录 B
(规范性附录)
金属腐蚀性试验

B.1 金属腐蚀性试验方法选择

B.1.1 应根据消毒剂或消毒器械消毒的对象及环境选择相应的金属或合金进行腐蚀性试验。无特定使用对象的,应对常用的碳钢、铝、铜和不锈钢材料进行测试。

B.1.2 根据化学消毒方式不同选择相应的金属腐蚀性试验方法,见表 B.1。

表 B.1 金属腐蚀性试验方法

<table>
<tr><th colspan="2">试验方法</th><th colspan="2">适用消毒方式</th></tr>
<tr><td rowspan="2">气雾腐蚀性试验</td><td>气雾柜(1 m^3)</td><td rowspan="2">气溶胶喷雾、超声雾化、汽化或气体消毒</td><td>气溶胶喷雾的化学消毒剂</td></tr>
<tr><td>气雾室(20 m^3)</td><td>a) 气溶胶喷雾的化学消毒剂
b) 消毒器械和采用超声雾化、汽化(干雾)或气体消毒的化学消毒剂[a]</td></tr>
<tr><td colspan="4">[a] 配合超声雾化、汽化(干雾)或气体器械进行消毒的化学消毒剂,应选择与空气消毒效果鉴定试验相同的器械,相应设备由厂家提供。</td></tr>
</table>

B.2 试验器材

试验器材要求参照《消毒技术规范》(2002 年版)。

B.3 试样的处理、测量

试样(金属片)的前处理、腐蚀试样清洗和称重测量方法参照《消毒技术规范》(2002 年版)。

B.4 气雾腐蚀性试验

B.4.1 试验设备

相邻的一对气雾柜(1 m^3)或气雾室(20 m^3),一个用于试验,一个用于对照。一对气雾柜或气雾室所处环境(包括温度、湿度、光照、密闭性和通风条件等)应一致。柜(或室)宜以不锈钢或铝合金和玻璃构建。应安装温度和湿度调节装置以及通风机装置和相应管道。

B.4.2 试样放置

B.4.2.1 3 片试样沿气雾柜或气雾室一条对角边的内、中、外等距离依次悬挂,在气雾柜内的悬挂高度为试样在气雾柜高度中央位置,在气雾室内的悬挂高度为试样离地 0.8 m～1.2 m 位置。试验组和对照组的摆放方式和位置应相同。

B.4.2.2 试样放置的位置其测试表面不应直接受到喷雾。

B.4.2.3 试样的支架应由惰性非金属材料制成，如玻璃、塑料或有涂层的木制品。悬挂试样的材料应使用人造纤维、棉纤维或其他惰性绝缘材料。

B.4.3 试验步骤

B.4.3.1 同时调节两个气雾柜（或室）的温度、相对湿度至试验要求的温度（20 ℃～25 ℃）和相对湿度（70%～80%）。

B.4.3.2 按 B.4.2 的要求放置试验组和对照组的试样。

B.4.3.3 试验组根据气雾柜（或室）的体积按照消毒剂产品使用说明书（浓度和使用量）和循环次数配制所需消毒液，根据喷雾装置流量计算喷雾时间；消毒机器按照使用说明书和循环次数调节参数，设定开机时间。如使用配制消毒液不稳定的消毒剂如氧化类等，应当天使用当天配制。

B.4.3.4 将喷雾装置或消毒机器和通风装置连接至智能定时插座或开关，根据每个循环时间（循环时间为喷雾或开机时间、消毒时间和消毒后 30 min 通风时间总和）和 45 次循环设定智能定时插座或开关。开启开关，进行循环处理试样。

B.4.3.5 循环结束后，取出金属片，按《消毒技术规范》（2002 年版）的要求分别进行试样清洗和称重。

B.4.3.6 在整个试验期间，试验不得中断。当必需中断试验时间较长时，应同时将试验组和对照组的被测试样从气雾柜（或室）中取出，并按照试验完成后处理试样的相同方式进行试样处理，处理完毕后保存在干燥器中直至试验恢复。

B.4.4 试验对照

对照组除用试验用水（电导率应≤5.1 μS/cm，25 ℃）代替消毒液或消毒机关闭消毒因子外，其余试验步骤和过程均与试验组相同。循环结束后，取出金属片，随同试验组试样用相同方法进行清洗、化学处理、水冲洗、干燥、称重，并计算其平均失重值。

B.4.5 金属腐蚀速率计算

B.4.5.1 本标准采用腐蚀速率作为试验结果的表达形式。

B.4.5.2 腐蚀速率的计算公式如下：

$$R = \frac{8.76 \times 10^7 \times (M - M_t - M_k)}{S \times T \times D}$$

式中：

R ——腐蚀速率，单位为毫米每年（mm/a）；

M ——试验前金属片平均质量，单位为克（g）；

M_t——试验后金属片平均质量，单位为克（g）；

M_k——对照组试样平均失重值，单位为克（g）；

S ——金属片的表面积总值，单位为平方厘米（cm^2）；

T ——试验时间，单位为小时（h）；

D ——金属材料密度，单位为千克每立方米（kg/m^3）。

B.4.6 腐蚀速率评价

腐蚀速率用所试验的全部平行试样的平均值进行评价；当某个平行试样的腐蚀速率与平均值之相对偏差超过 10%时，应取新的试样做重复试验，用第二次试验结果进行计算与评价。当再次不符合要求时，则应以两次试验全部试样的平均值进行评价。

B.4.7 腐蚀性分级标准

根据金属腐蚀速率将消毒剂金属腐蚀性划分为 4 个腐蚀等级，见表 B.2。

表 B.2 消毒剂金属腐蚀性分级

腐蚀速率 R/(mm/a)	级别
R＜0.010 0	基本无腐蚀
0.010 0≤R＜0.100 0	轻度腐蚀
0.100 0≤R＜1.000 0	中度腐蚀
R≥1.000 0	重度腐蚀

ICS 11.080
C 50

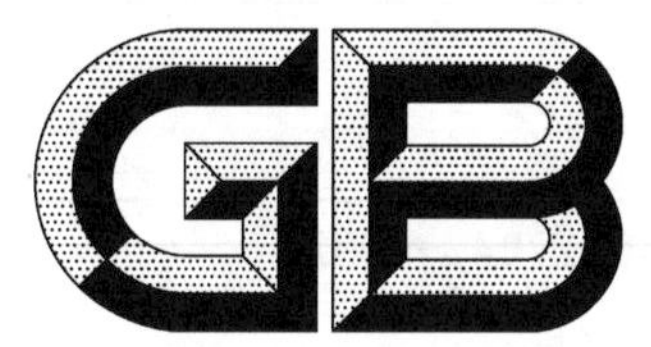

中华人民共和国国家标准

GB 27949—2020
代替 GB/T 27949—2011

医疗器械消毒剂通用要求

General requirements of disinfectant of medical instruments

2020-04-09 发布 2020-11-01 实施

国家市场监督管理总局
国家标准化管理委员会 发布

前　言

本标准的全部技术内容为强制性。

本标准按照GB/T 1.1—2009给出的规则起草。

本标准代替GB/T 27949—2011《医疗器械消毒剂卫生要求》。与GB/T 27949—2011相比，主要技术变化如下：

——修改了“范围”中的不适用范围为“不适用于带消毒因子发生装置的消毒器械及气体类或在特定条件下气(汽)化后发挥作用的消毒、灭菌产品”(见第1章)；

——修改了规范性引用文件；

——删除了部分术语；

——修改了原料要求；

——删除了对消毒剂的感官性状要求，相关要求在5.2中体现；

——修改了有效期要求(见5.2)；

——增加了“消毒剂与器械的相容性”(见5.4)。

——技术要求增加了实验微生物的菌株号或病毒株要求(见5.5)；

——增加了“与消毒器械配套用消毒剂的要求”(见5.6)；

——将“连续使用稳定性”单独列出(见5.7)；

——检验方法中增加了《内镜清洗消毒机消毒效果检验技术规范(试行)》等测试依据；

——对使用方法进行了修订；

——增加了标识部分，并注明了相应的要求(见第8章)；

本标准由中华人民共和国国家卫生健康委员会提出并归口。

本标准起草单位：浙江省疾病预防控制中心、中国疾病预防控制中心环境与健康相关产品安全所、江苏省疾病预防控制中心、上海市疾病预防控制中心、浙江大学医学院附属第二医院、中国人民解放军总医院、中国人民解放军空军特色医学中心、浙江省卫生健康监测与评价中心、杭州市疾病预防控制中心、广州海关技术中心。

本标准主要起草人：魏兰芬、李涛、陆烨、陆龙喜、林军明、张流波、胡国庆、徐燕、廖如燕、陆群、刘运喜、曹晋桂、朱仁义、徐浩行、孙建荣、傅剑云、孙文胜、苗大娟、朱汉泉、马明洁、王裕荣、戴彦榛、刘俊峰、王忠权、俞致健。

本标准所代替标准的历次版本发布情况为：

——GB/T 27949—2011。

医疗器械消毒剂通用要求

1 范围

本标准规定了医疗器械消毒、灭菌用化学消毒剂的原料要求、技术要求、检验方法、使用方法、标识、包装、储存及运输要求。

本标准适用于医疗器械用消毒剂。

本标准不适用于带消毒因子发生装置的消毒器械及气体类或在特定条件下气(汽)化后发挥作用的消毒、灭菌产品。

2 规范性引用文件

下列文件对于本文件的应用是必不可少的。凡是注日期的引用文件,仅注日期的版本适用于本文件。凡是不注日期的引用文件,其最新版本(包括所有的修改单)适用于本文件。

GB/T 191 包装储运图示标志

GB 30689 内镜自动清洗消毒机卫生要求

GBZ 2(所有部分) 工作场所有害因素职业接触限值

WS 507 软式内镜清洗消毒技术规范

消毒技术规范(2002年版)[卫生部(卫法监发〔2002〕282号)]

内镜清洗消毒机消毒效果检验技术规范(试行)[卫生部(卫法监发〔2003〕330号)]

中华人民共和国药典(2015年版,四部)

3 术语和定义

下列术语和定义适用于本文件。

3.1

医疗器械 medical instruments

单独或组合使用于人体的仪器、设备、器具、材料或其他物品。

注:根据使用中造成感染的危险程度,分为高度危险性医疗器械、中度危险性医疗器械、低度危险性医疗器械。

3.2

医疗器械消毒剂 disinfectant of medical instruments

用于医疗器械处理,使其达到消毒或灭菌要求的化学制剂。

4 原料要求

4.1 消毒剂原料应符合《中华人民共和国药典》(2015年版,四部)、相应的国家标准或行业标准等有关规定,并有相应的合格证明材料。

4.2 生产用水应为纯化水。

5 技术要求

5.1 理化指标

产品有效成分含量、pH 值等应符合相关国家标准、规范及产品质量的要求。

5.2 有效期

包装完好的产品有效期应不低于 12 个月，且储存期间产品感官指标、pH 值等应无明显改变。

5.3 对金属腐蚀性

消毒剂用于金属器械的消毒、灭菌时，在使用剂量下对不锈钢应基本无腐蚀性，对碳钢、铝、铜等金属应基本无腐蚀性或仅具轻度腐蚀。

5.4 消毒剂与器械的相容性

5.4.1 长期使用的消毒剂，对医疗器械整机及各元器件宜具有良好的相容性，无明显腐蚀性。

5.4.2 特殊医疗器械用消毒剂对各元器件无明显损害，医疗器械对其应具有耐受性。

5.5 杀灭微生物指标

5.5.1 实验室杀灭微生物要求

根据产品标签、使用说明书标注的杀灭微生物类别和使用范围，进行相应的指示微生物消毒试验。在产品使用说明书规定的作用剂量下，杀菌效果应符合表 1 要求。其中灭菌剂的测试条件为使用说明书规定的最低作用浓度及 50%最短作用时间，消毒剂的作用浓度及作用时间按照使用说明书规定进行。

表 1 消毒剂实验室杀灭微生物要求

实验微生物	灭菌剂	不同水平消毒剂杀灭或灭活微生物对数值要求					
		高水平		中水平		低水平	
		悬液法	载体法	悬液法	载体法	悬液法	载体法
枯草杆菌黑色变种（ATCC9372）芽孢	实验室定性灭菌试验合格（无活菌生长）	≥5.00	≥3.00	—	—	—	—
金黄色葡萄球菌（ATCC6538）	—	—	—	≥5.00	≥3.00	≥5.00	≥3.00
铜绿假单胞菌（ATCC15422）	—	—	—	≥5.00	≥3.00	≥5.00	≥3.00
白色念珠菌（ATCC10231）	—	—	—	—	—	≥4.00	≥3.00
分枝杆菌（ATCC19977）	—	—	—	≥4.00	≥3.00	—	—

表 1（续）

实验微生物	灭菌剂	不同水平消毒剂杀灭或灭活微生物对数值要求					
		高水平		中水平		低水平	
		悬液法	载体法	悬液法	载体法	悬液法	载体法
脊髓灰质炎病毒（Ⅰ型疫苗株）	—	—	—	≥4.00	≥4.00	—	—
注 1：试样稀薄状或稀释后使用者宜采用悬液法进行实验室定量杀菌试验。 注 2：试样黏稠状或原液使用及冲洗消毒者宜采用载体法进行实验室定量杀菌试验。 注 3：“—”可不设该项目。							

5.5.2 模拟现场试验要求

5.5.2.1 灭菌剂

在使用说明书规定的最低作用浓度及 50%最短作用时间的剂量下，所试模拟医疗器械上应无活菌[枯草杆菌黑色变种(ATCC9372)芽孢]生长，判为医疗器械的模拟现场灭菌试验合格。

5.5.2.2 高水平消毒剂

在使用说明书规定的最低作用浓度及最短作用时间的剂量下，对所试模拟医疗器械上枯草杆菌黑色变种(ATCC9372)芽孢的杀灭或灭除对数值应不低于 3.00，判为医疗器械的模拟现场消毒试验合格。

5.5.2.3 中水平消毒剂

在使用说明书规定的最低作用浓度及最短作用时间的剂量下，对所试模拟医疗器械上的分枝杆菌(ATCC19977)杀灭或灭除对数值应不低于 3.00，判为医疗器械的模拟现场消毒试验合格。

5.5.2.4 低水平消毒剂

在金黄色葡萄球菌(ATCC6538)、铜绿假单胞菌(ATCC15422)、白色念珠菌(ATCC10231)中选择对所试消毒剂抵抗力最强的微生物作为实验微生物，在使用说明书规定的最低作用浓度及最短作用时间的剂量下，对模拟医疗器械上的所试微生物的杀灭或灭除对数值应不低于 3.00，判为医疗器械的模拟现场消毒试验合格。

5.6 与消毒器械配套用消毒剂的要求

与相关消毒灭菌装置配套使用的特定用途消毒剂，如内镜用消毒剂、透析机管路消毒剂等，应符合 WS 507、GB 30689 等相应消毒灭菌装置及国家相关标准的要求，并应验证与相关设备配套使用的模拟消毒、灭菌效果。

5.7 连续使用稳定性

连续使用的消毒剂，在使用期间对医疗器械的模拟现场灭菌或消毒效果应符合上述各分类要求，有效成分的含量应符合相应国家标准、规范规定。

5.8 毒理学安全性要求

消毒剂或最高应用浓度 5 倍溶液应呈实际无毒或低毒级，无致突变性。

6 检验方法

6.1 理化指标、有效期

按《消毒技术规范》(2002年版)或其他相应的国家标准或产品质量标准规定的方法进行测定。

6.2 杀灭微生物效果

按《消毒技术规范》(2002年版)、《内镜清洗消毒机消毒效果检验技术规范(试行)》等规范、标准或其他相应的国家标准或产品质量标准规定的方法进行测定。

6.3 对金属腐蚀性

按《消毒技术规范》(2002年版)或其他相应的国家标准或产品质量标准规定的方法进行测定。

6.4 消毒剂与器械相容性

按相应的国家标准、规范或产品质量标准规定的方法进行测定。

6.5 连续使用稳定性

按《消毒技术规范》(2002年版)或其他相应的国家标准或产品质量标准规定的方法进行测定。

6.6 毒理学安全性指标

按《消毒技术规范》(2002年版)中相关试验方法进行测定。

7 使用方法

7.1 总则

7.1.1 医疗器械首选热力消毒与灭菌的方式进行处理。

7.1.2 使用方法应符合各类别消毒剂的标准、规范要求。

7.1.3 新启用的医疗器械消毒或灭菌前应先除去油污及保护膜,再用洗涤剂清洗去除油脂,干燥。

7.1.4 使用后污染的医疗器械消毒或灭菌处理前,应充分清洗干净、干燥,处理时应打开轴节,使其充分暴露于消毒剂中。

7.1.5 需稀释后使用的灭菌剂及高、中水平消毒剂,应采用纯化水稀释,以避免钙、镁等其他杂质对消毒效果的影响。

7.2 浸泡消毒

7.2.1 将待处理的医疗器械放入消毒剂中浸泡,使其完全浸没,再将消毒容器加盖,作用至规定时间。

7.2.2 高度、中度危险性医疗器械,消毒、灭菌结束后、使用前应以无菌水冲洗干净或采用其他方法清除残留消毒剂。

7.2.3 浸泡灭菌后的医疗器械在冲洗、转运、储存等环节中应避免二次污染。其中高度危险性医疗器械灭菌后应无菌保存;中度危险性医疗器械经灭菌或高水平消毒处理后,应清洁保存;低度危险性医疗器械经低、中度水平消毒后,应清洁保存。

7.3 擦拭消毒

7.3.1 按消毒剂说明书规定要求,对医疗器械进行擦拭消毒处理后,视情况采用适当的方法去除残留的消毒剂。

7.3.2 低水平消毒剂用于污染明显的医疗器械的擦拭消毒时，应反复多次擦拭。

8 标识

8.1 应符合 GB/T 191、消毒产品标签说明书有关规范和标准的要求。

8.2 产品使用说明书应标注以下注意事项：

a) 对金属具有腐蚀性、对织物具有漂白性的消毒剂，在使用说明书中应明确标明，并注明相应的注意事项。

b) 应明确标明消毒剂的拮抗物质，并注明相应的注意事项。

c) 应注明使用场所注意通风，并做好个人安全防护工作等内容，使用现场消毒剂允许浓度应符合 GBZ 2 等规定。

9 包装、储存及运输

9.1 所采用的小包装材料应与消毒剂理化性质相符合，不应与消毒剂发生化学反应产生毒副产物或导致包装破损。

9.2 消毒剂储存应符合有关国家标准的要求，产品应密封，避光，置于阴凉、干燥、通风处保存，特殊要求者，如过氧乙酸溶液，应在最小包装上留置有排气孔。不得露天存放，不得与其他有毒物品混储。

9.3 消毒剂的运输应符合有关国家标准要求。装卸应轻搬轻放，运输过程中不得倒置，防压、防撞、防挤，防止暴晒、雨淋；防止外包装破损；车辆应保持干燥。

ICS 11.080
C 50

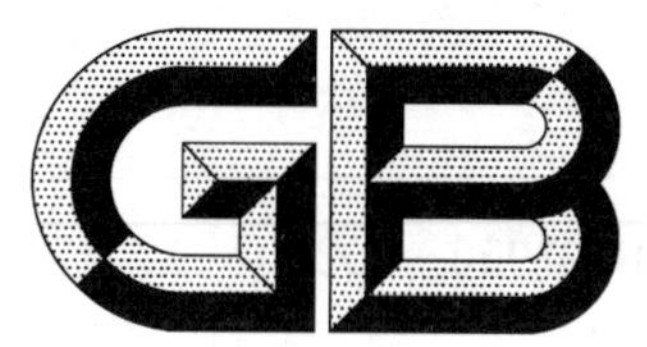

中华人民共和国国家标准

GB 27950—2020
代替 GB 27950—2011

手消毒剂通用要求

General requirements for hand disinfectant

2020-04-09 发布 2020-11-01 实施

国家市场监督管理总局
国家标准化管理委员会 发布

前言

本标准的全部技术内容为强制性。

本标准按照 GB/T 1.1—2009 给出的规则起草。

本标准代替 GB 27950—2011《手消毒剂卫生要求》。本标准与 GB 27950—2011 相比，主要技术变化如下：

——增加了规范性引用文件；

——在术语和定义中增加了“速干手消毒剂”“免洗手消毒剂”；

——修改了原料要求；

——修改了技术要求；

——修改了检验方法；

——将外科手消毒方法修改为按照 WS/T 313 执行。

——增加了规范性附录 A“产品启用后使用有效期检测方法”。

本标准由中华人民共和国国家卫生健康委员会提出并归口。

本标准起草单位：湖南省疾病预防控制中心、中南大学湘雅医院、湖南省卫生健康委综合监督局、安徽省医学科学研究院、中国疾病预防控制中心环境与健康相关产品安全所、浙江省疾病预防控制中心、中国人民解放军空军特色医学中心、深圳市疾病预防控制中心、新疆维吾尔自治区疾病预防控制中心、吐鲁番市疾病预防控制中心、北京大学第一医院、长沙市第一医院、中国人民解放军总医院、韶山市人民医院、韶山卫生院。

本标准主要起草人：陈贵秋、徐庆华、吴安华、李爱斌、陈培厚、班海群、胡国庆、曹晋桂、朱子犁、尹进、宋江南、高琼、李世康、易亮、杨洪彩、宋燕、关晓冬、李六亿、潘慧琼、郭小敏、赵志红、聂新章、黄晔晖、刘爱兵、史绍毅、宋恒志、莫吉卫、刘学军、郭继光、张智超、方惟正、周海林。

本标准所代替标准的历次版本发布情况为：

——GB 27950—2011。

手消毒剂通用要求

1 范围

本标准规定了手消毒剂的原料要求、技术要求、检验方法、使用方法、标识。

本标准适用于卫生手消毒和外科手消毒的消毒剂。

2 规范性引用文件

下列文件对于本文件的应用是必不可少的。凡是注日期的引用文件，仅注日期的版本适用于本文件。凡是不注日期的引用文件，其最新版本(包括所有的修改单)适用于本文件。

GB/T 191 包装储运图示标志

GB 15982 医院消毒卫生标准

WS/T 313 医务人员手卫生规范

中华人民共和国药典(2015 年版)

化妆品安全技术规范(2015 年版)

消毒技术规范(2002 年版)［卫生部(卫法监发〔2002〕282 号)］

消毒产品生产企业卫生规范(2009 年版)［卫生部(卫监督发〔2009〕53 号)］

3 术语和定义

下列术语和定义适用于本文件。

3.1

手消毒 hand antisepsis

杀灭或清除手部微生物并达到无害化的处理过程。

注：可分为卫生手消毒和外科手消毒。

3.2

手消毒剂 hand disinfectant

应用于手消毒的化学制剂。

3.3

速干手消毒剂 alcohol-based hand rub

含有醇类和护肤成分的手消毒剂。

注：剂型包括水剂、凝胶和泡沫型。

3.4

免洗手消毒剂 waterless antiseptic agent

主要用于外科手消毒，消毒后不需用水冲洗的手消毒剂。

注：剂型包括水剂、凝胶和泡沫型。

3.5

卫生手消毒 hygienic hand antisepsis

用手消毒剂揉搓双手，以减少手部暂居菌的过程。

3.6

外科手消毒　surgical hand antisepsis

外科手术前医护人员用流动水和洗手液揉搓冲洗双手，再用手消毒剂清除或者杀灭手部暂居菌和减少常居菌的过程。

4　原料要求

4.1　原料应符合《中华人民共和国药典》(2015 年版)或医用级或食品级或其他相应标准的质量要求。

4.2　生产用水应符合《消毒产品生产企业卫生规范》(2009 年版)要求。

5　技术要求

5.1　有效成分含量

有效成分含量应符合相应产品的国家标准或质量标准要求。

5.2　pH 值

手消毒剂的 pH 值应在标识值±1 的范围之内。

5.3　有效期

5.3.1　产品有效期应不低于 12 个月。

5.3.2　产品启用后的使用有效期应符合使用说明书的要求。

5.4　杀灭微生物指标

依据手消毒剂产品特性杀灭微生物指标的效果应符合表 1 要求。

表 1　杀灭微生物指标

微生物种类	作用时间/min		杀灭对数值	
	卫生手消毒	外科手消毒	悬液法	载体法
大肠杆菌 (8099)	≤1.0	≤3.0	≥5.00	≥3.00
金黄色葡萄球菌 (ATCC6538)	≤1.0	≤3.0	≥5.00	≥3.00
白色念珠菌 (ATCC10231)	≤1.0	≤3.0	≥4.00	≥3.00
脊髓灰质炎病毒 (Ⅰ型疫苗株)[a]	≤1.0	—	≥4.00	≥4.00
模拟现场试验[b]	≤1.0	≤3.0	≥3.00	
现场试验	≤1.0	≤3.0	≥1.00	

[a] 使用说明书标明对病毒有灭活作用，需做脊髓灰质炎(Ⅰ型疫苗株)病毒灭活试验；标明对其他微生物有杀灭作用需做相应的微生物杀灭试验。

[b] 模拟现场试验和现场试验可选做一项。

5.5 安全性指标

5.5.1 毒理学要求

毒理学指标见表2。

表2 毒理学指标

项　目	判定标准
急性经口毒性试验	实际无毒或低毒
多次完整皮肤刺激试验	无刺激或轻度刺激
1项致突变试验	阴性

5.5.2 铅、砷、汞限量要求

铅＜10 mg/kg、砷＜2 mg/kg、汞＜1 mg/kg。

5.5.3 禁用物质要求

手消毒剂配方中不得添加激素、抗生素、抗真菌药物及其同名原料成分[《中华人民共和国药典》(2015年版)中列入消毒防腐类药品除外]和国家卫生健康主管部门规定的禁用物质。

6 检验方法

6.1 有效成分含量

按《消毒技术规范》(2002年版)及国家标准等有关方法进行测定。

6.2 pH值

按《消毒技术规范》(2002年版)方法进行测定。

6.3 有效期

6.3.1 产品有效期按《消毒技术规范》(2002年版)测定。

6.3.2 产品启用后使用有效期按附录A检测。

6.4 杀灭微生物试验

按《消毒技术规范》(2002年版)进行试验。

6.5 安全性指标检测

6.5.1 毒理学安全性试验

按《消毒技术规范》(2002年版)进行试验。

6.5.2 铅、砷、汞含量测定

6.5.2.1 铅

按《化妆品安全技术规范》(2015年版)试验方法进行检测。

6.5.2.2 砷

按《化妆品安全技术规范》(2015 年版)试验方法进行检测。

6.5.2.3 汞

按《化妆品安全技术规范》(2015 年版)试验方法进行检测。

7 使用方法

7.1 卫生手消毒方法

取适量(2.0 mL 左右)的手消毒剂于掌心,双手互搓使其均匀涂布每个部位,揉搓消毒 1.0 min。

7.2 外科手消毒方法

外科手消毒方法按 WS/T 313 的要求执行。

8 标识

8.1 标志应符合 GB/T 191 的规定。

8.2 标签和说明书应标注产品有效期和产品启用后使用的有效期,并符合消毒产品标签说明书有关规范和标准的规定。

8.3 同时,产品说明书应注明注意事项:

- a) 外用消毒剂,不得口服,置于儿童不易触及处;
- b) 避免与拮抗剂同用;
- c) 过敏者慎用;
- d) 应避光、密封、防潮,置于阴凉、干燥处保存;
- e) 易燃者,远离火源;
- f) 应在有效期内使用手消毒剂;
- g) 手消毒后应符合 GB 15982 要求。

附 录 A
（规范性附录）
产品启用后使用有效期检测方法

A.1 目的

观察手消毒剂产品启用后的使用有效期。

A.2 适用范围

本检测方法适用于手消毒剂产品启用后使用有效期的检测。

A.3 试验器材

生物安全柜或洁净实验室(洁净度 1 000 级以上)、刻度吸管(1.0 mL、2.0 mL、5.0 mL)、稀释液、营养琼脂培养基、平皿、中和剂、电动混合器、含量检测仪器见相应的标准方法或《消毒技术规范》(2002 年版)。

A.4 试验方法

A.4.1 选择有代表性房间(在医院或模拟医院条件)为试验房间。取 3 批次、每批 3 瓶共 9 瓶定型包装的消毒剂，置于试验房间内。每天按 5 个时间段使用 5 次手消毒剂，每次时间间隔为 1 h 左右，使用量与使用方法按产品使用说明书(当消毒剂余量不到 10%时，停止采取样品)，在 0 天、(T－30)天和 T 天(T 为使用说明书的最长启用后的使用有效期)分别用 2 支灭菌试管进行无菌操作采取 2 mL，编号并填写采样记录，在 4 h 内送实验室检测。1 支样品用于检测细菌总数，另一支样品检测消毒剂有效成分含量。

A.4.2 在生物安全柜或洁净实验室内按 GB 15982 规定检测细菌总数，结果取平均值；按消毒产品相应的标准或《消毒技术规范》(2002 年版)检测有效成分含量，结果取平均值，计算有效成分下降率。

A.5 评价标准

A.5.1 手消毒剂启用后在使用有效期内有效成分含量下降率≤10%，且有效成分含量不低于说明书标示量的下限值，细菌总数≤100 CFU/mL，符合 GB 15982 要求。

A.5.2 符合 A.5.1 者为手消毒剂启用使用有效期合格，但在 T 天时段以内任何一瓶样品的有效成分含量低于标示量的下限值或细菌总数＞100 CFU/mL 时，即终止试验并判定使用有效期不合格，T 天不合格而(T－30)天合格，该产品启用后使用有效期为(T－30)天。

A.6 注意事项

A.6.1 当试验样品余量少于 10%时，不再采取样品检测。

A.6.2 采样要注意无菌操作；试验应使用经检定和校准的仪器设备及灭菌合格的试剂和器材。

A.6.3 应避免样品暴晒；使用时应避免手触摸消毒剂出液口处、拧开消毒剂出液头和暴露消毒液。

ICS 11.080
C 59

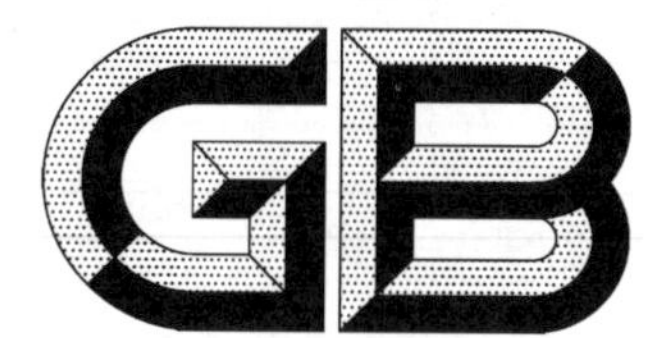

中华人民共和国国家标准

GB 27951—2011

皮肤消毒剂卫生要求

Hygiene requirements for skin disinfectant

2011-12-30 发布　　2012-05-01 实施

中华人民共和国卫生部
中国国家标准化管理委员会　发布

前　言

本标准的全部技术内容为强制性。

本标准按照GB/T 1.1—2009给出的规则起草。

本标准由中华人民共和国卫生部提出并归口。

本标准负责起草单位：山东省疾病预防控制中心、中国疾病预防控制中心、深圳市疾病预防控制中心。

本标准参与起草单位：福伟科技有限公司、深圳市安多福实业发展有限公司、济南鑫永泰实业有限公司、山东利尔康消毒科技有限责任公司、山东新华医疗器械股份有限公司。

本标准主要起草人：崔树玉、孙启华、张流波、格里申·亚历山大、谢永军、朱汉泉、李永强、温宪芹、李爱萍、赵克义、刘文杰、王超、朱子犁、吴刚。

皮肤消毒剂卫生要求

1 范围

本标准规定了皮肤消毒剂的技术要求、试验方法、使用方法、标签和说明书以及使用注意事项。

本标准适用于完整皮肤和破损皮肤消毒的消毒剂，不适用于手消毒剂。

2 规范性引用文件

下列文件对于本文件的应用是必不可少的。凡是注日期的引用文件，仅注日期的版本适用于本文件。凡是不注日期的引用文件，其最新版本(包括所有的修改单)适用于本文件。

GB/T 601 化学试剂滴定分析用标准溶液制备

GB/T 6680 液体化工产品采样通则

GB 15603 常用化学危险品贮存通则

GB 15982 医院消毒卫生标准

中华人民共和国药典

消毒技术规范 卫生部

化妆品卫生规范 卫生部

消毒产品标签说明书管理规范 卫生部

3 术语和定义

下列术语和定义适用于本文件。

3.1

皮肤消毒 skin disinfection

杀灭或清除人体皮肤上的病原微生物，并达到消毒要求。

3.2

皮肤消毒剂 skin disinfectant

用于人体皮肤上消毒的制剂。

3.3

完整皮肤 intact skin

人体表面的正常无损伤的皮肤。

3.4

破损皮肤 damaged skin

人体表面有损伤的皮肤。

4 技术要求

4.1 有效成分的种类

4.1.1 完整皮肤常用消毒剂的种类

醇类、碘类、胍类、季胺盐类、酚类、过氧化物类等。

4.1.2 破损皮肤常用消毒剂的种类

季胺盐类、胍类消毒剂以及过氧化氢、碘伏、三氯羟基二苯醚、酸性氧化电位水等。

4.2 原料要求

4.2.1 原料

应符合《中华人民共和国药典》、国家及行业标准等有关规定。

4.2.2 生产用水

应符合《中华人民共和国药典》中纯化水的要求。

4.2.3 禁用物质

各种处方药成分如抗生素、抗真菌药物、激素等和卫生行政部门规定的禁用物质。

4.3 产品质量要求

4.3.1 感官性状

消毒剂应均匀不分层，无沉淀和悬浮物，无异味。

4.3.2 理化指标

4.3.2.1 消毒剂的有效成分含量、pH 值应符合产品质量的相关标准。

4.3.2.2 有效成分与杂质限量 葡萄糖酸氯己定或醋酸氯己定有效总量＜45 g/L，三氯羟基二苯醚消毒剂有效总量＜20 g/L，苯扎溴胺或苯扎氯胺消毒剂有效总量＜5 g/L。铅＜40 mg/L、汞＜1 mg/L、砷＜10 mg/L。

4.3.3 微生物指标

4.3.3.1 杀灭微生物指标 应符合表1的要求。

表1 杀灭微生物指标

项 目	指 标	
	作用时间 min	杀灭对数值
金黄色葡萄球菌杀灭试验	≤5.0	≥5.00
铜绿假单胞菌杀灭试验	≤5.0	≥5.00
白色念珠菌杀灭试验	≤5.0	≥4.00
现场试验(自然菌)	≤5.0	≥1.0
注：注射或穿刺部位皮肤消毒时间≤1 min。		

4.3.3.2 微生物污染指标 完整皮肤消毒剂菌落总数≤10 CFU/mL(g)，霉菌和酵母菌≤10 CFU/mL(g)，不得检出致病菌；破损皮肤的消毒剂应无菌。

4.3.4 安全性要求

皮肤消毒剂毒理学指标见表 2。

表 2 毒理学指标

项　　目	判定指标
急性经口毒性试验	实际无毒或低毒
一次完整皮肤刺激试验	无刺激或轻度刺激
破损皮肤刺激试验[a]	无刺激或轻度刺激
急性眼刺激试验[a]	无刺激或轻度刺激
皮肤变态试验[b]	未见或极轻度
致突变试验	阴性
[a] 破损皮肤消毒剂，需做该试验。 [b] 估计消毒剂有致敏作用者，需做该试验。	

4.3.5 稳定性

原包装产品的有效期≥12 个月。

4.3.6 对使用中消毒剂的要求

开封后使用中的消毒剂感官性状、有效成分含量、pH 等符合产品质量要求，菌落总数≤50 CFU/mL(g)，霉菌和酵母菌≤10 CFU/mL(g)。应符合 GB 15982 的要求，不得检出致病菌(金黄色葡萄球菌、铜绿假单胞菌、乙型溶血性链球菌)。使用中破损皮肤消毒剂应符合出厂要求。

5 试验方法

5.1 感官性状检查

用目测方法检查消毒剂颜色、澄清度等。

5.2 理化指标的测定

5.2.1 pH 值测定

按《消毒技术规范》有关方法进行测定。

5.2.2 有效成分含量

按《消毒技术规范》、GB 6680、GB/T 601 等有关规定进行测定。

5.2.3 铅、汞、砷限量测定

按《化妆品卫生规范》有关方法进行测定。

5.2.4 稳定性试验

按《消毒技术规范》有关方法进行测定。

5.3 杀灭微生物试验

按《消毒技术规范》有关方法进行测定。

5.4 微生物污染鉴定

菌落总数、霉菌和酵母菌、致病菌和无菌检验见附录 A。

5.5 毒理学试验

按《消毒技术规范》有关方法进行测定。

6 使用方法

6.1 完整皮肤消毒

用消毒剂擦拭或揉搓消毒 2 次～3 次，作用 1 min～5 min 达到消毒效果。

6.2 破损皮肤消毒

用消毒剂涂擦或冲洗消毒，作用 1 min～5 min 达到消毒效果。

6.3 注射或穿刺部位皮肤消毒

用消毒剂擦拭消毒 2 次～3 次，作用≤1 min 达到消毒效果。

7 标签和说明书

符合《消毒产品标签说明书管理规范》有关规定。

8 使用注意事项

8.1 避光、密封、防潮，置于阴凉、干燥处保存。
8.2 避免与拮抗药物同用。
8.3 过敏者慎用。
8.4 外用消毒剂，不得口服，置于儿童不易触及处。
8.5 使用碘类消毒剂消毒后，应脱碘。
8.6 储存应符合 GB 15603 的要求，易燃者，远离火源。
8.7 有效期内使用。

附 录 A
（规范性附录）
微生物检验方法

A.1 菌落总数的测定

A.1.1 试验器材

A.1.1.1 锥形瓶：250 mL。

A.1.1.2 量筒：200 mL。

A.1.1.3 高压灭菌器。

A.1.1.4 100 级洁净室或 100 级层流超净工作台。

A.1.1.5 试管：15 mm×150 mm。

A.1.1.6 灭菌平皿：直径 9 cm。

A.1.1.7 灭菌刻度吸管：10 mL、1 mL。

A.1.1.8 酒精灯。

A.1.1.9 恒温培养箱：36 ℃±1 ℃。

A.1.1.10 放大镜。

A.1.1.11 生理盐水。

A.1.1.12 普通营养琼脂培养基。

A.1.1.13 中和剂。

A.1.2 方法

A.1.2.1 样品处理

用无菌吸管吸取消毒液 1.0 mL，加入到 9.0 mL 含相应中和剂的无菌生理盐水中，震荡 20 s 或振打 80 次，取 1：10 稀释液进行检测。

A.1.2.2 操作步骤

用灭菌吸管吸取 1：10 稀释的检液 2 mL，分别注入到两个灭菌平皿内，每皿 1 mL。另取 1 mL 注入到 9 mL 灭菌生理盐水试管中，并震荡 20 s 或振打 80 次，分混匀，制成 1：100 检液。吸取 2 mL，分别注入到两个灭菌平皿内，每皿 1 mL。如样品含菌量高，还可再继续稀释，每种稀释度应换 1 支吸管。将融化并冷至 45 ℃～50 ℃的普通营养琼脂培养基倾注到平皿内，每皿约 15 mL，随即转动平皿，使样品与培养基充分混合均匀，待琼脂凝固后，翻转平皿，置 36 ℃±1 ℃培养箱内培养 48 h±2 h。另取一个不加样品的灭菌空平皿，加入约 15 mL 普通营养琼脂培养基，待琼脂凝固后，翻转平皿，置 36 ℃±1 ℃培养箱内培养 48 h±2 h，为空白对照。

A.1.2.3 结果报告

先用肉眼观察，点数菌落数，然后再用放大 5 倍～10 倍的放大镜检查，以防遗漏。记下各平皿的菌落数后，求出同一稀释度各平皿生长的平均菌落数。判定结果时，应选取菌落数在 30 个～300 个范围之内的平皿计数，乘以稀释度报告 1 mL(1 g)消毒剂中所含菌落的总数(CFU)，以 CFU/mL(g)表示。若所有的稀释度均无菌生长，报告数为<10 CFU/mL(g)。

A.2 霉菌和酵母菌的检测方法

A.2.1 试验器材

A.2.1.1 培养箱:28 ℃±2 ℃。
A.2.1.2 振荡器。
A.2.1.3 天平。
A.2.1.4 锥形瓶,250 mL。
A.2.1.5 试管:15 mm×150 mm。
A.2.1.6 平皿:直径 9 cm。
A.2.1.7 吸管:1 mL、10 mL。
A.2.1.8 量筒:200 mL。
A.2.1.9 酒精灯。
A.2.1.10 高压灭菌器。
A.2.1.11 沙堡罗琼脂培养基。
A.2.1.12 生理盐水。

A.2.2 方法

A.2.2.1 样品处理:见 A.1.2.1。
A.2.2.2 操作步骤:取 1∶10、1∶100、1∶1 000 的检液各 1 mL 分别注入灭菌平皿内,每个稀释度各用 2 个平皿,注入融化并冷至 45 ℃±1 ℃左右的沙堡罗琼脂培养基,充分摇匀。凝固后,翻转平板,置 28 ℃±1 ℃培养 72 h±2 h,计数平板内生长的霉菌和酵母菌数。若有霉菌蔓延生长,为避免影响其他霉菌和酵母菌的计数时,于 48 h±2 h 应及时将此平板取出计数。另取一个不加样品的灭菌空平皿,加入约 15 mL 沙堡罗琼脂培养基,待琼脂凝固后,翻转平皿,置 28 ℃±1 ℃培养 72 h±2 h,为空白对照。
A.2.2.3 结果报告:先点数每个平板上生长的霉菌和酵母菌菌落数,求出每个稀释度的平均菌落数。判定结果时,应选取菌落数在 5 个～50 个范围之内的平皿计数,乘以稀释倍数即为每毫升(或每克)消毒剂中所含的霉菌和酵母菌数。以 CFU/mL(g)表示。若所有的稀释度均无菌生长,报告数为<10 CFU/mL(g)。

A.3 致病菌的检测方法

A.3.1 金黄色葡萄球菌的检测方法

A.3.1.1 试验器材

A.3.1.1.1 显微镜。
A.3.1.1.2 恒温培养箱:36 ℃±1 ℃。
A.3.1.1.3 离心机。
A.3.1.1.4 灭菌吸管:1 mL、10 mL。
A.3.1.1.5 灭菌试管:15 mm×150 mm。
A.3.1.1.6 载玻片。
A.3.1.1.7 酒精灯。
A.3.1.1.8 7.5%的氯化钠肉汤。
A.3.1.1.9 血琼脂培养基。

A.3.1.1.10 甘露醇发酵培养基。

A.3.1.1.11 兔(人)血浆。

A.3.1.2 试验步骤

A.3.1.2.1 样品处理

见A.1.2.1。

A.3.1.2.2 增菌培养

取1∶10稀释的样品10mL接种到2倍浓缩10 mL 7.5%氯化钠肉汤中，置36 ℃±1 ℃培养24 h±2 h。

A.3.1.2.3 分离培养

自上述增菌培养液中，取1～2接种环，划线接种在血琼脂培养基，置36 ℃±1 ℃培养24 h～48 h。本菌在血琼脂平板上菌落呈金黄色，大而突起，圆形，不透明，表面光滑，周围有溶血圈。挑取单个菌落分纯在血琼脂平板上，置36 ℃±1 ℃培养24 h±2 h。

A.3.1.2.4 染色镜检

挑取分纯菌落，涂片，进行革兰染色，镜检。金黄色葡萄球菌为革兰氏阳性菌，排列成葡萄状，无芽孢，无夹膜，致病性葡萄球菌，菌体较小，直径约为0.5 μm～1 μm。

A.3.1.2.5 甘露醇发酵试验

取上述可疑菌落接种于甘露醇培养基，于36 ℃±1 ℃培养24 h，发酵甘露醇产酸者为阳性。

A.3.1.2.6 血浆凝固试验

吸取1∶4新鲜血浆0.5 mL，放入灭菌小试管中，加入待检菌24 h±2 h肉汤培养物0.5 mL。混匀，放36 ℃±1 ℃恒温箱或恒温水浴中，每30 min观察一次，6 h之内如呈现凝块即为阳性。同时以已知血浆凝固酶阳性和阴性菌株肉汤培养物及肉汤培养基各0.5 mL，分别加入灭菌1∶4血浆0.5 mL，混匀，作为对照。

A.3.1.3 结果报告

凡在上述选择平板上有可疑菌落生长，经染色镜检，证明为革兰阳性葡萄球菌，并能发酵甘露醇产酸，血浆凝固酶试验阳性者，可报告检出金黄色葡萄球菌。

A.3.2 铜绿假单胞菌的检测方法

A.3.2.1 试验器材

A.3.2.1.1 培养箱:42 ℃±1 ℃、36 ℃±1 ℃。

A.3.2.1.2 锥形瓶:250 mL。

A.3.2.1.3 试管:15 mm×150 mm。

A.3.2.1.4 灭菌平皿:直径90 mm。

A.3.2.1.5 灭菌刻度吸管:10 mL、1 mL。

A.3.2.1.6 显微镜。

A.3.2.1.7 载玻片。

A.3.2.1.8 接种针、接种环。

A.3.2.1.9 电磁炉。

A.3.2.1.10 高压灭菌器。

A.3.2.1.11 普通肉汤。

A.3.2.1.12 十六烷基三甲基溴化铵培养基。

A.3.2.1.13 绿脓菌素测定用培养基。

A.3.2.1.14 明胶培养基。

A.3.2.1.15 硝酸盐蛋白胨水培养基。

A.3.2.1.16 普通琼脂斜面培养基。

A.3.2.1.17 1%二甲基对苯二胺试液。

A.3.2.2 试验步骤

A.3.2.2.1 样品处理:见 A.1.2.1。

A.3.2.2.2 增菌培养:取 1∶10 稀释的样品 10 mL 接种到 2 倍浓缩 10 mL 普通肉汤中。置 36 ℃±1 ℃培养 18 h～24 h。如有铜绿假单胞菌生长,培养液表面多有一层薄菌膜,培养液常呈黄绿色或蓝绿色。

A.3.2.2.3 分离培养:从培养液的薄膜处挑取培养物,划线接种在十六烷三甲基溴化铵琼脂平板上,置 36 ℃±1 ℃培养 18 h～24 h。铜绿假单胞菌在该培养基上,其菌落扁平无定型,向周边扩散或略有蔓延,表面湿润,菌落呈灰白色,菌落周围培养基常扩散有水溶性绿色色素。

A.3.2.2.4 染色镜检:挑取可疑菌落,涂片,革兰染色,镜检为革兰阴性者应进行氧化酶试验。

A.3.2.2.5 氧化酶试验:取一小块洁净的白色滤纸片放在灭菌平皿内,用无菌玻璃棒挑取铜绿假单胞菌可疑菌落涂在滤纸片上,然后在其上滴加一滴新配制的 1%二甲基对苯二胺试液,在 15 s～30 s 之内,出现粉红色或紫红色时,为氧化酶试验阳性;若培养物不变色,为氧化酶试验阴性。

A.3.2.2.6 绿脓菌素试验:取可疑菌落 2 个～3 个,分别接种在绿脓菌素测定培养基上,置 36 ℃±1 ℃培养 24 h±2 h,加入氯仿 3 mL～5 mL,充分振荡使培养物中的绿脓菌素溶解于氯仿液内,待氯仿提取液呈蓝色时,用吸管将氯仿移到另一试管中并加入 1 mol/L 的盐酸 1 mL 左右,振荡后,静置片刻。如上层盐酸液内出现粉红色到紫红色时为阳性,表示被检物中有绿脓菌素存在。

A.3.2.2.7 硝酸盐还原产气试验:挑取可疑的铜绿假单胞菌纯培养物,接种在硝酸盐蛋白胨水培养基中,置 36 ℃±1 ℃培养 24 h±2 h,观察结果。凡在硝酸盐胨水培养基内的小倒管中有气体者,即为阳性,表明该菌能还原硝酸盐,并将亚硝酸盐分解产生氮气。

A.3.2.2.8 明胶液化试验:取铜绿假单胞菌可疑菌落的纯培养物,穿刺接种在明胶培养基内,置 36 ℃±1 ℃培养 24 h±2 h,取出放冰箱 10 min～30 min,如仍呈溶解状或表面溶解时即为明胶液化试验阳性;如凝固不溶者为阴性。

A.3.2.2.9 42 ℃生长试验:挑取可疑的铜绿假单胞菌纯培养物,接种在普通琼脂斜面培养基上,放在 42 ℃±1 ℃培养箱中,培养 24 h～48 h,铜绿假单胞菌能生长,为阳性,而同属的荧光假单胞菌则不能生长。

A.3.2.3 结果报告

被检消毒剂经增菌分离培养后,证实为革兰阴性杆菌,氧化酶及绿脓菌素试验均为阳性者,即可报告被检样品中检出铜绿假单胞菌;如绿脓菌素试验阴性而液化明胶、硝酸盐还原产气和 42 ℃生长试验三者为阳性时,仍可报告被检样品中检出铜绿假单胞菌。

A.3.3 乙型溶血性链球菌的检测方法

A.3.3.1 试验器材

A.3.3.1.1 培养箱:36 ℃±1 ℃。

A.3.3.1.2 锥形瓶:250 mL。

A.3.3.1.3 试管:15 mm×150 mm。

A.3.3.1.4 灭菌平皿:直径 90 mm。

A.3.3.1.5 灭菌刻度吸管:10 mL、1 mL。

A.3.3.1.6 显微镜。

A.3.3.1.7 载玻片。

A.3.3.1.8 接种针、接种环。

A.3.3.1.9 电磁炉。

A.3.3.1.10 高压灭菌器。

A.3.3.1.11 1%葡萄糖肉汤。

A.3.3.1.12 血琼脂培养基。

A.3.3.1.13 30%H_2O_2。

A.3.3.1.14 兔(人)血浆。

A.3.3.1.15 生理盐水。

A.3.3.1.16 0.25%氯化钙。

A.3.3.2 试验步骤

A.3.3.2.1 样品处理:见 A.1.2.1。

A.3.3.2.2 增菌培养:取 1∶10 稀释的样品 10 mL 接种到 2 倍浓缩 10 mL 1%葡萄糖肉汤,置 36 ℃±1 ℃培养 18 h～24 h。

A.3.3.2.3 分离培养:从培养液的薄膜处挑取培养物,划线接种在血平板上,置 36 ℃±1 ℃培养 18 h～24 h。乙型溶血性链球菌在血平板上菌落形态为灰白色、半透明或不透明、针尖状突起、表面光滑、边缘整齐、周围有 β 溶血圈。

A.3.3.2.4 染色镜检:挑取可疑的菌落,涂片,革兰染色,镜下为革兰阳性、呈链状排列的球菌。

A.3.3.2.5 触酶试验:用接种环挑取孵育 18 h～24 h 单个菌落的中心培养物放在洁净玻片上,用滴管在玻片的细菌上滴加 30%H_2O_2(操作顺序不能颠倒,否则易出现假阳性)立刻观察有无冒泡,并记录结果,有气泡者为阳性,乙型溶血性链球菌呈阴性。

A.3.3.2.6 链激酶试验:吸取草酸钾血浆 0.2 mL(0.02 g 草酸钾加 5 mL 人血浆混匀,经离心沉淀,吸取上清),加入 0.8 mL 灭菌生理盐水混匀后再加入待检菌 24 h 肉汤培养物 0.5 mL 和 0.25%氯化钙 0.25 mL,混匀,放入 36 ℃±1 ℃水浴中,每 2 min 观察一次(一般 10 min 内可凝固),待血浆凝固后继续观察并记录溶化的时间,如 2 h 内不溶化,移入孵箱观察 24 h 的结果,如全部溶化为阳性;24 h 仍不溶解者为阴性。

A.3.3.2.7 杆菌肽敏感试验:将被检菌浓菌液涂于血平板上,用灭菌镊子取含 0.04 单位杆菌肽纸片放在平板表面上。同时以已知阳性菌株作对照,于 36 ℃±1 ℃培养 18 h～24 h,有抑菌带者为阳性。

A.3.3.3 结果报告

被检消毒剂经增菌分离培养后,经证实为革兰阳性、呈链状排列的球菌,触酶阴性、链激酶试验阳性、对杆菌肽敏感者,即可报告为检出乙型溶血性链球菌。

A.3.4 无菌检验

A.3.4.1 试验器材

A.3.4.1.1 需氧-厌氧菌培养基。

A.3.4.1.2 无菌试验用真菌培养基(下简称真菌培养基)。

A.3.4.1.3 中和剂。

A.3.4.1.4 100 级洁净室或 100 级层流超净工作台(下分别简称洁净室与超净台)。

A.3.4.2 采样前准备

A.3.4.2.1 采用平板尘降法检测洁净室或超净台内空气的含菌量:用 ϕ9 cm 双平板暴露 30 min 对空气采样后进行培养。平均菌落数≤1.0 CFU/平板为合格。

A.3.4.2.2 需氧-厌氧培养基培养性能检查:接种 1.0 mL 含 10 个以下的藤黄微球菌[Micrococcus Lutea,CMCC(B)28001]菌悬液,置 30 ℃～35 ℃培养 24 h 后,应生长良好。另接种 1.0 mL 含 50 个以下的生孢梭菌[CLostridium sporogenes,CMCC(B)64941]菌悬液,置同样条件,亦应生长良好。

A.3.4.2.3 真菌培养基培养性能检验:接种 1.0 mL 含 50 CFU 以下的白色念珠菌[Candida aLbicans,CMCC(F)98001]菌悬液,置 20 ℃～25 ℃培养 24 h 后应生长良好。

A.3.4.2.4 中和剂无菌检查:于无菌检查前 3 d,向需氧-厌氧菌培养基与真菌培养基内各接种 1.0 mL 中和剂,分别置 30 ℃～35 ℃与 20 ℃～25 ℃条件下,培养 72 h 后应无菌生长。

A.3.4.2.5 培养基无菌检查:于无菌检查 3 d,将未种菌的需氧-厌氧菌培养基与真菌培养基分别置 30 ℃～35 ℃与 20 ℃～25 ℃条件下,培养 72 h 后应无菌生长。

A.3.4.2.6 阳性对照菌悬液制备:于无菌试验前一天,取金黄色葡萄球菌[CMCC(B)26003]普通琼脂斜面新鲜培养物 1 接种环,接种于需氧-厌氧菌培养基内,在 30 ℃～35 ℃培养 16 h～18 h 备用。用时以无菌生理盐水稀释至 1∶10^6。

A.3.4.2.7 无菌室与试验台消毒:对无菌室地面与桌面以及试验台台面擦净消毒后,将无菌试验用的培养基、洗脱液、供试品及其他需用器材放妥。开启紫外线灯消毒 1 h。

A.3.4.3 操作步骤

A.3.4.3.1 工作人员穿戴无菌隔离衣、帽、口罩、鞋后进入无菌室,用 75%乙醇消毒双手。

A.3.4.3.2 将供试品外包装用 75%乙醇擦拭消毒后放于试验台上。

A.3.4.3.3 样品处理:见 A.1.2.1。

A.3.4.3.4 取 1∶10 稀释的样品 7 mL 分别接种到于需氧-厌氧培养管 5 管与真菌培养管 2 管,每管含培养基 9 mL,在其中一支加有样本的需氧-厌氧菌培养管中接种 1.0 mL 金黄色葡萄球菌稀释悬液作为阳性对照。取需氧-厌氧培养管与真菌培养管各 1 支,打开盖(或塞)置试验台上,直至样本无菌检查试验完毕。盖上盖(或塞)与供试品一起培养,作为阴性对照。

A.3.4.3.5 将上述接种消毒剂稀释液后的需氧-厌氧菌培养管、阳性对照管与阴性对照管同时放入 30 ℃～35 ℃恒温培养箱内、连续培养 5 d,逐日观察培养结果。将上述接种消毒剂稀释液后的真菌培养管、阳性对照管与阴性对照管同时放入 20 ℃～25 ℃恒温培养箱内、连续培养 7 d,逐日观察培养结果。阳性对照管应有菌生长,阴性对照应无菌生长,否则试验重做。

A.3.4.4 结果报告

A.3.4.4.1 当阳性和阴性对照管培养的结果符合要求,接种消毒剂的需氧-厌氧菌培养管及真菌培养管均呈澄清(或虽浑浊但经证明并非有菌生长者),判定供试品合格。

A. 3. 4. 4. 2 接种消毒剂的需氧-厌氧菌培养管及真菌培养管中有任何一管呈浑浊，并确认有菌生长时，应用同批样本进行复测。复测中，除阳性对照管外，其他各管均无菌生长，仍可判为合格，否则判定消毒剂不合格。

ICS 11.080
C 50

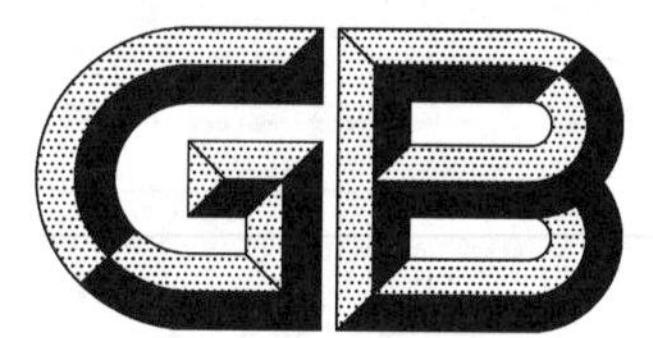

中华人民共和国国家标准

GB 27952—2020
代替 GB 27952—2011

普通物体表面消毒剂通用要求

General requirements for ordinary objects surface disinfectant

2020-04-09 发布　　2020-11-01 实施

国家市场监督管理总局
国家标准化管理委员会　发布

前　　言

本标准的全部技术内容为强制性。

本标准按照GB/T 1.1—2009给出的规则起草。

本标准代替GB 27952—2011《普通物体表面消毒剂的卫生要求》。与GB 27952—2011相比，主要技术变化如下：

——修改了适用范围，由“普通物体表面预防性消毒的各类消毒剂”更改为“普通物体表面消毒的各类消毒剂”(见第1章)；

——规范性引用文件进行了更新和补充(见第2章)；

——删除了术语和定义中“预防性消毒”(见第3章)；

——将2011年版标准4.1、4.2合并为“原料要求”(见第4章)；

——增加了技术要求中的“稳定性”“金属腐蚀性”要求，删除了“有效期”；对杀灭微生物要求与表1进行了更改和完善；对毒理学安全性指标进行了完善(见第5章)；

——增加了使用方式中的“汽化消毒”，并同时纳入“流动冲洗消毒”(见7.1.4、7.1.5)；

——修改了附录A中消毒剂类别和剂量(见附录A)。

本标准由中华人民共和国国家卫生健康委员会提出并归口。

本标准起草单位：湖北省疾病预防控制中心、中国疾病预防控制中心环境与健康相关产品安全所、湖北省卫生计生委综合监督局。

本标准主要起草人：官旭华、张天宝、江永忠、张流波、彭明军、姚璇、郑立国、黄晓波、张令要、张清文、张静玲、曾其莉、李家洪、骆艳燕。

本标准所代替标准的历次版本发布情况为：

——GB 27952—2011。

普通物体表面消毒剂通用要求

1 范围

本标准规定了用于普通物体表面消毒的消毒剂原料要求、技术要求、检验方法、使用方法和标识。

本标准适用于普通物体表面消毒的各类消毒剂。

2 规范性引用文件

下列文件对于本文件的应用是必不可少的。凡是注日期的引用文件，仅注日期的版本适用于本文件。凡是不注日期的引用文件，其最新版本(包括所有的修改单)适用于本文件。

GB 190 危险货物包装标志

GB/T 191 包装储运图示标志

GB/T 26366 二氧化氯消毒剂卫生标准

GB/T 26367 胍类消毒剂卫生标准

GB/T 26369 季铵盐类消毒剂卫生标准

GB/T 26370 含溴消毒剂卫生标准

GB/T 26371 过氧化物类消毒剂卫生标准

GB/T 26373 乙醇消毒剂卫生标准

GB/T 27947 酚类消毒剂卫生要求

消毒技术规范(2002年版)[卫生部(卫法监发〔2002〕282号)]

次氯酸钠类消毒剂卫生质量技术规范[卫生部(卫监督发〔2007〕265号)]

消毒产品生产企业卫生规范(2009年版)[卫生部(卫监督发〔2009〕53号)]

漂白粉、漂粉精类消毒剂卫生质量技术规范(试行)[卫生部(卫办监督发〔2010〕204号)]

3 术语和定义

下列术语和定义适用于本文件。

3.1

普通物体表面 ordinary objects surface

各种场所如学校、托幼机构、医疗卫生机构、公共场所、家庭等的物品、用具、器械和设施的表面，以及墙面和地面。

3.2

普通物体表面消毒剂 ordinary objects surface disinfectant

用于杀灭普通物体表面污染的微生物，并达到消毒效果的制剂。

4 原料要求

4.1 含氯类消毒剂：次氯酸钠应符合《次氯酸钠类消毒剂卫生质量技术规范》的要求；次氯酸钙应符合《漂白粉、漂粉精类消毒剂卫生质量技术规范(试行)》的要求；其他含氯消毒剂应符合其相关的国家及行业标准有关规定。

4.2 含溴消毒剂：应符合 GB/T 26370 的要求。

4.3 过氧化物类消毒剂：应符合 GB/T 26371 的要求。

4.4 二氧化氯消毒剂：应符合 GB/T 26366 的要求。

4.5 醇类消毒剂：应符合 GB/T 26373 的要求。

4.6 酚类消毒剂：应符合 GB/T 27947 的要求。

4.7 季铵盐类消毒剂：应符合 GB/T 26369 的要求。

4.8 胍类消毒剂：应符合 GB/T 26367 的要求。

4.9 其他类消毒剂：应符合国家标准及行业标准等有关规定。

4.10 生产用水：应符合《消毒产品生产企业卫生规范》(2009 年版)的要求。

5 技术要求

5.1 理化指标

5.1.1 有效成分含量、pH 值

应符合产品质量标准，浓度波动范围为标示中值±10%(如果国家标准及相关规定有特别要求的除外)，pH 值波动范围为标示中值±1。

5.1.2 稳定性

完整包装的消毒剂在产品规定的储存条件下，在其标识的有效期内，其有效含量下降率应小于或等于 10%(如果国家标准及相关规定有特别要求的除外)，且有效成分含量不得低于产品标示范围的下限值。

5.2 杀灭微生物指标

按产品说明书标示的使用浓度和作用时间，按《消毒技术规范》(2002 年版)中的定量杀灭试验方法进行试验，其杀灭微生物效果应符合表 1 要求。

表 1 微生物杀灭效果

试验微生物	杀灭对数值		
	悬液法	载体法	模拟现场试验
大肠杆菌(8099)	≥5.00	≥3.00	≥3.00
金黄色葡萄球菌(ATCC6538)	≥5.00	≥3.00	≥3.00
自然菌	≥1.00		

注 1：评价消毒剂消毒效果的实验室试验以悬液法为主，冲洗消毒的消毒剂和黏稠消毒的消毒剂可用载体法。

注 2：说明书注明除普通物体表面外还用于其他消毒对象，或者标注对其他微生物有杀灭效果时，需增加相应目标微生物的杀灭试验。

注 3：自然菌和模拟现场试验任选其一。

5.3 安全性指标

5.3.1 毒理学指标

5.3.1.1 急性经口毒性试验：产品原形，或者最高使用浓度的 5 倍溶液应属实际无毒。

5.3.1.2 致突变试验应为阴性。

5.3.1.3 一次完整皮肤刺激试验应为无刺激性或轻刺激性(产品使用说明书未注明个人防护情况下适用)。

5.3.2 金属腐蚀性

使用浓度对金属的腐蚀性以轻度(含轻度)以下为宜,不应对消毒对象的材质造成损害。

6 检验方法

6.1 理化指标

6.1.1 产品的有效成分含量按照《消毒技术规范》(2002 年版)或其他相应的国家标准、产品质量标准规定的方法进行测定。pH 值按照《消毒技术规范》(2002 年版)规定的方法进行测定。

6.1.2 稳定性试验:按照《消毒技术规范》(2002 年版)或其他相应的国家标准规定的方法进行测定。

6.2 微生物杀灭试验

按照《消毒技术规范》(2002 年版)或其他相应的国家标准进行测定。

6.3 毒理学试验

按照《消毒技术规范》(2002 年版)或其他相应的国家标准进行测定。

6.4 金属腐蚀性试验

按照《消毒技术规范》(2002 年版)或其他相应的国家标准进行测定。

7 使用方法

7.1 使用方式

7.1.1 擦拭消毒

将消毒剂按产品使用说明书配制成使用浓度,用清洁抹布沾湿后,对拟消毒物品进行擦拭。

7.1.2 浸泡消毒

将消毒剂按产品使用说明书配制成使用浓度,将拟消毒物品完全浸没于消毒液中,作用至规定时间。

7.1.3 喷洒/喷雾消毒

将消毒剂按产品使用说明书配制成使用浓度,使用常量喷雾器喷洒,或使用超低容量喷雾器、超声雾化装置等进行喷雾,作用至规定时间。

7.1.4 汽化消毒

将消毒剂通过高温闪蒸片蒸发作用后产生的高温消毒液不断地被发生器喷射出来,或将消毒剂中的化学消毒因子以气体的形式释放出来,弥散到无人的密闭空间,对物体表面和空气进行消毒处理,作用至规定时间。

7.1.5 流动冲洗消毒

对于现场制备现场使用的消毒剂，可将拟消毒物品置于消毒液出液口处，连续冲洗至规定时间。

7.2 使用剂量

根据现场使用条件和消毒对象的特性，按产品使用说明书选择相应的消毒方式和剂量，或参见附录A推荐的方式和剂量进行消毒处理。

8 标识

8.1 标志

产品包装标志应符合 GB 190 和 GB/T 191 的规定。

8.2 标签

产品标签应符合消毒产品标签说明书有关规范和标准的要求。

8.3 说明书

应符合消毒产品标签说明书有关规范和标准的要求；同时产品说明书应注明下列注意事项：

——根据拟消毒对象的不同特点，选择使用合适的消毒剂。

——消毒剂不得口服，置于儿童不易触及处。

——用于物体表面消毒的消毒剂大多具有不同程度的腐蚀性，当使用浓度对拟消毒对象相应材质有中度及以上腐蚀性时应慎用。消毒至作用时间完成后，应用清水对消毒对象进行擦拭或冲洗，去除残留的消毒剂。

——采用喷洒/喷雾方式、汽化方式对物体表面进行消毒时，应密封门窗。在消毒完毕后，应通风 30 min 以上，环境空气中的消毒剂残留应低于相应的国家标准要求人员方可进入。同时消毒过程中应注意个人防护。

——需稀释使用的消毒剂和活化后使用的消毒剂，应现配现用。

——如人体不慎接触，应立即用清水连续冲洗，如伤及眼睛应及早就医。

附 录 A
（资料性附录）
物体表面消毒常用消毒剂的使用剂量与使用方法

A.1 进行预防性消毒时，根据现场使用条件和消毒对象的特性，选择合适类别的消毒剂，按产品使用说明书标识的方式和剂量，或参考表 A.1 推荐的方式和剂量进行消毒处理。

A.2 未列入表 A.1 的其他消毒剂用于普通物体表面消毒时，按产品使用说明书标识的方式和剂量进行消毒处理。

表 A.1 物体表面消毒常用消毒剂的使用剂量与使用方法

消毒剂类别	清洁条件下		污染条件下		使用方式
	有效成分浓度	作用时间 min	有效成分浓度	作用时间 min	
含氯类	100 mg/L～250 mg/L	10～30	400 mg/L～700 mg/L	10～30	擦拭、浸泡、喷洒
含溴类	200 mg/L～400 mg/L	15～20	500 mg/L～1 000 mg/L	15～20	擦拭、浸泡、喷洒
季铵盐类	200 mg/L～1 000 mg/L	1～10	400 mg/L～1 200 mg/L	5～20	擦拭、浸泡、冲洗
	800 mg/L～1 200 mg/L	5～10	1 000 mg/L～2 000 mg/L	10～30	喷雾
二氧化氯	50 mg/L～100 mg/L	10～15	100 mg/L～250 mg/L	15～30	擦拭、浸泡、喷洒
过氧乙酸	500 mg/L～1 000 mg/L	15～30	1 000 mg/L～2 000 mg/L	15～30	浸泡、喷洒
过氧化氢	3%～4%	30	—	—	擦拭、喷洒
	按产品说明书使用				汽化
酸性电解水	50 mg/L～100 mg/L	10～15	—	—	冲洗、浸泡
臭氧水	5 mg/L～10 mg/L	10～15	—	—	冲洗、浸泡
乙醇	60%～90%	3	—	—	擦拭、喷洒
胍类	2 g/L～45 g/L	10	—	—	擦拭、喷洒
对氯间二甲苯酚	1%～2%	10～15	2%～3%	15～30	擦拭、浸泡、喷洒
三氯羟基二苯醚	2.0%	15～30	—	—	擦拭、浸泡、喷洒
注：“—”表示不适用。					

ICS 11.080
C 50

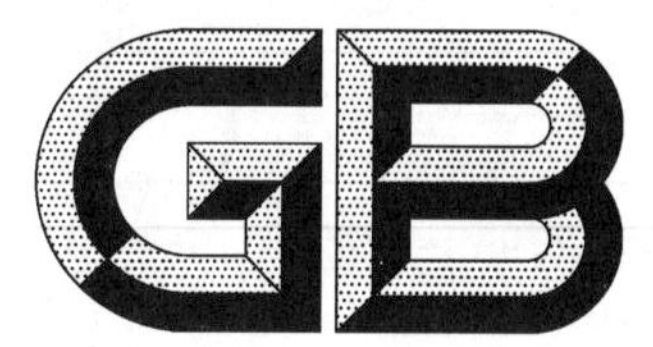

中华人民共和国国家标准

GB 27953—2020
代替 GB 27953—2011

疠源地消毒剂通用要求

General requirements on disinfectant for infectious focus

2020-04-09 发布　　2020-11-01 实施

国家市场监督管理总局
国家标准化管理委员会　发布

前　言

本标准的全部技术内容为强制性。

本标准按照 GB/T 1.1—2009 给出的规则起草。

本标准代替 GB 27953—2011《疫源地消毒剂卫生要求》。本标准与 GB 27953—2011 相比，主要技术变化如下：

——增加了规范性引用文件(见第 2 章)；

——增加了“随时消毒”“终末消毒”等术语和定义(见第 3 章)；

——增加了原料要求(见第 4 章)；

——增加了杀灭病原微生物的范围(见 7.1.1.1、7.1.1.3、7.1.1.4、7.1.1.5、7.1.1.6)；

——增加了经血传播传染病病原体和特殊传染病病原体污染物的消毒剂选择要求(见 7.1.1.5、7.1.1.6)；

——将标签说明书要求和注意事项纳入第 8 章，修改了注意事项(见 8.1、8.2)；

——删除了附录 A，对其消毒剂量进行修改、增加对朊病毒污染物消毒处理方法后纳入正文(见 7.2，2011 年版的附录 A)；

——删除了生活饮用水、果蔬、手和皮肤消毒的内容(见 2011 年版的 5.2.3、5.2.4、5.2.6)。

本标准由中华人民共和国国家卫生健康委员会提出并归口。

本标准起草单位：河北省疾病预防控制中心、中国疾病预防控制中心环境与健康相关产品安全所、中国人民解放军疾病预防控制中心、江苏省卫生监督所、山东省疾病预防控制中心、上海市疾病预防控制中心、浙江省疾病预防控制中心。

本标准主要起草人：陈素良、韩艳淑、张流波、孙印旗、班海群、崔玉杰、孙克勤、王茜、张海霞、王金燕、姚楚水、李新武、顾健、崔树玉、朱仁义、胡国庆、孙惠惠。

本标准所代替标准的历次版本发布情况为：

——GB 27953—2011。

疫源地消毒剂通用要求

1 范围

本标准规定了用于传染病疫源地消毒的消毒剂原料要求、技术要求、检验方法、使用方法、标签和说明书。

本标准适用于对传染病疫源地消毒或对有传染病病原体污染场所环境消毒的消毒剂。

2 规范性引用文件

下列文件对于本文件的应用是必不可少的。凡是注日期的引用文件，仅注日期的版本适用于本文件。凡是不注日期的引用文件，其最新版本(包括所有的修改单)适用于本文件。

GB 19193 疫源地消毒总则

WS/T 367 医疗机构消毒技术规范

消毒技术规范(2002年版)[卫生部(卫法监发〔2002〕282号)]

消毒产品生产企业卫生规范(2009年版)[卫生部(卫监督发〔2009〕53号)]

3 术语和定义

下列术语和定义适用于本文件。

3.1

疫源地 infectious focus

现在存在或曾经存在传染源的场所或传染源可能播散病原体的范围。

3.2

疫源地消毒 disinfection for infectious focus

对疫源地内污染的环境和物品的消毒。

注：包括随时消毒和终末消毒。

3.3

随时消毒 concurrent disinfection

疫源地内有传染源存在时进行的消毒。

3.4

终末消毒 terminal disinfection

传染源离开疫源地后，对疫源地进行的一次彻底消毒。

3.5

疫源地消毒剂 disinfectant for infectious focus

疫源地消毒所使用的并能达到消毒要求的消毒剂。

4 原料要求

主要杀菌成分及辅料的原料应符合国家相关标准的规定，其中生产用水应符合《消毒产品生产企业卫生规范》(2009 年版)的要求。

5 技术要求

5.1 消毒剂的有效成分含量应在标识值±10%范围内,在产品有效期内有效成分含量下降率不得超过10%且不得低于企业标准的下限值,pH 值应在标识中心值±1.0 范围内。在使用范围中对金属腐蚀性和重金属含量有限制要求的消毒剂,应符合国家标准及相关规定。

5.2 消毒剂的实验室杀灭微生物效果应达到《消毒技术规范》(2002 年版)、国家标准及相关规定要求,并应满足杀灭传染病疫源地中目标微生物的要求。

5.3 现场随时消毒和终末消毒后,自然菌和目标微生物应符合 GB 19193 的评价要求。

5.4 消毒剂的毒理学安全性应符合《消毒技术规范》(2002 年版)、国家标准及相关规定。采取有效防护措施后,对使用者的健康不得产生危害。

6 检验方法

6.1 理化指标

按《消毒技术规范》(2002 年版)和/或相关标准规定的方法检测。

6.2 杀灭微生物效果

按《消毒技术规范》(2002 年版)和/或相关标准规定的方法检测。传染病目标微生物的检测方法参照相关标准或检测技术规范。

6.3 毒理学检验

按《消毒技术规范》(2002 年版)和/或相关标准规定的方法检测。

7 使用方法

7.1 常用消毒剂的选择

7.1.1 根据污染病原体的种类与抗力确定常用的消毒剂

7.1.1.1 朊病毒污染物:选择含氯消毒剂或氢氧化钠,配合压力蒸汽灭菌方法。

7.1.1.2 芽孢污染物(如炭疽杆菌芽孢、破伤风杆菌芽孢污染物等):选择含氯类、过氧化物类、含溴类和甲醛等消毒剂。

7.1.1.3 分枝杆菌(如结核分枝杆菌、麻风分枝杆菌)、亲水病毒(如脊髓灰质炎病毒、诺如病毒、腺病毒、轮状病毒、甲型肝炎病毒、戊型肝炎病毒及引起手足口病病原体)、支原体、衣原体、立克次体等病原体的污染物:选择含氯类、含溴类、过氧化物类、醛类和含碘类等消毒剂。

7.1.1.4 细菌繁殖体(如霍乱弧菌、痢疾杆菌、白喉棒状杆菌、伤寒沙门菌和副伤寒沙门菌、布鲁氏杆菌、淋病奈瑟菌等)、亲脂病毒(如流感病毒、麻疹病毒、汉坦病毒等)及螺旋体等病原体的污染物:选择含氯类、含溴类、过氧化物类、醛类、含碘类、醇类、胍类、季铵盐类等消毒剂。

7.1.1.5 一些易受到有机物影响且引发严重疾病的病原体(如乙型肝炎病毒、丙型肝炎病毒、丁型肝炎病毒、人类免疫缺陷病毒等)的污染物,宜选用高水平消毒剂,如含氯类、含溴类、过氧化物类等消毒剂。

7.1.1.6 特殊传染病病原体(如 SARS-冠状病毒、MERS-冠状病毒、埃博拉病毒、高致病性禽流感病毒、H7N9 禽流感病毒、鼠疫耶尔森菌和狂犬病病毒等病原体)的污染物,按照国家制定的相应指南进行。

7.1.1.7　未查明病原体的污染物，按照7.1.1.2确定适用的消毒剂。

7.1.2　根据病原体污染的消毒对象确定的常用消毒剂

7.1.2.1　常用的物体表面消毒剂：含氯类、含溴类和过氧化物类消毒剂等。
7.1.2.2　常用的空气消毒剂：过氧化物类消毒剂（如过氧乙酸、二氧化氯、过氧化氢、臭氧等）。
7.1.2.3　常用的污水消毒剂：含氯类、含溴类和过氧化物类消毒剂。
7.1.2.4　常用的餐饮具消毒剂：含氯类、含溴类和过氧化物类消毒剂。
7.1.2.5　常用的排泄物、分泌物及尸体消毒剂：含氯类和过氧化物类消毒剂。

7.1.3　根据环境保护要求确定的常用消毒剂

在确保消毒效果的情况下，推荐选择过氧化物类消毒剂（如过氧化氢、过氧乙酸、二氧化氯）、季铵盐类消毒剂等对环境影响较小的消毒产品。

7.2　常用消毒剂的使用方法

7.2.1　朊病毒所使用的消毒剂的消毒方法

按照GB 19193和WS/T 367规定的方法。

7.2.2　含氯消毒剂的使用方法

含氯消毒剂的使用方法见表1。

表1　含氯消毒剂的适用对象、剂量及使用方法

消毒对象	芽孢污染物		分枝杆菌及亲水病毒污染物		细菌繁殖体及亲脂病毒污染物	
	使用方法	剂量	使用方法	剂量	使用方法	剂量
环境表面	擦拭 浸泡 喷洒	10 000 mg/L～15 000 mg/L有效氯，作用2 h，用量100 mL/m²～300 mL/m²	擦拭 浸泡 喷洒	1 000 mg/L～2 000 mg/L有效氯，作用1 h，用量100 mL/m²～300 mL/m²	擦拭 浸泡 喷洒	500 mg/L～1 000 mg/L有效氯，作用1 h，用量100 mL/m²～300 mL/m²
餐饮具	浸泡	5 000 mg/L～10 000 mg/L有效氯作用1 h	浸泡	1 000 mg/L～2 000 mg/L有效氯作用0.5 h	浸泡	250 mg/L～500 mg/L有效氯作用0.5 h
排泄物、分泌物	浸泡	稀薄排泄物、呕吐物：1 L加漂白粉50 g或20 000 mg/L有效氯消毒剂溶液2 L，搅匀放置6 h。 成型粪便：50 000 mg/L有效氯消毒剂溶液2份加于1份粪便中，混匀后，作用6 h。 尿液：每1 L加入漂白粉5 g或次氯酸钙1.5 g或10 000 mg/L有效氯消毒剂溶液100 mL混匀放置6 h	浸泡	稀薄的排泄物、呕吐物：1 L加漂白粉50 g或20 000 mg/L有效氯含氯消毒剂溶液2 L，搅匀放置2 h。 成型粪便：50 000 mg/L有效氯含氯消毒剂溶液2份加于1份粪便中，混匀后，作用2 h。 尿液：每1 L加入漂白粉5 g或次氯酸钙1.5 g或10 000 mg/L有效氯含氯消毒剂溶液100 mL混匀放置2 h	浸泡	稀薄排泄物、呕吐物：2 L加漂白粉50 g或20 000 mg/L有效氯含氯消毒剂溶液2 L，搅匀放置2 h。 成型粪便：50 000 mg/L有效氯消毒剂溶液2份加于1份粪便中，混匀后，作用2 h。 尿液：每2 L加入漂白粉5 g或次氯酸钙1.5 g或10 000 mg/L有效氯消毒剂溶液100 mL混匀放置2 h

表 1（续）

消毒对象	芽孢污染物		分枝杆菌及亲水病毒污染物		细菌繁殖体及亲脂病毒污染物	
	使用方法	剂量	使用方法	剂量	使用方法	剂量
尸体	铺垫喷洒	前处理：用有效氯 20 000 mg/L 含氯消毒液浸泡的纱布堵住开放口，用纱布包裹全身再用上述消毒液喷湿。尽快火化。 埋葬尸体的消毒处理：两侧及底部用消毒剂干粉喷洒厚达 3 cm～5 cm 漂白粉，棺外底部铺垫厚 3 cm～5 cm 漂白粉	铺垫喷洒	前处理：用有效氯 10 000 mg/L 含氯消毒液浸泡的纱布堵住开放口，用纱布包裹全身再用上述消毒液喷湿。尽快火化。 埋葬尸体的消毒处理：两侧及底部用消毒剂干粉喷洒厚达 3 cm～5 cm 漂白粉，棺外底部铺垫厚 3 cm～5 cm 漂白粉	铺垫喷洒	前处理：用有效氯 5 000 mg/L 含氯消毒液浸泡的纱布堵住开放口，用纱布包裹全身再用上述消毒液喷湿。尽快火化。 埋葬尸体的消毒处理：尸体两侧及底部用消毒剂干粉喷洒厚达 3 cm～5 cm 漂白粉，棺外底部铺垫厚 3 cm～5 cm 漂白粉
污水	投加	疫点污水：10 L 污水加入 50 000 mg/L 有效氯含氯消毒剂溶液 400 mL，或加漂白粉 80 g，作用 4 h～6 h，余氯不低于 100 mg/L。 疫区污水：有效氯 1 000 mg/L～1 500 mg/L，作用 4 h～6 h，余氯不低于 10 mg/L	投加	疫点污水：10 L 污水加入 50 000 mg/L 有效氯含氯消毒剂溶液 200 mL，或加漂白粉 40 g，作用 1 h～2 h，余氯不低于 10 mg/L。 疫区污水：有效氯 500 mg/L～1 000 mg/L，作用 1 h～2 h，余氯应大于 6.5 mg/L	投加	疫点污水：10 L 污水加入 20 000 mg/L 有效氯含氯消毒剂溶液 100 mL，或加漂白粉 8 g，作用 1 h，余氯为 4 mg/L～6 mg/L。 疫区污水：有效氯 80 mg/L～100 mg/L，作用 1 h～2 h，余氯应大于 6.5 mg/L
衣物	浸泡	有效氯 3 000 mg/L 的含氯消毒剂溶液作用 2 h	浸泡	有效氯 2 000 mg/L 的含氯消毒剂溶液作用 1 h～2 h	浸泡	有效氯 1 000 mg/L～2 000 mg/L 的含氯消毒剂溶液作用 1 h
病人剩余食物	浸泡	50 000 mg/L 有效氯的含氯消毒剂溶液或 20% 漂白粉乳剂浸泡消毒 6 h	浸泡	50 000 mg/L 有效氯含氯消毒剂溶液或 20% 漂白粉乳剂浸泡消毒 2 h	浸泡	有效氯 50 000 mg/L 的含氯消毒剂溶液或 20% 漂白粉乳剂浸泡消毒 2 h

7.2.3 过氧化物消毒剂的使用方法

过氧化物消毒剂的使用方法见表 2。

表 2 过氧化物消毒剂适用对象、剂量及使用方法

消毒对象	芽孢污染物		分枝杆菌及亲水病毒污染物		细菌繁殖体及亲脂病毒污染物	
	使用方法	剂量	使用方法	剂量	使用方法	剂量
环境表面	擦拭浸泡喷洒	10 000 mg/L 过氧乙酸作用 2 h，用量 100 mL/m^2～300 mL/m^2。或 60 000 mg/L 过氧化氢作用 2 h。或 2 000 mg/L 二氧化氯作用 2 h	擦拭浸泡喷洒	5 000 mg/L 过氧乙酸作用 1 h，用量 100 mL/m^2～300 mL/m^2。或 30 000 mg/L 过氧化氢作用 1 h。或 500 mg/L～1 000 mg/L 二氧化氯作用 1 h	擦拭浸泡喷洒	泥土地面墙面用 5 000 mg/L 过氧乙酸，非泥土地面用 2 000 mg/L 过氧乙酸喷洒，用量 100 mL/m^2～300 mL/m^2。擦拭、浸泡消毒作用 1 h。或 30 000 mg/L 过氧化氢作用 1 h。或 500 mg/L 二氧化氯作用 0.5 h

表 2（续）

<table>
<tr><td rowspan="2">消毒对象</td><td colspan="2">芽孢污染物</td><td colspan="2">分枝杆菌及亲水病毒污染物</td><td colspan="2">细菌繁殖体及亲脂病毒污染物</td></tr>
<tr><td>使用方法</td><td>剂量</td><td>使用方法</td><td>剂量</td><td>使用方法</td><td>剂量</td></tr>
<tr><td rowspan="2">环境表面</td><td>气溶胶喷雾</td><td>20 000 mg/L 过氧乙酸作用 1 h～2 h，用量 8 mL/m³</td><td>气溶胶喷雾</td><td>20 000 mg/L 过氧乙酸作用 1 h，用量 8 mL/m³</td><td>气溶胶喷雾</td><td>20 000 mg/L 过氧乙酸作用 1 h，用量 8 mL/m³</td></tr>
<tr><td>熏蒸</td><td>150 000 mg/L 过氧乙酸加热蒸发，用量按 20 mL/m³（3 g/m³）计算，熏蒸作用 1 h～2 h</td><td>熏蒸</td><td>150 000 mg/L 过氧乙酸加热蒸发，用量按 7 mL/m³（1 g/m³）计算，熏蒸作用 1 h～2 h</td><td>熏蒸</td><td>150 000 mg/L 过氧乙酸加热蒸发，用量按 7 mL/m³（1 g/m³）计算，熏蒸作用 1 h～2 h</td></tr>
<tr><td rowspan="2">空气</td><td>熏蒸</td><td>150 000 mg/L 过氧乙酸加热蒸发，用量按 20 mL/m³（3 g/m³）计算，熏蒸作用 2 h</td><td>熏蒸</td><td>150 000 mg/L 过氧乙酸加热蒸发，用量按 7 mL/m³（1 g/m³）计算，熏蒸作用 1 h～2 h</td><td>熏蒸</td><td>150 000 mg/L 过氧乙酸加热蒸发，用量按 7 mL/m³（1 g/m³）计算，熏蒸作用用 1 h</td></tr>
<tr><td>气溶胶喷雾</td><td>5 000 mg/L 过氧乙酸作用 2 h，用量 20 mL/m³。或 60 000 mg/L 过氧化氢作用 2 h，用量 20 mL/m³</td><td>气溶胶喷雾</td><td>5 000 mg/L 过氧乙酸作用 1 h，用量 20 mL/m³。或 30 000 mg/L 过氧化氢作用 2 h，用量 20 mL/m³</td><td>气溶胶喷雾</td><td>5 000 mg/L 过氧乙酸作用 1 h，用量 20 mL/m³。或 30 000 mg/L 过氧化氢作用 1 h，用量 20 mL/m³</td></tr>
<tr><td>餐（饮）具</td><td>浸泡</td><td>5 000 mg/L 过氧乙酸作用 2 h。或 2 000 mg/L 二氧化氯作用 2 h</td><td>浸泡</td><td>5 000 mg/L 过氧乙酸作用 1 h。或 500 mg/L～1 000 mg/L 二氧化氯作用 1 h</td><td>浸泡</td><td>5 000 mg/L 过氧乙酸作用 0.5 h。或 500 mg/L 二氧化氯作用 0.5 h</td></tr>
<tr><td>排泄物分泌物</td><td>浸泡</td><td>20 000 mg/L 过氧乙酸，与被消毒物搅拌均匀，作用 6 h</td><td>浸泡</td><td>20 000 mg/L 过氧乙酸，与被消毒物搅拌均匀，作用 2 h</td><td>浸泡</td><td>20 000 mg/L 过氧乙酸，与被消毒物搅拌均匀，作用 1 h</td></tr>
<tr><td>尸体</td><td>喷洒浸泡</td><td>口、鼻、耳、肛门、阴道要用浸过 5 000 mg/L 过氧乙酸溶液的棉球堵塞，再用 5 000 mg/L 过氧乙酸溶液浸湿的布单严密包裹，尽快火化。如土葬，尸体周围和棺底处理参照含氯消毒剂</td><td>喷洒浸泡</td><td>口、鼻、耳、肛门、阴道要用浸过 5 000 mg/L 过氧乙酸溶液的棉球堵塞，再用 5 000 mg/L 过氧乙酸溶液浸湿的布单严密包裹，尽快火化。如土葬，尸体周围和棺底处理参照含氯消毒剂</td><td>喷洒浸泡</td><td>口、鼻、耳、肛门、阴道要用浸过 5 000 mg/L 过氧乙酸溶液的棉球堵塞，再用 5 000 mg/L 过氧乙酸溶液浸湿的布单严密包裹，尽快火化。如土葬，尸体周围和棺底处理参照含氯消毒剂</td></tr>
<tr><td>织物</td><td>浸泡</td><td>5 000 mg/L 过氧乙酸作用 2 h。或 5 000 mg/L 二氧化氯作用 2 h</td><td>浸泡</td><td>5 000 mg/L 过氧乙酸作用 1 h。或 2 000 mg/L 二氧化氯作用 1 h</td><td>浸泡</td><td>5 000 mg/L 过氧乙酸作用 0.5 h。或 500 mg/L 二氧化氯作用 0.5 h</td></tr>
</table>

7.2.4 含溴消毒剂的使用方法

含溴消毒剂的使用方法见表 3。

表 3 含溴消毒剂的适用对象、剂量及使用方法

消毒对象	芽孢污染物		分枝杆菌及亲水病毒污染物		细菌繁殖体及亲脂病毒污染物	
	使用方法	剂量	使用方法	剂量	使用方法	剂量
环境表面	擦拭 浸泡 喷洒	有效溴 5 000 mg/L～10 000 mg/L 的二溴海因溶液或有效卤素 5 000 mg/L～10 000 mg/L 的溴氯海因溶液作用 6 h	擦拭 浸泡 喷洒	有效溴 1 000 mg/L～2 000 mg/L 的二溴海因溶液或有效卤素 1 000 mg/L～2 000 mg/L 的溴氯海因溶液作用 1 h,用量 100 mL/m² ～300 mL/m²	擦拭 浸泡 喷洒	有效溴 500 mg/L～1 000 mg/L 的二溴海因溶液或有效卤素 500 mg/L～1 000 mg/L 的溴氯海因溶液作用 1 h,用量 100 mL/m²～300 mL/m²
餐饮具	浸泡	有效溴 5 000 mg/L～10 000 mg/L 的二溴海因溶液或有效卤素 5 000 mg/L～10 000 mg/L 的溴氯海因溶液作用 6 h	浸泡	有效溴 1 000 mg/L～2 000 mg/L 的二溴海因溶液或有效卤素 1 000 mg/L～2 000 mg/L 的溴氯海因溶液作用 6 h	浸泡	有效溴 250 mg/L～500 mg/L 的二溴海因溶液或有效卤素 250 mg/L～500 mg/L 的溴氯海因溶液作用 0.5 h
污水	投加	疫点污水：10 L 污水加入 50 000 mg/L 有效溴的二溴海因溶液或 50 000 mg/L 有效卤素的溴氯海因溶液 400 mL 作用 4 h～6 h。 疫区污水：按有效溴 1 000 mg/L～2 000 mg/L 投加二溴海因,或按有效卤素 1 000 mg/L～2 000 mg/L 投加溴氯海因,作用 6 h	投加	疫点污水：10 L 污水加入 50 000 mg/L 有效溴的二溴海因溶液或 50 000 mg/L 有效卤素的溴氯海因溶液 200 mL 作用 1 h～2 h。 疫区污水：按有效溴 500 mg/L～1 000 mg/L 投加二溴海因,或按有效卤素 500 mg/L～1 000 mg/L 投加溴氯海因,作用 1 h～2 h	投加	疫点污水:10 L 污水加入 20 000 mg/L 有效溴的二溴海因溶液或 20 000 mg/L 有效卤素的溴氯海因溶液 100 mL 作用 1 h。 疫区污水:按有效溴 100 mg/L 投加二溴海因,或按有效卤素 500 mg/L～1 000 mg/L 投加溴氯海因,作用 1 h～2 h
织物	浸泡	有效溴 2 000 mg/L 的二溴海因溶液或有效卤素 2 000 mg/L 的溴氯海因溶液,作用 2 h	浸泡	有效溴 1 000 mg/L 的二溴海因溶液或有效卤素 1 000 mg/L 的溴氯海因溶液,作用 2 h	浸泡	有效溴 500 mg/L 的二溴海因溶液或有效卤素 500 mg/L 的溴氯海因溶液,作用 0.5 h

7.2.5 季铵盐类消毒剂的使用方法

季铵盐类消毒剂可用于细菌繁殖体污染的物体表面的消毒处理。

擦拭、浸泡、冲洗的使用剂量为 400 mg/L～1 200 mg/L,作用 5 min～20 min;喷雾的使用剂量为 1 000 mg/L～2 000 mg/L,作用时间为 10 min～20 min。

7.2.6 胍类消毒剂的使用方法

胍类消毒剂可用于细菌繁殖体污染的物体表面的消毒处理。

擦拭或浸泡消毒的使用剂量为 2 000 mg/L～45 000 mg/L,作用时间应大于或等于 10 min。

7.2.7 甲醛熏蒸的使用方法

7.2.7.1 概述

甲醛熏蒸消毒方法可用于被污染设施和大型设备的消毒处理。

7.2.7.2 加热熏蒸法

7.2.7.2.1 适用于细菌芽孢、分枝杆菌及亲水病毒污染物的熏蒸消毒处理：在温度≥18 ℃，相对湿度≥70％，密闭的条件下，用量为 25 mL/m^3～50 mL/m^3 的甲醛，加热熏蒸 12 h～24 h。

7.2.7.2.2 适用于繁殖体及亲脂病毒污染物的熏蒸消毒处理：在温度≥18 ℃，相对湿度≥70％的条件下，用量为 12.5 mL/m^3～25 mL/m^3 的甲醛，加热熏蒸 12 h～24 h。

7.2.7.3 化学熏蒸法

适用于细菌芽孢、分枝杆菌及亲水病毒污染物、繁殖体及亲脂病毒污染物的熏蒸消毒处理：在温度≥18 ℃，相对湿度≥70％，密闭的条件下，40 mL/m^3 的甲醛与 30 g/m^3 的高锰酸钾混合，熏蒸 12 h～24 h。

8 标签和说明书

8.1 标签和说明书要求

按消毒产品标签和说明书有关规范和标准的规定执行，并符合产品质量标准的有关规定。

8.2 注意事项

8.2.1 应认真阅读产品使用说明书，了解有效成分及含量、适用范围和使用方法、产品有效期和注意事项。

8.2.2 应采取措施防止消毒剂对使用者的损伤，如甲醛熏蒸消毒应做好呼吸道和皮肤防护，消毒后应充分开窗通风。进入疫源地消毒的人员应有相应级别的个人生物防护措施。对不明原因的传染病，应采取最高级别的防护措施。

8.2.3 应熟悉消毒剂消毒效果的影响因素，消毒剂量应充分考虑消毒现场的环境和消毒对象的物理化学因素，确保消毒剂的使用效果。如对朊病毒传染性材料、复用工具和其他材料，在消毒前应保持湿润。

8.2.4 消毒剂的选择应兼顾对环境污染较轻、对消毒对象损害较小、且能保证消毒效果三个因素。

8.2.5 应选择理化性质稳定的消毒剂作为储备用消毒剂，稳定性较差和稀释使用的消毒剂宜现用现配。

8.2.6 季铵盐类消毒剂、胍类消毒剂不得与肥皂或其他阴离子洗涤剂合用，也不得与含碘消毒剂或过氧化物类消毒剂（如过氧化氢）、高锰酸钾、磺胺粉等同用。

8.2.7 消毒剂的规格和包装宜便于现场消毒的应用。

8.2.8 对易燃、易爆、易挥发、易腐蚀的消毒剂应采取防燃、防爆、防挥发和防腐蚀措施。

ICS 11.080
C 50

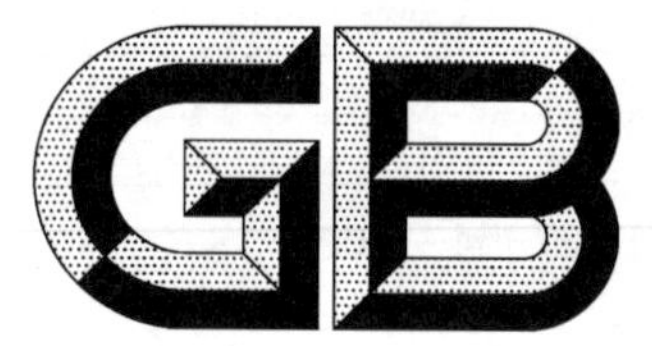

中华人民共和国国家标准

GB 27954—2020
代替 GB 27954—2011

黏膜消毒剂通用要求

General requirements for disinfectant of mucous membrane

2020-04-09 发布　　2020-11-01 实施

国家市场监督管理总局
国家标准化管理委员会　发布

前　言

本标准的全部技术内容为强制性。

本标准按照GB/T 1.1—2009给出的规则起草。

本标准代替GB 27954—2011《黏膜消毒剂通用要求》。本标准与GB 27954—2011相比，主要技术变化如下：

——增加了规范性引用文件(见第2章)；

——删除了术语和定义(见2011年版的第3章)；

——将产品质量要求改为技术要求(见第4章，2011年版的4.2)；

——标签和说明书、注意事项合并为标识(见第7章)；

——删除了安全性指标中的亚急性经口毒性试验(见2011年版的4.2.4)；

——增加了微生物污染指标(见4.4)；

——增加了载体法杀灭微生物试验指标(见4.2)；

——增加了附录A(见附录A)。

本标准由中华人民共和国国家卫生健康委员会提出并归口。

本标准起草单位：江苏省疾病预防控制中心、中国疾病预防控制中心环境与健康相关产品安全所、山东省疾病预防控制中心、中国人民解放军疾病预防控制中心、山东省精神卫生中心、深圳市疾病预防控制中心。

本标准主要起草人：徐燕、吴晓松、王嵬、张流波、吴岗、戴彦榛、罗亚、沈开成、朱汉泉、谈智、王晓蕾、陈越英、魏秋华、孙启华、孙巍、张伟、陈新、汪洋、崔树玉、沈瑾、朱子犁、孙惠惠。

本标准所代替标准的历次版本发布情况为：

——GB 27954—2011。

黏膜消毒剂通用要求

1 范围

本标准规定了黏膜消毒剂的原料要求、技术要求、检验方法、使用方法和标识。

本标准适用于医疗卫生机构用于黏膜消毒的消毒剂。

2 规范性引用文件

下列文件对于本文件的应用是必不可少的。凡是注日期的引用文件，仅注日期的版本适用于本文件。凡是不注日期的引用文件，其最新版本(包括所有的修改单)适用于本文件。

GB/T 26367 胍类消毒剂卫生标准

GB/T 26368 含碘消毒剂卫生标准

GB/T 26369 季铵盐类消毒剂卫生标准

GB/T 27947 酚类消毒剂卫生要求

GB 27951 皮肤消毒剂卫生要求

WS 628 消毒产品卫生安全评价技术要求

中华人民共和国药典

消毒技术规范 (2002 年版)[卫生部(卫法监发〔2002〕282 号)]

消毒产品生产企业卫生规范 (2009 年版)[卫生部(卫监督发〔2009〕53 号)]

卫生部关于发布皮肤粘膜消毒剂中部分成分限量值规定的通知 [卫生部(卫法监发〔2003〕214 号)]

化妆品安全技术规范(2015 年版)(国家食品药品监督管理总局)

3 原料要求

3.1 主要杀菌成分

用于黏膜消毒的含碘类消毒剂应符合 GB/T 26368 的要求；胍类消毒剂应符合 GB/T 26367 的要求；季铵盐类消毒剂应符合 GB/T 26369 的要求；酚类消毒剂应符合 GB/T 27947 的要求。

其他用于黏膜的消毒剂应符合《卫生部关于发布皮肤粘膜消毒剂中部分成分限量值规定的通知》与国家其他相关标准及规定。

3.2 禁用物质

各种处方药如抗生素、抗真菌药物、抗病毒药、激素及其同名原料等和卫生行政部门规定的禁用物质。

3.3 生产用水

应符合《中华人民共和国药典》中纯化水的要求。

3.4 其他非消毒因子成分或辅料

应符合《消毒产品生产企业卫生规范》(2009 年版)与国家其他有关标准及规定。

3.5 铅、汞、砷限量

铅≤10 mg/kg、汞≤1 mg/kg、砷≤2 mg/kg。

4 技术要求

4.1 理化指标

消毒剂的有效成分含量、稳定性、pH 值等理化指标应符合产品质量标准，有效期 12 个月以上。

4.2 杀灭微生物指标

杀灭微生物检验项目应符合 WS 628 的要求，按产品说明书最低使用浓度、最短作用时间条件下，杀灭微生物指标应符合表 1 的要求。

表 1 杀灭微生物指标

项 目	指 标		
	作用时间 min	悬液法杀灭对数值	载体法杀灭对数值
金黄色葡萄球菌 (ATCC6538)	≤5.0	≥5.00	≥3.00
铜绿假单胞菌 (ATCC15442)	≤5.0	≥5.00	≥3.00
白色念珠菌 (ATCC10231)	≤5.0	≥4.00	≥3.00
自然菌(现场试验)	≤5.0	≥1.00	
注：现场试验为黏膜现场试验(可用皮肤代替)。			

4.3 安全性指标

安全性检验项目应符合 WS 628 的要求，安全性指标应符合表 2 的要求。

表 2 安全性指标

项 目	判定指标
急性经口毒性试验	实际无毒或低毒
一项致突变试验	无致突变性
一次眼刺激试验(偶尔用)	无刺激或轻刺激性
多次眼刺激试验(反复用)	无刺激或轻刺激性
一次阴道黏膜刺激试验(偶尔用)	无刺激或极轻刺激性
多次阴道黏膜刺激试验(反复用)	无刺激或极轻刺激性
注：偶尔用指偶尔使用或间隔数日使用；反复用指每日使用或连续数日使用。	

4.4 微生物污染指标

4.4.1 黏膜消毒剂应无菌，其生产过程应有灭菌程序。

4.4.2 使用中黏膜消毒剂细菌菌落总数应小于或等于 10 CFU/mL，霉菌和酵母菌应小于或等于 10 CFU/mL，常规检测时不得检出溶血性链球菌、金黄色葡萄球菌、铜绿假单胞菌；使用中怀疑受到致病微生物污染时，应做相应目标微生物检测，且不得检出。

5 检验方法

5.1 有效成分含量

按杀菌有效成分相应的标准方法进行测定。

5.2 稳定性

按《消毒技术规范》(2002 年版)有关规定进行测定。

5.3 pH 值

按《消毒技术规范》(2002 年版)有关规定进行测定。

5.4 铅、汞、砷限量测定

按《化妆品安全技术规范》(2015 年版)方法进行测定。

5.5 杀灭微生物试验

按《消毒技术规范》(2002 年版)有关规定进行测定。

5.6 安全性试验

按《消毒技术规范》(2002 年版)有关规定进行测定。

5.7 微生物污染试验

按 GB 27951 规定的方法进行测定。

6 使用方法

适用于黏膜擦拭、冲洗消毒，常用消毒剂黏膜消毒方法参见附录 A。

7 标识

7.1 按消毒产品标签说明书有关规范和标准的规定执行。

7.2 外用消毒剂，不得口服，置于儿童不易触及处。

7.3 避免与拮抗药物同用。

7.4 过敏者慎用。

7.5 不得作为黏膜治疗药物使用，仅限医疗卫生机构诊疗用。

7.6 不得用于脐带黏膜消毒。

7.7 阴道黏膜消毒剂不得用于性生活中性病的预防。

7.8 避光、密封、防潮，置于阴凉、干燥处保存。

7.9 碘伏应用液中有效成分含量为500 mg/L～1 000 mg/L；葡萄糖酸氯己定、醋酸氯己定或盐酸氯己定应用液中有效成分总量≤5 000 mg/L；聚六亚甲基单胍或聚六亚甲基双胍应用液中有效成分含量≤3 000 mg/L；苯扎溴铵或苯扎氯铵消毒剂应用液中有效成分总量≤2 000 mg/L；三氯羟基二苯醚消毒剂应用液中有效成分总量≤3 500 mg/L。

附 录 A
（资料性附录）
常用消毒剂黏膜消毒方法

常用消毒剂黏膜消毒方法见表A.1。

表A.1 常用消毒剂黏膜消毒方法

种类	适用范围	使用方法	应用液浓度 mg/L	时间 min
碘伏	阴道黏膜消毒、外生殖器消毒	棉拭子擦拭、灌洗法	500～1 000	≤5
葡萄糖酸氯己定、醋酸氯己定、盐酸氯己定	口腔黏膜消毒、阴道黏膜消毒、外生殖器消毒	棉拭子擦拭、灌洗法、冲洗法	≤5 000	≤5
聚六亚甲基单胍、聚六亚甲基双胍	口腔黏膜消毒、阴道黏膜消毒、外生殖器消毒	棉拭子擦拭、灌洗法、冲洗法	≤3 000	≤5
苯扎溴铵、苯扎氯铵	阴道黏膜消毒、外生殖器消毒	棉拭子擦拭、灌洗法、冲洗法	≤2 000	≤5
三氯羟基二苯醚	阴道黏膜消毒、外生殖器消毒	棉拭子擦拭、灌洗法、冲洗法	≤3 500	≤5

ICS 11.080
C 50

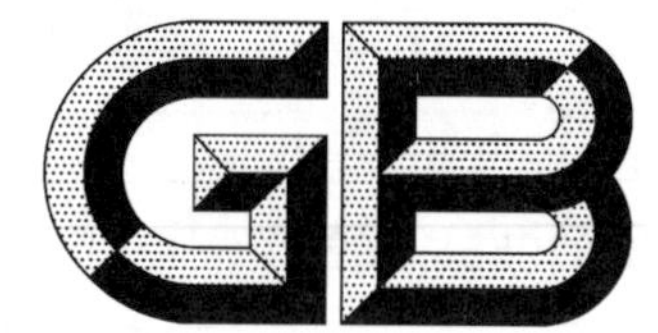

中华人民共和国国家标准

GB 27955—2020
代替 GB 27955—2011

过氧化氢气体等离子体低温灭菌器卫生要求

Hygienic requirements for low-temperature hydrogen peroxide gas plasma sterilizer

2020-04-09 发布　　2020-11-01 实施

国家市场监督管理总局
国家标准化管理委员会　发布

前　言

本标准的全部技术内容为强制性。

本标准按照 GB/T 1.1—2009 给出的规则起草。

本标准代替 GB 27955—2011《过氧化氢气体等离子体低温灭菌装置的通用要求》。本标准与 GB 27955—2011 相比，主要技术变化如下：

——修改了标准的适用范围(见第 1 章，2011 年版的第 1 章)；

——修改了规范性引用文件(见第 2 章，2011 年版的第 2 章)；

——修改了术语和定义(见第 3 章，2011 年版的第 3 章)；

——删除了命名(见 2011 年版的第 4 章)；

——增加了灭菌程序、过氧化氢灭菌剂、显示装置、记录与输出装置(见 4.1、4.2、4.3、4.4)；

——修改了灭菌效果评价及监测(见 4.5，2011 年版的 5.1.2)；

——修改了安全性的要求(见 4.6，2011 年版的 5.2)；

——增加了检验范围(见 5.1)；

——修改了安全性的检验方法(见 4.6，2011 年版的 5.2)；

——修改了使用注意事项(见第 6 章，2011 年版的第 8 章)；

——增加了过氧化氢气体等离子体低温灭菌的生物监测方法(见附录 B)。

本标准由中华人民共和国国家卫生健康委员会提出并归口。

本标准起草单位：中国疾病预防控制中心环境与健康相关产品安全所、北京协和医院、北京大学口腔医院、河北省卫健委综合监督执法服务中心、山东省卫生健康委员会执法监察局、湖北省人民医院、青岛大学附属医院、山东省立医院、江西省卫生监督所、浙江省疾病预防控制中心、浙江大学医学院附属邵逸夫医院。

本标准主要起草人：张流波、张剑、张青、李炎、刘翠梅、王海森、袁青春、徐亚青、吕亚青、高辉、周玉、胡国庆、王亚娟、张海军、李亚东、邹辰明、刘霞、王娟、吴伟。

本标准所代替标准的历次版本发布情况为：

——GB 27955—2011。

过氧化氢气体等离子体低温灭菌器
卫生要求

1 范围

本标准规定了过氧化氢气体等离子体低温灭菌器的技术要求、应用范围、使用注意事项、检验规则、检验方法、标志与包装、运输和贮存。

本标准适用于不耐湿、不耐高温的医疗器械、器具和物品灭菌的过氧化氢气体等离子体低温灭菌器。

2 规范性引用文件

下列文件对于本文件的应用是必不可少的。凡是注日期的引用文件，仅注日期的版本适用于本文件。凡是不注日期的引用文件，其最新版本(包括所有的修改单)适用于本文件。

GB/T 191 包装储运图示标志

GB/T 1616 工业过氧化氢

GB/T 16886.5 医疗器械生物学评价 第5部分：体外细胞毒性试验

GB/T 16886.10 医疗器械生物学评价 第10部分：刺激与皮肤致敏试验

GB/T 16886.11 医疗器械生物学评价 第11部分：全身毒性试验

GB 19192—2003 隐形眼镜护理液卫生要求

GBZ 159 工作场所空气中有害物质监测的采样规范

GBZ/T 300.48 工作场所空气有毒物质测定 第48部分：臭氧和过氧化氢

消毒技术规范(2002年版)[卫生部(卫法监发〔2002〕282号)]

3 术语和定义

下列术语和定义适用于本文件。

3.1

等离子体 plasma

由离子、电子和中性分子或原子组成的混合体。

注：本标准的等离子体是由气体分子在电场作用下电离后形成的。

3.2

过氧化氢气体等离子体低温灭菌器 low-temperature hydrogen peroxide gas plasma sterilizer

在60 ℃下，用过氧化氢气体进行灭菌，并用等离子分解残留过氧化氢的装置。

3.3

准备期 conditioning stage

过氧化氢注入舱体前为准备灭菌进行真空和加热的过程，可有过氧化氢提纯、等离子体化过程。

3.4

灭菌期 sterilization stage

过氧化氢注入舱体，依靠过氧化氢气体在一定浓度、温度、压力下作用一定时间进行灭菌的过程。

3.5

解析期　ventilation stage

排出和分解过氧化氢气体的过程，包括真空排气、等离子体化过程。

4　技术要求

4.1　灭菌程序

4.1.1　概述

4.1.1.1　灭菌器应根据灭菌对象设置相应的灭菌程序，至少具有对医疗器械的表面、管腔和软式内镜的灭菌程序。

4.1.1.2　灭菌程序包括准备期、灭菌期和解析期三个阶段，可重复交叉。

4.1.2　准备期

4.1.2.1　灭菌舱压力下限应不高于制造商规定的压力，且应不大于 80 Pa。

4.1.2.2　灭菌舱内壁温度在准备期结束时应不小于 45 ℃。

4.1.2.3　若发生等离子体，维持时间和输入功率应符合制造商的规定，维持时间实测值应不小于制造商规定的最低值，输入功率实测误差应在±10%范围内。

4.1.2.4　若有提纯，提纯后过氧化氢浓度和剂量应符合制造商的规定，误差应在±5%范围内。

4.1.2.5　灭菌物品过湿时应报警。

4.1.3　灭菌期

4.1.3.1　灭菌舱内壁温度应不大于 60 ℃；设备设定最低温度的灭菌效果应经过验证。

4.1.3.2　灭菌期维持时间应符合制造商的规定，维持时间实测值应不小于制造商规定的最低值。

4.1.3.3　灭菌压力范围应符合制造商的规定。

4.1.3.4　灭菌期过氧化氢浓度范围应符合制造商的规定。

4.1.3.5　宜对灭菌舱内过氧化氢浓度进行实时监测。

4.1.4　解析期

4.1.4.1　灭菌舱压力下限应不高于制造商规定的压力，且应不大于 80 Pa。

4.1.4.2　发生等离子体，维持时间和输入功率应符合制造商的规定，维持时间实测值应不小于制造商规定的最低值，输入功率实测误差应在±10%范围内。

4.1.4.3　解析期结束后，灭菌负载的过氧化氢残留值应不超过 30 mg/kg · H_2O。

4.2　过氧化氢灭菌剂

4.2.1　过氧化氢灭菌剂应符合 GB/T 1616 中 60%过氧化氢的质量要求；有效期内过氧化氢浓度为 53%～60%。

4.2.2　灭菌器应使用制造商配套的过氧化氢，使用中的有效期不小于 10 d，使用浓度应在 53%～60%范围内。

4.3　显示装置

4.3.1　灭菌器应显示下列指标：

a)　灭菌舱壁、门的温度。

b)　灭菌舱压力。

c)　等离子体输入功率。

d) 灭菌程序各阶段名称和运行时间。

e) 运行报警及代码。

4.3.2 灭菌期宜显示灭菌舱内过氧化氢浓度。

4.4 记录与输出装置

4.4.1 灭菌器应实时导出和记录下列指标：

a) 灭菌舱壁、门的温度；

b) 灭菌舱压力；

c) 等离子体输入功率；

d) 灭菌程序各阶段名称和运行时间；

e) 运行报警代码。

4.4.2 灭菌器宜实时导出和记录灭菌舱内过氧化氢浓度。

4.5 灭菌效果评价及监测

半周期满载运行，无菌生长。

4.6 安全性

4.6.1 环境暴露

4.6.1.1 灭菌器应设置过氧化氢分解(过滤)器，并具有报警提示更换功能，制造商应在使用说明书规定其更换周期。

4.6.1.2 在满足灭菌器使用说明书中使用环境通风条件的工作场所，过氧化氢残留量应符合 8 h 时间加权允许浓度(TWA)≤ 1.5 mg/m^3。

4.6.2 生物相容性

灭菌后物品应与人体生物相容。

4.6.3 材料相容性

对金属及非金属材料器械灭菌后进行兼容性评价，结果应为基本无腐蚀，评价结果只限用于经过测试的材质。灭菌后的材料外观不应有明显变化，如颜色、形状和裂痕等。

5 应用范围

5.1 过氧化氢气体等离子体低温灭菌器适用于不耐湿、不耐高温的医疗器械、器具和物品。

5.2 灭菌器不得用于以下对象的灭菌：

a) 不完全干燥的物品；

b) 吸收液体的物品或材料；

c) 由含纤维素的材料制成的物品或其他任何含有木质纸浆的物品；

d) 一头闭塞的内腔；

e) 液体或粉末；

f) 一次性使用物品；

g) 植入物；

h) 不能承受真空的器械；

i) 标示为仅使用压力蒸汽灭菌法的器械；

j) 器械具有内部部件，难以清洁的。

6 使用注意事项

6.1 在装载入灭菌设备前，灭菌物品应进行有效、正确的清洗和干燥处理。
6.2 包装材料应采用专用包装袋或医用无纺布。
6.3 灭菌物品的装载应严格按照灭菌器说明书要求进行，避免因装载不正确影响灭菌效果。
6.4 高浓度的过氧化氢会灼伤皮肤，正确操作灭菌设备同时采取个人防护措施。
6.5 使用灭菌剂过氧化氢的浓度及剂量与灭菌器说明书规定的要求一致。
6.6 应严格按照灭菌器说明书要求进行设备保养和维护。

7 检验规则

7.1 型式检验

型式检验包括：4.1.2，4.1.3，4.1.4，4.2，4.5，4.6。

7.2 出厂检验

出厂检验包括：4.1，4.2，4.3，4.4，4.5。

8 检验方法

8.1 灭菌程序检验

8.1.1 总体要求

按照制造商提供的使用说明书运行灭菌器，判断是否符合 4.1.1.1 和 4.1.1.2。

8.1.2 准备期检验

8.1.2.1 将压力测量装置与灭菌舱的压力测试端口连结，运行灭菌周期，判断是否符合 4.1.2.1。
8.1.2.2 用温度传感器测量灭菌舱内壁，运行灭菌周期，判断是否符合 4.1.2.2。
8.1.2.3 使用秒表计量等离子体发生阶段时间，专用功率计计量等离子体发生器运行功率，运行灭菌周期，判断是否符合 4.1.2.3。
8.1.2.4 运行灭菌周期，提纯阶段结束后，停止运行装置，拆开提纯装置，提取过氧化氢溶液，按照《消毒技术规范》(2002 年版)的方法测量浓度，判断是否符合 4.1.2.4。

8.1.3 灭菌期检验

8.1.3.1 用温度传感器测量灭菌舱内壁，运行灭菌周期，判断是否符合 4.1.3.1。
8.1.3.2 运行灭菌周期，使用秒表计量灭菌期时间，判断是否符合 4.1.3.2。
8.1.3.3 将压力测量装置与灭菌舱的压力测试端口连结，运行灭菌周期，判断是否符合 4.1.3.3。
8.1.3.4 过氧化氢浓度传感器应定期校验，判断是否符合 4.1.3.4。

8.1.4 解析期检验

8.1.4.1 将压力测量装置与灭菌舱的压力测试端口连结，运行灭菌周期，判断是否符合 4.1.4.1。
8.1.4.2 运行灭菌周期，使用秒表计量等离子体发生阶段时间，使用专用功率计计量等离子体发生器运行功率，判断是否符合 4.1.4.2。
8.1.4.3 运行灭菌周期，灭菌周期结束后，取经过一个灭菌周期处理过的试验器材(内径为 1 mm 的聚四氟乙烯管腔 2 m、内径为 1 mm 的不锈钢管腔 500 mm)，分别用 100 mL 纯化水浸泡 1 min，制成待检样品。

按照 GB 19192—2003 中 5.1.5 的方法进行测试,每个样品测定 2 次,取平均值,判断是否符合4.1.4.3。

8.2 过氧化氢检验

判断过氧化氢灭菌剂及制造商提供的资料,是否符合 4.2.1、4.2.2。

8.3 显示装置检验

运行灭菌器,判断是否符合 4.3。

8.4 记录与输出装置检验

运行灭菌器,判断是否符合 4.4。

8.5 灭菌效果及监测检验

按照附录 A 或附录 B 进行测试,判断是否符合 4.5。

8.6 安全性检验

8.6.1 过氧化氢环境暴露

8.6.1.1 检查灭菌器和使用说明书,判断是否符合 4.6.1.1。

8.6.1.2 在制造商说明书规定的使用环境下,按照 GBZ/T 300.48 的方法进行测试,将测试结果按照 GBZ 159 中的要求进行计算,判断是否符合 4.6.1.2。

8.6.2 生物相容性检验

按照附录 C 制备样品。金属及非金属材质灭菌物品经过氧化氢气体等离子体低温灭菌后 4 h 内测试,按照 GB/T 16886.5 进行细胞毒性试验,结果应为阴性;如细胞毒性试验为阳性,则按照 GB/T 16886.10 刺激与延迟式超灵敏性试验方法进行皮下注射反应试验及按照 GB/T 16886.11 全身毒性试验方法进行皮下静脉注射反应试验,结果均为阴性则与人体生物相容。

8.6.3 材料相容性检验

按照附录 D 制备金属及非金属材质样品,样品按照《消毒技术规范》(2002 年版)中 2.2.4 的规定评价金属腐蚀性;非金属材质腐蚀性由制造商负责评价。判断是否符合 4.6.3。

9 标志与包装

9.1 标志

所使用的标志及标签应符合 GB/T 191 的要求。

9.2 包装

包装标识应符合消毒产品标签说明书有关规范和标准的要求。

10 运输和贮存

10.1 运输

运输用一般交通工具或按合同要求运输,并有防雨、防潮、防冲击和剧烈振动措施。

10.2 贮存

包装后贮存在温度≥0 ℃,相对湿度≤93%,无腐蚀物体和通风良好的室内。

附　录　A
（规范性附录）
灭菌效果检测方法

A.1　方法原理

本试验以常见的硬式镜不锈钢材料管腔、软式镜聚四氟乙烯材料管腔为模拟管腔，验证微生物的灭菌效果。本试验应采用两端开口的无缝测试管腔，如有接缝，则应保证气密性。在管腔中央放置染有细菌芽孢的载体，通过半周期灭菌循环，无菌生长。以嗜热脂肪杆菌芽孢为指标菌，同时进行微生物灭菌效果评价，所有试验均为阴性培养结果，则判定结果合格。

A.2　生物指示物

嗜热脂肪杆菌芽孢（ATCC7953）。

A.3　验证器材

A.3.1　载体：将芽孢悬液均匀涂布在直径为 0.4 mm、长度为 20 mm～30 mm 不锈钢检测材质上，以染菌后不堵塞管腔为限。嗜热脂肪杆菌芽孢阳性回收菌量应为 1×10^6 CFU/载体～5×10^6 CFU/载体，室温下自然干燥后再使用。

A.3.2　检测管腔：本试验宜采用两端开口的无缝测试管腔，如有接缝，则应保证气密性。

A.3.3　不锈钢材质无接缝管腔，10 根。

A.3.4　聚四氟乙烯无接缝管腔，10 根。

A.3.5　嗜热脂肪杆菌芽孢的 TSB 培养基：干粉胰蛋白胨 17.0 g，植物蛋白胨 3.0 g，氯化钠 5.0 g，磷酸氢二钾 2.5 g，葡萄糖 2.5 g，共 30 g 溶于 1 L 蒸馏水中，制成胰蛋白胨大豆肉汤（TSB）培养基。

A.4　操作步骤

A.4.1　将染菌的载体送达不锈钢管腔的正中央，制作 10 根测试样本。将 10 根测试样本均匀平行摆放在器械盒内，用双层无纺布包裹，放置在灭菌舱内，灭菌舱内如仅一层隔架，则 10 根样本平行摆放在器械盒内放置在灭菌舱中央（见图 A.1）；若灭菌舱内可摆放上下两层隔架，则将 10 根样本均匀摆放在两个器械盒内，分别放置在灭菌舱内上下两层隔架中央（见图 A.2）。

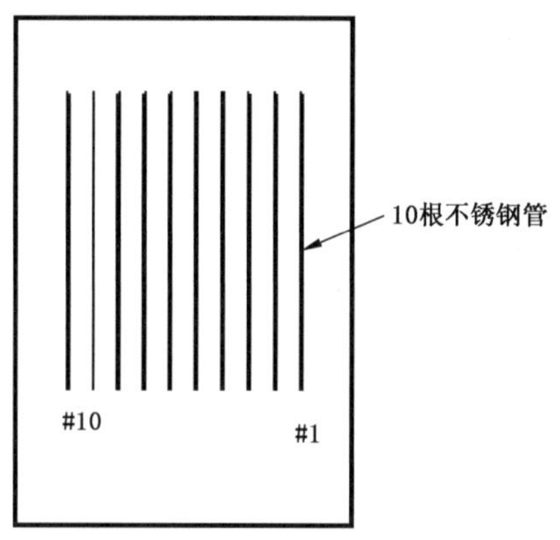

图 A.1

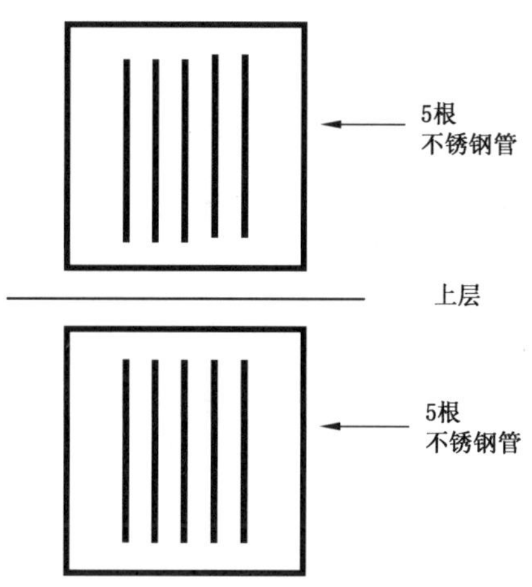

图 A.2

按照《消毒技术规范》(2002 版)中的灭菌操作步骤进行半周期灭菌,灭菌结束后以无菌操作取出细菌芽孢载体,均放到 TSB 培养基中,56 ℃培养 48 h,观察培养结果,如无细菌生长则继续培养至 7 d,培养结果仍无细菌生长则判断为阴性。

A.4.2 将染菌的载体用细丝送达聚四氟乙烯管腔的正中间,制作 10 根测试样本。将 10 根测试样本均匀平行摆放在器械盒内,用双层无纺布包裹,放置在灭菌舱内,灭菌舱内如仅一层隔架,则 10 根样本平行摆放在器械盒内放置在灭菌舱中央(见图 A.3);若灭菌舱内可摆放上下两层隔架,则将 10 根样本均匀摆放在两个器械盒内,分别放置在灭菌舱内上下两层隔架中央(见图 A.4)。

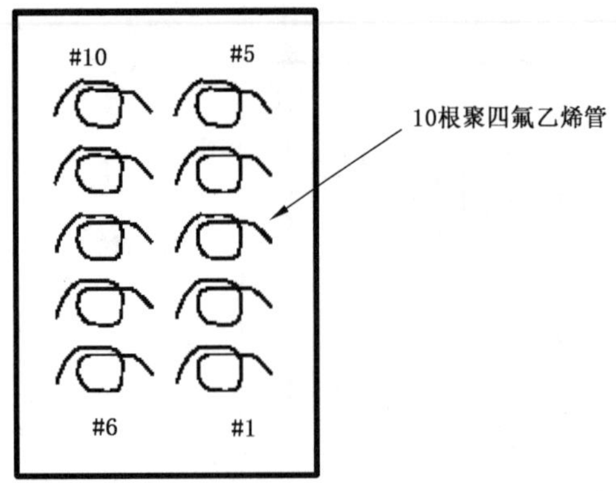

图 A.3

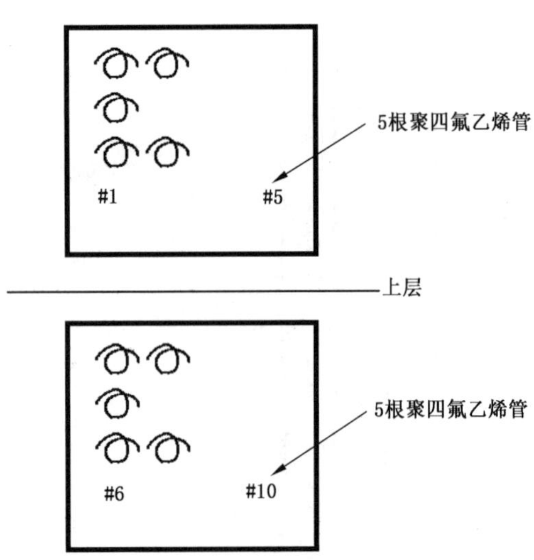

图 A.4

按照《消毒技术规范》(2002 年版)中的灭菌操作步骤进行半周期灭菌，灭菌结束后取出细菌芽孢载体，全部放到 TSB 培养基中，56 ℃培养 48 h，观察培养结果如无细菌生长则继续培养至 7 d，培养结果仍无细菌生长则判定阴性。

A.5 结果计算

嗜热脂肪杆菌芽孢重复以上两种材质的模拟管腔，微生物测试各重复 5 次。

A.6 结果判定

测试结果均无细菌生长，为阴性，则判定无菌合格。

附 录 B
（规范性附录）
过氧化氢气体等离子体低温灭菌的生物监测方法

B.1 嗜热脂肪杆菌芽孢生物指示物

载体应对过氧化氢无吸附作用，每一载体上的菌量应达到 1×10^6 CFU，所用芽孢对过氧化氢气体的抗力应稳定并鉴定合格，所用产品应符合国家相关管理要求的管腔生物监测包或非管腔生物监测包对灭菌器的灭菌质量进行生物监测。

B.2 管腔生物监测包的监测方法

灭菌管腔器械时，使用管腔生物 PCD 或使用等同于管腔生物 PCD 的验证装置进行监测。该装置应该被证明其是与管腔 PCD 具有同等的甚至更强抗力的灭菌挑战装置。应将管腔生物监测包放置于灭菌器内最难灭菌的部位（按照制造商说明书建议，远离过氧化氢注入口，如灭菌舱下层器械搁架的后方）满载进行灭菌。灭菌周期完成后立即将管腔生物 PCD 从灭菌器中取出，56 ℃±2 ℃培养 7 d（或按产品说明书执行），观察培养结果。

B.3 非管腔生物监测包的监测方法

灭菌非管腔器械时，应使用非管腔生物监测包进行监测，应将自含式生物指示物，置于特卫强包装袋内，密封式包装后，放置于灭菌器内最难灭菌的部位（按照制造商说明书建议，远离过氧化氢注入口，如灭菌舱下层器械搁架的后方）。灭菌周期完成后立即将非管腔生物监测包从灭菌器中取出，按自含式生物指示物说明书进行培养，观察培养结果。

B.4 结果判定

阳性对照组培养阳性，阴性对照组培养阴性，实验组培养阴性，判定为灭菌合格。阳性对照组培养阳性，阴性对照组培养阴性，实验组培养阳性，判定为灭菌失败；同时应进一步鉴定实验组阳性的细菌是否为指示菌或是污染所致。

附　录　C
（规范性附录）
检测样品的制备方法

C.1　取器说明书中所列的金属和非金属器械材质为检验材质，每种材质制作成 60 cm^2（100 mm×60 mm）大小样本 3 个。材质应为医用级。

C.2　用中性仪器洗涤液漂洗每个样品，然后用蒸馏水彻底漂清，去除表面污染物和残留清洁剂。

C.3　用无纺棉布揩干每个材料。用洁净过滤空气（或等效物）吹干，除去样品上残留的纤维。

C.4　将干燥清洁的样品放在干净的实验环境中，防止与化学药品和过氧化氢蒸气接触。

C.5　用单层 Tyvek 包装袋分别包裹每一材料样品，防止细菌进入，同时保证过氧化氢的渗入。

C.6　将检验样品平放放入灭菌设备械盒内，不加盖器械盒盖，将器械盒放置在灭菌舱上层中央。

C.7　按照制造商的操作说明将灭菌舱温度设定在最低允许极限，注入最大剂量过氧化氢灭菌剂。

C.8　进行全周期灭菌。

附 录 D
（规范性附录）
材质相容性检测

D.1 方法原理

器械经过多次过氧化氢气体等离子体低温灭菌后，器械表面无腐蚀。测定灭菌后器械材质的相容性，可以判定灭菌过程中过氧化氢对器械的相容性。

D.2 样品制备及操作步骤

D.2.1 参考《消毒技术规范》(2002 年版)中 3.4.2 制备样本。

金属片样本：圆形，直径 24.00 mm，厚 1.00 mm，穿一直径为 2.00 mm 小孔，表面积总值约为 9.80 cm^2（包括上、下、周边表面与小孔侧面）。光洁度为 6。原料如下：

碳钢 （规格见 GB/T 700）

铜 （规格见 GB/T 2059）

铝 （规格见 GB/T 1173）

不锈钢 （规格见 GB/T 1220）

用中性仪器洗涤液漂洗每个样品，然后用蒸馏水彻底漂清，去除表面污染物和残留清洁剂。用无纺棉布揩干每个材料。用洁净过滤空气（或等效物）吹干，除去样品上残留的纤维。样品称重，每片样品待天平回零后称重 3 次，精确至 0.1 mg，取其平均值作为试验前重量（称重时，应戴洁净手套，勿以手直接接触样片）。用单层 Tyvek 包装袋分别包裹每种材质的检验样品，防止细菌进入，同时保证过氧化氢的渗入。

D.2.2 将检验样品平放放入灭菌设备器械盒内，不加器械盒盖，将器械盒放置在灭菌舱上层中央。按照制造商的操作说明将灭菌舱温度设定在最低允许极限，注入最大剂量过氧化氢灭菌剂进行全周期灭菌。

D.2.3 器械无腐蚀验证灭菌的循环次数：不小于 100 次。

D.3 检测

灭菌结束后，将装载样品取出，按照《消毒技术规范》(2002 版)进行金属腐蚀性评价。

D.4 结果判定

参考《消毒技术规范》(2002 年版)中 3.4.3(9)进行结果判定。观察金属的颜色变化，金属表面的腐蚀速率 $R<0.01$，基本无腐蚀。非金属表面的腐蚀结果按制造商的标准进行判定。

ICS 11.080
C 50

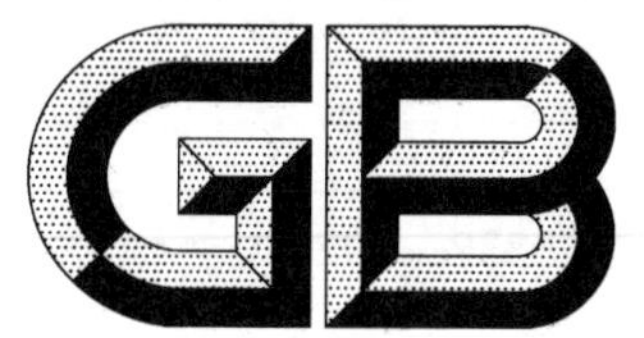

中华人民共和国国家标准

GB 28232—2020
代替 GB 28232—2011

臭氧消毒器卫生要求

Hygienic requirements for ozone disinfector

2020-04-09 发布　　2020-11-01 实施

国家市场监督管理总局
国家标准化管理委员会　发布

前　言

本标准的全部技术内容为强制性。

本标准按照 GB/T 1.1—2009 给出的规则起草。

本标准代替 GB 28232—2011《臭氧发生器安全与卫生标准》，与 GB 28232—2011 相比，主要技术变化如下：

——修改了规范性引用文件；

——删除了“电源装置”“电极”“管(板)式介质”“介质强度”“电晕放电”等术语，增加了“气水混合装置”“监控装置”等的定义；

——删除了不属于产品安全与卫生要求的“规格和分类”和“名称与型号”内容；

——将“原材料要求”从技术要求中分离出来，并独立成章，增加了与臭氧质量有关的原材料要求；

——将“技术要求”中的消毒要求调整到使用方法中，根据产生臭氧的方式分类分别列出基本工作条件、性能要求、副产物、泄露量和残留量等技术要求，并根据消毒对象分别列出消毒效果要求，删除毒理学安全性要求；

——“应用范围”中增加了餐饮具、食品加工管道、医疗器械和医疗用品的消毒；

——增加了餐饮具、食品加工管道、医疗器械和医疗用品的消毒方法；

——根据修改后的技术要求和引用标准的修改内容，相应修改了检验方法，删除了出厂检验和型式检验；

——删除了“标志与包装”；

——将“注意事项”并入“铭牌和使用说明书”。

本标准由中华人民共和国国家卫生健康委员会提出并归口。

本标准起草单位：上海市疾病预防控制中心、中国疾病预防控制中心环境与健康相关产品安全所、中国人民解放军疾病预防控制中心、江苏省疾病预防控制中心、山东省疾病预防控制中心、黑龙江省疾病预防控制中心、浙江省疾病预防控制中心。

本标准主要起草人：朱仁义、李涛、田靓、魏秋华、孙惠惠、徐燕、崔树玉、林玲、胡国庆、王东升、姜天华、徐娟、丁香鹏、吴志敏、高超、张春风。

本标准所代替标准的历次版本发布情况为：

——GB 28232—2011。

臭氧消毒器卫生要求

1 范围

本标准规定了臭氧消毒器的原材料要求、技术要求、应用范围、使用方法、检验方法、运输和贮存、铭牌和使用说明书。

本标准适用于通过介质阻挡放电、紫外线照射和电解方式产生臭氧的臭氧消毒器。

2 规范性引用文件

下列文件对于本文件的应用是必不可少的。凡是注日期的引用文件,仅注日期的版本适用于本文件。凡是不注日期的引用文件,其最新版本(包括所有的修改单)适用于本文件。

GB 5749 生活饮用水卫生标准

GB/T 5750.10 生活饮用水标准检验方法 消毒副产物指标

GB/T 15436 环境空气 氮氧化物的测定 Saltzman 法

GB 17988 食具消毒柜安全和卫生要求

GB/T 18202 室内空气中臭氧卫生标准

GB 18466 医疗机构水污染物排放标准

GB/T 19258 紫外线杀菌灯

GB 28235 紫外线消毒器卫生要求

GB 30689 内镜自动清洗消毒机卫生要求

GB/T 38497 内镜消毒效果评价方法

GBZ 2.1 工作场所有害因素职业接触限值 第1部分:化学有害因素

消毒技术规范(2002年版)[卫生部(卫法监发〔2002〕282号)]

3 术语和定义

下列术语和定义适用于本文件。

3.1

臭氧发生单元 ozone generation unit

组成产生臭氧的最基本部件。

3.2

臭氧发生器 ozone generator

通过介质阻挡放电、紫外线照射或电解方式产生臭氧所必需的装置。

3.3

臭氧消毒器 ozone disinfector

将臭氧发生器产生的臭氧以气体或水为载体用于消毒所必需的全部装置。

3.4

气水混合装置 ozone-water mixing equipment

将臭氧气体和水混合,使臭氧溶于水的装置。

3.5

监控装置 monitoring device

用于监测水中/空气中臭氧浓度并可手动或自动调控臭氧浓度的装置，包括现场监测控制设备、现场数据采集器和数据处理中心。

3.6

臭氧浓度 ozone concentration

臭氧发生器产生的单位体积气体或水中所含臭氧质量。

注：常用单位为毫克每立方米(mg/m^3)或毫克每升(mg/L)。

3.7

臭氧产量 ozone production

臭氧发生器单位时间产生的臭氧质量。

注：常用单位为克每小时(g/h)或千克每小时(kg/h)。

3.8

臭氧电耗 ozone power consumption

臭氧发生器生产单位质量的臭氧所消耗的电能。

注：常用单位为千瓦时每千克(kW·h/kg)。

4 原材料要求

4.1 臭氧发生器

4.1.1 介质阻挡放电式

4.1.1.1 介质和材料

臭氧发生单元介质和电极材料应使用耐臭氧材料，保证在放电条件下和臭氧环境中可长期稳定工作。

4.1.1.2 供气气源

4.1.1.2.1 臭氧发生器的供气气源应符合表1的要求。

表1 供气气源指标

气源种类		供气压力 MPa	常压露点 ℃	氧气体积分数 %
空气		≥0.2	≤−55	21
空气变压吸附(PSA)/加压吸附真空解吸(VPSA)制氧	<1 m^3/h	≥0.1	≤−50	≥90
	≥1 m^3/h	≥0.2	≤−60	≥90
液氧		≥0.25	≤−70	≥99.6

4.1.1.2.2 在臭氧发生器进气端应安装滤膜孔径≤0.1 μm的过滤装置。

4.1.1.3 冷却系统

4.1.1.3.1 以空气为臭氧发生器冷却方式时，冷却空气的相对湿度应≤85%。

4.1.1.3.2 以水为臭氧发生器冷却方式时，直接冷却臭氧发生器的冷却水6.5≤pH≤8.5，氯化物含量≤

250 mg/L,总硬度(以 $CaCO_3$ 计)≤450 mg/L,浑浊度(散射浑浊度单位)≤1 NTU。

4.1.2 紫外线照射式

4.1.2.1 紫外线灯管应采用石英玻璃或紫外线透过率相当的原材料制成。

4.1.2.2 臭氧紫外线杀菌灯的初始臭氧产出率应不低于标示值的 80%,符合 GB/T 19258 的规定。

4.1.3 电解式

4.1.3.1 电解反应槽材料应选用耐臭氧的高分子或金属材料,膜电极材料应选用质子交换膜和贵金属及其合金。

4.1.3.2 产气源应使用电导率≤5 μS/cm 的去离子水。

4.2 臭氧消毒器部件

接触臭氧的部件应使用耐臭氧材料,保证在臭氧环境中可长期稳定工作。

4.3 气水混合装置

4.3.1 应使用低能耗、高溶气效率的气水混合元件,溶气效率应≥50%。

4.3.2 应设置气水分离装置,分离未溶解的气态臭氧,并设置臭氧尾气分解装置,将分离出的臭氧气体分解。

4.4 监控装置

4.4.1 宜对臭氧浓度进行在线监测,将气体或水中臭氧浓度控制在工艺设计要求的范围内。

4.4.2 应对设备工作场所空气中臭氧浓度进行监测,防止臭氧泄漏。有人状态下空气中臭氧浓度超过 GBZ 2.1 规定的限值时,装置应报警并立即关机。

4.4.3 宜具有数据储存、打印功能。

5 技术要求

5.1 介质阻挡放电式臭氧消毒器

5.1.1 基本工作条件

在环境温度 5 ℃~45 ℃,相对湿度≤85%,冷却水进水温度≤35 ℃条件下,臭氧消毒器应能连续使用。

5.1.2 性能要求

5.1.2.1 臭氧消毒器臭氧浓度、产量、电耗应符合表 2 的要求。

表 2 臭氧消毒器臭氧浓度、产量及电耗指标

气源种类	臭氧产量 g/h	臭氧浓度 mg/L	电耗 kW·h/kg
空气	额定值	≥15	≤20
氧气	额定值	≥30	≤10

5.1.2.2 对于大、中型臭氧消毒器,臭氧产量的调节和控制范围应为 10%~100%。

5.1.2.3 臭氧消毒器输出的臭氧浓度应在其标示值±10%范围内。

5.1.2.4 臭氧消毒器运行4 h后,在设计的额定功率及进气流量的工况下,2 h内臭氧浓度与臭氧电耗的变动值不应超过5%。

5.1.2.5 臭氧消毒器平均寿命应≥20 000 h;无故障工作时间累计应≥8 000 h。

5.1.3 副产物

5.1.3.1 以空气为气源,臭氧消毒器产生的氮氧化物(NO_x)浓度不得大于臭氧浓度的2.5%。

5.1.3.2 用于饮用水消毒时水中溴酸盐浓度应≤0.01 mg/L,甲醛浓度应≤0.9 mg/L。

5.1.4 臭氧泄漏量

在有人条件下使用臭氧消毒器,使用臭氧气体消毒时应密闭,周围环境中臭氧泄漏量应≤0.1 mg/m^3。

5.1.5 臭氧残留量

密闭条件下臭氧消毒一个工作周期结束后,密闭室内臭氧气体残留量应≤0.16 mg/m^3。

5.2 紫外线照射式臭氧消毒器

5.2.1 基本工作条件

在环境温度5 ℃～45 ℃,相对湿度≤85%,使用电源电压220 V±22 V,使用电源频率50 Hz±1 Hz条件下,臭氧消毒器应能连续使用。

5.2.2 性能要求

5.2.2.1 臭氧消毒器臭氧气体浓度应≥60 mg/m^3。

5.2.2.2 在开机5 min后,正常工作状态下紫外线灯辐射照度应达到稳定,波动范围不大于均值的5%。

5.2.2.3 新紫外线灯的有效寿命应≥1 000 h。

5.2.3 泄漏量

5.2.3.1 紫外线泄漏量

距消毒器周边30 cm处,紫外线泄漏量应≤5 μW/cm^2。

5.2.3.2 臭氧泄漏量

在有人条件下使用臭氧消毒器,臭氧消毒时应密闭,周围环境中臭氧泄漏量应≤0.1 mg/m^3。

5.2.4 臭氧残留量

密闭条件下臭氧消毒一个工作周期结束后,密闭室内臭氧气体残留量应≤0.16 mg/m^3。

5.3 电解式臭氧消毒器

5.3.1 基本工作条件

同5.2.1。

5.3.2 性能要求

5.3.2.1 臭氧消毒器臭氧浓度应≥100 mg/L,电耗应≤52.5 kW·h/kg。

5.3.2.2 臭氧消毒器输出的臭氧浓度应在其标示值±10%范围内。

5.3.2.3 臭氧消毒器平均寿命应≥20 000 h；无故障工作时间累计应≥4 000 h。

5.3.3 臭氧泄漏量

在有人条件下使用臭氧消毒器，周围环境中臭氧泄漏量应≤0.1 mg/m³。

5.4 消毒效果

5.4.1 空气消毒

臭氧消毒器用于空气消毒时，按照产品使用说明书规定的使用方法，开机作用至产品使用说明书规定的时间，杀灭微生物指标应符合表3的要求。

表3 消毒空气时杀灭微生物指标

试验类型	微生物	指标
实验室试验	白色葡萄球菌(8032)	杀灭率≥99.9%
模拟现场试验		
现场试验	自然菌	消亡率≥90.0%

5.4.2 水消毒

臭氧消毒器用于水消毒时，按照产品使用说明书规定的使用方法，开机作用至产品使用说明书规定的时间，杀灭微生物指标应符合表4的要求。

表4 消毒水时杀灭微生物指标

试验类型	微生物	指标
实验室试验	大肠杆菌(8099)	0 CFU/100 mL
模拟现场试验		
现场试验	用于医疗机构污水消毒的，消毒后水中微生物指标应符合GB 18466的要求；用于生活饮用水消毒的，消毒后水中微生物指标应符合GB 5749的要求；用于其他水质消毒的，消毒后的微生物指标应符合相关标准的规定	

5.4.3 餐饮具和食品加工管道消毒

5.4.3.1 用臭氧食具消毒柜对餐饮具进行消毒的，应符合GB 17988的要求。

5.4.3.2 用臭氧水对餐饮具和食品加工管道进行消毒的，应符合表5的要求。

表5 消毒餐饮具和食品加工管道时杀灭微生物指标

试验类型	微生物	指标(载体法)
实验室试验	大肠杆菌(8099)	杀灭对数值≥3.00
	脊髓灰质炎病毒-Ⅰ型疫苗株[a]	灭活对数值≥4.00
模拟现场试验	大肠杆菌(8099)	杀灭对数值≥3.00
	脊髓灰质炎病毒-Ⅰ型疫苗株[a]	灭活对数值≥4.00
[a] 食品加工管道无需进行试验。		

5.4.4 医疗器械和用品消毒

5.4.4.1 臭氧消毒器用于医疗器械和用品消毒时,按照产品使用说明书规定的使用方法,开机作用至产品使用说明书规定的时间,杀灭微生物指标应符合表6的要求。

表6 消毒医疗器械和用品时杀灭微生物指标

<table>
<tr><th>试验类型</th><th>微生物[a]</th><th colspan="2">指标</th></tr>
<tr><td rowspan="5">实验室试验</td><td rowspan="2">金黄色葡萄球菌(ATCC 6538)
大肠杆菌(8099)
铜绿假单胞菌(ATCC 15442)
枯草杆菌黑色变种芽孢(ATCC 9372)</td><td>悬液法</td><td>杀灭对数值≥5.00</td></tr>
<tr><td>载体法</td><td>杀灭对数值≥3.00</td></tr>
<tr><td rowspan="2">白色念珠菌(ATCC 10231)
龟分枝杆菌脓肿亚种(ATCC 93326)</td><td>悬液法</td><td>杀灭对数值≥4.00</td></tr>
<tr><td>载体法</td><td>杀灭对数值≥3.00</td></tr>
<tr><td>脊髓灰质炎病毒-Ⅰ型疫苗株</td><td>悬液法</td><td>灭活对数值≥4.00</td></tr>
<tr><td>模拟现场试验</td><td>相应的微生物</td><td colspan="2">杀灭对数值≥3.00</td></tr>
<tr><td>现场试验</td><td>自然菌</td><td colspan="2">杀灭对数值≥1.00</td></tr>
<tr><td colspan="4">[a] 用于高水平医疗器械和用品表面消毒的指标微生物为枯草杆菌黑色变种芽孢(ATCC 9372),用于中水平医疗器械和用品表面消毒的指标微生物为龟分枝杆菌(ATCC 93326),用于低水平医疗器械和用品表面消毒的指标微生物为金黄色葡萄球菌(ATCC 6538)。</td></tr>
</table>

5.4.4.2 内镜消毒

用于内镜自动清洗消毒的,应符合GB 30689的要求。

5.4.5 物体表面消毒

臭氧消毒器用于物体消毒时,按照产品使用说明书规定的使用方法,开机作用至产品使用说明书规定的时间,杀灭微生物指标应符合表7的要求。

表7 消毒物体表面时杀灭微生物指标

<table>
<tr><th>试验类型</th><th>微生物</th><th colspan="2">指标</th></tr>
<tr><td rowspan="4">实验室试验</td><td rowspan="2">金黄色葡萄球菌(ATCC 6538)
铜绿假单胞菌(ATCC 15442)</td><td>悬液法</td><td>杀灭对数值≥5.00</td></tr>
<tr><td>载体法</td><td>杀灭对数值≥3.00</td></tr>
<tr><td rowspan="2">白色念珠菌(ATCC 10231)</td><td>悬液法</td><td>杀灭对数值≥4.00</td></tr>
<tr><td>载体法</td><td>杀灭对数值≥3.00</td></tr>
<tr><td>模拟现场试验</td><td>相应的微生物</td><td colspan="2">杀灭对数值≥3.00</td></tr>
<tr><td>现场试验</td><td>自然菌</td><td colspan="2">杀灭对数值≥1.00</td></tr>
</table>

6 应用范围

适用于空气、水、餐饮具、食品加工管道、医疗器械、医疗用品和物体表面的消毒。

7 使用方法

7.1 空气消毒

7.1.1 根据待消毒处理空间的体积大小和产品使用说明书中适用体积要求，选择适用的臭氧空气消毒器机型。

7.1.2 空气消毒应在封闭空间，室内无人的条件下进行，一般臭氧浓度 5 mg/m^3～30 mg/m^3，相对湿度≥70%，作用时间 30 min～120 min。

7.1.3 进行空气消毒时，应关闭门窗，接通电源，指示灯亮，按动开关或遥控器，设定消毒时间，消毒器开始工作。按设定程序经过一个消毒周期，完成消毒处理。

7.2 水消毒

7.2.1 可用于生活饮用水、医疗机构诊疗用水(非注射用水)、污水以及游泳池水、集中空调冷却水和冷凝水等公共场所水的消毒。

7.2.2 根据待消毒处理水种类，按相关标准选择相应规格的臭氧水消毒器机型。按照使用说明书要求安装和操作臭氧水消毒器。

7.2.3 用于生活饮用水消毒时，水出厂前臭氧与水接触时间应≥12 min，消毒后的水中臭氧残留量应≤0.3 mg/L，管网末梢水中臭氧残留量应≥0.02 mg/L。

7.2.4 对医疗机构诊疗用水(非注射用水)消毒，一般臭氧投入量 0.5 mg/L～1.5 mg/L，水中保持剩余臭氧浓度 0.1 mg/L～0.5 mg/L，维持 5 min～10 min。对于水质较差或污染较严重时，臭氧投入量在 3 mg/L～6 mg/L。

7.2.5 用于医院污水处理时一般臭氧投入量 10 mg/L～15 mg/L，污水与臭氧充分接触 12 min～15 min 后排放。

7.2.6 对公共场所水消毒，一般臭氧投入量为 1.0 mg/L～3.0 mg/L，作用时间 1 min～2 min。用于游泳池循环水的处理，臭氧投入量宜为 2 mg/L。

7.3 餐饮具和食品加工管道消毒

7.3.1 根据待消毒的餐饮具、食品加工管道和产品使用说明书，选择适用的臭氧消毒器(机)机型。

7.3.2 使用臭氧消毒柜消毒餐饮具时，将洗净擦干后所需消毒的餐饮具放入柜内，关闭柜门，接通电源，启动消毒键，消毒器开始工作，直至本次消毒过程全部结束，完成消毒处理。消毒时消毒柜内的臭氧浓度一般应≥20 mg/L，相对湿度≥70%，消毒时间应≥30 min。

7.3.3 使用臭氧水消毒餐饮具和食品加工管道时，按照使用说明书要求安装臭氧水消毒器。对餐饮具消毒时，将洗净后所需消毒的餐饮具放入容器内，接通电源，用臭氧水浸泡或持续冲洗消毒至规定的时间；对食品加工管道消毒时，用臭氧水持续冲洗消毒至规定的时间。浸泡消毒时一般水中臭氧浓度应≥10 mg/L，消毒时间应≥15 min；冲洗消毒时一般水中臭氧浓度应≥0.6 mg/L，消毒时间应≥20 min。

7.4 医疗器械和用品消毒

7.4.1 一般医疗器械和用品消毒

7.4.1.1 根据待消毒的医疗器械和用品及产品使用说明书，选择适用的臭氧消毒器(机)机型。

7.4.1.2 使用臭氧气体消毒医疗器械和用品时，将洗净擦干后所需消毒的医疗器械和用品放入柜内，关闭柜门，接通电源，启动消毒键，消毒器开始工作，直至本次消毒过程全部结束。消毒时消毒柜内的臭氧浓度一般应≥60 mg/L，相对湿度≥70%。

7.4.1.3 使用臭氧水消毒医疗器械和用品时，按照使用说明书要求安装臭氧水消毒器。消毒时，将洗净后所需消毒的医疗器械和用品放入容器内，接通电源，用臭氧水浸泡或持续冲洗消毒至规定的时间，完成消毒处理。消毒时一般水中臭氧浓度应≥10 mg/L，消毒时间应≥40 min。

7.4.2 床单元消毒

7.4.2.1 根据待消毒的床单元及其用品和产品使用说明书，选择适用的臭氧床单元消毒器(机)机型。

7.4.2.2 使用时取出床单位消毒器配备的消毒密封袋，将所需消毒的物品装入袋中，封好袋口，把消毒器上的输气管插入密封袋的气嘴中，接通电源，打开电源开关，启动消毒键，消毒器开始工作(消毒前需要先将密封袋抽真空)，直至本次消毒过程全部结束。消毒时一般密封袋内的臭氧浓度≥200 mg/L，相对湿度≥70%，维持时间≥30 min。

7.4.3 内镜消毒

7.4.3.1 根据待消毒的内镜的种类和产品使用说明书，选择适用的臭氧全自动内镜消毒器(机)机型。

7.4.3.2 消毒内镜时，先将使用后的内镜手工清洗干净，再按内镜的自然弯曲状态放入机器槽内，连接好送气、送水管，将洗消槽内盖盖好，并关上洗消槽外盖。接通电源，打开电源开关，根据内镜种类选择消毒程序和时间，启动消毒键，消毒器开始工作，直至本次消毒过程全部结束，完成消毒处理。消毒时，一般要求水中臭氧浓度应≥11 mg/L。

7.5 物体表面消毒

7.5.1 根据待消毒物体表面面积大小和产品使用说明书的要求，选择适用的臭氧物体表面消毒器机型。

7.5.2 用臭氧气体对物体表面消毒时，应关闭门窗，接通电源，指示灯亮，按动开关或遥控器，设定消毒时间，消毒器开始工作。按设定程序经过一个消毒周期，完成消毒处理。消毒时一般臭氧浓度应≥60 mg/m³，相对湿度≥70%，作用时间 60 min～120 min。

7.5.3 用臭氧水对物体表面消毒时，按照使用说明书要求安装臭氧水消毒器。消毒时，接通电源，一般要求水中臭氧浓度≥10 mg/L，作用时间≥60 min。

8 检验方法

8.1 介质阻挡放电式臭氧消毒器

8.1.1 性能要求

8.1.1.1 臭氧消毒器臭氧浓度

按附录 A 规定的方法测定。

8.1.1.2 臭氧消毒器臭氧产量

按附录 B 规定的方法测定。

8.1.1.3 臭氧消毒器电耗

按附录 C 规定的方法测定。

8.1.1.4 调节性能

改变臭氧消毒器进气流量和功率，按照 8.1.1.2 的方法测定臭氧产量，测试臭氧产量的调节范围。

8.1.1.5 变动值

臭氧消毒器运行 4 h 后，在设计的额定功率及进气流量的工况下，2 h 内至少测定 5 次（时间平均分布）臭氧浓度和电耗，测定值中最大值与最小值的差除以平均值，所得结果即为变动值。

8.1.1.6 寿命

8.1.1.6.1 测定条件：试验电源为 50 Hz、220 V 交流电，电源电压和频率的瞬间波动不应超过±2%，环境温度为室温。

8.1.1.6.2 测试方法：将 10 台受试的同型号规格的臭氧消毒器每通电 180 min 后断电一次，每次断电时间不应小于 15 min，分别记录 10 台臭氧消毒器首次工作时的平均浓度（即为初始浓度），然后记录臭氧浓度下降到初始浓度的 70% 的时间 t，分别为 $t_1 \sim t_{10}$，断电时间不计算在寿命时间内。计算见式（1）：

$$t = (t_1 + t_2 + t_3 + t_4 + t_5 + t_6 + t_7 + t_8 + t_9 + t_{10})/10 \qquad \cdots\cdots(1)$$

注：在试验过程中，可更换一次臭氧管（片），其量小于或等于该臭氧消毒器所用的管（片）的总量。

8.1.2 副产物

8.1.2.1 氮氧化物

按 GB/T 15436 规定的方法测定。

8.1.2.2 溴酸盐

按 GB/T 5750.10 规定的方法测定。

8.1.2.3 甲醛

按 GB/T 5750.10 规定的方法测定。

8.1.3 臭氧泄漏量

按 GB/T 18202 规定的方法测定。

8.1.4 臭氧残留量

臭氧消毒器在一个工作周期结束后，按照使用说明书规定打开消毒器柜门，用臭氧浓度测定仪测定消毒器腔体内和周围环境中的臭氧浓度。试验前应先测定原来空气中的臭氧浓度，将试验中测得的最大臭氧浓度减去原来空气中的臭氧浓度，即为臭氧残留量。

8.2 紫外线照射式臭氧消毒器

8.2.1 性能要求

8.2.1.1 臭氧消毒器臭氧浓度

按附录 A 规定的方法测定。

8.2.1.2 紫外线辐射照度及其波动范围

8.2.1.2.1 紫外线辐射照度

按 GB 28235 规定的方法测定。

8.2.1.2.2 紫外线辐射照度波动范围

开机 5 min、10 min、15 min、30 min、60 min、120 min 时，分别测定紫外线杀菌灯辐射照度，计算均值及其波动范围。

8.2.1.2.3 紫外线杀菌灯有效寿命

按 GB 28235 规定的方法测定。

8.2.2 泄漏量

8.2.2.1 紫外线泄漏量

开启臭氧消毒器 5 min 待稳定后，在距离消毒器外表面 30 cm 处，用紫外线辐射照度计检测紫外线辐射照度。

8.2.2.2 臭氧泄漏量

按 GB/T 18202 规定的方法测定。

8.2.3 臭氧残留量

按 8.1.4 的方法测定。

8.3 电解式臭氧消毒器

8.3.1 性能要求

8.3.1.1 臭氧消毒器臭氧浓度

按附录 A 规定的方法测定。

8.3.1.2 臭氧消毒器电耗

按附录 C 规定的方法测定。

8.3.1.3 寿命

按 8.1.1.6 的方法测定。

8.3.2 臭氧泄漏量

按 GB/T 18202 规定的方法测定。

8.4 消毒效果

内镜按 GB/T 38497 规定的方法测定，食具消毒柜按 GB 17988 规定的方法测定，其他实验室、模拟现场和现场试验按《消毒技术规范》(2002 年版)相应方法进行。

9 运输和贮存

9.1 运输

可用一般交通工具运输，运输过程中应有防雨、防震措施。

9.2 贮存

应贮存在无腐蚀物品、干燥、通风的室内。

10 铭牌和使用说明书

10.1 应符合消毒产品标签说明书有关规范和标准的要求。

10.2 注意事项：

——除了用于空气消毒外，产生臭氧水的臭氧消毒器各部件在正常使用条件下不得出现漏气和漏水现象。

——产生臭氧水的臭氧消毒器尾气处理部件严禁将尾气直接排放到机外。

——臭氧为强氧化剂，对多种物品有损坏，浓度越高对物品损坏越严重，可使铜片出现绿色锈斑，橡胶老化、变色、强度降低，以致变脆、断裂，使织物漂白褪色等。

——多种因素可影响臭氧的杀菌作用，包括温度、相对湿度、有机物、pH、水的浑浊度、水的色度等。使用时应加以控制。

——使用臭氧对空气消毒时，应在室内无人条件下进行，根据现场臭氧半衰期长短，确定人员安全进入时间。消毒后至少通风 30 min 后，人员才能进入室内。

附　录　A
（规范性附录）
臭氧浓度测定方法

A.1　碘量法

A.1.1　目的

在实验室内采用化学法准确测定臭氧消毒器所产生臭氧气体或臭氧水所含臭氧的浓度。

A.1.2　试验器材

A.1.2.1　移液管(1 mL、5 mL、10 mL、25 mL)。

A.1.2.2　滴定管(2 mL、5 mL、10 mL、25 mL、50 mL)。

A.1.2.3　碘量瓶(100 mL、250 mL)。

A.1.2.4　容量瓶(50 mL、100 mL、250 mL、500 mL、1 000 mL)。

A.1.2.5　锥形瓶(100 mL、250 mL、500 mL)。

A.1.2.6　天平(0.1 mg)。

A.1.2.7　大气采样器。

A.1.2.8　其他器材。

A.1.3　试剂

A.1.3.1　配制 3 mol/L 硫酸、200 g/L 碘化钾和 5 g/L 淀粉等溶液。

A.1.3.2　配制并标定 0.05 mol/L 硫代硫酸钠滴定液。

A.1.4　试验方法

A.1.4.1　采样：检测臭氧水溶液浓度时，精密吸取样本 100.0 mL～300.0 mL(浓度较低，但不低于 10 mg/L 时，取 400.0 mL)，置于 500 mL 具塞锥形瓶中，加入 200 g/L 碘化钾溶液 20 mL，混匀；再加 3 mol/L 硫酸 5 mL，瓶口加塞，静置 5 min。

注：采样涉及水流量时，水流量按照企业使用说明书设定。

检测臭氧气体浓度时，将采集的样品吸收液(蒸馏水 350 mL 和 200 g/L 碘化钾溶液 20 mL)装于 500 mL 具塞锥形瓶中，从臭氧消毒器排气管处采集臭氧气体 5 L 以上，加 3 mol/L 硫酸 5 mL，瓶口加塞，静置 5 min。

A.1.4.2　滴定：上述两种样品均用 0.05 mol/L 硫代硫酸钠滴定液滴定至溶液呈淡黄色时加 5 g/L 淀粉溶液 1 mL，继续滴定至无色。记录所用硫代硫酸钠滴定液的总量，并将滴定结果用空白试验校正；重复测定 2 次。

A.1.4.3　浓度计算：取 2 次测试平均值计算臭氧浓度。因消耗 1 mol/L 硫代硫酸钠滴定液 1 mL 需 24.00 mg 臭氧，故臭氧浓度可按式(A.1)计算：

$$X=\frac{c\times V_{t}\times 24.00}{V} \tag{A.1}$$

式中：

X ——臭氧含量，单位为毫克每升(mg/L)；

c ——硫代硫酸钠滴定液的浓度，单位为摩尔每升(mol/L)；

V_t ——消耗的硫代硫酸钠滴定液的体积，单位为毫升（mL）；

V ——臭氧水的升数或所采集气体的体积，单位为升（L）；

24.00——消耗 1 mL 浓度为 1 mol/L 的硫代硫酸钠滴定液相当的臭氧量，单位为毫克（mg）。

A.2 仪器法

A.2.1 紫外线吸收法

A.2.1.1 原理

臭氧对波长 λ=254 nm 紫外光吸收系数最大，在此波长下紫外光通过臭氧层会产生衰减，符合朗伯-比尔（Lambert-Beer）定律，见式（A.2）：

$$I = I_{o} - K \times L \times C \qquad \cdots\cdots (A.2)$$

式中：

I ——光束穿透臭氧后的光强度；

I_{o} ——无臭氧存在时入射光强度；

K ——臭氧对光波长的吸收系数；

L ——臭氧样品池光程长度；

C ——臭氧浓度。

根据该公式，在 K、L 值已知条件下，通过检测 I/I_{o} 值即可测出臭氧浓度值。

A.2.1.2 测定

按照应用分为检测空气臭氧和检测水溶臭氧两种。按照仪器使用说明书操作。仪器在使用前应经过国家授权的计量单位鉴定合格后方可使用。

A.2.2 电化学法

A.2.2.1 原理

水中臭氧在电化表面产生电化学还原作用：$O_3 + H_2O + 2e^- \rightarrow O_2 + 2OH^-$

电化回路中电流特性曲线与溶液中分子臭氧的浓度成正比。

电化学检测仪主要用于水溶臭氧浓度在线连续检测控制。

A.2.2.2 操作

可采用广泛使用的“膜电极”溶解臭氧检测仪。仪器在使用前应经过国家授权的计量单位鉴定合格后方可使用。

附　录　B
（规范性附录）
臭氧产量测定方法

B.1　原理

臭氧浓度数值与进入臭氧发生器总气体量数值的乘积即为臭氧产量。

B.2　仪器和技术条件

B.2.1　压力表：1.5 级。
B.2.2　气体转子流量计：工业级。

B.3　仪器的校准

流量计使用时被测气体的温度、压力，与流量计分度标定时有所不同，因此，使用时读数的流量计显示值，不是流经流量计气体的真实反映，按式(B.1)予以修正：

$$Q_N = \sqrt{\frac{P_S \times T_N}{P_N \times T_S}} \times Q_S \quad \cdots\cdots\cdots\cdots\cdots\cdots\cdots\cdots (B.1)$$

式中：
Q_N ——标准状态下，气体实际流量，单位为立方米每小时或升每小时（m^3/h 或 L/h）；
P_S ——测量（试验）状态下，气体的压力，单位为帕（Pa）；
T_N ——仪表标定时的绝对温度，单位为开（K）；
P_N ——仪表标定时的绝对压力（一个标准大气压 $1.013\ 25 \times 10^5$ Pa）；
T_S ——测量（试验）状态下，气体的温度，单位为开（K）；
Q_S ——测量（试验）状态下，气体在仪表中的显示流量，单位为立方米每小时或升每小时（m^3/h 或 L/h）。

B.4　臭氧产量的计算

臭氧产量的计算按式(B.2)计算：

$$D_{O_3} = c \times Q_N \quad \cdots\cdots\cdots\cdots\cdots\cdots\cdots\cdots (B.2)$$

式中：
D_{O_3} ——臭氧产量，单位为克每小时或毫克每小时（g/h 或 mg/h）；
c ——臭氧浓度，单位为毫克每升（mg/L）。

附 录 C
（规范性附录）
臭氧电耗测定方法

C.1 原理

臭氧消毒器实测消耗电功率与单位时间内臭氧产量之比为电耗。

C.2 仪器和技术条件

C.2.1 电压表(伏特表):0.5 级。

C.2.2 电流表(安培表):0.5 级。

C.2.3 功率表(瓦特表):0.5 级。

C.2.4 静电高电压表:1.5 级。

C.2.5 电度表:2.0 级。

C.3 电耗的计算

以功率表(瓦特表)测得数值或电度表单位时间内记录累积数值与单位时间内臭氧产量之比即为电耗,按式(C.1)或式(C.2)计算:

$$P = \frac{W}{D_{O_3}} \qquad \cdots\cdots (C.1)$$

$$P = \frac{A_H}{D_{O_3}} \qquad \cdots\cdots (C.2)$$

式中:

P ——臭氧单位电耗,单位为瓦时每克或千瓦时每千克(W·h/g 或 kW·h/kg);

W ——电功率,单位为瓦或千瓦(W 或 kW);

D_{O_3} ——臭氧产量,单位为克每小时或毫克每小时(g/h 或 mg/h);

A_H ——电度表单位时间内累积效值,单位为千瓦时(kW·h)。

ICS 11.080
C 50

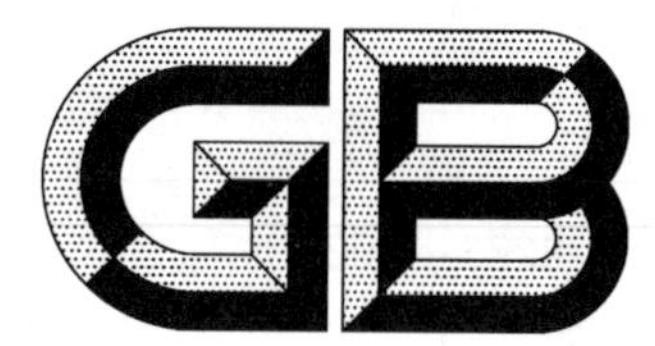

中华人民共和国国家标准

GB 28233—2020
代替 GB 28233—2011

次氯酸钠发生器卫生要求

Hygienic requirements for sodium hypochlorite generator

2020-04-09 发布　　　　2020-11-01 实施

国家市场监督管理总局
国家标准化管理委员会　发布

前　言

本标准的全部技术内容为强制性。

本标准按照 GB/T 1.1—2009 给出的规则起草。

本标准代替 GB 28233—2011《次氯酸钠发生器安全与卫生标准》，与 GB 28233—2011 相比，主要技术变化如下：

——修改了标准的范围(见第 1 章，2011 年版的第 1 章)；

——修改了规范性引用文件(见第 2 章，2011 年版的第 2 章)；

——修改了“次氯酸钠发生器”“次氯酸钠消毒液”和“有效氯”的定义(见第 3 章，2011 年版的第 3 章)；

——删除了不属于产品卫生要求的“名称与型号”和“检验规则”内容(见 2011 年版的第 4 章和第 9 章)；

——修改了“主要元器件要求”，并独立成章(见第 4 章，2011 年版的 5.2 和 5.3)；

——增加了“设备要求”(见 5.1)；

——修改了对盐的技术要求(见 5.2.1，2011 年版的 5.1.1)；

——修改了对次氯酸钠消毒液的技术要求(见 5.3，2011 年版的 5.5、5.6 和 5.7)；

——修改了应用范围的内容(见第 6 章，2011 年版的第 6 章)；

——增加了使用方法“基本工作条件”和“安装调试”的要求(见 7.1 和 7.2)；

——修改了次氯酸钠消毒液使用方法(见 7.4，2011 年版的第 7 章)；

——删除了盐和水的卫生质量检验的要求(见 2011 年版的 8.1 和 8.2)；

——删除了消毒液感官检验的要求(见 2011 年版的 8.4.1)；

——删除了“检验规则”的要求(见 2011 年版的第 9 章)；

——修改了包装的要求(见 9.3，2011 年版的 10.2)；

——删除了有效期的要求(见 2011 年版的 11.2.2)；

——修改了“注意事项”的要求(见 10.2.2，2011 年版的第 13 章)。

本标准由中华人民共和国国家卫生健康委员会提出并归口。

本标准起草单位：北京市疾病预防控制中心、江苏省卫生监督所、武汉市疾病预防控制中心。

本标准主要起草人：佟颖、于礼、安伟、顾健、梁建生、邓小虹、慈九正、包卫华、王劲、李长青、张大钰、袁建忠、宋布杰、郭鹏、孙海峰。

本标准所代替标准的历次版本发布情况为：

——GB 28233—2011。

次氯酸钠发生器卫生要求

1 范围

本标准规定了次氯酸钠发生器的主要元器件要求、技术要求、应用范围、使用方法、检验方法、运输、贮存和包装以及标识、铭牌和使用说明书。

本标准适用于产生次氯酸钠消毒液的次氯酸钠发生器。

2 规范性引用文件

下列文件对于本文件的应用是必不可少的。凡是注日期的引用文件，仅注日期的版本适用于本文件。凡是不注日期的引用文件，其最新版本(包括所有的修改单)适用于本文件。

GB/T 191 包装储运图示标志

GB 2721 食品安全国家标准 食用盐

GB/T 5462 工业盐

GB 5749 生活饮用水卫生标准

GB/T 5750.6 生活饮用水标准检验方法 金属指标

GB 14930.2 食品安全国家标准 消毒剂

GB 18466 医疗机构水污染物排放标准

GB/T 20621 化学法复合二氧化氯发生器

GB 37488 公共场所卫生指标及限值要求

消毒技术规范(2002年版)[卫生部(卫法监发〔2002〕282号)]

生活饮用水消毒剂和消毒设备卫生安全评价规范(试行)[卫生部(卫监督发〔2005〕336号)]

3 术语和定义

下列术语和定义适用于本文件。

3.1

次氯酸钠发生器 sodium hypochlorite generator

采用食盐或工业盐溶液电解法产生次氯酸钠消毒液的装置。

3.2

次氯酸钠消毒液 sodium hypochlorite disinfectant

由次氯酸钠发生器直接产生的、不含任何添加物质的以次氯酸钠为主要成分的消毒液。

3.3

有效氯 available chlorine

与含氯消毒剂氧化能力相当的氯量，是衡量含氯消毒剂氧化能力的标志。

4 主要元器件要求

4.1 电极要求

应采用钛、铂、钌、铱等金属及其涂层的电极制备次氯酸钠消毒液，不应采用石墨电极和二氧化铅电极。

4.2 显示系统

仪表、开关、指示灯、标牌等应安装牢固，可靠安全。显示屏上应显示电压、电流、功率、流量等参数。

5 技术要求

5.1 设备要求

5.1.1 应包括自动溶盐、整流电源、电解、防垢、控制、存储及投加和氢气排除系统等部分结构。

5.1.2 若有挡位，应设定各挡位流量、有效氯的额定值。

5.2 原料要求

5.2.1 盐

应使用未加碘盐。专用于污水处理的，应符合 GB/T 5462 的规定。其他用途的应符合 GB 2721 的规定。

5.2.2 水

采用生活饮用水。

5.3 次氯酸钠消毒液的要求

5.3.1 理化指标

应符合表 1 的要求。

表 1 次氯酸钠消毒液的理化指标要求

指标	要求
有效氯含量范围	额定值均值±15%
pH(原液)	8～10
流量	额定值±5%

5.3.2 重金属指标

用于生活饮用水消毒时，消毒过程中带入的铅、铜、镉等含量不应超过 GB 5749 的限值要求。

5.3.3 微生物的杀灭指标

应符合表 2 要求。

表 2 对微生物的杀灭效果

有效氯含量 mg/L	作用时间 min	杀灭微生物指标	杀灭对数值 悬液法
100	10	对大肠杆菌(8099)、金黄色葡萄球菌(ATCC 6538)、铜绿假单胞菌(ATCC 15442)的杀灭对数值	≥5
200	10	对白色念珠菌(ATCC 10231)的杀灭对数值	≥4
250	20	对脊髓灰质炎病毒-Ⅰ型疫苗株的杀灭对数值	≥4
500	60	对枯草杆菌黑色变种芽孢(ATCC 9372)的杀灭对数值	≥5
杀菌试验时加入有机干扰物浓度为0.3%。			

5.3.4 安全性

用于生活饮用水消毒的次氯酸钠消毒液卫生质量应符合《生活饮用水消毒剂和消毒设备卫生安全评价规范(试行)》的规定，用于餐(饮)具、水果、蔬菜消毒的次氯酸钠消毒液卫生质量应符合GB 14930.2的规定。

6 应用范围

次氯酸钠消毒液可用于一般环境物体表面、餐(饮)具、瓜果蔬菜、织物、生活饮用水、游泳池水、污水、被血液及分泌物污染物品的消毒。

7 使用方法

7.1 基本工作条件

次氯酸钠发生器在以下环境中正常工作：

——环境温度：5 ℃～40 ℃；

——相对湿度：≤80%。

7.2 安装调试

按照产品说明书进行安装调试，有效氯含量、流量、pH应符合5.3.1的要求。

7.3 次氯酸钠消毒液的制备

7.3.1 用生活饮用水溶解盐。盐水浓度范围为20 g/L～50 g/L。

7.3.2 将充分溶解后的盐溶液按产品说明书规定的方法和容量加入次氯酸钠发生器电解槽内。

7.3.3 接通电源，按使用说明书规定程序进行操作。

7.3.4 次氯酸钠发生器在有效使用寿命期内、正常运转情况下，产生的次氯酸钠消毒液有效氯含量应不低于产品使用说明书规定的额定值。当低于说明书规定额定值的下限时，该次氯酸钠发生器应终止使用并检查维修。

7.4 次氯酸钠消毒液的使用方法

应符合表3要求。

表 3 次氯酸钠消毒液使用方法

<table>
<tr><th>使用范围</th><th>有效氯含量
mg/L</th><th>作用时间
min</th><th>使用方法</th></tr>
<tr><td rowspan="2">一般物体表面</td><td>250</td><td>10～30</td><td>对各类清洁物体表面擦拭、浸泡、冲洗消毒</td></tr>
<tr><td>400～700</td><td>10～30</td><td>对各类非清洁物体表面擦拭、浸泡、冲洗、喷洒消毒。喷洒量以喷湿为度</td></tr>
<tr><td rowspan="4">餐(饮)具</td><td rowspan="2">250</td><td>5</td><td>对去残渣、清洗后器具进行浸泡消毒;消毒后应将残留消毒剂冲净</td></tr>
<tr><td>20～30</td><td>标注对杀灭肠道病毒有效</td></tr>
<tr><td>400</td><td>20</td><td>消毒传染病病人使用后的污染器具时,可以先去残渣、清洗后再进行浸泡消毒,消毒后应将残留消毒剂冲净</td></tr>
<tr><td>500～800</td><td>30</td><td>对去残渣、未清洗的器具进行浸泡消毒;消毒后应将残留消毒剂冲净</td></tr>
<tr><td rowspan="2">瓜果蔬菜</td><td>100</td><td>20</td><td rowspan="2">将瓜果蔬菜先清洗、后消毒;消毒后用生活饮用水将残留消毒剂冲净</td></tr>
<tr><td>200</td><td>10</td></tr>
<tr><td>织物</td><td>250～400</td><td>20</td><td>消毒时将织物全部浸没在消毒液中,消毒后用生活饮用水将残留消毒剂冲净</td></tr>
<tr><td>生活
饮用水</td><td>2～4</td><td>30</td><td>加入消毒液,消毒后水应符合 GB 5749</td></tr>
<tr><td>游泳池水</td><td colspan="3">加入消毒液,消毒后水应符合 GB 37488</td></tr>
<tr><td>医院污水</td><td>接触池出口总余氯 6.5 mg/L～10 mg/L</td><td>≥90</td><td>加入消毒液,消毒后水应符合 GB 18466</td></tr>
<tr><td>血液、黏液等体液污染物品</td><td>5 000～10 000</td><td>≥60</td><td>对传染病病原体污染物品、物体表面覆盖、浸泡消毒</td></tr>
</table>

8 检验方法

8.1 有效氯含量

按照《消毒技术规范》(2002 年版)的规定执行。

8.2 pH 值

按照《消毒技术规范》(2002 年版)的规定执行。

8.3 流量

按 GB/T 20621 的规定执行。

8.4 铅、铜、镉含量检验

按 GB/T 5750.6 的规定执行。

8.5 对微生物杀灭效果

按照《消毒技术规范》(2002 年版)的规定执行。

9 运输、贮存和包装

9.1 运输

运输时应有防晒、防雨淋等措施;装卸应避免倒置;或按订货合同规定储运。

9.2 贮存

产品应贮存在阴凉干燥处和通风良好的清洁室内。

9.3 包装

9.3.1 包装标识应符合消毒产品标签说明书有关规范和标准的要求。

9.3.2 图示标识应符合 GB/T 191 的要求。

10 标识、铭牌和使用说明书

10.1 标识

10.1.1 额定值、有效氯含量及范围。

10.1.2 按照第 6 章、第 7 章的规定,标明产品使用范围及使用方法。

10.1.3 生产环境、使用环境、消毒操作人员安全防护要求。

10.1.4 对意外事故处理方法或建议。

10.1.5 产品存放条件、生产日期。

10.2 铭牌和使用说明书

10.2.1 应符合消毒产品标签说明书有关规范和标准的规定。

10.2.2 注意事项如下:

——应现用现配,使用前测定次氯酸钠消毒液有效氯含量;

——次氯酸钠消毒液对金属有一定的腐蚀性,对织物有一定的漂白性,慎用;

——用于餐(饮)具等消毒后,应将残留消毒剂冲洗干净。

ICS 11.080
C 50

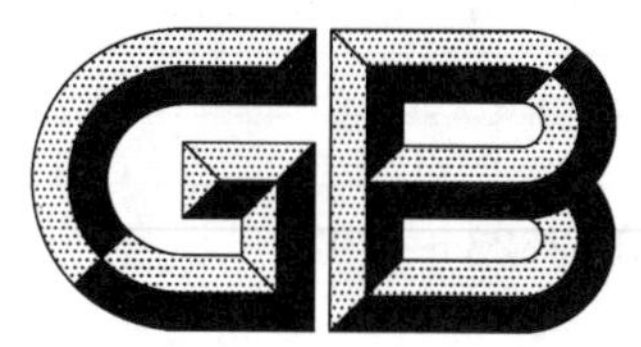

中华人民共和国国家标准

GB 28234—2020
代替 GB 28234—2011

酸性电解水生成器卫生要求

Hygienic requirements for acidic electrolyzed water generator

2020-07-23 发布　　2021-08-01 实施

国家市场监督管理总局
国家标准化管理委员会　发布

前　言

本标准按照GB/T 1.1—2009给出的规则起草。

本标准代替GB 28234—2011《酸性氧化电位水生成器安全与卫生标准》，与GB 28234—2011相比主要技术变化如下：

——修改了适用范围(见第1章，2011年版的第1章)；

——增加了“酸性电解水生成器”“微酸性电解水生成器”“酸性电解水”“微酸性电解水”和“无隔膜式电解槽”的定义(见3.1、3.3、3.4、3.6、3.8)；

——修改了“酸性氧化电位水”的定义(见3.5，2011年版的3.2和5.1.3)；

——删除了“名称与型号”(见2011年版的第4章)；

——删除了“酸性氧化电位水生成器的基本结构图”(见2011年版的5.1.1和图1)；

——删除了“生成器整机的正常使用寿命应≥5年”的要求(见2011年版的5.1.4.1)；

——修改了“酸性氧化电位水生成量”的要求(见4.2.1.6，2011年版的5.3.1.6)；

——增加了“模拟试验和现场试验应符合WS 628和《消毒技术规范》(2002年版)的要求”(见4.2.2.3和4.3.2.3)；

——删除了“酸性氧化电位水生成器电气安全性”的要求(见2011年版的5.1.4.4)；

——增加了“微酸性电解水发生器技术要求、应用范围和使用方法”等内容(见4.3、5.2和第6章)；

——增加了“酸性电解水电解槽、输送管材、贮存容器等主要部件溶出物按《生活饮用水输配水设备及防护材料卫生安全评价规范》(2001年版)的要求进行检测”(见9.1)。

本标准由中华人民共和国国家卫生健康委员会提出并归口。

本标准所代替标准的历次版本发布情况为：

——GB 28234—2011。

酸性电解水生成器卫生要求

1 范围

本标准规定了酸性电解水生成器(以下称生成器)和酸性电解水的技术要求、应用范围、使用方法、运输、贮存和包装、标识及检验方法。

本标准适用于连续发生型酸性氧化电位水生成器和微酸性电解水生成器及其生成的酸性氧化电位水和微酸性电解水。

2 规范性引用文件

下列文件对于本文件的应用是必不可少的。凡是注日期的引用文件,仅注日期的版本适用于本文件。凡是不注日期的引用文件,其最新版本(包括所有的修改单)适用于本文件。

GB/T 191 包装储运图示标志

GB/T 1266 化学试剂 氯化钠

GB 1886.9 食品安全国家标准 食品添加剂 盐酸

GB 5749 生活饮用水卫生标准

GB/T 5750.5 生活饮用水标准检验方法 无机非金属指标

HG/T 2471 电解槽金属阳极涂层

WS 310.2 医院消毒供应中心 第2部分:清洗消毒及灭菌技术操作规范

WS 507 软式内镜清洗消毒技术规范

WS 628 消毒产品卫生安全评价技术要求

生活饮用水输配水设备及防护材料卫生安全评价规范[1)](2001年版)

消毒技术规范[1)](2002年版)

消毒产品标签说明书管理规范[1)](2005年版)

3 术语和定义

下列术语和定义适用于本文件。

3.1

酸性电解水生成器 generator of acidic electrolyzed water

利用电解槽将氯化钠和(或)盐酸水溶液电解,生成以次氯酸为主要杀菌成分的酸性水溶液(pH<6.5)的装置。

注:包括酸性氧化电位水生成器和微酸性电解水生成器。

3.2

酸性氧化电位水生成器 generator of acidic electrolyzed-oxidizing water

利用有隔膜式电解槽将氯化钠水溶液电解,在阳极侧生成具有低浓度有效氯、高氧化还原电位的酸性水溶液的装置。

---

1) 该文件由原中华人民共和国卫生部发布。

3.3

微酸性电解水生成器　generator of slightly acidic electrolyzed water

利用有隔膜或无隔膜式电解槽将盐酸和(或)氯化钠水溶液电解,生成以次氯酸为主要杀菌成分的酸性水溶液(pH 5.0～6.5)的装置。

3.4

酸性电解水　acidic electrolyzed water;AEW

在有隔膜或无隔膜电解槽中,电解氯化钠和(或)盐酸水溶液,生成的以次氯酸为主要杀菌成分的酸性水溶液(pH<6.5)。其中,酸性氧化电位水(强酸性电解水)pH 值为 2.0～3.0,微酸性电解水 pH 值为 5.0～6.5。

3.5

酸性氧化电位水　acidic electrolyzed-oxidizing water;AEOW

将软化水中加入低浓度的氯化钠(溶液浓度小于 0.1%),在有离子隔膜式电解槽中电解后,从阳极一侧生成的具有低浓度有效氯、高氧化还原电位的酸性水溶液。其生成原理是将适量低浓度的氯化钠溶液加入到有离子隔膜式电解槽内,通过电解,在阳极侧氯离子生成氯气,氯气与水反应生成次氯酸和盐酸,与此同时,水在阳极电解,生成氧气和氢离子,使阳极一侧产生 pH 值为 2.0～3.0、氧化还原电位在 1 100 mV 以上、有效氯浓度为 50 mg/L～70 mg/L 的液体。

其反应方程式如下:

阳极:$H_2O \rightarrow 1/2O_2 + 2H^+ + 2e^-$

$2Cl^- \rightarrow Cl_2 + 2e^-$

$Cl_2(aq) + H_2O \rightarrow HCl + HClO$

阴极:$H_2O + e^- \rightarrow 1/2H_2 + OH^-$

3.6

微酸性电解水　slightly acidic electrolyzed water;SAEW

将软化水中加入低浓度盐酸和(或)氯化钠,在有隔膜或无隔膜电解槽中电解后,生成的以次氯酸为主要杀菌成分的酸性水溶液(pH 5.0～6.5)。微酸性电解水生成原理是将适量低浓度的稀盐酸和(或)氯化钠水溶液加入到有隔膜或无隔膜式电解槽内,通过电解,在阳极生成氯气和 H^+,H^+ 溶于水使水呈酸性,pH 值为 5.0～6.5,氯气与水反应生成盐酸和次氯酸(HClO),阴极只生成氢气。

其反应方程式如下:

$Cl^- \rightarrow 1/2Cl_2 + e^-$

$Cl_2 + H_2O \rightleftharpoons HClO + H^+ + Cl^-$

$H^+ + e^- \rightarrow 1/2H_2$

3.7

隔膜式电解槽　electrobath with membrane

槽内设有分隔阳极和阴极区的离子隔膜,并有进、出口的封闭式电解槽。

3.8

无隔膜式电解槽　electrobath without membrane

槽内仅设有阴阳电极,并有进、出口的封闭式电解槽。

3.9

有效氯　available chlorine

与含氯消毒剂氧化能力相当的氯量(非指消毒剂所含氯量),是衡量含氯消毒剂氧化能力的标志。

注:以 mg/L 或%计。

3.10

氧化还原电位　oxidation reduction potential;ORP

在电解过程中,氧化物质和还原物质同处于离子状态时,在电极和溶液之间产生电位差时的电极电位。

3.11

生成量　output

生成器在单位时间内制备酸性电解水的量。

注:单位为 mL/min 或 L/h。

3.12

碱性电解水　alkaline electrolyzed-reducing water

在电解生成酸性氧化电位水的同时,从电解槽内阴极一侧生成的负氧化还原电位的碱性水溶液。

3.13

软化水　softened water

自来水经软化处理后,总硬度(以 $CaCO_3$ 计)小于 25 mg/L 的水。

4　技术要求

4.1　主要元器件及性能要求

4.1.1　电解槽

电解槽体、阴阳电极及离子隔膜对电解产物具有耐腐蚀性,且无溶出物。电解槽电极的正常使用寿命应≥3 000 h。

4.1.2　电解用溶液供给设备

由电解用溶液供给装置、贮存装置、混合装置等组成,具有向电解槽内稳定连续供给电解用溶液的功能,电解用溶液可以是氯化钠溶液、稀盐酸溶液或氯化钠和稀盐酸混合溶液。

4.1.3　输送酸性电解水管材

由耐腐蚀、避光且无溶出物的非金属材料组成。

4.1.4　酸性电解水贮存容器

采用耐腐蚀、无溶出物的非金属材料,且应具有避光、密闭、无浸出的功能。

4.2　酸性氧化电位水

4.2.1　性状及理化指标

4.2.1.1　无色透明液体,有轻微氯味。

4.2.1.2　主要有效成分为次氯酸(HClO),有效氯含量为 50 mg/L～70 mg/L。

4.2.1.3　pH 值为 2.0～3.0。

4.2.1.4　氧化还原电位(ORP)≥1 100 mV。

4.2.1.5　残留氯离子<1 000 mg/L。

4.2.1.6　生成量≥1 000 mL/min。

4.2.2 杀灭微生物技术要求

4.2.2.1 酸性氧化电位水对微生物的实验室试验杀灭效果见表1。

表1 酸性氧化电位水对杀灭微生物效果的要求

杀灭对象	对清洗过的物品消毒		对未清洗过的物品消毒	
	作用时间 min	杀灭对数值	作用时间 min	杀灭对数值
金黄色葡萄球菌 ATCC 6538	≤1.0	≥5.00	≤1.0	≥5.00
大肠杆菌 8099	≤1.0	≥5.00	≤1.0	≥5.00
白色念珠菌 ATCC 10231	≤1.0	≥4.00	≤1.0	≥4.00
铜绿假单胞菌 ATCC 15442	≤1.0	≥5.00	≤1.0	≥5.00
枯草杆菌黑色变种 芽孢 ATCC 9372	≤20.0	≥5.00	—	—
脊髓灰质炎病毒 Ⅰ型疫苗株	≤5.0	≥4.00	≤10.0	≥4.00

4.2.2.2 说明书标明对特定微生物有杀灭作用时,应做相应微生物杀灭试验。

4.2.2.3 模拟试验和现场试验应符合 WS 628 和《消毒技术规范》(2002年版)的要求。

4.3 微酸性电解水

4.3.1 性状及理化指标

4.3.1.1 无色透明液体,有轻微氯味。

4.3.1.2 主要有效成分为次氯酸(HClO),有效氯含量为 40 mg/L~80 mg/L。

4.3.1.3 pH 值为 5.0~6.5。

4.3.1.4 氧化还原电位(ORP)≥600 mV。

4.3.1.5 残留氯离子<1 000 mg/L。

4.3.1.6 生成量≥1 000 mL/min。

4.3.2 杀灭微生物技术要求

4.3.2.1 微酸性电解水对微生物的实验室试验杀灭效果见表2。

表 2 微酸性电解水对杀灭微生物效果的要求

杀灭对象	对清洗过的物品消毒		对未清洗过的物品消毒	
	作用时间 min	杀灭对数值	作用时间 min	杀灭对数值
金黄色葡萄球菌 ATCC 6538	≤1.0	≥5.00	≤1.0	≥5.00
大肠杆菌 8099	≤1.0	≥5.00	≤1.0	≥5.00
白色念珠菌 ATCC 10231	≤1.0	≥4.00	≤1.0	≥4.00
铜绿假单胞菌 ATCC 15442	≤1.0	≥5.00	≤1.0	≥5.00
脊髓灰质炎病毒 Ⅰ型疫苗株	≤5.0	≥4.00	—	—

4.3.2.2 说明书标明对特定微生物有杀灭作用时，应做相应微生物杀灭试验。

4.3.2.3 模拟试验和现场试验应符合 WS 628 和《消毒技术规范》(2002 年版)的要求。

4.4 安全性要求

4.4.1 酸性电解水中重金属含量应符合 GB 5749 的要求。

4.4.2 酸性电解水毒理学安全性应符合 WS 628 的要求。

5 应用范围

5.1 酸性氧化电位水

适用于灭菌前手工清洗手术器械、内镜的消毒，卫生手、皮肤和黏膜的消毒，食饮具、食品加工器具及瓜果蔬菜的消毒，一般物体表面和环境表面的消毒，织物类物品的消毒。其他应用范围根据产品使用说明书和产品卫生安全评价报告确定。

5.2 微酸性电解水

适用于卫生手、皮肤和黏膜的消毒，食饮具、食品加工器具及瓜果蔬菜的消毒，一般物体表面和环境表面的消毒，织物类物品的消毒，口腔综合治疗台水路的消毒。其他应用范围根据产品使用说明书和产品卫生安全评价报告确定。

6 使用方法

6.1 医疗器械、内镜和用品的消毒

6.1.1 灭菌前手工清洗手术器械和用品的消毒

按 WS 310.2 手工清洗后，用酸性氧化电位水流动冲洗浸泡消毒 2 min，净水冲洗 30 s，取出烘干或

用无菌布拭干后，再按要求进行灭菌处理。

6.1.2 内镜的消毒

按 WS 507 的要求对内镜进行预处理、测漏、清洗和漂洗后，全部浸没于酸性氧化电位水，并用全管道灌流器将酸性氧化电位水出水口与内镜各孔道连接，使用动力泵将各管道充满消毒液，流动冲洗浸泡消毒 3 min～5 min，再按 WS 507 的要求进行终末漂洗和干燥。

6.1.3 一般诊疗用品的消毒

一般诊疗用品充分洗净后，用酸性氧化电位水流动冲洗浸泡 3 min～5 min。

6.2 卫生手消毒

采用酸性氧化电位水消毒时，先用碱性电解水冲洗 20 s，然后用酸性氧化电位水流动冲洗消毒 1 min，再用碱性电解水或自来水冲洗 10 s。采用微酸性电解水消毒时，流动冲洗消毒 1 min，再用自来水冲洗 10 s。手部污垢较多时，应先清洗干净，再按上述方法进行消毒处理。

6.3 皮肤与黏膜的消毒

用酸性氧化电位水或微酸性电解水冲洗或反复擦洗消毒 3 min～5 min。

6.4 食饮具、食品加工器具的消毒

先用碱性电解水或洗涤剂彻底清洗表面油污垢渍，自来水冲净后，用酸性氧化电位水或微酸性电解水流动冲洗浸泡消毒 10 min。

6.5 瓜果蔬菜的消毒

自来水洗净后，用酸性氧化电位水流动浸泡消毒 3 min～5 min 或微酸性电解水流动浸泡消毒 10 min。

6.6 一般物体表面的消毒

清洗干净后，用酸性氧化电位水流动冲洗浸泡消毒作用 3 min～5 min，或反复擦洗消毒 5 min；或用微酸性电解水流动冲洗浸泡消毒作用 10 min，或反复擦洗消毒 10 min。

6.7 地面等环境表面的消毒

将地面清洁干净后，用酸性氧化电位水消过毒的拖布擦拭地面 1 次～2 次(应朝同一方向擦拭)。

6.8 织物类物品的消毒

清洗干净后，用酸性氧化电位水流动浸泡消毒 3 min～5 min。清洗干净后，用微酸性电解水流动浸泡消毒 10 min。

6.9 口腔综合治疗台水路的消毒

首次消毒用 40 mg/L 微酸性电解水，对管路流动浸泡消毒至水路各出水端水质达到 GB 5749 菌落总数≤100 CFU/mL 要求后，日常持续应用 10 mg/L 微酸性电解水对管路进行卫生处理及漱口。

6.10 其他对象的消毒方法

按照产品说明书执行。

7 运输、贮存和包装

7.1 运输

生成器的运输用一般交通工具或按合同要求运输,并有防雨、防潮、防冲击和剧烈振动措施。

7.2 贮存

包装后生成器应贮存在温度不低于 0 ℃,相对湿度不超过 93%,无腐蚀性物体且通风良好的室内。

7.3 包装

生成器应采用箱式包装,内包装采用塑料薄膜袋封装,小型生成器外包装采用瓦楞纸板箱包装,大型生成器采用木箱包装或按订货合同包装。

8 标识

8.1 标志和标签

生成器产品所使用的标志及标签应符合 GB/T 191 的要求。包装标识应符合《消毒产品标签说明书管理规范》(2005 年版)的有关规定。

8.2 铭牌和使用说明书

符合《消毒产品标签说明书管理规范》(2005 年版)的规定,且标注如下注意事项:

——应将生成器和储水容器放置在干燥、通风良好且没有阳光直射的场所。

——生成器应严格按照说明书操作,并应按说明书的要求定期维护、保养,维修保养时务必拔下电源插头。

——生产用水应符合 GB 5749 的规定,经软化处理后硬度应小于 25 mg/L。

——电解用稀盐酸应符合 GB 1886.9 的要求,氯化钠应符合 GB/T 1266 中化学纯级的要求,且不应含有添加物。

——酸性电解水应现用现制备。贮存时应选用避光、密闭、硬质聚氯乙烯材质制成的容器,室温条件下不超过 3 d。

——每次使用前,应在使用现场酸性电解水出水口处,分别测定 pH 值和有效氯浓度。

——对除不锈钢以外的金属物品有一定的腐蚀作用,应慎用。

——消毒前,消毒对象应彻底清除有机物,然后再进行消毒处理。

——酸性电解水为外用消毒产品,不可直接饮用。

——皮肤敏感人员操作时应戴手套。

——碱性电解水不慎溅入眼内应立即用大量水冲洗。

——不得将酸性电解水和其他药剂混合使用。

——酸性氧化电位水生成器如仅排放酸性氧化电位水,长时间可造成铸铁材质排水管道等的腐蚀,故排放后应再排放少量碱性电解水或自来水。

9 检验方法

9.1 酸性电解水电解槽、输送管材、贮存容器等主要部件溶出物按《生活饮用水输配水设备及防护材料卫生安全评价规范》(2001 年版)的要求进行检测。

9.2　残留氯离子按 GB/T 5750.5 的方法进行检测。

9.3　理化指标按《消毒技术规范》(2002 年版)的要求进行检测。

9.4　杀灭微生物指标的检验方法，见附录 A 和附录 B。

9.5　电解槽电极寿命试验方法，按 HG/T 2471 的强化寿命试验方法进行检测，或参照附录 C 实际运转寿命试验方法进行检测。

附　录　A
（规范性附录）
细菌定量杀灭试验

A.1　试验原理

将规定浓度的细菌悬液以一定比例与酸性电解水混合，作用至规定的时间后加入中和剂，终止酸性电解水的杀菌活性，进行活菌计数，然后与阳性对照组细菌悬液中的菌落数进行比较，以确定其杀菌效果。

A.2　悬液定量杀菌试验

A.2.1　菌悬液的制备

A.2.1.1　按《消毒技术规范》（2002 年版）要求将细菌繁殖体和枯草杆菌黑色变种芽孢制成 2×10^{9} CFU/mL～9×10^{9} CFU/mL 的试验用菌悬液。

A.2.1.2　按《消毒技术规范》（2002 年版）要求将白色念珠菌制成 2×10^{8} CFU/mL～9×10^{8} CFU/mL 的试验用菌悬液。

A.2.2　悬液定量杀菌试验操作程序

A.2.2.1　开启生成器，待产生的酸性电解水中有效成分处于稳定状态时，用 250 mL 磨口锥形瓶接取满瓶后，盖好瓶盖，置 20 ℃±1 ℃ 水浴备用。

A.2.2.2　取消毒试验用无菌大试管，先加入 0.05 mL 试验用菌悬液，再加入 0.05 mL 有机干扰物质，混匀，置 20 ℃±1 ℃ 水浴中 5 min 后，用无菌吸管吸取酸性电解水 9.9 mL 注入其中，迅速混匀并立即计时。

A.2.2.3　待试验菌与消毒剂相互作用至各预定时间，分别吸取 0.5 mL 试验菌与酸性电解水的混合液加于含 4.5 mL 中和剂（0.1%硫代硫酸钠、0.1% 吐温 80 的生理盐水）的试管中，混匀，作用 10 min 后，分别吸取 1.0 mL 样液，按活菌培养计数方法测定存活菌数，每管样液接种 2 个平皿。如平板上生长的菌落数较多时，可进行系列 10 倍稀释后，再进行活菌培养计数。

A.2.2.4　同时用标准硬水代替酸性电解水，进行平行试验，作为阳性对照。

A.2.2.5　所有试验样本均在 37 ℃温箱中培养，对细菌繁殖体培养 48 h 观察最终结果；对细菌芽孢和白色念珠菌需培养 72 h 观察最终结果。

A.2.2.6　试验重复 3 次（包括对照），计算各组的活菌浓度（CFU/mL），并换算为对数值（N）然后按式（A.1）计算杀灭对数值。

A.2.3　杀灭对数值的计算

计算各组的活菌浓度（CFU/mL），并换算为对数值（N），然后按式（A.1）计算杀灭对数值：

$$KL = N_0 - N_x \qquad \cdots\cdots\cdots\cdots(A.1)$$

式中：

KL ——杀灭对数值；

N_0 ——对照组平均活菌浓度的对数值；

N_x ——试验组活菌浓度对数值。

计算杀灭对数值时，取小数点后两位值，可以进行数字修约。但是，如果消毒试验组消毒处理后平均生长菌落数小于 1 CFU，杀灭对数值即大于或等于对照组平均活菌浓度的对数值，KL≥lg(N_0)。

A.2.4 评价规定

取酸性电解水原液与 3 个作用时间，重复试验 3 次。在最短作用时间，以及最短作用时间的 1.5 倍时，对大肠杆菌、金黄色葡萄球菌、铜绿假单胞菌、枯草杆菌黑色变种芽孢，各次试验的杀灭对数值均≥5.00，对白色念珠菌，各次试验的杀灭对数值均≥4.00，判定为消毒合格。

A.2.5 注意事项

A.2.5.1 试验中所使用的中和剂、稀释液和培养基等，各批次均应进行无菌检查，发现有菌生长，则全部试验需换用未污染试剂或培养基重做。

A.2.5.2 进行细菌悬液定量杀菌试验时，对用于清洗物品的消毒或用于冲洗浸泡消毒，有机干扰物质采用 0.3%(3 g/L)牛血清白蛋白，对未清洗的物品或有机物较多的物品的消毒，有机干扰物采用 3%(30 g/L)牛血清白蛋白。

附　录　B
（规范性附录）
脊髓灰质炎病毒灭活试验

B.1　试验原理

将规定感染滴度的脊髓灰质炎病毒悬液以一定比例与酸性电解水混合，作用至规定的时间后加入中和剂，终止酸性电解水的灭活作用，接种细胞，进行残留病毒感染滴度测定，然后与阳性对照组的病毒感染滴度进行比较，以确定其对病毒的灭活效果。

B.2　灭活试验方法

脊髓灰质炎病毒（Ⅰ型疫苗株）悬液的制备按《消毒技术规范》（2002 年版）进行。

B.3　脊髓灰质炎病毒灭活试验操作步骤

B.3.1　取脊髓灰质炎病毒悬液 0.05 mL 加入到无菌试管中，再加入 0.05 mL 有机干扰物，然后加入 4.9 mL 酸性电解水，混匀，于 20 ℃水域中作用至规定时间。

B.3.2　取 0.1 mL 病毒与酸性电解水混合液，加入到含 0.9 mL 中和剂的试管中。振打混合后，取样按《消毒技术规范》（2002 年版）2.1.1.10.4 所示方法检测残留脊髓灰质炎病毒滴度。

B.3.3　阳性对照，用细胞维持液代替酸性电解水。其余步骤与试验组相同。

B.3.4　阴性对照，用不含脊髓灰质炎病毒的完全培养基作为阴性对照，以观察培养基无污染，细胞是否生长良好。

B.3.5　试验重复 3 次。

B.3.6　根据各组的平均病毒感染滴度（$TCID_{50}$），分别计算其对病毒的灭活对数值。

B.4　评价规定

对脊髓灰质炎病毒，在 3 次试验中，阳性对照组病毒对数值为 5～7，灭活对数值≥4.00，判为消毒合格。

B.5　注意事项

B.5.1　对有机干扰物的要求与 A.2.5.2 相同。

B.5.2　在病毒灭活试验中，每次均应设置阳性对照。

B.5.3　脊髓灰质炎病毒灭活试验操作应在生物安全Ⅱ级以上实验室内进行，避免造成操作人员实验室感染和对环境污染。

B.5.4　操作人员应具有基本的病毒学实验工作经验，尽量使用移液器与无菌一次性吸头。

附　录　C
（资料性附录）
生成器电解槽使用寿命检测方法

C.1　试验原理

随机抽取样机，在规定电压、电流、水压、氯化浓度和软化水的条件下，定时测定出水的 pH 值、ORP 值及有效氯含量达到规定要求的累积时间，以考察生成器电解槽的实际使用寿命是否可以达到规定的要求。

C.2　样品数量

在电解槽成品中随机选择 1 台～3 台（总样品数需为选样数量的三倍以上）。

C.3　试验步骤

C.3.1　按照电解槽标称的水压要求，输入混有一定比例的软化水，并按照其电压和电流要求为其通电，每天连续运行 8 h。

C.3.2　每隔 24 h 检测出水 pH 值、ORP 值及有效氯含量三项指标，察看其指标是否符合 4.2 和 4.3 的规定。

C.4　结果判定

C.4.1　连续运转 3 000 h 以后，如果各项指标符合 4.2 和 4.3 所示指标，则表明该电解槽合格。

C.4.2　如果电解槽不能连续运转 3 000 h，或者在运行过程中指标出现大幅度的波动（超过 20%），则视为电解槽不合格。

ICS 11.080
C 50

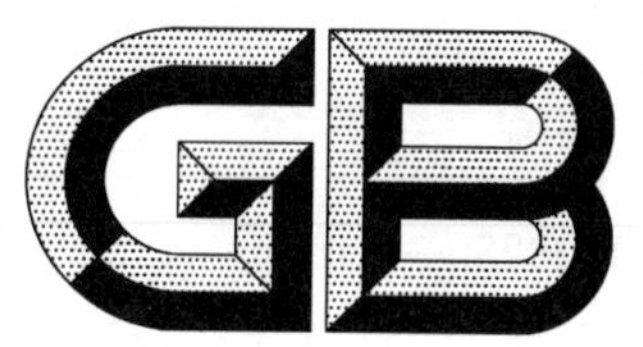

中华人民共和国国家标准

GB 28235—2020
代替 GB 28235—2011

紫外线消毒器卫生要求

Hygienic requirements for ultraviolet appliance of disinfection

2020-04-09 发布

2020-11-01 实施

国家市场监督管理总局
国家标准化管理委员会
发布

前　言

本标准的全部技术内容为强制性。

本标准按照GB/T 1.1—2009给出的规则起草。

本标准代替GB 28235—2011《紫外线空气消毒器安全与卫生标准》，与GB 28235—2011相比，主要技术变化如下：

——修改了范围；

——修改了“紫外线杀菌灯”的定义及其名称，增加了“紫外线消毒”“紫外线消毒器”“上层平射紫外线空气消毒器”“紫外线有效剂量”“紫外线水消毒器”“紫外线物表消毒器”的定义；

——删除了不属于产品安全与卫生要求的“规格与分类”和“名称与型号”内容；

——修改了原材料要求，独立成章，并将与产品有效性和安全性指标密切相关的原材料要求改为强制性条款；

——修改了技术要求内容，删除了电器安全性技术要求；

——修改了应用范围的内容；

——修改了“注意事项”的内容，并与“标签和使用说明书”合并为“铭牌和使用说明书”一章；

——增加了紫外线水消毒器、紫外线物表消毒器的相关要求；

——增加了附录A“紫外线强度的测量方法”、附录B“寿命试验方法”、附录C“空气消毒模拟现场试验”、附录D“空气消毒现场试验”、附录E“水消毒实验室微生物杀灭试验”、附录F“水消毒模拟现场试验和现场试验”、附录G“物体表面消毒实验室微生物杀灭试验”和附录H“物体表面消毒模拟现场试验和现场试验”。

本标准由中华人民共和国国家卫生健康委员会提出并归口。

本标准起草单位：江苏省卫生监督所、武汉市疾病预防控制中心、山东省卫生健康委员会执法监察局、中国疾病预防控制中心环境与健康相关产品安全所。

本标准主要起草人：顾健、梁建生、承叶奇、袁青春、时玉昌、邱杏芬、李炎、王俭、周耀庆、何志明、乔维汉、宋恒志、黄晔晖。

本标准所代替标准的历次版本发布情况为：

——GB 28235—2011。

紫外线消毒器卫生要求

1 范围

本标准规定了紫外线消毒器的原材料要求、技术要求、应用范围、使用方法、检验方法、标志与包装、运输与贮存、铭牌和使用说明书。

本标准适用于以C波段紫外线(波长范围为200 nm～280 nm)为杀菌因子的紫外线消毒器。

2 规范性引用文件

下列文件对于本文件的应用是必不可少的。凡是注日期的引用文件,仅注日期的版本适用于本文件。凡是不注日期的引用文件,其最新版本(包括所有的修改单)适用于本文件。

GB/T 191 包装储运图示标志

GB 5749 生活饮用水卫生标准

GB/T 5750.2 生活饮用水标准检验方法 水样的采集和保存

GB/T 5750.12 生活饮用水标准检验方法 微生物指标

GB/T 10682 双端荧光灯 性能要求

GB/T 14294—2008 组合式空调机组

GB/T 15144 管形荧光灯用交流电子镇流器 性能要求

GB 15982 医院消毒卫生标准

GB/T 17219 生活饮用水输配水设备及防护材料的安全性评价标准

GB/T 17262 单端荧光灯 性能要求

GB 17625.1 电磁兼容 限值 谐波电流发射限值(设备每相输入电流≤16 A)

GB/T 17743 电气照明和类似设备的无线电骚扰特性的限值和测量方法

GB 17988 食具消毒柜安全和卫生要求

GB/T 18202 室内空气中臭氧卫生标准

GB/T 18204.9 游泳池水微生物检验方法 细菌总数测定

GB/T 18204.10 游泳池水微生物检验方法 大肠菌群测定

GB 18466 医疗机构水污染物排放标准

GB/T 19258 紫外线杀菌灯

GB 19510.1 灯的控制装置 第1部分:一般要求和安全要求

GB/T 19837 城镇给排水紫外线消毒设备

GB 37488 公共场所卫生指标及限值要求

GBZ/T 189.8 工作场所物理因素测量 第8部分:噪声

3 术语和定义

下列术语和定义适用于本文件。

3.1

紫外线灯 ultraviolet lamp

直接利用紫外线达到消毒目的的特种电光源。

3.2

紫外线消毒 ultraviolet disinfection

利用病原微生物吸收波长在 200 nm～280 nm 之间的紫外线能量后，其遗传物质发生突变导致细胞不再分裂繁殖，达到杀灭病原微生物目的的消毒方式。

3.3

紫外线消毒器 ultraviolet appliance of disinfection

以紫外线灯为光源，利用灯管辐射的紫外线为杀菌因子，对传播媒介上的病原微生物进行消毒的器械。

3.4

紫外线空气消毒器 ultraviolet appliance for air disinfection

利用紫外线灯、过滤网、风机和镇流器组合成的达到空气消毒目的的一种紫外线消毒器。

注：其过滤网和风机不具有杀菌因子的作用。

3.5

上层平射紫外线空气消毒器 upper flat shot ultraviolet appliance for air disinfection

安装于室内墙壁上端或顶端，离地≥2.1 m，紫外线平行于地面射出，达到空气消毒目的的紫外线空气消毒器。

3.6

紫外线水消毒器 ultraviolet appliance for water disinfection

利用紫外线灯、石英套管、镇流器等密闭在容器中的部件组成，达到水消毒目的的一种紫外线消毒器。

3.7

紫外线物表消毒器 ultraviolet appliance for surface disinfection

利用紫外线灯、电源适配器等部件，达到物体表面消毒目的的一种消毒器械。

3.8

紫外线强度 ultraviolet intensity

单位时间内与紫外线传播方向垂直的单位面积上接收到的紫外线能量。

注：常用单位为微瓦每平方厘米($\mu W/cm^2$)或者瓦每平方米(W/m^2)。

3.9

紫外线有效剂量 ultraviolet effective dose

在一定运行时间内，紫外线消毒器所能实现的微生物杀灭紫外线剂量。

注：也称为紫外线消毒器的生物验证剂量。

3.10

消毒周期 disinfection cycle

紫外线消毒器实施一次消毒操作处理达到消毒要求的全过程。

3.11

消毒时间 disinfection time

紫外线消毒器在本标准规定的工作条件下，进行消毒处理的时间。

3.12

(紫外线灯)有效寿命 effective lifetime of ultraviolet lamp

新紫外线灯的紫外线强度值降低到本标准规定的 70%时的累计点燃时间。

3.13

循环风量　cyclic wind volume

在标准空气状态下每小时通过紫外线空气消毒器内循环的空气体积流量。

注：单位为立方米每小时(m^3/h)。

4　原材料要求

4.1　紫外线空气消毒器

4.1.1　紫外线灯

4.1.1.1　原材料

紫外线灯应采用石英玻璃或紫外线透过率不低于石英玻璃的原材料。

4.1.1.2　紫外线强度

双端和单端紫外线灯的初始紫外线强度分别应不低于表1、表2中规定值的93%，其他紫外线灯强度应符合相关标准要求。

表1　双端紫外线灯的初始紫外线强度规定值

标称功率/W	4	6	8	13	15	18	30	36	60	75	100	150	250	320	400	550	750	1 000
紫外线强度/($\mu W/cm^2$)	9	15	22	35	50	62	100	135	190	250	305	400	650	720	900	1 150	1 300	1 730

表2　单端紫外线灯的初始紫外线强度规定值

标称功率/W	5	7	9	11	18	24	36	55	75	95	150
紫外线强度/($\mu W/cm^2$)	9	16	22	33	51	65	110	150	170	304	400

4.1.1.3　启动性能

4.1.1.3.1　应有良好的启动性能。

4.1.1.3.2　宜采用电子镇流器，并应符合GB/T 15144或GB 19510.1等相关标准要求。

4.1.1.4　其他技术性能

应符合GB/T 19258和其他相关标准的要求。

4.1.2　其他原材料要求

4.1.2.1　过滤网滤材应具有阻挡紫外线泄漏的功能。采用纤维滤材的过滤网，不应有粉尘脱落。

4.1.2.2　紫外线空气消毒器零部件及壳体宜采用阻燃、抗紫外线辐射、耐腐蚀的材料(柜机侧后板采用钣金件的除外)，不宜采用风速调节器。

4.1.2.3　移动式紫外线空气消毒器万向轮宜采用静音万向轮。

4.1.2.4　上层平射紫外线空气消毒器应设置人体感应保护装置。

4.2 紫外线水消毒器

4.2.1 紫外线灯

4.2.1.1 原材料

应符合4.1.1.1的要求。

4.2.1.2 紫外线强度

应符合4.1.1.2的要求。

4.2.1.3 启动性能

应符合4.1.1.3的要求。

4.2.1.4 其他技术性能

应符合GB/T 19258和其他相关标准的要求。

4.2.2 其他原材料要求

4.2.2.1 紫外线水消毒器与水接触的其他材料应符合GB/T 17219的要求，其中石英套管每毫米石英厚度的紫外线透射率应不小于90%。

4.2.2.2 紫外线强度计(若有)应有检定合格证明。

4.3 紫外线物表消毒器

4.3.1 紫外线灯

4.3.1.1 原材料

应符合4.1.1.1的要求。

4.3.1.2 紫外线强度

应符合4.1.1.2的要求。

4.3.1.3 启动性能

应符合4.1.1.3的要求。

4.3.1.4 其他技术性能

应符合GB/T 19258和其他相关标准的要求。

4.3.2 其他原材料要求

4.3.2.1 紫外线物表消毒器宜密闭性能完好，并应安装有制动锁开关的门。

4.3.2.2 紫外线物表消毒器体内胆宜耐热，表面平整、光洁。

4.3.2.3 紫外线物表消毒器体内四角宜为弧形结构，有条件的宜采用反光性能较好的材料。

5 技术要求

5.1 紫外线空气消毒器

5.1.1 基本工作条件

紫外线空气消毒器在以下环境中正常工作：

a) 使用电源电压：220 V±22 V，电源频率：50 Hz±1 Hz；

b) 环境温度：5 ℃～40 ℃；

c) 相对湿度：≤80%。

5.1.2 主要元器件紫外线灯

5.1.2.1 紫外线强度

应符合4.1.1.2的要求。

5.1.2.2 紫外线强度波动范围

在开机5 min后，正常工作状态下紫外线强度变化应达到稳定，波动范围不大于均值的5%。

5.1.2.3 有效寿命

主要元器件紫外线灯的有效寿命应≥1 000 h。

5.1.3 工作噪声

整机运行时应平稳可靠、无振动，噪声限值应≤55 dB(A计权)。

5.1.4 循环风量

整机初始循环风量应不小于适用体积的8倍。

5.1.5 消毒效果

5.1.5.1 模拟现场试验

在实验室温度为20 ℃～25 ℃、相对湿度为50%～70%的条件下，开机作用至产品使用说明书规定的时间(最长消毒时间不应超过2 h)，对空气中污染的白色葡萄球菌(8032)的杀灭率应≥99.9%。

5.1.5.2 现场试验

在现场自然条件下按照产品使用说明书规定的条件，开机作用至产品使用说明书规定的时间(最长消毒时间不应超过2 h)，对空气中自然菌的消亡率应≥90.0%。用于医疗机构环境空气消毒的，消毒后空气中菌落总数还应符合GB 15982的卫生标准值；用于其他场所消毒的，消毒后空气中菌落总数还应符合相关标准的要求。

5.1.6 泄漏量

5.1.6.1 紫外线泄漏量

上层平射紫外线空气消毒器在2.1 m以下安全区域内紫外线泄漏量应≤5 $\mu W/cm^2$。其他紫外线空气消毒器距消毒器周边 30 cm 处，紫外线泄漏量应≤5 μW/cm²。

5.1.6.2 臭氧泄漏量

紫外线空气消毒器工作时，在有人条件下，室内空气环境中的 1 h 平均容许臭氧浓度为0.1 mg/m³。

5.2 紫外线水消毒器

5.2.1 基本工作条件

紫外线水消毒器在以下环境中正常工作：

使用电源电压：220 V±22 V，电源频率：50 Hz±1 Hz；环境温度：5 ℃～40 ℃。

5.2.2 主要元器件紫外线灯

5.2.2.1 紫外线强度

应符合 4.1.1.2 的要求。

5.2.2.2 紫外线强度波动范围

应符合 5.1.2.2 的要求。

5.2.2.3 有效寿命

应符合 5.1.2.3 的要求。

5.2.3 紫外线有效剂量

应符合 GB/T 19837 的规定。

5.2.4 消毒效果

5.2.4.1 实验室微生物杀灭试验

在实验室温度为 20 ℃～25 ℃的条件下，按产品使用说明书规定的消毒最低有效剂量等参数和程序进行消毒处理，应使大肠杆菌(8099)下降至 0 CFU/100 mL。

5.2.4.2 模拟现场试验

在试验现场自然条件下，按产品使用说明书规定的消毒最低有效剂量等参数和程序进行消毒处理，应使大肠杆菌(8099)下降至 0 CFU/100 mL。

5.2.4.3 现场试验

在现场自然条件下，按照产品使用说明书规定的消毒最低有效剂量等参数和程序进行消毒处理。用于医疗机构污水消毒的，消毒后水中粪大肠菌群数应符合 GB 18466 的标准值；用于生活饮用水消毒的，消毒后水中微生物指标应符合 GB 5749 的标准值；用于游泳池水消毒的，消毒后水中微生物指标应符合 GB 37488 的标准值；用于再生水消毒的，消毒后水中微生物指标应符合城市污水再生利用相关标准的标准值;用于其他水质消毒的,消毒后的微生物指标应符合相关标准的规定。

5.3 紫外线物表消毒器

5.3.1 基本工作条件

应符合5.1.1的要求。

5.3.2 主要元器件紫外线灯

5.3.2.1 紫外线强度

应符合4.3.1.2的要求。

5.3.2.2 紫外线强度波动范围

应符合5.1.2.2的要求。

5.3.2.3 有效寿命

应符合5.1.2.3的要求。

5.3.3 工作噪声

应符合5.1.3的要求。

5.3.4 消毒效果

5.3.4.1 实验室微生物杀灭试验

在实验室温度为20 ℃~25 ℃,开机作用至产品使用说明书规定的时间,对指标微生物的杀灭对数值应符合表3的规定。

表3 对指标微生物的杀灭效果

消毒对象	指标微生物	试验方法	杀灭对数值
医疗器械和用品表面消毒	枯草杆菌黑色变种芽孢(ATCC 9372) 龟分枝杆菌脓肿亚种(ATCC 19977 或 CMCC 93326) 金黄色葡萄球菌(ATCC 6538)	载体法	≥3.00
其他物体表面消毒	金黄色葡萄球菌(ATCC 6538) 大肠杆菌(8099)	载体法	≥3.00
注:按使用说明书要求选择相应指标微生物。			

5.3.4.2 模拟现场试验或现场试验

在现场自然条件下,按照产品使用说明书规定的条件进行模拟现场试验或现场试验,开机作用至产品使用说明书规定的时间。经模拟现场试验对被试物体表面上污染的指标微生物的杀灭对数值应≥3.00;经现场试验被试物体表面上自然菌的杀灭对数值应≥1.00。用于医疗机构物体表面消毒的,消毒后物体表面菌落总数还应符合GB 15982的卫生标准值;用于其他物体表面消毒的,消毒后物体表面上菌落总数还应符合相关标准的规定。

5.3.5 泄漏量

5.3.5.1 紫外线泄漏量

距消毒器周边 30 cm 处,紫外线泄漏量应≤5 $\mu W/cm^2$。

5.3.5.2 臭氧泄漏量

应符合 5.1.6.2 的要求。

6 应用范围

6.1 紫外线空气消毒器

适用于医疗卫生机构、病原微生物实验室、有卫生要求的生产车间、公共场所、学校、托幼机构等场所,在有人条件下的室内动态空气消毒,也可在无人条件下使用。

6.2 紫外线水消毒器

适用于各种水体的消毒。

6.3 紫外线物表消毒器

适用于医疗器械和用品、餐(饮)具以及其他物体表面的消毒。

7 使用方法

7.1 紫外线空气消毒器

7.1.1 根据待消毒处理空间的体积大小和产品使用说明书中适用体积要求,选择适用的紫外线空气消毒器机型。

7.1.2 按照使用说明书要求安装紫外线空气消毒器。

7.1.3 进行空气消毒时,应关闭门窗,接通电源,指示灯亮,按动开关或遥控器,设定消毒时间,消毒器开始工作。按设定程序经过一个消毒周期,完成消毒处理。动态空气消毒器运行方式采用自动间断运行。

7.2 紫外线水消毒器

7.2.1 根据待消毒处理水的水质、水量、水温选择相应规格的紫外线水消毒器机型。

7.2.2 按照使用说明书要求安装紫外线水消毒器。

7.2.3 进行水消毒时,应接通电源,指示灯亮,按动开关或遥控器,消毒器开始工作,完成消毒处理。

7.3 紫外线物表消毒器

7.3.1 根据待消毒物体表面积大小和产品使用说明书的要求,选择适用的紫外线物体表面消毒器机型。

7.3.2 进行消毒时,应接通电源,指示灯亮,按动开关或遥控器,设定消毒时间,按照产品使用说明书要求使其被消毒物品的表面均暴露于紫外线照射下。使用紫外线消毒箱时应适量放置被消毒的物品,不应放置过满、过挤,并关闭好设有制动锁开关的门,消毒器开始工作。按设定程序经过一个消毒周期,完成消毒处理。

8 检验方法

8.1 紫外线空气消毒器

8.1.1 主要元器件

8.1.1.1 紫外线强度

按附录 A 的方法测定。

8.1.1.2 紫外线强度波动范围

设 5 个时间检测点，应包括开灯 5 min 和有效消毒时间，分别测定紫外线强度，计算均值及其波动范围。

8.1.1.3 有效寿命

按附录 B 规定的方法测定。

8.1.2 工作噪声

按 GBZ/T 189.8 规定的方法测定。

8.1.3 循环风量

按 GB/T 14294—2008 中 B.2.1 规定的方法测定。

8.1.4 消毒效果

8.1.4.1 模拟现场试验

按附录 C 规定的方法测定。

8.1.4.2 现场试验

按附录 D 规定的方法测定。

8.1.5 泄漏量

8.1.5.1 紫外线泄漏量

开启紫外线消毒器 5 min，待稳定后，按 5.1.6.1 规定距离，用紫外线强度计检测紫外线强度。

8.1.5.2 臭氧泄漏量

按 GB/T 18202 规定的方法测定。

8.2 紫外线水消毒器

8.2.1 主要元器件

8.2.1.1 紫外线强度

按附录 A 的方法测定。

8.2.1.2 紫外线强度波动范围

按8.1.1.2的方法测定。

8.2.1.3 有效寿命

按附录B规定的方法测定。

8.2.2 紫外线有效剂量

按GB/T 19837规定的方法检测。

8.2.3 消毒效果

8.2.3.1 实验室微生物杀灭试验

按附录E规定的方法测定。

8.2.3.2 模拟现场试验或现场试验

按附录F规定的方法测定。

8.2.4 泄露量

8.2.4.1 紫外线泄漏量

按8.1.5.1的方法测定。

8.2.4.2 臭氧泄漏量

按GB/T 18202规定的方法测定。

8.3 紫外线物表消毒器

8.3.1 主要元器件

8.3.1.1 紫外线强度

按附录A的方法测定。

8.3.1.2 紫外线强度波动范围

按8.1.1.2的方法测定。

8.3.1.3 有效寿命

按附录B规定的方法测定。

8.3.2 工作噪声

按GBZ/T 189.8规定的方法测定。

8.3.3 消毒效果

8.3.3.1 实验室微生物杀灭试验

按附录G规定的方法测定。

8.3.3.2 模拟现场试验或现场试验

按附录 H 规定的方法测定。

8.3.4 泄漏量

8.3.4.1 紫外线泄漏量

按 8.1.5.1 的方法测定。

8.3.4.2 臭氧泄漏量

按 GB/T 18202 规定的方法测定。

9 标志与包装

9.1 包装标识应符合消毒产品标签说明书有关规范和标准的要求。
9.2 包装图示标志应符合 GB/T 191 的要求。

10 运输和贮存

10.1 运输

可用一般交通工具运输,运输过程中应有防雨、防震措施。

10.2 贮存

应贮存在无腐蚀物体、干燥、通风的室内。

11 铭牌和使用说明书

11.1 总则

应符合消毒产品标签说明书有关规范和标准的要求。

11.2 注意事项

11.2.1 应按产品使用说明书安装、使用,定期维护、保养,保养及维修时拔下电源插头。

11.2.2 紫外线消毒器视使用时间测定紫外线强度,紫外线灯累积使用时间超过有效寿命时,应及时更换灯管。

11.2.3 紫外线消毒器应由专业人员维修。在紫外线下消毒操作时戴防护镜,必要时穿防护衣,避免直接照射人体皮肤、黏膜和眼睛。

11.2.4 严禁在存有易燃、易爆物质的场所使用。

11.2.5 使用紫外线空气消毒器时,不应堵塞紫外线空气消毒器的进风口、出风口;应根据使用环境清洁情况定期清洁过滤网和紫外线灯表面,保持清洁。动态空气消毒期间不应随意关机。

11.2.6 使用紫外线空气消毒器时,保持待消毒空间内环境清洁、干燥,关闭门窗,避免与室外空气流通;不宜使用风速调节器。

11.2.7 紫外线水消毒器的石英套管或灯管破碎时,应及时切断紫外线水消毒器电源、水源,并由专人维修。

11.2.8 紫外线物表消毒器内不可进水,用湿布清洁时,需切断电源,用风扇吹干或晒干。消毒器工作时,不宜打开门,避免紫外线泄漏对人体造成伤害。如需中途打开需关闭电源。被消毒的器具或物品应清洁,不滴水。不宜用于多孔物体表面的消毒。

附 录 A
（规范性附录）
紫外线强度的测量方法

A.1 紫外线强度计法

A.1.1 测试条件

A.1.1.1 供电电源电压应稳定在 220 V，电源频率应稳定在 50 Hz±0.5 Hz。
A.1.1.2 应使用基准镇流器（无对应基准镇流器的紫外线灯使用自配镇流器），电子镇流器应符合 GB 17625.1、GB/T 17743 和 GB 19510.1 等的规定，电感镇流器应符合 GB/T 10682 和 GB/T 17262 等的规定。
A.1.1.3 测试环境：测试时的环境温度应保持在 20 ℃～25 ℃、相对湿度＜60％。
A.1.1.4 使用由计量部门检定的且在有效期内的紫外线强度计测定。

A.1.2 测量步骤

A.1.2.1 将待测紫外线灯固定于测量架，根据产品标识峰值波长，选择相应波长的紫外线强度计，将紫外线强度计探头放在灯管下方垂直中心 1.0 m 处。
A.1.2.2 调节紫外线强度计探头的位置，使紫外线强度计探头的接受表面距被测灯管表面的距离为 1 000 mm±1 mm。
A.1.2.3 开启紫外线灯 5 min 后，直接读取紫外线强度计强度值（$\mu W/cm^2$）。

A.1.3 操作要求

进行紫外线强度测定前，应先用酒精棉球擦除灯管上的灰尘和油垢。在测试过程中，操作人员应采取有效措施，防止眼睛和人体裸露部位被紫外线灼伤。

A.2 紫外线强度在线测量系统

A.2.1 原理和组成

A.2.1.1 紫外线强度在线测量系统是根据紫外辐射通量投射到标准单位面积的功率和紫外线强度计的接受表面距被测灯管表面的距离成反相关关系的原理，使用多探头在近距离测量紫外线强度，经加权平均计算均值，并换算为紫外线强度计的接受表面距被测灯管表面的距离为 1 000 mm±1 mm 的强度值（$\mu W/cm^2$）。
A.2.1.2 紫外线强度在线测量系统由 4 个紫外线强度探头、实时采集发射装置和接收汇总计算终端组成。

A.2.2 测试条件

A.2.2.1 电源电压和环境条件应符合设备运行条件要求。
A.2.2.2 消毒器具有将紫外线强度探头固定在被测试灯管表面的空间。

A.2.3 测量步骤

A.2.3.1 将紫外线强度探头分别卡在被测紫外线灯上，使接受面垂直面对灯管。H 型和 U 型灯管将

4 只探头分别卡在灯管的 1/4、3/4 处；直管型灯管使用 3 只探头分别卡在 1/4、1/2、3/4 处。

A.2.3.2 开启实时采集发射装置电源后启动消毒器，使消毒器正常工作。

A.2.3.3 开启消毒器 5 min 后，直接在终端读取紫外线强度值（$\mu W/cm^2$）。

A.2.4 操作要求

测量时确保测量探头和实时采集发射装置不影响风机等器件正常工作，紫外线空气消毒器有静电装置时会对紫外线强度值产生影响。

附　录　B
（规范性附录）
寿命试验方法

B.1　目的

以紫外线强度计，测定紫外线消毒器中紫外线灯的强度值最低有效使用时间。

B.2　试验环境

测定应在电源电压 220 V±4.4 V、电源频率 50 Hz±0.25 Hz、温度 20 ℃～25 ℃、相对湿度＜60%，且无对流风的环境中进行。紫外线灯在燃点时，不应受到剧烈的振动和碰撞。

B.3　试验设备和器材

B.3.1　紫外线强度计

紫外线强度计经由计量部门检定，且在有效期内。

B.3.2　镇流器

应符合 A.1.1.2 的要求。

B.4　试验操作程序

B.4.1　从待测新的紫外线消毒器中取出紫外线灯。

B.4.2　根据产品标识峰值波长，选择相应波长的紫外线强度计，将待测新的紫外线灯固定于测定架，调节紫外线强度计探头位置，使其距被测灯管表面中心垂直距离为 1.0 m，开启紫外线灯 5 min（功率≤36 W）稳定后，分别于 5 min、1 h、500 h、1 000 h，用紫外线强度计在灯管下方垂直距离 1.0 m 的中心处测量其强度值（$\mu W/cm^2$）。

B.5　寿命计算方法

单支灯的寿命从新的紫外线灯点燃 5 min 开始计时，按灯的紫外线强度降低到 70 $\mu W/cm^2$（功率≥30 W的灯），或降低到本标准规定的 70%（功率＜30 W 的灯）时的累计点燃时间计算。

B.6　结果判定

紫外线消毒器中各支紫外线灯的累计点燃时间均≥1 000 h，判为寿命合格。

附　录　C
（规范性附录）
空气消毒模拟现场试验

C.1　目的

以人工喷雾细菌气溶胶的方法使受试空气染菌，测定紫外线空气消毒器用于空气消毒的最低有效剂量。

C.2　试验设备和器材

C.2.1　试验菌株：白色葡萄球菌(8032)。
C.2.2　培养基：营养肉汤培养基、营养琼脂培养基。
C.2.3　稀释液：胰蛋白胨生理盐水溶液(TPS)。
C.2.4　消毒试验用气雾室：气雾室宜以不锈钢或铝合金和玻璃等光洁、耐腐蚀和易清洗的材料建造相邻的两个气雾室(容积均为 20 m^3)，一个用于消毒试验，一个用于试验对照。两个气雾室所处环境(包括温度、湿度、光照、密闭性和通风条件等)应一致。应安装温度和湿度调节装置，以及通风机过滤除菌或其他消毒装置和相应管道。此外，还应开设供喷雾染菌、采样等的袖套操作和样本传递等窗口。
C.2.5　喷雾染菌装置：空气压缩机、压力表、气体流量计和气溶胶喷雾器等。喷出细菌气溶胶微粒 90％以上的直径应为 1 μm～10 μm。
C.2.6　空气微生物采样装置：六级筛孔空气撞击式采样器、抽气设备、气体流量计、计时器等。
C.2.7　环境监测器材：温度计、湿度计等。

C.3　试验菌悬液的制备

取白色葡萄球菌第 3 代～第 7 代经 36 ℃±1 ℃培养 18 h～24 h 的新鲜斜面培养物，用 TPS 洗下菌苔，用营养肉汤培养基稀释成所需浓度。

C.4　操作程序

C.4.1　待测紫外线空气消毒器的安装：试验开始前，按待测紫外线空气消毒器的安装说明，将待测紫外线空气消毒器安装在试验气雾室内，连接好电源并确认能够正常工作，然后将门关闭。此后，一切试验操作和仪器设备的操作均在气雾室外通过带有密封袖套的窗口或遥控器进行。直至试验结束，才可将门打开。
C.4.2　试验环境条件设定：开启温、湿度调节装置，同时调节两个气雾室的温度和相对湿度至试验要求的温度(20 ℃～25 ℃)和相对湿度(50％～70％)。
C.4.3　气溶胶喷雾染菌：分别在对照组和试验组气雾室中，按照不同气溶胶喷雾器设定压力、气体流量和喷菌时间喷雾染菌。边喷雾染菌，边用风扇(搅拌器)搅拌。喷雾染菌完毕，继续搅拌 5 min，静止 5 min。
C.4.4　消毒前采样：喷雾染菌完毕静止 5 min 后，同时对对照组和试验组气雾室分别进行消毒前采样，作为对照组试验开始前和试验组消毒处理前的阳性对照(即染菌量)。气雾室内空气中各阳性对照菌数

应达到 5×10^{4} CFU/m^{3}～5×10^{5} CFU/m^{3}（消毒试验最后一个时间对照组阳性对照菌数不得小于 5×10^{4} CFU/m^{3}）。

C.4.5 消毒处理：按待测紫外线空气消毒器的使用说明，开机运行。

C.4.6 消毒后采样：紫外线空气消毒器作用至预定的第一个时间（产品说明书规定时间的0.5倍），即刻对试验组和对照组气雾室同时进行采样；继续作用至第二个预定消毒时间（产品说明书规定的时间），再次对试验组和对照组气雾室同时进行采样。

C.4.7 采样要求：将六级筛孔空气撞击式采样器固定在采样车上，并使之位于气雾室内中央位置距地面1.0 m处，采样流量为28.3 L/min，采样时间依据预测试验确定（一般对照组和试验组消毒处理前采样5 s～10 s，试验组消毒后视其消毒效果，如消毒合格采样5 min～10 min）。

C.4.8 培养与结果观察：采样后，无菌操作取出平板，置36 ℃±1 ℃培养箱培养48 h，进行活菌培养计数。在完成试验组与阳性对照组采样后，将未用的同批培养基与上述两种样本同时进行培养，作为阴性对照。若阴性对照组有菌生长，说明所用培养基有污染，试验无效，更换无菌器材重新进行。

C.4.9 对气雾室消毒处理：全程试验完毕，对气雾室表面和空气中残留的细菌做最终消毒后，打开通风机，过滤除菌排风，排除气雾室内滞留的污染空气。

C.5 数据处理

C.5.1 空气中含菌量计算

空气中含菌量按式（C.1）计算：

$$C=\frac{S}{28.3t}\times1\,000 \qquad \cdots\cdots(\text{C.1})$$

式中：

C ——空气含菌量，单位为菌落形成单位每立方米（CFU/m^{3}）；

S ——六级采样平板上总菌数，单位为菌落形成单位（CFU）；

28.3 ——采样流量，单位为升每分（L/min）；

t ——采样时间，单位为分（min）；

1 000——换算系数。

C.5.2 杀灭率的计算

紫外线空气消毒器对细菌消毒效果以杀灭率 K_{t} 计，数值以%表示，按式（C.2）、式（C.3）计算：

$$N_{t}=\frac{C_{0}-C_{t}}{C_{0}}\times100 \qquad \cdots\cdots(\text{C.2})$$

$$K_{t}=\frac{C'_{0}(1-N_{t})-C'_{t}}{C'_{0}(1-N_{t})}\times100 \qquad \cdots\cdots(\text{C.3})$$

式中：

N_{t} ——空气中细菌的自然衰亡率，%；

C_{0}，C_{t} ——分别为对照组试验开始前和试验过程中不同时间的空气含菌量，单位为菌落形成单位每立方米（CFU/m^{3}）；

K_{t} ——消毒处理对空气中细菌的杀灭率，%；

C'_{0}，C'_{t}——分别为试验组消毒处理前和消毒过程中不同时间的空气含菌量，单位为菌落形成单位每立方米（CFU/m^{3}）。

C.6 重复试验

同一条件试验重复 3 次。

C.7 结果判定

3 次试验结果的杀灭率均≥99.9%,可判为消毒合格。

C.8 注意事项

C.8.1 每次试验均应同时设置试验组与对照组,两组条件尽量保持一致。

C.8.2 记录试验过程中的温度和相对湿度。

C.8.3 所采样本应尽快进行微生物检验。

C.8.4 每次试验完毕,气雾室应充分通风。必要时消毒冲洗,间隔 4 h 后才可做第二次试验。

C.8.5 试验时,气雾室应保持密闭,防止日光直射,并设有空气过滤装置。

C.8.6 气雾室排风过滤装置中的滤材应定期更换,换下的滤材应经灭菌后再做其他处理。

附 录 D
（规范性附录）
空气消毒现场试验

D.1 目的

在适用现场，无人情况下，以自然菌为指示微生物，对消毒场所（如病房、寝室、办公室等可密闭的场所）空气进行消毒或微生物清除处理，验证紫外线空气消毒器实际消毒效果。

D.2 试验设备和器材

D.2.1 培养基：营养琼脂培养基。

D.2.2 空气微生物采样装置：六级筛孔空气撞击式采样器、抽气设备、气体流量计、计时器等。

D.2.3 环境监测器材：温度计、湿度计等。

D.3 操作程序

D.3.1 试验场所选择：根据紫外线空气消毒器的使用要求，选择有代表性的试验场所（如病房、寝室、办公室、救护车辆等可密闭的场所），并且试验场所菌量宜≥1 000 CFU/m^3，在室内无人情况下进行试验。

D.3.2 待测紫外线空气消毒器的安装：试验开始前，按待测消毒器的安装说明，将待测紫外线空气消毒器安装在所选试验场所内，连接好电源并确认能够正常工作。

D.3.3 消毒前采样：所选密闭试验场所空气静止 5 min 后，用六级筛孔空气撞击式采样器进行空气中自然菌采样，作为消毒前样本（阳性对照）。采样时，试验场所≤10 m^2 者设 1 个采样点；试验场所＞10 m^2 者，每增加 10 m^2 增设 1 个采样点，最多设 5 个采样点。1 个采样点采样时，将六级筛孔空气撞击式采样器置试验场所中央 1.0 m 高处；多个采样点采样时，将六级筛孔空气撞击式采样器置于对角线上或梅花式均匀分布，且远离紫外线空气消毒器的出风口，离墙壁距离应＞0.5 m，1.0 m 高度处采样。采样流量为 28.3 L/min，采样时间依据空气含菌量确定，一般不超过 10 min。

D.3.4 消毒处理：按待测紫外线空气消毒器的使用说明，开机运行。

D.3.5 消毒后采样：紫外线空气消毒器作用至预定的时间（产品说明书规定的时间），在消毒前采样点用六级筛孔空气撞击式采样器同 D.3.3 方法进行空气中自然菌采样，作为消毒后的试验样本。

D.3.6 培养与结果观察：采样后，无菌操作取出平板，置 36 ℃±1 ℃培养箱培养 48 h 进行活菌培养计数。同时将未用的同批培养基与上述两组样本同时进行培养，作为阴性对照。若阴性对照组有菌生长，说明所用培养基有污染，试验无效，更换后重新进行。

D.3.7 重复试验：试验重复 3 次。

D.4 数据处理

D.4.1 空气中含菌量计算同 C.5.1。

D.4.2 消亡率的计算

紫外线空气消毒器对空气中自然菌消毒效果以消亡率计，数值以%表示，按式(D.1)计算：

$$X = \frac{C_0 - C_t}{C_0} \times 100 \qquad \cdots\cdots\cdots\cdots (\text{D.1})$$

式中：

X ——消亡率，%；

C_0 ——消毒前空气中平均含菌量，单位为菌落形成单位每立方米（CFU/m^3）；

C_t ——消毒后空气中平均含菌量，单位为菌落形成单位每立方米（CFU/m^3）。

D.5 结果判定

每次试验对自然菌的消亡率均≥90.0%者为合格。

D.6 注意事项

D.6.1 消毒前、后及不同次数间的环境条件应尽量保持一致。

D.6.2 记录试验过程中的温度和相对湿度。

D.6.3 现场房间应防止日光直射。

D.6.4 所采样本应在 4 h 内进行微生物检验。

D.6.5 试验时，应关闭试验场所门窗。

附 录 E
（规范性附录）
水消毒实验室微生物杀灭试验

E.1 目的

检测生活饮用水、医疗机构污水等的紫外线消毒效果，以验证紫外线水消毒器消毒效果能否达到卫生标准。

E.2 试验设备和器材

E.2.1 采样器材：无菌采样瓶。
E.2.2 试验菌株：大肠杆菌(8099)。
E.2.3 培养基：品红亚硫酸钠培养基；
E.2.4 稀释液：生理盐水溶液。
E.2.5 微孔滤膜滤器和滤膜：滤膜孔径为 0.45 μm～0.65 μm，滤膜大小视滤器型号确定，常用的有直径为 35 mm 和 47 mm 两种。
E.2.6 抽滤泵。
E.2.7 温度计。

E.3 试验菌悬液的制备

取第 3 代～第 7 代的 36 ℃±1 ℃培养 18 h～24 h 的新鲜大肠杆菌斜面培养物，用生理盐水洗下菌苔，再用生理盐水稀释成所需浓度，配制成试验用大肠杆菌悬液。

E.4 试验菌污染水样的配制

E.4.1 用于生活饮用水消毒的消毒器：试验菌污染水样用于实验室消毒试验。配制时，将配制好的大肠杆菌悬液加入脱氯的自来水或蒸馏水中，使其含菌量达到 5×10^4 CFU/100 mL～5×10^5 CFU/100 mL。
E.4.2 用于其他水体消毒的消毒器：试验菌污染水样用于实验室消毒试验。配制时，将配制好的大肠杆菌悬液加入脱氯的自来水或蒸馏水中，使其含菌量达到 5×10^5 CFU/100 mL～5×10^6 CFU/100 mL。

E.5 试验菌污染水样活菌的培养计数

E.5.1 将纤维滤膜在蒸馏水中煮沸消毒 3 次，每次 15 min；每次煮沸后应更换蒸馏水洗涤 2 次～3 次，以除去残留溶剂。或直接使用一次性无菌纤维滤膜。
E.5.2 将滤器用压力蒸汽灭菌(121 ℃，20 min)，也可用酒精火焰灭菌。
E.5.3 用无菌镊子夹取无菌的滤膜边缘，将粗糙面向上，贴放在已灭菌滤器的滤床上，稳妥地固定好滤器。取一定量待检水样(稀释或不稀释)注入滤器中，加盖，打开抽滤器开关，在负压 0.05 MPa 下抽滤。
E.5.4 水样滤完后，再抽气约 5 s，关上滤器阀门，取下滤器。用无菌镊子夹取滤膜边缘，移放在品红亚硫酸钠琼脂培养基平板上，滤膜截留细菌面向上。滤膜应与其培养基完全紧贴，当中不得留有气泡，然后将平板倒置，放入 36 ℃±1 ℃恒温培养箱内培养 22 h～24 h。

E.5.5 观察结果和计数：计数滤膜上生长带有金属光泽的黑紫色大肠杆菌菌落，并按式(E.1)计算出染菌水样中含有的大肠杆菌数(CFU/100 mL)：

$$n_e = \frac{n \times D}{V} \times 100 \qquad \cdots\cdots(E.1)$$

式中：

n_e ——大肠杆菌数，单位为菌落形成单位每 100 毫升(CFU/100 mL)；

n ——滤膜上菌落数，单位为菌落形成单位(CFU)；

D ——稀释倍数；

V ——被检水样体积，单位为毫升(mL)。

E.6 试验分组

E.6.1 试验组：按产品使用说明书规定的最低剂量，测定其对大肠杆菌的杀菌效果。

E.6.2 阳性对照组：以未经消毒的试验菌污染水样进行活菌培养计数。

E.6.3 阴性对照组：以试验所用同批次未经使用的培养基和经稀释液过滤后的滤膜贴在培养基上进行培养，观察有无细菌生长。

E.7 杀菌试验操作程序

E.7.1 按 E.4 方法配制试验菌污染水样。

E.7.2 取 2 份试验菌污染水样，按 E.5 方法进行阳性对照组大肠杆菌活菌计数。

E.7.3 按照紫外线水消毒器使用说明书安装、操作，调节至说明书规定的最小有效剂量，然后将加有试验菌的水样通过消毒器，将消毒过的水样分别加于无菌采样瓶中，混匀。分别吸取水样 100 mL、10 mL、1 mL 各 2 份，按 E.5 方法进行大肠杆菌的活菌计数。

E.7.4 阴性对照组按 E.6.3 的方法进行。

E.7.5 重复试验：试验重复 3 次。

E.8 结果判定

E.8.1 用于生活饮用水消毒的消毒器试验时，当阳性对照组含菌量为 5×10^4 CFU/100 mL～5×10^5 CFU/100 mL，阴性对照组均无菌生长时，在 3 次试验中使大肠杆菌均下降至 0 CFU/100 mL 的最低剂量，可判定为实验室试验中生活饮用水消毒最低有效剂量。

E.8.2 用于其他水体消毒的消毒器试验时，当阳性对照组含菌量为 5×10^5 CFU/100 mL～5×10^6 CFU/100 mL，阴性对照组均无菌生长时，在 3 次试验中使大肠杆菌均下降至 0 CFU/100 mL 的最低剂量，可判定为实验室试验中其他水体消毒最低有效剂量。

E.8.3 若阳性对照组和阴性对照组含菌量未达到上述要求，应寻找原因，纠正后重做试验。

E.9 注意事项

E.9.1 应在正式试验前，对储水罐和管路进行消毒处理。

E.9.2 试验前应测定水温并记录。

E.9.3 配制菌悬液时，应严格无菌操作。

E.9.4 菌悬液应尽快使用，尽量缩短室温放置时间，以减少细菌的自然死亡。菌悬液应当天使用，不得过夜。

E.9.5 怀疑有污染时，应以菌落形态、革兰染色与生化试验等方法进行鉴定。

E.9.6 活菌计数因技术操作而引起的菌落数误差率(平板间、稀释度间)不应超过10%。

附 录 F
（规范性附录）
水消毒模拟现场试验和现场试验

F.1 目的

根据产品的使用范围，选用生活饮用水、医疗机构污水等进行模拟现场试验或现场试验，以验证紫外线水消毒器实际消毒效果。

F.2 试验设备和器材

F.2.1 采样器材：无菌采样瓶。
F.2.2 试验菌株：大肠杆菌(8099)(供进行模拟现场试验)。
F.2.3 菌悬液(按 E.3 规定方法制备，供进行模拟现场试验)。
F.2.4 培养基：品红亚硫酸钠培养基。
F.2.5 稀释液：生理盐水。
F.2.6 微孔滤膜滤器和滤膜：滤膜孔径为 0.45 μm～0.65 μm，滤膜大小视滤器型号确定，常用的有直径为 35 mm 和 47 mm 两种。
F.2.7 抽滤泵。
F.2.8 温度计。

F.3 试验水样采集

F.3.1 生活饮用水按 GB/T 5750.2 规定的方法进行采样。
F.3.2 游泳池水按 GB/T 18204.9 规定的方法进行采样。
F.3.3 医院污水按 GB 18466 规定的方法进行采样。
F.3.4 再生水按城市污水再生利用相关标准规定的方法进行采样。

F.4 模拟现场试验操作程序

F.4.1 根据产品使用说明书规定的最低剂量，对供试水样进行消毒模拟现场试验。
F.4.2 试验前，先设一大型水箱(大小根据鉴定的紫外线水消毒器流量和试验时间计算)，在其出水口用管道依次连接水箱出口阀门、排水泵、三通阀门(一端接下面的流量计，另一端接一个回流管，以备需要时可将菌悬液送回水箱)、流量计和所鉴定的消毒器。消毒器的进水口前装一个三通阀门，以备采集对照水样。
F.4.3 试验时，先将供试水样加入水箱中，从对照水样采样口采集 2 份阴性水样，每份 100 mL。再将配制好的大肠杆菌悬液倒入水箱内，充分混匀，生活饮用水消毒的水样中大肠杆菌的最终浓度为 5×10^{4} CFU/100 mL～5×10^{5} CFU/100 mL，其他水体消毒的水样大肠杆菌的最终浓度为 5×10^{5} CFU/100 mL～5×10^{6} CFU/100 mL。打开水箱出口阀门，根据流量计所示，用阀门和水泵控制流出水样的量和压力，并使按规定流量进入消毒器。试验剂量选择按 F.4.1 方法进行。
F.4.4 在对照水样采样口取 2 份供试水样，每份 100 mL，按 E.5 方法进行大肠杆菌的活菌培养计数，作为阳性对照。

F.4.5 将供试水样按E.7.3要求通过紫外线水消毒器进行消毒处理；再将处理后水样2份，每份100 mL，分别加于灭菌的采样瓶中，混匀，作为试验组。

F.4.6 试验组大肠杆菌的活菌培养计数，按E.5方法检测。

F.4.7 将阴性水样抽滤后进行培养，同时将未接种水样的试验用同批培养基和经稀释液过滤后的滤膜贴在培养基上(各2个平板)，均置培养箱中培养，作为阴性对照。

F.4.8 重复试验：试验重复3次。

F.4.9 如阳性对照组含菌量未达到上述要求和阴性对照组有菌生长，应寻找原因，纠正后重做试验。

F.5 现场试验操作程序

F.5.1 根据产品使用说明书的最低有效剂量对天然水样进行现场杀菌试验。

F.5.2 试验前，按F.3的采样方法先取2份试验用水样作为阳性对照。取同批次的培养基作为阴性对照。

F.5.3 将试验水样本按E.7.3要求通过紫外线水消毒器进行消毒处理；再按F.3的方法取处理后水样2份作为试验组。

F.5.4 微生物检测及结果计算：

a) 生活饮用水按GB/T 5750.12规定的方法进行；

b) 游泳池水按GB/T 18204.9和GB/T 18204.10规定的方法进行；

c) 医院污水按GB 18466规定的方法进行；

d) 再生水按城市污水再生利用相关标准规定的方法进行。

F.5.5 重复试验：试验重复3次。

F.5.6 如阳性对照组无大肠菌群和较多细菌总数生长，阴性对照组有菌生长，应寻找原因，纠正后重做试验。

F.6 结果判定

F.6.1 模拟现场试验结果判定：当阳性对照组大肠杆菌的最终浓度为5×10^4 CFU/100mL～5×10^5 CFU/100 mL(其他水体消毒的大肠杆菌最终浓度为5×10^5 CFU/100 mL～5×10^6 CFU/100 mL)，阴性对照组均无菌生长时，在3次试验中使大肠杆菌均下降至0 CFU/100 mL的最低剂量，可判定为模拟现场试验中水体消毒最低有效剂量。

F.6.2 现场试验结果判定：应符合5.2.4.3的要求。

F.7 注意事项

F.7.1 一般情况下，应做现场试验，无法进行现场试验时，做模拟现场试验。

F.7.2 试验前，对紫外线水消毒器，应用无菌水冲洗和通过5 min～10 min，以消除内表面污垢并证明管路通畅。

F.7.3 试验材料、采样口和操作应严格无菌操作，否则可造成较大误差。

F.7.4 模拟现场试验所用多余的菌悬液、水样等，应消毒后方可排放。所用设备与物品应进行彻底消毒后再进行下一次试验。

附　录　G
（规范性附录）
物体表面消毒实验室微生物杀灭试验

G.1　目的

在实验室内测定紫外线消毒器杀灭载体上试验微生物所需最低剂量，以验证其消毒效果是否达到卫生标准。

G.2　试验设备和器材

G.2.1　试验微生物：金黄色葡萄球菌（ATCC 6538）、大肠杆菌（8099）、枯草杆菌黑色变种芽孢（ATCC 9372）、龟分枝杆菌脓肿亚种（ATCC 19977 或 CMCC 93326）和脊髓灰质炎病毒-Ⅰ型疫苗株。

G.2.2　染菌载体：10 mm×10 mm 玻片，12 mm 直径圆形不锈钢片（厚 0.5 mm），必要时根据消毒对象选用其他载体。

G.2.3　培养基：胰蛋白胨大豆琼脂培养基（TSA）。

G.2.4　稀释液：磷酸盐缓冲液（PBS）。

G.2.5　有机干扰物：3.0%或 0.3% 的牛血清白蛋白（用于污染状态消毒时加 3.0%牛血清白蛋白制备菌悬液、用于清洁状态消毒时加 0.3%牛血清白蛋白制备菌悬液）。

G.3　试验菌菌片的制备

G.3.1　消毒试验中使用的菌片是以菌悬液滴加于染菌载体上制成。

G.3.2　所用载体于染菌前应进行脱脂处理。脱脂方法如下：

a)　将载体放在含洗涤剂的水中煮沸 30 min；

b)　以自来水洗净；

c)　用蒸馏水煮沸 10 min；

d)　用蒸馏水漂洗至 pH 呈中性；

e)　晾干或烘干。

G.3.3　载体经干热灭菌后，使用滴染法染菌。

G.3.4　染菌用菌悬液（含芽孢悬液）：取培养好的第 4 代～第 8 代的菌悬液，含菌量约为 10^9 CFU/mL，可使用浊度计调整菌液浓度。然后加入等量 3.0% 或 0.3% 的牛血清白蛋白，含菌量约为 1×10^8 CFU/mL～5×10^8 CFU/mL。

G.3.5　滴染法染菌时，将经灭菌的载体片平铺于无菌平皿内，逐片滴加菌液。菌液滴加量每片为 10 μL。用 10 μL 移液器接灭菌塑料吸头滴染菌液，并用接种环涂匀整个载体表面。滴染菌液后，染菌载体可置 37 ℃温箱内干燥（20 min～30 min），或置室温下自然晾干后再使用。

G.3.6　每个菌片的回收菌数，按活菌培养计数所得结果，应为 1×10^6 CFU/片～5×10^6 CFU/片。

G.4　微生物杀灭试验操作程序

G.4.1　杀菌试验

G.4.1.1　按 G.3 方法制备菌片。

G.4.1.2 紫外线消毒器试验时，菌片每 2 片为一组，不应重叠，并平放于无菌平皿中，若箱内容积过小，可将试验菌直接涂染于所设计消毒的物品表面进行试验，每 2 件为一组。

G.4.1.3 将装有菌片的平皿放于测定架预先确定的照射位置上或对试验菌直接涂染的物品表面进行照射。若为紫外线消毒箱，其箱内应同时将所设计消毒的物品摆放至产品使用说明书中规定的最高装载量，并保证紫外线能照射到被消毒的物品表面。在消毒箱每层的内、外两个点各放一个含菌片的平皿（大型消毒箱按各层对角线在内、中、外各放一个平皿，相邻层对角线交叉摆放），打开平皿盖。

G.4.1.4 关闭紫外线消毒箱门或盖，开启紫外线灯，照射至规定时间。

G.4.1.5 照射后，以无菌操作方式取出样本移入含 5.0 mL PBS 试管内，电动混匀器振荡 20 s 或振敲 80 次，分别取样液 1.0 mL 接种于平皿，倾注 TSA 培养基，置 36 ℃±1 ℃恒温箱培养 48 h(枯草杆菌黑色变种芽孢培养 72 h)进行活菌培养计数。

G.4.1.6 测试中，应同时设立阳性对照组与阴性对照组。

G.4.1.7 阳性对照组，以试验用的同批菌片置室温下，待试验组消毒照射完毕后，立即将该批菌片 2 片分别放入含 5.0 mL PBS 试管中，与试验组样本同法进行活菌培养计数。

G.4.1.8 阴性对照组，以同批次试验用培养基或 PBS 接种培养基培养，观察有无细菌生长。

G.4.1.9 重复试验：试验重复 3 次。

G.4.1.10 每次试验中的阳性对照菌片，检测回收菌量均应为 1×10^{6} CFU/片～5×10^{6} CFU/片，阴性对照组应无菌生长。阳性或阴性对照组结果若不符上述要求，该次试验作废，重新进行。

G.4.2 脊髓灰质炎病毒灭活试验

按 GB 17988 规定的方法进行。

G.5 结果判定

各次试验对试验菌的杀灭对数值均≥3.00，对脊髓灰质炎病毒灭活对数值≥4.00，该照射时间可判为消毒合格所需照射的时间。

G.6 注意事项

G.6.1 用浊度计测定的菌悬液浓度，只用于在滴染菌片时对菌悬液稀释度的估计。作为菌悬液含菌浓度或菌片染菌量的正式报告(如杀菌试验中阳性对照组菌悬液或菌片所含菌量)，应以活菌培养计数的实测结果为准，不应使用根据比浊法判定的估计值。

G.6.2 滴染时，菌液滴加量不宜过多，避免流散。

G.6.3 试验菌在干燥过程中，可引起部分死亡，必要时应提高初始菌悬液浓度。

G.6.4 配制菌悬液和制备菌片时，应严格无菌操作。

G.6.5 制得的菌悬液和菌片，应尽快使用，尽量缩短室温放置时间。

G.6.6 活菌计数因技术操作而引起的菌落数误差率(平板间、稀释度间)不应超过 10%。

G.6.7 对异型(非直管型)、高强度型紫外线灯，或非 30 W 功率等灯的照射距离，应随产品用途和使用方法而定。

附 录 H
（规范性附录）
物体表面消毒模拟现场试验和现场试验

H.1 目的

根据产品的使用范围，选用医疗器械及其他用品等物体表面进行模拟现场试验或现场试验，以验证紫外线物表消毒器实际消毒效果。

H.2 试验设备和器材

H.2.1 试验菌株：金黄色葡萄球菌（ATCC 6538）、枯草杆菌黑色变种芽孢（ ATCC 9372 ）（供进行模拟现场试验）。
H.2.2 染菌载体：对医疗器械表面进行模拟现场试验，以医用止血钳为代表，按 H.3.1 方法和要求进行脱脂处理并人工染菌。
H.2.3 培养基：胰蛋白胨大豆琼脂培养基（TSA）。
H.2.4 稀释液：磷酸盐缓冲液（PBS，0.03 mol/L，pH7.2）。
H.2.5 有机干扰物：3.0％或 0.3％ 的牛血清白蛋白（用于污染状态消毒时加 3.0％牛血清白蛋白制备菌悬液、用于清洁状态消毒时加 0.3％牛血清白蛋白制备菌悬液）。
H.2.6 规格板（供除医疗器械外其他用品表面模拟现场试验及现场试验时使用；用不锈钢材料制备，中央留一个 5.0 cm×5.0 cm 的空格作为采样部位）。

H.3 染菌载体的制备

H.3.1 染菌载体的制备

H.3.1.1 用于医疗器械表面消毒模拟现场试验的染菌载体以医用止血钳为代表。将医用止血钳截断，取其由轴至齿端部分，经下列脱脂处理、压力蒸汽灭菌后，烘干备用：

a） 所用载体于染菌前，应进行脱脂处理。脱脂方法：
  1） 将载体放在含洗涤剂的水中煮沸 30 min；
  2） 以自来水洗净；
  3） 用蒸馏水煮沸 10 min；
  4） 用蒸馏水漂洗至 pH 呈中性；
  5） 晾干或烘干。

b） 载体经压力蒸汽灭菌后，使用滴染法染菌。

H.3.1.2 染菌用芽孢悬液：按照 G.3.4 方法配制。
H.3.1.3 医疗器械表面染菌，用无菌镊子将齿面朝上，并固定在无菌支撑物上。用定量无菌移液器，将 0.02 mL 枯草杆菌黑色变种芽孢悬液滴染于齿部，用无菌 L 型铂金丝涂匀，置 36 ℃±1 ℃恒温箱内干燥（20 min～30 min）备用。

H.3.2 其他用品表面人工染菌方法

人工染菌时，选供试物体表面较平的部位，将规格板于供试物体表面，其中央空格内用无菌棉拭蘸取培养好的第 4 代～第 8 代的金黄色葡萄球菌菌悬液(含菌量约为 1×10^8 CFU/mL～5×10^8 CFU/mL)均匀涂抹供试物体表面区块(各为 25 cm^2)。待自然干燥后进行试验。

H.4 模拟现场试验或现场试验操作程序

H.4.1 杀菌试验作用时间选择

根据产品使用说明书的最低剂量选择 1 个最短作用时间,对染菌样本或供试物体表面进行杀菌试验。

H.4.2 照射位置的确定原则

试验前,先按 G.4.1.3 方法确定染菌样本照射位置。

H.4.3 模拟现场试验操作程序

H.4.3.1 试验时,将 30 个止血钳染菌样本或供试物体表面的 30 个区块(各为 25 cm^2)置于确定照射位置使其表面暴露于紫外线照射下;开启紫外线消毒器,照射至规定时间。若为紫外线消毒箱,应将样本均匀布放于各层,并在其余空间摆放说明书规定消毒物品至满载。

H.4.3.2 照射结束后,以无菌操作方式将止血钳样本移入含 10.0 mL PBS 试管内;对供试物体表面,将无菌棉拭于含 5.0 mL PBS 试管中浸湿,分别对 30 个消毒照射区块进行涂抹采样(每区块横竖往返各 8 次)后,以无菌操作方式将棉拭采样端剪入原 PBS 试管内。电动混匀器混合 20 s 或用力振敲 80 次,分别取样液 1.0 mL,接种于 2 个平皿,倾注 TSA 培养基,置 36 ℃±1 ℃恒温箱培养 48 h(枯草杆菌黑色变种芽孢培养 72 h)进行活菌培养计数,作为试验组。

H.4.3.3 将 3 个未经消毒照射的止血钳染菌样本或 3 个未经消毒照射的染菌供试物体表面区块涂抹采样,与试验组样本同法进行活菌培养计数,作为阳性对照组,其中止血钳菌量为 1×10^6 CFU/样本～5×10^6 CFU/样本、物体表面菌量应为 2.5×10^7 CFU/样本～1.25×10^8 CFU/样本。

H.4.3.4 试验结束后,将用过的同批次 PBS 稀释液 1.0 mL 接种培养基,作为阴性对照组样本。阴性对照组应无菌生长。

H.4.4 现场试验操作程序

H.4.4.1 用于除医疗器械外其他用品表面消毒的可选择现场试验。

H.4.4.2 随机取供试物体表面,用规格板标定 2 块面积各为 25 cm^2 的区块,一块供消毒照射前采样,另一块供消毒照射后采样。

H.4.4.3 消毒照射前,将无菌棉拭于含 5.0 mL PBS 试管中浸湿,对一区块涂抹采样(横竖往返各 8 次)后,以无菌操作方式将棉拭采样端剪入原 PBS 试管内,电动混匀器混合 20 s 或用力振敲 80 次,做适当稀释后,作为阳性对照组样本,检测样本数为 30 份。

H.4.4.4 将供试物体表面全部置于确定照射位置使其表面暴露于紫外线照射下;开启紫外线消毒器,照射至规定时间。消毒照射后,按 H.4.4.3 方法对其表面的另一区块进行采样,作为消毒照射组样本。

H.4.4.5 试验结束后,将用过的同批次 PBS 稀释液 1.0 mL 接种培养基,作为阴性对照组样本。阴性对照组应无菌生长。

H.4.4.6 将阳性对照组、阴性对照组和消毒照射组样本,每份吸取 1.0 mL,以琼脂倾注法接种平皿,每个样本接种 2 个平皿,放 36 ℃±1 ℃恒温箱中培养 48 h,观察最终结果。

H.5 计算杀灭对数值

紫外线消毒器对物体表面微生物杀灭效果以杀灭对数值计，按式(H.1)计算。

$$KL = N_0 - N_x \quad \cdots\cdots\cdots\cdots\cdots\cdots\cdots\cdots\cdots\cdots (H.1)$$

式中：

KL ——消毒处理对物体表面细菌的杀灭对数值；

N_0 与 N_x——阳性对照组与试验组平均菌落数的对数值。

H.6 结果判定

H.6.1 模拟现场试验结果判定

在规定消毒照射时间内，阳性对照组菌数符合要求，阴性对照组无菌生长，所有消毒照射样本的杀灭对数值均≥3.00，可判为消毒合格。

H.6.2 现场试验结果判定

在规定消毒照射时间内，阳性对照组应有较多细菌生长，阴性对照组应无菌生长，消毒照射样本的平均杀灭对数值≥1.00，可判为消毒合格。

H.7 注意事项

H.7.1 试验操作应采取严格的无菌技术。

H.7.2 每次试验均需设阳性对照和阴性对照。

H.7.3 消毒前后采样(阳性对照组和消毒试验组)，不应在同一区块内进行。

H.7.4 棉拭涂抹采样较难标准化，为此应尽量使棉拭的大小及用力的均匀、吸取采样液的量、洗菌时敲打的轻重等先后一致。

H.7.5 样本检测应及时。室温存放不应超过 2 h，否则应置于 4 ℃冰箱内，但不应超过 4 h。

H.7.6 在现场试验中，自然菌的种类较复杂，平板上常出现大面积霉菌生长，导致无法计数菌落。此时，在两个平行的平板中如有一个平板可数清菌落数，即按该平板菌落数计算结果。如两平板均有大面积霉菌生长，应重新进行试验。

ICS 11.080
C 59

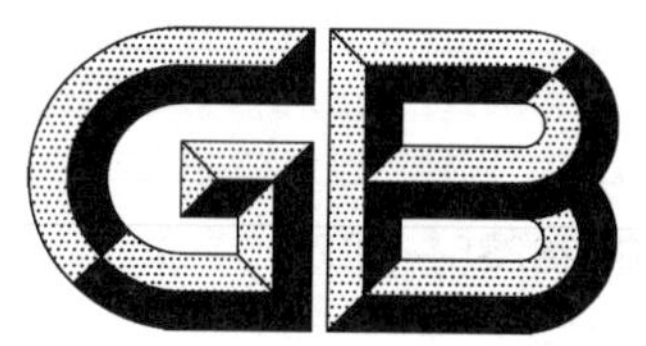

中华人民共和国国家标准

GB 28931—2012

二氧化氯消毒剂发生器安全与卫生标准

Safety and sanitation standard for chlorine dioxide disinfectant generator

2012-11-20 发布

2013-05-01 实施

中华人民共和国卫生部
中国国家标准化管理委员会 发布

前　言

为保证化学法二氧化氯消毒剂发生器的消毒效果和使用安全,依据《中华人民共和国传染病防治法》和卫生部《消毒管理办法》,特制定本标准。

本标准 5.3、5.4、8.6 为强制性条款,其他为推荐性条款。

本标准由中华人民共和国卫生部提出并归口。

本标准由中华人民共和国卫生部负责解释。

本标准负责起草单位:中国疾病预防控制中心环境与健康相关产品安全所、山东省疾病预防控制中心。

本标准参加起草单位:大连雅希科技有限公司、山东山大华特科技股份有限公司、深圳欧泰华环保技术有限公司、青岛金海晟环保设备有限公司、南京华源水处理工业设备有限公司和成都齐力水处理科技有限公司。

本标准主要起草人:李涛、周景洋、张流波、刘善新、章艺、徐光、王竞、王永仪、周铁生、范祥、穆超银。

二氧化氯消毒剂发生器
安全与卫生标准

1 范围

本标准规定了化学法二氧化氯消毒剂发生器(以下简称发生器)的技术要求、应用范围、使用方法、检验方法、标志与包装、运输和贮存、使用说明书和铭牌与注意事项。

本标准适用于以化学反应产生二氧化氯的发生器或消毒机。

2 规范性引用文件

下列文件对于本文件的应用是必不可少的。凡是注日期的引用文件,仅注日期的版本适用于本文件。凡是不注日期的引用文件,其最新版本(包括所有的修改单)适用于本文件。

GB/T 191 包装储运图示标志

GB 317 白砂糖

GB 320 工业用合成盐酸

GB 338 工业用甲醇

GB/T 534 工业硫酸

GB 1616 工业过氧化氢

GB/T 1618 工业氯酸钠

GB 2440 尿素

GB/T 3624 钛及钛合金无缝管

GB 5083 生产设备安全卫生设计 总则

GB 5749 生活饮用水卫生标准

GB/T 8170 数值修约规则与极限数值的表示和判定

GB/T 8269 柠檬酸

GB/T 9969 工业产品使用说明书 总则

GB/T 10002.1 给水用硬聚氯乙烯(PVC-U)管材

GB/T 10002.2 给水用硬聚氯乙烯(PVC-U)管件

GB/T 13384 机电产品包装通用技术条件

GB/T 22789.1 硬质聚氯乙烯板材 分类、尺寸和性能 第1部分:厚度1 mm以上板材

GB 25025 搪玻璃设备技术条件

GB/T 25295 电气设备安全设计导则

GBZ 2.1 工作场所有害因子职业接触限值

HG/T 3250 工业亚氯酸钠

HG 20536 聚四氯乙烯衬里设备

JB/T 2932 水处理设备制造技术条件

生活饮用水消毒剂和消毒设备卫生安全评价规范(试行)2005年版 卫生部

消毒产品标签说明书管理规范 2005年版 卫生部

化学危险物品安全管理条例 化学工业部

3 术语和定义

下列术语和定义适用于本文件。

3.1

二氧化氯消毒剂发生器 chlorine dioxide disinfectant generator

使用反应原料发生化学反应生成主要产物为二氧化氯并用于消毒的设备。

注：当该设备能直接对空气、医疗器械进行消毒时也称二氧化氯消毒机。

3.1.1

纯二氧化氯消毒剂发生器 pure chlorine dioxide disinfectant generator

产物中二氧化氯纯度大于等于95%的二氧化氯消毒剂发生器。

3.1.2

二氧化氯与氯混合消毒剂发生器 mixed disinfectant generator of chlorine and chlorine dioxide

以氯酸钠和盐酸为主要原料经化学反应生成二氧化氯和氯气等混合溶液的发生装置。

3.2

二氧化氯浓度 chlorine dioxide concentration

发生器出口溶液中单位体积所含二氧化氯的质量，单位为mg/L。

3.3

二氧化氯产量 the output of chlorine dioxide

二氧化氯发生器在额定工作状态下，单位时间产生二氧化氯的质量，单位为g/h或kg/h。

3.4

氯的浓度 chlorine concentration

发生器出口溶液中单位体积所含氯的质量，单位为mg/L。

3.5

氯产量 the output of chlorine

二氧化氯与氯混合消毒剂发生器在正常额定工作状态下，单位时间产生氯的质量，单位为g/h或kg/h。

3.6

二氧化氯纯度 the purity of chlorine dioxide

发生器在额定工作状态下，出口溶液中二氧化氯物质的量浓度与所有氯氧化物质的量浓度总和之百分比。计算公式为：

$$\text{纯度}=\frac{\text{二氧化氯物质的量浓度}}{\text{所有氯氧化物质的量浓度总和}}\times 100\%$$

注：所有氯氧化物质的量浓度总和是指：ClO_2、Cl_2、ClO_2^-、ClO_3^- 物质的量浓度之和。

3.7

二氧化氯收率 conversion rate of chlorine dioxide

一定时间内经测定的二氧化氯产量与按主反应方程式计算的理论值的百分比。

3.8

中水 graywater

城市污水经处理后达到有关水质标准，可在一定范围内重复使用的非饮用水。其水质介于自来水（上水）与排入管道内污水（下水）之间。

4 名称与型号

4.1 名称

二氧化氯发生器名称应符合《消毒产品标签说明书管理规范(2005 年版)》的规定。

4.2 型号

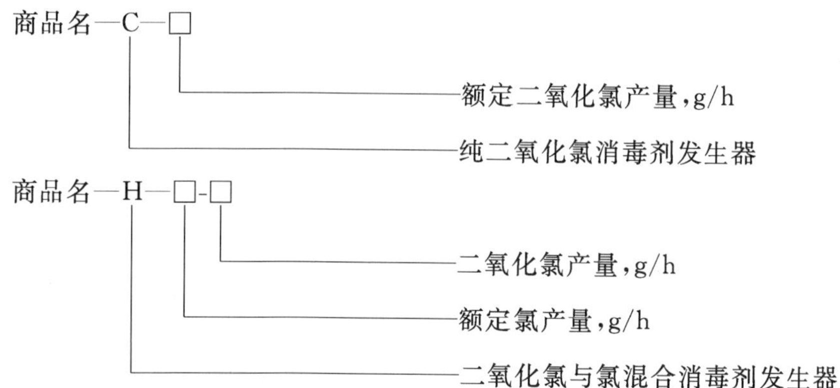

示例 1:商品名—C—100

指额定二氧化氯产量为 100 g/h 的纯二氧化氯消毒剂发生器。

示例 2:商品名—H—100-90

指额定氯产量为 100 g/h,二氧化氯产量为 90 g/h 的二氧化氯与氯混合消毒剂发生器。

5 技术要求

5.1 发生器结构

发生器应包含:原料供给系统、反应系统、吸收系统、测量控制系统和安全系统。

5.2 原料要求

根据反应原理,最终产物的纯度和用途应选用相应规格和纯度的化学原料。所用原料应符合 GB/T 534、GB 338、GB/T 1618、GB 1616、HG/T 3250、GB 320、GB/T 8269、GB 2440、GB 317 或相应的国家标准和卫生安全要求。

5.3 安全性要求

5.3.1 发生器的设计应符合 GB 5083 的要求,其电气设计应符合 GB/T 25295 的要求。

5.3.2 发生器采用的材料应符合 GB/T 10002.1、GB/T 10002.2、GB/T 22789.1、GB/T 3624、HG 20536 和 GB 25025 的要求。

5.3.3 发生器的制造应符合 JB/T 2932 的要求。

5.3.4 发生器应具有安全措施和自动保护功能,故障时应报警停机。

5.3.5 原料输送应采用精确计量装置,当计量装置异常时应报警停机;在正常工况下,连续无故障使用寿命不低于 8 000 h。

5.3.6 发生器的外观不应出现划痕、皱纹、起泡、漏涂或砂粒等缺陷,涂层表面应平整光亮,颜色均匀一致,涂层牢固。

5.3.7 用于饮水消毒的发生器,应符合《生活饮用水消毒剂和消毒设备卫生安全评价规范》相关要求。

5.3.8 氯酸钠法制备二氧化氯的发生器用于饮水消毒时应配备相关的分离装置，将二氧化氯、氯与其他物质进行分离，并将分离出的氯和氯酸盐等进行相关处置。

5.3.9 环境温度：5 ℃～40 ℃；环境湿度：相对湿度≤90%。

5.4 技术指标的要求

5.4.1 发生器的技术指标应符合表1要求。

表1 发生器的技术指标要求

项目	指标
产量波动范围	额定值±15%
二氧化氯纯度	纯二氧化氯消毒剂发生器≥95%
二氧化氯与氯气的质量比值	二氧化氯与氯混合消毒剂发生器≥0.9
二氧化氯收率[a]	纯二氧化氯消毒剂发生器≥75%
	二氧化氯与氯混合消毒剂发生器≥60%
二氧化氯收率[b]	纯二氧化氯消毒剂发生器≥70%
	二氧化氯与氯混合消毒剂发生器≥55%

[a] 为无分离装置的数值。

[b] 为饮水消毒加分离器的数值。

5.4.2 产物二氧化氯溶液的理化指标应符合表2要求。

表2 产物二氧化氯溶液的理化指标要求

项目	指标
出口溶液外观	黄色透明，无不溶物
出口溶液 pH(二氧化氯浓度为 200 mg/L)	>1.5

5.4.3 在饮用水消毒时，出厂水的亚氯酸根、氯酸根、铅(Pb)、汞(Hg)、镉(Cd)、砷(As)应满足 GB 5749 的要求。

5.4.4 连续运转稳定性要求：发生器调试稳定后 72 h 内，平均抽样不少于 10 次，实际产量与额定产量符合表1要求。

5.5 饮水消毒控制方式及要求

处理不同流量水时，二氧化氯消毒剂发生器应采用以下几种方式控制二氧化氯的产量和投加量：

a) 当处理水(管道中)的流量恒定时，向水中投加二氧化氯的量亦不变，因此二氧化氯发生器可以外部触点(水泵、电磁阀等)联动，这样可以保持处理后水的余量恒定；

b) 当处理水(管道中)的流量变化较大时，必须根据水的瞬时流量按比例投加二氧化氯。利用流量计检测水的流量，流量控制器把流量信号转换成脉冲/4 mA～20 mA 电流信号控制二氧化氯发生器的二氧化氯发生量，从而实现二氧化氯的比例投加，使处理后的水的余量保持恒定；

c) 当处理水(管道中/水池中)余量要保持恒定，可以通过使用二氧化氯监控仪表控制二氧化氯发生器的发生量来实现。通过 PI(比例积分)或 PID(比例积分微分)控制可以使水池中的水的余量保持在很小范围内波动，而且可以实时和直接观察到水中二氧化氯的浓度。

6 应用范围

6.1 水的消毒

a) 生活饮用水:集中式供水单位的给水处理消毒,也用于二次供水消毒;

b) 游泳池、浴池水消毒;

c) 医院污水消毒;

d) 中水消毒。

6.2 食饮具、食品加工行业的管道容器及设备消毒和瓜果蔬菜消毒。

6.3 一般物体表面消毒。

6.4 医疗器械消毒。

6.5 室内空气消毒。

6.6 疫源地消毒。

7 二氧化氯消毒液使用方法

用于水、食饮具、一般物体表面和医疗器械消毒的推荐使用浓度和消毒方式见表3。

表3 二氧化氯溶液消毒的推荐使用浓度和消毒方式

消毒对象	作用浓度	作用时间 min	消毒方式
供水单位提供的生活饮用水	1 mg/L～2 mg/L	30	投加并混匀
二次供水的生活饮用水	0.5 mg/L～2 mg/L	10～30	投加并混匀
浴池污水	5 mg/L～10 mg/L	15	投加并混匀
医院污水	20 mg/L～40 mg/L	30～60	投加并混匀
食饮具、食品加工管道、容器、设备	100 mg/L～150 mg/L	10～20	浸泡
瓜果蔬菜消毒	100 mg/L～150 mg/L	10～20	浸泡
一般物体表面	50 mg/L～100 mg/L	10～15	喷雾和擦拭
医疗器械(非金属)	400 mg/L～600 mg/L	15～30	浸泡
中水消毒	5 mg/L～10 mg/L	30	投加并混匀
室内空气消毒	0.75 mg/m³～2.5 mg/m³	15～60	喷雾
疫源地消毒	500 mg/L～1 000 mg/L	10～15	喷雾和擦拭

8 检验规则

8.1 出厂检验

8.1.1 每台产品均应进行出厂检验,由厂质量检验部门出具合格证明,方能出厂。

8.1.2 出厂检验项目和结果应符合5.3.1～5.3.6、5.4.1～5.4.2的要求。

8.1.3 每台发生器由生产厂的质量监督检验部门按本标准的规定进行检验。生产厂应保证所有出厂的发生器都符合本标准的要求。

8.2 型式检验

8.2.1 本标准规定的发生器的所有要求项目为型式检验项目。在申请和更换国家卫生许可批件时,每生产 100 台(年产少于 100 台的每年进行 1 次)进行 1 次型式检验。进行型式检验时,以每台发生器为采样单元,随机抽取不少于采样单元数 3%的样机,但最低不少于 1 台。

8.2.2 检验结果如有一项指标不符合本标准要求时,应重新加倍抽样复验,仍不符合要求应停止生产,待查清原因后,重新进行型式检验。

8.3 验收

使用单位有权按照本标准的规定对所收到的发生器进行验收,验收宜在到货之日算起的一个月内进行。

8.4 数据分析

化学分析数据按 GB/T 8170 的修约值比较法判定结果是否符合本标准。

8.5 用于水消毒的采样

用于水消毒的采样时,每次采样量宜为每小时发生量的 1/80～1/20,再按照附录 A 规定的方法(消毒剂中二氧化氯含量和纯度的测定方法——五步碘量法)采样检测。

8.6 在线监测与控制要求

8.6.1 发生器用于连续工作的场合,应配置在线监测和连续控制设备,采用自动控制型发生器。

8.6.2 发生器用于非连续工作的场合宜配置二氧化氯在线监测设备。无在线监测设备时,应提供二氧化氯测定方法(附录 A)。

9 标志与包装

9.1 发生器包装上应有牢固清晰的标志,内容包括:生产厂名、厂址、产品名称、商标、规格、净重、批号或生产日期、执行标准编号及 GB/T 191 中规定"防止倒置"和"防湿"标志。

9.2 包装方式:发生器采用箱装,个别备件也可采用捆装。箱装应防潮、防震、包装件外形尺寸和重量应符合 GB/T 13384 的规定。

9.3 随机文件应包括:使用说明书、安全操作规程、产品合格证、装箱单、随机备件、附件清单、其他有关技术文件资料。

10 运输和贮存

10.1 发生器运输过程中防止碰撞和震动,发生器不得倒置,应防止日晒和雨淋。

10.2 发生器应贮存在干燥通风的场地,防止日晒和雨淋,周围无腐蚀性的气体。

11 使用说明书和铭牌

11.1 每台出厂的发生器应附有产品使用说明书,应符合 GB/T 9969 和卫生部《消毒产品标签说明书管理规范(2005)年版》的要求。内容应包括:生产厂名、厂址、产品名称、商标、规格、批号或生产日期、发生器的主要技术参数、操作方法、二氧化氯的应用浓度和作用时间、注意事项、产品质量符合执行标准的证明和执行标准编号。

11.2 每台设备应在明显的位置固定铭牌，铭牌的内容主要应包括：生产厂名、产品名称、商标、规格、生产日期或批号、产品的主要技术参数、产品执行标准编号。

12 注意事项

12.1 发生器以亚氯酸钠为主要原料时，亚氯酸钠属强氧化剂，性质活泼，遇碰撞或摩擦容易爆炸，水溶液浓度超过30%也容易发生爆炸，贮存和运输要求严格，包装需用金属桶，以防静电，使用时要轻拿轻放，不能与皮肤直接接触。

12.2 盐酸、硫酸在采购、储存、使用时应依照《化学危险物品安全管理条例》的规定。

12.3 二氧化氯对金属有腐蚀性，金属材质的物品消毒时应慎用。

12.4 发生器产生的二氧化氯液体对衣物有一定漂白作用，在制备过程中应注意自身防护。

12.5 严格按发生器的使用说明书进行操作，且须戴防护手套和眼镜，做好呼吸道防护。

12.6 发生器制造和使用场所的空气中二氧化氯最大允许浓度应当符合 GBZ 2.1 要求。

12.7 发生器产生的二氧化氯液体应现用现生产。

12.8 生产的产品应放置在无爆炸介质、无障碍、通风良好的场所。

附 录 A
（规范性附录）
二氧化氯含量和纯度的测定方法——五步碘量法

A.1 范围

本方法规定了用五步碘量法测定消毒剂中二氧化氯。同时还可以测定消毒剂中的氯气、亚氯酸根离子、氯酸根离子的含量。

本方法适用于由亚氯酸盐、氯酸盐为原料制成的二氧化氯消毒剂。

本方法最低检出浓度为0.1 mg/L。

A.2 原理

该法是利用不同pH条件下ClO_2、Cl_2、ClO_2^-、ClO_3^-分别与I^-反应来测定各响应物质的含量。反应方程式如下：

$Cl_2+2I^-=I_2+2Cl^-$　　(pH=7，pH≤2，pH<0.1)

$2ClO_2+2I^-=I_2+2ClO_2^-$　　(pH=7)

$2ClO_2+10I^-+8H^+=5I_2+2Cl^-+4H_2O$　　(pH≤2，pH<0.1)

$ClO_2^-+4I^-+4H^+=2I_2+Cl^-+2H_2O$　　(pH≤2，pH<0.1)

$ClO_3^-+6I^-+6H^+=3I_2+Cl^-+3H_2O$　　(pH<0.1)

然后用硫代硫酸钠作滴定剂，分步滴定反应产生的I_2。

A.3 试剂

A.3.1 分析中所用试剂均为分析纯，用水为无氧化性氯二次蒸馏水。

A.3.2 无氧化性氯二次蒸馏水：蒸馏水中加入亚硫酸钠，将氧化性氯还原为氯离子（以DPD检查不显色），再进行蒸馏，所得水为无氧化性氯二次蒸馏水。

A.3.3 硫代硫酸钠标准溶液（0.1 mol/L）：称取26 g$Na_2S_2O_3\cdot 5H_2O$于1 000 mL棕色容量瓶中，加入0.2 g无水碳酸钠，用水定容至刻度，摇匀。放于暗处，30 d后经过滤并标定其浓度。

硫代硫酸钠标准溶液的标定：准确称取120 ℃烘干至恒重的基准重铬酸钾0.05 g～0.10 g，记录读数为m，置于250 mL碘量瓶中，加蒸馏水40 mL溶解。加2 mol/L硫酸15 mL和100 g/L碘化钾溶液10 mL，盖上盖混匀，加蒸馏水数滴于碘量瓶盖缘，置暗处10 min后再加蒸馏水90 mL。用硫代硫酸钠标准溶液滴定至溶液成淡黄色，加5 g/L淀粉溶液10滴（溶液立即变蓝色），继续滴定到溶液由蓝色变成亮绿色。记录硫代硫酸钠溶液的总毫升数，同时作空白校正。

硫代硫酸钠标准溶液的浓度按式(A.1)计算：

$$c=\frac{m}{49.03\times(V_2-V_1)\times10^{-3}} \quad\cdots\cdots\cdots\cdots(A.1)$$

式中：

c ——硫代硫酸钠标准溶液的浓度，单位为摩尔每升(mol/L)；

m ——基准重铬酸钾质量数，单位为克(g)；

49.03——$1/6K_2Cr_2O_7$的摩尔质量，单位为克每摩尔(g/mol)；

V_2 ——重铬酸钾消耗硫代硫酸钠标准溶液的体积数，单位为毫升(mL)；

V_1 ——试剂空白消耗硫代硫酸钠标准溶液的体积数，单位为毫升(mL)。

A.3.4 硫代硫酸钠标准溶液(0.01 mol/L)：吸取 10.0 mL A.3.3 中硫代硫酸钠溶液于 100 mL 容量瓶中，用水定容至刻度。临用时现配。

A.3.5 2.5 mol/L 盐酸溶液。

A.3.6 100 g/L 碘化钾溶液：称取 10 g 碘化钾溶于 100 mL 蒸馏水中，储于棕色瓶中，避光保存于冰箱中，若溶液变黄需重新配制。

A.3.7 饱和磷酸氢二钠溶液：用十二水合磷酸氢二钠与蒸馏水配成饱和溶液。

A.3.8 pH=7 磷酸盐缓冲溶液：溶解 25.4 g 无水 KH_2PO_4 和 216.7g$Na_2HPO_4 \cdot 12H_2O$ 于 800 mL 蒸馏水中，用水稀释成 1 000 mL。

A.3.9 50 g/L 溴化钾溶液：溶解 5 g 溴化钾于 100 mL 水中，储于棕色瓶中，每周重配一次。

A.3.10 淀粉溶液：5 g/L。

A.4 仪器

A.4.1 25 mL 酸式滴定管。

A.4.2 250 mL、500 mL 碘量瓶。

A.4.3 高纯氮钢瓶。

A.5 采样

A.5.1 应用清洁干燥的棕色广口瓶采集样品。采样时，将发生器采样口的管子直接插到瓶底，打开采样口阀门，直至样品溶液溢出达采样瓶体积的一倍时，关闭阀门，立即盖上瓶盖。

A.5.2 样品应密闭避光 10 ℃以下低温保存，2 h 内使用；如超过 2 h，应重新采样。

A.5.3 移取分析试样时，应将移液管插入样品瓶的底部取样，取样操作宜在通风橱中进行。

A.6 分析步骤

A.6.1 滴定过程中氧化性物质的质量不得大于 15 mg，可根据需要将样品适当稀释；以下所有试验操作应在室温 20 ℃～25 ℃条件下进行。

A.6.2 在 500 mL 的碘量瓶中加 200 mL 蒸馏水，吸取 2.0 mL～5.0 mL 样品溶液或稀释液于碘量瓶中，加入适量磷酸盐缓冲液，用 pH 计校核溶液 pH 至 7.0(对于 pH<3 溶液应先用 1 mol/L 或 0.1 mol/L 氢氧化钠溶液调至 pH>3 后，再用缓冲液调节)。加入 10 mL 碘化钾溶液，用硫代硫酸钠标准溶液滴至淡黄色时，加 1 mL 淀粉溶液，继续滴至蓝色刚好消失为止，记录读数为 V_1。

A.6.3 在上述 A.6.2 滴定后的溶液中加入 3.0 mL 2.5 mol/L 盐酸溶液，调节 pH≤2，并放置暗处 5 min，用硫代硫酸钠标准溶液滴定至蓝色消失，记录读数为 V_2。

A.6.4 在 500 mL 碘量瓶中加 200 mL 蒸馏水，吸取 2.0 mL～5.0 mL 样品溶液或稀释液于碘量瓶中，加入与 A.6.2 同量的磷酸盐缓冲液，然后通入高纯氮气吹(约 10 min)至溶液无色后，再继续吹 30 min，加入 10 mL 碘化钾溶液，用硫代硫酸钠标准溶液滴定至淡黄色时，加 1 mL 淀粉溶液，继续滴至蓝色刚好消失为止。

A.6.5 在上述 A.6.4 滴定后的溶液中加入 3.0 mL 2.5 mol/L 盐酸溶液，调节 pH≤2，并放置暗处 5 min，用硫代硫酸钠标准溶液滴定至蓝色刚好消失为止，记录读数为 V_3。

A.6.6 在 50 mL 碘量瓶中加入 1 mL 溴化钾溶液和 10 mL 浓盐酸，混匀，吸取 2.0 mL～5.0 mL 样品

溶液于碘量瓶中,立即塞住瓶塞并混匀,置于暗处反应 20 min,然后加入 10 mL 碘化钾溶液,剧烈震荡 5 s,立即转移至有 25 mL 饱和磷酸氢二钠溶液的 500 mL 碘量瓶中,清洗 50 mL 碘量瓶并将洗液转移至 500 mL 碘量瓶中,使溶液最后体积在 200 mL~300 mL,再用硫代硫酸钠标准溶液滴定至淡黄色时,加 1 mL 淀粉溶液,继续滴至蓝色刚好消失为止,同时用蒸馏水作空白对照,得读数为 V_4=样品读数-空白读数。

A.7 计算

X_1、X_2、X_3、X_4 分别按式(A.2)~式(A.5)计算:

$$X_1=\frac{(V_2-V_3)\times c\times 16\,863}{V} \qquad \text{(A.2)}$$

$$X_2=\frac{V_3\times c\times 16\,863}{V} \qquad \text{(A.3)}$$

$$X_3=\frac{[V_4-(V_1+V_2)]\times c\times 13\,908}{V} \qquad \text{(A.4)}$$

$$X_4=\frac{[V_1-(V_2-V_3)\div 4]\times c\times 35\,450}{V} \qquad \text{(A.5)}$$

式中:

X_1 ——ClO_2 的浓度,单位为毫克每升(mg/L);

X_2 ——ClO_2^- 的浓度,单位为毫克每升(mg/L);

X_3 ——ClO_3^- 的浓度,单位为毫克每升(mg/L);

X_4 ——Cl_2 的浓度,单位为毫克每升(mg/L);

V_1、V_2、V_3、V_4 ——上述各步中硫代硫酸钠标准溶液用量,单位为毫升(mL);

c ——硫代硫酸钠标准溶液的浓度,单位为摩尔每升(mol/L);

V ——二氧化氯溶液的样品体积,单位为毫升(mL)。

A.8 精密度

在重复性条件下获得的两次独立测定结果的绝对差值不得超过算术平均值的 10%。

A.9 注意事项

上述两种分析方法,在实验操作时要防止阳光直射,准备工作要充分到位,尽可能缩短操作时间,以防止二氧化氯因挥发、分解而影响测定的准确性。

ICS 11.080
C 50

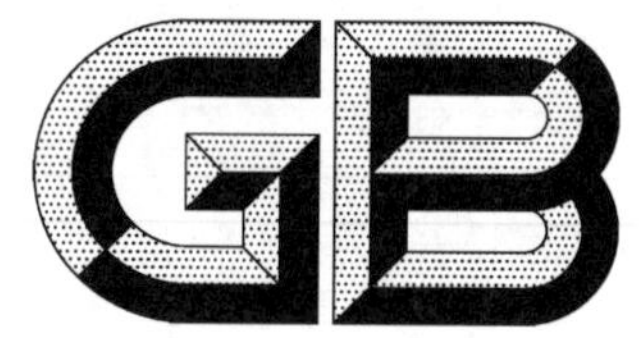

中华人民共和国国家标准

GB 30689—2014

内镜自动清洗消毒机卫生要求

Hygienic requirements for washer-disinfectors employing chemical disinfection for thermolabile endoscopes

2014-12-22 发布　　2015-07-01 实施

中华人民共和国国家质量监督检验检疫总局
中国国家标准化管理委员会　发布

前　言

本标准5.1为推荐性，其余的为强制性。

本标准按照GB/T 1.1—2009给出的规则起草。

本标准由中华人民共和国国家卫生和计划生育委员会提出并归口。

本标准起草单位：中国疾病预防控制中心环境与健康相关产品安全所、山东省疾病预防控制中心。

本标准主要起草人：张流波、崔树玉、张剑、赵小利、朱晓明、赵斌秀、张伟、李炎。

内镜自动清洗消毒机卫生要求

1 范围

本标准规定了内镜清洗消毒机的命名分类原则、性能要求、机械和程序要求、电器安全要求和包装、运输、贮存的要求。

本标准适用于内镜清洗消毒机的清洗消毒效果和安全性。

2 规范性引用文件

下列文件对于本文件的应用是必不可少的。凡是注日期的引用文件,仅注日期的版本适用于本文件。凡是不注日期的引用文件,其最新版本(包括所有的修改单)适用于本文件。

GB/T 191 包装储运图示标志

GB 4064 电气设备安全设计导则

GB 5749 生活饮用水卫生标准

GB 16297 大气污染物综合排放标准

GB 18466 医疗机构水污染物排放标准

消毒技术规范(2002 年版) 卫生部

3 术语和定义

下列术语和定义适用于本文件。

3.1

内镜自动清洗消毒机 auto washer-disinfector for endoscopic

使用化学消毒方式对内镜进行清洗和消毒的自动化设备。本标准中规定的内镜清洗消毒机是可用于处理能浸在水或水溶液中的不耐热的柔性内镜。某些不能浸在水中的器械部件的处理按照器械制造商的操作要求进行。

3.2

泄露测试 leakage test

确认内镜包着的表层和里面的管道是否完整的检测,测试时保持较低的正压。

3.3

自身消毒程序 self-disinfectant procedure

自动控制器控制下的操作程序,在清洗器内空载时使用,对用于清洗、消毒和漂洗器械使用的水和水溶液接触的所有的液体输送系统、腔体、水槽和其他部件进行消毒。

4 名称与型号

4.1 名称

内镜自动清洗消毒机。

4.2 命名

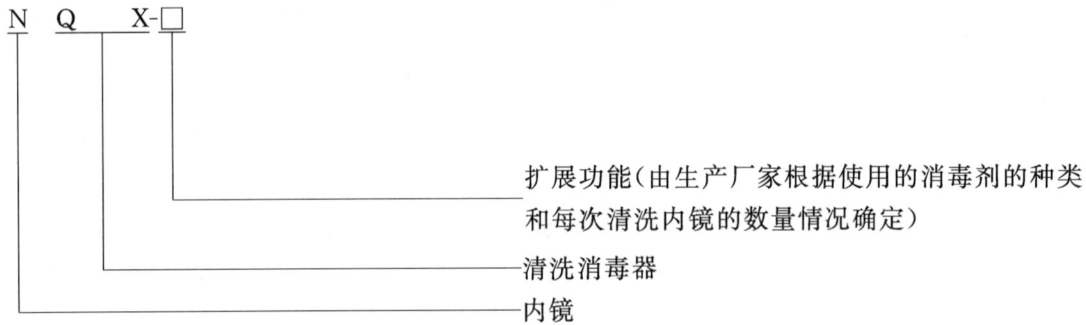

5 性能要求

5.1 泄露测试系统

5.1.1 泄漏测试适用于内镜有防水性能时。要求测试程序应在与内镜自动清洗消毒机内液体接触前完成。

5.1.2 内镜自动清洗消毒机如检测到内镜的泄露,应提供一个可视和可听的报警信号显示泄露测试失败,自动控制器同时应自动中断程序运行。

5.2 清洗系统

5.2.1 准备

内镜自动清洗消毒机应能对内镜的所有表面(内表面或外表面)进行清洗。对内镜制造商说明的某些不能浸入水或水溶液的器械组件(如电接头),应按照器械制造商的说明处理,在内镜自动清洗消毒机中进行处理时避免将这些组件浸入。

5.2.2 冲洗

内镜自动清洗消毒机应能够对内镜的内表面和外表面都进行必要的冲洗。冲洗水或冲洗溶液在每次处理过程中或每次处理后排放,不可回用。

5.2.3 清洗

内镜自动清洗消毒机制造商应规定所使用的清洗液。清洗溶液在每次处理过程中或每次处理后排放,不可回用。应对整个清洗阶段溶液的温度进行监控,确保温度控制在清洗液制造商规定的温度范围内。

5.2.4 漂洗

漂洗应保证残余液体的浓度(处理的化学物质和污染物包括微生物污染物)降低到不会影响消毒效果的水平。应保证使用的化学物质间不会发生反应,悬浮或残余污染物也不会与消毒液产生反应。漂洗水质量由内镜自动清洗消毒机制造商规定,符合 GB 5749 的规定。

5.3 消毒

5.3.1 消毒剂

内镜自动清洗消毒机制造商应规定所使用的消毒剂,选择的消毒剂应符合有关卫生标准。消毒剂可以为液态，也可以是气态。在内镜自动清洗消毒机说明书介绍的最短消毒时间、最低浓度和最低温度下应全部符合以下要求：能杀灭 lg5 大肠杆菌、金黄色葡萄球菌和铜绿假单孢菌，能杀灭 lg4 白色念珠菌、分枝杆菌、黑曲霉菌和脊髓灰质炎病毒疫苗株；在一定的时间内消毒液能杀灭 lg5 的枯草杆菌黑色变种芽孢。这些数据可由消毒液制造商提供，但内镜自动清洗消毒机自产的化学消毒因子也应证实符合要求。

一次性使用的消毒剂应每批次进行浓度监测。重复使用的消毒剂配制后应测定一次浓度，其后的监测频率应遵循产品说明书执行；产品说明书未写明的，消毒内镜数量达到规定数量的一半后，应在每条内镜消毒前进行测定。酸性氧化电位水应在每次使用前，在使用现场酸性氧化电位水出水口处，分别测定 pH 和有效氯浓度。

5.3.2 温度

在整个消毒阶段消毒溶液的温度应受到监控，确保其温度控制在消毒液制造商规定的范围之内。

5.3.3 程序监控

由自动控制器控制的每个操作阶段的程序监控应包括一个确认程序，以确认消毒液的浓度、温度和接触时间。

5.3.4 消毒处理

消毒溶液最好在每次程序使用结束后排放，必须重复使用时应在限定的次数内排放。每次重复使用时应注意消毒液的有效性，确保消毒液具有杀灭微生物性能。

消毒模拟试验应证实在内镜自动清洗消毒机说明书介绍的最短消毒时间、最低浓度和最低温度下应全部符合以下要求：去除 lg5 大肠杆菌、金黄色葡萄球菌和铜绿假单孢菌，去除 lg4 白色念珠菌、分枝杆菌、黑曲霉菌和脊髓灰质炎病毒疫苗株，去除 lg3 的枯草杆菌黑色变种芽孢。

消毒效果的检测方法符合《消毒技术规范》(2002 年版)要求。

5.4 最后漂洗

内镜自动清洗消毒机如果附带水的处理设备宜使水质的理化指标达到纯化水要求，并不得存储再次使用。纯化水应符合 GB 5749 的要求。应保证细菌总数小于 10 CFU/100 mL。

5.5 漂洗水的排放

5.5.1 内镜自动清洗消毒机应有漂洗水排放装置。

5.5.2 器械管道内残余的漂洗水可通过过滤气体吹出。空气过滤器应能去除 99.99%的 0.2 μm 以上的颗粒。在自动程序完成后器械的外表面不应含有太多水分，不需要在使用前再次擦干。

5.6 干燥

内镜清洗消毒应有干燥程序，或者在说明书中标明器械和器械管道在存储前应按照器械制造商的要求进行干燥。

5.7 自身消毒

5.7.1 应有自身消毒程序确保内镜自动清洗消毒机不会堆积器械的污染物质，并且在设备因维护、维修或测试中断使用后进行自身消毒。

5.7.2 自身消毒程序应保证对内镜清洗、消毒、漂洗阶段所使用的水或溶液接触的内镜自动清洗消毒机的所有腔体、管道和水槽进行消毒。

5.7.3 制造商应提供自身消毒程序可处理部件的详细资料并说明是否包括水处理设备。

5.7.4 内镜自动清洗消毒机的自身消毒程序应符合下列条件：

a) 在自动控制器控制下进行操作；

b) 由用户选择程序；

c) 可对腔体和液体运输系统进行消毒；

d) 应警示自身消毒程序应在空载状态下运行；

e) 自身热消毒程序宜采用湿热消毒，湿热消毒的 A_0 值至少达到 600；

其中 A_0 值的计算符合以下步骤：

1) 在 80 ℃湿热消毒时以秒计时的等效时间，取 Z 值为 10 ℃；

2) 从测量得到的温度证实加热后水的温度第一次达到了 65 ℃，记录下随后 10 s 间隔时间内的温度 t(℃)直至程序结束；

3) 用公式(1)计算每次测得的增加量 ΔA_0：

$$\Delta A_0 = 10^{[(t-80)/10]} \times 10 \quad \cdots\cdots (1)$$

式中：

t——每 10 s 时间间隔水温的最低温度，单位为摄氏度(℃)；

4) A_0 值为所有 ΔA_0 的总数。

如果水温的值不低于本标准相关部分规定的值(如清洗柜对手术器械的处理为 600 s)就认为达到了满意的测试效果。

6 机械和程序要求

6.1 清洗系统

6.1.1 要求

在清洗、消毒和漂洗时，清洗系统应确保各种液体能在要清洗和消毒的内管道和腔体内流通。

6.1.2 注意事项

制造商应规定每个管道或管道系统在设计时的最大和最小流速以及最高压力。处理医疗器械时，不应超过医疗器械生产商规定的最高压力和流速。

6.1.3 自动控制器对器械注水管道的确认

6.1.3.1 内镜自动清洗消毒机制造商应对每根管道的最大许可流速(如流通容量的变化、压力、比率等)做出规定，所规定的范围不能影响程序效果。

6.1.3.2 当器械上的一个管道未与内镜自动清洗消毒机的自动控制器连接上时，应发出警报提示信息。

6.1.3.3 在任何情况下自动控制器应确认各种液体的作用时间符合设定，验证报告应对每个阶段进行确认。

6.1.3.4 当在相同供应压力下一个接口给两个或两个以上管道供应液体时，制造商应提供证据确认流通到每个管道的液体符合清洗、消毒和漂洗要求。

6.2 通风和排水系统

内镜自动清洗消毒机的设计和生产应确保废气废液排放。各种化学液体的排放浓度应符合 GB 18466的规定，有害气体的浓度也应符合 GB 16297 的规定。

6.3 温度控制

制造商应规定每个阶段的操作温度。应保证各个阶段的温度控制在规定温度的±5 ℃之间。超过时应发出警报。

6.4 定量系统

每一化学液体独立装盛于独立容器中,应提供控制方式确保预设的剂量与实际使用的一致。化学液体剂量的误差值应小于设定值的±5%。

6.5 机械要求

6.5.1 腔体和管道应选用304不锈钢或其他对化学稳定的防锈性材料。

6.5.2 消毒器应有良好的密封性,在正常工作状态下,不得有渗水漏气现象。

7 电器安全要求

7.1 电器设计应符合GB 4064的规定。

7.2 网电源与壳体之间应能承受交流电压1 500 V、50 Hz、正弦波试验电压、历时1 min的耐压试验,无闪弧或击穿现象。

7.3 对地漏电流正常工作状态下应不大于5 mA,单一故障状态下应不大于10 mA。

7.4 网电源中保护接地点和已保护接地所有可能触及的金属部件之间的阻抗,不得超过0.2 Ω。

8 标志、标签、包装

8.1 标志、标签

8.1.1 每台内镜自动清洗消毒机上至少应有下列标志:

——制造商名称、商标和地址;

——产品名称和型号;

——电源电压、频率、输入功率;

——制造日期和产品编号;

——产品总重(kg);

——产品注册号和执行标准号。

8.1.2 检验合格证上至少应有下列标志:

——制造商名称;

——产品名称和型号;

——检验日期;

——检验员代号。

8.1.3 外包装箱上至少应有下列标志:

——制造商名称和地址;

——产品名称和型号;

——制造日期和产品编号;

——体积(长×宽×高);

——毛重(kg);

——产品注册号及执行标准号;

——必要的储运图示标志应符合 GB/T 191 中的规定。

8.2 包装

8.2.1 每台消毒器应用中性塑料薄膜罩住,并在包装箱内固定,以防止运输过程中窜动。

8.2.2 每台消毒器包装箱内应附有使用说明书和检验合格证等。

8.2.3 外包装应用木箱或按订货合同包装。

ICS 11.080
C 50

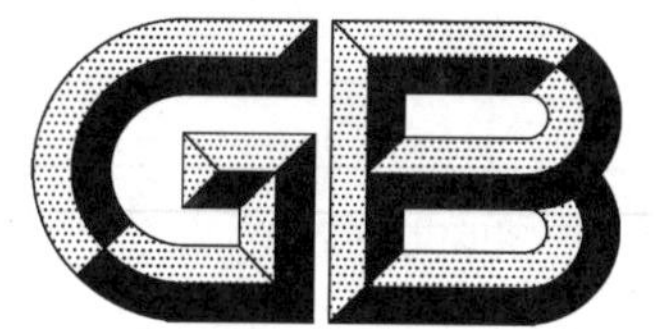

中华人民共和国国家标准

GB/T 30690—2014

小型压力蒸汽灭菌器灭菌效果监测方法和评价要求

Monitoring requirements and evaluation of sterilization effect of small steam sterilizer

2014-12-22 发布　　2015-07-01 实施

中华人民共和国国家质量监督检验检疫总局
中国国家标准化管理委员会　发布

前　言

本标准按照 GB/T 1.1—2009 给出的规则起草。

本标准由中华人民共和国国家卫生和计划生育委员会提出并归口。

本标准起草单位:中国疾病预防控制中心环境与健康相关产品安全所、深圳市疾病预防控制中心、浙江省疾病预防控制中心、上海市疾病预防控制中心。

本标准主要起草人:张流波、沈瑾、朱子犁、王妍彦、张剑、胡国庆、田靓、李涛、李新武、班海群、邱侠、朱晓明、黄伟、王石磊。

小型压力蒸汽灭菌器灭菌效果监测方法和评价要求

1 范围

本标准规定了小型压力蒸汽灭菌器(以下简称灭菌器)的分类与用途、验证方法、监测方法及评价指标。

本标准适用于容积不超过 60 L 的压力蒸汽灭菌器。

2 术语和定义

下列术语和定义适用于本文件。

2.1

小型压力蒸汽灭菌器 small steam sterilizer

容积不超过 60 L 的压力蒸汽灭菌器。

2.2

B 类灭菌周期 type B of sterilization cycles

适用于灭菌有包装或无包装负载(实心负载、中空负载和多孔负载等)的周期。

2.3

N 类灭菌周期 type N of sterilization cycles

仅用于灭菌无包装实心固体负载的周期。

2.4

S 类灭菌周期 type S of sterilization cycles

用于灭菌生产厂家规定的特殊负载的周期,包括无包装的实心固体负载和至少以下一种负载:多孔负载,小量多孔条状物,中空负载,单包装物品和多层包装负载。

2.5

满载 fully loaded

按生产厂家说明书规定方式摆放的最高装载量。

2.6

B-D 测试物 bowie-dick test system

将 B-D 测试纸与负载整合在一起可直接用于 B-D 测试的指示装置或产品。

2.7

灭菌过程验证装置 process challenge device;PCD

对灭菌过程有预定抗力的模拟装置,用于评价灭菌过程的有效性。其内部放置化学指示物时称化学 PCD,放置生物指示物时称生物 PCD。

2.8

管腔型灭菌过程验证装置 process challenge device for hollow instrument load

管腔内直径≥2 mm,内部无连接点,且其腔体中的任何一点距其与外界相通的开口处的距离≤其内直径的 1 500 倍的用于监测管腔型器械的灭菌过程验证装置。

3 分类与用途

3.1 下排气式压力蒸汽灭菌器

利用重力置换的原理，使热蒸汽在灭菌器中从上而下，将冷空气由下排气孔排出，排出的冷空气由饱和蒸汽取代，利用蒸汽释放的潜热使物品达到灭菌。适用于耐高温高湿物品的灭菌，首选用于微生物培养物、液体、药品、实验室废物和无孔物品的处理，不能用于油类和粉剂的灭菌。

3.2 预排气式压力蒸汽灭菌器

利用机械抽真空的原理，使灭菌器内形成负压，蒸汽得以迅速穿透到物品内部，利用蒸汽释放的潜热使物品达到灭菌。适用管腔物品、多孔物品和纺织品等耐高温高湿物品的灭菌，不能用于液体、油类和粉剂的灭菌。

3.3 正压脉动排气式压力蒸汽灭菌器

利用脉动蒸汽冲压置换的原理，在大气压以上，用饱和蒸汽反复交替冲压，通过压力差将冷空气排出，利用蒸汽释放的潜热使物品达到灭菌。适用于不含管腔的固体物品及特定管腔、多孔物品的灭菌。用于特定管腔、多孔物品灭菌时，需进行等同物品灭菌效果的检验；不能用于纺织品、医疗废物、液体、油类和粉剂的灭菌。

4 验证

4.1 验证原则

每年应对小型压力蒸汽灭菌器的灭菌参数、灭菌效果和排气口生物安全性进行验证。针对不同类型灭菌周期，选择相应灭菌负载类型进行验证。B类灭菌周期用相应的管腔型PCD进行验证，N类灭菌周期用裸露实体进行验证，S类灭菌周期，根据其灭菌负载类型，选择相对应的负载进行验证。

4.2 灭菌参数的验证

4.2.1 验证方法

将温度测定仪放入灭菌器，每层设定3个点，各层间按对角线布点；将一个压力测定仪放入灭菌器底部中心；再放入模拟的常规处理物品至满载。经一个灭菌周期后，取出温度测定仪和压力测定仪，读取温度、压力和时间等参数的实测值。所用温度、压力测定仪参见附录A。

4.2.2 评价指标

具体要求如下：

a) 整个灭菌循环中，灭菌温度范围的实测值不低于设定值，且不高于设定值3 ℃，灭菌室内任意2点差值不得超过2 ℃；
b) 实测压力范围应与实测温度范围相对应；
c) 灭菌时间实测值不低于设定值，且不超过设定值的10%。

符合a)～c)3项要求，则为合格；3项中任意1项不符合要求，则为不合格。

4.3 生物验证

4.3.1 生物测试包的制备

生物验证用指示菌为嗜热脂肪杆菌(Geobacillus stearothermophilus ATCC 7953 或 SSIK31)芽孢。生物测试物包根据不同灭菌负载分别制备,制备方法如下:

a) 灭菌无包装裸露物品时,将生物指示物装入压力蒸汽灭菌专用纸塑包装袋中,即为生物测试包;

b) 灭菌有包装物品时,选取该灭菌程序下,常规处理物品包中最难灭菌的物品包,将生物指示物放入包中心,即为生物测试包;

c) 灭菌管腔型物品时,选择相应管腔型 PCD 将其制备成生物 PCD,即为生物测试包;

d) 灭菌特殊物品时,按照不同负载类型选择相对应的负载制备生物测试包。

4.3.2 生物验证方法

灭菌器每层中间、排气口和近灭菌器门处各放置一个生物测试包,在灭菌器内放入模拟的常规处理物品至满载。经一个灭菌周期后,取出生物测试包中的生物指示物,经 56 ℃±2 ℃培养 7 d,观察培养基颜色变化,同时设阳性对照和阴性对照;自含式生物指示物按说明书执行,并设阳性对照。

4.3.3 生物评价指标

4.3.3.1 自含式生物指示物

自含式生物指示物按产品说明书的要求进行评价,按要求培养至规定时间后,实验组、阳性对照组和阴性对照组颜色变化均符合产品说明书规定,则本次灭菌合格;反之则不合格。

4.3.3.2 菌片

菌片培养 7 d 后,阳性对照组由紫色变成黄色,实验组和阴性对照组不变色,则本次灭菌合格;反之则不合格。

4.4 排气口生物安全性验证

在以下情况下,需检查小型压力蒸汽灭菌器排气口处是否有防止病原微生物排入环境的措施,并对其效果进行验证,确保排出的空气中没有相应的病原微生物(具体验证方法参见附录 B):

a) 用于生物安全Ⅲ级实验室(BSL-3);

b) 用于生物安全Ⅳ级实验室(BSL-4);

c) 灭菌的物品可能带有经呼吸道传播的病原微生物。

4.5 验证结果评价

验证灭菌器时,验证结果符合 5.2、5.3 和 5.4 的要求,则灭菌器合格;3 项中任意 1 项不符合要求,则灭菌器不合格,应重新验证或对灭菌器进行检修后再验证。

5 日常监测

5.1 化学监测

5.1.1 B-D 试验

5.1.1.1 监测方法

小型压力蒸汽灭菌器一般不必进行 B-D 试验，如进行 B-D 试验，可按下列方法进行：

在空载条件下，将 B-D 测试物放于灭菌器内前底层，靠近柜门与排气口，柜内除测试物外无任何物品，经过 B-D 测试循环后，取出 B-D 测试纸观察颜色变化。

5.1.1.2 评价指标

B-D 测试纸均匀一致（完全均匀）变色，则为合格；B-D 测试纸变色不均匀，则为不合格，应检查 B-D 试验失败原因，直至 B-D 试验通过后，该灭菌器方能再次使用。

5.1.2 化学指示胶带

5.1.2.1 监测方法

每一待灭菌物品表面均应粘贴化学指示胶带（包装袋有化学指示色块的除外），经一个灭菌周期后，观察其颜色变化；实验室在灭菌物品时可不采用化学指示胶带。

5.1.2.2 评价指标

化学指示胶带均变色达标，则为合格；变色不达标，则为不合格，本批灭菌物品不能使用，应重新灭菌，且重新检测或对灭菌器进行检修。

5.1.3 化学指示卡（剂）

5.1.3.1 监测方法

将化学指示卡（剂）放入每一待灭菌包中心，若无物品包则放入灭菌器较难灭菌部位，经一个灭菌周期后，取出指示卡（剂），观察其颜色及性状的变化。

实验室在灭菌物品时可不采用化学指示卡（剂），若使用化学指示卡（剂），则将化学指示卡（剂）放入灭菌器最难灭菌部位，经一个灭菌周期后，取出指示卡（剂），观察其颜色及性状的变化。

5.1.3.2 评价指标

化学指示卡（剂）均变色达标，则为合格；变色不达标，则为不合格，本批灭菌物品不能使用，应重新灭菌，且重新检测或对灭菌器进行检修。

5.2 生物监测

5.2.1 监测方法

根据灭菌对象的性质确定监测频率，可参照相关标准规范执行。具体监测方法如下：

a) B 类灭菌周期将生物指示物放入最难灭菌的物品包中央，物品包放入灭菌器最难灭菌部位，经一个灭菌周期后，取出生物指示物，培养后观察其颜色变化。

b) N 类灭菌周期宜采用自含式生物指示物，将自含式生物指示物放入灭菌器最难灭菌部位；若使用菌片，则应采用压力蒸汽灭菌专用纸塑包装袋进行包装后放入灭菌器最难灭菌部位。经一个灭菌周期后，取出生物指示物，培养后观察其颜色变化。

c) S类灭菌周期根据其灭菌负载类型，将生物指示物放入相应的负载中，然后放入灭菌器最难灭菌部位，经一个灭菌周期后，取出生物指示物，培养后观察其颜色变化。

5.2.2 评价指标

评价指标同4.3.3。

附 录 A
（资料性附录）
温度、压力测定仪性能参数

A.1 整体要求

全套温度、压力测定仪需取得检定证书方可使用，测定仪应操作简单，便于携带，具备大容量数据记录能力。

A.2 材料要求

测定仪需具备耐高温、耐湿、耐压、耐化学品腐蚀等特点，其整体具有全密封防水性能，外壳和探针的材料可选用不锈钢和 PEEK（聚醚醚酮）等机械性能优异的材料。测定仪中的电池需耐高温和高压，可多次反复使用，至少 2 年的使用寿命，电池易于更换，更换后不影响测定仪的各项性能指标。

A.3 测量范围和精密度要求

测定仪的传感器需具备耐腐蚀、灵敏度高等特点，温度测量范围应在 0 ℃～150 ℃，压力测量范围应在 100 Pa～400 000 Pa（1 mbar～4 000 mbar）；温度测量精度为±0.1 ℃，压力测量精度为±1 000 Pa（10 mbar）；温度显示分辨率为 0.01 ℃，压力显示分辨率为 100 Pa（1 mbar）；时间记录间隔可精确到 1 s，且在 1 s～24 h 间任意设定。

附　录　B
（资料性附录）
排气口安全性验证方法

B.1　试验材料

试验所需器材和试剂如下：

a）　采样器：Andersen 六级采样器；

b）　培养基：选择性培养基；

c）　培养箱：恒温培养箱；

d）　封口膜。

B.2　试验步骤

B.2.1　制备采样用培养基

按照所需检测的病原微生物特性，选择相应的选择性培养基，培养基配置完成后，分装入 Andersen 六级采样器配套培养皿中，冷却后备用。

B.2.2　采样

采样方法如下：

a）　将制备好的培养皿装入 Andersen 六级采样器，采样器与排气口连接，用封口膜将两者密封；

b）　装载灭菌器所需灭菌的物品，开启灭菌器，同时开启采样器；

c）　待灭菌器排冷空气阶段结束后，取下采样器，将培养皿放入培养箱中，培养至规定时间取出观察。

B.3　结果评价

观察选择性培养基上是否有相应病原微生物。

ICS 11.080.10
C 47

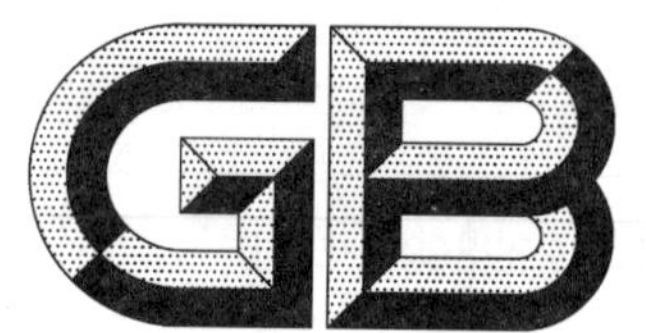

中华人民共和国国家标准

GB/T 32309—2015

过氧化氢低温等离子体灭菌器

Hydrogen peroxide low temperature plasma sterilizer

2015-12-10 发布

2016-09-01 实施

中华人民共和国国家质量监督检验检疫总局
中国国家标准化管理委员会 发布

前　言

本标准按照 GB/T 1.1—2009 给出的规则起草。

请注意本文件的某些内容可能涉及专利。本文件的发布机构不承担识别这些专利的责任。

本标准由国家食品药品监督管理总局提出。

本标准由全国消毒技术与设备标准化技术委员会(SAC/TC 200)归口。

本标准负责起草单位:山东新华医疗器械股份有限公司、国家食品药品监督管理局广州医疗器械质量监督检验中心。

本标准参加起草单位:杭州易路医疗器械有限公司、成都老肯科技有限公司。

本标准主要起草人:王俊杰、杨雷、王洪敏、黄鸿新、陈嘉晔、黄秀莲、孙建生、刘勇。

过氧化氢低温等离子体灭菌器

1 范围

本标准规定了过氧化氢低温等离子体灭菌器(以下简称灭菌器)的术语和定义、要求、试验方法、检验规则和标志、包装、使用说明书、运输和储存。

本标准适用于仅以过氧化氢为灭菌介质,能够产生等离子体的低温灭菌器。

本标准未规定涉及使用风险范围的安全要求,未规定低温过氧化氢等离子体的确认和常规控制的要求。

注:本标准所指低温灭菌器,其灭菌室内温度不大于 60 ℃。

2 规范性引用文件

下列文件对于本文件的应用是必不可少的。凡是注日期的引用文件,仅注日期的版本适用于本文件。凡是不注日期的引用文件,其最新版本(包括所有的修改单)适用于本文件。

GB/T 191 包装储运图示标志

GB/T 1616 工业过氧化氢

GB 4793.1 测量、控制和实验室用电气设备的安全要求 第1部分:通用要求

GB/T 4982 真空技术 快卸连接器 尺寸 第1部分:夹紧型

GB/T 14710—2009 医用电器环境要求及试验方法

GB/T 18268(所有部分) 测量、控制和实验室用的电设备 电磁兼容性要求

GB 19192—2003 隐形眼镜护理液卫生要求

GBZ 159—2004 工作场所空气中有害物质监测的采样规范

WS/T 132—1999 作业场所空气中过氧化氢的分光光度测定方法

YY 0466 医疗器械 用于医疗器械标签、标记和提供信息的符号

消毒技术规范(2002 版) 中华人民共和国卫生部

3 术语和定义

下列术语和定义适用于本文件。

3.1

等离子体 plasma

由气体分子发生电离反应,等电荷的正负离子共存的物质形态。

等离子体属于部分电离的形态,其中包含正负离子、自由基、真空紫外光、中性原子和分子等。

注:本标准中的等离子体属于低温等离子体范畴。

3.2

通风 aeration

灭菌过程的一部分或几部分。在特定的条件下将洁净空气注入灭菌室内的过程。

3.3

灭菌周期 sterilization cycle

以灭菌为目的,在灭菌器内执行的自动程序阶段。

3.4

测试周期　test cycle

为测试灭菌性能而专门设置的自动程序，该程序不能用于正常灭菌。与灭菌周期相比，其灭菌作用时间或过氧化氢注入量或灭菌阶段重复次数等减半。

4　分类

灭菌器按结构分为单门或双门。

5　要求

5.1　灭菌器正常工作条件

工作条件应满足以下要求或按制造商的规定：

a)　环境温度：10 ℃～40 ℃；

b)　相对湿度：不大于 80%；

c)　大气压力范围：70 kPa～106 kPa；

d)　电源：交流(220±22)V，(50±1)Hz 或交流(380±38)V，(50±1)Hz。

5.2　外观和结构

5.2.1　灭菌器外观应完整，外表面应整洁、色泽均匀，不应有伤斑、裂痕等缺陷。

5.2.2　灭菌器外表面各种文字标志应清晰、准确、牢固。

5.2.3　灭菌器紧固件应安装牢固，开关键调节应灵活可靠。

5.3　材料

灭菌器接触过氧化氢的材料，应满足：

a)　耐过氧化氢的腐蚀；

b)　不应导致过氧化氢质量的降低；

c)　不应释放出任何已知的，对人体健康、灭菌负载和环境有害的物质。

5.4　灭菌室门和联锁装置

5.4.1　在灭菌周期的进行过程中应不能打开灭菌室的门。

5.4.2　灭菌室门关闭后，在未进行灭菌周期的情况下应可再次打开。

5.4.3　灭菌室门的密封件应可更换，应可以检查和清洁密封件以及它与门接触的表面，而无需拆除门的结构。

5.4.4　灭菌室的门应装有安全联锁装置，并应符合以下规定：

a)　灭菌器在正常工作条件下，当门未锁紧时，不能运行灭菌程序；

b)　过氧化氢注入后，若用人工或其他的方法终止灭菌周期，应经过过氧化氢有效消除程序，否则门应不能被打开；

c)　应具备与 a)、b)两项动作同步的报警功能。

5.4.5　双门灭菌器(若有)的门应符合以下规定：

a)　除非维护的需要，应不能同时打开两个门；

b)　在未显示灭菌周期结束之前，应不能打开卸载门；

c)　测试周期结束后，应不能打开卸载门；

d) 用于控制启动灭菌周期的装置应安装于灭菌器的装载侧。

5.5 测试接口

5.5.1 灭菌器至少应装配一个测试接口,测试接口应符合 GB/T 4982 的要求。

5.5.2 测试接口应为直连接套,其测试接口规格为 KF16 或 KF25。连接套连同其 O 形密封圈、支架、卡箍应用标准盖帽封闭,并进行隔热和机械密封。

5.5.3 测试接口的安装位置应便于连接且容易接通灭菌室,测试连接器应有 PT 标记和帽盖。真空端口和管道不能作为测试接口。

5.6 显示装置

5.6.1 显示信息

显示装置应至少显示以下可视信息:

a) 灭菌室压力、温度;

b) 灭菌器所处的工作状态;

c) 灭菌室门的状态;

d) 所选择的灭菌周期;

e) 灭菌器所处运行阶段以及运行时间;

f) 发生故障时的故障类型。

5.6.2 温度指示装置

温度指示装置应符合以下要求:

a) 数字式;

b) 温度单位为摄氏度(℃);

c) 显示范围包含 0 ℃~99 ℃;

d) 分辨率为 1 ℃或更优;

e) 当用于控制功能时,应有传感器故障保护功能;

f) 在不拆分仪表的情况下,可使用特殊钥匙、密码或其他工具进行现场调整;

g) 温度传感器的温度测量范围应至少为 0 ℃~100 ℃,精度至少为±0.5%。

5.6.3 压力指示装置

压力指示装置应符合以下要求:

a) 数字式;

b) 压力单位为 Pa;

c) 显示范围应确保预期的最大工作压力不超过满量程的 80%;

d) 分辨率为 5 Pa 或更优;

e) 当用于控制功能时,应有传感器故障保护功能;

f) 灭菌室压力装置需要调整时,应使用特殊钥匙、密码或其他工具进行现场调整;

g) 压力传感器的测量范围至少为 10 Pa~2 600 Pa,压力传感器在此范围内精度至少为±1.5%。

注:本标准中所指压力是指绝对压力。

5.6.4 计时装置

过程控制计时器的精度和重复性应优于其预期测量的时间间隔值。计时器应符合以下要求:

a) 采用秒(s)或分钟(min)作为单位;

b) 时间为 5 min 以下时,精度至少为±2.5%;超过 5 min 时,精度至少为±1%;

c) 应使用特殊钥匙、密码或其他工具进行现场调整。

5.7 记录装置

5.7.1 记录装置应能记录整个运行周期的关键过程变量。

5.7.2 记录装置的精度和分辨率应不低于控制测量系统的精度和分辨率。

5.7.3 记录装置的性能应不低于下列指标要求:

a) 温度:

——精度:在 0 ℃～100 ℃范围内至少为±1%;

——分辨率:1 ℃或者更优;

——测量信号采样率:至少每隔 5 s 采样一次。

b) 压力:

——精度:在 50 Pa～5 000 Pa 范围内为±1.5%;

——分辨率:2 Pa 或者更优;

——测量信号采样率:至少每隔 5 s 采样一次。

5.7.4 生成的记录应清晰易读并应能在正常工作环境条件下保存至少 3 年。

5.7.5 记录的数据应能充分体现任何超出允差范围的偏差。

5.7.6 为了达到校准目的,应能使用特殊钥匙、密码或者权限工具对记录仪进行现场调整。

5.8 空气过滤器

5.8.1 当灭菌周期要求将空气直接导入灭菌室时,空气应经空气过滤器进入。

注:空气过滤器宜由抗腐蚀和抗降解的材料制成,这些材料对过滤器有保护作用。

5.8.2 空气过滤器滤除直径大于 0.30 μm 微粒的滤除效率应不低于 99.5%。

5.8.3 空气过滤器应安装在灭菌室外部容易更换和维护的位置,并保持干燥。

5.9 灭菌周期及控制

5.9.1 灭菌周期的控制

5.9.1.1 灭菌器应采用自动控制器控制灭菌周期和各项参数。

5.9.1.2 自动控制器应能预设一个或多个灭菌周期,任何预设参数的更改应使用密码或权限工具。

5.9.2 灭菌周期运行的要求

5.9.2.1 灭菌室温度的范围应符合制造商的规定,且应不大于 60 ℃。

5.9.2.2 灭菌用的过氧化氢应符合 GB/T 1616 的相关要求。

5.9.3 灭菌周期的阶段

5.9.3.1 概述

灭菌周期应至少包含抽真空、注射、扩散、等离子体发生、通风等阶段(可不限于上述名称),并可多次重复运行。

5.9.3.2 抽真空阶段

为了过氧化氢的充分扩散,抽真空阶段灭菌室压力应不高于制造商规定的压力,且最低压力应不大于 80 Pa。

5.9.3.3 注射阶段

灭菌器进入注射阶段应符合以下要求：

a) 过氧化氢溶液注入量应在设定值的±10%范围内；

b) 注射阶段的时间应符合制造商的规定，实测误差应在±2%范围内；

c) 加注系统若有传输管道，灭菌器应有去除装置以除去传输管道残留的过氧化氢，传输管道过氧化氢残留量应不大于 60 mg。

注：注射阶段应向灭菌室注入定量的过氧化氢溶液并使过氧化氢充分汽化，均匀扩散到灭菌室内。

5.9.3.4 扩散阶段

灭菌器进入扩散阶段应符合以下要求之一：

a) 扩散阶段的时间应符合制造商的规定，实测误差应在±2%范围内；

b) 扩散阶段的压力应符合制造商的规定，实测误差应在±2%范围内。

注：扩散阶段应使过滤后的空气进入灭菌室，使过氧化氢均匀弥散到灭菌室内各个角落以及灭菌物品的表面。

5.9.3.5 等离子体发生阶段

灭菌器进入等离子体发生阶段应符合以下要求：

a) 等离子体发生器放电功率应符合制造商的规定，实测误差应在±10%范围内；

b) 等离子体发生器放电时间应符合制造商的规定，实测误差应在±2%范围内。

注：等离子体发生阶段是指启动等离子体发生器，使灭菌室的气体形成等离子态。

5.9.3.6 通风阶段

通风阶段完成后，灭菌器内压力应能达到大气压力。

注：通风阶段是指灭菌室内进入过滤空气，消除室内负压。

5.10 报警

5.10.1 报警要求

当出现故障时，灭菌器应发出声或光报警提示，并应能通过人工或其他的方法终止灭菌周期。在操作时应有相应的提示。

5.10.2 温度报警

灭菌室温度高于设定值上限值或低于下限值时灭菌器应报警，且不能进入灭菌周期。

5.10.3 压力报警

灭菌器若不能达到设定的压力要求时应报警，且不能进入注射阶段。

5.10.4 过氧化氢剂量不足报警

灭菌用过氧化氢剂量不足时灭菌器应报警，且不能进入灭菌周期。

5.10.5 过氧化氢注入超限报警

过氧化氢溶液注入量高于或低于制造商规定的上限值或下限值，灭菌器应报警。

5.10.6 **等离子体发生器故障报警**

若等离子体发生器停止工作，灭菌器应报警并中断灭菌周期。

5.10.7 **故障处理**

若运行过程中出现故障，灭菌器应：

a) 出现故障提示，并有声或光报警；
b) 按照说明书要求程序进行处理；
c) 显示故障的类型；
d) 自动或手动控制周期运行到安全的程度，但不能显示“周期完成”；
e) 如果故障发生在过氧化氢注入之后、等离子体发生之前，应保证灭菌室门不能被打开，直到过氧化氢有效消除；
f) 提示灭菌负载为未灭菌，应重新灭菌；打印提示灭菌未完成的信息。

5.11 **灭菌效果**

按照6.11的规定进行试验，灭菌效果应合格。

5.12 **真空密封性**

在灭菌室内压力达到制造商规定的最低压力时，10 min内，压力上升的速度不应超过15 Pa/min。

5.13 **容积误差**

灭菌室总容积实测误差应在制造商说明书或技术文件规定值的±10%范围内。

5.14 **工作噪声**

灭菌器的工作噪声应不大于65 dB(A)。

5.15 **安全要求**

5.15.1 **空气中过氧化氢浓度**

工作场所过氧化氢的残留量8 h时间加权允许浓度(TWA)应不大于1.5 mg/m^3。

5.15.2 **灭菌负载过氧化氢残留**

灭菌负载的过氧化氢残留值应不超过30 mg/kgH_2O。

5.15.3 **电气安全要求**

灭菌器电气安全应符合GB 4793.1的要求。

5.15.4 **电磁兼容性**

灭菌器电磁兼容性应符合GB/T 18268的要求。

5.16 **环境试验**

灭菌器的环境试验应符合GB/T 14710—2009中规定的气候环境试验和机械环境试验Ⅱ组及表1的规定。

表 1 环境试验

试验项目	试验要求				检测项目			
	持续时间 h	恢复时间 h	通电状态	试验条件	初始检验	中间检验	最后检验	电源电压适应能力试验
常温试验	—	—	试验时通电	—	全性能	—	—	—
低温贮存试验	4	4	试验后通电	−10 ℃	—	—	5.10.2、5.12	—
高温贮存试验	4	4	试验后通电	40 ℃	—	—	5.10.2、5.12	—
湿热贮存试验	48	24	试验后通电	40 ℃,93%(相对湿度)	—	—	5.10.2、5.12	—
运输试验	正常包装状态,汽车路面为土路或碎石路(采用模拟运输台模拟受试设备的运输),汽车距离为 200 km,汽车速度为 30 km/h～40 km/h。(试验后通电)				—	—	5.2、5.4、5.9、5.10、5.12、5.14	—

注 1:全性能是指 5.2～5.15 中的所有项目。

注 2:电源适应能力试验参见 GB/T 14710—2009 中第 5 章的规定。

6 试验方法

6.1 试验条件

按 5.1 规定的正常工作条件进行。

6.2 外观和结构试验

目视检查外观及紧固件、控制键。

6.3 材料试验

对接触过氧化氢的元件和材料,按要求查阅制造商提供的证明材料。

6.4 灭菌室门和联锁装置试验

按照制造商提供的说明书要求运行灭菌周期,实际操作检查。

6.5 测试接口试验

实际操作和使用通用量具检查,并查阅制造商提供的技术资料。

6.6 显示装置试验

目视检查和实际操作检查,模拟传感器故障,并查阅制造商提供的产品合格证书。

6.7 记录装置试验

按照制造商提供的说明书要求运行灭菌周期，实际操作检查，并核查记录装置的技术参数资料。

6.8 空气过滤器试验

查阅制造商提供的技术文件证明和实际操作检查。

6.9 灭菌周期及控制试验

6.9.1 灭菌周期的控制试验

按照制造商提供的说明书规定运行灭菌周期，实际操作检查灭菌器是否能设置一个或多个灭菌周期，是否能使用密码或权限工具更改预设参数。

6.9.2 灭菌周期运行的要求试验

6.9.2.1 在空载条件下，将一支温度测量装置放置在抽空口处，一支放置在灭菌器控制温度的传感器位置，另外四支分别放在灭菌室上下两层的前后位置，关闭灭菌器的门，按照制造商提供的说明书规定运行灭菌周期，达到制造商规定的加热时间后，记录各点温度。

6.9.2.2 灭菌器用的过氧化氢，查阅制造商提供的证明文件。

注：温度测试仪精度优于灭菌器温度指示仪表的精度。

6.9.3 灭菌周期的阶段试验

6.9.3.1 概述试验

按照制造商提供的说明书规定运行灭菌周期，通过实际操作检查。

6.9.3.2 抽真空阶段试验

在空载条件下，将一支压力传感器放置在测试接口处或放置在腔体内，按照制造商提供的说明书规定运行一个灭菌周期，查验制造商说明书或技术文件。

6.9.3.3 注射阶段试验

6.9.3.3.1 按照制造商提供的说明书规定运行灭菌周期，按照制造商说明书或技术文件规定的过氧化氢注入量和检测方法执行。

6.9.3.3.2 在空载条件下，按照制造商提供的说明书规定运行灭菌周期，用电子秒表测试。

6.9.3.3.3 在灭菌器未开机工作状态下，将加注系统传输管道取下，放入烘干箱，(60±2)℃烘干30 min，取出冷却至室温后，用分析天平精确称重；重新安装传输管道，灭菌器运行一个灭菌周期，在周期结束后，即取下传输管道，迅速再次称重，二者之差为传输管道过氧化氢的残留量。

6.9.3.4 扩散阶段试验

试验步骤如下：

a） 用电子秒表测试扩散时间，并对照制造商说明书或技术文件中关于扩散阶段时间的规定；
b） 在空载条件下，将一支压力传感器放置在测试接口或放置在腔体内，运行一个灭菌周期，检查扩散阶段的压力上下限值，并对照制造商说明书或技术文件中关于扩散阶段压力的规定。

6.9.3.5 等离子体发生阶段试验

试验步骤如下：

a) 将等离子体发生器放电功率调至规定值，按照专用功率计使用说明书的要求连接等离子体发生器，在等离子体发生器工作期间读取功率计上所测试的有效值。

注：专用功率计可包括通过式功率计、高频功率计等能够测量等离子放电功率的功率计。

b) 用电子秒表测试放电时间，查阅制造商说明书或技术文件的规定。

6.9.3.6 通风阶段试验

完成通风阶段后，目视观察灭菌室的显示压力。

6.10 报警试验

6.10.1 报警要求试验

模拟故障和实际操作检查。

6.10.2 温度报警试验

按照制造商提供的说明书规定运行灭菌周期，在运行过程中，按照制造商提供的电路示意图，切断灭菌器加热装置电源，当灭菌室温度低于设定的温度下限时，检查灭菌器的报警动作状况；然后，强制接通灭菌器加热装置电源，当灭菌室温度高于设定的温度上限时，检查灭菌器的报警动作状况。

6.10.3 压力报警试验

按照制造商提供的说明书规定运行灭菌周期，在运行过程中，按制造商提供的电路示意图，切断真空泵电源，使灭菌器压力无法达到规定压力值时，检查灭菌器的报警动作状况。

6.10.4 过氧化氢剂量不足试验

模拟过氧化氢剂量不足状态，检查灭菌器的报警动作状况。

6.10.5 过氧化氢注入超限报警试验

灭菌器在周期运行过程中，人工调整过氧化氢加注量，检查当超过加注量上限值和低于下限值时，灭菌器是否报警。

6.10.6 等离子体发生器故障报警试验

灭菌器在周期运行过程中，关闭等离子体发生器，检查灭菌器的报警动作状况。

6.10.7 故障处理试验

在6.9和6.10试验过程中，实际操作检查。

6.11 灭菌效果试验

6.11.1 灭菌效果用的试验器材按照《消毒技术规范》(2002版)的规定。

6.11.2 按照制造商说明书规定的参数(至少包括灭菌室温度、灭菌用过氧化氢的有效浓度、灭菌器最低真空度、过氧化氢溶液注入剂量、灭菌时间、扩散阶段压力上下限值、等离子体发生器放电功率、等离子体发生器放电时间)，运行测试周期。

6.11.3 灭菌效果试验的操作方法和评价按照《消毒技术规范》(2002版)的规定。

6.12 真空密封性试验

按制造商提供的说明书运行灭菌器，当达到说明书规定的运行灭菌周期条件时，关闭密闭室门，启动真空泵，室内真空度达到制造商规定的最低压力时，关闭真空泵，用电子秒表计时，观察压力示值10 min。

注：真空密封性试验宜在环境相对湿度不大于50%和空载条件下进行。

6.13 容积误差试验

测量并计算灭菌室总容积的值，与制造商说明书或技术文件标称的灭菌室总容积值比较。

6.14 工作噪声试验

在灭菌器正常运行时，用声级计在距灭菌器表面1 m、离地面高度1 m处，分前、后、左、右四个方向测量其噪声。

6.15 安全要求试验

6.15.1 空气中过氧化氢浓度试验

在制造商说明书规定的使用环境下，按照WS/T 132—1999的方法进行测试，将测试结果按照GBZ 159—2004中的要求进行计算。

6.15.2 灭菌负载的过氧化氢残留试验

6.15.2.1 试验器材

内径为1 mm的聚四氟乙烯管腔2 m、内径为1 mm的不锈钢管腔500 mm。

6.15.2.2 试验步骤

试验步骤如下：

a) 按照制造商说明书或技术文件的规定参数（至少包括灭菌室温度、灭菌用过氧化氢的有效浓度、灭菌器最低真空度、过氧化氢溶液注入剂量、灭菌时间、扩散阶段压力上下限值、等离子体发生器放电功率、等离子体发生器放电时间），运行灭菌周期；

b) 灭菌周期结束后，取经过一个灭菌周期处理过的试验器材，分别用100 mL纯水浸泡1 min，制成待检样品。按照GB 19192—2003中5.1.5的方法进行测试，每个样品测定两次，取平均值。

6.15.2.3 电气安全要求试验

电气安全按GB 4793.1规定的方法进行试验。

6.15.2.4 电磁兼容性试验

按GB/T 18268规定的方法进行试验。

6.16 环境试验

按GB/T 14710—2009规定的方法进行试验。

7 检验规则

7.1 出厂检验

7.1.1 应对灭菌器逐台进行检验。

7.1.2 检验项目：5.2～5.9（5.9.3.3除外）、5.12～5.14，安全按GB 4793.1规定的出厂检验项目，所检项

目均应合格。

7.2 型式检验

7.2.1 型式检验应在下列情况之一时进行：

a) 新产品投产时；

b) 间隔一年以上再投产时；

c) 设计、工艺或材料重大改变时；

d) 出厂检验结果与上次型式检验有较大差异时；

e) 国家质量监督机构提出监督抽查要求时。

7.2.2 以下设计上的变化不要求单独型式检验：

a) 灭菌室容器尺寸不同，但相差不超过30%，结构相似；

b) 任何设计或灭菌器元件来源的改变，包括内室附件，能提供文件证明设计的改变不会带来性能上的影响。如有必要，需要对改变部分进行型式检验。

7.2.3 当灭菌器周期在现有型式检验基础上增加或改变，只需要将这些增加或改变部分进行型式检验。

7.2.4 型式检验应从出厂检验合格品中随机抽取样本1台。

7.2.5 型式检验应包括本标准要求中的所有检验项目。

7.2.6 型式检验所检验的项目均应合格。

8 标志、包装、使用说明书、运输和储存

8.1 标志

8.1.1 灭菌器应在适当明显部位设置铭牌，铭牌上至少应有下列标志：

a) 产品名称及型号；

b) 制造商名称和商标；

c) 使用电源电压、频率和功率；

d) 出厂日期(年、月)或出厂编号；

e) 标准编号；

f) 制造商生产许可文号和产品许可文号。

8.1.2 包装箱上应有下列标志：

a) 制造商名称和厂址；

b) 产品名称和型号；

c) 商标；

d) 净重及毛重；

e) 体积(长×宽×高)；

f) 制造年月或生产批号；

g) “易碎、小心轻放”“向上”“保持干燥”等字样或标志，标志应符合GB/T 191及YY 0466的规定；

h) 箱上字样或标志应保证不因历时较久而模糊不清。

8.1.3 灭菌器检验合格证上应有下列标志：

a) 产品名称和型号；

b) 制造商名称；

c) 检验日期；

d） 检验员姓名或代号。

8.2 包装

8.2.1 灭菌器应有防潮材料作包装。

8.2.2 包装箱内应有防震、防压装置。

8.2.3 灭菌器出厂时，包装箱内应包括下列随机文件：

a） 装箱单；

b） 随机备件、配件及清单；

c） 保修单；

d） 检验合格证；

e） 使用说明书。

8.3 使用说明书

使用说明书或技术文件中至少应包括以下内容：

a） 制造商名称、商标单列和地址、邮编、电话；

b） 产品名称、规格型号、灭菌室容积；

c） 产品执行标准编号、制造商生产许可文号和产品许可文号；

d） 产品特点、用途、适用范围和主要性能与主要技术参数；

e） 产品安装调试、操作使用、保养维护、注意事项及处理等详细说明；

f） 使用说明书出版日期或版本说明；

g） 灭菌器的正常工作条件，例如，环境温度、相对湿度、大气压力范围、电源等；

h） 灭菌流程图；

i） 灭菌参数：例如灭菌室温度、灭菌用过氧化氢的有效浓度、灭菌器最低真空度、过氧化氢溶液注入剂量、灭菌时间、扩散阶段压力上下限值、等离子体发生器放电功率、等离子体发生器放电时间等；

j） 使用过氧化氢的浓度及使用中的过氧化氢的有效期限，逾期后应有排除的措施，排除后的过氧化氢溶液不应再次使用；

k） 灭菌负载适用范围及负载预处理、摆放要求；

l） 灭菌器的系统电路示意图；

m） 灭菌器的安装要求。

8.4 运输

按定货合同规定。

8.5 储存

包装后的灭菌器应储存在相对湿度不超过80％、无腐蚀性气体、通风良好和清洁卫生的室内。室内应能避免阳光直射。

附 录 A
（资料性附录）
灭菌器对灭菌物品的要求

灭菌器主要用于医疗器械和物品的灭菌，特别是畏热畏湿物品，不适用植物纤维制品（如棉制品、木制品或任何含有木浆材质的物品）、液体和粉剂的消毒灭菌。

A.1 可以灭菌的物品

可以灭菌的物品应能耐受过氧化氢等离子，包括但不限于下列物品：

a) 患者端联接电线电缆；
b) 光学镜片、玻璃镜头；
c) 硬式内镜；
d) 导管；
e) 手术器械、诊疗器械。

A.2 不能灭菌的物品

不能灭菌的物品，包括但不限于下列物品：

a) 内径小于 1 mm、长度大于 500 mm 的不锈钢管状器械；
b) 吸湿材料（木质器械、纤维素、棉织物、纱布等）；
c) 一次性器械（一次性防水织物、一次性手术服等）；
d) 液体、膏剂、油剂和粉剂；
e) 不完全干燥的物品；
f) 一端封闭的内腔；
g) 由含纤维素的材料制成的物品或其他任何含有木质纸浆的物品；
h) 植入物；
i) 不能承受压力的器械；
j) 标示为仅使用压力蒸汽灭菌或环氧乙烷灭菌的器械；
k) 器械具有复杂的内部部件，难以清洁，例如密封轴承。

A.3 过氧化氢低温等离子灭菌物品前处理

A.3.1 灭菌物品应使用纯化水清洗。

A.3.2 灭菌物品应清洗彻底，并充分干燥后，用专用包装袋单层包装或专用无纺布双层包装后方可灭菌。

A.3.3 灭菌物品应无积压，自然码放，最多码放 2 层，包装之间应留有间隙，不应排放过于紧密。

A.3.4 包装后的灭菌物品最多装载不应超过盛物筐容积的 80%，重量不应超过 20 kg/层。

ICS 11.080.99
C 47

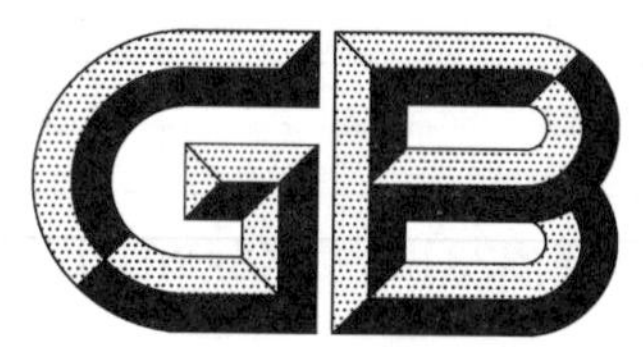

中华人民共和国国家标准

GB/T 32310—2015/ISO 15882:2008

医疗保健产品灭菌　化学指示物 选择、使用和结果判断指南

Sterilization of health care products—Chemical indicators—Guidance for selection, use and interpretion of results

(ISO 15882:2008,IDT)

2015-12-10 发布　　2016-09-01 实施

中华人民共和国国家质量监督检验检疫总局
中国国家标准化管理委员会　发布

前　言

本标准按照 GB/T 1.1—2009 给出的规则起草。

本标准使用翻译法等同采用 ISO 15882:2008《医疗保健产品灭菌　化学指示物　选择、使用和结果判断指南》。

本标准做了下列编辑性修改：

——按照 GB/T 1.1 的要求进行了一些编辑上的修改；

——删除了国际标准的前言；

——标准文本中及参考文献中出现的部分国际标准替换为对应的我国标准。

请注意本文件的某些内容可能涉及专利。本文件的发布机构不承担识别这些专利的责任。

本标准由国家食品药品监督管理总局提出。

本标准由全国消毒技术与设备标准化技术委员会(SAC/TC 200)归口。

本标准起草单位:国家食品药品监督管理局广州医疗器械质量监督检验中心、北京吉卡意科技有限公司、北京市医疗器械检验所。

本标准主要起草人:胡昌明、钱英杰、刘培、黄鸿新、黄秀莲。

医疗保健产品灭菌 化学指示物 选择、使用和结果判断指南

1 范围

1.1 本标准为化学指示物的选择、使用和结果判断提供指南，这些化学指示物应用于灭菌过程的定义、确认以及常规监测和全面控制。本标准中的化学指示物是通过物质的物理和/或化学变化来显示其暴露于灭菌过程，用于监视灭菌过程中的一个或多个变量。这些化学指示物不依赖于生命有机体的存活或失活。

1.2 本标准不适用于在物理去除微生物(例如过滤)的过程中所使用的指示物。

1.3 本标准也不适用于在组合过程[例如清洗消毒器或在线清洗(CIP)和在线灭菌(SIP)的组合过程]中使用的指示物。

2 术语和定义

下列术语和定义适用于本文件。

注：ISO/TS 11139[11]提供了医疗保健产品灭菌的一系列术语和定义。

2.1

化学指示物 chemical indicator

非生物指示物 non-biological indicator

根据暴露于某一灭菌过程所产生的化学或物理变化，显现一个或多个预定过程变量变化的测试系统。

[ISO/TS 11139:2006，定义 2.6]

2.2

终点 endpoint

指示物暴露于规定的标定值后，出现的由制造商定义的可观察到变化的点。

[GB 18282.1—2015，定义 3.3]

2.3

指示物 indicator

指示剂与其衬底以最终应用形式的组合。

[GB 18282.1—2015，定义 3.5]

注 1：指示物系统与特殊测试负载的组合也定义为指示物。

注 2：见附录 E。

2.4

指示剂 indicator agent；indicator reagent

活性物质或活性物质的组合。

[GB 18282.1—2015，定义 3.6]

注：见附录 E。

2.5

过程挑战装置 process challenge device；PCD

对某一灭菌过程构成特定抗力的装置，用于评价该灭菌过程的性能。

[ISO/TS 11139:2006，定义 2.33]

2.6

过程挑战位置　process challenge location;PCL

灭菌物品中灭菌介质最难到达的位置。

2.7

过程参数　process parameter

过程变量的规定值。

[ISO/TS 11139:2006,定义 2.34]

注 1:灭菌过程的规格包括过程参数及其允差范围。

注 2:见附录 B。

2.8

过程变量　process variable

灭菌过程的条件,其变化可影响杀灭微生物效果。

[ISO/TS 11139:2006,定义 2.35]

示例:时间、温度、压力、浓度、湿度、波长。

注:见附录 B。

2.9

抗力仪　resistometer

能够产生一特定灭菌过程中物理参数和/或化学参数组合的测试设备。

2.10

饱和蒸汽　saturated steam

处于冷凝和汽化平衡状态之间的水蒸气。

[GB 18282.1—2015,定义 3.11]

2.11

标定值　stated value;SV

当指示物变化达到指示物制造商定义的终点时,过程关键变量的值或值的范围。

[GB 18282.1—2015,定义 3.12]

2.12

可视变化　visible change

由制造商定义的,指示物暴露于一个或多个过程关键变量后,肉眼可视的变化。

注:可视变化用于描述一类过程指示物的反应。

[GB 18282.1—2015,定义 3.15]

3　总则

3.1　所有的化学指示物预期提供关于其在灭菌器、灭菌负载或过程挑战装置内放置处的条件信息。这些信息能提醒使用者注意潜在的灭菌过程失败。

3.2　化学指示物所提供信息的价值与指示物的分类、指示物的数量和放置位置有关,数量和放置位置在灭菌室或负载中要具有代表性。一种装载模式中的代表性放置位置宜在灭菌过程确认中被识别。

3.3　对于化学指示物基本性能的描述包括它的可视变化、渐进反应或“终点”反应。“终点”反应举例来说,可以是某种化学物质的熔化或者是产生规定颜色变化的化学反应。

3.4　许多不同类别的化学指示物适用于不同的灭菌监测需要并提供灭菌过程的信息。一些指示物只针对某一个特定的灭菌问题,例如未到达规定温度而导致的灭菌失败。其他指示物可能不仅仅是对一个过程变量起反应,而是同时对灭菌周期中多个过程变量起反应。

选择最适合的化学指示物类别宜考虑：

——有效灭菌的特征是什么？

——灭菌失败的原因？

——指示物的性能特征？

——产品放行时有哪些有效的无菌保证活动？

一旦选用了某种指示物，只有当它被使用者正确地使用，对其结果进行正确判断并采取合适的措施时，这个化学指示物在无菌保证中才有价值。

3.5 相同类别的化学指示物的反应特性和探测灭菌条件的方式可以不同。GB 18282.1—2015[13]对化学指示物的分类是基于其性能特征(例如，不同的标定值)而不是对特定灭菌过程相关的化学或物理变化。例如在蒸汽灭菌过程中，某些化学指示物暴露在蒸汽中达到最短灭菌时间时才能达到其终点，某些化学指示物只有在灭菌温度达到下限时才能达到其终点，而某些化学指示物只有在灭菌时间和灭菌温度都达到下限后才能达到其终点，还有某些化学指示物只有在灭菌时间、灭菌温度和饱和蒸汽都达到下限后才能达到其终点。在任何情况下，使用者都要将指示物的反应与制造商定义的终点进行比较。

如果化学指示物不能达到其终点，使用机构宜按照文件规程调查存在问题的原因，至少要考虑如下几个方面因素：

a) 灭菌器是否有故障导致指示物不能达到其终点？

b) 产品和/或无菌屏障系统是否有改变？

c) 无菌屏障系统内的负载密度是否增大或减小？

d) 灭菌处理容器和/或模式是否有改变(例如箱子的数目的增加或降低，或者装载模式与灭菌确认中确定的模式不一致)？

e) 灭菌器的校准和/或常规维护是否正确？

f) 针对灭菌负载的灭菌程序的选择是否正确？

g) 指示物的操作是否按照制造商的说明进行？

h) 灭菌器的外部供给是否有变化以致影响灭菌周期的正常运行(压力、流速、蒸汽供给中的非冷凝气体等)？

注：对于更多的信息请参考特定过程相关标准 ISO/TS 17665-2[20]、ISO 20857[22]、ISO 11137-1[7]、EN 14180[24]和EN 15424[25]中的要求和指南。

3.6 GB 18282.1—2015[13]确定了各种灭菌过程中的关键变量(见表1)，当然可能其他因素也会对灭菌过程的效果产生影响。按指示物的类别和制造商的使用说明，一种特定的化学指示物可对变量中的一个、几个或者全部起反应。

表1 灭菌过程变量

过程	标志[a]	变量
蒸汽	STEAM	时间、温度和水(由饱和蒸汽传输)
干热	DRY	时间和温度
环氧乙烷	EO	时间、温度、湿度和环氧乙烷浓度
辐照	IRRAD	总吸收剂量
低温蒸汽甲醛(LTSF)	FORM	时间、温度、水(由饱和蒸汽传输)和甲醛浓度
气态过氧化氢	VH2O2	时间、温度、过氧化氢浓度，以及等离子(如适用)
[a] 这些是标志，不适于翻译。		

如果某个指示物只是应用于某个特殊的灭菌周期，那么产品上面应对此进行标注。例如，"STEAM 15 min 121 ℃"意味着这个指示物应适用于15 min、121 ℃蒸汽灭菌周期。"STEAM"这个词的外框表示这个指示物只能用于蒸汽灭菌过程。

3.7 三、四、五和六类化学指示物可以有制造商定义的一个或多个标定值(SV)。标定值确定了指示物反应的参数，以及为了达到可视变化，渐进反应和终点所需的暴露程度。标定值的详细信息可标记在指示物上、指示物的外包装上或随产品提供的说明上。可视变化用于描述一类过程指示物的反应。渐进反应是指示物暴露于一个或者多个过程变量后，发生渐进的可观察到的变化，用来评价灭菌过程所达到的程度。

标定值是制造商利用抗力仪进行测试所得到的结果。

抗力仪(GB/T 24628—2009[21]给出了更多信息)是一种测试容器，可在很短的时间内达到所需的关键灭菌过程参数，这些参数在暴露阶段能够由抗力仪严格控制。由于灭菌器很难达到抗力仪中建立的反应特性和暴露条件，所以使用者很难利用灭菌器对指示物的标定值进行验证。具有抗力仪的第三方独立实验室可对制造商表明的标定值进行验证。由于化学指示物是在特定条件下进行的测试，所以有意或无意地暴露于超出制造商规定的参数条件(如过长的暴露时间、过低的温度和/或过低的灭菌介质浓度)会导致对结果的曲解。

所有的三、四、五和六类化学指示物均有达到其终点所必需的标定值。灭菌过程一般由一个最小值加一个上限来表示，如湿热灭菌过程中规定了一个最低灭菌温度和+3 ℃的上限。化学指示物的标定值一般与医疗保健产品灭菌过程的最小灭菌参数相联系。

化学指示物对无效灭菌条件的反应一般通过将其暴露于比标定值低的条件下测得。

4 化学指示物分类

4.1 概述

化学指示物是按预期使用目的来分类的。GB 18282.1—2015[13]将化学指示物分为六类，每一类又可按不同的灭菌过程被进一步划分。分类结构仅是表明指示物的特征和使用目的，分类本身没有等级的差别。

化学指示物用于检测灭菌过程的关键变量是否达到了预定要求。分类本身只是表明它们的性能特征和使用目的。

每类指示物不同的性能特征可用于表达不同的信息，因此也就具有了不同功能。

所有的化学指示物都是基于化学和/或物理反应，引起颜色变化或化学物质的迁移。

如下对每类化学指示物的描述均以GB 18282.1—2015[13]的引用作为开头，这些引用部分定义了相应指示物的分类。

4.2 一类：过程指示物

过程指示物预期用于独立单元(如灭菌包、容器)，用于表明该灭菌单元曾直接暴露于灭菌过程，并区分已处理过和未处理的灭菌单元。它们应对灭菌关键过程变量的一个或多个起反应(见GB 18282.1—2015中的4.2)。

这类指示物被用于标识需处理的包裹，即区分未经灭菌处理和已经灭菌处理并由较高类别的指示物监测合格准备发放的物品。过程指示物指示灭菌"通过"并不表示灭菌条件达到要求。

过程指示物通常用于灭菌包装外可见区域。过程指示物的实例包括灭菌胶带和表面印刷有过程指示物的包装材料。这类指示物应用于灭菌物品外部，且直接与灭菌介质接触而不受包装的影响，因此只有出现较为重大的故障时，它们才显示灭菌不通过。过程指示物即便是暴露于并不太理想的灭菌条件下，也会发生一个可视变化。

对于辐照灭菌来讲，GB 18282.1—2015[13]只规定了γ和β辐照灭菌的过程指示物要求。

对于蒸汽灭菌来讲，GB 18282.1—2015 中第 8 章的表 1 规定了蒸汽灭菌过程指示物的每个关键灭菌参数的允差范围(制造商在测试蒸汽灭菌过程指示物的性能时可接受的上下限)，该表格在下面再次给出，见表 2。

表 2　用于 STEAM 一类指示物的测试和性能要求

测试环境	测试时间	测试温度	无变化或与制造商规定的可视改变有显著区别的变化	制造商规定的可视改变
饱和蒸汽	3.0 min±5 s	121^{+3}_{0} ℃	可接受的结果	不可接受的结果
饱和蒸汽	10.0 min±5 s	121^{+3}_{0} ℃	不可接受的结果	可接受的结果
饱和蒸汽	0.5 min±5 s	134^{+3}_{0} ℃	可接受的结果	不可接受的结果
饱和蒸汽	2 min±5 s	134^{+3}_{0} ℃	不可接受的结果	可接受的结果
干热	30 min±1 min	140^{+2}_{0} ℃	可接受的结果	不可接受的结果
注：干热测试用于保证蒸汽灭菌过程指示物只有在蒸汽存在的条件下才发生反应。				

4.3　二类：用于特定测试的指示物

二类指示物预期用于相关灭菌器/灭菌标准中规定的特定测试步骤(见 GB 18282.1—2015 中的 4.3)。

二类化学指示物最为广泛的应用是 BD 类测试，该测试使用符合 GB 18282.3[14]的测试单和符合 EN 285[23]的标准测试布包的组合。用于替代性 BD 类蒸汽渗透测试的指示物性能在 GB 18282.4[15]中详细规定。替代性 BD 类空气排除测试的指示物性能在 ISO 11140-5[16]中有详细规定，这些替代用指示物的形式可以是标准测试布包，或是现成的测试包，见附录 A。

存在水分是蒸汽灭菌过程有效的关键。残留的空气会阻止蒸汽渗透，从而使水分只存在于被灭菌物品的表面。BD 类测试二类指示物预期用于证实蒸汽迅速而均匀地渗透，同时也证实了空气被充分排除。这种情况通常是通过测试单上均匀一致的颜色变化来证实。测试失败的原因可能是蒸汽中存在非冷凝气体(例如织物清洗过程中使用织物调理剂)、不充分的空气排除或漏气。

由于 BD 类测试指示物是针对特殊暴露过程而设计的，这种特殊暴露过程可能并不同于一个有效的灭菌过程，所以它们并不适合作为常规灭菌周期监测的指示物。随意延长 BD 类测试的暴露时间或者忽视制造商的操作说明都会导致测试无效，测试结果也将没有任何意义。

BD 测试的背景介绍见附录 A。

4.4　三类：单变量指示物

单变量指示物应对灭菌关键变量的其中一个起反应，并用于表明其所暴露的灭菌过程中它所起反应的那个变量达到了标定值的要求(见 GB 18282.1—2015 中的 4.4)。

单变量指示物只对灭菌过程关键变量中的一个变量起反应。这个变量及其标定值由制造商提供，该单变量指示物只用于监测这个过程变量。

例如，温度的单变量指示物只能指示温度是否达到其标定值的要求，而不能提供其他过程变量的信息，如暴露时间或蒸汽是否存在。这个指示物能显示在灭菌室内或灭菌物品内特定位置处的温度是否达到下限。选择指示物时要注意这个指示物适合的最低过程温度。

单变量指示物宜采用其他方式作为补充来监测灭菌过程。

对单变量指示物的结果判断也宜注意。化学指示物的过程参数及其允差范围与灭菌过程的参数及其允差范围没有必然的联系。大多数的灭菌过程都不止有一个过程参数，灭菌成功需要所有这些过程参数均达到要求。表 3(即 GB 18282.1—2015 的表 7) 列出了每个关键参数的允差范围(在制造商测试时化学指示物性能可接受的上下限)。

这些标定值在制造商进行测试的时候都是要预先设定测试条件，在测试过程中也要维持这个测试条件。

表 3　三类和四类指示物的测试和性能要求

灭菌过程	测试点[a]	测试时间 min	测试温度 ℃	灭菌介质浓度 mg/L	相对湿度 %
蒸汽	1 2	SV[b] (1−25%)SV	SV+0 SV−2	—	—
干热	1 2	SV (1−25%)SV	SV+0 SV−5	—	—
环氧乙烷	1 2	SV (1−25%)SV	SV+0 SV−5	SV (1−25%)SV	>30 >30
低温蒸汽甲醛(LTSF)	1 2	SV (1−25%)SV	SV+0 SV−3	SV (1−25%)SV	—

注：多变量(四类)指示物测试的示例见 GB 18282.1—2015[13]。

[a] 测试点 1：当指示物在标定值条件下测试时应达到终点。
测试点 2：当指示物在标定值减去允差的条件下测试时不应达到终点。

[b] SV：标定值。

示例：

蒸汽灭菌化学指示物(三类：单变量指示物)。

标定值：121 ℃。

按照表 3 的要求，当制造商使用 GB/T 24628[21] 规定的测试设备对这个三类单变量指示物在测试点 1 条件下进行测试时应显示测试“通过”，在测试点 2 条件下测试时应显示测试“不通过”。

测试点 1 是 121 ℃，即标定值。

测试点 2 是 121 ℃−2 ℃，即 119 ℃。

因此这个指示物在 121 ℃(测试点 1)测试时应显示测试“通过”，在 119 ℃(测试点 2)测试时应显示测试“不通过”。

4.5　四类：多变量指示物

多变量指示物应对灭菌关键变量中的两个或多个起反应，并用于表明其所暴露的灭菌周期中它所起反应的那些变量达到了标定值的要求(见 GB 18282.1—2015 中的 4.5)。

制造商声明多变量指示物达到其终点所需条件。这类指示物比过程指示物(一类)或单变量指示物(三类)提供更多信息，并且只有在其起反应的关键变量的标定值均符合时才能达到终点。

表 3 列出了每个关键参数的允差范围(在制造商测试时化学指示物性能可接受的上下限)，见表 3。

下面给出了一个多变量指示物性能的例子。尽管在这个例子中所有的参数被同时改变，但是制造商实际进行测试时只会改变一个或几个参数，而同时保持其他参数在标定值不变。

示例:环氧乙烷灭菌指示物(四类:多变量指示物)。

标定值:在浓度为 900 mg/L 时维持 60 min。

表 3 提供了该四类指示物的允差和限值(化学指示物性能可接受的上下限)。从表 3 中可得到在相对湿度大于 30%时,60 min 的允差是+0%或-25%,而 900 mg/L 的允差是+0%/-25%。因此,该指示物在相对湿度大于 30%时,灭菌时间小于 45 min[即(1-0.25)×60],环氧乙烷浓度低于 675 mg/L[即(1-0.25)×900]的条件下将不能达到终点。但在相对湿度大于 30%时,灭菌时间超过 60 min,环氧乙烷浓度超过 900 mg/L 的条件下应达到终点。

具有上述标定值的指示物暴露于如下灭菌条件时,会发生如下反应:

暴露条件	符合表 3 要求的指示物
≤44 min 且≤650 mg/L	应显示灭菌失败
≥60 min 且≥900 mg/L	应显示灭菌通过

在这个例子中,该指示物可能不对温度和相对湿度发生反应,如果温度和相对湿度对这个指示物的性能有影响,制造商要作出说明。

4.6 五类:整合指示物

整合指示物应对所有灭菌关键变量起反应,产生的标定值等同或高于 ISO 11138[8-10]对生物指示物的性能要求(见 GB 18282.1—2015 中的 4.6)。蒸汽灭菌五类整合指示物的标定值要大于典型的蒸汽灭菌温度范围。

微生物会受到多个关键灭菌过程变量相互之间复杂关系的影响。化学指示物所受的影响与此有所不同,但能提供这些灭菌过程关键变量的信息,这就使得微生物灭活的评估并非必要。

蒸汽灭菌五类整合指示物要在 135 ℃、121 ℃和两者之间的一个温度上有时间标定值,121 ℃的时间标定值大于 16.5 min。

干热灭菌五类整合指示物要在 160 ℃、180 ℃以及 140 ℃或 170 ℃两者其一的温度上有时间标定值。

环氧乙烷灭菌五类整合指示物要在环氧乙烷浓度 600 mg/L 和相对湿度 60%时,在温度 54 ℃和 37 ℃上有时间标定值;54 ℃的时间标定值应大于 30 min,37 ℃的时间标定值应大于 90 min。

按照定义,整合指示物将同时受到多个关键过程变量的影响。由于多个关键过程变量对指示物的作用是同时存在的,所以指示物未达到终点的原因不能指向某个特定变量。

GB 18282.1—2015[13]对五类整合指示物提出了详细的性能要求。

要了解五类整合指示物要求的原理及其与 ISO 11138[8-10]规定的生物指示物的要求和微生物灭活的关联性,见附录 C。

4.7 六类:模拟指示物

模拟指示物是灭菌周期验证指示物,它应对特定灭菌过程的所有关键变量起反应,它的标定值以特定灭菌过程的所有关键变量为基础设计(见 GB 18282.1—2015 中的 4.7)。

表 4 六类指示物的测试和性能要求

灭菌过程	测试点[a]	测试时间 min	测试温度 ℃	灭菌介质浓度 mg/L	相对湿度 %
蒸汽	1 2	SV[b] (1-6%)SV	SV+0 SV-1	—	—
干热	1 2	SV (1-20%)SV	SV+0 SV-1	—	—

表 4（续）

灭菌过程	测试点[a]	测试时间 min	测试温度 ℃	灭菌介质浓度 mg/L	相对湿度 %
环氧乙烷	1	SV	SV+0	SV	>30
	2	(1−10%)SV	SV−2	(1−15%)SV	>30

注：模拟指示物(六类)的测试示例见 GB 18282.1—2015 的附录 B。

[a] 测试点 1:当在标定值条件下测试时应达到终点(通过条件)。
测试点 2:当在标定值减去允差范围条件下测试时不应达到终点(不通过条件)。

[b] SV:标定值。

表 4 中定义的允差范围是所有指示物类别中最严格的。这些测试条件只能在标准的抗力仪中才能达到,医院灭菌器是不能达到的,因此模拟指示物对于确定某特定灭菌过程关键参数是否达到要求提供了一个高水平的保证。除非要测试的灭菌周期的参数确实应符合模拟指示物的标定值,否则的话测试结果很有可能是错误的或者容易引起歧义的。

按照定义,模拟指示物将同时受到多个关键过程变量的影响。由于多个关键过程变量对指示物的作用是同时存在的,所以指示物未达到终点的原因不能指向某个特定变量。

下面给出了一个模拟指示物性能的例子。尽管在这个例子中所有的参数被同时改变,但是制造商实际进行测试时只会改变一个或几个参数,而同时保持其他参数在标定值不变。

示例：

蒸汽灭菌指示物(六类:模拟指示物)。

标定值:3.5 min,134 ℃。

按照表 4 的要求,当制造商使用 GB/T 24628[21] 规定的测试设备对这个模拟指示物在测试点 1 条件下进行测试时应显示测试“通过”,在测试点 2 条件下测试时应显示测试“不通过”。

测试点 1 是 134 ℃,3.5 min,即标定值。

测试点 2 是 134 ℃−1 ℃=133 ℃,(1−6%)×3.5 min=3.29 min。

因此这个指示物在 134 ℃、3.5 min(测试点 1)测试时应显示测试“通过”,在 133 ℃、3.29 min(测试点 2)测试时应显示测试“不通过”。

5　化学指示物的选择

5.1　由于有很多不同的灭菌过程,所以化学指示物制造商会按照指示物的预期用途对其进行标记。化学指示物禁止应用于制造商规定之外的灭菌过程。按照制造商的描述为特定灭菌过程选择合适的指示物,并正确地使用及按照制造商的说明对结果进行判断均是使用者的责任。制造商提供的指示物标定值能帮助使用者选用合适的指示物。这些标定值可在产品或者随附的印刷品上找到。

5.2　化学指示物用于证实灭菌过程的一个或多个关键参数是否达到要求,单就其本身来讲并不足以证实灭菌过程的有效性。灭菌过程有效性的证实需包括灭菌确认,设备的维护、校准和正确使用,物理监测,合适时使用化学和/或生物指示物。当灭菌过程的任何变量超出规定限值时,灭菌器都要停用并调查原因。只有在灭菌器的异常被纠正以后才能再次投入使用。

5.3　应建立用于评估灭菌过程中任何偏差的体系和程序,对于任何偏差被接受的原因应被完整地记录并形成文件。

5.4　化学指示物的类型很多,每类都有其特殊的反应特性。对于每一个被测量的参数它们可能会有不同的标定值,因此对同样的灭菌过程,不同的化学指示物会具有不同的挑战性。

5.5 制造商宜提供其产品的可靠性、安全性和性能特征的相关信息。此外，化学指示物的制造商还应提供文字信息，包括如何判断指示物的反应结果、灭菌后物品存储过程中指示物维持其终点稳定性(若适用)的可靠程度、指示物所反应的过程参数、指示物的存储条件、保质期等。使用者有责任去阅读并理解这些信息。使用指示物超出其标定值范围将造成所得结果的误解，但这并不意味着这个指示物有问题。

6 化学指示物的使用

6.1 一类过程指示物

一类过程指示物的用途是区分灭菌物品与未灭菌物品，而不是监测灭菌参数是否达到要求。

指示物胶带、指示物标签或包含指示物的包装材料宜位于所有灭菌物品的表面。灭菌后要对其进行检查以证实发生了可视变化，从而确定物品经历了灭菌过程。

6.2 二类指示物

蒸汽渗透或空气排除测试在灭菌室空载时运行。制造商的使用说明书宜规定指示物的用途。

6.3 三、四、五、六类指示物

三、四、五、六类指示物能提供其放置位置处的关键变量信息。有很多因素可以影响这些关键变量是否达到要求，例如负载内容、装载模式、灭菌室内的位置、包装材料与技术、蒸汽质量和灭菌器故障。

对于有包装的负载，化学指示物应被放置于包裹、托盘或灭菌盒中灭菌介质最难到达的区域。这些区域可以在也可以不在包裹、托盘或灭菌盒或灭菌室的中心。托盘或灭菌盒的每一层也可分别放置指示物进行监测。每个包裹内分别放置指示物对于监测灭菌室内不同位置的灭菌效果很有益处。在灭菌过程确认中就要得到灭菌室和/或负载内灭菌介质最难到达区域的相关信息。指示物只有被放置于具有代表性灭菌条件的位置时，所提供的信息才具有代表性。

对于未包装负载，可以将指示物放置于负载内或托盘上。

6.4 配合过程挑战装置使用的指示物

过程挑战装置是对灭菌过程中灭菌介质的穿透挑战。过程挑战装置的性能宜与灭菌方式、灭菌器类型和负载内容相关。没有适用于任何灭菌器和灭菌程序的通用过程挑战装置。过程挑战装置的性能和挑战性是指示物与过程挑战装置组件的共同作用；任何的变动，如使用另一种指示物，将影响过程挑战装置的性能。

某些过程挑战装置能代表某种定义的灭菌物品或灭菌物品与无菌屏障系统的组合。它们可被用于开发和定义某个灭菌过程。很多商品化的过程挑战装置被用于评价灭菌介质对参考负载的穿透程度。但应注意这些过程挑战装置是对灭菌过程的挑战，而不代表灭菌负载。

过程挑战装置的性能和使用已经确认，可在灭菌过程的常规监测中被用于证实特定的过程性能。例如可参见 ISO 17665-1:2006 中的 10.5。

当使用商品化的过程挑战装置指示物时，为了获得更值得信赖的监测结果，其在灭菌室和灭菌负载内的放置位置应预先经过确认，以保证该处为灭菌介质最难到达的位置，即为过程挑战位置(PCL)。大多数情况下这个过程挑战位置只能够通过估计来确定，所以在实际使用过程中也可以在同一灭菌室内同时放置多个过程挑战装置。

过程挑战装置的性能与灭菌方式、灭菌器类型和负载内容相关，没有适用于任何灭菌器和灭菌方法的通用过程挑战装置。不同的灭菌物品，如管腔器械(烧杯、盆、管路)，多孔负载(亚麻、布料、织物)和不透气负载(实心及外科的器械)可由不同类型的过程挑战装置代表。

选择过程挑战装置时需考虑：

a） 过程挑战装置内放置化学指示物的位置应是灭菌介质最难到达的；

b） 过程挑战装置的设计应与灭菌物品类型和灭菌程序相关；

c） 化学指示物不应干扰过程挑战装置的性能；

d） 过程挑战装置和负载的潜在影响。

7 化学指示物的结果判断

7.1 总则

一个完整的无菌保证计划包含了各个方面的处理，包括清洗、去污、准备和包装、装载到灭菌器中、灭菌、灭菌后物品的处理、合适条件下的包装存储、发放和直到用户使用前的任何处理。灭菌过程的常规监测与控制是整个无菌保证计划的重要组成部分。符合 GB 18282.1—2015[13] 的化学指示物按照制造商的建议正确使用时能提供灭菌过程的有用信息。化学指示物的使用频率和在每个灭菌周期或负载使用的数量由国家法规、推荐性文件和/或灭菌器使用单位来决定，GB/T 19974—2005（ISO 14937：2000，IDT）中的 E.7 提供了相关的信息。

化学指示物能明确地区分标定值达到的位置和标定值不能达到的位置。因此，化学指示物的终点变化应是清晰明了的。指示物通过反应和不通过反应的例子可从制造商处获得，且能让使用者清楚地理解。

7.2 化学指示物反应

化学指示物只有在特定位置的特定参数达到要求时才能产生相应的指示。在放置化学指示物时宜注意其放置位置应具有负载的代表性或是最难灭菌的区域。化学指示物宜被看作是完整的无菌保证计划的一个组成部分。

7.3 显示“不通过”的化学指示物反应

如果化学指示物未能达到终点，那么使用机构要执行相应的文件化规程。当指示物显示灭菌“不通过”时，不宜认为是指示物的功能发生异常，而要判断是灭菌过程出现了故障。需要调查指示物不通过的原因。

8 无菌保证过程中的化学指示物

8.1 总则

化学指示物无论是用于灭菌物品的内部还是外部，都是用于监测灭菌过程的特定关键参数是否达到要求。

设计好的一个放置和评价化学指示物的计划：

——是灭菌器的安装鉴定、操作鉴定和性能鉴定的一部分，即确认的一部分；

——是常规过程监测的一部分；

——有助于诊断过程中的故障；

——有助于检测包装问题（如包装过大或过密）；

——有助于检测装载问题（如倾斜的盆如果放置不正确可能会积聚空气）；

——显示未经处理的负载；

——有助于检测灭菌器中与空气排除和蒸汽渗透或保持灭菌温度相关的故障，也有助于检测灭菌介质的供应异常。

使用部门宜将所有处理都建立相应的文件化程序。因为医疗器械的再处理由很多步骤构成，可包括清洗、去污、拆分、检查、再组装、包装、最终灭菌、存储和处置。因此很有必要建立相应的方式来区分每一处理阶段物品的状态。例如，一类指示物用于区分灭菌物品与未灭菌物品。

完整的无菌保证计划包括产品的识别和追溯；灭菌器的校准、维护及有效性测试；灭菌周期的物理、化学和生物监测。无菌保证不能完全依靠无菌保证计划的某一部分，如使用各种监测器材。无菌保证需要连续不断地对灭菌器的各方面性能、灭菌过程进行持续的监控，并持续地符合已经建立的策略和程序。

物理、化学和生物监测方式的正确使用要求对每一种检测方式要有充分的理解，理解每种方式的应用范围及其所能检测到的灭菌过程的相关问题。机械或物理监测器材包括时间、温度和压力记录设备和仪表，对灭菌周期的变量提供实时评估，并尽快地检测到灭菌器的故障。然而机械或物理的监测只能显示灭菌室内的灭菌变量是否达到要求，但是不能检测到不恰当装载模式或包装结构所造成的问题。化学指示物借助于特定的物理或化学变化可以对灭菌器内的一个或多个变量起反应（如时间、温度、饱和蒸汽的存在、湿度、环氧乙烷浓度、辐照剂量）。一个化学指示物的终点不是证明其所监测的物品是无菌的，而是证明其所监测的物品经过了特定条件的灭菌处理。化学指示物能快速检测到灭菌器内出现了某些问题，避免潜在有菌的物品被发放使用。

化学指示物在诊断灭菌条件相关的关键参数是否达到要求的问题很有用。有效使用化学指示物，需要对指示物的类别和它们能检测哪些灭菌过程中存在的问题有充分的理解。对化学指示物任何结果都要采取一个恰当的行动。某种化学指示物只针对某一特定灭菌过程，然而同一类别的不同指示物可在相同的灭菌周期中显示不同的反应。

8.2 记录保存

化学指示物或其监测结果的描述可作为灭菌记录的一个部分。如果这些灭菌记录是质量管理体系（例如 GB/T 19000[4] 系列标准）的一个组成部分，它们宜能被追溯至所涉及的灭菌周期，最好能追溯到患者。指示物的结果宜由一个专门受过培训的专职人员来评价，监测结果的记录应包括日期、灭菌器标识、负载编号和记录的过程变量。根据国家和/或地区相应的要求，指示物结果要保存不同的期限，所有指示物结果均可手工或电子保存。

9 人员培训

化学指示物的使用要有书面的步骤。负责指示物放置和回收的人员要进行再处理步骤和对化学指示物的选择、使用和结果判断的培训。培训宜包括无菌物品再处理区域的所有工作人员、任何涉及无菌物品使用的人员和化学指示物判断人员。化学指示物终点的判断是相当重要的。

培训宜周期性实施和回顾，并文件化。

10 存储与处置

化学指示物的制造商或供应商有责任为使用者提供正确存储指示物和如何处置灭菌前或灭菌后的指示物的信息。

化学指示物的性能可受使用前的运输或存储条件、使用方法、灭菌后的处理技术和灭菌后指示物稳定性等多种因素影响。因此，需要遵守化学指示物制造商所提供的存储和使用的规定。不正确执行这些规定会影响指示物的完整性和性能，并导致对灭菌过程有效性的错误判定。

过了有效期的化学指示物不宜再使用。

11 标识

11.1 概述

化学指示物的标识宜包括 GB 18282.1—2015[13]要求的所有信息。11.2～11.4 再次给出这些信息。

11.2 指示物标识

指示物应清楚地标记其所适用的灭菌过程类别,对于三、四、五和六类指示物还要标记标定值。当指示物的尺寸或形式不允许以每厘米 6 个字符大小的字体或更大字体来标记这些信息,那么应标记在包装标签或使用说明上。

11.3 过程标识

如果指示物用于特定的灭菌周期,那么这个信息应在指示物上表明或以符号标记,例如:STEAM 121 ℃ 15 min。

11.4 包装标识

每包指示物或随包装所带的技术手册应含有如下信息:

a) 指示物会发生的变化:对于颜色变化的指示物在其颜色变化不能被充分描述时,应提供颜色发生变化时的颜色范围样本和不发生变化时的颜色范围样本;

b) 指示物起反应的关键变量及其标定值(如适用);

c) 指示物的类别、适用的灭菌过程和预期用途;

d) 使用前后的存储条件;

e) 在规定存储条件下的失效期,或生产日期和有效期,并按 ISO 8601[3]要求进行标注(即:YYYY-MM);

f) 便于追溯的唯一代码(如批号);

g) 正确的使用说明,以保证指示物的正常性能;

h) 任何可能遇到对指示物性能产生影响的物质或条件;

i) 使用过程中或使用前后的安全警告;

j) 制造商或供应商的名称和地址;

k) 完全变化或不完全变化的指示物按制造商的说明进行存储时,可能发生的任何改变。

注:国家或地区的法规可能会有附加的或不同的要求。

附 录 A
（资料性附录）
BD 试验的背景

1963 年，Bowie 和他的同事们发表文章[26]描述了一个简单测试预真空灭菌器的真空系统是否功能正常的方法。预真空灭菌器在灭菌室泄漏或真空泵异常时，例如漏气或者去除空气不充分，会影响灭菌。灭菌室内一定量的空气存在会形成气团，从而影响饱和蒸汽对灭菌包裹的穿透。在温度上升至灭菌温度时，气团处的温度几乎总是比其周围蒸汽的温度要低。最初，测量真空系统有效性的方法是在一个特定测试包内放置热电偶，再将这个测试包放置于灭菌室的排汽口。在 Bowie 的文章中，用灭菌指示胶带以圣·安德鲁(St.Andrew's)十字形粘在一张纸上组成测试纸，并将该测试纸放置于一个亚麻布测试包。测试包由洗涤前尺寸至少为 36 in×24 in(约 91.5 cm×60 cm)的亚麻布巾叠成，沿长轴折叠两次，再对折一次，折成八层布。布巾的总数量因布的厚度不同而变化，但是多块布巾叠起来后其总厚度在 10 in～11 in(大约 25.5 cm～28 cm)之间。当在一个功能正常的灭菌器内单独进行测试时，当灭菌在 134 ℃维持 3.5 min 时，测试包内测试单上的指示胶带的线条会变成均匀一致的黑色。测试成功表明蒸汽快速穿透，空气被充分排除和无明显漏气。如果操作正确，这个灭菌器能对物品进行有效灭菌。一般每天在灭菌器预热到运行温度后进行这个测试。

当前均使用预先印刷好的测试单，原因是指示胶带不能覆盖整个测试单，当残留空气聚集在指示胶带不能覆盖的区域时，这部分的空气是不能够被探测到的。

正如之前提到的，有三个与 BD 类测试相关的标准分别是 GB 18282.3[14]、GB 18282.4[15]和 ISO 11140-5[16]。

有这几个不同的标准是因为世界上不同国家和地区对 Bowie 的试验有着不同的理解。一些国家认为这是一个空气排除测试，从而对测试合格采取自己特有的标准，而另外一些国家认为这是一个蒸汽渗透测试，从而也有着相应的接受标准。事实上二者都有道理：灭菌器如果不能很好地排除空气，那也不可能有符合要求的蒸汽渗透。一次性或替代性测试包都要与标准的棉布单或棉布包相比。表 A.1 描述了这几个标准对 BD 类测试中使用材料、通过与不通过条件的最小值等方面的明显区别。更详细的标准要求可参见参考文献。

表 A.1　GB 18282.3、GB 18282.4 和 ISO 11140-5 的比较

标准	GB 18282.3[14]	GB 18282.4[15]	ISO 11140-5[16]
参考测试包	EN 285[23]	EN 285[23]	ANSI/AAMI ST46[28]
测试包重量	(7±0.2)kg	(7±0.2)kg	(4±0.5)kg
测试包密度	0.42 kg/dm³	0.42 kg/dm³	0.20 kg/dm³
测试包尺寸	220 mm×300 mm×250 mm	220 mm×300 mm×250 mm	250 mm×300 mm×(250 mm～280 mm)
通过准则	在整个灭菌温度维持阶段，测试包内的温度与排汽口的温度相差不超过 0.5 ℃	在整个灭菌温度维持阶段，测试包内的温度与排汽口测得的设定温度相差不超过 1 ℃	在整个灭菌温度维持阶段，测试包内的温度与排汽口的温度相差不超过 0.5 ℃
失败准则	在整个灭菌温度维持阶段，测试包内的温度比排汽口的温度低 2 ℃～3 ℃	在灭菌温度维持阶段的开始，测试包内的温度比排汽口的温度低 2 ℃～7 ℃，在灭菌温度维持阶段开始后的参考失败期结尾(＋30 s)，测试包内的温度比排汽口的温度低 2 ℃～4 ℃，在整个灭菌温度维持阶段的结尾，测试包内的温度比排汽口的温度不低于 1 ℃	在整个灭菌温度维持阶段(134 ℃，3.5 min)完成前 1 min 测试包内的温度比排汽口的温度至少低 2 ℃

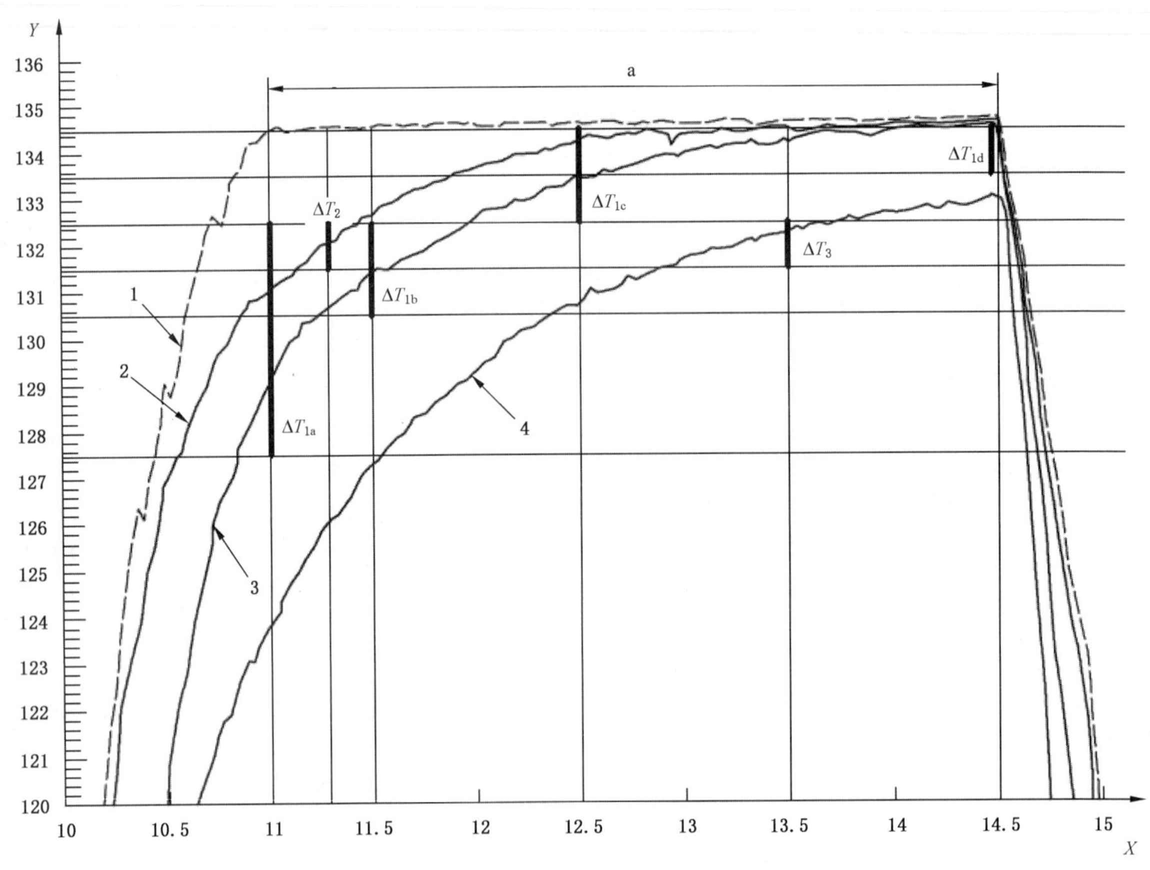

说明：

X ——以 min 为单位的时间；

Y ——以℃为单位的温度；

a ——灭菌温度维持阶段。

图 A.1 测试失败条件的例子

图 A.1 表明了表 A.1 中所列的测试失败条件的例子，包括：

a) 排汽口参考点温度(曲线 1)(在灭菌温度维持阶段)；

b) 当测试包(GB 18282.3[14]规定的 7 kg 包)几何中心部位温度降低的范围(ΔT_2) 如图所示(见曲线 2)，指示单应显示测试失败；

c) 当测试包(GB 18282.4[15]规定 7 kg 包)几何中心部位温度降低的范围(ΔT_{1a}、ΔT_{1b}、ΔT_{1c}、ΔT_{1d})如图所示(见曲线 3)，替代指示物应显示测试失败；

d) 当测试包(ISO 11140-5[16]规定 4 kg 包)几何中心部位温度降低的范围(ΔT_3) 如图所示(见曲线 4)，指示单或预组装指示物应显示测试失败。

附 录 B
（资料性附录）
术语“变量”和“参数”的解释

论及改变微生物灭活效果时，GB 18282.1—2015[13]把“参数”定义为过程变量的特定值，把“变量”定义为灭菌过程的一个条件。这些术语在ISO/TS 11139[11]中做了稍许修改，它们的前面被加上“过程”一词。

例如，在干热灭菌中有温度和时间这两个“变量”或“过程变量”。这两个变量所对应的“参数”或“过程参数”可能是160 ℃和120 min。

附 录 C
（资料性附录）
整合指示物的要求的基本原理及其与 ISO 11138 规定的生物指示物性能和微生物灭活间的相互联系
（摘自 GB 18282.1）

C.1 蒸汽

C.1.1 前言

当暴露于灭菌过程关键变量时，整合指示物的反应方式与生物指示物(BI)的反应方式类似。基于本标准的目的，蒸汽灭菌整合指示物的性能与 ISO 11138-3[9]规定的蒸汽灭菌生物指示物的要求密切相关。C.1.2 提供了 4.6 规定的五类整合指示物的相应的背景信息和性能要求的具体原则。

C.1.2 背景信息

ISO 11138-3[9]规定用于蒸汽灭菌的生物指示物的 D_{121} 值不应小于 1.5 min，菌量不应少于 1×10^5，z 值>6。

许多嗜热脂肪杆菌芽孢(*Geobacillus stearothermophilus*)的 z 值通常更加接近 10(GB/T 19972)，与湿热灭菌过程确认相关的理论计算通常使用 $z=10$(Pflug[27])，例如：F_0。

生物指示物的性能也可由存活杀灭窗口期(survivor kill window，SKW)来定义，采用 121 ℃和上述规定的最小值。典型值为 4.5 min 存活，13.5 min 杀灭。

通过下面公式计算存活杀灭窗口期(survivor kill window，SKW)：

$$存活时间=(\lg P-2)\times D_{121} \qquad \cdots\cdots(C.1)$$

$$杀灭时间=(\lg P+4)\times D_{121} \qquad \cdots\cdots(C.2)$$

式中：

lg ——以 10 为底的对数；

P ——标称菌量；

D_{121}——121 ℃时的 D 值，单位为分(min)。

C.2 整合指示物的标定值(SV)与生物指示物(BI)灭活之间的联系

为获得微生物数量至少为 1×10^{-6} 的灭菌水平，有必要将一个 $D_{121}=1.5$ min、菌量为 1×10^5 的生物指示物暴露于 121 ℃饱和蒸汽中达 16.5 min。因为：

$$(\lg10^5-\lg10^{-6})\times1.5=16.5(\text{min}) \qquad \cdots\cdots(C.3)$$

因此，五类整合指示物的最低标定值，即在 121 ℃达到终点的时间，应不低于 16.5 min。因此，通规定最小标定值为 16.5 min，将整合指示物的终点和等效生物指示物的灭活水平之间建立起了直接的联系，而这个灭活水平也就是灭菌的最终目的。

当制造商规定的整合指示物在 121 ℃时的标定值大于 16.5 min 的时候，当它达到终点时就可以获得更高的灭菌水平(即更大的灭菌安全系数)。无论如何，整合指示物在进行测试时暴露标定值时间，宜达到或超过其终点。

以上描述的是整合指示物通过或可接受条件。

关于失败条件，理论上对于单个生物指示物来讲，当灭菌时间达到将存活微生物杀灭至小于一个时，这个指示物将显示不生长。但是，当实际使用多个生物指示物时，由于生物系统的自然差异，所需的暴露时间需要超过上述的规定时间。典型地，如果将50个或更多个生物指示物进行测试，若要达到灭菌后经培养显示无阳性生长，所需的暴露时间是将菌量杀灭至小于 10^{-2} 理论水平(GB/T 19972[17])。存活杀灭窗口期的确定表明了所需增加的暴露时间。因此，采用 $(\lg P+4)\times D$ 的暴露时间来定义杀灭时间，即在杀灭至一个存活的微生物后再减少4个对数值，也就是 1×10^{-4}。也可以推测，生物指示物在达到 10^{-2} 暴露水平时，将会显示阳性生长，达到 10^{-4} 暴露水平时就不会显示生长。

将最大菌量为 10^5 和 $D=1.5$ min 的生物指示物，在121 ℃时减少7个对数值而达到 10^{-2} 的杀灭水平作为标准，以此定义整合指示物的失败反应。失败反应的暴露时间为：

$$(\lg P+2)\times D=10.5(\text{min}) \quad\text{(C.4)}$$

因此，当整合指示物暴露于121 ℃的干饱和蒸汽下10.5 min时，不宜达到其终点。然而，制造商规定121 ℃的标定值可能大于16.5 min，在这种情况下，整合指示物产生失败反应或不通过反应的暴露条件应与制造商的标定值相联系并且不小于10.5 min。使用10.5 min作为失败的基线，使用16.5 min作为通过的基线：

$$\frac{10.5}{16.5}=0.636 \quad\text{(C.5)}$$

对于标定值大于16.5 min的指示物，测试失败的暴露时间宜是标定值的63.6%。因此，指示物暴露于121 ℃的干饱和蒸汽条件下标定值的63.6%时间时，应显示失败反应或不通过反应。

与生物指示物相比，整合指示物的标定值与菌量减少11个对数值的时间相关。标定值的63.6%与菌量减少7个对数值的时间相关。因此，符合ISO 11138-3[9]的生物指示物的 D 值与整合指示物的标定值有如下关系：

$$(\lg P+6)\times D=\text{SV} \quad\text{(C.6)}$$

$$(5+6)\times1.5=16.5 \quad\text{(C.7)}$$

即菌量减少11个对数值达到 1×10^{-6} 的灭菌水平。

由此可得：

$$D=\frac{\text{SV}}{(\lg P+6)}=\frac{\text{SV}}{11} \quad\text{(C.8)}$$

在生物指示物中，存活数将被观察，当暴露时间(存活时间，ST)是：

$$(\lg P+2)\times D=\text{ST} \quad\text{(C.9)}$$

将 D 替换：

$$(\lg P+2)\times\frac{\text{SV}}{11}=\text{ST} \quad\text{(C.10)}$$

当前：

$$\lg P+2=7 \quad\text{(C.11)}$$

由此可得：

$$7\times\frac{\text{SV}}{11}=\text{ST} \quad\text{(C.12)}$$

由此可得：

$$\text{SV}\times\frac{7}{11}=\text{SV}\times0.636=\text{ST} \quad\text{(C.13)}$$

因此，整合指示物的存活时间，即整合指示物的失败反应和不能达到终点的时间，是标定值的63.6%。

着眼于蒸汽灭菌器的性能可以很好地理解五类指示物的定义。定义中的一点就是性能上与生物指示物相似。在将化学指示物与生物指示物的性能进行相互联系时，术语“温度系数”用于在某种程度上模拟 z 值。生物指示物的 z 值介于6和14之间，如果温度系数范围在6 ℃～14 ℃之间，那么在半对数图上画出两个不同温度的温度系数图。如果标定值为在 121 ℃时 16.5 min,那么这温度系数相应的两条直线在(16.5 min,121 ℃)点相交。

根据五类指示物在不同温度处的标定值数据所画的曲线的斜率应介于这两条温度系数分别为 6 ℃和 14 ℃的直线之间,且为线性。此外,当灭菌暴露时间是标定值的 63.6%时,这个五类指示物应指示灭菌失败。举例来说,如果一个化学指示物的标定值为在 134 ℃时 1.80 min,那么在 134 ℃灭菌暴露时间为 1.14 min(1.80 min×0.636=1.14 min 或 1 min 48 s×0.636=1 min 9 s)时,应指示灭菌失败。

图 C.1 图示说明,对四个温度点的标定值画图,连接各点所得的直线斜率应在直线 A 和 B 之间。

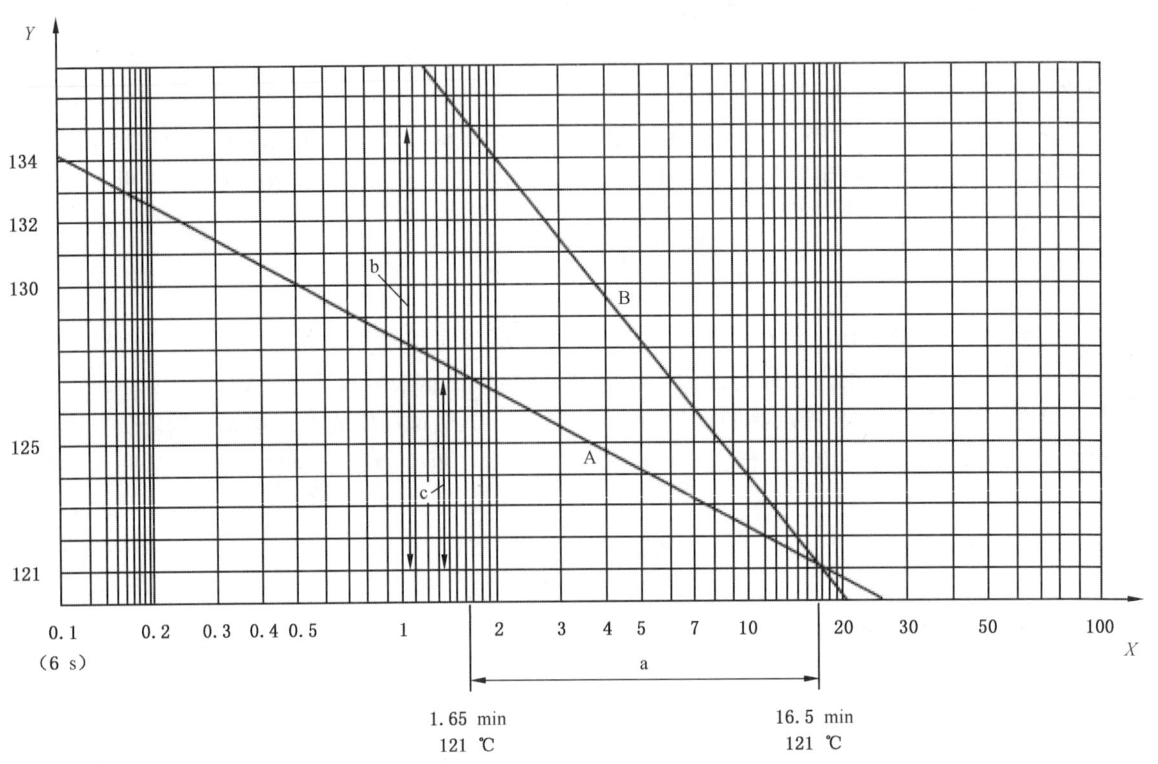

说明:

X ——以 min 为单位的时间;

Y ——以℃为单位的温度;

a ——一个对数周期;

b ——温度系数为 14 ℃;

c ——温度系数为 6 ℃。

图 C.1 蒸汽灭菌五类整合指示物的温度系数

C.3 与 GB 18282.1—2000[12]对五类指示物性能的要求进行比较

GB 18282.1—2000[12]规定整合指示物暴露于温度标定值减 1 ℃、时间标定值减 15%的条件下应显示失败反应。如标定值为 121 ℃、16.5 min 的整合指示物,当整合指示物暴露于 120 ℃、14.025 min 时,宜观察到失败条件。与此相关的生物指示物反应,如 D_{121} 为 1.5、z 值为 10 ℃的生物指示物,那么 D 在 120 ℃时是:

$$D_{120}=D_{121}\times 10^{-[(T_1-T_{\text{ref}})/10]} \qquad \cdots\cdots(\text{C.14})$$

式中:

D_{120}——120 ℃的 D 值;

D_{121}——121 ℃的 D 值；

T_1 ——工作温度(在此是 120 ℃)；

T_{ref} ——参考温度(在此是 121 ℃)。

$D_{120}=1.5\times10^{-[(120-121)/10]}=1.88$ min。

假设生物指示物的菌量为 1×10^5，那么将生物指示物暴露于 120 ℃下 14.025 min，减少的对数值是：

$$\frac{14.025}{1.88}=7.427 \qquad \text{(C.15)}$$

即减少对数值为 7.4。

因此生物指示物的存活对数水平为：

$$5-7.427=-2.427 \qquad \text{(C.16)}$$

从而得到存活菌量为：

$$1\times10^{-2.427}=3.7\times10^{-3} \qquad \text{(C.17)}$$

这与 GB 18282.1—2015[13] 的要求非常接近，即当整合指示物的暴露时间产生减少 7 个对数值，即降低至 1×10^{-2} 时，宜显示灭菌失败。

因此对于这个例子来说，本标准列出的要求与以前的要求相当接近。

当生物指示物的 z 值为 6 ℃时，那么其在 120 ℃的 D 值应为：

$$D_{120}=1.5\times10^{-[(120-121)/6]}=2.2(\text{min}) \qquad \text{(C.18)}$$

假定生物指示物的菌量为 1×10^5，那么生物指示物暴露于 120 ℃下 14.025 min 时，其菌量减少的对数值为：

$$\frac{14.025}{2.2}=6.375 \qquad \text{(C.19)}$$

因此生物指示物的存活水平为：

$$5-6.375=-1.375=\lg(4.6\times10^{-2}) \qquad \text{(C.20)}$$

当生物指示物的 z 值为 14 ℃：

$$D_{120}=1.5\times10^{-[(120-121)/14]}=1.768\ 1(\text{min}) \qquad \text{(C.21)}$$

假定生物指示物的菌量为 1×10^5，那么生物指示物暴露于 120 ℃下 14.025 min 时，其菌量减少的对数值为：

$$\frac{14.025}{1.768\ 1}=7.93 \qquad \text{(C.22)}$$

因此生物指示物的存活水平为：

$$5-7.93=-2.9=\lg(1.25\times10^{-3}) \qquad \text{(C.23)}$$

表 C.1 是对上面的总结。

表 C.1 生物指示物的存活水平

z 值	$z=6$	$z=10$	$z=14$
生物指示物的存活水平	4.6×10^{-2}	3.7×10^{-3}	1.25×10^{-3}

在最高温度下检查相同的数据：

整合指示物的标定值为 135 ℃时 0.66 min，生物指示物的 D_{121} 值为 1.5 min、菌量为 1×10^5、z 值为 10 ℃，则：

$$D_{135}=1.5\times10^{-[(135-121)/10]}=0.06(\text{min}) \qquad \text{(C.24)}$$

达到通过或可接受的灭菌条件，需要减小 11 个对数值：

$$11 \times 0.06(\text{min}) = 0.66(\text{min}) \quad \cdots\cdots (C.25)$$

对于失败或不可接受的灭菌条件，需要减少 7 个对数值：

$$7 \times 0.06(\text{min}) = 0.42(\text{min}) \quad \cdots\cdots (C.26)$$

按照要求，整合指示物的暴露时间为其标定值的 63.6%时，宜指示灭菌失败，即：

$$0.66 \times 0.636 = 0.42(\text{min}) \quad \cdots\cdots (C.27)$$

根据之前定义的灭菌失败标准：

“温度标定值－1 ℃”及“时间标定值－15%”得到在 134 ℃时为 0.56 min。

对于生物指示物：

$$D_{134} = 1.5 \times 10^{-[(134-121)/10]} = 0.075(\text{min}) \quad \cdots\cdots (C.28)$$

因此，暴露 0.56 min 将减少如下对数值：

$$\frac{0.56}{0.075} = 7.47 \quad \cdots\cdots (C.29)$$

存活水平为：

$$5 - 7.47 = -2.47 = \lg(3.3 \times 10^{-3}) \quad \cdots\cdots (C.30)$$

对于这个温度来讲也接近于前面提到的灭菌失败可接受水平，即 1×10^{-2}。

C.4 环氧乙烷

ISO 11138-2[8] 规定环氧乙烷生物指示物的 D 值在 54 ℃、相对湿度 60%、600 mg EO/L 和菌量为芽孢数量 1×10^{6} 的条件下不小于 2.5 min。其性能可由存活杀灭窗口期(survivor kill window，SKW)来定义：典型值是在上面规定的最低条件下，在 54 ℃时存活时间至少为 10 min，杀灭时间不少于 25 min。存活杀灭窗口期按如下公式计算：

$$\text{存活时间} = (\lg P - 2) \times D \quad \cdots\cdots (C.31)$$

$$\text{杀灭时间} = (\lg P + 4) \times D \quad \cdots\cdots (C.32)$$

产品可标示为无菌前，通常要达到存活微生物菌量为 1×10^{-6} 的概率。

基于以上信息，有必要将 $D=2.5$、菌量为 1×10^{6} 的生物指示物暴露于 54 ℃、600 mg EO/L 和相对湿度 60%的条件下 30 min，以获得 10^{-6} 的灭菌水平。

$$(\lg 10^{6} - \lg 10^{-6}) \times 2.5 = 30.0(\text{min}) \quad \cdots\cdots (C.33)$$

因此，对于五类整合指示物而言，为充分达到等效生物指示物的灭活因子，其最小标定值，即达到终点所需时间，不宜少于 30.0 min。

当标定值在 54 ℃、相对湿度 60%和 600 mg EO/L 条件下大于 30.0 min 时，当其达到终点时，就可以获得一个更高的灭活水平。无论如何，五类指示物的暴露时间达到其标定值时，宜达到或超过其终点。

以上表明了通过条件。下面表明了失败条件。

理论上，当暴露时间足够用来将菌量减少至小于一个存活有机体时，单个生物指示物将显示不生长。但是，当实际使用多个生物指示物时，由于生物系统的自然差异，其暴露时间将会大于以上规定的时间。典型地，如果将 50 个或更多个生物指示物进行测试，若要达到灭菌后经培养显示无阳性生长，所需的暴露时间是将菌量杀灭至小于 10^{-2} 理论水平。在确定存活/灭活特性时，采用 $(\lg P+4)\times D$ 的暴露时间来定义杀灭时间，即在杀灭至一个存活的微生物后再减少 4 个对数值，也就是 1×10^{-4}。因此，也可以推测，生物指示物在达到 10^{-2} 暴露水平时，将会显示阳性生长，达到 10^{-4} 暴露水平时就不会显示生长。菌量为 1×10^{6} 和 $D=2.5$ 的生物指示物在 54 ℃、相对湿度 60%和 600 mg EO/L 条件下，减少 8 个对数值达到 10^{-2} 的水平作为失败反应的标准，以此定义整合指示物的失败反应。要求的暴露时间是：

$$(\lg P + 2) \times D = 20(\text{min}) \tag{C.34}$$

因此，当暴露于 54 ℃、相对湿度 60%和 600 mg EO/L 为 20 min 或更少时间时不宜达到终点。然而，制造商规定在 54 ℃的标定值可能大于 30 min，因此，失败条件应与此值相关联且不少于 20 min，使用 20 min 作为失败的基线，30 min 作为通过的基线：

$$\frac{20}{30} = 0.667 \tag{C.35}$$

因此对于一个标定值超过 30.0 min 的五类整合指示物来讲，灭菌失败的条件应是暴露时间小于其标定值的 66.7%

因此，对于标定值超过 30 min 的指示物，测试失败条件的暴露时间宜是标定值的 66.7%，因此，当暴露于 54 ℃、相对湿度 60%和 600 mg EO/L 达标定值的 66.7%条件时，应显示失败反应。

就生物学而言，标定值与要求菌量减少 12 个对数值的时间相关，整合指示物标定值的 63.6%与要求菌量减少 8 个对数值的时间相关。

附 录 D
(资料性附录)
透 气 性 能

D.1 总则

GB 18282.3[14] 和 ISO 11140-5[16] 要求指示物系统的透气特性按 ISO 5636-3[1] 的要求进行测试。ISO 5636-5[2] 介绍了一种替代方式——葛尔莱法(Gurley method)。D.2 是按照上面的两种方法对 5 个纸样进行的比较，表明两种方法等效。

D.2 5 个纸样的比较

D.2.1 测试材料

测试材料为 5 个纸的试样，分别标记为样本 A、样本 B、样本 C、样本 D、样本 E。

D.2.2 条件

表 D.1 为条件。

表 D.1 条件

预处理	处理	测试条件
无	23 ℃±2 ℃，相对湿度 50%±5%，至少 16 h	23 ℃±2 ℃，相对湿度 50%±5%

D.2.3 测试方式

D.2.3.1 符合 ISO 5636-3[1] 要求的透气度

使用表压为 150 mm 水柱的本特生(Bendtsen)透气度仪，由于提供的材料数量有限，样本 A、样本 B 及样本 E 分别进行 10 次重复测试，样本 C 及样本 D 只分别进行 6 次重复测试；测试时任选一面。

D.2.3.2 ISO 5636-5[2] 要求的透气度

使用 567 g 标准圆筒的葛尔莱(Gurley)透气度仪，由于提供的材料数量有限，样本 A、样本 B 及样本 E 分别进行 10 次重复测试，样本 C 及样本 D 只分别进行 6 次重复测试；测试时任选一面。

D.2.4 测试结果

见表 D.2、表 D.3。

表 D.2 本特生透气度 单位为毫升每分(mL/min)

样本	平均值	范围
A	298	250～350
B	3 240	3 100～3 400

表 D.2（续） 单位为毫升每分(mL/min)

样本	平均值	范围
C	328	300～360
D	2 167	2 100～2 250
E	118	100～140

注：由于样本 B 的高透气性，使用 75 mm 表压进行测试，再将结果修正至 150 mm 表压下的测定值。

表 D.3 葛尔莱透气度 单位为秒每百毫升(s/100 mL)

样本	平均值	范围
A	57.7	46.4～71.1
B	2.56	2.23～2.95
C	56.3	53.1～60.3
D	5.20	4.74～5.97
E	154	126～172

注：由于样本 B 和样本 D 的高透气性，需使用 200 mL 以上进行测试，再将结果修正至 100 mL 的测定值。

附　录　E
（资料性附录）
指示物各组成部分的示意图

指示物各组成部分见图 E.1。

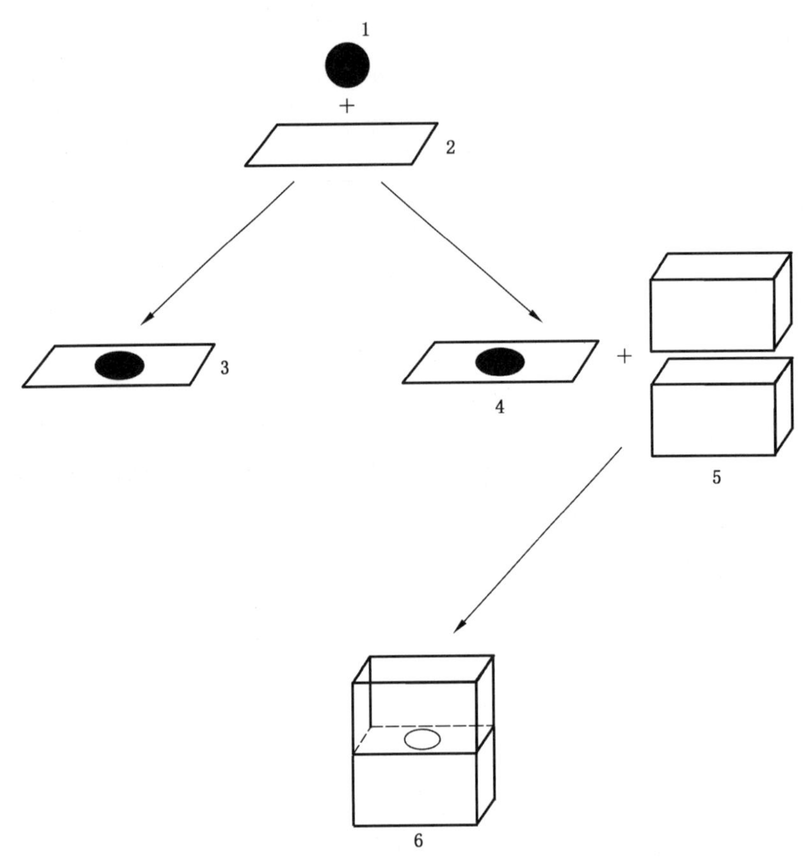

说明：

1——指示剂；

2——衬底；

3——指示物(一、三、四、五、六类)；

4——指示物系统；

5——特定的测试负载；

6——指示物(二类)。

图 E.1　指示物组成之间的关系

参 考 文 献

[1] ISO 5636-3 Paper and board—Determination of air permeance(medium range)—Part 3:Bendtsen method

[2] ISO 5636-5 Paper and board—Determination of air permeance and air resistance(medium range)—Part 5:Gurley method

[3] ISO 8601 Data elements and interchange formats—Information interchange—Representation of dates and times

[4] GB/T 19001 质量管理体系 要求(GB/T 19001—2008,ISO 9001:2008,IDT,Quality management systems—Requirements)

[5] ISO 11135-1 Sterilization of health care products—Ethylene oxide—Part 1:Requirements for development,validation and routine control of a sterilization process for medical devices

[6] ISO/TS 11135-2 Sterilization of health care products—Ethylene oxide—Part 2:Guidance on the application of ISO 11135-1

[7] ISO 11137-1 Sterilization of health care products—Radiation—Part 1:Requirements for the development,validation and routine control of a sterilization process for medical devices

[8] ISO 11138-2 Sterilization of health care products—Biological indicators—Part 2:Biological indicators for ethylene oxide sterilization processes

[9] ISO 11138-3 Sterilization of health care products—Biological indicators—Part 3:Biological indicators for moist heat sterilization processes

[10] ISO 11138-5 Sterilization of health care products—Biological indicators—Part 5:Biological indicators for low-temperature steam and formaldehyde sterilization processes

[11] ISO/TS 11139 Sterilization of health care products—Vocabulary

[12] GB 18282.1—2000 医疗保健产品灭菌 化学指示物 第1部分:通则(ISO 11140-1:1995,IDT,Sterilization of health care products—Chemical indicators—Part 1:General requirements)

[13] GB 18282.1—2015 医疗保健产品灭菌 化学指示物 第1部分:通则(ISO 11140-1:2005,IDT,Sterilization of health care products—Chemical indicators—Part 1:General requirements)

[14] GB 18282.3—2009 医疗保健产品灭菌 化学指示物 第3部分:用于BD类蒸汽渗透测试的二类指示物系统(ISO 11140-3:2007,IDT,Sterilization of health care products—Chemical indicators—Part 3:Class 2 indicator systems for use in the Bowie and Dick-type steam penetration test)

[15] GB 18282.4—2009 医疗保健产品灭菌 化学指示物 第4部分:用于替代性BD类蒸汽渗透测试的二类指示物(ISO 11140-4:2007,IDT,Sterilization of health care products—Chemical indicators—Part 4:Class 2 indicators as an alternative to the Bowie and Dick-type steam penetration test)

[16] ISO 11140-5:2007 Sterilization of health care products—Chemical indicators—Part 5:Class 2 indicators for Bowie and Dick-type air removal tests

[17] GB/T 19972 医疗保健产品灭菌 生物指示物 选择、使用及检验结果判断指南(GB/T 19972—2005,ISO 14161:2000,IDT,Sterilization of health care products—Biological indicators—Guidance for the selection,use and interpretation of results)

[18] ISO 14937:2000 Sterilization of health care products—General requirements for characterization of a sterilizing agent and the development,validation and routine control of a sterilization process for medical devices

[19] ISO 17665-1 Sterilization of health care products—Moist heat—Part 1:Requirement for

the development, validation and routine control of a sterilization process for medical devices

[20] ISO/TS 17665-2 Sterilization of health care products—Moist heat—Part 2: Guidance on the application of ISO 17665-1

[21] GB/T 24628—2009 医疗保健产品灭菌 生物与化学指示物 测试设备(ISO 18472:2006, IDT, Sterilization of health care products—Biological and chemical indicators—Test equipment)

[22] ISO 20857 Sterilization of health care products—Dry heat—Requirements for the development, validation and routine control of an industrial sterilization process for medical devices

[23] EN 285 Sterilization—Steam sterilizers—Large sterilizers

[24] EN 14180:2003 Sterilizers for medical purposes—Low temperature steam and formaldehyde sterilizers—Requirements and testing

[25] EN 15424:2007 Sterilization of medical devices—Low temperature steam and formaldehyde—Requirements for development, validation and routine control of a sterilization process for medical devices

[26] BOWIE, H., KELSEY, J.C. and THOMPSON, G.R., The Bowie and Dick autoclave tape test, Lancet, 1963a, vol.I, p.586-587.

[27] PFLUG, I.J., Microbiology and engineering of sterilization processes, 10th Edition, Environmental Sterilization Laboratory, 1920 South First Street, Minneapolis, MN 55454, USA, 1999.

[28] ANSI/AAMI ST46 Good hospital practice: Steam sterilization and sterility assurance

---

ICS 11.080
C 50

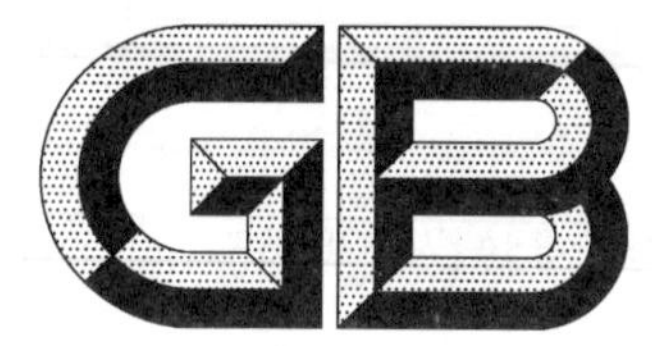

中华人民共和国国家标准

GB/T 33417—2016

过氧化氢气体灭菌生物指示物检验方法

Test method of biological indicator for hydrogen peroxide vapour sterilization processes

2016-12-30 发布　　2017-07-01 实施

中华人民共和国国家质量监督检验检疫总局
中国国家标准化管理委员会 发布

前　　言

本标准按照 GB/T 1.1—2009 给出的规则起草。

本标准由中华人民共和国国家卫生和计划生育委员会提出并归口。

本标准起草单位：中国疾病预防控制中心环境与健康相关产品安全所、中国人民解放军疾病预防控制所、中国医学科学院协和医院。

本标准主要起草人：张流波、张剑、姚楚水、张青、王立飞、张玮、王香、王洪敏、史绍毅、王妍彦、邱侠、马玲、朱亭亭。

过氧化氢气体灭菌生物指示物检验方法

1 范围

本标准规定了过氧化氢气体灭菌生物指示物的检验方法。

本标准适用于过氧化氢气体灭菌生物指示物的检验。

2 规范性引用文件

下列文件对于本文件的应用是必不可少的。凡是注日期的引用文件，仅注日期的版本适用于本文件。凡是不注日期的引用文件，其最新版本(包括所有的修改单)适用于本文件。

GB 18281.1 医疗保健产品灭菌 生物指示物 第1部分:通则

GB/T 24628 医疗保健产品灭菌 生物与化学指示物 测试设备

消毒技术规范（2002年版） 卫生部

3 术语和定义

下列术语和定义适用于本文件。

3.1

生物指示物 biological indicator;BI

对指定条件下的特定灭菌程序具有一定抗力，并装在内层包装中可供使用的染菌载体。

3.2

过氧化氢气体灭菌 hydrogen peroxide vapour sterilization

以汽化的过氧化氢作为主要杀灭微生物因子的灭菌方式。

3.3

载体 carrier

试验微生物的支持物。

3.4

存活时间 survival time;ST

测定生物指示物抗力时，受试样本经杀菌因子作用后，全部有菌生长的最长作用时间。

3.5

杀灭时间 killing time;KT

测定生物指示物抗力时，受试样本经杀菌因子作用后，全部无菌生长的最短作用时间。

3.6

***D* 值 *D* value**

杀灭微生物数量达到90%所需要的时间。

3.7

自含式生物指示物 self-contained biological indicator

含有微生物复苏生长所需培养基的生物指示物。

3.8

生物指示物抗力测试仪　biological indicator evaluator resistometer

产生限定条件下灭菌过程中物理变化规定组合，以测量抗力的专用设备。

4　检验指标与方法

4.1　抗力

4.1.1　菌种

用于制作过氧化氢气体灭菌生物指示物的菌株为嗜热脂肪杆菌芽孢(*Geobacillusstearothermophilus* ATCC7953 或 SSI K31)或被证明具有本标准所要求的同等性能的微生物。

4.1.2　菌量

回收菌量大于或等于 1×10^6 CFU/片，对于成品的指示物，载体回收的菌量与说明书上的菌量误差在$-50\%\sim+300\%$之间。测定菌量时，应最少测试4个样本，具体检测方法参见附录A。

4.1.3　*D* 值

测试时应使用生物指示物抗力测试仪，生物指示物抗力测试仪要求见GB/T 24628。在使用浓度为59%±2%过氧化氢，灭菌舱内作用浓度为2.3 mg/L±0.4 mg/L，作用温度50 ℃±0.5 ℃的条件下，*D* 值的要求为0.75 s～8 s。对于成品的生物指示物，测试的 *D* 值应在说明书上的 *D* 值±20%范围内。应使用下列2种方法进行测试：

a)　部分阴性法测试 *D* 值，参见附录B；

b)　验证法测试 *D* 值，将a)测试出的 *D* 值和4.1.2的回收菌量的平均数带入式(1)和式(2)，计算出ST值和KT值。参见附录C。

$$\mathrm{ST}\geqslant(\log N_0-2)\times D\text{ 值} \qquad \cdots\cdots(1)$$

$$\mathrm{KT}\leqslant(\log N_0+4)\times D\text{ 值} \qquad \cdots\cdots(2)$$

式中：

N_0——每批生物指示物的回收菌量的平均数。

4.2　载体

按GB 18281.1的要求进行灭菌过程兼容性的测试。

4.3　恢复培养基

4.3.1　恢复培养基应满足下列要求：

a)　有使10 CFU～100 CFU的微生物恢复生长的能力；

b)　有使损伤的微生物恢复生长的能力，并且有中和残留的灭菌因子对微生物抑制生长的能力；

c)　经过过氧化氢气体灭菌后不会产生抑制微生物生长的物质。

4.3.2　恢复培养基按以下方法检验：

每个样本的恢复培养基中，接种10 CFU～100 CFU的嗜热脂肪杆菌芽孢(ATCC7953)，同时设置阴性对照和阳性对照，培养至规定时间后观察有无嗜热脂肪杆菌芽孢生长(一般观察培养基的颜色变化)。如果恢复培养基有菌生长，并且阴性对照无菌生长和阳性对照有菌生长，判断恢复培养液合格。

4.4 稳定性试验

取包装完好的同批次生物指示物放置于制造商建议的保存条件下，存放至标签和说明书规定的有效期限，取出再次进行评价，生物指示物应符合4.1、4.2和4.3的要求。

附 录 A
（资料性附录）
活菌培养计数方法

A.1 取含有10 mLTPS(0.1%胰蛋白胨的生理盐水溶液)的无菌试管，加入适量无菌玻璃珠，将计数菌片投入试管，用电动混合器混合，到菌片被完全打碎，制成菌悬液。

A.2 将试管按需要数量分组排列于试管架上，每管加入4.5 mL TPS。各组由左向右，逐管标上10^{-1}、10^{-2}、10^{-3}……等。

A.3 将菌悬液样本用电动混匀器混合20 s，或在手掌上用力振打80次，随即吸取0.5 mL加至10^{-1}管内。

A.4 将10^{-1}管依前法用电动混匀器混合20 s，或在手掌上用力振打80次，混匀，再吸取出0.5 mL加入10^{-2}管内。如此类推，直至最后一管。必要时，还可作某稀释度的1∶1或1∶4稀释。

A.5 选择适宜稀释度试管(以预计生长菌落数每平板为15 CFU～300 CFU者为宜)，吸取其中混合均匀的悬液1.0 mL加于无菌平皿内。每一稀释度接种2个平皿。一般需接种2个～3个不同稀释度。

A.6 将熔化的40 ℃～45 ℃嗜热脂肪杆菌芽孢恢复培养基，见《消毒技术规范(2002年版)》，倾注于已加入样液的平皿中，每平皿15 mL～20 mL。

A.7 将平皿盖好，即刻轻轻摇动混匀，平放。待琼脂凝固后，翻转平皿使底向上，置56 ℃±2 ℃恒温培养箱内培养。

A.8 培养至72 h，计数菌落数。一般以肉眼观察，必要时用放大镜检查。以每平板菌落数在30 CFU～300 CFU的稀释度为准记录结果。

A.9 根据稀释倍数和接种量计算每毫升菌液中或每一菌片(染菌载体)上的平均菌落数。

附 录 B
（资料性附录）
部分阴性法计算 D 值

B.1 随机选取 120 个样本。分成 6 组，每组 20 个样本。

B.2 生物指示物抗力测试仪设置如下：

a） 暴露温度：50 ℃±0.5 ℃；

b） 暴露剂量：2.3 mg/L±0.4 mg/L；

c） 暴露时间至少为 6 个时间点，至少 1 个时间点全部有菌生长，至少 2 个时间点部分有菌生长，至少 2 个时间点全部无菌生长。

B.3 对 6 组样本分别暴露。

B.4 暴露完成后将 6 组生物指示物在 56 ℃±2 ℃温度下，按照说明书要求培养到规定时间，记录阴性和阳性结果。当最短暴露时间点全部为阳性，最长的 2 个暴露时间全部为阴性，并且中间至少 2 组有部分样本阳性，试验结果有效，带入式(B.1)和式(B.2)计算 D 值。

B.5 部分阴性法(Limited Spearman-Karber 法)D 值的计算见式(B.1)、式(B.2)：

$$U_{\mathrm{HSK}} = U_{\mathrm{K}} - \frac{d}{2} - \frac{d}{n}\sum_{i=1}^{i=6} r_i \qquad \text{(B.1)}$$

$$D = \frac{U_{\mathrm{HSK}}}{\log_{10} N_0 + 0.250\,7} \qquad \text{(B.2)}$$

式中：

U_{HSK}——达到无菌生长平均时间，单位为秒(s)；

U_{K} ——首次显示所有样本无菌生长的暴露时间，单位为秒(s)；

d ——暴露时间的固定间隔，单位为秒(s)；

n ——每组的样本量，单位为个；

r_i ——每次暴露无菌样本数量，单位为个；

N_0 ——回收菌落数，单位为 CFU。

附 录 C
（资料性附录）
验证法测试 *D* 值

C.1 ST 值验证

将 50 个试验样本放入过氧化氢气体生物指示物抗力测试仪中，作用浓度为 2.3 mg/L±0.4 mg/L，在 50 ℃±0.5 ℃时，暴露时间设定为计算出的 ST 值，暴露完成后，将 50 个生物指示物样本取出，置于 56 ℃±2 ℃培养至说明书规定时间。若全部有菌生长，则计算的 ST 值通过验证；若有样本无菌生长，则计算的 ST 值没有通过验证。

C.2 KT 值验证

将 50 个试验样本放入过氧化氢气体生物指示物抗力测试仪中，作用浓度为 2.3 mg/L±0.4 mg/L，在 50 ℃±0.5 ℃时，暴露时间设定为计算出的 KT 值，暴露完成后，将 50 个生物指示物样本取出，置于 56 ℃±2 ℃培养至说明书规定时间。若全部无菌生长，则计算的 KT 值通过验证；若有样本有菌生长，则计算的 KT 值没有通过验证。

C.3 判定

计算的 ST 值和 KT 值都通过验证，则判定测出的 *D* 值有效。

ICS 11.080
C 50

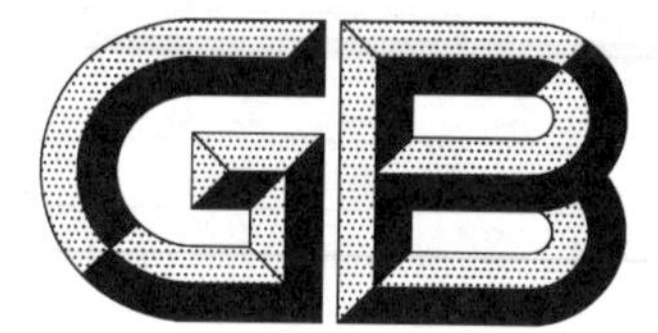

中华人民共和国国家标准

GB/T 33418—2016

环氧乙烷灭菌化学指示物检验方法

Test method of chemical indicator for ethylene oxide sterilization processes

2016-12-30 发布　　2017-07-01 实施

中华人民共和国国家质量监督检验检疫总局
中国国家标准化管理委员会 发布

前　言

本标准按照 GB/T 1.1—2009 给出的规则起草。

本标准由中华人民共和国国家卫生和计划生育委员会提出并归口。

本标准起草单位:江苏省疾病预防控制中心、中国疾病预防控制中心环境与健康相关产品安全所、江苏省血液中心、国家卫生计生委卫生和计划生育监督中心、山东省疾病预防控制中心。

本标准起草人:徐燕、吴晓松、张流波、陈越英、孙巍、孙俊、段亚波、谈智、史绍毅、王洪敏、黄靖雄、褚宏亮、刘运明、王晓蕾、孙启华。

环氧乙烷灭菌化学指示物检验方法

1 范围

本标准规定了环氧乙烷灭菌化学指示物的定义、分类、技术要求和检验方法。

本标准适用于环氧乙烷灭菌化学指示物的检验。

2 规范性引用文件

下列文件对于本文件的应用是必不可少的。凡是注日期的引用文件，仅注日期的版本适用于本文件。凡是不注日期的引用文件，其最新版本(包括所有的修改单)适用于本文件。

GB/T 19633 最终灭菌医疗器械的包装

消毒技术规范(2002年版)卫生部

ISO 11140-1:2005 医疗产品灭菌 化学指示物 第1部分:总则(Sterilization of health care products—Chemical indicators)

3 术语和定义

下列术语和定义适用于本文件。

3.1

显色剂 indicator agent

活性[在特定条件下可发生物理和(或)化学变化而产生特定变化]的物质或活性物质的组合。

3.2

化学指示物 chemical indicator

显色剂与其衬底按预定形式的结合形成具有预期要求的产品。

3.3

终点 endpoint

由生产厂规定的、指示物暴露于某种预定物理和(或)化学条件后发生的可见变化。

3.4

参数值 parameter

用于控制环氧乙烷灭菌过程的某个(或几个)特定值，其中时间、温度、相对湿度和环氧乙烷浓度定义为关键参数。

3.5

标定值 stated value;SV

设定使指示物产生反应的评价参数值或参数值范围。

4 分类

4.1 过程指示物

该类化学指示物用于确认灭菌包裹灭菌过程。

4.2 包内灭菌效果指示物

该类化学指示物用于灭菌包裹内，直接反映所监测的包内所放位置(一个或多个)灭菌状况。

5 技术要求

5.1 原料

5.1.1 显色剂

在规定的参数条件下，经过环氧乙烷灭菌工艺后变成制造商规定的标准颜色。

5.1.2 衬底(载体)

指示物的载体或支持物质，应与显色剂紧密结合，且不影响显色剂的物理化学性质和颜色变化，并具有耐灭菌性。

5.2 指示物

5.2.1 应能清晰地观察到指示物暴露于规定条件下发生的变化。

5.2.2 每一指示物应清晰标记适用于预期使用过程类型；对于包内灭菌效果指示物，还应包括标定值，其余要求符合 ISO 11140-1:2005。

5.2.3 不完全变色的指示物在储存中会有以下三种变化情况之一：

a) 继续变色；

b) 变回灭菌前的颜色；

c) 继续缓慢反应达到终点颜色。

以上三种变化制造商应在技术信息说明书中进行说明。

5.2.4 指示物暴露于关键参数的标定值后出现的可视变化应清晰可见，并应从浅到深，或从深到浅，或从一种颜色到另一种可辨别的不同颜色。应按照 GB/T 19633 的规定，在一次性使用包装材料打印时，指示剂不应流失或偏移至影响指示物的使用或者对包装材料造成危害。

5.3 稳定性

当指示物自出厂时间起，在制造商规定的条件和时间内，指示物所有性能仍能符合 5.1、5.2。

6 检验方法

6.1 抗力测定仪要求

6.1.1 参数

时间参数精确度±1 s，分辨率 1 s；温度范围 25 ℃～80 ℃，精确度±0.5 ℃，分辨率 0.1 ℃，响应时间小于或等于 500 ms；真空度参数范围 0 kPa～100 kPa，精确度±1.0 kPa，分辨率 0.1 kPa，响应时间小于或等于 30 ms；压力参数范围 100 kPa～200 kPa，精确度±3.5 kPa，分辨率 0.1 kPa，响应时间小于或等于 30 ms；相对湿度参数范围 20%～90%，精确度±5%，分辨率 1%，响应时间 15 000 ms；环氧乙烷浓度参数范围 25 mg/L～1 200 mg/L，精确度为±设定浓度的 5%。

6.1.2 记录范围

抗力测定仪应能自动记录上述参数，不少于 10 s 一个数据点。相对湿度和环氧乙烷浓度可由传感器直接测量，或者由压力参数推算。

6.1.3 其他要求

抗力测定仪应配备有抽真空装置，让反应室的真空度低于 10 kPa，以便在通入环氧乙烷之前充分排除室内空气，并与暴露阶段结束时把环氧乙烷全部排出，其中通入环氧乙烷气体达到规定的气体浓度，所需时间小于或等于 60 s，排出环氧乙烷气体达到真空(10 kPa)，所需时间亦小于或等于 60 s。周期结束时输入的空气应经滤器滤过，该滤器应能清除不少于 99.9%的 0.5 μm 颗粒。

6.2 检验步骤

6.2.1 放置样品于合适的载样器材上。

6.2.2 预热抗力测定仪反应室至选定测定条件(30 ℃或 54 ℃)。

6.2.3 放置已有样品的载样器材于反应室内，关闭反应室并开始试验过程。

6.2.4 按以下顺序进行操作：

a) 反应室抽真空，达 10 kPa±0.5 kPa(或根据制造商提供的信息)；
b) 充入足量水蒸气，使反应室内相对湿度达到 60%±10%，维持该条件 30 min±1 min，样品应在充入水蒸气之前加温到露点以上以避免潜在的水汽凝结；
c) 往室内通入环氧乙烷，在 60 s 内使浓度达到规定浓度(600 mg/L±30 mg/L)，在零气体暴露周期不需要通入环氧乙烷；
d) 在规定的暴露时间±5 s 保持测试条件；
e) 在暴露阶段结束时反应室抽真空，在 1.5 min 内达到 10 kPa，接着注入经滤过的空气或惰性气体(如氮气)，达到外界气压；
f) 重复 e)步骤 4 次。

在上述周期结束时，将指示物从抗力仪中迅速移出，并按要求进行目力检查，记录结果。

6.3 检验结果

6.3.1 过程指示物见附录 A。

6.3.2 包内灭菌效果指示物见附录 B。

6.4 稳定性检测

取包装完好的同批次化学指示物放置于制造商建议的保存条件下，存放至标签和说明书规定的有效期限，取出再次进行评价，化学指示物应满足《消毒技术规范(2002 年版)》规定和 5.1、5.2、5.3。

附　录　A
（规范性附录）
过程指示物附加要求

A.1　过程指示物应按照表A.1规定的测试条件进行试验并符合表A.1的要求。

表A.1　过程指示物的测试和性能要求

测试环境	测试时间	测试温度	相对湿度	气体浓度	无变化或与制造商规定的显著区别的变化	制造商规定的可视变化
无EO气体	90 min±1 min	60 ℃±2 ℃	≥85%	无	合格	不合格
有EO气体测试	5 min±15 s	30 ℃±1 ℃	60%±10%	600 mg/L±30 mg/L	合格	不合格
	2 min±15 s	54 ℃±1 ℃				
有EO气体测试	30 min±15 s	30 ℃±1 ℃	60%±10%	600 mg/L±30 mg/L	不合格	合格
	20 min±15 s	54 ℃±1 ℃				

A.2　有CO_2或其他气体参与时，某些环氧乙烷指示物的作用会减弱。其组成如此时，这种情况便会出现。故应当在一个采用不低于80%CO_2或其他气体与环氧乙烷混合的装置中，对指示物进行测试。

A.3　无环氧乙烷气体试验(空白对照)应在没有残余环氧乙烷气体的情况下进行，如果在没有明显环氧乙烷存在的情况下颜色发生变化，则需对完全无环氧乙烷气体情况进行确认。

A.4　过程指示物中的环氧乙烷标签或胶带需符合：

a)　每组试验至少取5个标签或者来自不同卷的5段胶带(粘贴于厚纸片上)，进行试验，各组试验重复3次。各次试验均符合上述要求，可判为合格；

b)　对未印有变色完全的标准色块的指示胶带和标签，可依据制造商另外提供的完全变色样本，对变色完全与否进行判断。

附 录 B
（规范性附录）
包内灭菌效果指示物的附加要求

B.1 包内灭菌效果指示物的测试要求

B.1.1 包内灭菌效果指示物应用于 3.4 所列的两项或两项以上关键参数。

B.1.2 包内灭菌效果指示物在标定值(测试点 1)测试时应显示达到终点(表 B.1)。

B.1.3 包内灭菌效果指示物在标定值最小范围(测试点 2)测试时应显示未达到终点(表 B.1)。

表 B.1 包内灭菌效果指示物的测试和性能要求

测试点	时间 min	温度 ℃	气体浓度 mg/L	相对湿度极限值 %
1	SV	SV	SV	>30
2	SV-25%SV	SV-5 ℃	SV-25%SV	>30

B.2 包内灭菌效果指示物要求

包内灭菌效果指示物应符合：

a) 每组试验至少取 10 个指示物进行试验，各组试验重复 3 次，各次试验均符合上述要求，可判为合格；

b) 对未印有变色完全的标准色块的包内灭菌效果指示物，可依据制造商另外提供的完全变色样本，对变色完全与否进行判断。

ICS 11.080
C 50

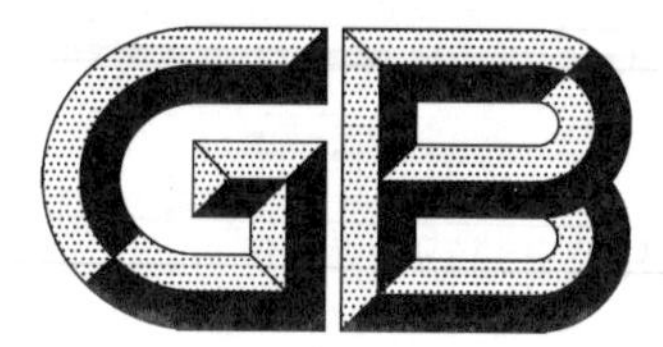

中华人民共和国国家标准

GB/T 33419—2016

环氧乙烷灭菌生物指示物检验方法

Test method of biological indicator for ethylene oxide sterilization processes

2016-12-30 发布　　2017-07-01 实施

中华人民共和国国家质量监督检验检疫总局
中国国家标准化管理委员会　发布

前　言

本标准按照 GB/T 1.1—2009 给出的规则起草。

本标准由中华人民共和国卫生和计划生育委员会提出并归口。

本标准起草单位：江苏省疾病预防控制中心、中国疾病预防控制中心环境与健康相关产品安全所、国家卫生计生委卫生和计划生育监督中心、徐州市疾病预防控制中心。

本标准起草人：徐燕、孙俊、吴晓松、陈越英、张流波、段亚波、史绍毅、王洪敏、黄靖雄、谈智、张剑、王玲、孙巍、张伟、褚宏亮、常桂秋。

环氧乙烷灭菌生物指示物检验方法

1 范围

本标准规定了环氧乙烷灭菌生物指示物的术语和定义、技术要求和检验方法。

本标准适用于对环氧乙烷灭菌生物指示物的检验。

2 规范性引用文件

下列文件对于本文件的应用是必不可少的。凡是注日期的引用文件，仅注日期的版本适用于本文件。凡是不注日期的引用文件，其最新版本(包括所有的修改单)适用于本文件。

GB 18281.1 医疗保健产品灭菌 生物指示物 第1部分:通则

GB 18281.2 医疗保健产品灭菌 生物指示物 第2部分:环氧乙烷灭菌用生物指示物

GB/T 24628 医疗保健产品灭菌 生物与化学指示物 测试设备

消毒技术规范(2002年版) 卫生部

3 术语和定义

下列术语和定义适用于本文件。

3.1

生物指示物 biological indicator;BI

对指定条件下的特定灭菌程序具有一定抗力，并装在内层包装中可供使用的染菌载体。包含菌片和自含式生物指示物。

3.2

载体 carrier

试验微生物的支持物。

3.3

指示微生物 test organism

用于制备染菌载体的微生物。

3.4

活菌计数 viable test organism count

在规定的培养条件下，测定细菌悬液、染菌载体等样本中含有的活菌数量。通过计算长成的单个菌落数，而得到单位体积菌悬液中或染菌载体上的存活试验菌菌数。

3.5

D值 D value

在设定的条件下，杀灭微生物数量达90%所需的时间。

注：单位为分(min)。

3.6

存活曲线 survivor curve

在设定的条件下，微生物的存活情况与对灭菌介质暴露变化的关系曲线。

3.7

菌落形成单位　colony-forming unit;CFU

在活菌培养计数时,由单个菌体或聚集成团的多个菌体在固体培养基上生长繁殖所形成的集落,以其表达活菌的数量。

3.8

存活-杀灭区间　survival-kill window

在规定的条件下灭菌处理时,生物指示物从全部长菌(存活暴露)过渡到全部不长菌(杀灭暴露)的暴露程序。

3.9

自含式生物指示物　self-contained biological indicator

内层包装中含有细菌复苏生长所需培养基的生物指示物。

3.10

存活时间　survival time;ST

用于生物指示物抗力鉴定时,受试指示物样本经杀菌因子作用后全部样本有菌生长的最长作用时间。

3.11

杀灭时间　killing time;KT

用于生物指示物抗力鉴定时,受试指示物样本经杀菌因子作用后全部样本无菌生长的最短作用时间。

4　技术要求

4.1　指示微生物

4.1.1　菌种

环氧乙烷灭菌指示微生物应采用枯草杆菌黑色变种(*Bacillus atrophaeus* ATCC 9372,NCTC 10073,NCIMB 8058, DSM 2277,NRRL B-4418,CIP 77.18)芽胞。

4.1.2　菌量

回收菌量大于等于 1.0×10^6 CFU/片,回收菌量同时应在制造商标明菌量的−50%～+300%范围内。

4.1.3　抗力

当暴露于环氧乙烷浓度 600 mg/L±30 mg/L,温度 54 ℃±1 ℃,相对湿度 60%±10%时,D 值大于等于 2.5 min,测试的 D 值应在制造商规定的 D 值±20%范围内。

4.2　载体

符合 GB 18281.1 和 GB 18281.2 的要求;同时,暴露于温度大于等于 55 ℃,环氧乙烷浓度大于等于 800 mg/L,相对湿度大于等于 70%、暴露时间大于等于 6 h 等条件下灭菌过程中不会变形、熔化、腐蚀和其他损坏。

4.3　培养基

4.3.1　培养基和培养条件应能稳定地生产出符合 4.1 和 GB 18281.1 和 GB 18281.2 性能要求的试验菌

悬液。培养基应不影响试验菌的稳定性,同时要与染菌载体和生物指示物制造工艺和材料相兼容。

4.3.2 恢复培养基:

a) 使 10 CFU～100 CFU 的微生物恢复生长;

b) 使损伤的微生物生长;

c) 经过环氧乙烷灭菌处理后应确保可以抵消任何可能影响指示微生物活性的化合物,并在有效期内性能和颜色不发生改变。

4.3.3 生物指示物的设计,应有利于初始微生物数量在储存、运输和装卸过程中的基本稳定并防止外界微生物对菌片的污染。

4.4 稳定性

生物指示物存放至标签和说明书规定的条件及有效期限后所有技术参数应符合 4.1、4.2、4.3。

4.5 生物指示物抗力测定仪要求

生物指示物抗力测定仪应符合 GB/T 24628 的要求,其余要求见附录 A。

5 检验方法

5.1 活菌计数

5.1.1 通过菌落形成单位检测方法统计菌片或自含式生物指示物上的试验活菌。这种方法常用于预期回收菌量在 50 CFU 以上的情况。

5.1.2 本方法适用于初始活菌数(未处理的样品)的检测以及利用存活曲线(处理过的样品)检测 D 值。

5.1.3 测定回收菌量时,最小检测数量应每批量/批次至少使用 4 个测试样品,检测方法见附录 B。

5.1.4 相关使用材料及配置方法。见《消毒技术规范》2002 年版。

5.2 抗力试验

5.2.1 测试抗力时应使用生物指示物抗力测试仪,要求见附录 A。

5.2.2 D 值测定应至少使用以下两种方法:

a) 存活曲线法测定 D 值(见附录 C);

b) 部分阴性分析法测定 D 值(见附录 D);

c) 验证法测试 D 值将 a)或 b)测试出的 D 值和 5.1 的菌量进行计算,计算出 ST 值和 KT 值,进行试验验证(见附录 E)。

5.3 恢复培养基对少量菌恢复能力的测试

每个样本的恢复培养基中,接种 10 CFU～100 CFU 的枯草杆菌黑色变种芽胞,同时设置阴性对照和阳性对照培养至规定时间后观察变色情况,如果恢复培养基有菌生长,并且阴性对照无菌生长和阳性对照有菌生长,判断恢复培养基合格。

5.4 材料对灭菌过程兼容性测试

按 GB 18281.1 进行。

5.5 稳定性试验

取包装完好的同批次生物指示物放置于制造商建议的保存条件下,存放至标签和说明书规定的有效期限,取出再次进行评价,生物指示物应满足 4.1、4.2、4.3。

附 录 A
（规范性附录）
抗力测定仪要求及抗力试验

A.1 抗力测定仪要求

A.1.1 参数要求

时间常数精确度±1s，分辨率1s；温度范围25 ℃～80 ℃，精确度±0.5 ℃，分辨率0.1 ℃，响应时间小于等于500 ms；真空度范围0 kPa～100 kPa，精确度±1.0 kPa，分辨率0.1 kPa，响应时间小于等于30 ms；压力范围100 kPa～200 kPa，精确度±3.5 kPa，分辨率0.1 kPa，响应时间小于等于30 ms；相对湿度范围20%～90%，精确度±5%，分辨率1%，响应时间15 000 ms；环氧乙烷浓度范围25 mg/L～1 200 mg/L，精确度为±设定浓度的5%。

A.1.2 记录范围

抗力测定仪应能自动记录上述参数，不少于10 s一个数据点。相对湿度和环氧乙烷浓度可由传感器直接测量，或者由压力参数推算。

A.1.3 其他要求

抗力测定仪应配备有抽真空装置，让反应室的真空度低于10 kPa，以便在通入环氧乙烷之前充分排除室内空气，并与暴露阶段结束时把环氧乙烷全部排出，其中通入环氧乙烷气体达到规定的气体浓度，所需时间小于等于60 s，排出环氧乙烷气体达到真空(10 kPa)，所需时间亦小于等于60 s。周期结束时输入的空气应经滤器滤过，该滤器应能清除不少于99.9%的0.5 μm颗粒。

A.2 抗力试验

A.2.1 放置样品于合适的载样器材上。

A.2.2 预热抗力测定仪反应室至选定测定条件(30 ℃或54 ℃)。

A.2.3 放置已有样品的载样器材于反应室内，关闭反应室并开始试验过程。

A.2.4 按以下顺序进行操作：

a) 反应室抽真空，达10 kPa±0.5 kPa(或根据制造商提供的信息)；

b) 充入足量水蒸气，使反应室内相对湿度达到60%±10%，维持该条件30 min±1 min，样品应在充入水蒸气之前加温到露点以上以避免潜在的水汽凝结；

c) 往室内通入环氧乙烷，在60 s内使浓度达到规定浓度600 mg/L±30 mg/L，在零气体暴露周期不需要通入环氧乙烷；

d) 在规定的暴露时间±5 s保持测试条件；

e) 在暴露阶段结束时反应室抽真空，在1.5 min内达到10 kPa，接着注入经滤过的空气或惰性气体(如氮气)，达到外界气压；

f) 重复e)步骤4次。

在上述周期结束时，将指示物从抗力仪中迅速移出，并按要求进行处理。

附 录 B
（规范性附录）
活菌培养计数方法

B.1 在无菌试管内加入 5 mL 含有 0.5%吐温-80 的 0.03 mol/L 磷酸盐缓冲液，加入适量无菌玻璃珠，将待计数染菌载体投入试管，用电动混匀器振荡直至染菌载体被完全打碎，制成菌悬液。

B.2 将无菌试管按需要数量分组排列于试管架上，每管加入 4.5 mL 含有 0.5%吐温-80 的0.03 mol/L 磷酸盐缓冲液。各组由左向右，逐管标上 10^{-1}、10^{-2}、10^{-3}……。

B.3 将菌悬液样本用电动混匀器混合 20 s，或在手掌上用力振打 80 次，随即吸取 0.5 mL 加至 10^{-1} 管内。

B.4 将 10^{-1}管依前法用电动混匀器混合 20 s，或在手掌上用力振打 80 次，混匀，再吸取出 0.5 mL 加入 10^{-2}管内。如此类推，直至最后一管。必要时，还可作某稀释度的 1∶1 或 1∶4 稀释。

B.5 选择适宜稀释度试管(以预计生长菌落数每平板为 15 CFU～300 CFU 者为宜)，吸取其中混合均匀的悬液 1.0 mL 加于无菌平皿内。每一稀释度接种 2 个平皿，一般需接种 2 个～3 个不同稀释度。

B.6 将 40 ℃～45 ℃熔化的培养基，倾注于已加入样液的平皿中，每平皿 15 mL～20 mL。

B.7 将平皿盖好，即刻轻轻摇动混匀，平放。待琼脂凝固后，翻转平皿使底向上，置 36 ℃±1 ℃恒温培养箱内培养。

B.8 培养至 72 h 计数菌落数。一般以肉眼观察，必要时用放大镜检查。以每平板菌落数在 15 CFU～300 CFU 的稀释度为准记录结果。

B.9 根据稀释倍数和接种量计算每一染菌载体上的平均菌落数。

附　录　C
（规范性附录）
存活曲线方法测定D值

C.1　总则

本方法是建立在通过直接计数菌落形成单位(CFU)检测存活试验菌的数量上，利用活菌计数法检测存活被测微生物的数量。这种方法可行的最低限约为 5×10^{1} CFU，见附录B。

C.2　步骤

C.2.1　测试样本应暴露于规定的暴露条件。

C.2.2　应至少有5次暴露，而且应包括以下几方面：

a）　有1次暴露中样本未经环氧乙烷处理(0暴露时间)。

注：环氧乙烷可不存在或由惰性气体或介质替代。

b）　至少有1次暴露使活菌数降低到最初接种量的0.01%(减少4 lg)。

c）　至少有3次暴露介于a)和b)情况之间。

C.2.3　每次测定中每次暴露所用的试验样本应不少于4个，每次暴露应采用相同的数量试验样本。

C.2.4　每次暴露2 h内，应对测试样本进行处理，让试验菌从载体上脱落。见附录B。

C.2.5　用所得的全部存活菌数的常用对数值，对时间(min)作图，用最小二乘法进行回归分析，确定最佳线性曲线。回归分析时不应包括原先菌落数0.5 lg范围内的存活数据点。计算所得直线斜率的负倒数值，即等于以分钟表示的指定暴露条件下的D值，同时所得线性曲线相关系数应不小于0.8。

附 录 D
（规范性附录）
部分阴性分析法测定 D 值

D.1 总则

本方法是通过直接观察指示微生物在液体培养基中的生长情况，来间接确定试验菌的存活情况。

D.2 检测方法

D.2.1 Holcomb-spearman-karber 法（HSKP）

D.2.1.1 试验次数与样本数量要求

至少应进行 5 组试验，至少包括 1 组所有样本出现生长情况的试验、2 组部分样本出现生长情况的试验、2 组经过连续暴露后没有观察到出现生长情况的试验。每组试验最少使用 20 个样本。

D.2.1.2 样本培养要求

样本经过暴露后应按照制造商指定的方法培养。根据试验菌的特点，液体培养基的浑浊度、培养基表面的生长情况或试管底部沉淀物将表明试验菌的生长情况。如果生长培养基属于生物指示物的一部分，如自含式生物指示物，则应按照制造商提供的使用说明判断试验菌是否出现生长情况（通过观察 pH 值颜色变化，从而显示自含式生物指示物中试验菌的生长情况）。

D.2.1.3 利用 HSKP 计算

D.2.1.3.1 此计算方法是建立在应至少有 5 组暴露试验，而且应包含以下条件：

——其中 1 组样本应是全部测试菌生长；

——其中 2 组样本应有部分样品生长；

——其中 2 组样本应是全部不生长菌（见表 D.1）。

表 D.1 HSKP 计算时所需要的样本数据

灭菌剂暴露时间(t)	暴露样本数量(n)	无菌生长的样本数量(r)
$t_1(U_1)$	n_1	r_1[a]
t_2	n_2	r_2
t_3	n_3	r_3
t_4	n_4	r_4
$t_5(U_{K-1})$	n_5	r_5
$t_6(U_K)$	n_6	$r_6(r=n_6)$

表 D.1（续）

灭菌剂暴露时间(t)	暴露样本数量(n)	无菌生长的样本数量(r)
t_7	n_7	$r_7(r=n_7)$
注：t_1 定义为所有测试样本均出现生长情况的暴露组中，暴露在灭菌剂下的最长暴露时间；$t_2 \sim t_5$ 是部分阴性区域的增加时间；t_6 和 t_7 是所有样本均没出现生长情况的连续暴露时间（U_K 为最终暴露，U_{K-1} 为在 U_K 之前的一次暴露）。		
[a] 如果未出现阴性单元，即，未出现阴性试样($r=0$)，且所有单元在暴露时间 t_1 前出现生长情况；同时，在暴露时间 t_6 之后的过程中全部为阴性试样($r=n_7$)，即未出现生长情况，则测试有效。		

D.2.1.3.2 对于暴露在灭菌剂下的暴露时间 t_i，因子 χ_i 和 γ_i 分别按式(D.1)、式(D.2)计算：

$$\chi_i = \frac{t_i + t_{(i+1)}}{2} \qquad \text{(D.1)}$$

式中：

χ_i——用于计算 U_i 的因子；

t_i——第 i 次暴露时间。

$$\gamma_i = \frac{r_i + 1}{n_i + 1} - \frac{r_i}{n_i} \qquad \text{(D.2)}$$

式中：

γ_i ——用于计算 U_i 的另一因子；

r_i ——在暴露时间 t_i 时出现未生长试样的数量；

n_i ——在暴露时间 t_i 下暴露的数量。

在 t_1 时间下，所有样本表现出生长，所以 $\gamma_i = \frac{r_i + 1}{n_i + 1}$

从以上 χ_i 和 γ_i 的计算值中，在第 i 次暴露时间 t_i 的 U_i 值可以按式(D.3)计算：

$$U_i = \chi_i \gamma_i \qquad \text{(D.3)}$$

式中：

U_i——第 i 次暴露时间下时间与未存活样本的关系值；

γ_i ——用于计算 U_i 的另一因子；

χ_i——用于计算 U_i 的因子。

D.2.1.3.3 任何试样的平均无菌时间 U_{HSK}，可以通过对每一次暴露时间 t_i，$i=1 \cdots k$ 的 U_i 值的求和来计算[见式(D.4)]：

$$U_{\mathrm{HSK}} = \sum_{i=1}^{k-1} U_i \qquad \text{(D.4)}$$

U_{HSK}——平均无菌时间；

U_i ——每次暴露时间下时间与未存活样本的关系值。

D.2.1.3.4 D 值用式(D.5)计算：

$$D = \frac{U_{\mathrm{HSK}}}{\lg N_0 + 0.250\,7} \qquad \text{(D.5)}$$

式中：

D ——D 值；

U_{HSK} ——平均无菌时间；

N_0 ——每批生物指示物的回收菌量的平均数，用活菌培养计数方法计算（见附录 B）。

注：lg(Euler 常量)＝lg(0.577 2)＝－0.250 7。

D.2.1.3.5 当暴露时间间隔 d 是一个常量，在每一个暴露时间下，测试样品数量 n 也是一样的，平均无菌时间的 U_{HSK} 可以用式(D.6)计算：

$$U_{HSK} = U_K - \frac{d}{2} - \frac{d}{n}\sum_{i=1}^{i=6} r_i \qquad \cdots\cdots (D.6)$$

D.2.2 Limited Holcomb-spearman-karber 法(LHSKP)

D.2.2.1 LHSKP 计算方法的建立条件与 HSKP 相同，见 D.2.1.3.1。

D.2.2.2 U_{HSK} 计算公式见式(D.6)。

D.2.2.3 D 值计算公式见式(D.5)。

D.2.2.4 LHSKP 法需要暴露时间间隔为恒定，并且每次试验样本的数量应相同。

附　录　E
（规范性附录）
验证法测定D值

E.1　应分别使用不少于50个相同的样本,通过存活时间和杀灭时间证实D值。

E.2　样本暴露后应按照制造商给出的方法进行培养。

E.3　存活时间(ST)和杀灭时间 (KT)用式(E.1)、式(E.2)计算:

$$ST \geqslant (\lg N_0 - 2) \times D\ 值 \qquad \cdots\cdots\cdots\cdots(\text{E.1})$$

$$KT \leqslant (\lg N_0 + 4) \times D\ 值 \qquad \cdots\cdots\cdots\cdots(\text{E.2})$$

式中:

N_0——每批生物指示物的回收菌量的平均数。

E.4　暴露时间设定为ST值时,若全部有菌生长,则符合要求,若有样本无菌生长,则不符合要求;暴露时间设定为KT值时,若全部无菌生长,则符合要求,若有样本有菌生长,则不符合要求。

ICS 11.080
C 50

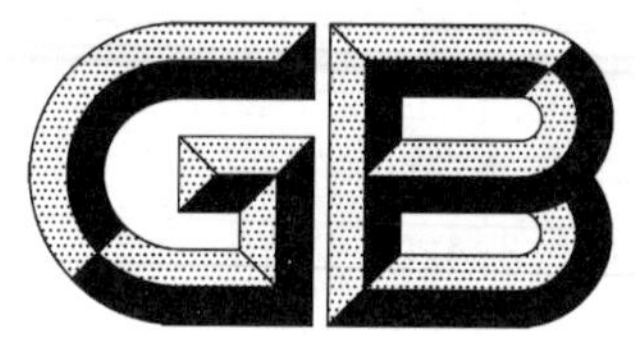

中华人民共和国国家标准

GB/T 33420—2016

压力蒸汽灭菌生物指示物检验方法

Evaluation standard of biological for moist heat sterilization processes

2016-12-30 发布　　2017-07-01 实施

中华人民共和国国家质量监督检验检疫总局
中国国家标准化管理委员会　发布

前　　言

本标准按照 GB/T 1.1—2009 给出的规则起草。

本标准由中华人民共和国国家卫生和计划生育委员会提出并归口。

本标准起草单位:中国疾病预防控制中心环境与健康相关产品安全所、中国人民解放军疾病预防控制所、山东新华医疗器械股份有限公司、中国医学科学院协和医院、山东利尔康消毒科技股份有限公司、3M 中国有限公司、杭州鲁沃夫货物进出口有限公司。

本标准主要起草人:张流波、张剑、姚楚水、张青、王妍彦、沈瑾、黄靖雄、朱晓明、朱汉泉、史绍毅、马玲、班海群。

压力蒸汽灭菌生物指示物检验方法

1 范围

本标准规定了压力蒸汽灭菌生物指示物的检验方法。

本标准适用于压力蒸汽灭菌生物指示物的检验。

2 规范性引用文件

下列文件对于本文件的应用是必不可少的。凡是注日期的引用文件，仅注日期的版本适用于本文件。凡是不注日期的引用文件，其最新版本(包括所有的修改单)适用于本文件。

GB 18281.1 医疗保健产品灭菌 生物指示物 第1部分:通则

GB/T 24628 医疗保健产品灭菌 生物与化学指示物 测试设备

消毒技术规范(2002年版)卫生部

3 术语和定义

下列术语和定义适用于本文件。

3.1

生物指示物 biological indicator;BI

对指定条件下的特定灭菌程序具有一定抗力，并装在内层包装中可供使用的染菌载体。

3.2

载体 carrier

试验微生物的支持物。

3.3

存活时间 survival time;ST

在规定的条件下暴露于杀菌因子，试验的生物指示物中微生物存活的最长时间。

3.4

杀灭时间 killing time;KT

测定生物指示物抗力时，受试样本经杀菌因子作用后，全部无菌生长的最短作用时间。

3.5

***D* 值 *D* value**

在设定的暴露条件下，杀灭特定试验微生物总数的90%所需的时间。

3.6

存活曲线 survivor curve

在固定的灭菌因子作用下，微生物的存活情况与暴露变化的关联曲线。

3.7

生物指示物抗力测试仪 biological indicator evaluator resistometer

产生限定条件下灭菌过程中物理化学变化规定组合，以测量抗力的专用设备。

4 检验指标与方法

4.1 抗力

4.1.1 菌种

用于制作压力蒸汽灭菌生物指示物的菌株为嗜热脂肪杆菌芽孢(*Geobacillusstearothermophilus* ATCC7953 或 SSI K31)或被证明具有本标准所要求的同等性能的微生物。

4.1.2 菌量

回收菌量大于等于 1×10^5 CFU/片或大于等于 1×10^5 CFU/支,对于成品的指示物,载体回收的菌量与说明书上的菌量误差在－50%～＋300%之间,悬液回收的菌量与说明书上的菌量误差在±35%。测定菌量时,应最少测试 4 个样本,具体检测方法参见附录 A。

4.1.3 *D* 值

测试抗力时应使用生物指示物抗力测试仪,生物指示物抗力测试仪要求见 GB/T 24628。在 121 ℃时,*D* 值的要求:*D* 值大于或等于 1.5 min,对于成品的指示物,测试的 *D* 值应在说明书上的 *D* 值±20% 的范围内。应至少使用下列 2 种方法进行测试:

a) 存活曲线法测试 *D* 值,参见附录 B;

b) 部分阴性法测试 *D* 值,参见附录 C;

c) 验证法测试 *D* 值,将 a)或者 b)测试出的 *D* 值和 4.1.2 的回收菌量的平均数带入式(1)和式(2),计算出 ST 值和 KT 值。参照附录 D 进行验证:

$$\text{ST} \geqslant (\log N_0 - 2) \times D\ 值 \qquad \cdots\cdots (1)$$

$$\text{KT} \leqslant (\log N_0 + 4) \times D\ 值 \qquad \cdots\cdots (2)$$

式中:

N_0——每批生物指示物的回收菌量的平均数。

4.1.4 存活时间与杀灭时间

在 121 ℃时,ST 值的要求:大于或等于 4.5 min;KT 值的要求:小于或等于 24 min。

4.2 载体的要求

符合 GB 18281.1 的要求。

4.3 恢复培养基的要求

4.3.1 恢复培养基应满足下列要求:

a) 使 10 CFU～100 CFU 的微生物恢复生长;

b) 使损伤的微生物恢复生长;

c) 经过压力蒸汽灭菌后不会产生抑制微生物生长的物质。

4.3.2 恢复培养基按以下方法检验:

每个样本的恢复培养基中,接种 10 CFU～100 CFU 的嗜热脂肪杆菌芽孢(ATCC7953),同时设置阴性对照和阳性对照,培养至规定时间后观察有无嗜热脂肪杆菌芽孢生长(一般观察培养基的颜色变化)。如果恢复培养基有菌生长,并且阴性对照无菌生长和阳性对照有菌生长,判断恢复培养液合格。

4.4 稳定性试验

取包装完好的同批次生物指示物放置于制造商建议的保存条件下,存放至标签和说明书规定的有效期限,取出再次进行评价,生物指示物应符合 4.1、4.2 和 4.3 的要求。

附 录 A
(资料性附录)
活菌培养计数方法

A.1 取含有 10 mL TPS(0.1%胰蛋白胨的生理盐水溶液)的无菌试管,加入适量无菌玻璃珠,将计数菌片投入试管,用电动混合器混合,到菌片被完全打碎,制成菌悬液。

A.2 将试管按需要数量分组排列于试管架上,每管加入 4.5 mL TPS。各组由左向右,逐管标上 10^{-1}、10^{-2}、10^{-3}……等。

A.3 将菌悬液用电动混匀器混合 20 s,或在手掌上用力振打 80 次,随即吸取 0.5 mL 加至 10^{-1}管内。

A.4 将 10^{-1}管依前法用电动混匀器混合 20 s,或在手掌上用力振打 80 次,混匀,再吸取出 0.5 mL 加入 10^{-2}管内。如此类推,直至最后一管。必要时,还可作某稀释度的 1∶1 或 1∶4 稀释。

A.5 选择适宜稀释度试管(以预计生长菌落数每平板为 15 CFU～300 CFU 者为宜),吸取其中混合均匀的悬液 1.0 mL 加于无菌平皿内。每一稀释度接种 2 个平皿。一般需接种 2 个～3 个不同稀释度。

A.6 将 40 ℃～45 ℃熔化的嗜热脂肪杆菌芽孢恢复培养基参见《消毒技术规范(2002 年版)》,倾注于已加入样液的平皿中,每平皿 15 mL～20 mL。

A.7 将平皿盖好,即刻轻轻摇动混匀,平放。待琼脂凝固后,翻转平皿使底向上,置 56 ℃±2 ℃恒温培养箱内培养。

A.8 培养至 72 h,计数菌落数。一般以肉眼观察,必要时用放大镜检查。以每平板菌落数在 30 CFU～300 CFU 的稀释度为准记录结果。

A.9 根据稀释倍数和接种量计算每毫升菌液中或每一菌片(染菌载体)上的平均菌落数。

A.10 菌液计数从 A.3 步骤开始操作。

附 录 B
（资料性附录）
存活曲线法测试 *D* 值

B.1 随机抽取 50 个样本。

B.2 根据不同的暴露温度设置 10 个暴露时间点，每个时间点测试 5 个样本，最短的暴露时间可以设定为 0 s，最长的暴露时间使菌量减少到小于或等于初始菌量的 0.01%。

B.3 测试之前，首先对生物指示物抗力测试仪进行预热。

B.4 按照生物指示物抗力测试仪操作说明书的流程进行操作，分别对 10 个暴露时间分别处理。

B.5 处理完毕，参照附录 A 对各组样本随机抽取 3 个进行活菌计数。

B.6 用所得的全部存活菌数的常用对数值，对时间(min)作图，用最小二乘法进行回归分析，确定最佳线性曲线。回归分析时不应包括原先菌落数 0.5log 范围内的存活数据点。计算所得直线斜率的负倒数值，即等于以分钟表示的指定暴露条件下的 *D* 值，同时所得线性曲线相关系数应不小于 0.8。

附　录　C
（资料性附录）
部分阴性法计算 *D* 值

C.1　随机选取 120 个样本。分成 6 组，每组 20 个样本。

C.2　生物指示物抗力测试仪参数设置：

a）　暴露温度设置 121 ℃；

b）　暴露时间至少为 6 个时间点，至少 1 个时间点全部有菌生长，至少 2 个时间点部分有菌生长，至少 2 个时间点全部无菌生长。

C.3　对 6 组样本分别暴露。

C.4　暴露完成后将 6 组生物指示物在 56 ℃±2 ℃温度下，按照说明书要求培养到规定时间，记录阴性和阳性结果。当最短暴露时间点全部为阳性，最长暴露时间全部为阴性，并且中间至少 2 组有部分样本阳性，试验结果有效，带入式(C.1)和式(C.2)计算 D 值。

C.5　Limited Spearman-Karber 法(LSKP)，达到无菌生长平均时间的计算见式(C.1)：

$$U_{\mathrm{HSK}} = U_{\mathrm{K}} - \frac{d}{2} - \frac{d}{n}\sum_{i=1}^{i=6} r_i \qquad \text{(C.1)}$$

D 值的计算见式(C.2)：

$$D = \frac{U_{\mathrm{HSK}}}{\log_{10} N_0 + 0.250\,7} \qquad \text{(C.2)}$$

式中：

U_{HSK} ——达到无菌生长平均时间，单位为秒(s)；

U_{K} ——首次显示所有样本无菌生长的暴露时间，单位为秒(s)；

d ——暴露时间的固定间隔，单位为秒(s)；

n ——每组的样本量，单位为个；

r_i ——每次暴露无菌样本数量，单位为个；

N_0 ——回收菌落数，单位为 CFU；

0.250 7——计算系数。

附　录　D
（资料性附录）
验证法测试 *D* 值

D.1　ST 值验证

将 50 个试验样本放入压力蒸汽灭菌生物指示物抗力测试仪中，作用浓度为 2.3 mg/L±0.4 mg/L，在 50 ℃±0.5 ℃时，暴露时间设定为计算出的 ST 值，暴露完成后，将 50 个生物指示物样本取出，置于 56 ℃±2 ℃培养至说明书规定时间。若全部有菌生长，则计算的 ST 值通过验证；若有样本无菌生长，则计算的 ST 值没有通过验证。

D.2　KT 值验证

将 50 个试验样本放入压力蒸汽灭菌生物指示物抗力测试仪中，作用浓度为 2.3 mg/L±0.4 mg/L，在 50 ℃±0.5 ℃时，暴露时间设定为计算出的 KT 值，暴露完成后，将 50 个生物指示物样本取出，置于 56 ℃±2 ℃培养至说明书规定时间。若全部无菌生长，则计算的 KT 值通过验证；若有样本有菌生长，则计算的 KT 值没有通过验证。

D.3　判定

计算的 ST 值和 KT 值都通过验证，则判定测出的 *D* 值有效。

ICS 11.080.10
C 47

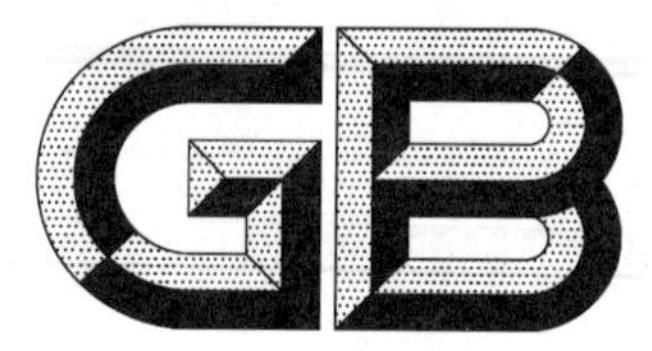

中华人民共和国国家标准

GB/T 35267—2017

内镜清洗消毒器

Endoscopes washer-disinfectors

(ISO 15883-4:2008,Washer-disinfectors—Part 4:Requirements and tests for washer-disinfectors employing chemical disinfection for thermo-labile endoscopes,NEQ)

2017-12-29 发布　　2019-07-01 实施

中华人民共和国国家质量监督检验检疫总局
中国国家标准化管理委员会　发布

前　言

本标准按照 GB/T 1.1—2009 给出的规则起草。

本标准使用重新起草法参考 ISO 15883-4:2008《清洗消毒器　第 4 部分:对不耐热内镜进行化学消毒的清洗消毒器　要求和试验》(英文版)编制,与 ISO 15883-4:2008 的一致性程度为非等效。

请注意本文件的某些内容可能涉及专利。本文件的发布机构不承担识别这些专利的责任。

本标准由国家食品药品监督管理总局提出。

本标准由全国消毒技术与设备标准化技术委员会(SAC/TC 200)归口。

本标准起草单位:山东新华医疗器械股份有限公司、国家食品药品监督管理局广州医疗器械质量监督检验中心。

本标准主要起草人:韩炳光、王洪敏、李仕宁、胡昌明、卢忠、王培敬。

内镜清洗消毒器

1 范围

本标准规定了软式内镜清洗消毒器(以下简称清洗消毒器)的术语和定义、要求、试验方法和标志、使用说明书、包装、运输、贮存。

本标准适用于对软式内镜自动进行清洗、消毒的清洗消毒器。

本标准不适用于内镜清洗、消毒过程的有效性确认和日常质量控制要求,也不适用于使用风险范围的安全评估。

2 规范性引用文件

下列文件对于本文件的应用是必不可少的。凡是注日期的引用文件,仅注日期的版本适用于本文件。凡是不注日期的引用文件,其最新版本(包括所有的修改单)适用于本文件。

GB 30689—2014 内镜自动清洗消毒机卫生要求

YY/T 0734.1—2009 清洗消毒器 第1部分:通用要求、术语定义和试验

消毒技术规范 卫生部 2002年版

中华人民共和国药典(三部) 2015年版

3 术语和定义

下列术语和定义适用于本文件。

3.1

内镜清洗消毒器 endoscope washer-disinfector

使用化学消毒方式对软式内镜进行清洗和消毒的自动化设备。

3.2

泄漏测试 leak test

确认内镜的表层和内镜管道内部是否完整未破裂的检测,测试时保持较低的正压。

3.3

自身消毒程序 self-disinfection procedure

自动控制器控制下的操作程序,在清洗消毒器内腔空载时使用,对用于清洗、消毒和漂洗器械使用的水和水溶液接触的所有的液体输送系统、腔体、水槽和其他部件进行消毒。

3.4

z 值

在一个湿热消毒过程中,微生物灭活率改变十倍时的温度变化值,以摄氏度(℃)为单位。

3.5

A_0 值 A_0 Value

在80 ℃湿热消毒时以秒计时的等效时间,取 z 值为10 ℃。

4 结构与工作条件

4.1 结构

清洗消毒器至少应包括门、管路系统、检测系统、控制系统和显示系统。

4.2 正常工作条件

应符合下列要求：

a) 环境温度：5 ℃～40 ℃或制造商规定的温度范围；

b) 相对湿度：不大于85%；

c) 使用电源：a.c.220 V±22 V，50 Hz±1 Hz或a.c.380 V±38 V，50 Hz±1 Hz；

d) 水源压力：0.2 MPa～0.5 MPa；

e) 设备用水的质量按制造商的规定，并符合国家相关法规要求。

5 要求

5.1 检测系统

5.1.1 内镜管道通畅测试

清洗消毒器的内镜管道通畅测试应符合以下要求：

a) 内镜与清洗消毒器内液体接触前和处理过程结束时应分别进行管道通畅测试；

b) 当检测到管道堵塞时，应提供可视和声讯报警信号，并自动终止程序运行。

5.1.2 泄漏测试

清洗消毒器的泄漏测试应符合以下要求：

a) 测试程序应在内镜与内镜清洗消毒器内液体接触前完成，并应能持续检测；

b) 当检测到内镜泄漏超过设定的允许泄漏量时，应提供可视和声讯报警信号，并自动终止程序运行。

5.2 运行

应符合YY/T 0734.1—2009中4.2的要求。

5.3 清洁

5.3.1 清洁效果

清洗消毒器应能对内镜的所有表面(内表面和外表面)进行有效清洁。

注：对内镜制造商说明的某些不能浸入水或水溶液中的器械组件(如电接头)，按照器械制造商的说明处理，在清洗消毒器中进行处理时避免将这些组件浸入。

5.3.2 清洁剂

清洗消毒器制造商应规定所使用的清洁剂，所加入剂量与设定值的误差应在±5%范围内。

5.3.3 清洁过程

5.3.3.1 清洁过程应包括以下阶段：

a) 冲洗；

b) 清洗；

c) 漂洗。

5.3.3.2 冲洗基本要求如下：

a) 清洗消毒器应能对内镜的内外表面都进行必要的冲洗；

b) 冲洗过程中，水温不应高于 45 ℃。

注：温度高于 45 ℃时会导致蛋白质凝固而造成清洁困难。

5.3.3.3 清洗基本要求如下：

a) 应规定清洗阶段的温度，并确保其温度控制在制造商规定值的 0 ℃～5 ℃范围之内；

b) 清洗溶液的最高和最低温度应控制在清洁剂制造商的规定范围之内。

5.3.3.4 清洗消毒器应提供漂洗阶段。漂洗完成后，漂洗水中的化学助剂浓度应不超过化学助剂制造商或供应方规定的水平，确保负载在预期使用过程中的安全。

5.4 消毒

5.4.1 消毒温度

在整个消毒阶段消毒温度应受到监控，确保其温度控制在制造商规定值的 0 ℃～5 ℃范围之内。

5.4.2 消毒效果

消毒模拟试验应符合 GB 30689—2014 中 5.3.4 的要求。

5.5 漂洗（消毒后漂洗）

5.5.1 消毒后漂洗用水的水质应优于生活饮用水，且细菌总数小于 10 CFU/100 mL。

5.5.2 漂洗用水不应重复使用。

5.6 干燥

5.6.1 清洗消毒器具有干燥阶段，或清洗消毒器制造商应提供用户对内镜进行干燥的方法。

5.6.2 进行干燥测试时，绉纸上应无黑点。

5.7 自身消毒

5.7.1 清洗消毒器应有自身消毒程序。

5.7.2 自身消毒程序推荐采用湿热消毒，且 A_0 值不小于 600，也可采用化学消毒，宜采用不同于设备用消毒剂的另一种消毒剂。

5.8 化学助剂

应符合 YY/T 0734.1—2009 中的 4.7 要求。

5.9 空气过滤器

清洗消毒器处理过程中所用的气体均应通过空气过滤器后作用于内镜。所使用的空气过滤器对不小于 0.2 μm 的微粒滤除率至少为 99.9%。

5.10 材料、外观与结构

应符合 YY/T 0734.1—2009 中 4.8 的要求。

5.11 水箱

应符合 YY/T 0734.1—2009 中 4.9 的要求。

5.12 装载门和卸载门及控制

应符合 YY/T 0734.1—2009 中 4.10 的要求。

5.13 管路、管件和阀门

应符合 YY/T 0734.1—2009 中 4.11 的要求。

5.14 水喷淋系统

应符合 YY/T 0734.1—2009 中 4.12 的要求。

5.15 计量系统

应符合 YY/T 0734.1—2009 中 4.13 的要求。

5.16 负载温度保护

应符合 YY/T 0734.1—2009 中 4.14.1、4.14.2 和 4.14.3 的要求。

5.17 仪器仪表及控制

应符合 YY/T 0734.1—2009 中 4.16 的要求。

5.18 温度指示装置

应符合 YY/T 0734.1—2009 中 4.17 的要求。

5.19 压力指示装置

应符合 YY/T 0734.1—2009 中 4.18 的要求。

5.20 计时装置

应符合 YY/T 0734.1—2009 中 4.19 的要求。

5.21 运行周期指示装置

应符合 YY/T 0734.1—2009 中 4.20 的要求。

5.22 记录仪

应符合 YY/T 0734.1—2009 中 4.21 的要求。

5.23 控制系统

应符合 YY/T 0734.1—2009 中 4.22 的要求。

5.24 自动控制的超驰控制

应符合 YY/T 0734.1—2009 中 4.23 的要求。

5.25 故障指示系统

应符合 YY/T 0734.1—2009 中 4.24 的要求。

5.26 供水

应符合 YY/T 0734.1—2009 中 4.25 的要求。

5.27 负载运送和支撑装置

应符合 YY/T 0734.1—2009 中 4.29 的要求。

5.28 推车

应符合 YY/T 0734.1—2009 中 4.30 的要求。

5.29 制造商应提供的信息

制造商应提供的信息应符合 YY/T 0734.1—2009 中 4.31 的要求，并应包括以下内容：

a) 清洗消毒器应在设备维护、维修或中断使用后进行自身消毒；

b) 制造商应提供自身消毒程序可消毒部件的详细资料并说明是否包括水处理设备。

5.30 安全

清洗消毒器应符合 YY/T 0734.1—2009 中 4.32 的要求。

6 试验方法

6.1 检测系统试验

6.1.1 内镜管道通畅试验

内镜管道通畅试验应按以下步骤进行：

a) 实际操作检查验证 5.1.1a)的要求；

b) 用聚四氟乙烯(PTFE)材料制成的管道代替内镜需清洗的管道(替代管道的结构应允许每根管子都可以被堵塞)，每个管道所对应的接管应为要处理器械对应管道内径的±10%；当清洗消毒器上接管分别为 650 mm，650 mm～1 500 mm，1 500 mm～2 250 mm 长时所对应的器械管道的长度分别为 600 mm～650 mm，1 300 mm～1 500 mm，2 000 mm～2 250 mm；

c) 将清洗消毒器所有与内镜连接的清洗接口与替代管道连接，人为堵塞其中一个管道，启动控制程序，观察程序是否报警，依次堵塞每个管道重复测试。

6.1.2 泄漏测试试验

泄漏测试试验应按以下步骤进行：

a) 实际操作检查验证 5.1.2a)的要求；

b) 用聚四氟乙烯(PTFE)材料的管道代替内镜需检漏的管道，管道一端与清洗消毒器的检漏接口相连，另一端与流量控制阀连接；测试管道内的容量为内镜最大容量的±10%；

c) 将测试管连到清洗消毒器上进行泄漏测试操作，调节测试管一端的流量控制阀，使其泄漏量超出设定的允许泄漏量，观察清洗消毒器的故障显示状态；

d) 调节测试管上的流量控制阀，使得泄漏压力为清洗消毒器制造商规定的最大允许泄漏压力的 80%，将测试软管连接到清洗消毒器上进行泄漏测试操作。确认清洗消毒器显示信号为泄漏测试合格。

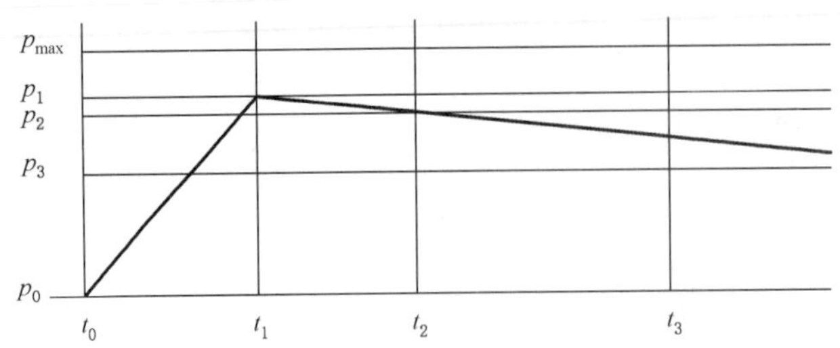

说明：

p_0 ——大气压；

p_1 ——内镜泄漏测试压力；

p_2 ——初次平衡阶段结束后的压力(选项)；

p_3 ——泄漏测试结束时的压力；

p_{max} ——卸压系统在不超过其压力范围内操作的最大压力；

t_1 ——泄漏测试平衡阶段开始时间；

t_2 ——监控阶段泄漏测试开始时间；

t_3 ——监控阶段泄漏测试结束时间。

注：泵或其他气体供应连续操作时，卸压系统应防止内镜所受压力超过 p_{max}。

图 1 泄漏测试压力与时间关系图

6.2 运行试验

按 YY/T 0734.1—2009 中 5.2 规定的方法进行。

6.3 清洁试验

6.3.1 清洁效果试验

按附录 A 的方法进行试验。

6.3.2 清洁剂试验

将装有清洁剂的量杯接入清洗消毒器的清洁剂入口，设定吸入量并运行程序，吸入 4 次，记录后 3 次吸入清洁剂前后的量杯刻度值，得出清洁剂的吸入量，分别与设定值比较。

6.3.3 清洁过程试验

6.3.3.1 实际操作检查。

6.3.3.2 温度传感器应放置至少 8 个，摆放位置如下：

——腔体的两个对角线相反位置；

——与清洗消毒器的温度控制传感器相邻；

——其余传感器在内镜管道的外表面边缘部位，彼此间距不超过 750 mm。

满载运行程序，测试 3 次。

6.3.3.3 查阅设备制造商提供的相关文件，并作温度验证；温度传感器应放置至少 8 个，摆放位置如下：

——腔体的两个对角线相反位置；

——与清洗消毒器的温度控制传感器相邻；

——其余传感器在内镜管道的外表面边缘部位，彼此间距不超过 750 mm。

满载运行程序，测试 3 次。

6.3.3.4 按所使用化学助剂制造商提供的检测方法进行检测。

6.4 消毒试验

6.4.1 消毒温度试验

放置至少 8 个温度传感器，摆放位置如下：

——腔体的两个对角线相反位置；

——与清洗消毒器的温度控制传感器相邻；

——其余传感器在内镜管道的外表面边缘部位，彼此间距不超过 750 mm。

满载运行程序，测试 3 次。

6.4.2 消毒效果试验

在清洗消毒器说明书规定的最短消毒时间、最低浓度和最低温度下，按照《消毒技术规范》规定方法进行试验。

6.5 漂洗试验

6.5.1 检查消毒后漂洗用水水源，并按照《中华人民共和国药典(三部)》(2015 年版)中“1105 非无菌产品微生物限度检查：微生物计数法”进行细菌总数检查，其中供试品中微生物的回收方法采用平皿法。

6.5.2 实际检查。

6.6 干燥试验

干燥结束后取出器械(内镜或替代器械)，将其放置在一叠有颜色的(蓝色或绿色)的绉纸上滚动，观察纸上的黑点来判断内镜外表面是否干燥；使测试的导管口向下，在终端 50 mm～100 mm 处放一叠有颜色的(蓝色或绿色)的绉纸，经空气过滤器压力为 105 kPa～120 kPa 的压缩气依次吹每个管道，观察纸上的黑点来判断内镜内腔是否干燥。

6.7 自身消毒试验

6.7.1 查阅制造商的相关技术文件。

6.7.2 查阅制造商的相关技术文件。

6.7.3 按照 6.4.1 的方法摆放温度传感器，运行自身消毒程序，参照各点的温度时间曲线，计算相应的 A_0 值。(A_0 值的计算参照 YY/T 0734.1—2009 中的附录 A)

6.8 化学助剂试验

按 YY/T 0734.1—2009 中 5.7 规定的方法进行。

6.9 空气过滤器试验

查验空气过滤器相关的质量证明文件。

6.10 材料、外观与结构试验

按 YY/T 0734.1—2009 中 5.8 规定的方法进行。

6.11 水箱试验

按 YY/T 0734.1—2009 中 5.9 规定的方法进行。

6.12 装载门和卸载门及控制试验

按 YY/T 0734.1—2009 中 5.10 规定的方法进行。

6.13 管路、管件和阀门试验

按 YY/T 0734.1—2009 中 5.11 规定的方法进行。

6.14 水喷淋系统试验

按 YY/T 0734.1—2009 中 5.12 规定的方法进行。

6.15 计量系统试验

按 YY/T 0734.1—2009 中 5.13 规定的方法进行。

6.16 负载温度保护试验

按 YY/T 0734.1—2009 中 5.14.1 规定的方法进行。

6.17 仪器仪表及控制试验

按 YY/T 0734.1—2009 中 5.16 规定的方法进行。

6.18 温度指示装置试验

按 YY/T 0734.1—2009 中 5.17 规定的方法进行。

6.19 压力指示装置试验

按 YY/T 0734.1—2009 中 5.18 规定的方法进行。

6.20 计时装置试验

按 YY/T 0734.1—2009 中 5.19 规定的方法进行。

6.21 运行周期指示装置试验

按 YY/T 0734.1—2009 中 5.20 规定的方法进行。

6.22 记录仪试验

按 YY/T 0734.1—2009 中 5.21 规定的方法进行。

6.23 控制系统试验

按 YY/T 0734.1—2009 中 5.22 规定的方法进行。

6.24 自动控制的超驰控制试验

按 YY/T 0734.1—2009 中 5.23 规定的方法进行。

6.25 故障指示系统试验

按 YY/T 0734.1—2009 中 5.24 规定的方法进行。

6.26 供水试验

按 YY/T 0734.1—2009 中 5.25 规定的方法进行。

6.27 负载运送和支撑装置试验

按 YY/T 0734.1—2009 中 5.29 规定的方法进行。

6.28 推车试验

按 YY/T 0734.1—2009 中 5.30 规定的方法进行。

6.29 制造商应提供的信息试验

按 YY/T 0734.1—2009 中 5.31 规定的方法进行。

6.30 安全试验

按 YY/T 0734.1—2009 中 5.32 规定的方法进行。

7 标志与使用说明书

7.1 标志

7.1.1 铭牌

清洗消毒器的铭牌应清晰、耐用，固定在机器的明显部位，除国家相关法规要求外，还应有如下内容：

a) 腔体容积，最高工作压力（若适用）；

b) 净重。

7.1.2 外包装

外包装上的文字和标志应清晰，除国家相关法规要求外，还应有如下内容：

a) 体积（长×宽×高）；

b) 毛重。

7.2 使用说明书

应符合国家相关法规要求。

8 包装、运输、贮存

8.1 包装

8.1.1 清洗消毒器包装前所有的易锈零部件的加工表面均应涂防锈油漆，主机罩上加塑料薄膜。

8.1.2 包装箱应符合防潮、防雨要求，保证产品不发生自然损坏。

8.1.3 清洗消毒器在包装箱内应充分固定，防止运输时发生松动和擦伤，具体要求遵照订货合同的相关规定。

8.1.4 包装箱内应至少有下列随机文件：

a) 产品检验合格证；

b) 产品使用说明书；

c) 产品服务卡；

d) 装箱清单。

8.2 运输

运输要求按订货合同规定。

8.3 贮存

清洗消毒器应贮存在温度为－20 ℃～55 ℃，相对湿度为≤85％，无腐蚀气体和通风良好的室内或有遮蔽的场所。

附 录 A
（规范性附录）
清洁效果试验

A.1 模拟污染物的制备

A.1.1 材料和器具

清洁效果试验至少使用以下材料和器具：

——水：50 mL；

——甘油：30 mL；

——牛血清：30 mL；

——脱水猪肉粘蛋白：5 g；

——未漂白面粉：2 g；

——2%番红水溶液：1 mL；

——注射器：最小分度值为 5 mL，容量为 20 mL 或更大。

A.1.2 混合液的准备

将所有成分均匀混合后备用。

注：立即使用或存储在 2 ℃～5 ℃的密封容器中，存储时间不超过 1 个月。

A.2 测试器械

用两个 1.5 m 长的聚四氟乙烯管子，其中一个内径为 1 mm，另一个内径为 2 mm，用黏性胶带缠在一起，中间间距为 150 mm。

A.3 测试方法

A.3.1 用注射器向内径为 1 mm 的管子内注入 5 mL 的混合液，向内径为 2 mm 的管子内注入 20 mL 的混合液；然后分别放到一个水平平面上滚动使内表面都沾满溶液。

A.3.2 用刷子将外表面均匀涂满混合液。

A.3.3 将测试器械直立，使多余溶液流出，然后在 15 ℃～25 ℃的室温下干燥 30 min～120 min。

A.3.4 用上述测试器械满载清洗消毒器，启动操作程序，完成一个操作循环后取出测试器械目视检查混合液残留情况。

A.4 结果判定

清洁过程完成后，目视检查无残余混合液，则可判定清洁程序达到了要求。

ICS 11.080
C 50

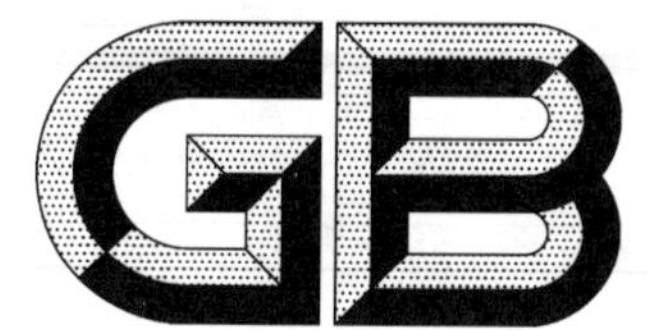

中华人民共和国国家标准

GB/T 36758—2018

含氯消毒剂卫生要求

Hygienic requirements for disinfectants with chlorine

2018-09-17 发布　　2019-04-01 实施

国家市场监督管理总局
中国国家标准化管理委员会　发布

前　言

本标准按照 GB/T 1.1—2009 给出的规则起草。

本标准由中华人民共和国国家卫生健康委员会提出并归口。

本标准主要起草单位:上海市消毒品协会、中国疾病预防控制中心环境与健康相关产品安全所、浙江省疾病预防控制中心、湖北省卫生计生委综合监督局、黑龙江省疾病预防控制中心。

本标准主要起草人:薛广波、李炎、胡国庆、陈顺兰、李华、林玲、张流波、卞雪莲、沈开成、韩娟、李俊娟、骆艳燕、朱汉泉、张剑、王妍彦。

含氯消毒剂卫生要求

1 范围

本标准规定了含氯消毒剂的原料要求、技术要求、应用范围、使用方法、运输储存包装要求、标识要求、检验方法。

本标准适用于以有效氯为主要杀菌成分的消毒剂，包括次氯酸钠、次氯酸钙、液氯、氯胺、二氯异氰脲酸钠、三氯异氰脲酸、氯化磷酸三钠、二氯海因、次氯酸等，但不包括以它们为杀菌成分之一复配的消毒剂。

2 规范性引用文件

下列文件对于本文件的应用是必不可少的。凡是注日期的引用文件，仅注日期的版本适用于本文件。凡是不注日期的引用文件，其最新版本(包括所有的修改单)适用于本文件。

GB/T 191　包装储运图示标志

GB/T 5138　工业用液氯

GB/T 5750.5—2006　生活饮用水标准检验方法　无机非金属指标

GB/T 10666　次氯酸钙(漂粉精)

GB/T 19106　次氯酸钠

GB 19193—2015　疫源地消毒总则

GB/T 23856　二氯海因

HG/T 2528　氯化磷酸三钠

HG/T 3263　三氯异氰脲酸

HG/T 3779　二氯异氰脲酸钠

消毒技术规范(中华人民共和国卫生部卫法监发〔2002〕282 号)

消毒产品标签说明书管理规范(中华人民共和国卫生部卫监督发〔2005〕426 号)

3 术语和定义

下列术语和定义适用于本文件。

3.1

有效氯　available chlorine

含氯消毒剂的氧化能力相当于氯的量，是衡量含氯消毒剂氧化能力的标志，有效氯含量用 mg/L 或百分比(%)表示。

3.2

含氯消毒剂　disinfectants with chlorine

溶于水中能产生次氯酸的消毒剂。

3.3

次氯酸消毒剂　disinfectant with hypochlorous acid

消毒液原液含有稳定的次氯酸的消毒剂。

4 原料要求

4.1 配方中杀菌成分原料要求

4.1.1 三氯异氰脲酸应符合 HG/T 3263 的优等品的要求。
4.1.2 二氯异氰脲酸钠应符合 HG/T 3779 的要求。
4.1.3 次氯酸钙应符合 GB/T 10666 的优等品的要求。
4.1.4 氯化磷酸三钠应符合 HG/T 2528 的要求。
4.1.5 次氯酸钠溶液应符合 GB/T 19106 中 A 型的要求。
4.1.6 液氯应符合 GB/T 5138 中合格品以上的要求。
4.1.7 二氯海因应符合 GB/T 23856 的要求。

4.2 配方中其他组分要求

4.2.1 用于餐饮具和瓜果、蔬菜消毒的含氯消毒剂,当有其他原材料时,不得使用工业级原材料;当只有工业级原材料时,应使用当前最高等级。
4.2.2 生产液体含氯消毒剂,应使用纯化水。

5 技术要求

5.1 外观

5.1.1 液体含氯消毒剂应无分层,无杂质,无沉淀和悬浮物。
5.1.2 固体含氯消毒剂应能在规定的时间内完全溶于水,且粉剂应不结硬块,片剂应符合成品形状。

5.2 理化指标

5.2.1 pH

用于相关消毒对象的液体含氯消毒剂,pH 应符合产品说明书标识值范围±1。

5.2.2 有效氯含量

产品应标示有效氯的含量(mg/L 或%)及范围。固体含氯消毒剂有效氯含量的范围应在中值的±10%以内。液体含氯消毒液有效氯含量的范围应在中值的±15%以内。

5.2.3 稳定性

固体含氯消毒剂在产品有效期内,有效氯下降率不得超过 10%,产品有效期不得少于 12 个月。

液体含氯消毒剂在产品有效期内,产品的有效氯含量不得低于标示值的下限,产品有效期不得少于 6 个月。对于不含稳定剂的次氯酸钠/次氯酸消毒剂,有效期至少为 3 个月。

5.3 杀灭微生物指标

根据产品说明书规定的使用剂量,按《消毒技术规范》中的定量杀菌试验、模拟现场试验或现场试验方法进行试验,其杀菌效果应符合表 1 要求。

表 1 杀灭微生物指标

指示菌株	杀灭对数值		
	悬液法	载体法	模拟现场试验
大肠杆菌(8099)	≥5.00	≥3.00	≥3.00
金黄色葡萄球菌(ATCC 6538)	≥5.00	≥3.00	≥3.00
白色念珠菌(ATCC 10231)	≥4.00	≥3.00	≥3.00
枯草杆菌黑色变种芽孢(ATCC 9372)	≥5.00	≥3.00	≥3.00
自然菌	≥1.00(现场试验)		

6 用途

一般含氯消毒剂适用于医疗卫生机构、公共场所和家庭的一般物体表面、医疗器械、医疗废物、食饮具、织物、果蔬和水等的消毒，也适用于疫源地各种污染物的处理。不宜用于室内空气、手、皮肤和黏膜的消毒。

次氯酸消毒剂除上述用途外，还可用于室内空气、二次供水设备设施表面、手、皮肤和黏膜的消毒。

注：一般物品表面指日常用品如桌椅、床头柜、卫生洁具、门窗把手、楼梯扶手、公交车座椅、把手和儿童玩具等的表面。

7 使用方法

7.1 含氯消毒剂使用时应现用现配，具体使用方法按照产品说明书使用。

7.2 注意事项如下：

a) 含氯消毒剂为外用品，不得口服。置于儿童不易触及处；
b) 一般含氯消毒剂配制和分装浓消毒液时，应戴口罩和手套；
c) 含氯消毒剂对金属有腐蚀作用，对织物有漂白、褪色作用。金属和有色织物慎用；
d) 一般含氯消毒剂使用时应戴手套，避免接触皮肤。如消毒液溅上眼睛，应立即用水冲洗，严重者应就医；
e) 含氯消毒剂为强氧化剂，不得与易燃物接触，应远离火源；
f) 置于阴凉、干燥处密封保存。不得与还原物质共储共运；
g) 包装应标示相应的安全警示标志；
h) 依照具体产品说明书注明的使用范围、使用方法、有效期和安全性检测结果使用。

8 运输、储存和包装

8.1 运输、储存

运输储存应符合相应标准和规定的要求。

8.2 包装要求

产品包装标志应符合 GB/T 191 规定，包装容器与材料应符合相应标准和有关规定。

9 标签、标志和说明书

按《消毒产品标签说明书管理规范》规定执行。

10 检验方法

10.1 配方原料的检测按4.1进行。

10.2 有效氯含量的测定见附录A、氯离子含量的测定见附录B、次氯酸含量的测定见附录C。

10.3 稳定性检测按《消毒技术规范》执行。

附　录　A
（规范性附录）
有效氯含量的测定

A.1　配制 2 mol/L 硫酸、100 g/L 碘化钾与 5 g/L 淀粉等溶液。配制并标定 0.1 mol/L 硫代硫酸钠滴定液见《消毒技术规范》的 2.2.1.3.1。

A.2　精密吸取液体含氯消毒剂适量，使其相当于有效氯约 0.6 g，置 100 mL 容量瓶中，加蒸馏水至刻度，混匀。对固体含氯消毒剂，精密称取适量使其相当于有效氯约 0.6 g，置烧杯中以蒸馏水溶解，转入 100 mL 容量瓶中。称量杯及烧杯需用蒸馏水洗 3 次，洗液全部转入容量瓶。

A.3　向 100 mL 碘量瓶中加 2 mol/L 硫酸 10 mL、100 g/L 碘化钾溶液 10 mL 和混匀的消毒剂稀释液 10.0 mL。此时，溶液出现棕色。盖上盖并振摇混匀后加蒸馏水数滴于碘量瓶盖缘，置暗处 5 min。打开盖，让盖缘蒸馏水流入瓶内。用硫代硫酸钠滴定液（装于 25 mL 滴定管中）滴定游离碘，边滴边摇匀。待溶液呈淡黄色时加入 5 g/L 淀粉溶液 10 滴，溶液立即变蓝色。继续滴定至蓝色消失，记录用去的硫代硫酸钠滴定液总量，并将滴定结果用空白试验校正。重复测 2 次，取 2 次平均值进行计算。

A.4　因 1 mol/L 硫代硫酸钠滴定液 1 mL 相当于 0.035 45 g 有效氯，按式（A.1）、式（A.2）计算有效氯含量：

$$X_1=\frac{c\times V_{st}\times 0.035\ 45}{m}\times 100\% \qquad \text{(A.1)}$$

$$X_2=\frac{c\times V_{st}\times 0.035\ 45}{V}\times 1\ 000 \qquad \text{(A.2)}$$

式中：

X_1——有效氯含量，%；

X_2——有效氯含量，单位为克每升（g/L）；

c ——硫代硫酸钠滴定液浓度，单位为摩尔每升（mol/L）；

V_{st}——滴定用去硫代硫酸钠滴定液体积（减空白），单位为毫升（mL）；

m ——碘量瓶中所含消毒剂原药质量，单位为克（g）；

V ——碘量瓶中含液体消毒剂原液体积，单位为毫升（mL）。

注：式（A.1）为固体样品中有效氯含量；式（A.2）为液体样品中有效氯含量。

附 录 B
（规范性附录）
氯离子含量的测定

B.1 试剂准备

制备试剂过氧化氢溶液[$\omega(H_2O_2)=30\%$]、氢氧化钠溶液[$c(NaOH)=1.0$ mol/L]、硝酸溶液[$c(HNO_3)=1.0$ mol/L]、硝酸溶液[$c(HNO_3)=0.1$ mol/L]、二苯卡巴腙-溴酚蓝混合指示剂；制备并标定硝酸汞标准溶液 {$c[1/2Hg(NO_3)_2]=0.014$ mol/L}（见 GB/T 5750.5—2006 的 2.3）。

B.2 样品制备

精密吸取液体含氯消毒剂适量，使其相当于有效氯约 0.1 g，置 1 000 mL 容量瓶中，加蒸馏水至刻度，混匀。对固体含氯消毒剂，精密称取适量使其相当于有效氯约 0.1 g，置烧杯中以蒸馏水溶解，转入 1 000 mL 容量瓶中。称量杯及烧杯需用蒸馏水洗 3 次，洗液全部转入容量瓶。

B.3 样品预处理

取 B.2 中的样品 150 mL，置于 250 mL 锥形瓶中，将样品用氢氧化钠溶液调节至中性或弱碱性，加入 1 mL 过氧化氢，均匀搅拌。

B.4 滴定

取 B.2 中的样品及纯水各 50 mL，分别置于 250 mL 锥形瓶中，加 0.2 mL 二苯卡巴腙-溴酚蓝指示剂，用 1.0 mol/L 硝酸调节样品 pH。使溶液由蓝色变成纯黄色（如样品为酸性，先用 1.0 mol/L 氢氧化钠溶液调节至呈蓝色），再加 0.1 mol/L 硝酸 0.6 mL，此时溶液 pH 为 3.0±0.2（注意，应严格控制 pH，酸度过大，汞离子与指示剂结合能力减弱，使结果偏高，反之，终点将提前使结果偏低）。用硝酸汞标准溶液滴定，当临近终点时，溶液呈现暗黄色。此时，缓慢滴定，并逐滴充分摇荡，当溶液呈淡橙红色，泡沫呈紫色时即为终点（注意，如果水样消耗硝酸汞标准液大于 10 mL，应取少量样品稀释后再测定）。

B.5 计算

样品氯化物（以 Cl^- 计）的质量浓度计算见式（B.1）：

$$\rho(Cl^-)=\frac{(V_1-V_0)\times 0.50}{V}-X \qquad \text{(B.1)}$$

式中：

$\rho(Cl^-)$——样品中氯化物（以 Cl^- 计）的质量浓度，单位为克每升（g/L）；

V_1 ——样品消耗硝酸汞标准溶液体积，单位为毫升（mL）；

V_0 ——空白（纯水）消耗硝酸汞标准溶液体积，单位为毫升（mL）；

V ——样品体积，单位为毫升（mL）；

X ——有效氯含量，单位为克每升（g/L）。

附 录 C
（规范性附录）
次氯酸含量的测定

C.1 测定 pH

按照《消毒技术规范》的方法测定溶液的 pH 值。

C.2 测定氯离子浓度

参照附录 B 的方法测定溶液的氯离子浓度。

C.3 次氯酸含量的计算

C.3.1 当溶液的 pH 大于 5.0 时，可按式(C.1)计算次氯酸的含量。

$$Y=\frac{1}{1+K_a\times 10^{pH}}\times 100\% \qquad \cdots\cdots(C.1)$$

式中：

Y ——次氯酸占有效氯的百分比，%；

pH——溶液 pH；

K_a——次氯酸的电离平衡常数。

常温下 K_a 值为 3.8×10^{-8}。

C.3.2 当溶液的 pH 值小于 5.0 时，可按式(C.2)计算次氯酸的含量。

$$Y=\frac{1}{10^{-pH-1.55}\times\rho(Cl^-)\times K^{-1}+1}\times 100\% \qquad \cdots\cdots(C.2)$$

式中：

Y ——次氯酸占有效氯的百分比，%；

pH ——溶液 pH；

$\rho(Cl^-)$——溶液中 Cl^- 的质量浓度，单位克每升(g/L)；

K ——化学反应($Cl_2+2H_2O \rightleftharpoons HClO+H_3{}^+O+Cl^-$)的平衡常数，常温下 K 值为 5.5×10^{-4}。

ICS 11.080
C 50

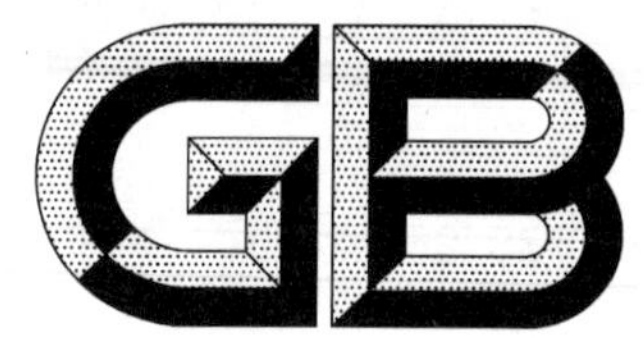

中华人民共和国国家标准

GB/T 38496—2020

消毒剂安全性毒理学评价程序和方法

Toxicological procedures and methods of safety evaluation for disinfectant

2020-03-06 发布　　2020-10-01 实施

国家市场监督管理总局
国家标准化管理委员会　发布

前　　言

本标准按照 GB/T 1.1—2009 给出的规则起草。

本标准由中华人民共和国国家卫生健康委员会提出并归口。

本标准起草单位：中国疾病预防控制中心环境与健康相关产品安全所、湖北省疾病预防控制中心、上海市疾病预防控制中心。

本标准主要起草人：金银龙、班海群、李毅民、张流波、黄晓波、肖萍、王有森。

消毒剂安全性毒理学评价程序和方法

1 范围

本标准规定了消毒剂安全性毒理学评价的程序、确定毒理试验项目的原则、对毒理试验用受试物(受检消毒剂样品)的要求、毒理试验方法和对毒理试验结果的安全性评价。

本标准适用于在我国生产或国外生产在我国销售和使用的消毒剂以及器械或装置产生的消毒剂的毒理学安全性评价。

2 术语和定义

下列术语和定义适用于本文件。

2.1

新消毒剂 new disinfectants

利用新材料、新工艺技术和新杀菌原理生产的消毒剂。

3 消毒剂安全性毒理学评价程序

3.1 评价程序要求

消毒剂安全性毒理学评价程序采用分阶段系统法,逐阶段进行毒理试验,毒理试验依次分为四个阶段,如果前一阶段毒理试验结果不符合安全性要求,应增做其后阶段相应的毒理试验。

3.2 消毒剂安全性评价毒理试验

3.2.1 第一阶段试验,包括:

a) 急性经口毒性试验。

b) 急性吸入毒性试验。

c) 皮肤刺激试验:

  1) 一次完整皮肤刺激试验;

  2) 一次破损皮肤刺激试验;

  3) 多次完整皮肤刺激试验。

d) 急性眼刺激试验。

e) 阴道黏膜刺激试验。

f) 皮肤变态反应试验。

3.2.2 第二阶段试验,包括:

a) 亚急性毒性试验。

b) 致突变试验:

  1) 体外哺乳动物 L5178Y 细胞基因突变试验(体细胞基因水平,体外试验);

  2) 体外哺乳动物 V79 细胞基因突变试验(体细胞基因水平,体外试验);

  3) 体外哺乳动物细胞染色体畸变试验(体细胞染色体水平,体外试验);

  4) 小鼠骨髓嗜多染红细胞微核试验(体细胞染色体水平,体内试验);

5） 哺乳动物骨髓细胞染色体畸变试验(体细胞染色体水平,体内试验)；
6） 程序外 DNA 修复合成试验（DNA 水平,体外试验)；
7） 小鼠精原细胞染色体畸变试验(性细胞染色体水平,体内试验)。

3.2.3 第三阶段试验,包括：

a） 亚慢性毒性试验；
b） 致畸胎试验。

3.2.4 第四阶段试验,包括：

a） 慢性毒性试验；
b） 致癌试验。

4 消毒剂毒理试验项目确定原则

4.1 原则要求

确定毒理试验项目,取决于消毒剂的特点、使用范围和安全性评价前一阶段毒理试验的结果。

4.2 消毒剂必做的毒理试验项目

消毒剂均应进行以下试验项目：

a） 急性经口毒性试验；
b） 1 项致突变试验。

4.3 消毒剂增做的毒理试验项目

根据消毒剂使用范围,除 4.2 必做的 2 项毒理试验外,分别增做以下试验：

a） 使用于室内空气的消毒剂,增做急性吸入毒性试验和急性眼刺激试验。
b） 使用于手和(或)皮肤的消毒剂：
    1） 偶尔使用或间隔数日使用的消毒剂,增做一次完整皮肤刺激试验；
    2） 手消毒剂增做多次完整皮肤刺激试验；
    3） 接触破损皮肤(包括用于注射部位、手术切口部位消毒)的消毒剂,增做一次破损皮肤刺激试验；
    4） 接触创面(包括用于外科换药、烧伤皮肤消毒)的消毒剂,增做一次破损皮肤刺激试验和急性眼刺激试验。
c） 使用于黏膜的消毒剂,增做急性眼刺激试验,使用阴道黏膜消毒的,增做阴道黏膜刺激试验。
d） 使用于游泳池水的消毒剂,增做急性眼刺激试验。
e） 在消毒过程中接触手和(或)皮肤的消毒剂,增做一次完整皮肤刺激试验。

4.4 新消毒剂增做的毒理试验项目

4.4.1 在我国首次生产和(或)销售含有新的杀菌主要成分的新消毒剂,应做的毒理试验：

a） 急性经口毒性试验(包括小鼠和大鼠)；
b） 亚急性经口毒性试验；
c） 3 项致突变试验(包括反映体细胞基因水平、体细胞染色体水平和性细胞染色体水平三种类型试验)；
d） 亚慢性经口毒性试验；
e） 致畸胎试验。

4.4.2 根据消毒剂的成分,可能有致敏作用的,增做皮肤变态反应试验。

5 毒理试验用受试物的要求

5.1 受试物应是按照消毒剂生产者既定的生产工艺和配方进行规范化生产的消毒剂，其成分和浓度应与实际生产和销售的相同。

5.2 生产者应提供受试物的物理、化学性质的资料(包括消毒剂的配方、杀菌有效成分的化学结构和含量、pH 等，但植物消毒剂可不提供化学结构)。

5.3 在急性经口毒性试验、急性吸入毒性试验、亚急性毒性试验、致突变试验、亚慢性毒性试验、致畸胎试验、慢性毒性试验和致癌试验时，采用消毒剂原形样品。消毒剂原形是指在销售过程中原包装的粉剂、片剂或原液。对于二元包装的消毒剂，按产品使用说明比例混合配制后作为消毒剂原形样品。

5.4 在皮肤刺激试验、急性眼刺激试验和阴道黏膜刺激试验中所用样品的浓度，应是对皮肤、黏膜消毒时应用浓度的 5 倍。对使用产品原液对皮肤、黏膜进行消毒的消毒剂，则采用消毒剂原液作为试验样本。

5.5 在皮肤变态反应试验时，采用的诱导浓度应为引起皮肤轻度刺激反应的最高浓度或原液，激发浓度应为不引起皮肤刺激反应的最高浓度或原液。

6 消毒剂安全性评价的毒理试验方法

6.1 急性经口毒性试验

6.1.1 目的

6.1.1.1 检测消毒剂对实验动物的急性毒性作用和强度。

6.1.1.2 为亚急(慢)性毒性试验和致突变试验提供剂量选择的依据。

6.1.2 实验动物

小鼠或大鼠任选一种，雌雄各半。小鼠体重 18 g～22 g，大鼠体重 180 g～220 g，根据不同的急性毒性试验设计方法，选用适当的动物数量，通常分为 4 个～6 个剂量组。一般小鼠每组选用 8 只～10 只动物，动物总数不少于 50 只；大鼠每组选用 5 只～6 只动物，动物总数不少于 30 只。

6.1.3 试验分组

6.1.3.1 概率单位-对数图解法：计算 LD_{50}，随机分为 5 个～6 个剂量组。通常最高剂量组的动物死亡率应大于或等于 90%，最低剂量组动物死亡率应小于或等于 10%。可先以较大的组距，对少量动物进行预试验，找出其粗略致死剂量范围，然后再设计正式试验的剂量分组。

6.1.3.2 霍恩(Horn)法：则可先通过预试验找出其粗略致死剂量范围，然后按照 1.0、2.15、4.64 乘以 t^{10} ($t=0$、±1、±2、±3)，或者按照 1.0、3.16 乘以 t^{10} ($t=0$、±1、±2、±3)的方法设 4 个～5 个剂量组。

6.1.4 操作程序

6.1.4.1 动物的准备：试验前，禁食过夜，不限制饮水。

6.1.4.2 受试物的配制：用水或食用植物油为溶剂配制成溶液，或采用 0.5% 羧甲基纤维素配制成混悬液。

6.1.4.3 染毒方法：用灌胃方式将受试物一次给予动物。一般小鼠灌胃量不超过 0.2 mL/10 g 体重，大鼠灌胃量不超过 1.0 mL/100 g 体重。若受试物毒性很低，一次灌胃容量太大，可在 24 h 内分成 2 次～3 次给予，其总剂量作为一日剂量计算。

6.1.4.4 染毒后观察动物的中毒表现和死亡数及死亡时间，并对死亡动物和观察期满处死动物进行尸体解剖，肉眼观察，发现有异常的组织或脏器，尚需进一步作组织病理学检查。观察时间 14 d。

6.1.4.5 根据给予受试物后 14 d 内的各剂量组动物死亡率计算 LD_{50}（半数致死剂量）。

6.1.5 LD_{50}的计算方法

6.1.5.1 概率单位-对数图解法

6.1.5.1.1 根据各剂量组动物死亡率，从表 1 中查各组的概率单位。因死亡率为 0%和 100%的概率单位，与所试动物数有关，故应另在表 2 中查找。

示例：某组死亡率为 45% 的概率单位，查表 1。先在表的左侧第一列上找到 40，而后在表的第一行找到 5，两者交叉点处的 4.87，即为 45% 的概率单位。某组用 10 只实验动物，如果全部存活（死亡率为 0%），查表 2，其概率单位为 3.04。

表 1 百分率-概率单位换算表

死亡率的十位数	死亡率的个位数									
	0	1	2	3	4	5	6	7	8	9
0	—	2.67	2.95	3.12	3.25	3.36	3.45	3.52	3.59	3.66
10	3.72	3.77	3.82	3.87	3.92	3.96	4.001	4.005	4.008	4.12
20	4.16	4.19	4.23	4.26	4.29	4.33	4.36	4.39	4.42	4.45
30	4.48	4.50	4.53	4.56	4.59	4.61	4.64	4.67	4.69	4.72
40	4.75	4.77	4.80	4.82	4.85	4.87	4.90	4.92	4.95	4.97
50	5.00	5.003	5.005	5.008	5.10	5.13	5.15	5.18	5.20	5.23
60	5.25	5.28	5.31	5.33	5.36	5.39	5.41	5.44	5.47	5.50
70	5.52	5.55	5.58	5.61	5.64	5.67	5.71	5.74	5.77	5.81
80	5.84	5.88	5.92	5.95	5.99	6.04	6.08	6.13	6.18	6.23
90	6.28	6.34	6.41	6.48	6.55	6.64	6.75	6.88	7.05	7.33

表 2 相应于反应率为 0%及 100%的概率单位

该组动物数	反应率		该组动物数	反应率	
	0%	100%		0%	100%
—	—	—	11	3.00	7.00
2	3.85	6.15	12	2.97	7.03
3	3.62	6.38	13	2.93	7.07
4	3.47	6.53	14	2.90	7.10
5	3.36	6.64	15	2.87	7.13
6	3.27	6.73	16	2.85	7.15
7	3.20	6.80	17	2.82	7.18
8	3.13	6.87	18	2.80	7.20
9	3.09	6.91	19	2.78	7.22
10	3.04	6.96	20	2.76	7.24

6.1.5.1.2 用方格纸绘散点图，横轴表示剂量的对数值(x)，纵轴为概率单位值(y)，将各组数值点在图上。

6.1.5.1.3 按各点的分布趋势，用直尺绘出一条最适合于各点的直线，使线上方的点到线的总距离与线下方的点到线的总距离相近，此线应尽量靠近概率单位为5的点及附近的点。

6.1.5.1.4 查出求概率单位5处的剂量对数，其反对数即为LD_{50}。

6.1.5.1.5 按式(1)、式(2)和式(3)计算LD_{50}的95%可信限：

$$S=\frac{x_2-x_1}{y_2-y_1} \qquad \cdots\cdots(1)$$

式中：

S——LD_{50}的标准差；

y_1——概率单位等于4；

y_2——概率单位等于6；

x_1——概率单位等于4(y_1)时相应的剂量对数值；

x_2——概率单位等于6(y_2)时相应的剂量对数值。

$$S_m=\frac{S}{\sqrt{\frac{N}{2}}} \qquad \cdots\cdots(2)$$

式中：

S_m——LD_{50}的标准误；

N——概率单位y_1(=4)及y_2(=6)相应的死亡率间所用的动物数。

$$\log(LD_{50})\text{ 的 }95\%\text{ 可信限}=\log(LD_{50})\pm 1.96S_m \qquad \cdots\cdots(3)$$

式中：

LD_{50}——半数致死剂量；

S_m——LD_{50}的标准误。

注：式(3)结果，经反对数变换后，可得LD_{50}的95%可信限。

6.1.5.2 **霍恩法**

根据各剂量组动物死亡率，从表3或表4查出其相应的LD_{50}值和95%可信限。表3用于每组5只动物，组距剂量递增公比为$\sqrt[3]{10}$，即$10\times\sqrt[3]{10}=21.5$，$21.5\times\sqrt[3]{10}=46.4$，…，以此类推。此剂量系列排列如下：$1.00\times10^t$、$2.15\times10^t$、$4.64\times10^t$，…，$t=0$、±1、±2、±3、…。表4用于每组5只动物，组距剂量递增公比为$\sqrt{10}$，即$10\times\sqrt{10}=31.6$，$31.6\times\sqrt{10}=100$，…，余此类推。此剂量系列排列如下：1.00×10^t、3.16×10^t、10.0×10^t、…，$t=0$、±1、±2、±3、…。

表3 每组5只动物、组距$\sqrt[3]{10}$倍LD_{50}值和95%可信限

各剂量组动物死亡数				剂量组					
				剂量1=0.464×10^t 剂量2=1.00×10^t 剂量3=2.15×10^t 剂量4=4.64×10^t		剂量1=1.00×10^t 剂量2=2.15×10^t 剂量3=4.64×10^t 剂量4=10.0×10^t		剂量1=2.15×10^t 剂量2=4.64×10^t 剂量3=10.0×10^t 剂量4=21.5×10^t	
1组	2(3)组	3(2)组	4组	LD_{50}	可信限	LD_{50}	可信限	LD_{50}	可信限
0	0	3	5	2.00	1.37~2.91	4.30	2.95~6.26	9.26	6.36~13.5
0	0	4	5	1.71	1.26~2.33	3.69	2.71~5.01	7.94	5.84~10.8

表 3（续）

各剂量组动物死亡数				剂量组					
				剂量 1=0.464×10^t 剂量 2=1.00×10^t 剂量 3=2.15×10^t 剂量 4=4.64×10^t		剂量 1=1.00×10^t 剂量 2=2.15×10^t 剂量 3=4.64×10^t 剂量 4=10.0×10^t		剂量 1=2.15×10^t 剂量 2=4.64×10^t 剂量 3=10.0×10^t 剂量 4=21.5×10^t	
1 组	2(3)组	3(2)组	4 组	LD_{50}	可信限	LD_{50}	可信限	LD_{50}	可信限
0	0	5	5	1.47	—	3.16	—	6.81	—
0	1	2	5	2.00	1.23～3.24	4.30	2.65～6.98	9.26	5.70～15.00
0	1	3	5	1.71	1.05～2.78	3.69	2.27～5.99	7.94	4.89～12.9
0	1	4	5	1.47	0.951～2.27	3.16	2.05～4.88	6.81	4.41～10.5
0	1	5	5	1.26	0.926～1.71	2.71	2.00～3.69	5.84	4.30～7.94
0	2	2	5	1.71	1.01～2.91	3.69	2.17～6.28	7.94	4.67～13.5
0	2	3	5	1.47	0.862～2.50	3.16	1.86～5.38	6.81	4.00～13.5
0	2	4	5	1.26	0.775～2.05	2.71	1.69～4.41	5.84	3.60～9.50
0	2	5	5	1.08	0.741～1.57	2.33	1.60～3.99	5.001	3.44～7.30
0	3	3	5	1.26	0.740～2.14	2.71	1.59～4.62	5.84	3.43～9.95
0	3	4	5	1.03	0.665～1.75	2.33	1.43～3.78	5.001	3.08～8.14
1	0	3	5	1.96	1.22～3.14	4.22	2.63～6.76	9.09	5.66～14.6
1	0	4	5	1.62	1.07～2.43	3.48	2.31～5.24	7.50	4.98～11.3
1	0	5	5	1.33	1.05～1.70	2.87	2.26～3.65	6.19	4.87～7.87
1	1	2	5	1.96	1.06～3.60	4.22	2.29～7.75	9.09	4.94～1.67
1	1	3	5	1.62	0.866～3.01	3.48	1.87～6.49	7.50	4.02～16.7
1	1	4	5	1.33	0.737～2.41	2.87	1.59～5.20	6.19	3.42～11.2
1	1	5	5	1.10	0.661～1.83	2.37	1.42～3.95	5.11	3.007～8.51
1	2	2	5	1.62	0.818～3.19	3.48	1.76～6.37	7.50	3.80～14.8
1	2	3	5	1.33	0.658～2.70	2.87	1.42～5.82	6.19	3.05～12.5
1	2	4	5	1.10	0.550～2.20	2.37	1.19～4.74	5.11	2.55～10.2
1	3	3	5	1.10	0.523～2.32	2.37	1.13～4.99	5.11	2.43～10.8
2	0	3	5	1.90	1.00～3.58	4.008	2.16～7.71	8.80	4.66～16.6
2	0	4	5	1.47	0.806～2.67	3.16	1.74～5.76	6.81	3.74～12.4
2	0	5	5	1.14	0.674～1.92	2.45	1.45～4.13	5.28	3.13～8.89
2	1	2	5	1.90	0.839～4.29	4.08	1.81～9.23	8.80	3.89～19.9
2	1	3	5	1.47	0.616～3.50	3.16	1.33～7.53	6.81	2.86～16.2
2	1	4	5	1.14	0.466～2.77	2.45	1.00～5.98	5.28	2.16～12.9
2	2	2	5	1.47	0.573～3.76	3.16	1.24～8.10	6.81	2.66～17.4

表 3（续）

各剂量组动物死亡数				剂量组					
				剂量 1=0.464×10^t 剂量 2=1.00×10^t 剂量 3=2.15×10^t 剂量 4=4.64×10^t		剂量 1=1.00×10^t 剂量 2=2.15×10^t 剂量 3=4.64×10^t 剂量 4=10.0×10^t		剂量 1=2.15×10^t 剂量 2=4.64×10^t 剂量 3=10.0×10^t 剂量 4=21.5×10^t	
1 组	2(3)组	3(2)组	4 组	LD_{50}	可信限	LD_{50}	可信限	LD_{50}	可信限
2	2	3	5	1.14	0.406～3.18	2.45	0.875～6.85	6.28	1.89～14.8
0	0	4	4	1.96	1.18～3.26	4.22	2.53～7.02	9.09	5.46～15.1
0	0	5	4	1.62	1.27～2.05	3.48	2.74～4.42	7.50	5.90～9.53
0	1	3	4	1.96	0.978～3.92	4.22	2.11～8.44	9.09	4.54～18.2
0	1	4	4	1.62	0.893～2.92	3.48	1.92～6.30	7.50	4.14～13.6
0	1	5	4	1.33	0.885～2.01	2.87	1.91～4.33	6.19	4.11～9.33
0	2	2	4	1.96	0.930～4.12	4.22	2.00～8.88	9.09	4.31～19.1
0	2	3	4	1.62	0.797～3.28	3.48	1.72～7.06	7.50	3.70～15.2
0	2	4	4	1.33	0.715～2.49	2.87	1.54～5.36	6.19	3.32～11.5
0	2	5	4	1.10	0.686～1.77	2.37	1.48～3.80	5.11	3.19～8.19
0	3	3	4	1.33	0.676～2.63	2.87	1.46～5.67	6.19	3.14～12.2
0	3	4	4	1.10	0.599～2.02	2.37	1.29～4.36	5.11	2.78～9.39
1	0	4	4	1.90	0.969～3.71	4.08	2.09～7.99	8.80	4.50～17.2
1	0	5	4	1.47	1.02～2.11	3.16	2.20～4.54	6.81	4.74～9.78
1	1	3	4	1.90	0.757～4.75	4.08	1.63～10.2	8.80	3.51～22.0
1	1	4	4	1.47	0.654～3.30	3.16	1.41～7.10	6.81	3.03～15.3
1	1	5	4	1.14	0.581～2.22	2.45	1.25～4.79	5.28	2.70～10.3
1	2	2	4	1.90	0.706～5.09	4.08	1.52～11.0	8.80	3.28～23.6
1	2	3	4	1.47	0.564～3.82	3.16	1.21～8.24	6.81	2.62～17.7
1	2	4	4	1.14	0.454～2.85	2.45	0.997～6.13	5.28	2.11～13.2
1	3	3	4	1.14	0.423～3.05	2.45	0.912～6.57	5.28	1.97～14.2
2	0	4	4	1.78	0.662～4.78	3.83	1.43～10.3	8.25	3.07～22.2
2	0	5	4	1.21	0.583～2.52	2.61	1.26～5.42	5.62	2.71～11.7
2	1	3	4	1.78	0.455～6.95	3.83	0.980～15.00	8.25	2.11～32.3
2	1	4	4	1.21	0.327～4.48	2.61	0.705～9.66	5.62	1.52～20.8
2	2	2	4	1.78	0.410～7.72	3.83	0.883～16.6	8.25	1.90～35.8
2	2	3	4	1.21	0.266～5.52	2.61	0.573～11.9	5.62	1.23～25.6
0	0	5	3	1.90	1.12～3.20	4.08	2.42～6.89	8.80	5.22～14.8
0	1	4	3	1.90	0.777～4.63	4.08	1.67～9.97	8.80	3.60～21.5

表 3（续）

各剂量组动物死亡数				剂量组					
				剂量 1=0.464×10^t 剂量 2=1.00×10^t 剂量 3=2.15×10^t 剂量 4=4.64×10^t		剂量 1=1.00×10^t 剂量 2=2.15×10^t 剂量 3=4.64×10^t 剂量 4=10.0×10^t		剂量 1=2.15×10^t 剂量 2=4.64×10^t 剂量 3=10.0×10^t 剂量 4=21.5×10^t	
1 组	2(3)组	3(2)组	4 组	LD_{50}	可信限	LD_{50}	可信限	LD_{50}	可信限
0	1	5	3	1.47	0.806～2.67	3.16	1.74～5.76	6.81	3.74～12.4
0	2	3	3	1.90	0.678～5.30	4.08	1.46～11.4	8.80	3.15～24.6
0	2	4	3	1.47	0.616～3.50	3.16	1.33～7.53	6.81	2.86～16.2
0	2	5	3	1.14	0.602～2.15	2.45	1.30～4.62	5.28	2.79～9.96
0	3	3	3	1.47	0.573～3.76	3.16	1.24～8.10	6.81	2.66～17.4
0	3	4	3	1.14	0.503～2.57	2.45	1.08～5.54	5.28	2.33～11.9
1	0	5	3	1.78	0.856～3.69	3.83	1.85～7.96	8.25	3.98～17.1
1	1	4	3	1.78	0.481～6.58	3.83	1.04～14.2	8.25	2.23～30.5
1	1	5	3	1.21	0.451～3.25	2.61	0.972～7.01	5.62	2.09～15.1
1	2	3	3	1.78	0.390～8.11	3.83	0.840～17.5	8.25	1.81～37.6
1	2	4	3	1.21	0.310～4.74	2.61	0.668～10.2	5.62	1.44～22.0
1	3	3	3	1.21	0.279～5.26	2.61	0.602～11.3	5.62	1.30～24.4

表 4　每组 5 只动物、组距$\sqrt{10}$倍 LD_{50}值和 95% 可信限

各剂量组动物死亡数				剂量组			
				剂量 1=0.316×10^t 剂量 2=1.00×10^t 剂量 3=3.16×10^t 剂量 4=10.0×10^t		剂量 1=1.00×10^t 剂量 2=3.16×10^t 剂量 3=10.0×10^t 剂量 4=31.6×10^t	
1 组	2(3)组	3(2)组	4 组	LD_{50}	可信限	LD_{50}	可信限
0	0	3	5	2.82	1.60～4.95	8.91	5.007～15.7
0	0	4	5	2.24	1.41～3.55	7.08	4.47～11.2
0	0	5	5	1.78	—	5.62	—
0	1	2	5	2.82	1.36～5.84	8.91	4.30～18.5
0	1	3	5	2.24	1.08～4.64	7.08	3.42～14.7
0	1	4	5	1.78	0.927～3.41	5.62	2.93～10.8
0	2	2	5	2.24	1.01～4.97	7.08	3.19～15.7
0	2	3	5	1.78	0.801～3.95	5.62	2.53～12.5
0	2	4	5	1.41	0.682～2.93	4.47	2.16～9.25

表 4（续）

各剂量组动物死亡数				剂量组			
				剂量 1=0.316×10^t 剂量 2=1.00×10^t 剂量 3=3.16×10^t 剂量 4=10.0×10^t		剂量 1=1.00×10^t 剂量 2=3.16×10^t 剂量 3=10.0×10^t 剂量 4=31.6×10^t	
1 组	2(3)组	3(2)组	4 组	LD_{50}	可信限	LD_{50}	可信限
0	2	5	5	1.12	0.638～1.97	3.55	2.02～6.24
0	3	3	5	1.41	0.636～3.14	4.47	2.01～9.92
0	3	4	5	1.12	0.542～2.32	3.55	1.71～7.35
1	0	3	5	2.74	1.35～5.56	8.66	4.26～17.6
1	0	4	5	2.05	1.11～3.80	6.49	3.51～12.0
1	0	5	5	1.54	1.07～2.21	4.87	3.40～6.98
1	1	2	5	2.74	1.10～6.82	8.66	3.48～21.6
1	1	3	5	2.05	0.806～5.23	6.49	2.55～16.5
1	1	4	5	1.54	0.632～3.75	4.87	2.00～11.9
1	1	5	5	1.15	0.537～2.48	3.65	1.70～7.85
1	2	2	5	2.05	0.740～5.70	6.49	2.34～18.0
1	2	3	5	1.54	0.534～4.44	4.87	1.69～14.1
1	2	4	5	1.15	0.408～3.27	3.65	1.29～10.3
1	3	3	5	1.15	0.378～3.53	3.65	1.20～11.2
2	0	3	5	2.61	1.01～6.77	8.25	3.18～21.4
2	0	4	5	1.78	0.723～4.37	5.62	2.29～13.8
2	0	5	5	1.21	0.554～2.65	3.83	1.75～8.39
2	1	2	5	2.61	0.768～8.87	8.25	2.43～28.1
2	1	3	5	1.78	0.484～6.53	5.62	1.53～20.7
2	1	4	5	1.21	0.318～4.62	3.83	1.00～14.6
2	2	2	5	1.78	0.434～7.28	5.62	1.37～23.00
2	2	3	5	1.21	0.259～5.67	3.83	0.819～17.9
0	0	4	4	2.74	1.27～5.88	8.66	4.003～18.6
0	0	5	4	2.05	1.43～2.94	6.49	4.53～9.31
0	1	3	4	2.74	0.968～7.75	8.66	3.06～24.5
0	1	4	4	2.05	0.843～5.00	6.49	2.67～15.8
0	1	5	4	1.54	0.833～2.85	4.87	2.63～9.01
0	2	2	4	2.74	0.896～8.37	8.66	2.83～26.5
0	2	3	4	2.05	0.711～5.93	6.49	2.25～18.7

表 4（续）

各剂量组动物死亡数				剂量组			
				剂量 1=0.316×10 剂量 2=1.00×10 剂量 3=3.16×10 剂量 4=10.0×10		剂量 1=1.00×10 剂量 2=3.16×10 剂量 3=10.0×10 剂量 4=31.6×10	
1 组	2(3)组	3(2)组	4 组	LD_{50}	可信限	LD_{50}	可信限
0	2	4	4	1.54	0.604～3.92	4.87	1.91～12.4
0	2	5	4	1.15	0.568～2.35	3.65	1.80～7.42
0	3	3	4	1.54	0.555～4.27	4.87	1.76～13.5
0	3	4	4	1.15	0.463～2.88	3.65	1.47～9.10
1	0	4	4	2.61	0.953～7.15	8.25	3.01～22.6
1	0	5	4	1.78	1.03～3.06	5.62	3.27～9.68
1	1	3	4	2.61	0.658～10.4	8.25	2.08～32.7
1	1	4	4	1.78	0.528～5.98	5.62	1.67～18.9
1	1	5	4	1.21	0.442～3.32	3.83	1.40～10.5
1	2	2	4	2.61	0.594～11.5	8.25	1.88～36.3
1	2	3	4	1.78	0.423～7.48	5.62	1.34～23.6
1	2	4	4	1.21	0.305～4.80	3.83	0.966～15.2
1	3	3	4	1.21	0.276～5.33	3.83	0.871～16.8
2	0	4	4	2.37	0.539～10.4	7.50	1.70～33.00
2	0	5	4	1.33	0.446～3.99	4.22	1.41～12.6
2	1	3	4	2.37	0.307～18.3	7.50	0.970～58.0
2	1	4	4	1.33	0.187～9.49	4.22	0.592～30.0
2	2	2	4	2.37	0.262～21.4	7.50	0.830～67.8
2	2	3	4	1.33	0.137～13.00	4.22	0.433～41.0
0	0	5	3	2.61	1.19～5.71	8.25	3.77～18.1
0	1	4	3	2.61	0.684～9.95	8.25	2.16～31.5
0	1	5	3	1.78	0.723～4.37	5.62	2.29～13.8
0	2	3	3	2.61	0.558～12.2	8.25	1.76～38.6
0	2	4	3	1.78	0.484～6.53	5.62	1.53～20.7
0	2	5	3	1.21	0.467～3.14	3.83	1.48～9.94
0	3	3	3	1.78	0.434～7.28	5.62	1.37～23.00
0	3	4	3	1.21	0.356～4.12	3.83	1.13～13.00
1	0	5	3	2.37	0.793～7.10	7.50	2.51～22.4
1	1	4	3	2.37	0.333～16.9	7.50	1.05～53.4

表 4（续）

各剂量组动物死亡数				剂量组			
				剂量 1=0.316×10^t 剂量 2=1.00×10^t 剂量 3=3.16×10^t 剂量 4=10.0×10^t		剂量 1=1.00×10^t 剂量 2=3.16×10^t 剂量 3=10.0×10^t 剂量 4=31.6×10^t	
1 组	2(3)组	3(2)组	4 组	LD_{50}	可信限	LD_{50}	可信限
1	1	5	3	1.33	0.303～5.87	4.22	0.958～18.6
1	2	3	3	2.37	0.244～23.1	7.50	0.771～73.00
1	2	4	3	1.33	0.172～10.3	4.22	0.545～32.6
1	3	3	3	1.33	0.148～12.1	4.22	0.467～38.1

6.1.5.3 一次最大限度试验

如 20 只动物(雌雄各半)一次灌胃剂量 5 000 mg/kg 体重，在 14 d 内又无一死亡，可判定 LD_{50}≥5 000 mg/kg 体重。

6.1.5.4 其他方法

也可采用其他方法如寇氏(Karber)法、固定剂量法(Fixed dose method)及上下法(Up and down procedure)等。

6.1.6 急性经口毒性试验分级评价规定

急性经口毒性试验分级评价规定见表 5。

表 5 急性经口毒性试验分级

LD_{50} mg/kg 体重	毒性分级
LD_{50}≥5 000	实际无毒
500≤LD_{50}<5 000	低毒
50≤LD_{50}<500	中等毒
1≤LD_{50}<50	高毒
LD_{50}<1	剧毒

6.2 急性吸入毒性试验

6.2.1 目的

检测消毒剂对实验动物的急性吸入毒性作用和强度。

6.2.2 实验动物

小鼠或大鼠任选一种，雌雄各半。小鼠体重为 18 g～22 g，大鼠体重为 180 g～220 g。

6.2.3 操作程序

6.2.3.1 试验设计

染毒浓度的设计、动物分组、观察期限、观察指标等可按 6.1 的要求进行。

6.2.3.2 染毒方法

急性吸入毒性试验可采用静式染毒法或动式染毒法。

6.2.3.3 静式染毒法

6.2.3.3.1 静式染毒是将实验动物放在一定体积的密闭容器(染毒柜)内,加入一定量的消毒剂,并使其挥发,造成实验需要消毒剂浓度的空气,一次吸入性染毒 2 h。

6.2.3.3.2 染毒柜的容积以每只染毒小鼠不少于 3 L/h 空气计,每只大鼠不少于 30 L/h 计。

6.2.3.3.3 计算染毒浓度,染毒浓度一般应采用实际测定浓度。在染毒期间一般可测 4 次～5 次,求其平均浓度。在无适当测试方法时。可用式(4)计算染毒浓度:

$$c=\frac{a\times d}{V} \qquad \cdots\cdots(4)$$

式中:

c ——染毒浓度,单位为毫克每立方米(mg/m^3);

a ——消耗消毒剂量,单位为立方米(m^3);

d ——消毒剂密度,单位为毫克每立方米(mg/m^3);

V ——染毒柜容积,单位为立方米(m^3)。

6.2.3.4 动式染毒法

6.2.3.4.1 动式染毒是采用机械通风装置,连续不断地将含有一定浓度消毒剂的空气均匀不断地送入染毒柜,并排出等量的染毒气体,维持相对稳定的染毒浓度。一次吸入性染毒 2 h。

6.2.3.4.2 气体消毒剂,经流量计与空气混合成一定浓度后,直接输入染毒柜。易挥发液体消毒剂,通过空气鼓泡或适当加热促使挥发后输入染毒柜。若消毒剂现场使用采取喷雾法时,可采用喷雾器或超声雾化器使其雾化后输入染毒柜。

6.2.3.4.3 计算染毒浓度,染毒浓度一般应采用动物呼吸带实际测定浓度,每 30 min 一次,取其平均值。若无适当的测试方法,也可采用式(5)计算染毒浓度:

$$c=\frac{a\times d}{V_1+V_2} \qquad \cdots\cdots(5)$$

式中:

c ——染毒浓度,单位为毫克每立方米(mg/m^3);

a ——气化或雾化消毒剂量,单位为立方米(m^3);

d ——消毒剂密度,单位为毫克每立方米(mg/m^3);

V_1 ——输入染毒柜风量,单位为立方米(m^3);

V_2 ——染毒柜容积,单位为立方米(m^3)。

6.2.3.5 LC_{50}的计算

6.2.3.5.1 LC_{50}(半数致死浓度)的计算可按 6.1 的要求进行。

6.2.3.5.2 在预试验的基础上,如 20 只动物(雌雄各半)一次 2 h 吸入染毒浓度 10 000 mg/m^3,在 14 d 内无一死亡,可判定 $LC_{50}\geqslant$10 000 mg/m^3。

6.2.4 急性吸入毒性试验评价规定

急性吸入毒性试验评价规定见表 6。

表 6 急性吸入毒性分级

2 h LC_{50} mg/m^3	毒性分级
$LC_{50} \geqslant 10\ 000$	实际无毒
$1\ 000 \leqslant LC_{50} < 10\ 000$	低毒
$100 \leqslant LC_{50} < 1\ 000$	中等毒
$10 \leqslant LC_{50} < 100$	高毒
$LC_{50} < 10$	剧毒

6.3 皮肤刺激试验

6.3.1 目的

检测消毒剂对实验动物皮肤的刺激(腐蚀)作用和强度。

6.3.2 实验动物

每次试验至少 3 只皮肤完好的健康家兔或豚鼠。

6.3.3 操作程序

6.3.3.1 一次完整皮肤刺激试验

6.3.3.1.1 试验用受试物的浓度一般为皮肤消毒应用液的 5 倍或使用消毒剂原液。

6.3.3.1.2 在试验前 24 h,用脱毛剂或剪刀将家兔或豚鼠背部脊柱两侧的毛去掉。去毛范围,各约 3 cm×3 cm,不得损伤皮肤。

6.3.3.1.3 次日将受试物 0.5 mL(g)直接滴于面积为 2.5 cm×2.5 cm 的一侧去毛完整皮肤上,或滴于同样大小的 2 层～4 层纱布上并敷贴在一侧去毛皮肤表面,然后用一层无刺激塑料膜或油纸覆盖,再用无刺激胶布固定。另一侧去毛皮肤作为空白对照(或溶剂对照)。敷贴时间为 4 h。对于用后清洗的消毒剂,敷用时间至 2 h。试验结束后,用温水或无刺激性溶剂除去残留受试物。

6.3.3.1.4 分别于去除受试物后 1 h、24 h 和 48 h 观察皮肤局部反应,并按表 7 进行刺激反应评分。

表 7 皮肤刺激反应的评分标准

皮肤刺激反应		皮肤刺激反应评分
红斑形成	无	0
	勉强可见	1
	明显	2
	严重	3
	紫红色红斑,并有焦痂	4

表 7（续）

皮肤刺激反应		皮肤刺激反应评分
水肿形成	无	0
	勉强可见	1
	皮肤隆起，轮廓清楚	2
	水肿隆起约 1 mm	3
	水肿隆起超过 1 mm	4

6.3.3.2 一次破损皮肤刺激试验

6.3.3.2.1 涂受试物前，在 2.5 cm×2.5 cm 的去毛皮肤上，用 75%酒精清洁、消毒暴露皮肤，待酒精挥发后，用灭菌刀片或注射针头在皮区内划一个"井"形的破损伤口，并在该破损皮区内染毒。注意皮肤破损仅达表皮，不要伤及真皮。

6.3.3.2.2 试验用受试物的浓度、手术前的皮肤准备、手术后受试物的涂抹、局部皮肤反应的观察和评分方法按 6.3.3.1 的要求进行。注意鉴别感染和原发性刺激反应的区别，若有感染可疑，应进行重复测试。

6.3.3.3 多次完整皮肤刺激试验

6.3.3.3.1 试验前动物皮肤准备按 6.3.3.1.2 的要求。

6.3.3.3.2 次日将受试物 0.5 mL(g)涂在一侧皮肤上，受试物的浓度同 6.3.3.1.1，另一侧涂溶剂作为对照，在涂抹后 4 h，用水或无刺激的适宜溶剂清洗，除去残留物。每天涂抹一次，连续涂抹 14 d。在每次涂抹后 24 h 观察结果，按表 7 评分。为了便于受试物的涂抹和结果观察，必要时应剪毛。对照区的处理方法同试验区。

6.3.4 评价规定

6.3.4.1 一次皮肤刺激试验

在各个观察时间点，按照表 7 对动物的皮肤红斑与水肿形成情况进行评分，并分别按时间点将 3 只动物的评分相加，除以动物数，获得不同时间点的皮肤刺激反应积分均值（刺激指数）。取其中最高皮肤刺激指数，按表 8 评定该受试物对动物皮肤刺激强度的级别。

表 8 皮肤刺激强度分级

皮肤刺激指数 DI	刺激强度级别
0 ≤DI<0.5	无刺激性
0.5≤DI<2.0	轻刺激性
2.0≤DI<6.0	中等刺激性
6.0≤DI≤8.0	强刺激性

6.3.4.2 多次皮肤刺激试验

按式(6)计算每天每只动物皮肤刺激指数(DI)，并以表 8 判定皮肤刺激强度。

$$\mathrm{DI}=\frac{M}{n\times 14} \qquad \cdots\cdots(6)$$

式中：

DI——皮肤刺激指数；

M——每只动物 14 d 的红斑和水肿总积分；

n——受试动物数；

14——多次皮肤试验刺激天数。

6.4 急性眼刺激试验

6.4.1 目的

检测消毒剂对实验动物眼睛的急性刺激和腐蚀作用。

6.4.2 实验动物

使用 3 只家兔。试验前检查家兔双眼，有异常者不能用于试验。

6.4.3 操作程序

6.4.3.1 试验用受试物一般为黏膜或空气消毒应用液的 5 倍浓度的溶液或消毒剂原液。

6.4.3.2 吸取受试物 0.1 mL，滴入家兔一侧眼结膜囊内。另一侧眼以生理盐水作为正常对照。

6.4.3.3 滴受试物后，将眼被动闭合 4 s，30 s 后用生理盐水冲洗。于滴眼后 1 h、24 h、48 h、72 h、7 d、14 d 和 21 d，肉眼观察家兔眼结膜、虹膜和角膜的损伤与恢复情况。如果 72 h 内未出现刺激反应，或第 7 d 或第 14 d，眼睛刺激反应完全恢复，即可提前终止试验。必要时，用 2% 荧光素钠溶液、裂隙灯、放大镜检查角膜及虹膜变化。

6.4.4 评价规定

按表 9 对家兔眼角膜、虹膜和结膜的急性刺激反应进行评分，并分别计算每只动物在 3 个不同观察时间(24 h、48 h 和 72 h)的角膜损害、虹膜损害、结膜充血和结膜水肿四方面的“平均评分”(即每只动物的 24 h、48 h 和 72 h 评分之和除以观察数 3)。分别以动物眼角膜、虹膜和结膜充血、水肿的平均评分和恢复时间，按表 10、表 11 判定受试物对眼睛的刺激强度。

表 9 家兔急性眼刺激反应的评分标准

眼损害表现		评分
角膜损害	无溃疡形成或混浊	0
	散在或弥漫性混浊，虹膜清晰可见	1
	半透明区易分辨，虹膜模糊不清	2
	出现灰白色半透明区，虹膜细节不清，瞳孔大小勉强可见	3
	角膜不混浊，虹膜无法辨认	4
虹膜损害	正常	0
	皱褶明显加深，充血、肿胀、角膜周围有中度充血，瞳孔对光仍有反应	1
	出血、肉眼可见破坏，或瞳孔对光无反应	2

表 9（续）

眼损害表现		评分
结膜(睑结膜、球结膜)充血	血管正常	0
	血管充血呈鲜红色	1
	血管充血呈深红色,血管不易分辨	2
	弥漫性充血呈紫红色	3
结膜(睑结膜、球结膜)水肿	无水肿	0
	轻微水肿(包括瞬膜)	1
	明显水肿,伴有部分眼睑外翻	2
	水肿至眼睑近半闭合	3
	水肿至眼睑大半闭合	4

表 10　眼刺激性反应分级标准(一)

损伤类型		分级标准
可逆性损伤	无刺激性	3 只动物的平均评分:角膜损害<1、虹膜损害<1、结膜充血<2 和结膜水肿<2 或 3 只动物中至少有 2 只动物的平均评分符合上述标准,另外 1 只动物的刺激反应在 21 d 内完全恢复[a]
	轻刺激性	3 只动物中有 2 只动物的平均评分:角膜损害≥1;虹膜损害≥1;结膜充血≥2;结膜水肿≥2,且 7 d 内全部动物的刺激反应完全恢复[a]
可逆性损伤	刺激性[b]	3 只动物中有 2 只动物的平均评分:角膜损害≥1;虹膜损害≥1;结膜充血≥2;结膜水肿≥2,且 21 d 内全部动物的刺激反应完全恢复
不可逆性损伤	腐蚀性[c]	至少有 1 只动物的角膜、虹膜或结膜的刺激反应在 21 d 的观察期内未完全恢复或(和)在 3 只动物中有 2 只动物的平均评分:角膜损害≥3;虹膜损害≥1.5

[a] 完全恢复是指动物的眼刺激反应评分,角膜损害=0,虹膜损害=0,结膜充血=0 或 1,结膜水肿=0 或 1。

[b] 刺激性是指接触受试物后所产生的可逆性炎性反应。

[c] 腐蚀性是指接触受试物后所产生的不可逆性组织损伤。

表 11　眼刺激性反应分级标准(二)

平均评分	动物数 只	恢复时间[a] d	损伤类型	
角膜损害<1 和 虹膜损害<1 和 结膜充血<2 和 结膜水肿<2	≥2	≤21	可逆性损伤	无刺激性
角膜损害≥1 或 虹膜损害≥1 或 结膜充血≥2 或 结膜水肿≥2	≥2	≤7	可逆性损伤	轻刺激性
		≤21		刺激性

表 11（续）

<table>
<tr><th>平均评分</th><th>动物数
只</th><th>恢复时间[a]
d</th><th colspan="2">损伤类型</th></tr>
<tr><td>角膜损害≥3 或
虹膜损害≥1.5</td><td>≥2</td><td>—</td><td rowspan="2">不可逆性损伤</td><td rowspan="2">腐蚀性[b]</td></tr>
<tr><td>角膜损害≥1 或
虹膜损害≥1 或
结膜充血≥1 或
结膜水肿≥1</td><td>≥1</td><td>>21</td></tr>
<tr><td colspan="5">[a] 恢复时间是指动物刺激反应评分恢复至角膜损害＝0，虹膜损害＝0，结膜充血＝0 或 1，结膜水肿＝0 或 1 的时间。
[b] 至少有 1 只动物于 21 d 尚存在角膜粘连或血管翳，也可判为腐蚀性。</td></tr>
</table>

6.5 阴道黏膜刺激试验

6.5.1 目的

检测消毒剂对实验动物阴道黏膜的刺激作用和强度。

6.5.2 实验动物

选用健康、初成年的雌性白色家兔，同一品系，体重 2.0 kg～3.0 kg。试验前应检查动物阴道口有无分泌物、充血、水肿和其他损伤情况。如有炎症或(和)损伤，应弃用。选择未交配的动物进行试验。

6.5.3 试验分组

分为染毒组和对照组，每组 3 只。

6.5.4 操作程序

6.5.4.1 稀释使用的消毒剂采用黏膜消毒时应用液 5 倍浓度的溶液作为受试物。若应用液为原液的消毒剂则用原液作受试物。对照组采用生理盐水。

6.5.4.2 将长度为 8 cm 左右的钝头软管或 12 号硅胶导尿管与 2 mL 的注射器连接。注射器和导管注满受试液备用。每只动物各准备一套。

6.5.4.3 一次阴道黏膜刺激试验的染毒方法：将动物仰面固定，暴露出会阴和阴道口。将导管用受试液或对照液湿润后轻柔地插入阴道(4 cm～5 cm)，并用注射器缓慢注入 2 mL 受试液，抽出导管，完成染毒。对照组动物用生理盐水作同样处理。

6.5.4.4 由于动物阴道容积的个体差异，有时受试液注入后可能有溢出，可用消毒棉或软纸拭去。

6.5.4.5 末次染毒后 24 h，采用气栓法处死动物，剖腹取出完整的阴道，纵向切开，肉眼观察是否有充血、水肿等表现，供病理取材时参考。然后将阴道放入 10% 福尔马林溶液中固定 24 h 以上，选取阴道的两端和中央(即位于耻骨联合处附近)3 个部位的组织制片，HE 染色后，进行组织病理学检查。

6.5.5 评价规定

6.5.5.1 组织病理学检查结果，按表 12 规定对阴道黏膜的刺激反应进行评分。

表 12 阴道黏膜刺激反应评分标准[a]

阴道组织反应		反应评分
A. 上皮组织	完整—正常	0
	细胞变性或变扁平	1
	组织变形	2
	局部糜烂	3
	广泛糜烂或溃疡	4
B. 白细胞浸润(每个高倍视野)	无	0
	极少＜25 个	1
	轻度 25 个～50 个	2
	中度 51 个～100 个	3
	重度＞100 个	4
C. 血管充血	无	0
	极少	1
	轻度	2
	中度	3
	重度伴血管破裂	4
D. 水肿	无	0
	极少	1
	轻度	2
	中度	3
	重度	4
[a] 刺激反应积分＝A＋B＋C＋D。		

6.5.5.2 将实验组 3 只动物 3 个部位的刺激反应积分相加后，再除以观察总数(动物数×3)，得出实验组阴道黏膜刺激反应的平均积分，最大记分为 16(见表 12)。

6.5.5.3 对照组评分方法同 6.5.5.1 和 6.5.5.2。

6.5.5.4 将实验组平均积分减去对照组平均积分得出刺激指数后，按表 13 进行刺激强度分级。

表 13 阴道黏膜刺激强度分级

阴道黏膜刺激指数 DI	阴道黏膜刺激反应强度
0≤DI＜1	无
1≤DI＜5	极轻
5≤DI＜9	轻度
9≤DI＜12	中度
DI ≥12	重度

6.5.5.5 当对照组动物阴道黏膜刺激反应平均积分大于 9 时，应采用 6 只动物进行复试，以鉴别是否与操作损伤有关。

6.6 皮肤变态反应试验

6.6.1 目的

检测消毒剂重复接触后,实验动物产生皮肤变态反应的可能性及其强度。

6.6.2 实验动物

选用皮肤完好的健康白色豚鼠,雌雄各半,体重 200 g～300 g。

6.6.3 试验分组

将豚鼠随机分为实验组、阴性对照组和阳性对照组,每组动物至少 16 只。

6.6.4 操作程序

6.6.4.1 对实验组豚鼠,给予受试物诱导和激发处理。阳性对照组给予阳性致敏物(如:2,4-二硝基氯苯)诱导和激发处理。阴性对照组仅给以受试物激发处理。

6.6.4.2 诱导处理浓度允许引起皮肤轻度刺激反应。激发浓度可低于诱导浓度,并不得引起原发性刺激反应。如果原液不引起皮肤刺激反应,诱导和激发均使用原液。

6.6.4.3 试验前 24 h 将豚鼠背部左侧 3 cm×3 cm 范围内去毛。取诱导浓度的消毒剂溶液(或原液)0.5 mL(g),直接涂在 2 cm×2 cm 左侧去毛皮肤上或滴于同样大小的 2 层～4 层纱布上,再将其敷贴在左侧去毛区。用一层无刺激塑料膜或油纸复盖,再以无刺激胶布固定,持续 6 h。第 7 d 和第 14 d 以同样方法重复一次。

6.6.4.4 在末次诱导后 14 d,将激发浓度的消毒剂溶液 0.5 mL(g)直接涂在 2 cm×2 cm 右侧脱毛皮肤上或滴于同样大小的 2 层～4 层纱布上,敷贴于豚鼠背部右侧 3 cm×3 cm 去毛区。然后,用一层塑料膜或油纸和无刺激胶布固定,6 h 后将敷贴的受试物洗去。24 h 和 48 h 后观察皮肤反应,按表 14 对皮肤反应进行评分。

表 14 皮肤反应的评分标准

皮肤反应		评分
红斑形成	无红斑	0
	轻微红斑	1
	中度红斑	2
	严重红斑	3
	水肿性红斑	4
水肿形成	无水肿	0
	轻度水肿	1
	中度水肿	2
	严重水肿	3

6.6.4.5 实验室开展皮肤变态反应试验初期,或使用新的动物种属或品系时,应同时设阳性对照组,阳性对照物可使用 2,4-二硝基氯代苯。为保证试验方法的可靠性,在进行该类试验时,每隔半年应使用阳性对照物检查一次。若检测报告中需要用非本次阳性对照组的实验数据时,应注明其实验日期。阳性对照组的操作程序同实验组,以阳性致敏物替代受试物。

6.6.4.6 阴性对照组，仅对动物给予受试物的激发处理，每次试验应设置。

6.6.5 评价规定

6.6.5.1 化学物质引起的过敏性接触性皮炎，属迟发型变态反应。对于动物，仅见皮肤红斑和水肿。

6.6.5.2 根据表 14 标准，将出现皮肤反应(评分≥1)的动物数除以该组实验动物数，求得致敏率(%)，按表 15 评定致敏强度。

表 15 致敏强度分级标准[a]

致敏率 %	致敏强度
0～8	极轻度
9～28	轻度
29～64	中度
65～80	强度
81～100	极强度

[a] 致敏率为 0%时，可判为未见皮肤变态反应。

6.7 亚急性经口毒性试验

6.7.1 目的

6.7.1.1 检测消毒剂多次接触对实验动物的蓄积毒性作用及其靶器官，并确定其最大未观察到有害作用剂量和最小观察到有害作用剂量。

6.7.1.2 为亚慢性、慢性毒性或致癌试验的剂量设计提供依据。

6.7.2 实验动物

一般用啮齿类动物，首选大鼠，所用大鼠应为 6 周～8 周龄，每组至少 10 只，雌雄各半。

6.7.3 试验分组

将实验动物随机分为 4 组(3 个剂量组和 1 个对照组)。选择受试物剂量时，高剂量组应出现明显的毒性反应，但不引起死亡，如果出现动物死亡应不超过 10%；中间剂量组应可观察到轻微的毒性效应；低剂量组应不引起任何毒性效应(属未观察到有害作用剂量)。至于具体的剂量设计，可考虑高剂量为 LD_{50} 的 1/5～1/10，高、中、低 3 个剂量间的组距以 3 倍～5 倍为宜，最低不小于 2 倍。对于 LD_{50}≥5 000 mg/kg 体重的消毒剂，高剂量应用 1 000 mg/kg 体重。另以受试物溶剂代替受试物进行试验，作为阴性(溶剂)对照组。

6.7.4 操作程序

6.7.4.1 采用灌胃方式经口染毒。

6.7.4.2 灌胃法每天灌胃一次，每周称体重，并按体重调整受试物的给予量。

6.7.4.3 试验期为 28 d，末次染毒后 24 h 处死实验动物，检测各项观察指标。

6.7.5 观察指标

6.7.5.1 临床检查

观察动物中毒表现,每周称量体重一次。

6.7.5.2 血液学检查

包括血红蛋白含量、红细胞计数、白细胞计数及其分类计数等。

6.7.5.3 血液生化检查

例如天冬氨酸氨基转移酶、丙氨酸氨基转移酶、尿素氮、肌酐、血清总蛋白和白蛋白、总胆固醇等。必要时,可根据所观察到的受试物毒性效应,或与受试物化学结构相似物质的毒性作用,选择其他一些生化指标。

6.7.5.4 脏器重量

测量肝、肾等重要脏器的重量,并计算其脏器重量系数。

6.7.5.5 病理学检查

实验结束时,处死所有动物,进行全面的肉眼尸检,并将尸检发现的异常组织和主要脏器和组织(如心、肺、肝、肾、脾、脑、肾上腺、睾丸、卵巢和胃肠等)固定保存。当各剂量组动物尸检未发现明显病变,先进行高剂量组和阴性对照组动物的肝、肾、胃肠和其他可能受损的脏器的组织病理学检查。如大体解剖发现异常或高剂量组动物组织病理学检查发现病变,还应对中、低剂量组动物相应的器官进行组织病理学检查。

6.7.6 评价规定

将各实验组动物观察指标与阴性对照组加以比较,并进行统计学检验,注意各剂量组间的剂量-反应(效应)关系。评定受试物的最小观察到有害作用剂量和最大未观察到有害作用剂量及毒性作用的靶器官。

6.8 致突变试验

6.8.1 体外哺乳动物 L5178Y 细胞基因突变试验

6.8.1.1 目的

检测消毒剂对体外培养的哺乳动物细胞的基因突变作用,以作为评价消毒剂致突变性的依据。

6.8.1.2 试剂

6.8.1.2.1 F_{10P}培养液:为完全培养液。以 Fischer 或 RPMI1640 培养液,加入马血清 10%,丙酮酸钠 220 μg/mL,青霉素 100 IU/mL 和链霉素 100 μg/mL 配制而成(pH 7.2~pH 7.4)。于 4 ℃ 冰箱中保存备用。

6.8.1.2.2 F_{0P}培养液:为无血清培养液。以 Fischer 或 RPMI1640 培养液,加入丙酮酸钠 220 μg/mL,青霉素 100 IU/mL 和链霉素 100 μg/mL 等配制而成(pH 7.2~pH 7.4)。于 4 ℃冰箱中保存备用。

6.8.1.2.3 马血清:将过滤除菌后的马血清,经 56 ℃作用 30 min 灭活补体。分装后,于－20 ℃保存备用。

6.8.1.2.4 集落用培养基:用 Fischer 或 RPMI1640 培养液,加入马血清 20%、丙酮酸钠 220 μg/mL、琼脂 0.37% 配制而成 。

6.8.1.2.5 无钙镁磷酸盐缓冲液(无钙镁 PBS,pH 7.2～7.4):

磷酸二氢钾(KH_2PO_4)	0.20 g
磷酸氢二钠($Na_2HPO_4 \cdot 12H_2O$)	2.89 g
氯化钾(KCl)	0.20 g
氯化钠(NaCl)	8.00 g
双蒸水(压力蒸汽灭菌)	1 000 mL

6.8.1.2.6 受试物:最好能直接溶于 F_{10P} 与 F_{0P} 培养液中。否则应先溶于二甲基亚砜(DMSO),而后再加于上述培养液内。所加 DMSO 的量应低于 1%(体积分数)。

6.8.1.2.7 阳性对照物:选用甲基磺酸乙酯(EMS),丝裂霉素 C(MMC),甲基硝基亚硝基胍(MNNG),苯并(*a*)芘(BaP)等。

6.8.1.2.8 三氟胸苷(TFT):用生理盐水配成 100 μg/mL 溶液,可冻存 3 个月。

6.8.1.2.9 肝微粒体酶混合液(S9 混合液):取健康的雄性成年 SD 或 Wistar 大鼠,体重 150 g 左右,约 5 周龄～6 周龄。将多氯联苯(Aroclor 1254),溶于玉米油中,浓度 200 mg/mL,按 500 mg/kg 体重一次腹腔注射。5 d 后,断头处死动物,取出肝脏称重后,用预冷的 0.15 mol/L 氯化钾溶液冲洗肝脏数次。每克肝(湿重)加 0.15 mol/L 氯化钾溶液 3 mL。剪碎肝脏,在冰浴中用玻璃匀浆器制成肝匀浆。以上操作应注意无菌和局部冷环境。

将肝匀浆用低温(0 ℃～4 ℃)高速离心机,以 9 000 *g* 离心 10 min。取上清液即为 S9,分装于无菌冷冻安瓿中。S9 制成后,应进行无菌检查,以及用间接致癌物鉴定其活性。合格者置－80 ℃或液氮中储存备用,储存期不超过半年。

S9 混合液应以上述 S9 液在临用时按无菌要求配制。一般配成含 10% S9 的混合液。其配方如下:

S9	0.10 mL
1.65 mol/L 氯化钾＋0.4 mol/L 氯化镁	0.04 mL
葡萄糖-6-磷酸·2Na	1.8 mg
氧化型辅酶Ⅱ(NADP)	3.1 mg

用 F_{0P} 培养液补足至 1.0 mL。

6.8.1.3 细胞

试验以小鼠淋巴瘤 L5178Y 细胞[胸苷激酶(TK)座位为杂合子(tk＋/tk－)]检测 TK 基因的突变。为减少细胞的自发突变率,在制备该细胞试验用悬液时,先将其在加有 THMG 的 F_{10P} 培养液中培养 24 h,杀灭培养液中所存在的自发突变细胞(tk－/tk－),然后将细胞悬浮于 THG 培养液(不含氨甲喋呤的 THMG 培养液)中培养 1 d～3 d。

THMG 含下列 4 种成分,各成分的终末浓度如下:

胸苷	5×10^{-6} mol/L
次黄嘌呤	5×10^{-5} mol/L
氨甲喋呤	4×10^{-7} mol/L
甘氨酸	1×10^{-4} mol/L

6.8.1.4 试验分组

6.8.1.4.1 一般设 4 个剂量组。有细胞毒性的受试物,最高剂量组的细胞存活率为 10%～20%,无细胞毒性受试物最高剂量不超过 10 mmol/L 或 5 mg/mL。

6.8.1.4.2 同时应有阴性(溶剂)对照组、阳性对照组和未处理对照组。阳性与阴性对照组的操作程序同实验组,阳性对照组用阳性对照物代替受试物,阴性(溶剂)对照组用受试物溶剂代替受试物。

6.8.1.4.3 除未处理对照组外,实验组和其他对照组,还均应包括有加 S9 混合液和不加 S9 混合液的两部分。

6.8.1.5 操作程序

6.8.1.5.1 细胞准备

将新清除了自发突变体的细胞群体,用 F_{10P} 培养液制成悬液。以无菌烧瓶加入细胞悬液和 F_{10P} 培养液至 100 mL,细胞终末密度为 7×10^3 个/mL～8×10^3 个/mL。培养物以含 5%二氧化碳的空气充气后,加盖密闭,于 36 ℃±1 ℃ 进行培养。L5178Y 细胞的细胞增殖周期约为 10 h～11 h,在常规培养 24 h 后,细胞数将增加约 5 倍。用稀释法维持生长,每天将细胞培养物用 F_{10P} 培养液作 4 倍稀释(或隔天用 F_{10P} 培养液作 24 倍稀释),继续培养。实验前一天用 F_{10P} 培养液和 F_{0P} 培养液各 50% 的对半混合液(马血清终末浓度为 5%)稀释。

6.8.1.5.2 受试物处理

用 6.8.1.5.1 中 F_{10P} 和 F_{0P} 的对半混合液将细胞培养物稀释至 1×10^6 个/mL,并分种于 50 mL 有盖试管中,每管 6 mL,再加 S9 混合液 4 mL(总量共 10 mL)。不加 S9 混合液管,代之以 F_{0P} 培养液。在上述试管内加入一定浓度的受试物,并以含 5%二氧化碳的空气充气后加盖密闭,于 36 ℃±1 ℃培养 4 h。

处理结束后,以 200 g 离心 10 min,除去含受试物的上清液,收集细胞。细胞用 Hanks 液洗涤,再加入 20 mL F_{10P} 培养液充分混悬(细胞浓度为 0.3×10^6 个/mL),以含 5%二氧化碳的空气充气后,加盖密闭,于 36 ℃±1 ℃ 振荡培养,开始表达。

6.8.1.5.3 表达

细胞的表现型表达时间为 2 d。表达开始后 24 h 和 48 h 经计数后将细胞稀释至 3×10^5 个/mL。

6.8.1.5.4 选择和集落化

表达结束后,取 10 mL 培养物经离心后除去大部分上清液。并将细胞在留下的约 1 mL F_{10P} 培养基中混悬。将细胞悬液移入含 100 mL 集落培养基的烧瓶中。此时细胞密度为 3×10^4 个/mL。在 36 ℃±1 ℃振荡培养 30 min。取出 0.5 mL 后,向余下的细胞悬液中加入 1.0 mL TFT 贮存液,继续振荡培养 15 min。将样本取出,倒于 3 个直径 10 cm 平皿中,每平皿 33 mL,含 1×10^6 个细胞(称为 TFT 平板),作突变体的选择。将先前取出的 0.5 mL 细胞悬液用集落培养基先作 1∶100 稀释,细胞悬液浓度为 3×10^2 个/mL。振荡培养 15 min 后,取出 2.0 mL 再用集落培养基作 1∶50 稀释(此时细胞悬液浓度为 6 个/mL)后振荡培养。经 15 min 培养后,倒入 3 个直径为 100 mm 的平皿中,每平皿 33 mL,含细胞 200 个(称为 VC 平板)。待琼脂凝固后,置二氧化碳培养箱(36 ℃±1 ℃)中静置培养 10 d。计数各个平皿中出现的集落数(m)。

6.8.1.5.5 相关指标的计算

按式(7)、式(8)计算绝对集落形成效率(E_a)和相对集落形成效率(E_r),按式(9)计算突变频率(MF)。

$$E_a=\frac{m}{n} \qquad \cdots\cdots(7)$$

式中：

E_a ——绝对集落形成效率；

m ——形成集落数，单位为细胞集落数(CFU)；

n ——接种细胞数，单位为细胞个数。

$$E_r = \frac{E_{a1}}{E_{a0}} \times 100\% \quad \cdots\cdots\cdots\cdots (8)$$

式中：

E_r ——相对集落形成效率；

E_{a1} ——实验组绝对集落形成效率；

E_{a0} ——溶剂对照组绝对集落形成效率。

$$\mathrm{MF} = \frac{m_{\mathrm{TFT}}}{m_{\mathrm{VC}}} \times f \quad \cdots\cdots\cdots\cdots (9)$$

式中：

MF ——突变频率；

m_{TFT} ——TFT 平板集落数，单位为细胞集落数(CFU)；

m_{VC} ——VC 平板集落数，单位为细胞集落数(CFU)；

f ——稀释系数为 2×10^{-4}。

6.8.1.6 评价规定

6.8.1.6.1 对 L5178Y 细胞，自发突变频率推荐可接受的范围为 $20 \times 10^{-6} \sim 100 \times 10^{-6}$。

6.8.1.6.2 用适当的统计学检验方法处理，当各剂量组 MF 与阴性(溶剂)对照组者相比突变率升高，且有统计学意义，并呈剂量-反应关系时，或仅一个剂量组有统计学意义的升高并经重复试验证实者，均可判为阳性结果，即受试物对 L5178Y 细胞 TK 系统有致突变性。

6.8.2 体外哺乳动物 V79 细胞基因突变试验

6.8.2.1 目的

检测消毒剂对体外培养的哺乳动物细胞可否引起基因突变，以对消毒剂的致突变性做出评价。

6.8.2.2 试剂

6.8.2.2.1 完全培养液：以 Eagle 最低必需培养液(EMEM)或 RPMI1640 培养液加 10%小牛血清、青霉素(100 IU/mL)和链霉素(100 μg/mL)配制而成。

6.8.2.2.2 小牛血清：将过滤除菌后的小牛血清放入 56 ℃水浴中，保温 30 min 以灭活补体，而后分装，保存于−20 ℃备用。

6.8.2.2.3 无钙镁磷酸盐缓冲液(无钙镁 PBS)：见 6.8.1.2.5。

6.8.2.2.4 胰蛋白酶-EDTA 溶液：分别用无钙镁 PBS 配制胰蛋白酶与 EDTA 溶液，胰蛋白酶溶液浓度为 0.05%，EDTA 溶液浓度为 0.02%。两溶液按 1∶1 混合。存放于−20 ℃备用。

6.8.2.2.5 受试物：最好能直接溶于无血清培养液内。否则，先溶于二甲基亚砜(DMSO)，而后加于无血清培养液内。所加 DMSO 溶液量为 0.5%(体积分数)。

6.8.2.2.6 阳性对照物：可根据受试物的性质和结构选用不同的阳性对照物，例如甲基磺酸乙酯(EMS)，丝裂霉素 C(MMC)，甲基硝基亚硝基胍(MNNG)，苯并(a)芘(BaP)等。

6.8.2.2.7 6-硫代鸟嘌呤(6-TG)：用 0.5%碳酸氢钠溶液配制为 1.0 mg/mL 溶液，保存于 4 ℃备用。

6.8.2.2.8 肝微粒体酶混合液(S9 混合液)：见 6.8.1.2.9。

6.8.2.2.9 磷酸盐缓冲液(0.067 mol/L,pH 6.8):取磷酸氢二钠 9.47 g 溶于蒸馏水 1 000 mL 中,配成第一液;取磷酸二氢钾 49.07 g 溶于蒸馏水 1 000 mL 中,配成第二液;取第一液 49.5 mL 加于第二液 50.5 mL 中混匀,即为 pH 6.8 的 0.067 mol/L 磷酸盐缓冲液。

6.8.2.2.10 姬姆萨染液:取姬姆萨染料 3.8 g,置玛瑙乳钵中,加少量甲醇研磨。逐渐加甲醇至 375 mL,待完全溶解后,再加 125 mL 甘油,放入 36 ℃±1 ℃恒温培养箱中保温 48 h。保温期间振摇数次,使充分溶解。取出过滤,两周后使用,作为姬姆萨染液原液。

使用时,取 1 份姬姆萨染液原液,与 9 份 0.067 mol/L 磷酸盐缓冲液(pH 6.8)混合,配成其应用液。

6.8.2.3 细胞

以中国仓鼠肺(V79)细胞株进行试验。为减少其自发突变,正式试验前将野生型细胞接种于含 THMG(见 6.8.1.3)的 MEM 培养液内并在二氧化碳培养箱中培养一周,以杀灭自发 HGPRT 位点突变体。遂后重新接种于 MEM 培养液中。

6.8.2.4 试验分组

6.8.2.4.1 一般设 4 个试验剂量组。对有细胞毒性的受试物,最高剂量组的细胞存活率为 10%～20%,无细胞毒性受试物最高剂量不超过 10 mmol/L(或 5 mg/mL)。

6.8.2.4.2 同时应设阴性(溶剂)对照组、阳性对照组和未处理对照组。阳性与阴性对照组的操作程序同实验组,阳性对照组用阳性对照物代替受试物,阴性(溶剂)对照组用受试物溶剂代替受试物。

6.8.2.4.3 除未处理对照组外,各组均应包括加 S9 混合液和不加该液的样本。

6.8.2.5 操作程序

6.8.2.5.1 细胞准备

将 5×10^5 个细胞接种于含完全培养液的直径为 100 mm 的平皿中,除未处理对照组一皿外,其余每组二皿,共 13 皿。于二氧化碳培养箱中(36 ℃±1 ℃)培养 24 h。

6.8.2.5.2 接触受试物

吸去 6.8.2.5.1 培养皿中的培养液,用无钙镁 PBS 洗 2 次。将含有细胞的培养皿分为两大组,一组加 S9 混合液,另一组不加 S9 混合液。加 S9 混合液组,在培养皿中加入 2 mL S9 混合液,对不加 S9 混合液组,则用 2 mL 无血清培养液代替,再加一定量不同浓度受试物的供试液,最后用不含血清的培养液补足至 10 mL。并将培养皿置二氧化碳培养箱中培养 5 h,处理结束后,吸去培养皿中液体部分,用无钙镁 PBS 洗涤细胞 2 次,再加入完全培养液 10 mL,在二氧化碳培养箱中培养 19 h～22 h。阳性和阴性(溶剂)对照组也分加与不加 S9 混合液两大组,操作方法同上。

6.8.2.5.3 表达

将培养物用胰蛋白酶-EDTA 消化。待细胞脱落后,加入完全培养液,终止消化。混匀、计数并进行表达。表达时,以 5×10^5 个细胞接种于直径为 100 mm 的平皿中。培养 3 d 后,分传一次,仍接种 5×10^5 个细胞,培养 3 d 后再进行突变体的选择,并按 6.8.1.5.5 中式(7)和式(8)计算绝对集落形成效率(E_a)和相对集落形成效率(E_r)。

6.8.2.5.4 细胞毒性测定

将 6.8.2.5.3 消化计数后的细胞,每平皿接种 200 个,每组 5 个平皿,于二氧化碳培养箱内(36 ℃±1 ℃)培养 7 d。取出样本,固定并进行姬姆萨染色后,计数各平皿的细胞集落数。并按 6.8.1.5.5 中式

(8)计算相对集落形成效率(E_r),以相对集落形成效率表示细胞的毒性。

6.8.2.5.5 突变频率的测定

表达结束后,消化细胞,分别接种,每组 5 个平皿,每平皿种 2×10^5 个细胞。待细胞贴壁后加入 6-TG,终末浓度为 5 μg/mL。放入二氧化碳培养箱培养 7 d～10 d。固定后进行姬姆萨染色,计数平皿内集落数,并计算其突变频率(MF)。

6.8.2.5.6 突变频率(MF)的计算

按式(10)计算突变频率:

$$\mathrm{MF}=\frac{m}{n\times E_a} \qquad \cdots\cdots(10)$$

式中:

MF ——突变频率;

m ——突变集落数,单位为细胞集落数(CFU);

E_a ——绝对集落形成效率;

n ——接种细胞数。

6.8.2.6 评价规定

6.8.2.6.1 对 V79 细胞,推荐可接受的自发突变频率范围为 10×10^{-6}～100×10^{-6}。

6.8.2.6.2 用适当统计学检验方法处理,当各剂量组 MF 与阴性(溶剂)对照组者相比,突变率升高,且有统计学意义,并呈剂量-反应关系时,或仅一个剂量组有统计学意义的升高并经重复试验证实者,均可判为阳性结果,即受试物对 V79 细胞 HGPRT 系统有致突变性。

6.8.3 体外哺乳动物细胞染色体畸变试验

6.8.3.1 目的

用细胞遗传学方法检测体外培养的哺乳动物细胞染色体畸变,评价消毒剂的致突变性。

6.8.3.2 试剂

6.8.3.2.1 完全培养液:采用 Eagle 最低必需培养液(EMEM)或 Dulbecco 最低必需培养液(DMEM)等,并加入 10%小牛血清以及青霉素(100 IU/mL)和链霉素(100 μg/mL)。

6.8.3.2.2 小牛血清:见 6.8.2.2.2。

6.8.3.2.3 无钙镁磷酸盐缓冲液(无钙镁 PBS,pH 7.2～7.4):见 6.8.1.2.5。

6.8.3.2.4 胰蛋白酶-EDTA 溶液:见 6.8.2.2.4。

6.8.3.2.5 受试物:最好能直接溶于无血清完全培养液内。否则,先溶于二甲基亚砜(DMSO),而后加于完全培养液内。所加 DMSO 溶液量应低于 1.0%(体积分数)。

6.8.3.2.6 阳性对照物:加 S9 时选用环磷酰胺等,不加 S9 时选用丝裂霉素 C 等 。

6.8.3.2.7 肝微粒体酶混合液(S9 混合液):见 6.8.1.2.9。

6.8.3.2.8 秋水仙素溶液(0.04%):取 40 mg 秋水仙素溶解于 100 mL 无菌 0.85%氯化钠溶液中,过滤除菌。

6.8.3.2.9 甲醇-冰醋酸(3∶1,体积比)固定液:临用现配。

6.8.3.2.10 姬姆萨染液:见 6.8.2.2.10。

6.8.3.2.11 氯化钾溶液(0.075 mol/L)。

6.8.3.3 细胞

可选用中国仓鼠肺(CHL)细胞、中国仓鼠肺（V79)细胞、中国仓鼠卵巢（CHO)细胞,或人外周血淋巴细胞等进行试验。在一般情况下,本试验推荐使用CHL细胞。

6.8.3.4 试验分组

6.8.3.4.1 所设试验剂量组应不少于4个。最高剂量组的细胞存活率一般应为10%～20%,无毒性受试物最高剂量组不超过10 mmol/L(或5 mg/mL)。

6.8.3.4.2 同时应设阴性(溶剂)对照组、阳性对照组和未处理对照组,阳性与阴性对照组的操作程序同实验组,阳性对照组用已知染色体断裂剂替代受试物,阴性(溶剂)对照组用受试物的溶剂。

6.8.3.4.3 除未处理对照组外,各组均应包括加S9混合液和不加该液的样本。

6.8.3.5 操作程序

6.8.3.5.1 细胞准备

使用CHL细胞时,在试验前一天,将其 1×10^6 个细胞接种于直径为100 mm平皿中,置36 ℃±1 ℃二氧化碳培养箱内待用。

6.8.3.5.2 接触受试物

试验时,吸出细胞培养平皿中的培养液,加入试验所规定浓度的受试物和S9混合物(10%)以及不含小牛血清的完全培养液,放二氧化碳培养箱内作用2 h。结束后,吸去完全培养液,用Hanks液洗细胞3次。加完全培养液,再置二氧化碳培养箱中培养,于24 h收获细胞。收获细胞之前2 h～4 h,加入秋水仙素溶液(终末浓度为1 μg/mL),阻断细胞于有丝分裂中期相。

6.8.3.5.3 收获细胞

用胰蛋白酶-EDTA溶液消化细胞,待细胞脱落,加入培养液并混匀以终止胰蛋白酶作用。离心(1 000 r/min～1 200 r/min,5 min～7 min),弃去上清液后,加入0.075 mol/L氯化钾溶液低渗处理10 min～20 min。离心后,再以甲醇-冰醋酸液固定2次。按常规滴片干燥,用姬姆萨应用液染色15 min左右。

6.8.3.5.4 细胞染色体畸变分析

每组各选100个染色体分散良好的中期分裂相细胞,进行染色体畸变分析,观察和记录染色体结构的异常及数量异常。染色体结构异常可有:断裂、微小体、有着丝点环、无着丝点环、单体互换、双微小体、裂隙、非特定性型变化(粉碎化等)。染色体数量异常可有:非整倍体、多倍体、内复制。

6.8.3.6 评价规定

用 χ^2 检验或其他适当的统计学检验方法,对所得试验数据进行处理。当各剂量组与阴性(溶剂)对照组相比,畸变细胞率升高,且有统计学意义,并有剂量-反应关系时;或仅一个剂量组有统计学意义的升高并经重复试验证实者,并经重复试验证实时,可判为该受试物在本试验中具有致突变性。

6.8.4 小鼠骨髓嗜多染红细胞微核试验

6.8.4.1 目的

检测消毒剂对小鼠骨髓嗜多染红细胞微核形成的影响,评价消毒剂的染色体损伤毒性。

6.8.4.2 试剂

6.8.4.2.1 受试物:用水、植物油或用0.5%羧甲基纤维素钠配制成溶液或混悬液。

6.8.4.2.2 阳性对照物:常用环磷酰胺或丝裂霉素C。

6.8.4.2.3 小牛血清:见6.8.2.2.2。

6.8.4.2.4 姬姆萨染液:见6.8.2.2.10。

6.8.4.3 实验动物

选用体重为25 g~30 g的小鼠,雌雄各半。

6.8.4.4 试验分组

随机分为5组,受试物至少设3个剂量组,每个剂量组用10只动物,雌雄各半。另设阴性(溶剂)和阳性对照组。剂量组一般取受试物的1/2LD_{50}、1/5LD_{50}、1/20LD_{50}等剂量,以得到剂量-反应关系。高剂量组应不引起动物死亡,不引起明显骨髓抑制。若采用一次最大限度试验测得LD_{50}大于5 000 mg/kg体重,即以5 000 mg/kg体重为高剂量。阳性对照组选用环磷酰胺(40 mg/kg体重)或丝裂霉素(1 mg/kg~1.5 mg/kg体重)。阴性(溶剂)对照组用受试物溶剂。

6.8.4.5 操作程序

6.8.4.5.1 动物染毒采用经口灌胃30 h染毒法,即两次染毒间隔24 h,第二次染毒后24 h取材。

6.8.4.5.2 用颈椎脱臼法处死动物,取股骨或胸骨。剥除肌肉,擦净血污。切断股骨或胸骨两端,暴露骨髓腔。

6.8.4.5.3 用注射器吸取0.1 mL小牛血清,冲洗骨髓腔。用冲洗液常规涂片,晾干或热风吹干。

6.8.4.5.4 将已干的涂片,在甲醇中固定5 min~10 min。用姬姆萨应用液染色10 min~15 min,然后用pH 6.8 PBS液冲洗,晾干。

6.8.4.5.5 阳性与阴性对照组的操作程序同实验组。

6.8.4.5.6 选择细胞分布均匀、完整、着色适当的区域。在油镜下计数含微核的嗜多染红细胞(PCE)数。成熟红细胞(NCE)呈粉红色,而PCE呈灰蓝色,微核多呈圆形、边缘光滑、整齐,嗜色性与有核细胞核质一致,呈紫红色或蓝紫色。直径通常为红细胞的1/20~1/5。

6.8.4.5.7 每只动物计数1 000个PCE。微核细胞率指含有微核的PCE数,以千分率表示。一个PCE中出现有两个或多个微核,仍按一个计数。此外,还应观察PCE/NCE比例,作为对细胞毒性的指标。一般计数200个PCE,同时记数所见到的NCE。当PCE/NCE小于0.1时,提示对骨髓具有明显抑制作用,应降低受试物剂量,重新进行试验。

6.8.4.6 评价规定

6.8.4.6.1 阴性对照组小鼠,微核细胞率一般不超过0.3%。

6.8.4.6.2 用泊松分布、二项分布或其他适当的统计学检验试验方法处理。当各剂量组与溶剂对照组相比,微核细胞率升高,且有统计学意义,并有剂量-反应关系,或仅一个剂量组微核细胞率有统计学意义的升高,并经重复试验证实时,均可判为受试物具有体内染色体损伤作用。

6.8.5 哺乳动物骨髓细胞染色体畸变试验

6.8.5.1 目的

用细胞遗传学方法检测实验动物骨髓细胞染色体畸变率,评价消毒剂的致突变性。

6.8.5.2 试剂

6.8.5.2.1 阳性对照物:常用环磷酰胺,丝裂霉素 C 等。
6.8.5.2.2 秋水仙素溶液(0.04%):见 6.8.3.2.8。
6.8.5.2.3 甲醇-冰醋酸(3∶1,体积比)固定液:临用现配。
6.8.5.2.4 姬姆萨染液:见 6.8.2.2.10。
6.8.5.2.5 磷酸盐缓冲液(PBS,0.067 mol/L,pH 7.4)。
6.8.5.2.6 氯化钾溶液(0.075 mol/L)。

6.8.5.3 实验动物

成年小鼠(体重 25 g~30 g),或大鼠(体重 180 g~220 g)。动物总数不少于 30 只,雌雄各半。

6.8.5.4 试验分组

随机分为 5 组。至少 3 个受试物剂量组,为 $1/2LD_{50}$、$1/5LD_{50}$、$1/20LD_{50}$。若采用一次最大限度试验,测得 LD_{50} 大于 5 000 mg/kg 体重,即以 5 000 mg/kg 体重为高剂量。另设阳性对照组和阴性(溶剂)对照组,每组 6 只动物,雌雄各半。阳性对照组可用环磷酰胺(40 mg/kg 体重)或丝裂霉素 C(1.5 mg/kg~2 mg/kg 体重)。阴性(溶剂)对照组采用受试物溶剂。

6.8.5.5 操作程序

6.8.5.5.1 用经口灌胃方式,共染毒两次,间隔 24 h。于第二次染毒后 6 h 处死动物。处死动物前 2 h~4 h腹腔注射 0.04%秋水仙素溶液,剂量为 4 mg/kg 体重。
6.8.5.5.2 用颈椎脱臼法处死动物,取出股骨,剔除肌肉等组织。
6.8.5.5.3 剪去股骨两端,用注射器吸取 5 mL 生理盐水,从股骨一端注入,用 10 mL 离心管从股骨另一端接取流出的骨髓细胞悬液。
6.8.5.5.4 将骨髓细胞悬液离心(1 000 r/min,5 min~7 min),除上清液。加 0.075 mol/L 氯化钾溶液 7 mL,用滴管将细胞轻轻混匀,置 36 ℃±1 ℃水浴中低渗处理 7 min。
6.8.5.5.5 加入 2 mL 甲醇-冰醋酸固定液,混匀。离心(1 000 r/min,5 min~7 min),弃上清液。再加入 7 mL 固定液,混匀,固定 7 min。离心(1 000 r/min,7 min),弃去上清液。
6.8.5.5.6 用同法再固定 1 次~2 次,弃上清液,加入数滴新鲜固定液,混匀。
6.8.5.5.7 用悬液滴片,晾干,以姬姆萨应用液染色。
6.8.5.5.8 每组各选 100 个染色体分散良好的中期分裂相细胞,进行染色体畸变分析,观察和记录染色体结构的异常和数量的异常。染色体结构异常可有:断裂、微小体、有着丝点环、单体互换、双微小体、裂隙、粉碎化等。染色体数量的异常可有:非整倍体、多倍体、内复制等。
6.8.5.5.9 计算畸变细胞率。畸变细胞率为 100 个中期分裂相细胞中有染色体畸变的细胞数。一个中期分裂相细胞出现两种或多种畸变,仍按一个有染色体畸变细胞计。
6.8.5.5.10 阳性与阴性(溶液)对照组的操作程序同实验组。只是阳性组选用环磷酰胺(40 mg/kg 体重)或丝裂霉素(1.5 mg/kg~2.0 mg/kg 体重)作为受试物的替代物。阴性(溶剂)对照组用受试物溶剂作为受试物的替代物。

6.8.5.6 评价规定

用 χ^2 检验或其他适当的统计学检验方法对所得试验数据进行统计学处理。当各剂量组与阴性(溶剂)对照组相比,畸变细胞率升高,且有统计学意义,并有剂量-反应关系时;或仅一个剂量组畸变细胞率有统计学意义的升高,并经重复试验证实时,可判为该受试物在本试验中具有致突变性。

6.8.6 程序外 DNA 修复合成试验

6.8.6.1 目的

检测受试物是否可引起体外哺乳动物细胞的原发 DNA 损伤。推荐用放射自显影法进行测定。

6.8.6.2 试剂

6.8.6.2.1 完全培养液：用 Eagle 最低要求培养基(EMEM)85 份加小牛血清 15 份，青霉素（终末浓度 100 IU/mL)与链霉素(终末浓度 100 μg/mL)，pH 7.2～7.4。过滤除菌后，保存于 4 ℃冰箱备用。

6.8.6.2.2 同步培养液：用不含精氨酸的 EMEM 培养基 98 份，加小牛血清 2 份，再加青霉素(终末浓度 100 IU/mL)与链霉素(终末浓度为 100 μg/mL)配制而成。

6.8.6.2.3 小牛血清：见 6.8.2.2.2。

6.8.6.2.4 无钙镁磷酸盐缓冲液(无钙镁 PBS)：见 6.8.1.2.5。

6.8.6.2.5 胰蛋白酶-EDTA 溶液：见 6.8.2.2.4。

6.8.6.2.6 甲醇-冰醋酸(3∶1，体积比)固定液：临用现配。

6.8.6.2.7 肝微粒体酶混合液(S-9 混合液)：见 6.8.1.2.9。

6.8.6.2.8 显影液及定影液：包括柯达(Kodak)D-196 显影液、停显液及 F-5 定影液 。

6.8.6.2.9 羟基脲(HU)贮备液(250 mmol/L)。

6.8.6.2.10 1％枸橼酸钠溶液。

6.8.6.2.11 ^{3}H-胸腺嘧啶核苷。

6.8.6.2.12 NTB-2 核乳胶或国产核-4 乳胶。

6.8.6.3 细胞

可选用人成纤维细胞、大鼠原代肝细胞、外周血淋巴细胞等进行试验，宜使用人胚肺成纤维细胞(2BS)。

6.8.6.4 试验分组

受试物可设 4 个剂量组。最高剂量组应使细胞存活率在 10％～20％之间。无毒性受试物最高剂量不超过 10 mmol/mL。同时应有阳性对照组和阴性（未处理、溶剂)对照组。阳性对照组用阳性对照物代替受试物，阴性(溶剂)对照组用受试物溶剂代替受试物。

6.8.6.5 人胚肺成纤维细胞(2BS)放射自显影法操作程序

6.8.6.5.1 将细胞增殖至所需数量后，用完全培养液制成单细胞悬液，浓度为 0.5×10^{5} 个/mL～1.0×10^{5} 个/mL。将细胞悬液接种至有小盖玻片的 6 孔细胞培养板中，在 36 ℃±1 ℃二氧化碳培养箱内培养 1 d～3 d，至细胞 50％融合。每一剂量组和各对照组分别作 2 个～3 个平行样本。

6.8.6.5.2 换用同步培养液，培养 3 d 。

6.8.6.5.3 在试验的前一日下午，加入羟基脲(HU)贮备液使 HU 的终末浓度为 10 mmol/L。继续在 36 ℃±1 ℃下培养 16 h，然后将上述长有细胞的盖片置于含有不同浓度的受试物、HU(10 mmol/L)及^{3}H-胸腺嘧啶核苷(13.5 kBq/mL～27 kBq/mL，8.11×10^{7}kBq/mmol)同步培养液中。在 36 ℃±1 ℃培养 5 h。

6.8.6.5.4 阳性及阴性对照组的操作程序同实验组，只是阳性对照组用阳性对照物代替受试物，阴性(溶剂)对照组用受试物溶剂代替受试物。

6.8.6.5.5 处理结束后，用 Hanks 液洗涤 3 次，再用 1％枸橼酸钠溶液处理 10 min。将小盖玻片用甲醇-冰醋酸固定液固定 30 min,重复 2 次。干燥过夜,将有细胞的盖玻片用少量中性树胶,粘固于载玻片上,长有细胞的一面朝上。

6.8.6.5.6 在暗室中,将适量的 NTB-2 乳胶(或核-4 乳胶)移入浸渍用的玻璃器皿中,置于 40 ℃水浴中融化,再加入等量 40 ℃蒸馏水,继续在水浴中加温,用玻璃棒轻轻搅拌 10 min～20 min,使气泡逸出。同时将准备做自显影处理的载玻片,置水浴箱平台上预热。而后,将附有样本的载玻片垂直浸渍于乳胶液中约 5 s。提出玻片,拭去其背面乳胶并待其干固。

6.8.6.5.7 将干固的附有样本的载玻片置于有变色硅胶干燥剂袋的曝光盒中,盒外包黑色避光纸,于 4 ℃冰箱中曝光 10 d。曝光后,将玻片在 D-19 显影液中显影 4 min,在停显液中漂洗 30 s,在 F-5 定影液中定影 10 min,再用水漂洗数小时。

6.8.6.5.8 细胞在显影后用姬姆萨染液染色,脱水透明后,用盖片封固。在油镜下,计数各样本细胞核的显影银粒数,每个样本计数 100 个细胞,同时计数相当面积的本底银粒数,两者之差为细胞核净银粒数。计算各实验组和对照组"银粒数/核"的均值及其标准差。

6.8.6.6 评价规定

用 t 检验或其他适当的统计学检验方法处理,当各试验剂量组"银粒数/核" 均值比阴性(溶剂)对照组者升高,且有统计学意义,并呈剂量-反应关系时;或仅一个剂量组有统计学意义的升高,但经重复试验证实者,可判为该受试物诱导了 DNA 修复合成,具有 DNA 损伤作用。

6.8.7 小鼠精原细胞染色体畸变试验

6.8.7.1 目的

利用细胞遗传学方法,以哺乳动物体内试验检测受试物引起的生殖细胞染色体损伤。

6.8.7.2 试剂

6.8.7.2.1 受试物:用水、植物油配成溶液,或用 0.5%羧甲基纤维素钠制成混悬液。

6.8.7.2.2 阳性对照物:常用环磷酰胺,或丝裂霉素。

6.8.7.2.3 秋水仙素溶液(0.04%):见 6.8.3.2.8。

6.8.7.2.4 甲醇-冰醋酸(3∶1,体积比)固定液:临用现配。

6.8.7.2.5 姬姆萨染液:见 6.8.2.2.10。

6.8.7.2.6 枸橼酸三钠。

6.8.7.3 实验动物

选用 3 月龄～4 月龄,体重 25 g～30 g 的雄性小鼠。动物总数不少于 25 只。

6.8.7.4 试验分组

受试物至少设 3 个试验剂量组,每个剂量组 5 只动物。另设阳性对照组和阴性(溶剂)对照组。阳性对照组用环磷酰胺(40 mg/kg 体重)或丝裂霉素 C(1.5 mg/kg 体重～2 mg/kg 体重),腹腔注射。

6.8.7.5 操作程序

6.8.7.5.1 用经口灌胃方式,共染毒两次,间隔 24 h。于第二次染毒后 6 h 处死动物。处死动物前 3.5 h～5.0 h腹腔注射 0.04%秋水仙素溶液,剂量为 4 mg/kg 体重。

6.8.7.5.2 用颈椎脱臼法处死小鼠,取睾丸,去除脂肪。置含 2.2%枸橼酸三钠溶液平皿中去除睾丸被膜,用针头使曲精小管松散。一个动物的 2 个睾丸可分别或合并处理。

6.8.7.5.3 用吸管尽可能去除2.2%枸橼酸三钠溶液，将曲精小管置于含3 mL～4 mL低渗液(1%枸橼酸三钠)的试管中。10 min后更换低渗液，以去除碎片和精子。在室温下，低渗时间总计不超过25 min。低渗结束后去除低渗液。加入预冷的固定液(甲醇-冰醋酸)，固定10 min后，更换固定液，再固定10 min。第3次固定至少30 min，也可在冰箱中过夜。用镊子将已固定的曲精小管移到含50%醋酸5 mL的离心管中，吸管吹打至不透光，离心(1 000 r/min，5 min)。

6.8.7.5.4 将固定液1.0 mL～1.5 mL加至离心所得细胞沉淀物中。滴管吹打后，滴2滴至用70%乙醇浸湿的玻片，分散后，热风干燥。

6.8.7.5.5 用姬姆萨应用液在室温染色10 min，自来水淋洗两次。

6.8.7.5.6 以油镜检查染色体结构的异常情况。每只动物做两个睾丸，每个睾丸分析50个中期分裂相精原细胞。记录观察染色体型和染色单体型染色体的结构异常。检查染色体数目异常时，记录非整倍体和多倍体。

6.8.7.6 评价规定

用χ^2检验或其他适当的统计学检验方法对所得试验数据进行统计学处理。当各剂量组与阴性(溶剂)对照组相比，畸变细胞率升高，且有统计学意义，并有剂量-反应关系时；或仅一个剂量组有统计学意义的升高，经重复试验证实后，可判为该受试物对哺乳动物睾丸细胞具有致突变性。

6.9 亚慢性毒性试验

6.9.1 目的

6.9.1.1 检测消毒剂较长期染毒对实验动物的毒性作用及其靶器官，并确定其最大未观察到有害作用剂量。

6.9.1.2 为慢性毒性和致癌试验的剂量设计提供依据。

6.9.2 实验动物

一般用啮齿类动物，首选大鼠。所用大鼠应为4周龄～6周龄者。全部试验至少用80只动物。

6.9.3 试验分组

将实验动物随机分为4组(3个剂量组和1个对照组)，每组20只动物，雌雄各半。选择受试物剂量时，高剂量组应出现明显的毒性反应，但不引起死亡，如果出现动物死亡应不超过10%；中间剂量组应可观察到轻微的毒性效应；低剂量组应不引起任何毒性效应(属未观察到有害作用剂量)。至于具体的剂量选择，可考虑高剂量为LD_{50}的1/20～1/5，高、中、低3个剂量间的组距以3倍～5倍为宜，最低不小于2倍。另以受试物溶剂代替受试物进行试验，作为阴性对照组。

6.9.4 操作程序

6.9.4.1 采用灌胃方式或将受试物掺入饲料经口染毒。

6.9.4.2 灌胃法每天灌胃一次，每周称体重，并按体重调整受试物给予量。如受试物掺入饲料时，应定期称饲料消耗量，计算消毒剂摄入量。

6.9.4.3 试验期为3个月(90 d)，末次染毒后24 h处死实验动物，检测各项观察指标。

6.9.5 观察指标

6.9.5.1 临床观察：观察动物中毒表现，每周称量体重一次，食物消耗量至少1次～2次。

6.9.5.2 血液学检查：包括血红蛋白含量、红细胞数、白细胞及其分类计数、血小板数、网织红细胞数等。

6.9.5.3 血液生物化学检查:例如天冬氨酸氨基转移酶、丙氨酸氨基转移酶、碱性磷酸酶、乳酸脱氢酶、尿素氮、肌酐、血清总蛋白和白蛋白、总胆固醇、总胆红素等。必要时,可根据所观察到的受试物毒性效应,或与受试物化学结构相似物质的毒性作用,选择其他一些生化指标。

6.9.5.4 脏器重量:测量主要脏器(如肝、肾、脾、睾丸等)的脏器重量和脏器系数(脏器重/体重×100%)。

6.9.5.5 病理学检查:实验结束时,处死所有动物,进行系统解剖和肉眼观察,并将主要器官和组织(如心、肺、肝、肾、脾、脑、肾上腺、睾丸、卵巢、胃肠和系统解剖时发现的异常组织等)固定、保存。当各剂量组动物尸检未发现明显病变时,先进行高剂量组和阴性对照组动物肝、肾、胃、肠及其他重要的和可能受损的脏器的组织病理学检查。如发现病变,还应对中、低剂量组动物相应的器官进行组织病理学检查。

6.9.6 评价规定

将各实验组动物观察指标与阴性对照组加以比较并进行统计学检验,注意各剂量组间的剂量-反应(效应)关系。评定受试物最小观察到有害作用剂量和最大未观察到有害作用剂量及毒性作用的靶器官。

6.10 致畸胎试验

6.10.1 目的

检测消毒剂对妊娠实验动物有无致畸胎性,确定其未观察到发育毒性的剂量。

6.10.2 试剂

6.10.2.1 1/1 000 茜素红溶液:茜素红 0.1 g,氢氧化钾 10 g,加蒸馏水 1 000 mL。

6.10.2.2 透明液 A:甘油 200 mL,氢氧化钾 10 g,蒸馏水 790 mL。

6.10.2.3 透明液 B:甘油与蒸馏水等量混合。

6.10.2.4 固定液(Bouins 液):苦味酸饱和液 75 份,甲醛 20 份,冰醋酸 5 份。

6.10.3 实验动物

试验用大鼠或小鼠(必要时可用家兔)。用大鼠和小鼠试验时,取健康、性成熟、未交配过的体重为 200 g~250 g 的大鼠,或体重为 25 g~30 g 的小鼠。

6.10.4 试验分组

至少设 4 组,其中 3 个为实验组,1 个为阴性对照组。每组至少有 15 只孕鼠。高剂量组可用雌鼠的 1/10LD_{50}作为试验剂量;低剂量组,可用雌性动物的 1/100LD_{50}作为试验剂量。其间设中剂量组。阴性对照组以受试物的溶剂代替受试物进行试验。阳性对照组常用阿司匹林(270 mg/kg 体重~280 mg/kg 体重)、敌枯双(1 mg/kg 体重)或维生素 A(40 000 IU)。对于实验室首次进行的动物品种或品系应设阳性对照组。为了保证试验方法的可靠性,每隔半年应用阳性对照物检查一次。

6.10.5 操作程序

6.10.5.1 将雌鼠和雄鼠按 1∶1 或 2∶1 的比例同笼饲养。每日晨观察阴栓(或阴道涂片)。查出阴栓或精子的当天定为孕期零天。如 5 d 内未交配,调换雌鼠。查出的孕鼠按上述随机分组,并进行称重和编号。

6.10.5.2 在大、小鼠孕期 6 d~15 d 期间,每天用灌胃法给予受试物。分别于孕期 0 d、6 d、10 d、15 d和 20 d 称重孕鼠,并根据体重调整受试物给予量。注意观察并记录孕鼠的毒性反应。

6.10.5.3　大鼠于孕期第 20 天，小鼠于孕期第 18 天，用颈椎脱臼法处死。剖腹，取出子宫称重，检查活胎、吸收胎、早期死胎和晚期死胎数。

6.10.5.4　逐个记录活胎鼠的性别、体重、身长和尾长。外观检查头面部、躯干部、四肢等有无畸形，诸如皮下出血、露脑、脑膨出、眼部畸形(无眼或开眼等)、鼻孔扩大、单鼻孔、唇裂、脊柱裂、四肢和尾畸形、肛门闭锁等。

6.10.5.5　每窝取约 1/2～2/3 活胎鼠，用眼科镊剥皮。取出内脏(注意勿拉断肋骨)，去掉后颈和两肩胛骨之间的脂肪块。将胎鼠放入茜素红溶液染色。当天摇动玻璃瓶 2 次～3 次。待骨骼染成红色时为止。将胎鼠换入透明液 A 中 1 d～2 d，换入透明液 B 中 2 d～3 d。待胎鼠骨骼已染红，而软组织的紫红色基本褪去，可换置甘油中。

6.10.5.6　将染好的标本连同甘油一并倒入含水平皿内，在解剖显微镜下，用透射光源，先观察胎鼠全身，然后逐步检查：

a)　头骨、胸骨、脊椎骨、肋骨和四肢等有无骨化不全、骨化迟缓和其他缺陷；
b)　观察脊椎骨有无缺失、融合、纵裂等畸形；
c)　观察胸骨的发育和数目，有无胸骨缺失等；
d)　检查肋骨有无融合肋、分叉肋、肋骨中断、缺肋、短肋、波状肋、多肋畸形等；
e)　最后检查四肢骨畸形。

6.10.5.7　每窝取约 1/3～1/2 活胎鼠浸入固定液 2 周，作内脏检查。将已固定的胎鼠用水冲净，仰放于石蜡板上。剪去四肢和尾，用刀片在头颈部常规共切 4 刀，再用剪刀剖开胸、腹腔。着重检查：

a)　有无裂舌、双叉舌、裂腭及眼、鼻和脑部的畸形；
b)　是否出现右位心、心脏过大、肺过大或过小等畸形；
c)　消化系统和泌尿生殖系统各器官的大小、形状以及位置；
d)　有无肾盂积水，双侧有无睾丸，以及子宫发育不全等畸形。

6.10.6　观察指标

6.10.6.1　主要观察动物畸胎出现率，同时观察其他指标，如着床数、活胎数、晚期死胎数、早期死亡数，以及活胎体重、身长、尾长等。

6.10.6.2　观察全部结果的剂量-反应关系，确定受试物的母体毒性、发育毒性及致畸性。求出受试物的最小致畸剂量和最大无致畸作用剂量。对致畸强度应以致畸指数表示。

6.10.6.3　按式(11)计算致畸指数：

$$\mathrm{TI}=\frac{\mathrm{LD}_{50}}{\mathrm{TD}_{\min}} \qquad \cdots\cdots(11)$$

式中：

TI　——致畸指数；

LD_{50} ——雌鼠 LD_{50}；

TD_{min}——最小致畸剂量。

6.10.7　评价规定

致畸指数小于或等于 10 为基本不致畸；10～100 为致畸；大于 100 为强致畸。

6.11　慢性毒性试验

6.11.1　目的

检测受试物长期染毒对实验动物所产生的毒性作用，确定其最小观察到有害作用剂量，最大未观察到有害作用剂量及毒性作用的靶器官。

6.11.2 实验动物

试验选用刚离乳的大鼠。在试验结束时,每个剂量组每种性别的动物应不少于10只。中间需要活杀动物检查时,应相应增加实验动物数量。

6.11.3 试验分组

将实验动物随机分在3个剂量组和1个阴性对照组。阴性对照组除不接触消毒剂外,其他与实验组相同,若在试验中对受试物使用溶剂或赋形剂时,阴性对照组应给予相应剂量的溶剂或赋形剂。试验剂量根据亚慢性试验结果选择。高剂量应引起明显的毒性效应甚至个别动物死亡,低剂量应不引起毒性效应。

6.11.4 操作程序

6.11.4.1 用灌胃法或将受试物掺入饲料或饮水中喂饲。掺入饲料的受试消毒剂的最高浓度一般不超过5%。饲料中受试消毒剂应定期监测,观察其均匀性和稳定性。

6.11.4.2 灌胃法每天给药1次。

6.11.4.3 前3个月每周称量体重,3个月后每月称1次体重,调整受试物灌胃量。如受试物掺入饲料,应定期称饲料消耗量。如受试物溶于饮水中喂饲,应记录动物的饮水量。

6.11.4.4 试验期限为一般为6个月,必要时可延长至2年。

6.11.5 观察指标

6.11.5.1 与亚慢性毒性试验基本相同,也可根据受试物对实验动物的亚慢性毒性作用和靶器官,可适当增加或更换一些针对性更强更灵敏的观察指标。

6.11.5.2 临床观察:观察中毒表现,体重前3个月每周1次,以后每月1次。

6.11.5.3 血液学检查:于试验的第3个月、第6个月及以后每半年进行1次血液学检查。

6.11.5.4 血液生化检查:检查时间同血液学检查。

6.11.5.5 病理学检查:包括如下内容:

a) 系统解剖:所有实验动物包括试验过程中死亡的动物都应进行完整的系统解剖和详尽的肉眼观察。肉眼可见的异常组织都应留样作进一步组织病理学检查。
b) 脏器重量:称取脑、肝、肾、脾和睾丸重量并计算脏器系数。
c) 组织学检查:对照组、高剂量组动物及系统解剖发现异常的组织均应作详尽的组织学检查。当高剂量组有异常发现时,其他剂量组才进行相应检查。检查脏器一般包括脑、心、肺、肝、脾、肾、胃、肠、肾上腺、甲状腺、垂体、睾丸(卵巢)和子宫等。

6.11.6 评价规定

比较各剂量组与对照组观察指标的变化。计算分析其剂量-反应关系,并确定受试物最小观察到有害剂量和最大未观察到有害作用剂量,及毒性作用靶器官。

6.12 致癌试验

6.12.1 目的

检测长期接触消毒剂后实验动物出现肿瘤的情况,评价其致癌性。也可将致癌试验和慢性毒性试验结合在一批动物中进行。

6.12.2 实验动物

以刚离乳的大鼠或小鼠进行试验。如与慢性毒性试验结合进行，通常选用大鼠。各剂量组和阴性对照组使用的有效动物数，至少雌雄各 50 只。如与慢性毒性结合进行，试验中间需要处死动物进行检查时，应相应增加实验动物数。

6.12.3 试验分组

实验动物分组按 6.11.3 的要求进行，一般设 3 个剂量组与 1 个阴性对照组。根据亚慢性试验结果选择剂量。最高剂量组为最大耐受剂量，可引起轻度毒性效应，但不能因肿瘤以外因素明显缩短其生命期限。最低剂量组应不影响动物正常的生长、发育和寿命，即不引起任何毒性效应。中间剂量处于最高和最低剂量之间。若在试验中对受试物使用溶剂或赋形剂时，阴性对照组应以相应的溶剂或赋形剂进行试验。

6.12.4 操作程序

6.12.4.1 将受试物灌胃或掺入饲料或饮水中喂饲。掺入饲料中的受试物最高浓度不应超过 5%。如用灌胃法，每天给药 1 次。

6.12.4.2 前 3 个月每周称体重，3 个月后每月称体重，并调整受试物的灌胃量。每周称饲料消耗量 1 次。若受试物溶于饮水中喂饲，应记录饮水量。试验期应包括动物正常寿命期的大部分时间，大鼠为 2 年以上，小鼠为 18 个月以上。

6.12.4.3 试验过程中，除观察一般临床症状外，着重观察动物的肿瘤发生情况。对每一肉眼可见或可触及的肿瘤，其出现的时间、部位、大小、外形和发展情况均应有记录。

6.12.4.4 凡在试验过程中死亡或濒死而提前处死，以及试验结束全部处死的动物，均应进行完整的尸检及系统的、全面的、详细的器官和组织的病理学检查。对肉眼可见肿瘤或可疑病变组织，对试验过程中死亡或濒死而提前处死的动物，高剂量组和对照组的全部动物，均应进行全面的病理组织学检查。如果高剂量组肿瘤、癌前病变或增生的发生率和阴性对照组者相比，差别有统计学意义时，则中、低剂量组所有动物的有关器官和组织均应进行病理组织学检查。若高剂量组存活动物数显著少于对照组或存在影响肿瘤发生的毒作用时，则中剂量组也应按上述高剂量组的要求进行系统检查。

6.12.4.5 若致癌试验和慢性毒性试验结合一起进行，还应按慢性毒性试验的要求，对有关指标进行观察和记录。

6.12.5 评价规定

6.12.5.1 肿瘤发生率

按式(12)计算肿瘤发生率：

$$TR = \frac{M}{n} \times 100\% \qquad \cdots\cdots(12)$$

式中：

TR ——肿瘤发生率，整个实验终了时瘤动物总数在有效动物总数中所占的比例，%；

M ——试验终了时患肿瘤动物数；

n ——有效动物数，最早出现肿瘤时的存活动物总数。

6.12.5.2 致癌试验阳性的判断标准

6.12.5.2.1 阴性对照组动物出现的一种或数种肿瘤，实验组均有发生且发生率超过前者。

6.12.5.2.2 实验组发生阴性对照组未有的肿瘤。

6.12.5.2.3 实验组肿瘤发生的时间早于阴性对照组者。

6.12.5.2.4 实验组每个动物的平均肿瘤数超过阴性对照组者。

6.12.5.3 致癌试验阴性结果的确立

假如动物试验规模为两种种属、两种性别,至少3个剂量,其中一个接近最大耐受剂量,每组动物至少50只,实验组肿瘤发生率与对照组无差异,则致癌试验结果为阴性。

6.12.5.4 试验报告

在结果报告中,应写明所发现肿瘤的部位、数量、性质、癌前病变、其他毒性效应,以及剂量-反应关系及统计学分析结果。

7 对消毒剂的安全性评价

7.1 对第一阶段毒理试验的评价

7.1.1 在急性经口毒性试验中,LD_{50}≥5 000 mg/kg 体重,消毒剂符合要求;对于稀释使用的消毒剂,当LD_{50}<5 000 mg/kg 体重时,则增做消毒剂最高应用浓度5倍溶液的急性经口毒性试验,如增做的实验结果LD_{50}>5 000 mg/kg 体重,消毒剂符合要求;否则,应增做消毒剂原形样品的亚急性经口毒性试验。

7.1.2 在急性吸入毒性试验中,LC_{50}≥10 000 mg/m^3,消毒剂符合要求;1 000 mg/m^3≤LC_{50}<10 000 mg/m^3时,在产品使用说明书中应增加警示;LC_{50}<1 000 mg/m^3 时,应放弃使用。

7.1.3 在皮肤刺激试验中,如结果为无刺激或仅具轻度刺激作用,消毒剂符合要求。

7.1.4 在急性眼刺激试验中,如对眼无刺激性或具有轻刺激性,消毒剂符合要求;否则,应放弃使用。

7.1.5 在阴道黏膜刺激试验中,如对阴道黏膜无刺激性或轻度刺激性,消毒剂符合要求;否则,应放弃使用。

7.1.6 在皮肤变态反应试验中,如对皮肤仅具有极轻度致敏作用,消毒剂符合要求;否则,应放弃使用。

7.2 对第二阶段毒理试验的评价

7.2.1 在亚急性试验中,如各剂量组均未观察到毒性作用,消毒剂符合要求;否则,根据实验的最小观察到有害作用剂量或最大未观察到有害作用剂量(以 mg/kg 计),在参考消毒剂的毒理作用特点和使用条件,是否放弃使用或再进行下阶段毒理试验,由专家评定。

7.2.2 对新消毒剂所进行的分别反映基因水平、体细胞染色体水平和性细胞染色体水平的3种类型致突变试验中,如有2种或3种类型试验结果为阳性,该消毒剂不符合要求应放弃。若仅1种类型试验为阳性,应再增做另一项同类型致突变试验,如结果为阴性,消毒剂符合要求;否则,该消毒剂亦应放弃使用。

7.2.3 对一般消毒剂的1项致突变试验中,如结果为阴性,消毒剂符合要求;如结果为阳性,应增做其他的2项致突变试验(包括反映基因水平和染色体水平各1项)。如果在这2项试验中结果均为阴性,消毒剂符合要求;如果还出现阳性结果,不符合要求,应放弃使用。

7.3 对第三阶段毒理试验的评价

在亚慢性毒性试验和(或)致畸胎试验中,如各剂量组均未观察到毒性作用,消毒剂符合要求;否则,是否放弃使用或增做下阶段毒理试验,由专家评定。

7.4 对第四阶段毒理试验的评价

如果在慢性毒性试验和(或)致癌试验中,结果未观察到毒性作用,消毒剂符合要求;否则,应放弃使用。

ICS 11.080
C 50

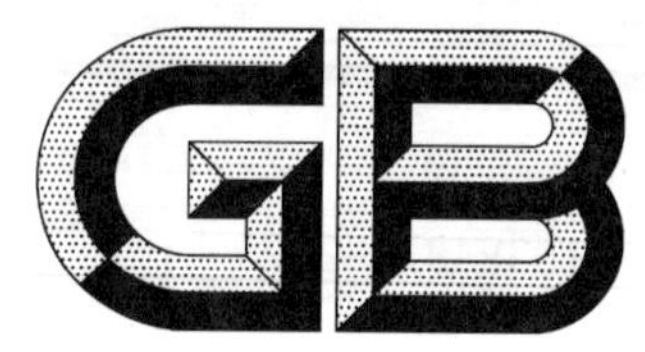

中华人民共和国国家标准

GB/T 38497—2020

内镜消毒效果评价方法

Evaluation method of endoscopic disinfection effect

2020-03-06 发布

2020-10-01 实施

国家市场监督管理总局
国家标准化管理委员会 发布

前　言

本标准按照 GB/T 1.1—2009 给出的规则起草。

本标准由中华人民共和国卫生健康委员会提出并归口。

本标准起草单位:江苏省疾病预防控制中心、中国疾病预防控制中心环境与健康相关产品安全所、山东省疾病预防控制中心、徐州市疾病预防控制中心、黑龙江省疾病预防控制中心。

本标准主要起草人:徐燕、王玲、张流波、戴彦臻、孙启华、沈瑾、罗亚、沈开成、刘铤、史绍毅、王嵬、崔树玉、李涛、吴晓松、褚宏亮、常桂秋、李炎、陈越英、林玲、邹辰明、李齐天、张伟。

内镜消毒效果评价方法

1 范围

本标准规定了用于内镜消毒的消毒剂和清洗消毒机(简称消毒机)的消毒效果的评价原则和试验方法。

本标准适用于内镜消毒的消毒剂和消毒机消毒效果的评价。

2 规范性引用文件

下列文件对于本文件的应用是必不可少的。凡是注日期的引用文件,仅注日期的版本适用于本文件。凡是不注日期的引用文件,其最新版本(包括所有的修改单)适用于本文件。

GB 28232 臭氧发生器安全与卫生标准

GB 28234 酸性氧化电位水生成器安全与卫生标准

GB/T 38502 消毒剂实验室杀菌效果检验方法

3 术语和定义

下列术语和定义适用于本文件。

3.1

内镜 endoscope

一种具有图像传感器、光学镜头、光源照明、机械装置等,可以经口腔进入胃内或经其他天然孔道进入体内的诊疗设备。

3.2

内镜消毒剂 endoscope disinfectant

用于内镜消毒并能达到消毒效果的化学制剂。

注:包括商品化的消毒剂与即产即用的消毒剂。

4 缩略语

下列缩略语适用于本文件。

CFU 菌落形成单位(Colony Forming Unit)

5 评价原则

5.1 检测要求

5.1.1 内镜消毒剂的消毒效果鉴定

应做实验室试验和模拟现场试验。

5.1.2 内镜消毒机的消毒效果鉴定

自产消毒剂的，应做实验室试验、模拟现场试验。

外带消毒剂的，消毒剂应符合我国消毒产品管理的相关规定，应进行实验室试验，试验结果应符合5.2.1.1 的要求，同时消毒机应做模拟现场试验。

5.2 评价指标

5.2.1 杀灭微生物指标

5.2.1.1 实验室试验杀灭微生物指标

实验室试验杀灭微生物指标见表 1。

表 1 实验室试验杀灭微生物指标

指示菌株	杀灭对数值
大肠杆菌(8099)	≥5.00
金黄色葡萄球菌(ATCC 6538)	≥5.00
铜绿假单胞菌(ATCC 15442)	≥5.00
白色念珠菌(ATCC 10231)	≥4.00
龟分枝杆菌脓肿亚种(ATCC 19977)	≥4.00
脊髓灰质炎病毒Ⅰ型(PV-Ⅰ)疫苗株	≥4.00
枯草杆菌黑色变种芽孢(ATCC 9372)	≥5.00
不标注杀灭芽孢，可不做枯草杆菌黑色变种芽孢杀灭试验。 已做枯草杆菌黑色变种芽孢杀灭试验，可不做其他微生物杀灭试验，除非有特别要求。 试验均为悬液定量杀菌试验。	

5.2.1.2 模拟现场试验杀灭微生物指标

模拟现场试验杀灭微生物指标见表 2。

表 2 模拟现场试验杀灭微生物指标

指示菌株	杀灭对数值
铜绿假单胞菌(ATCC 15442)	≥5.00
龟分枝杆菌脓肿亚种(ATCC 19977)	≥4.00
枯草杆菌黑色变种芽孢(ATCC 9372)	≥3.00
标注杀灭芽孢，应做铜绿假单胞菌和枯草杆菌黑色变种芽孢杀灭试验。 不标注杀灭芽孢，应做铜绿假单胞菌和龟分枝杆菌杀灭试验。	

5.2.2 酸性氧化电位水和臭氧消毒的消毒效果评价

酸性氧化电位水和臭氧用于内镜消毒时，其消毒效果评价应分别按照 GB 28234、GB 28232 的规定。

5.3 结果判定

5.3.1 消毒剂合格判定标准

在消毒剂、消毒机说明书中的最短作用时间、最低作用浓度、最低温度下，实验室试验、模拟现场试验结果均应符合5.2.1.1、5.2.1.2的要求；连续使用模拟试验按说明书中的使用方法连续使用最长时间及最多次数后，实验室试验结果应符合5.2.1.1的要求。

5.3.2 消毒机合格判定标准

5.3.2.1 自产消毒剂的消毒机

在消毒剂、消毒机说明书中的最短作用时间、最低作用浓度、最低温度下，实验室试验、模拟现场试验结果均应符合5.2.1.1、5.2.1.2的要求。

5.3.2.2 外带消毒剂的消毒机

在消毒剂、消毒机说明书中的最短作用时间、最低作用浓度、最低温度下，消毒剂应符合我国相关规定，应符合5.2.1.1的要求；消毒机应做模拟现场试验，应符合5.2.1.2的要求。连续使用模拟试验按说明书中的使用方法连续使用最长时间及最多次数后，实验室试验结果应符合5.2.1.1的要求。

6 试验方法

6.1 实验室试验

6.1.1 试剂、培养基、器材

6.1.1.1 实验菌种

金黄色葡萄球菌(ATCC 6538)、龟分枝杆菌脓肿亚种(ATCC 19977)、大肠杆菌(8099)、铜绿假单胞菌(ATCC 15442)、枯草杆菌黑色变种(ATCC 9372)、脊髓灰质炎病毒Ⅰ型(PV-Ⅰ)疫苗株，根据消毒剂特定用途或试验特殊需要，可增选其他菌株。

6.1.1.2 试验器材

0.3%牛血清白蛋白、中和剂，恒温培养箱、Ⅱ级生物安全柜等。

6.1.2 中和剂鉴定试验

按GB/T 38502规定进行。

6.1.3 定量杀灭试验

按GB/T 38502规定进行。

6.1.4 病毒灭活试验

按GB/T 38502规定进行。

6.2 模拟现场试验

6.2.1 试验器材

6.2.1.1 试验菌株：铜绿假单胞菌(ATCC 15442)、枯草杆菌黑色变种芽孢(ATCC 9372)和龟分枝杆菌

脓肿亚种(ATCC 19977);根据特定用途或试验特殊需要,可增选其他菌株。

6.2.1.2 消毒剂、中和剂、稀释液:胰蛋白胨生理盐水溶液(TPS)、0.3%牛血清白蛋白等。

6.2.1.3 模拟内镜:聚四氟乙烯管,外径 10 mm,内径 6 mm,总长度 2 000 mm,分别在 50 mm、1 000 mm、1 950 mm 处剪断,共分为 4 截。其内壁能与载体外壁紧密相套连接。

6.2.1.4 载体:聚四氟乙烯管(外径 6 mm,内径 4 mm,长度 30 mm)经脱脂处理高压灭菌后备用。

6.2.1.5 蠕动泵:可调节流速,有单个或多个通道,驱动器转速在 1 r/min～100 r/min。

6.2.2 试验步骤

6.2.2.1 染菌载体的制备

取 0.02 mL 芽孢液/菌悬液滴染于聚四氟乙烯管载体内壁,涂抹均匀,置 37 ℃培养箱中干燥 30 min 备用。

6.2.2.2 染菌模拟内镜的制备

试验时,先将模拟内镜体在 50 mm、1 000 mm 和 1 950 mm 处剪开,取染菌载体分别连接在 50 mm、1 000 mm 和 1 950 mm 处,将染菌载体分别连接在灭菌后的模拟内镜 50 mm、1 000 mm 和 1 950 mm 处,连接处用封口膜密封。

6.2.2.3 清洗消毒程序

6.2.2.3.1 浸泡消毒程序

将染菌模拟内镜完全浸没在消毒剂中,染菌模拟内镜一端与蠕动泵连接,以 0.1 L/min～0.2 L/min 的流速,进行流动浸泡消毒,按消毒剂使用说明书的规定浸泡至作用时间。

6.2.2.3.2 机械自动清洗程序

将模拟内镜体装放于清洗消毒机内规定的位置,按照供应商提供的说明书规定的程序运行。

6.2.2.4 细菌菌落计数

消毒处理完毕后,用灭菌镊子将染菌载体取出,分别置于含有 10 mL 中和剂溶液的试管内,敲打 200 次,分别吸取洗脱液 1.0 mL 接种平皿,每份样本接种两个平皿。

阳性对照组,取 2 个染菌载体,放置室温环境中,不做消毒处理,待试验组处理至最长作用时间,将染菌载体置于含有 10 mL 中和剂溶液的试管中,敲打 200 次,用稀释液做 10 倍系列稀释,选适宜稀释度的悬液,分别吸取 1.0 mL 接种平皿,每份样本接种两个平皿。同时分别吸取试验用中和剂和稀释液各 1.0 mL 接种平皿,每份样本接种两个平皿,作为阴性对照组。各组接种平皿后,倾注 15 mL～20 mL TSA(胰蛋白胨大豆琼脂培养基),待凝固后,置 37 ℃培养箱内,细菌芽孢培养 72 h,细菌培养 48 h,计数菌落数,试验重复 3 次。计算杀灭对数值。

6.2.3 结果判定

内镜清洗消毒机模拟现场消毒时,在规定的作用时间内,3 次试验均达合格要求,阳性对照组有菌生长,阴性对照组无菌生长,且铜绿假单胞菌回收的菌落数达 1×10^{7} CFU/载体～5×10^{7} CFU/载体,枯草杆菌黑色变种芽孢、龟分枝杆菌脓肿亚种的回收的菌落数达 1×10^{6} CFU/载体～5×10^{6} CFU/载体。试验重复 3 次,计算各组的活菌浓度(CFU/载体),并换算为对数值,然后按公式(1)计算杀灭对数值:

$$KL = N_{o} - N_{x} \qquad \cdots\cdots(1)$$

式中：

KL ——杀灭对数值；

N_o ——对照组平均活菌浓度的对数值；

N_x ——试验组平均活菌浓度的对数值。

6.3 连续使用模拟试验

每天将3条模拟内镜浸泡于按产品说明书规定的足够量的消毒液中，取出模拟内镜，洗净晾干，连续浸泡至说明书规定最长时间及最多次数后进行杀灭微生物(选用抵抗力最强的)试验。试验按照6.2进行。试验重复3次。

ICS 11.080
C 50

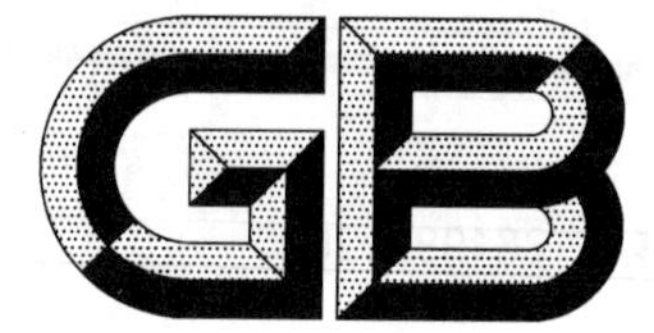

中华人民共和国国家标准

GB/T 38498—2020

消毒剂金属腐蚀性评价方法

Evaluation method for determining metal corrosion of disinfectant

2020-03-06 发布

2020-10-01 实施

国家市场监督管理总局
国家标准化管理委员会 发布

前　言

本标准按照 GB/T 1.1—2009 给出的规则起草。

本标准由中华人民共和国国家卫生健康委员会提出并归口。

本标准起草单位：上海市疾病预防控制中心、中国疾病预防控制中心、国家卫生健康委卫生健康监督中心、解放军疾病预防控制中心、江苏省疾病预防控制中心。

本标准主要起草人：朱仁义、陈泰尧、张流波、谷京宇、魏秋华、徐燕、田靓、李炎、沈瑾、孙惠惠、李德峰、孙文胜、吴予奇。

消毒剂金属腐蚀性评价方法

1 范围

本标准规定了气溶胶喷雾、超声雾化、汽化、气体、常量喷雾、擦拭、浸泡或冲洗消毒条件下消毒剂、消毒器械对金属腐蚀性的评价方法。

本标准适用于在消毒过程中与各类金属和合金材料接触的消毒剂及利用化学因子消毒的消毒器械,对金属腐蚀性的评价。

2 规范性引用文件

下列文件对于本文件的应用是必不可少的。凡是注日期的引用文件,仅注日期的版本适用于本文件。凡是不注日期的引用文件,其最新版本(包括所有的修改单)适用于本文件。

GB/T 700 碳素结构钢

GB/T 1173 铸造铝合金

GB/T 1175 铸造锌合金

GB/T 1176 铸造铜及铜合金

GB/T 1220 不锈钢棒

GB/T 2481.1 固结磨具用磨料 粒度组成的检测和标记 第1部分:粗磨粒 F4～F220

3 术语和定义

下列术语和定义适用于本文件。

3.1

腐蚀 corrosion

金属与环境间通过物理-化学相互作用使金属的性能发生变化的过程。

3.2

腐蚀速率 corrosion rate

R

单位时间内金属因消毒因子腐蚀而引起的变化。

4 评价原则

4.1 金属腐蚀性试验方法选择

4.1.1 应根据消毒剂或消毒器械消毒的对象及环境,选择相应的金属或合金材料进行腐蚀性试验。无特定使用对象的,应对常用的碳钢、铝、铜和不锈钢材料进行测试。

4.1.2 根据化学消毒方式选择相应的金属腐蚀性试验方法,见表1。

表 1　金属腐蚀性试验方法

<table>
<tr><th colspan="2">试验方法</th><th colspan="2">适用消毒方式</th></tr>
<tr><td rowspan="2">气雾腐蚀性试验</td><td>气雾柜(1 m³)</td><td rowspan="2">气溶胶喷雾、超声雾化、汽化或气体消毒</td><td>气溶胶喷雾的化学消毒剂</td></tr>
<tr><td>气雾室(20 m³)</td><td>a)　气溶胶喷雾的化学消毒剂
b)　消毒器械和采用超声雾化、汽化(干雾)或气体消毒的化学消毒剂[a]</td></tr>
<tr><td rowspan="2">全浸腐蚀性试验</td><td>连续冲洗法</td><td rowspan="2">常量喷雾、擦拭、浸泡或冲洗消毒</td><td>由发生器产生易挥发、低浓度的臭氧水、二氧化氯水和氧化电位水等,说明书上注明为冲洗方法时</td></tr>
<tr><td>浸泡法</td><td>由化学消毒剂配制的消毒液或发生器产生的消毒液使用非冲洗方法时</td></tr>
<tr><td colspan="4">[a] 配合超声雾化、汽化(干雾)或气体器械进行消毒的化学消毒剂,应选择与空气消毒效果鉴定试验相同的器械,相应设备由厂家提供。</td></tr>
</table>

4.2　腐蚀性分级标准

根据金属腐蚀速率将消毒剂金属腐蚀性划分为 4 个腐蚀等级,见表 2。

表 2　消毒剂金属腐蚀性分级

腐蚀速率(R)/(mm/a)	级别
＜0.010 0	基本无腐蚀
0.010 0～＜0.100 0	轻度腐蚀
0.100 0～＜1.000 0	中度腐蚀
≥1.000 0	重度腐蚀

5　试验方法

5.1　主要试验器材

5.1.1　金属和合金材料试样

5.1.1.1　外观要求

圆形,直径 24.00 mm,厚 1.0 mm,穿一直径为 2.0 mm 小孔,表面积总值约为 9.80 cm^2(包括上、下、周边表面与小孔侧面)。

5.1.1.2　材料及品质要求

5.1.1.2.1　碳钢应符合 GB/T 700 的要求。碳钢易氧化生锈,应保存于油中。

5.1.1.2.2　铜应符合 GB/T 1176 的要求。

5.1.1.2.3　铝应符合 GB/T 1173 的要求。

5.1.1.2.4 不锈钢应符合 GB/T 1220 的要求。

5.1.1.2.5 锌应符合 GB/T 1175 的要求。

5.1.1.3 选用要求

5.1.1.3.1 所用金属片大小、厚薄(规格)应一致,表面应磨光。

5.1.1.3.2 金属试样仅可使用一次,不应影响试验的准确性。

5.1.2 砂纸

去金属氧化层的砂纸为 120 号粒度水砂纸,砂纸应符合 GB/T 2481.1 的要求。每张砂纸只能磨一种金属材料。

5.1.3 试验用水

试验中的稀释、清洗用水电导率应小于或等于 5.1 μS/cm(25 ℃)。

5.1.4 称量器具

称量用的分析天平精度为 0.1 mg。

5.1.5 浸泡容器

玻璃制,带盖,容积为 800 mL～1 000 mL。

5.1.6 超声波清洗机

带加温装置。

5.1.7 喷雾装置

包括空气压缩机、压力表、气体流量计、气溶胶喷雾器等。喷出的气溶胶微粒 90%以上直径应在 1 μm～10 μm 之间。

5.1.8 其他试验器材

恒温干燥箱、干燥器、游标卡尺、软毛刷、橡皮器具等。

5.2 试样的处理和测量

5.2.1 试样的前处理

在有表面活性作用的清洁剂中浸泡 10 min,充分去油,洗净,或用氧化镁糊剂涂抹除油后洗净。以 120 号粒度水砂纸磨去金属片两面和周边表面的氧化层(在同一张砂纸上只能磨同一种材料的试样),再用纯化水冲净。用无水丙酮或无水乙醇再次脱脂。置 50 ℃恒温箱中干燥 1 h,用塑料镊子取出储存于干燥器内,放置室温后再用游标卡尺测量表面积和天平称重,备用。

5.2.2 试验后试样的处理

5.2.2.1 试样作用到规定时间后,取出金属片,先用纯化水冲洗,再用软毛刷或橡皮器具去除腐蚀产物,并应按下列化学方法配合超声波清洗机清除,以便彻底去除腐蚀物。

a) 铜片:在室温下浸泡于盐酸溶液(500 mL 36%～38%盐酸,加纯化水至 1 000 mL,盐酸密度为 1.19 g·cm^{-3})中 1 min～3 min;

b) 碳钢片:浸泡于 75 ℃～90 ℃柠檬酸铵溶液(200 g 柠檬酸铵加纯化水至 1 000 mL)中 20 min;

c) 铝片:在室温下浸泡于硝酸溶液(66%～68%硝酸 100 mL 加纯化水至 1 000 mL,硝酸密度为 1.42 $g \cdot cm^{-3}$)中 1 min～5 min;

d) 不锈钢:浸泡于 60 ℃硝酸溶液(66%～68%硝酸 100 mL 加纯化水至 1 000 mL,硝酸密度为 1.42 $g \cdot cm^{-3}$)中 20 min;

e) 锌:浸泡于 70 ℃氯化铵溶液(100 g 氯化铵加纯化水配制成 1 000 mL 溶液)中 2 min～5 min。

5.2.2.2 金属试样除去腐蚀产物并清洗后,用粗滤纸吸干水分,置于垫有滤纸的平皿中,放入 50 ℃温箱,干燥 1 h,用塑料镊子夹取,取出储存于干燥器内,放置室温后再称重。

5.2.3 试样测量

5.2.3.1 用游标卡尺测量试验前试样的直径、厚度、孔径(精确至 0.1 mm),计算试样表面积总值。

5.2.3.2 用分析天平分别对试验前和试验清洗后的试样称重,将天平调零,每个金属片称重 3 次,精确至 0.1 mg,取其平均值分别作为试验前和试验后的重量。

5.2.3.3 在进行测量尺寸、称重等操作时,应戴洁净手套,使用的测量工具应干净无油污,用塑料镊子夹取样片,手不可直接接触试样。

5.3 气雾腐蚀性试验

5.3.1 试验设备

相邻的一对气雾柜(1 m^3)或气雾室(20 m^3),一个用于试验,一个用于对照。一对气雾柜或气雾室所处环境(包括温度、湿度、光照、密闭性和通风条件等)应一致。柜(或室)宜以不锈钢或铝合金和玻璃构建。应安装温度和湿度调节装置以及通风机装置和相应管道。

5.3.2 试样放置

5.3.2.1 3 片试样沿气雾柜或气雾室一条对角边的内、中、外等距离依次悬挂,在气雾柜内的悬挂高度为试样在气雾柜高度中央位置,在气雾室内的悬挂高度为试样离地 0.8 m～1.2 m 位置。试验组和对照组的摆放方式和位置应相同。

5.3.2.2 试样放置的位置其测试表面不应直接受到喷雾。

5.3.2.3 试样支架应由惰性非金属材料制成,如玻璃、塑料或有涂层的木制品。悬挂试样的材料应使用人造纤维、棉纤维或其他惰性绝缘材料。试样支架材质和悬挂试样的材料应对消毒液和试样呈惰性,悬挂试样的材料与试样的接触面积应尽可能小。

5.3.3 试验步骤

5.3.3.1 同时调节两个气雾柜(或室)的温度、相对湿度至试验要求的温度(20 ℃～25 ℃)和相对湿度(70%～80%)。

5.3.3.2 按 5.3.2 的要求放置试验组和对照组的试样。

5.3.3.3 试验组根据气雾柜(或室)的体积按照消毒剂产品使用说明书(浓度和使用量)和循环次数配制所需消毒液,根据喷雾装置流量计算喷雾时间;消毒机器按照使用说明书和循环次数调节参数,设定开机时间。如使用配制消毒液不稳定的消毒剂,如氧化类,应当天使用当天配制。

5.3.3.4 将喷雾装置或消毒机器和通风装置连接至智能定时插座或开关,根据每个循环时间(循环时间为喷雾或开机时间、消毒时间和消毒后 30 min 通风时间总和)和 45 次循环设定智能定时插座或开关。开启开关,进行循环处理试样。

5.3.3.5 循环结束后,取出金属片,按 5.2.2 和 5.2.3 分别进行试样清洗和称重。

5.3.3.6 在整个试验期间，试验不应中断。当需要中断试验时间较长时，应同时将试验组和对照组的被测试样从气雾柜(或室)中取出，并按照试验完成后处理试样的相同方式进行试样处理，处理完毕后保存在干燥器中直至试验恢复。

5.3.4 试验对照

对照组除用试验用水代替消毒液或消毒机关闭消毒因子外，其余试验步骤和过程均与试验组相同。循环结束后，取出金属片，随同试验组试样用相同方法进行清洗、化学处理、水冲洗、干燥、称重，并计算其平均失重值。

5.4 全浸腐蚀性试验

5.4.1 消毒液更换

易挥发或有效成分不稳定的消毒剂，如二氧化氯、酸性电位水和氧化类消毒剂等，用于浸泡试样的消毒液每天更换 1 次。更换消毒液时，操作应迅速，不应使试样暴露空气中过久。有效成分稳定的消毒剂，如胍类、酚类、季铵盐类、醛类等，用于浸泡试样的消毒液无需更换。

5.4.2 试验步骤

5.4.2.1 浸泡法：按消毒剂最高使用浓度配制试验用消毒液，用以浸泡试验试样。浸泡时，每一金属片需浸泡在至少 200 mL 消毒液中。

5.4.2.2 连续冲洗法：将发生器消毒因子调到最高浓度，将出液管(非金属制)插入浸泡容器底部，打开发生器，调节流量，使得消毒液不断溢出而试样金属片不明显摆动。

5.4.2.3 一个容器盛的消毒液只能浸泡或冲洗同一种金属。

5.4.2.4 金属试样用塑料线系以标签，注明编号和日期，悬挂于消毒液中。连续浸泡或冲洗 72 h。

5.4.2.5 每种金属每次试验放置 3 片试样。浸泡或冲洗时，若同种金属每一试样相隔 1 cm 以上，可在同一容器内(浸泡法含 600 mL 消毒液)进行。

5.4.2.6 浸泡或冲洗到规定时间后，取出金属片，按 5.2.2 和 5.2.3 分别进行试样清洗和称重。

5.4.3 试验对照

对照组试样按与试验组完全相同的程序(表面处理、清洗、称重等)处理后，在不含消毒因子的纯化水中连续浸泡或冲洗 72 h。浸泡或冲洗到规定时间后，取出金属片，随同试验组试样用相同方法进行清洗、化学处理、水冲洗、干燥、称重，并计算其平均失重值。

6 金属腐蚀速率计算和报告

6.1 采用腐蚀速率作为试验结果的表达形式。

6.2 腐蚀速率的计算见式(1)：

$$R=\frac{8.76\times 10^{7}\times (m-m_{t}-m_{k})}{S\times T\times D} \qquad \cdots\cdots (1)$$

式中：

R ——腐蚀速率，单位为毫米每年(mm/a)；

m ——试验前金属片平均质量，单位为克(g)；

m_t——试验后金属片平均质量，单位为克(g)；

m_k——对照组试样平均失重值，单位为克(g)；

S ——金属片的表面积总值，单位为平方厘米(cm^2)；

T ——试验时间，单位为小时(h)；

D ——为金属材料密度，单位为千克每立方米(kg/m^3)。

腐蚀速率按所试验的全部平行试样的平均值进行评价。当某个平行试样的腐蚀速率与平均值的相对偏差超过10%时，应取新的试样作重复试验，用第二次试验结果进行计算与评价。当再次不符合要求时，则应以两次试验全部试样的平均值进行评价。

6.3 报告其结果时，应对试验后金属试样的外观变化(如锈蚀感官、色泽变化)等现象进行描述。

ICS 11.080
C 50

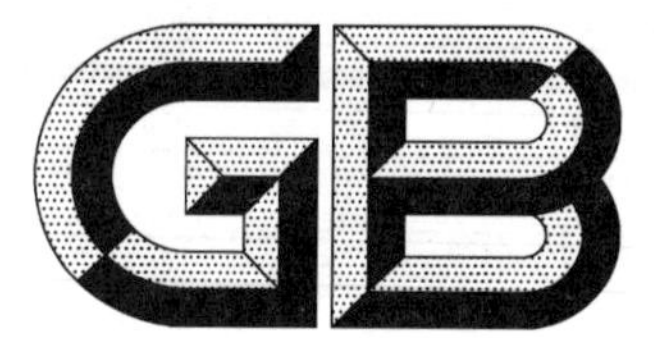

中华人民共和国国家标准

GB/T 38499—2020

消毒剂稳定性评价方法

Evaluation method for stability of disinfectant

2020-03-06 发布 2020-10-01 实施

国家市场监督管理总局
国家标准化管理委员会 发布

前　言

本标准按照 GB/T 1.1—2009 给出的规则起草。

本标准由中华人民共和国国家卫生健康委员会提出并归口。

本标准起草单位：中国疾病预防控制中心环境与健康相关产品安全所、国家卫生健康委卫生健康监督中心、黑龙江省疾病预防控制中心、广东省疾病预防控制中心。

本标准主要起草人：李新武、班海群、孙守红、林玲、林锦炎、钟昱文、段弘扬、李炎、沈瑾、朱亭亭、周海林、朱汉泉、孙文胜、宋恒志、戴彦榛、吴耀举、高雪、王裕荣。

消毒剂稳定性评价方法

1　范围

本标准规定了消毒剂保存稳定性评价的基本要求、试验分类、检测与评价要求和方法。

本标准适用于对各类消毒剂保存稳定性的评价。

本标准不适用于消毒剂开瓶后或活化后的保存稳定性评价。

2　规范性引用文件

下列文件对于本文件的应用是必不可少的。凡是注日期的引用文件，仅注日期的版本适用于本文件。凡是不注日期的引用文件，其最新版本(包括所有的修改单)适用于本文件。

消毒技术规范(2002 年版)[1)]

3　术语和定义

下列术语和定义适用于本文件。

3.1

有效期　shelf life

在规定存放条件下，能保证消毒剂稳定性符合要求的期限。

3.2

稳定性　stability

消毒剂经规定条件存放后能继续有效使用的能力。

注：常通过测定杀灭微生物的有效成分含量或杀灭微生物能力的变化来确定其保存稳定性。

3.3

定型包装消毒剂　packing disinfectant

消毒剂包装的材质和封装条件与上市产品一致的包装产品。

3.4

加速试验　accelerated storage test

通过加温、加湿、光照等超常条件，加速消毒剂的化学和物理变化，缩短试验的留观时间，以推测其稳定性结果的方法。

3.5

长期试验　long term storage test

消毒剂在规定条件[温度 25 ℃±2 ℃、相对湿度(60±10)%或温度 30 ℃±2 ℃、相对湿度(65±5)%]或说明书标注的保存条件存放后，测定其稳定性的方法。

3.6

强光照射试验　intense light test

针对新活性成分产品，消毒剂经规定的光照条件照射后，测定其稳定性的方法。

---

1)　该文件由原中华人民共和国卫生部发布。

3.7

照度 illuminance

照射到表面一点处面元上的光通量除以该面元的面积。

注：单位为勒克斯(lx)(1 lx=1 lm/m²)。

3.8

有效成分 active ingredient

在消毒剂配方中，对病原微生物具有杀灭作用的物质。

4 基本要求

4.1 待测样品的要求

4.1.1 待测样品应为包装完整的同一产品3个批次。

4.1.2 待测样品应是批量生产的定型包装消毒剂产品，若产品为试验条件受限制的大桶包装，应改用模拟小包装，其包装材质和封装条件应与大桶包装的内包装一致。

4.2 仪器设备的要求

4.2.1 恒温恒湿箱：温度波动应控制在设定温度±2 ℃范围内，相对湿度波动应控制在设定相对湿度±5%范围内。

4.2.2 光照试验箱：温度波动应控制在设定温度±2 ℃范围内，相对湿度波动应控制在±5%范围内，照度应能达到4 500 lx±500 lx。

5 试验分类

5.1 稳定性试验按存放条件分为加速试验、长期试验和强光照射试验。

5.2 可使用加速试验初步确定产品有效期，作为上市销售的依据。

5.3 长期试验结果作为消毒剂实际有效期的最终依据，如产品通过了加速试验，但未通过相应的长期试验，应按实际长期试验的结果确定有效期；如产品未通过加速试验，但通过了相应的长期试验，按长期试验测定结果确定有效期。

5.4 采样新原料作为消毒剂有效成分的，应进行强光照射试验，由该试验证明为对光不稳定的消毒剂应采用避光包装。

6 检测与评价要求

6.1 稳定性试验按测定方法分为化学法和微生物法。

6.2 测定消毒剂稳定性时首选化学法测定有效成分含量的变化，也可采用微生物法。

6.3 在应用化学法时，不稳定的如过氧乙酸、过氧化氢、二氧化氯、次氯酸钠等消毒剂有效成分含量下降率应≤15%，其他类消毒剂有效成分含量下降率应≤10%，且存放后有效成分含量均不应低于产品企业标准规定含量的下限值。

6.4 在应用微生物法时，存放前后对微生物杀灭效果应无明显变化。杀灭微生物效果无明显变化是指，对只使用原液的消毒剂，存放后对微生物的杀灭效果能保持消毒合格水平以上者；对需稀释后使用的消毒剂，存放后杀灭微生物达到消毒合格所需的最短时间小于或等于存放前杀灭相同微生物达到消毒合格所需最短时间者。

6.5 除测定有效成分含量或杀灭微生物效果外，还应观察记录消毒剂有无颜色变化；并且对液体消毒剂应观察记录有无沉淀或悬浮物产生，对片剂应观察记录外观性状是否完好。性状变化的记录应写进检测报告。物理性状变化应符合产品企业标准要求。

7 检测与评价方法

7.1 加速试验

7.1.1 存放方法

不同保存条件下消毒剂有效期的预测见表1。

表1 不同保存条件下消毒剂有效期的预测

保存条件	保存时间	有效期
54 ℃±2 ℃	14 d	12个月
37 ℃±2 ℃	90 d	24个月
40 ℃～45 ℃	180 d	36个月
35 ℃～40 ℃	270 d	36个月
固体消毒剂要求相对湿度75%±5%，液体消毒剂可不要求相对湿度。		

7.1.2 检测方法

按化学法分别测定存放前、后消毒剂有效成分含量，或按微生物法分别测定存放前、后消毒剂杀灭微生物能力。

7.1.3 评价方法

7.1.3.1 有效成分含量或杀灭微生物能力符合6.3或6.4的要求时，按表1初步确定产品有效期。

7.1.3.2 在加速试验条件下，消毒剂的有效成分含量不符合6.3的要求或杀灭微生物能力不符合6.4的要求时，该消毒剂的有效期暂不作确定，应按长期试验的方法进行试验，以确定有效期。

7.2 长期试验

7.2.1 存放方法

将待测样品置温度25 ℃±2 ℃、相对湿度(60±10)%或温度30 ℃±2 ℃、相对湿度65%±5%恒温恒湿箱内或说明书标注的保存条件下，存放12个月(对溶液或混悬液等液体消毒剂可不要求相对湿度)。12个月后仍需继续观察者，可存放至观察结束。采用温度25 ℃±2 ℃或30 ℃±2 ℃存放条件，由企业自己决定，如采用25 ℃±2 ℃存放条件，应在产品标签和说明书上加注“避免高温”或“于阴凉处保存”等说明性文字。

7.2.2 检测方法

分别于存放前和存放后第3、6、9和第12个月，按化学法分别测定存放前、后消毒剂有效成分含量，或按微生物法分别测定存放前、后消毒剂杀灭微生物能力。如于 12 个月后仍需继续观察时，分别于存放至第 18 和 24 个月及以后每隔 12 个月取样进行检测，直至有效成分含量或杀灭微生物能力低于相关标准要求。

7.2.3 评价方法

以有效成分含量符合 6.3 或杀灭微生物能力符合 6.4 要求的最长存放时间确定消毒剂的有效期。

7.3 强光照射试验

7.3.1 存放方法

分别将 3 个批次待测固体样品或其原料置于敞口培养皿中，厚度≤5 mm，对液体待测样品置于 250 mL 的无色透明磨口瓶内，装量宜为磨口瓶容量的 80%，将盖子盖紧，然后放置于强光照试验箱中，在照度为 4 500 lx±500 lx、温度为 25 ℃±2 ℃、相对湿度为(60±10)%的条件下存放 10 d。

7.3.2 检测方法

按化学法分别测定存放前、后消毒剂有效成分含量，或按微生物法分别测定存放前、后消毒剂杀灭微生物能力。

7.3.3 评价方法

经强光照射后，有效成分含量不符合 6.3 的要求或杀灭微生物能力不符合 6.4 的要求时，为光不稳定消毒剂。

7.4 化学法

7.4.1 可按照《消毒技术规范》(2002 年版)中 2.2 等方法测定各种消毒剂有效成分含量。

7.4.2 每批次待测样品各测 1 份样品，每份样品重复测 2 次，取其平均值作为该批次样品有效成分含量。按式(1)计算 3 个批次待测样品批间相对平均偏差。若批间相对平均偏差≤5%，取 3 个批次的平均值作为判定依据；若批间相对平均偏差>5%，则以平均偏差最大者作为判定依据。

$$\mathrm{RAD}=\frac{\sum_{i=1}^{n}|\bar{x}-x_n|}{n\times\bar{x}}\times 100\% \qquad \cdots\cdots(1)$$

式中：

RAD——相对平均偏差，%；

$\bar{x}$ ——n 个批次样品有效成分含量的平均值；

x_n ——第 n 个批次样品的有效成分含量；

n ——样品批次，$n=3$。

7.4.3 有效成分含量无国家和行业检验方法者，可按企业标准执行。

7.5 微生物法

7.5.1 将按规定方法存放的 3 个批次待测样品等量混合后取样，按《消毒技术规范》(2002 年版)中 2.1 的方法检测各种消毒剂杀灭微生物能力。

7.5.2 在杀灭微生物试验中，所用指标微生物应为使用说明书中拟杀灭微生物中抗力最强者。

7.5.3 对只使用原液进行消毒的消毒剂,存放后,仍用消毒剂原液进行杀灭微生物试验;对稀释后进行消毒的消毒剂进行杀灭微生物试验,存放前后的稀释倍数应相同。

7.5.4 存放后杀灭微生物试验的作用时间及其他试验条件均应与存放前杀灭微生物试验相同。

ICS 11.080
C 50

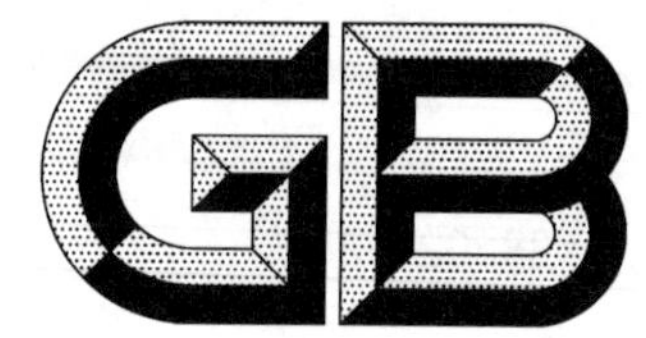

中华人民共和国国家标准

GB/T 38502—2020

消毒剂实验室杀菌效果检验方法

Test method for bactericidal effect of disinfectant in laboratory

2020-03-06 发布　　　　2020-10-01 实施

国家市场监督管理总局
国家标准化管理委员会　发布

前　　言

本标准按照 GB/T 1.1—2009 给出的规则起草。

本标准由中华人民共和国国家卫生健康委员会提出并归口。

本标准起草单位：中国疾病预防控制中心环境与健康相关产品安全所、解放军疾病预防控制所、江苏省疾病预防控制中心、湖南省疾病预防控制中心、山东省疾病预防控制中心、黑龙江省疾病预防控制中心、福建省疾病预防控制中心。

本标准主要起草人：张流波、李新武、姚楚水、张文福、吴晓松、陈贵秋、杨彬、林玲、林立旺、李涛、赵斌秀、沈瑾、段弘扬。

消毒剂实验室杀菌效果检验方法

1 范围

本标准规定了消毒剂实验室杀菌效果检验的术语和定义、基本要求以及消毒与灭菌效果试验方法。

本标准适用于各种消毒剂实验室杀菌效果的检验和评价。

2 规范性引用文件

下列文件对于本文件的应用是必不可少的。凡是注日期的引用文件，仅注日期的版本适用于本文件。凡是不注日期的引用文件，其最新版本(包括所有的修改单)适用于本文件。

GB 19489 实验室 生物安全通用要求

3 术语和定义

下列术语和定义适用于本文件。

3.1

消毒剂 disinfectant

用于杀灭传播媒介上的微生物使其达到消毒或灭菌要求的制剂。

3.2

中和剂 neutralizer

在微生物杀灭试验中，用以消除试验微生物与消毒剂的混悬液中和微生物表面上残留的消毒剂，使其失去对微生物抑制和杀灭作用的试剂。

3.3

中和产物 product of neutralization

中和剂与消毒剂作用后的产物。

3.4

菌落形成单位 colony forming unit;CFU

在活菌培养计数时，由单个菌体或聚集成团的多个菌体在固体培养基上生长繁殖所形成的集落，以其表达活菌的数量。

3.5

杀灭对数值 killing log value

消毒前后微生物减少的对数值。

3.6

载体 carrier

试验微生物的支持物。

4 基本要求

4.1 实验室及人员要求

实验室及人员要求见附录 A。

4.2 消毒试验要求

4.2.1 检测要求

检测要求包括以下几点：

a) 实验室试验以悬液定量试验为主，试验应重复3次。对不适宜用悬液定量试验评价的消毒剂，如黏稠的消毒剂、冲洗用消毒剂和原液使用的消毒剂等的实验室试验可用载体定量试验，试验应重复3次。无特殊要求的情况下，载体定量试验以布片为载体，用途单一、明确的可以选用对应的玻璃片、不锈钢片、滤纸片等。

b) 评价消毒剂的实验室试验，消毒剂试验浓度应用产品说明书规定的该消毒剂对某一有代表性消毒对象的最低使用浓度。试验设3个不同作用时间，原则上第一时间为说明书规定的最短作用时间的0.5倍，第二时间为最短作用时间，第三时间为最短作用时间的1.5倍。

c) 对多用途的消毒剂，消毒对象所涉及的微生物相同时，若使用浓度相同，选择各种用途中最短的作用时间。若作用时间相同，选择各种用途中最低的使用浓度。使用浓度低、作用时间短者与使用浓度高、作用时间长者同时存在时，以前者为准。使用浓度高、作用时间短者与使用浓度低，作用时间长者同时存在时，每个剂量均应进行试验。

d) 灭菌试验应用载体定性试验，普通医疗器械的灭菌以不锈钢片为载体，特殊用途的可以选用玻璃片、聚四氟乙烯片等。灭菌试验按产品说明书规定的最低使用浓度(强度)和0.5倍的最短作用时间进行试验。载体定性试验应重复5次，样本总量应不少于30个，每次试验均应设立规定数量的阴性对照和阳性对照。

e) 进行实验室试验时，对用于不经过清洗或较脏的消毒对象的消毒剂，有机干扰物牛血清白蛋白的浓度为3.0%；对用于经过清洗或较清洁的消毒对象的消毒剂，有机干扰物牛血清白蛋白的浓度为0.3%；对用于经过严格清洗或极清洁的消毒对象的消毒剂，可不使用有机干扰物。

4.2.2 重复试验的要求

重复性试验不是只在同次试验中增加菌片数，或多作几份样本，而是应分期分批进行。必要的器材和试剂应重新制备或灭菌，以防产生系统性误差。

4.2.3 结果评价

符合下列所有相应条件的消毒产品判为消毒效果试验结果合格：

a) 去除残留消毒剂效果的鉴定试验合格。

b) 消毒产品的实验室试验结果符合下列指标要求：

   1) 悬液定量杀菌试验时，每次试验对细菌繁殖体和细菌芽胞如金黄色葡萄球菌、大肠杆菌、铜绿假单胞菌和枯草杆菌黑色变种芽胞的杀灭对数值大于或等于5.00，对龟分枝杆菌脓肿亚种、白色念珠菌和黑曲霉菌的杀灭对数值大于或等于4.00。对照组微生物数在规定的范围内。

   2) 载体浸泡定量杀菌试验时，每次试验对各类微生物的杀灭对数值或灭活对数值大于或等于3.00，对照组微生物数在规定的范围内。载体浸泡定性灭菌试验时，各次试验所有载体均无试验菌生长，对照组微生物数在规定的范围内。

5 消毒与灭菌效果试验方法

5.1 细菌悬液与菌片的制备

5.1.1 实验器材

5.1.1.1 实验菌种

金黄色葡萄球菌 ATCC 6538、铜绿假单胞菌 ATCC 15442、大肠杆菌 8099、枯草杆菌黑色变种芽胞 ATCC 9372、白色葡萄球菌 8032。在上述规定的菌株基础上，根据消毒剂特定用途或试验特殊需要，还可增选其他菌株。

5.1.1.2 实验试剂

有机干扰物、磷酸盐缓冲液、无菌蒸馏水或其他纯化水、稀释液、细菌培养基、营养琼脂培养基、营养肉汤培养基、革兰染色液、芽胞染色液(见附录 B)。

5.1.1.3 实验设备与耗材

恒温水浴箱、离心机、电动混匀器、浊度计、恒温培养箱、玻璃漏斗、刻度吸管(1.0 mL、5.0 mL、10.0 mL)、毛细吸管、移液器(10 μL、20 μL、100 μL、200 μL、1 000 μL)及配套的塑料吸头。

5.1.2 细菌悬液制备程序

5.1.2.1 细菌繁殖体悬液的制备

5.1.2.1.1 以无菌操作方式开启菌种管，用毛细吸管加入适量营养肉汤培养基，吹吸数次，使菌种融化分散。取含 5.0 mL～10.0 mL 营养肉汤培养基试管，滴入少许菌种悬液，置 36 ℃±1 ℃培养 18 h～24 h。用接种环取第 1 代培养的菌悬液，划线接种于营养琼脂培养基平板上，置 36 ℃±1 ℃培养 18 h～24 h。或从菌种保存管中取出一粒菌珠接种于平皿上，置 36 ℃±1 ℃培养 18 h～24 h，挑取上述第 2 代培养物中典型菌落，接种于营养琼脂斜面，置 36 ℃±1 ℃培养 18 h～24 h，即为第 3 代培养物。

5.1.2.1.2 取第 3 代～第 8 代的营养琼脂培养基培养 18 h～24 h 的新鲜斜面培养物，用 5.0 mL 吸管吸取 3.0 mL～5.0 mL 稀释液(一般用 TPS，酸化水用生理盐水)加入试管内，反复吹吸，洗下菌苔。随后，用 5.0 mL 吸管将洗液移至另一无菌试管中，用电动混匀器混合 20 s，或在手掌上振打 80 次，以使细菌悬浮均匀。

5.1.2.1.3 初步制成的菌悬液，先用细菌浓度比浊测定法粗测其含菌浓度，然后以稀释液稀释至所需浓度。

5.1.2.1.4 细菌繁殖体悬液应保存在 4 ℃ 冰箱内备用。应当天使用，不得过夜。

5.1.2.1.5 怀疑有污染时，应以菌落形态、革兰染色与生化试验等法进行鉴定。

5.1.2.2 细菌芽胞悬液的制备

5.1.2.2.1 以无菌操作方式开启菌种管，用毛细吸管加入适量营养肉汤培养基，吹吸数次，使菌种融化分散。取含 5.0 mL～10.0 mL 营养肉汤培养基试管，滴入少许菌种悬液，置 36 ℃±1 ℃培养 18 h～24 h。用接种环取第 1 代培养的菌悬液，划线接种于营养琼脂培养基平板上，置 36 ℃±1 ℃培养 18 h～24 h。挑取上述第 2 代培养物中典型菌落，接种于营养肉汤培养基，置 36 ℃±1 ℃培养 18 h～24 h，即为第 3 代培养物。

5.1.2.2.2 用 10.0 mL 吸管吸取 5.0 mL～10.0 mL 第 3 代～第 5 代的 18 h～24 h 营养肉汤培养物，接

种于罗氏瓶中营养琼脂培养基表面，将其摇动使菌液布满营养琼脂培养基的表面，再将多余肉汤培养物吸出，将罗氏瓶置 36 ℃±1 ℃恒温培养箱内培养 5 d～7 d。

5.1.2.2.3 用接种环取菌苔少许涂于玻片上，以改良芽胞染色法染色。

改良芽胞染色法步骤如下：

a) 用接种环取菌苔涂布于玻片上，待自然干燥，而后通过火焰加热将菌固定于玻片上。
b) 将涂片放入平皿内，片上放两层滤纸，滴加足量的 5.00%孔雀绿水溶液。将平皿盖好，放 54 ℃～56 ℃条件下，加热 30 min。取出，去滤纸，用自来水冲去残留液。
c) 加 0.5%沙黄水溶液，染 1 min。水洗，待干后镜检。芽胞呈绿色，菌体呈红色。并在显微镜(油镜)下进行镜检。当芽胞形成率达 90%以上时，即可进行后续处理。否则，应继续在室温下放置一定时间，直至达到上述芽胞形成率后再进行以下处理。

5.1.2.2.4 加 10.0 mL 无菌蒸馏水于罗氏瓶中，以 L 棒轻轻推刮下菌苔，吸出，再加入 5.0 mL 无菌蒸馏水冲洗培养基表面，吸出。将两次吸出的菌悬液集中于含玻璃珠的无菌锥形烧瓶中，振摇 5 min。

5.1.2.2.5 将烧瓶置 45 ℃水浴中 24 h，使菌自溶断链，分散成单个芽胞。

5.1.2.2.6 用无菌棉花或纱布过滤芽胞悬液，清除琼脂凝块。

5.1.2.2.7 将芽胞悬液置无菌离心管内，以 3 000 r/min 速度离心 30 min。弃上清液，加蒸馏水吹吸使芽胞重新悬浮，本步骤重复 3 遍。

5.1.2.2.8 将洗净的芽胞悬液放入含适量小玻璃珠的烧瓶内，80 ℃水浴 10 min(或 60 ℃水浴 30 min)，以杀灭残余的细菌繁殖体。待冷至室温后，摇匀分装保存于 4 ℃冰箱中备用。有效使用期半年。

5.1.2.2.9 芽胞悬液在使用时，应先进行活菌培养计数。

5.1.2.2.10 怀疑有杂菌污染时，应以菌落形态、革兰染色与生化试验等方法进行鉴定。

5.1.3 菌片(染菌载体)的制备程序

5.1.3.1 菌片用载体应根据消毒对象选择相应的材料，如手术器械选择不锈钢片，物体表面选择棉布片，非金属管腔选择聚四氟乙烯片(管)，光滑表面可选择玻璃片等。常用的材料有金属、玻璃、滤纸、棉布、聚四氟乙烯等，金属载体一般用 12 mm 直径圆形金属片(厚 0.5 mm)，其他材质载体一般为方形，大小 10 mm×10 mm，特定用途的消毒产品可使用其他材质、形状的载体。

5.1.3.2 所用载体(除滤纸片外)于染菌前，应进行脱脂处理。脱脂过程应严格按照如下步骤进行：

a) 将载体放在含洗涤剂的水中煮沸 30 min；
b) 以自来水洗净；
c) 用蒸馏水煮沸 10 min；
d) 用蒸馏水漂洗至 pH 呈中性；
e) 晾干、熨平备用。

5.1.3.3 布片用 40 织纱的白平纹棉布制作。将脱脂后的布块按载体规定的大小抽去边缘一周的经纬纱各一根，按抽纱痕剪开。金属片以不锈钢制作，纸片以滤纸制作。

5.1.3.4 载体经压力蒸汽灭菌后，使用滴染法染菌。

染菌用菌悬液：菌悬液和芽胞悬液的制备按 5.1.2 进行，试验用菌悬液的含菌量约为 10^9 CFU/mL，可使用浊度计调整菌液浓度。然后加入等量 3.0%或 0.3%的牛血清白蛋白，使菌液的浓度约为 5×10^8 CFU/mL。

滴染法染菌时，将经灭菌的载体片平铺于无菌平皿内，用移液器逐片滴加菌液，必要时用接种环涂匀整个载体表面。置 36 ℃±1 ℃恒温培养箱或室温干燥备用。

5.1.3.5 每个菌片(载体)的回收菌量应为 1×10^6 CFU/片～5×10^6 CFU/片。

5.1.4 注意事项

5.1.4.1 用浊度计测定的菌悬液浓度，只用于在滴染菌片时对菌悬液稀释度的估计。作为菌悬液含菌浓度或菌片染菌量的正式报告(如杀菌试验中阳性对照组菌悬液或菌片所含菌量),应以活菌培养计数的实测结果为准,不宜使用根据比浊法判定的估计值。

5.1.4.2 菌液滴加不宜过快,避免流散影响染菌的准确性。

5.1.4.3 细菌繁殖体在载体上干燥的过程中,可引起部分死亡。宜提高初始菌浓度,以便达到所需的回收菌量。

5.1.4.4 配制菌悬液和制备菌片时,应严格无菌操作,以防污染杂菌,影响杀菌试验的结果。

5.1.4.5 保存菌液的容器使用橡皮塞时,应将其预先煮沸 10 min 进行脱硫处理。

5.1.4.6 菌悬液和菌片应随时放入冰箱内,尽量缩短室温放置时间,以减少细菌的自然死亡。

5.2 活菌培养计数技术

5.2.1 实验器材

5.2.1.1 实验试剂

稀释液、细菌培养基、胰蛋白胨大豆琼脂培养基(TSA)、胰蛋白胨大豆肉汤培养基(TSB)等(见附录B)。

5.2.1.2 实验设备与耗材

刻度吸管(1.0 mL、5.0 mL、10.0 mL)、移液器(10 μL、20 μL、100 μL、200 μL、1 mL、5 mL)及配套的塑料吸头、电动混匀器、浊度计、恒温培养箱。

5.2.2 操作程序

活菌培养计数一般使用倾注法(有特殊规定者除外)。倾注法操作程序如下:

a) 菌悬液可直接进行培养计数。将菌片和小型固体样本直接投入含 5.0 mL 稀释液的无菌试管中,将棉拭采样端剪入管内。用电动混匀器混合 20 s,或在手掌上用力振打 80 次,将菌洗下形成菌悬液。
b) 将试管按需要数量分组排列于试管架上,每管加入 4.5 mL 稀释液。各组由左向右,逐管标上 10^{-1}、10^{-2}、10^{-3}、…,等。
c) 将菌悬液样本用电动混匀器混合 20 s,或在手掌上用力振打 80 次,随即吸取 0.5 mL 加至 10^{-1} 管内。
d) 将 10^{-1} 管用电动混匀器混合 20 s,或在手掌上用力振打 80 次,混匀,再吸取出 0.5 mL 加入 10^{-2} 管内。如此类推,直至最后一管。必要时,还可作某稀释度的 1∶1 或 1∶4 稀释。
e) 选择适宜稀释度试管(以预计生长菌落数每平板为 15 CFU~300 CFU 者为宜),吸取其中混合均匀的悬液 1.0 mL 加于无菌平皿内。每一稀释度接种 2 个平皿。一般应接种 2 个~3 个不同稀释度。
f) 将 40 ℃~45 ℃熔化的培养基,倾注于已加入样液的平皿中,每平皿 15 mL~20 mL。
g) 将平皿盖好,即刻轻轻摇动混匀,平放。待琼脂凝固后,翻转平板使底向上,置 36 ℃±1 ℃(嗜热脂肪杆菌芽胞的培养温度为 56 ℃±2 ℃,黑曲霉菌的培养温度为 30 ℃±1 ℃)恒温培养箱内培养。
h) 培养至规定时间,计数菌落数。对于现场试验样本,应每日观察并记录菌落数。
i) 计数菌落时,一般以肉眼观察,必要时用放大镜检查。以每平板菌落数在 15 CFU~300 CFU 的稀释度为准记录结果。对黑曲霉菌活菌计数时,以每平板菌落数在 15 CFU~100 CFU 的稀释度为准记录结果。对菌量极少的样本,按实际菌落数计算最终结果。
j) 根据稀释倍数和接种量计算每毫升菌液中或每一菌片(染菌载体)上的平均菌落数。

5.2.3 活菌计数中技术操作误差的测定

平板间、稀释度间误差率不应超过10%。按式(1)、式(2)计算误差率：

$$P_p = \frac{\sum |N - N_i|}{\sum N_i} \times 100\% \quad \cdots\cdots(1)$$

式中：

P_p ——平板间误差率，%；

N ——平板间菌落平均数；

N_i ——各平板菌落数，单位为菌落形成单位(CFU)。

$$P_x = \frac{\sum |A - A_i|}{\sum A_i} \times 100\% \quad \cdots\cdots(2)$$

式中：

P_x ——稀释度间菌落数误差率，%；

A ——稀释度间菌落平均数；

A_i ——各稀释度菌落数，单位为菌落形成单位(CFU)。

5.2.4 注意事项

5.2.4.1 严格无菌操作，防止污染。

5.2.4.2 认真检查实验器材有无破损，以防丢失样本和污染环境。

5.2.4.3 注意菌液的均匀分散。

5.2.4.4 取液要准确，尽量减少误差。

5.2.4.5 每吸取一个稀释度样液，应更换一支吸管或吸头。

5.2.4.6 样液加入平皿后应尽快倾注培养基，避免样液干燥。

5.2.4.7 倾注时培养基温度不得超过45 ℃，以防损伤细菌或真菌。

5.2.4.8 倾注和摇动应尽量平稳，勿使培养基外溢，确保细菌分散均匀，便于计数菌落。

5.3 残留消毒剂(化学因子)的去除方法

5.3.1 原则要求

5.3.1.1 应有效去除残留的消毒剂或消毒剂的影响。

5.3.1.2 对试验微生物无害，不减少其回收菌量。

5.3.1.3 不破坏培养基的营养成分，不影响其透明度。

5.3.2 去除方法

5.3.2.1 稀释中和法(中和剂法)

在消毒剂与微生物作用到达设定时间时，取样加于适宜种类和浓度的中和剂中，将残留消毒剂迅速中和，使其不再持续杀灭和抑制微生物的方法。其操作要点如下：

a) 将经消毒剂作用过的微生物样本，在达到规定作用时间，即刻取样移入鉴定合格的中和剂溶液中；
b) 所用中和剂的浓度与用量应与鉴定试验结果规定的相同；
c) 即刻混匀，并按规定时间吸取样液进行随后的培养检测；
d) 应在规定时间内进行样本接种培养基以前的操作，以免微生物与中和剂或中和产物接触过久。

5.3.2.2 过滤冲洗法

将经消毒剂作用过的微生物样本，立即加入适量稀释液中混匀(通过适量稀释，可减轻消毒剂的持续作用)，并倾入装有微孔滤膜的滤器内，接真空泵抽吸过滤(或加压过滤)后，再加适量稀释液冲洗，同时过滤，可去除残留的消毒剂。多用于难以找到适宜中和剂的消毒效果试验。其操作要点如下：

a) 微孔滤膜、滤器灭菌后备用；

b) 初次过滤后，应使用对微生物无害的稀释液进行冲洗，以洗净消毒剂为准；

c) 冲洗、滤净后，以无菌操作方法取出微孔滤膜，进行随后的培养检测。

5.3.3 注意事项

5.3.3.1 每次吸液，均应更换无菌吸管，以防交叉污染。

5.3.3.2 所用吸管的容量宜尽量与拟吸取的液体量相近，不要用大吸管吸取少量液体。

5.3.3.3 试验条件可影响残留消毒剂的去除效果，故每进行一种消毒效果试验，均应按规定对所选方法进行去除效果的鉴定试验。

5.4 中和剂鉴定试验

5.4.1 实验器材

5.4.1.1 实验菌悬液和菌片(见 5.1)。

5.4.1.2 实验试剂：稀释液、培养基(见附录 B)。

5.4.1.3 实验设备与耗材：刻度吸管(1.0 mL、5.0 mL)、平皿、恒温水浴箱、电动混匀器。

5.4.2 设计原则

5.4.2.1 通过所设各组试验结果综合分析，应可确定所用中和剂是否具有良好的中和作用，对试验用微生物恢复和培养无不良影响。

5.4.2.2 试验中所用消毒剂的浓度应为杀菌试验中使用的最高浓度。

5.4.2.3 同一消毒剂对多种微生物进行杀灭试验时，所用中和剂应按微生物种类分别进行鉴定试验：

a) 对细菌繁殖体，一般在大肠杆菌、金黄色葡萄球菌、铜绿假单胞菌中任选其一进行试验，特殊情况按试验结果再行选择；

b) 对细菌芽胞、白色念珠菌、黑曲霉菌、分枝杆菌应分别进行鉴定试验；

c) 当用其他特定微生物进行杀灭试验时，均应以该特定微生物进行中和剂鉴定试验。

5.4.2.4 鉴定时根据所用杀菌试验方法，相应使用悬液或载体进行试验。

5.4.3 实验分组

各组试验如下：

a) 第 1 组：中和剂＋菌悬液；

b) 第 2 组：(消毒剂＋中和剂)＋菌悬液；

c) 第 3 组：稀释液＋菌悬液；

d) 第 4 组：稀释液＋中和剂＋培养基。

5.4.4 中和剂悬液定量鉴定试验操作程序

根据试验分组，准备足量试管和平皿，依次进行编号。将菌悬液用等量适合浓度的有机干扰物稀释成 2.5×10^{3} CFU/mL～1.5×10^{4} CFU/mL，作为试验菌悬液。鉴定试验包括 4 组：

a) 第1组:取0.4 mL标准硬水于试管内,加入4.5 mL中和剂,混匀,置20 ℃±1 ℃水浴中5 min后,再加入0.1 mL试验菌悬液,混匀,作用10 min,分别吸取1.0 mL接种于两个平皿中,做活菌培养计数;

b) 第2组:取0.4 mL消毒剂于试管内,加入4.5 mL中和剂(对于酸性氧化电位水检测时,取0.5 mL消毒剂于试管内,加入4.4 mL中和剂)混匀,置20 ℃±1 ℃水浴中5 min后,再加入0.1 mL试验菌悬液,混匀,作用10 min,分别吸取1.0 mL接种于两个平皿中,做活菌培养计数;

c) 第3组:取0.4 mL标准硬水于试管内,加入4.5 mL稀释液,混匀,置20 ℃±1 ℃水浴中5 min后,再加入0.1 mL试验菌悬液,混匀,作用10 min,分别吸取1.0 mL接种于两个平皿中,做活菌培养计数;

d) 第4组:分别吸取稀释液、标准硬水与中和剂各0.5 mL于无菌平皿内,倒入上述试验同批次的培养基15 mL~20 mL,培养观察。

5.4.5 中和剂载体定量鉴定试验操作程序

根据试验分组,准备足量试管和平皿,依次进行编号。各组分别用适宜的无菌定量吸管按以下程序吸取或添加试剂和试验样本。将适宜浓度的菌悬液用等量适合浓度的有机干扰物稀释作为试验菌悬液,载体试验用菌量应保证其回收菌量在 2.5×10^{2} CFU/片~1.5×10^{3} CFU/片之间。鉴定试验包括4组:

a) 第1组:吸取中和剂5.0 mL于无菌试管中,将其置20 ℃±1 ℃水浴中5 min后,用无菌镊子夹入1菌片,并使浸透于中和剂内,作用10 min后,用电动混匀器混合20 s,或将试管振打80次,混匀,分别吸取1.0 mL接种于两个平皿中,做活菌培养计数;

b) 第2组:吸取中和产物溶液(按每片浸有消毒剂的载体加入含5.0 mL中和剂的量制备中和产物)5.0 mL于无菌试管内,将其置20 ℃±1 ℃水浴中5 min后,用无菌镊子夹入1菌片,并使浸透于中和产物溶液中,作用10 min后,用电动混匀器混合20 s,或将试管振打80次,混匀,分别吸取1.0 mL接种于两个平皿中,做活菌培养计数;

c) 第3组:吸取稀释液5.0 mL于无菌试管内,将其置20 ℃±1 ℃水浴中5 min后,用无菌镊子夹入1菌片,并使浸透于稀释液中,作用10 min后,用电动混匀器混合20 s,或将试管振打80次,混匀,分别吸取1.0 mL接种于两个平皿中,做活菌培养计数;

d) 第4组:分别吸取稀释液与中和剂各1.0 mL于无菌平皿内,倒入上述试验同批次的培养基15 mL~20 mL,培养观察。

5.4.6 评价规定

试验结果符合以下全部条件,判为合格:

a) 第1组、第2组和第3组有相似量试验菌生长,悬液试验作用体系中菌量在50 CFU/mL~300 CFU/mL之间,载体试验菌量在 2.5×10^{2} CFU/片~1.5×10^{3} CFU/片之间。其组间菌落数误差率应不超过15%。按式(3)计算第1组、第2组和第3组间菌落数误差率:

$$P_z=\frac{\sum|X-X_i|}{\sum X_i}\times100\% \quad\cdots\cdots(3)$$

式中:

P_z ——组间菌落数误差率,%;

X ——三组间菌落平均数;

X_i ——各组菌落平均数,单位为菌落形成单位(CFU)。

b) 第4组无菌生长。否则应更换试剂,重新试验。

c) 试验重复 3 次,每次试验均应符合 a)、b)的要求。

5.4.7 注意事项

5.4.7.1 试验所分各组均有其特定意义,不得任意删减。

5.4.7.2 无菌操作,保持试验用液和器材的无菌,注意更换吸管,保证试验的准确性。

5.4.7.3 实验组序应按本标准执行。

5.5 过滤冲洗法去除残留消毒剂试验

5.5.1 实验器材

5.5.1.1 过滤设备:灭菌处理的滤器、微孔滤膜(孔径为 0.45 μm)、真空泵(或抽滤泵)。

5.5.1.2 稀释液和冲洗液:应不影响滤膜的性质,对微生物无伤害作用。可用生理盐水、PBS、稀释液(见附录 B)、含吐温 80 的 PBS、可中和部分消毒成分的中和剂。

5.5.1.3 其他器材随试验微生物确定。

5.5.2 设计原则

5.5.2.1 通过所设各组试验结果综合分析,应可确定所选方法是否对测试消毒剂有良好的去除作用,对试验用微生物恢复和培养无不良影响。

5.5.2.2 试验中所用消毒剂的浓度应为杀菌试验中使用的最高浓度。

5.5.2.3 同一消毒剂拟对多种微生物进行杀灭试验时,所用中和剂应按微生物种类分别进行鉴定试验,具体如下:

a) 细菌繁殖体,可在大肠杆菌、金黄色葡萄球菌、铜绿假单胞菌中任选其一进行试验;

b) 细菌芽胞、白色念珠菌、黑曲霉菌、分枝杆菌应分别进行鉴定试验;

c) 当用其他特定微生物进行杀灭试验时,均应以该特定微生物进行中和剂的鉴定试验。

5.5.2.4 鉴定中应根据杀灭试验的设计,选择合适的试验方法。一般悬液鉴定试验结果可用于载体试验。

5.5.3 过滤冲洗去除方法的鉴定

根据实验分组,准备足量试管和平皿,依次进行编号。将菌悬液用等量适合浓度的有机干扰物稀释成 1×10^{2} CFU/mL～5×10^{2} CFU/mL,作为试验菌悬液。其试验分以下 3 组进行:

a) 第 1 组:吸取 1.0 mL 试验菌悬液于试管内,加入 4.0 mL 标准硬水,混匀,取 1.0 mL 加入到过滤器中,然后加入 50 mL 蒸馏水作冲洗过滤处理,然后直接将滤膜有菌面朝上贴于平板表面,放置在 36 ℃±1 ℃恒温培养箱中培养 48 h(真菌和芽胞培养 72 h),计数菌落数;

b) 第 2 组:吸取 0.2 mL 试验菌悬液直接加入到过滤器中,然后加入 150 mL～500 mL 冲洗液于过滤器中,做第 1 次冲洗过滤处理,再加入 50 mL 蒸馏水做第 2 次冲洗过滤处理,最后将滤膜有菌面朝上贴于平板表面,放置在 36 ℃±1 ℃恒温培养箱中培养 48 h(真菌和芽胞培养 72 h),计数菌落数;

c) 第 3 组:吸取 4.0 mL 消毒剂于试管中,加入 0.5 mL 有机干扰物,再加入 0.5 mL 稀释液,混匀,取 1.0 mL 加入到过滤器中,加入 150 mL～500 mL 冲洗液做第 1 次冲洗过滤处理,再加入 50 mL 冲洗液做第 2 次冲洗过滤处理,冲洗后吸取 0.2 mL 试验菌悬液直接加入到过滤器中,再加入 50 mL 蒸馏水做第 3 次冲洗过滤处理,然后将滤膜有菌面朝上贴于平板表面,置 36 ℃±1 ℃恒温培养箱中培养 48 h(真菌和芽胞培养 72 h),计数菌落数。

5.5.4 评价规定

试验结果符合以下全部条件,可判为合格:

a) 第1组、第2组和第3组测定的结果,菌悬液菌数应在20 CFU/滤膜～100 CFU/滤膜之间,其组间菌落数误差率不得超过15%。组间菌落数误差率的计算见式(3)。

b) 试验重复3次,每次试验均应符合a)的要求。

5.6 细菌杀灭试验

5.6.1 实验器材

5.6.1.1 实验菌种:金黄色葡萄球菌、大肠杆菌、铜绿假单胞菌和枯草杆菌黑色变种芽胞等微生物的悬液或菌片。

5.6.1.2 消毒剂:作用浓度应以实验菌与消毒剂的混合液中有效成分的最终浓度为准。

5.6.1.3 去除残留消毒剂的中和剂或设备。

5.6.1.4 实验试剂:消毒剂稀释用标准硬水、有机干扰物质、TSA培养基(见附录B)、含中和剂的胰蛋白胨大豆肉汤培养基(中和剂TSB),中和剂经鉴定合格。

5.6.1.5 设备与耗材:刻度吸管(1.0 mL、5.0 mL)、恒温水浴箱、恒温培养箱、电动混匀器、秒表。

5.6.2 实验分组

试验中应分以下各组:

a) 实验组

按测试目的有两种选择:

——第一种适用于消毒产品鉴定。根据使用说明书,选定试验菌和一个消毒剂浓度(即产品使用说明书中指定的最低浓度)以及3个作用时间(说明书指定最短作用时间,指定最短作用时间的0.5倍,指定最短作用时间的1.5倍。如说明书指定最短作用时间为20 min,则3个作用时间应分别为10 min、20 min和30 min)进行试验。

——第二种适用于消毒产品日常监测。根据所试菌种和消毒剂对该菌的杀灭能力,选定一种或以上的微生物和一个消毒剂浓度(即产品使用说明书中指定的最低浓度)以及1个作用时间(说明书指定最短作用时间)进行试验。

b) 阳性对照组

用标准硬水代替消毒剂溶液,按上述同样的步骤进行试验。所得结果代表试验体系中的菌液浓度,以其作为对照组活菌浓度。

5.6.3 悬液定量杀菌试验操作程序

5.6.3.1 按照5.1.2配制实验用菌悬液,使其浓度为1×10^8 CFU/mL～5×10^8 CFU/mL(回收菌落数为1×10^7 CFU/mL～5×10^7 CFU/mL)。

5.6.3.2 按照产品说明书要求配制消毒液。无特殊说明者,一律使用无菌硬水配制,配制的浓度为待测浓度的1.25倍(例如要评价的消毒液浓度为200 mg/L,则应配制的浓度为250 mg/L),置20 ℃±1 ℃水浴备用。

5.6.3.3 取消毒试验用无菌试管,先加入0.5 mL试验用菌悬液,再加入0.5 mL有机干扰物质,混匀,置20 ℃±1 ℃水浴中5 min后,用无菌吸管吸取上述浓度消毒液4.0 mL注入其中,迅速混匀并立即计时。

5.6.3.4 待试验菌与消毒剂相互作用至各设定时间,分别吸取0.5 mL试验菌与消毒剂混合液加于4.5 mL中和剂中,混匀。

5.6.3.5 各管试验菌与消毒剂混合液经加中和剂作用 10 min 后，分别吸取 1.0 mL 样液，按 5.2 进行活菌培养计数。

5.6.3.6 同时用标准硬水代替消毒液，进行平行试验，作为阳性对照。

5.6.3.7 所有试验样本均置 36 ℃±1 ℃恒温培养箱中培养，对细菌繁殖体培养 48 h 观察最终结果；对细菌芽胞应培养 72 h 观察最终结果。

5.6.3.8 试验重复 3 次，计算各组的活菌浓度(CFU/mL)，并换算为对数值(N)，然后按式(4)计算杀灭对数值：

$$\mathrm{KL}=N_{o}-N_{x} \qquad \cdots\cdots(4)$$

式中：

KL ——杀灭对数值；

N_{o} ——对照组平均活菌浓度的对数值；

N_{x} ——实验组活菌浓度对数值。

计算杀灭对数值时，取小数点后两位值，可以进行数字修约。但是，如果消毒实验组平均生长菌落数小于 1 时，本标准规定此时的杀灭对数值，即大于或等于对照组平均活菌浓度的对数值($\mathrm{KL}\geqslant N_{o}$)。

5.6.4 载体浸泡杀菌试验操作程序

5.6.4.1 载体浸泡定量杀菌试验操作程序

5.6.4.1.1 按照 5.1.3 制备实验用菌片，使每个菌片的回收菌数为 1×10^{6} CFU/片～5×10^{6} CFU/片。

5.6.4.1.2 取无菌平皿，标明所注入消毒液的浓度。按每片 5.0 mL 的量，吸取相应浓度的消毒剂溶液注入平皿中。

5.6.4.1.3 将盛有消毒剂平皿置 20 ℃±1 ℃水浴 5 min，用无菌镊子取预先制备的菌片 3 片分别放入平皿中，并使之浸没于消毒液。

5.6.4.1.4 待菌液与消毒剂相互作用至各设定时间，用无菌镊子将菌片取出分别移入一含 5.0 mL 中和剂试管中。用电动混匀器混合 20 s，或将试管在手掌上振打 80 次，中和作用 10 min。混匀后，吸取 1.0 mL 直接接种平皿，每管接种 2 个平皿，测定存活菌数。

5.6.4.1.5 另取一平皿，加入 10.0 mL 稀释液代替消毒液，放入 2 片菌片，作为阳性对照组。其随后的试验步骤和活菌培养计数与上述实验组相同。

5.6.4.1.6 所有试验样本均在 36 ℃±1 ℃恒温培养箱中，对细菌繁殖体培养 48 h 观察最终结果；对细菌芽胞培养 72 h 观察最终结果。

5.6.4.1.7 试验重复 3 次，计算各组的活菌量(CFU/片)，并换算为对数值(N)，然后按式(5)计算杀灭对数值：

$$\mathrm{KL}=N_{d}-N_{s} \qquad \cdots\cdots(5)$$

式中：

KL ——杀灭对数值；

N_{d} ——对照组平均活菌量的对数值；

N_{s} ——实验组活菌量对数值。

5.6.4.2 载体浸泡定性灭菌试验操作程序

5.6.4.2.1 按照 5.1.3 制备实验用菌片，使每个菌片的回收菌落数为 1×10^{6} CFU/片～5×10^{6} CFU/片。

5.6.4.2.2 取无菌平皿，标明所加入消毒液的浓度。按每片 5.0 mL 的量，吸取相应浓度的消毒剂溶液加入平皿中。

5.6.4.2.3 将盛有消毒剂平皿置 20 ℃±1 ℃水浴 5 min，用无菌镊子取预先制备的菌片 6 片分别放入平皿中，并使之浸没于消毒液。

5.6.4.2.4 待试验菌与消毒液相互作用至设定时间，用无菌镊子将菌片取出分别移入含 5.0 mL 中和剂肉汤试管中。用电动混匀器混合 20 s，作为实验组样本。

5.6.4.2.5 另取一平皿，加入 20.0 mL 标准硬水代替消毒液，放入 4 片菌片，作用至设定时间，取出 2 片，分别移入含 5 mL 中和剂试管中，其随后的试验步骤与上述实验组相同，作为阳性对照组样本。另取出 2 片，分别移入一含 5.0 mL 中和剂肉汤试管中，按 5.2 进行活菌培养计数，作为菌数对照组样本。

5.6.4.2.6 所有试验样本均在 36 ℃±1 ℃恒温培养箱中培养，对细菌繁殖体培养 48 h，观察最终结果；对细菌芽胞培养 7 d，观察最终结果。

5.6.4.2.7 试验重复 5 次，计算各组的活菌量(CFU/片)。

5.6.5 滤膜过滤悬液定量杀灭试验

5.6.5.1 菌悬液的制备和定量杀灭试验同 5.6.3.1、5.6.3.2 和 5.6.3.3，滤膜孔径 0.45 μm。

5.6.5.2 待试验菌与消毒剂(分别预先置 20 ℃±1 ℃水浴中 5 min)相互作用至各设定时间，分别吸取 1.0 mL 试验菌与消毒剂混合液加入到过滤器中过滤，然后加入 150 mL～500 mL 冲洗液做第 1 次冲洗过滤处理，再加入 50 mL 蒸馏水做第 2 次冲洗过滤处理，将滤膜有菌面朝上贴于平板表面，置 36 ℃±1 ℃恒温培养箱中培养至规定时间。

5.6.5.3 吸取 0.5 mL 试验菌悬液于试管内，加入 0.5 mL 有机干扰物，再加入 4.0 mL 标准硬水，混匀。做 10 倍系列稀释后取适当稀释度 1.0 mL 加入到过滤器中，然后加入 50 mL 蒸馏水作冲洗过滤处理，然后将滤膜有菌面朝上贴于平板表面，置 36 ℃±1 ℃恒温培养箱中培养至规定时间，计数菌落数，作为阳性对照。

5.6.5.4 分别吸取稀释液、蒸馏水和硬水各 1.0 mL 于无菌平皿内，倒入上述试验同批次的培养基 15 mL～20 mL，置 36 ℃±1 ℃恒温培养箱中培养至规定时间，计数菌落数，作为阴性对照。

5.6.5.5 试验重复 3 次，计算各组的活菌量(CFU/mL 或 CFU/片)，并换算为对数值(N)，然后按式(4)或式(5)计算杀灭对数值。

5.6.6 评价规定

5.6.6.1 评价消毒效果时，要求在产品说明书指定的浓度与 3 个作用时间，重复试验 3 次。在产品指定最低浓度与最短作用时间，以及最短作用时间的 1.5 倍时，要求悬液定量杀灭试验中各次的杀灭对数值均大于或等于 5.00。载体定量杀灭试验中，各次的杀灭对数值均大于或等于 3.00，判定为消毒合格。在产品指定浓度与最短作用时间的 0.5 倍时，可允许对不同细菌或在部分重复次数中，出现不合格结果。

5.6.6.2 对载体浸泡定性灭菌试验，阳性对照组有菌生长且菌数符合要求，阴性对照组无菌生长，5 次试验均无菌生长，判定为灭菌合格。

5.6.6.3 报告中应将各次试验的结果全部以表格的形式列出。阳性对照组应列出各次实验菌浓度，以及平均实验菌浓度。实验组应列出杀灭对数值，例如，杀灭对数值大于或等于 5.00 时，可表示为“≥5.00”而不必列出具体的数字；杀灭对数值小于 5.00 时，应列出具体的数字(例如 2.58，4.65)。

5.6.7 注意事项

5.6.7.1 在杀菌试验中，每次均应设置阳性对照。

5.6.7.2 试验中所使用的中和剂、稀释液和培养基等，各批次均应进行无菌检查，发现有菌生长，则全部试验重做。

5.7 分枝杆菌杀灭试验

5.7.1 实验器材

5.7.1.1 实验菌株：龟分枝杆菌脓肿亚种 CMCC 93326(ATCC 19977)。

5.7.1.2 实验试剂：分枝杆菌培养基、0.1％胰蛋白胨的生理盐水溶液、消毒剂稀释用硬水、有机干扰物质(见附录 B)、鉴定合格的中和剂。

5.7.1.3 实验设备与耗材：试验菌及其菌悬液或菌片的制备所需器材、刻度吸管、恒温水浴箱、电动混匀器、计时装置、恒温培养箱。

5.7.2 龟分枝杆菌脓肿亚种菌悬液的制备

5.7.2.1 以无菌操作方式开启冻干菌种管，用毛细吸管吸取适量营养肉汤于管中，吹吸数次，使菌种融化分散。取含 5.0 mL～10.0 mL 营养肉汤的试管，滴入少许菌种悬液，置 36 ℃±1 ℃培养 18 h～24 h。用接种环取第 1 代培养的菌悬液，划线接种于分枝杆菌培养基平板上，置 36 ℃±1 ℃培养 72 h。挑取上述第 2 代培养物中典型菌落，接种于分枝杆菌培养基斜面，置 36 ℃±1 ℃培养 72 h，即为第 3 代培养物。密封后，4 ℃保存，时间不超过 6 周。

5.7.2.2 试验时，取第 3 代斜面培养物在分枝杆菌干燥培养基斜面上按上述方法连续传代，培养方法与第 3 代相同，取第 5 代～第 6 代的分枝杆菌培养基斜面 72 h 培养物，用 5.0 mL 吸管吸取 3.0 mL～5.0 mL 稀释液加入斜面试管内，反复吹吸，洗下菌苔。用吸管将洗液移至另一含有 6 g～7 g 玻璃珠的无菌圆锥底塑料试管中，在电动混匀器混合 5 min，将菌液吸入到另一试管内制成菌悬液。

5.7.2.3 将制成的菌悬液，进行活菌培养计数(见 5.2)，按其结果用稀释液稀释至所需浓度。

5.7.2.4 菌悬液保存在 4 ℃冰箱内备用，当天使用，不得过夜。

5.7.3 实验分组

试验分为下列各组：

a) 实验组：按 5.6.3 规定选定消毒剂浓度与作用时间；
b) 阳性对照组：以标准硬水代替消毒剂溶液，按 5.6.3 规定程序进行试验，所得结果代表试验体系中所含受试菌的活菌浓度；
c) 阴性对照组：观察同次试验用相关溶液和培养基有无污染。

5.7.4 试验程序

杀灭试验：悬液定量杀灭试验和载体浸泡定量杀灭试验等。其操作程序按 5.6.3、5.6.4 进行，接种后的平皿应放入干净的塑料袋内，置 36 ℃±1 ℃恒温培养箱中培养 7 d，观察最终结果。

5.7.5 评价规定

5.7.5.1 悬液试验时，回收菌量为 1×10^{6} CFU/mL～5×10^{6} CFU/mL。载体试验时，回收菌量为 1×10^{6} CFU/片～5×10^{6} CFU/片。

5.7.5.2 评价消毒效果时，按产品使用说明书指定的使用浓度和 3 个作用时间，重复试验 3 次。具体评价规定如下：

a) 用悬液定量杀菌试验评价杀菌效果时，在产品规定使用浓度与最低作用时间，以及最短作用时间的 1.5 倍时，各次试验的杀灭对数值均应大于或等于 4.00；在产品规定使用浓度与最短作用时间的 0.5 倍时，允许杀灭对数值小于 4.00，判定为实验室试验该产品对分枝杆菌污染物消毒的有效剂量；
b) 用载体浸泡定量杀菌试验评价杀菌效果时，在产品规定使用浓度与最短作用时间和最短作用时间的 1.5 倍时，各次试验的杀灭对数值大于或等于 3.00；在产品规定使用浓度与最短作用时间的 0.5 倍时，允许杀灭对数值小于 3.00，判为实验室试验该产品对分枝杆菌污染物消毒的有效剂量。

5.8 真菌杀灭试验

5.8.1 实验器材

5.8.1.1 试验菌及其菌悬液或菌片:白色念珠菌 ATCC 10231 和黑曲霉菌 ATCC 16404 孢子悬液与菌片,按 5.8.2.1 和 5.8.2.2 所示方法制备。根据消毒剂特定用途和特殊需要,可选择相应的菌株。

5.8.1.2 实验试剂:沙堡液体培养基、琼脂、麦芽浸膏琼脂培养基(MEA)、麦芽浸膏营养肉汤培养基(MEB)、磷酸盐缓冲液、消毒剂稀释用硬水、有机干扰物质(见附录 B)、鉴定合格的中和剂。

5.8.1.3 实验设备与耗材:刻度吸管 (0.1 mL、1.0 mL、5.0 mL)、恒温水浴箱、电动混匀器、计时装置、恒温培养箱。

5.8.2 真菌悬液制备

5.8.2.1 白色念珠菌悬液按以下步骤制备:

a) 以无菌操作方式开启冻干菌种管,用毛细吸管吸加适量沙堡液体培养基于菌种管中,轻轻吹吸,使菌种沉淀物融化分散。取含 5.0 mL～10.0 mL 沙堡液体培养基试管,滴入少许菌种悬液,置 36 ℃±1 ℃培养 18 h～24 h。用接种环取第 1 代培养的菌悬液,划线接种于沙堡琼脂培养基平板上,置 36 ℃±1 ℃培养 18 h～24 h。挑取上述第 2 代培养物中典型菌落,接种于沙堡琼脂斜面,置 36 ℃±1 ℃培养 18 h～24 h,即为第 3 代培养物。

b) 取第 3 代～第 6 代的沙堡琼脂培养基斜面新鲜培养物(18 h～24 h),用 5.0 mL 吸管吸取 3.0 mL～5.0 mL 稀释液加入斜面试管内,反复吹吸,洗下菌苔。随后,用 5.0 mL 吸管将洗液移至另一无菌试管中,用电动混匀器混合 20 s,或在手掌上振打 80 次,以使白色念珠菌悬浮均匀。

c) 悬液定量杀灭试验时,菌悬液浓度为 1×10^7 CFU/mL～5×10^7 CFU/mL(回收菌量为 1×10^6 CFU/mL～5×10^6 CFU/mL);载体定量杀菌试验时,菌片制备按 5.1.3 要求进行。

d) 菌悬液保存在 4 ℃冰箱内备用,当天使用不得过夜。

e) 怀疑有污染时,应以菌落形态、革兰染色与生化试验等方法进行鉴定。菌落形态可直接用显微镜观察。菌体形态可在涂片后直接用高倍显微镜观察,也可用墨水阴地法染色(将菌与黑墨水在玻片上混匀,推成薄膜)后观察。

5.8.2.2 黑曲霉菌(ATCC 16404)孢子悬液或菌片按以下步骤制备:

a) 以无菌操作方式开启冻干菌种管,用毛细吸管吸取少量麦芽浸膏营养肉汤培养基加到菌种管中,轻轻吹吸,使菌种沉淀物融化分散。取少许沉淀物悬液加到含 5.0 mL 麦芽浸膏营养肉汤培养基试管中,置 30 ℃±1 ℃恒温培养箱中培养 42 h～48 h。用接种环划线接种第 1 代培养物于 MEA 培养基平板,置 30 ℃±1 ℃恒温培养箱中培养 42 h～48 h。取平板培养物中的典型菌落,接种于麦芽浸膏营养肉汤培养基,置 30 ℃±1 ℃恒温培养箱中培养 42 h～48 h,即为第 3 代培养物。

b) 用 10.0 mL 吸管吸取 5.0 mL～10.0 mL 第 3 代培养物,接种罗氏瓶,并摇动使菌液布满 MEA 培养基表面,将多余肉汤培养物液体吸出,置 30 ℃±1 ℃恒温培养箱中培养 42 h～48 h。

c) 向罗氏瓶培养物中加入 5.0 mL～10.0 mL 0.05%(体积分数)吐温 80 生理盐水溶液,刮洗黑曲霉菌分生孢子于溶液中,将孢子悬液移入装有玻璃珠的锥形瓶中,轻轻振摇 1 min 后,过滤除去菌丝后,显微镜下(400 倍)观察是否仍有菌丝存在,若有可经 5 000 r/min～6 000 r/min 离心 20 min。再次在显微镜下(400 倍)观察,必要时重复上述步骤。

d) 黑曲霉菌分生孢子悬液在 2 ℃～8 ℃储存不能超过 2 d,使用前,混合均匀,在显微镜下(400 倍)观察是否有孢子出芽,若有则不得使用。

e) 悬液定量杀灭试验时，菌悬液浓度为 1×10^7 CFU/mL～5×10^7 CFU/mL(回收菌量为 1×10^6 CFU/mL～5×10^6 CFU/mL)。

f) 菌片以滴染法制备。染菌后，置二级生物安全柜内干燥备用。回收菌量应为 1×10^6 CFU/片～5×10^6 CFU/片。

5.8.3 实验分组

分为下列各组：

a) 实验组：按 5.6.2 规定，确定消毒剂浓度与作用时间，对受试菌种的杀灭能力进行测定；

b) 阳性对照组：以标准硬水代替消毒剂溶液，按 5.6.2 规定程序进行试验，所得结果代表试验体系中所含试验菌的活菌浓度；

c) 阴性对照组：观察同次试验用相关溶液和培养基有无污染。

5.8.4 试验程序

悬液定量杀菌试验、载体浸泡定量杀菌试验的操作程序均见 5.6。白色念珠菌使用沙堡琼脂培养基，黑曲霉菌使用麦芽浸膏琼脂(MEA)。

活菌培养计数时，白色念珠菌在 36 ℃±1 ℃恒温培养箱中培养 72 h 观察最终结果；黑曲霉菌在 30 ℃恒温培养箱中培养 72 h 观察最终结果。

5.8.5 评价规定

评价消毒效果时，按产品使用说明书指定的使用浓度和 3 个作用时间，重复试验 3 次。具体评价规定如下：

a) 在产品规定使用浓度与最短作用时间，以及最短作用时间的 1.5 倍时，各次试验的杀灭对数值均应大于或等于 4.00，判定为消毒合格；

b) 用载体浸泡定量杀菌试验评价杀菌效果时，在产品规定使用浓度与最短作用时间，以及最短作用时间的 1.5 倍时，各次试验的杀灭对数值大于或等于 3.00，判定为消毒合格。

5.9 消毒剂杀菌作用影响因素试验

5.9.1 实验器材

5.9.1.1 实验菌种：菌片与菌悬液(按 5.1 的要求和方法制备)。

5.9.1.2 实验试剂：中和剂(经中和剂试验鉴定合格)、盐酸(用无菌纯化水配制)、氢氧化钠(用无菌纯化水配制)；有机物，根据消毒剂的使用对象选择，如酵母粉、血清、蛋白胨、牛血清白蛋白。

5.9.1.3 实验设备与耗材：恒温水浴箱、冷水浴装置(可放入试管架的容器，以冰水调节水温)、温度计、pH 计。

5.9.2 试验微生物的选择

根据所测消毒剂鉴定需要决定。一般情况下，对细菌繁殖体应选择大肠杆菌和金黄色葡萄球菌，作为革兰阴性细菌与阳性细菌的代表；对细菌芽胞应选择枯草杆菌黑色变种芽胞。也可直接选择特定的微生物进行试验。

5.9.3 消毒剂浓度和作用时间的设定

试验应分为两组，各组消毒剂浓度和作用时间的设定如下：

a) 实验组：各种因素影响的测定，均用杀灭相应微生物试验所得最低有效浓度和 3 个作用时间进行杀灭试验。以该最低有效浓度所需的最短有效时间和最短有效时间的2倍、3倍为3个作用时间。试验结果应测出合格杀灭对数值的最低有效剂量。必要时,可根据需要调整消毒剂浓度或作用时间,若最短有效时间较长(大于30 min),可根据情况适当缩短作用时间的组距。对最短有效时间较短者(小于5 min),可根据情况适当延长作用时间的组距。

b) 阳性对照组:用标准硬水代替消毒剂溶液,按5.9.3 a)进行试验。所得结果代表活菌浓度。

5.9.4 有机物对杀灭微生物效果影响的测定

5.9.4.1 以小牛血清为有机物代表,应设置无小牛血清对照组,含25%小牛血清组,含50%小牛血清组等3组。各组所用消毒剂浓度和作用时间,见5.9.3。

5.9.4.2 菌悬液与无菌小牛血清按1∶1与3∶1比例混合,分别配成含50%与25%小牛血清的菌悬液。此含小牛血清的菌悬液,可用于悬液定量杀菌试验,亦可滴染菌片进行载体定量试验。

5.9.4.3 以悬液定量杀灭试验或载体浸泡定量杀灭试验进行测定,试验程序见5.6。

5.9.4.4 试验应重复3次。

5.9.4.5 计算每次试验的杀灭对数值和平均杀灭对数值。

5.9.5 温度对杀灭微生物效果影响的测定

5.9.5.1 设置10 ℃±1 ℃、20 ℃±1 ℃、30 ℃±1 ℃等,以10 ℃为间隔。各组消毒剂浓度和作用时间的设置见5.9.3。

5.9.5.2 以悬液定量杀灭试验或载体浸泡定量杀灭试验进行测定,试验程序见5.6。

5.9.5.3 试验应重复3次。

5.9.5.4 计算每次试验的杀灭对数值和平均杀灭对数值。

5.9.6 pH对杀灭微生物效果影响的测定

5.9.6.1 以该消毒剂的使用浓度pH和使用浓度的pH加2、pH减2,设3组进行试验。对消毒液pH的调节,先用pH计测定原消毒剂的pH,在偏酸时慢慢滴加氢氧化钠溶液,偏碱时慢慢滴加盐酸溶液以调整。随时用pH计测定消毒剂的pH。当达到所要求的pH后,停止调整,进行随后的试验。必要时,在pH调整后可测定有效成分含量以观察是否受到pH变化的影响。

5.9.6.2 各pH组所用消毒液浓度和作用时间,见5.9.3。

5.9.6.3 以悬液定量杀灭试验或载体浸泡定量杀灭试验进行测定,试验程序见5.6。

5.9.6.4 试验应重复3次。

5.9.6.5 计算每次试验的杀灭对数值和平均杀灭对数值。

5.9.7 评价规定

有机物影响试验以不含小牛血清组为对照,温度影响试验以20 ℃±1 ℃组为对照,pH影响试验以消毒剂使用溶液pH组为对照。具体评价规定如下:

a) 任一组中第1个～第3个作用时间杀灭效果均合格,判为该组所试因素无影响;

b) 任一组中第1个作用时间杀灭效果不合格,第2个、第3个作用时间杀灭效果合格,判为该组所试因素有轻度影响;

c) 任一组中第1个、第2个作用时间杀灭效果不合格,第3个作用时间杀灭效果合格,判为该组所试因素有中度影响;

d) 任一组中第1个～第3个作用时间杀灭效果均不合格,判为该组所试因素有重度影响。

附 录 A
（规范性附录）
实验室及人员要求

A.1 实验室要求

消毒实验室进行致病微生物包括分枝杆菌、黑曲霉菌、白色念珠菌、金黄色葡萄球菌、铜绿假单胞菌的消毒学试验时或检测现场标本时，应在生物安全Ⅱ级以上的实验室内进行，并符合 GB 19489 中的相关要求。实验室应采取封闭式布局，具备完成相关试验所需仪器设备，且便于清洁、消毒。

A.2 人员要求

A.2.1 消毒产品检测的实验室人员应为经过消毒学实验操作技术培训的专业人员。

A.2.2 实验审核人员应具有中级专业技术职称、5 年以上的消毒产品检测经历，并经过专门培训。

A.2.3 实验室技术负责人和质量负责人应具有高级专业技术职称、5 年以上的消毒产品检测经历，并经过专门培训。

A.3 无菌操作要求

A.3.1 试验开始前，应以湿式方法清洁台面和室内地面。

A.3.2 实验人员应穿戴工作服、防护鞋、口罩、帽子，进行无菌检验时，正确穿戴好无菌隔离衣、鞋套、帽子和口罩。

A.3.3 每吸取一次不同样液应更换无菌吸管，接种环(针)应在火焰上烧灼灭菌后，才可再次使用，也可用一次性使用的无菌吸管和接种环(针)。

A.3.4 要求无菌的试剂，如蒸馏水、生理盐水、磷酸盐缓冲液、培养基、标准硬水、中和剂等，均应灭菌。

A.3.5 无菌器材和试剂，使用前应检查容器或包装是否完整，有破损者不得使用。

A.3.6 正在使用的无菌器材和试剂不得长时间暴露于空气中。

附　录　B
（规范性附录）
试　　剂

B.1　稀释液

B.1.1　胰蛋白胨生理盐水溶液(TPS)

胰蛋白胨	1.0 g
氯化钠	8.5 g

先用 900 mL 以上蒸馏水溶解，并调节 pH 值在 7.0±0.2(20 ℃)，最终用蒸馏水加至 1 000 mL，分装后，于 121 ℃压力蒸汽灭菌 20 min 备用。

B.1.2　磷酸盐缓冲液（PBS，0.03 mol/L，pH 7.2）

无水磷酸氢二钠	2.83 g
磷酸二氢钾	1.36 g
蒸馏水加至	1 000 mL

将各成分加入到 1 000 mL 蒸馏水中，待完全溶解后，调节 pH 至 7.2，于 121 ℃压力蒸汽灭菌 20 min 备用。

B.1.3　标准硬水(硬度 342 mg/L)

氯化钙($CaCl_2$)	0.304 g
氯化镁($MgCl_2 \cdot 6H_2O$)	0.139 g
蒸馏水加至	1 000 mL

将各成分加入到 1 000 mL 蒸馏水中，待完全溶解后，用 0.45 μm 滤膜过滤除菌备用。

B.1.4　生理盐水

氯化钠	8.5 g
蒸馏水加至	1 000 mL

将氯化钠加入到 1 000 mL 蒸馏水中，待完全溶解后，于 121 ℃压力蒸汽灭菌 20 min 备用。

B.2　革兰染色液

第 1 液：结晶紫溶液

结晶紫乙醇饱和溶液	100 mL
结晶紫	4 g～8 g
95%乙醇	100 mL
1%草酸胺溶液	

第 2 液：卢戈碘液

碘化钾	2 g

碘	1 g
蒸馏水	200 mL

第 3 液:脱色剂

1) 95%乙醇

2) 丙酮乙醇溶液	100 mL
95%乙醇	70 mL
丙酮	30 mL

第 4 液:稀释石炭酸复红液

碱性复红乙醇饱和溶液	10 mL
碱性复红	5 g～10 g
5%石炭酸溶液	90 mL
蒸馏水	900 mL

B.3 孔雀绿与沙黄芽胞染色液

第 1 液:5.00%孔雀绿水溶液。

第 2 液:0.5%沙黄水溶液。

B.4 有机干扰物

牛血清白蛋白	30 g 或 3 g
蒸馏水	1 000 mL

溶解后用微孔滤膜(孔径为 0.45 μm)滤过除菌,冰箱保存备用。

B.5 营养琼脂培养基

蛋白胨	10 g
牛肉膏	5 g
氯化钠	5 g
琼脂	15 g
蒸馏水	1 000 mL

除琼脂外其他成分溶解于蒸馏水中,调 pH 至 7.2～7.4,加入琼脂,加热溶解,分装,于 121 ℃压力蒸汽灭菌 20 min 备用。

B.6 营养肉汤培养基

蛋白胨	10 g
牛肉膏	5 g
氯化钠	5 g
蒸馏水	1 000 mL

将各成分溶解于蒸馏水中,调 pH 至 7.2～7.4,分装,于 121 ℃压力蒸汽灭菌 20 min 备用。

B.7　胰蛋白胨大豆肉汤培养基(TSB)

胰蛋白胨	1.5%(g/100 mL)
大豆蛋白胨	0.5%(g/100 mL)
氯化钠	0.5%(g/100 mL)

用蒸馏水配制而成,调节 pH 为 7.2±0.2,于 121 ℃压力蒸汽灭菌 20 min 备用。

B.8　胰蛋白胨大豆琼脂培养基(TSA)

胰蛋白胨	1.5%(g/100 mL)
大豆蛋白胨	0.5%(g/100 mL)
氯化钠	0.5%(g/100 mL)
琼脂	1.6%(g/100 mL)

用蒸馏水配制而成,调节 pH 为 7.2±0.2,于 121 ℃压力蒸汽灭菌 20 min 备用。

B.9　沙堡琼脂培养基

葡萄糖	40 g
蛋白胨	10 g
琼脂	20 g
蒸馏水	1 000 mL

将上述成分混合后,加热至完全溶解,调 pH 至 5.6±0.2,于 115 ℃压力蒸汽灭菌 30 min 备用。

B.10　沙堡液体培养基

葡萄糖	40 g
蛋白胨	10 g
蒸馏水	1 000 mL

将上述成分混合后,加热至完全溶解,调 pH 至 5.6±0.2,于 115 ℃压力蒸汽灭菌 30 min 备用。

B.11　麦芽浸膏琼脂培养基(MEA)

麦芽浸膏	30 g
大豆蛋白胨	3 g
琼脂	15 g
双蒸馏水	1 000 mL

将上述成分制成溶液,121 ℃压力蒸汽灭菌 20 min,灭菌后无菌调节 pH 至 6.9±0.2 备用。

ICS 11.080
C 50

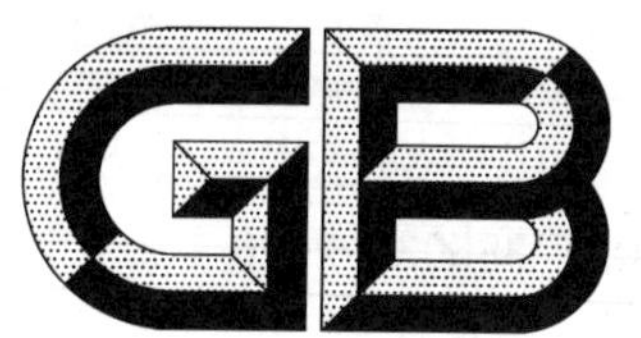

中华人民共和国国家标准

GB/T 38503—2020

消毒剂良好生产规范

Good manufacturing practice for disinfectant

2020-03-06 发布　　2020-10-01 实施

国家市场监督管理总局
国家标准化管理委员会 发布

前　言

本标准按照 GB/T 1.1—2009 给出的规则起草。

本标准由中华人民共和国国家卫生健康委员会提出并归口。

本标准主要起草单位:江苏省卫生监督所、山东省卫生健康委员会执法监察局、中国疾病预防控制中心环境与健康相关产品安全所。

本标准主要起草人:顾健、袁青春、李炎、蒋立、张一凡、刘有虎、王有森、叶蓉春、罗亚、汪婕、孙雯、李齐天。

消毒剂良好生产规范

1 范围

本标准规定了消毒剂生产企业的组织机构与人员、厂房设施与设备、物料、生产管理、卫生要求、验证、质量管理、产品销售及服务、投诉与报告。

本标准适用于消毒剂的生产(含分装)企业。

本标准不适用于生物消毒剂的生产(含分装)企业。

2 规范性引用文件

下列文件对于本文件的应用是必不可少的。凡是注日期的引用文件,仅注日期的版本适用于本文件。凡是不注日期的引用文件,其最新版本(包括所有的修改单)适用于本文件。

GB/T 191 包装储运图示标志

GB 5749 生活饮用水卫生标准

GB 8978 污水综合排放标准

GB 16297 大气污染物综合排放标准

GB 50073—2013 洁净厂房设计规范

GB/T 38598—2020 消毒产品标签说明书通用要求

GBZ 1 工业企业设计卫生标准

中华人民共和国药典

消毒产品生产企业卫生规范(卫监督发〔2009〕53号)

3 术语和定义

下列术语和定义适用于本文件。

3.1

净化 decontaminating

为了得到必要的洁净度而去除污染物质的过程。

3.2

状态标志 state marker

用于指明原辅料、半成品、产品、容器、设备之状态的标志。

3.3

待检 to be tested

物料、半成品、成品的搁置、等待检验结果的状态。

3.4

验证 validating

证明任何程序、生产过程、设备、物料、活动或系统确实能达到预期结果的有文件证明的一系列活动。

3.5

文件　files

一切涉及消毒剂生产、管理的书面标准和实施中的记录结果。

3.6

质量体系　quality system

为保证产品、过程或服务质量满足规定的或潜在的要求，由组织机构、职责、程序、活动、能力和资源等构成的有机整体。

3.7

作业指导书　work instruction；WI

为保证过程的质量而制定的程序。

3.8

标准操作规程　standard operation procedure；SOP

经批准用以指导操作的通用性文件或管理办法。

3.9

生产批号　batch number

用于识别"批"的一组数字、字母或者字母和数字的组合。

3.10

关键控制点　critical control point

为保证工序处于受控状态，在一定的时间和一定的条件下，对产品制造过程中需重点控制的质量特性，关键部位或薄弱环节。

3.11

批生产记录　production record of block

一个批次的待包装品或成品的所有生产记录。批生产记录能提供该批产品的生产历史以及与质量有关的情况。

3.12

生产批次　production batch

同一批原、辅料在相同生产条件下生产的同一规格的产品。

注：相同生产条件是指同一产品配方、生产工艺及班次。

4　组织机构和人员

4.1　组织机构

4.1.1　生产企业应建立与消毒剂生产和质量管理体系相适应的组织机构，规定质量管理方面的职责和相互关系。

4.1.2　生产企业应配备与其生产的消毒剂相适应的具有相关专业知识、生产经验及组织能力的管理人员（含内审员）和技术人员。

4.1.3　生产企业的质量管理部门应负责消毒剂生产全过程的质量管理和检验，受企业质量负责人直接领导，质量管理部门应配备一定数量的与其生产的消毒剂相适应的具有相关专业知识、生产经验及组织能力的质量负责人和检验人员；质量管理部门应对产品质量问题有否定权。

4.1.4　企业生产管理部门和质量管理部门负责人不应互相兼任。

4.2　人员

4.2.1　生产企业技术负责人和质量负责人应具有相关专业大学本科以上学历及 3 年以上消毒剂生产

和质量管理经验相关工作经历。

4.2.2 生产企业生产管理部门负责人应具有相关专业大专以上学历及3年以上相关工作实践经历，以及与本职工作相适应的专业知识和生产实践经验，有能力对生产管理中的实际问题做出正确判断和处理，其中内审员应经专业技术培训合格上岗。

4.2.3 从事消毒剂质量检验的人员应具有相关专业大专以上的文化程度和2年以上相关工作经历，以及与本职工作相适应的专业知识和实践经验，并经培训合格上岗。

4.3 培训与考核

4.3.1 生产企业应建立培训计划和考核制度。培训计划应与生产企业当前和预期的任务相适应。

4.3.2 从事消毒剂生产操作和质量检验的人员应经专业技术培训合格上岗。

4.3.3 对从事有特殊要求的消毒剂生产操作和质量检验人员应经相应的特殊专业技术培训。

4.3.4 企业应保留所有技术人员和生产线操作工人的教育、培训、相关的授权、能力、技能和经验的记录，并建立个人技术档案。

5 厂房、设施与设备

5.1 布局

5.1.1 厂区、环境与布局应符合《消毒产品生产企业卫生规范》的要求。

5.1.2 生产企业新建、扩建、改建时应按GBZ 1进行选址、设计、建设。

5.1.3 生产企业应具备生产用房、辅助用房、质检用房、原辅料、包装材料和成品仓储用房等，衔接应合理。

5.2 厂房

5.2.1 厂房洁净区、清洁区的内表面应平整光滑、无裂缝、接口严密、无颗粒物脱落，并能耐受洗涤和消毒，墙壁与地面的交界处宜成弧形或采取其他措施，以减少灰尘积聚和便于清洁。

5.2.2 生产车间应按产品的工艺流程确定合理的工艺布局，工艺布局应按工序先后顺序衔接合理，避免人、物流交叉。洁净车间的设计应符合GB 50073—2013的要求。

5.2.3 设备应有足够的操作空间，应按生产工艺流程合理布局，使生产、加工过程中的物料按同一方向流动，避免往返。

5.3 生产设施

5.3.1 更衣室应设置流动水洗手、消毒设施和干手设施，水龙头应采用非手触式。洁净净化车间（区）应设置二次更衣室，并有流动水洗手、消毒设施、干手设施和空气消毒设施，水龙头应采用非手触式。

5.3.2 生产过程中使用或产生有毒、有害、易燃、易爆物品的车间及仓储区应具备相应的卫生、安全设施，并符合相关的职业卫生安全防护的要求。

5.3.3 生产企业的废气、废水等排放应符合GB 16297和GB 8978等相应要求。

5.3.4 质量管理部门应有理化、微生物检测实验室，并按工作需要，装备防震、空调、净化等相应的设施。微生物实验室应符合国家生物安全有关规定。根据需要设置的留样室的环境设施应能满足留样物品保存要求。

5.3.5 仓储区要保持清洁和干燥，并备有数量足够的堆物垫板、货物架等，并使储藏物品距离墙面、地面均在10 cm以上，分区储物，标记明显。照明、通风、温度、湿度等的控制应满足仓储物品的存储要求。安全、卫生设施应符合消防和卫生的要求。

仓储区应分设备料室，取料环境的洁净度级别应符合生产要求。

5.3.6 植物消毒剂的前处理、提取、浓缩等生产操作，应有良好的通风、除尘设施，并应与消毒剂成品生产严格分开。

5.3.7 对有特殊要求的仪器、仪表，应安放在专门的仪器室内，其室内温度、湿度、静电、震动等环境因素应能满足仪器的特殊要求。

5.4 生产、检验设备

5.4.1 生产、检验设备应符合《消毒产品生产企业卫生规范》的要求。有净化要求的生产企业应配备微生物检验设备，并能满足其开展生产环境微生物检验的要求。

5.4.2 生产设备所用的润滑剂、冷却剂等不应渗漏、污染消毒剂或容器。

5.4.3 皮肤黏膜消毒剂、免洗手消毒剂的生产设备和管道应采用无毒、耐腐蚀、易清洗的材质，如316不锈钢等。

注：316为不锈钢的钢号，根据不锈钢化学成分的不同，316又可分为316L、316N、316J1、316J1L等。

5.4.4 生产、检验设备应有安装、使用、维护、保养档案。

6 物料

6.1 基本要求

6.1.1 生产所用物料(包括原辅料、包装材料和标签、说明书等，以下简称物料)的申请、供应商评估及确认、采购、验证、储存、发放、使用等应制定规程。

6.1.2 生产所用物料应能满足产品质量要求，符合相关质量标准和卫生计生行政部门的有关要求，并能提供相应的检验报告或供应商提供的产品质量证明材料。

6.1.3 待检、合格、不合格物料应严格分类管理，有明显标志。不合格的物料要专区存放，并按有关规定及时处理。

6.1.4 对温度、湿度等储存环境条件有特殊要求的物料应按规定条件储存。固体、液体物料应分开存放，有明显标志；挥发性物料应注意避免污染其他物料；加工后的净植物类原、辅料(含植物提取物等)应使用清洁容器包装，并与未加工的分区存放。

6.2 原辅材料

6.2.1 灭菌剂、医疗器械高水平消毒剂、皮肤黏膜消毒剂、植物消毒剂的生产用水应符合《中华人民共和国药典》中纯化水的要求，其他消毒剂的生产用水应不低于GB 5749的要求且不影响产品卫生质量。

6.2.2 植物类原辅料(含植物提取物等)的产地应保持相对稳定。进口物料应符合出入境检验检疫机构有关规定。

6.2.3 易燃、易爆和其他危险品的验收、储存、保管、领用应严格执行国家有关的规定。菌(毒)种的验收、储存、保管、发放、使用、销毁应执行国家有关病原微生物菌(毒)种保管的规定。

6.3 包装材料

6.3.1 包装材料、容器应有一定的耐热性、耐寒性、阻隔性等物理性能，同时又要有一定的耐撕裂、耐压、耐戳穿、防跌落等机械性能。包装材料、容器应不影响其消毒剂的理化性质要求。包装材料应符合相关标准要求。

6.3.2 直接接触消毒剂产品的包装材料、容器(瓶、桶)以及相关的油墨、粘剂、衬垫等应无毒，原则上不与消毒剂发生化学反应，不发生组分脱落或迁移。皮肤黏膜消毒剂最小包装材料的材质不应使用工业级。

6.3.3 包装材料、容器能保护消毒剂在贮藏、使用过程中不受环境的影响。

6.3.4 凡直接接触消毒剂的最终包装的材料不应重复使用。

6.4 产品标签与使用说明书

6.4.1 应符合 GB/T 38598 的规定，并有符合 GB/T 191 规定的图示标志。

6.4.2 应经生产企业法定代表人或其授权人校对批准后印制、发放、使用。标签、使用说明书应由专人保管、领用，其要求如下：

a) 标签、使用说明书均应按品种、规格有专柜或专库存放，凭批包装指令发放，按实际需要量领取。

b) 标签、使用说明书要计数发放、领用人核对、签名，使用数、残损数及剩余数之和应与领用数相符。印有批号的残损或剩余标签应由专人负责计数销毁。

c) 标签、使用说明书发放、使用、销毁应有记录。

7 生产管理

7.1 生产企业应制定详细的生产工艺流程、标准操作程序或作业指导书，不应任意更改。如需更改时，应按规定程序办理修订、审批手续。

7.2 生产企业在试生产时应对生产工艺流程中的每个加工步骤进行影响产品的功能和安全性验证，确定关键控制点和控制参数，建立和实施监控系统及纠正偏差的程序。

7.3 消毒剂生产应按照已被批准的标准操作程序或作业指导书进行。

7.4 物料的接收和发放，应做到物料的名称、代号、生产批号、数量准确无误，做好记录。

7.5 生产过程应使用适宜并有效的产品物料标识。

7.6 产品生产批次的划分应至少能从批号追溯到该批产品的原料批号、生产过程的控制情况、有关生产设备、操作和检验人员、清场记录和质量记录、检验记录和销售情况。

7.7 生产企业应有批生产记录并归档，至少保存至产品有效期满后 3 个月。批生产记录应包括配料和投料记录、生产过程关键数据记录、生产设备清洗和(或)消毒记录、清场记录、校正和维修记录、原料查验和使用记录、关键控制点的检查记录。

7.8 批生产记录应字迹清晰、内容真实、数据完整，并包括记录日期和时间、操作人员和复核人员签名。笔误更改应采用杠改，并在更正处签名或盖名章。批生产记录应按生产批号归档。

7.9 产品生产应防止混淆和交叉污染，清洁洗涤和清场应按有关程序操作，并做好记录。同时应采取以下措施：

a) 液体、固体、气体消毒剂的生产操作不应在同一生产车间进行；

b) 同一品种不同规格的消毒剂生产操作不应同时在同一生产线上进行；

c) 有数条包装线同时进行包装时，应采取隔离或其他有效防止污染或混淆的设施；

d) 生产过程中使用的设备、容器等应有明显的状态标志。

7.10 生产企业应对不合格品进行标识、登记、隔离并严格按照规定的职责和权限进行评价、处置。

7.11 生产企业应及时分析生产过程、工作操作的相关信息和异常情况、鉴别存在的和可能引发不合格产品或其他质量问题的原因，并采取必要的纠正和预防措施。

8 卫生要求

8.1 基本要求

8.1.1 生产企业应制定各项卫生管理制度，有防止污染的卫生措施，并由专人负责。

8.1.2 生产企业应制定厂区、车间、设备、容器及岗位等清洁规程，内容包括：清洁方法、程序、间隔时间、使用的清洁剂或消毒剂、清洁工具的清洁方法和存放地点，并按其要求实施。

8.1.3 使用的消毒产品应符合国家有关规定。

8.2 生产环境卫生要求

8.2.1 皮肤黏膜消毒剂的配制、分装、灌装等暴露工序生产环境空气应符合 GB 50073—2013 中 8 级空气洁净度等级的要求。

8.2.2 洁净室(区)应定期进行消毒处理，使用的消毒剂不应对设备产生污染和腐蚀，对原辅料、半成品、成品及包装材料不应产生污染，对生产操作人员的健康不应产生危害。

8.2.3 生产车间不应存放与生产无关的物品，生产过程中的废弃物应及时处理。

8.3 生产设施、设备卫生要求

8.3.1 更衣室应设置流动水洗手、消毒设施并保持清洁。

8.3.2 洁具室、水冲式厕所等设施应保持清洁卫生，不影响生产环境。

8.3.3 根据产品不同的卫生要求，对在生产过程中使用的管道、储罐和容器应定期清洗、消毒或灭菌。

8.4 人员卫生要求

8.4.1 应符合《消毒产品生产企业卫生规范》的规定。

8.4.2 粉剂、片剂和易挥发的液体消毒剂生产车间的操作人员应配置个人防护用品。

8.4.3 洁净室(区)工作服、鞋、帽应专用，应保持整洁、定期清洗，必要时进行消毒处理。

8.5 物料储存卫生要求

应符合《消毒产品生产企业卫生规范》的规定。

9 验证

9.1 验证条件

9.1.1 投产前生产企业应进行验证。

9.1.2 下列生产条件发生改变，可能影响产品质量时，应对其进行再验证：

a) 厂房、设施；

b) 主要生产设备、关键设置；

c) 主要原辅料、包装材料成分、规格、纯度及供应商；

d) 生产用水；

e) 生产工艺。

9.1.3 根据产品的特性，当成品库存条件发生改变，可能影响产品质量时，应对其进行再验证，并出具验证报告。

9.1.4 生产企业在停产 6 个月后恢复生产时，应进行验证，并出具验证报告。

9.1.5 生产企业在改变质量控制方法时，应按验证方案进行验证，并出具验证报告。

9.2 验证内容

9.2.1 厂房、设施验证应分别按验证方案进行安装确认、运行确认、性能确认验证。

9.2.2 生产设备、关键设置、产品物料、生产工艺、产品质量验证应分别按验证方案进行验证。

9.2.3 皮肤黏膜消毒剂、灭菌剂、医疗器械高水平消毒剂、植物消毒剂生产企业在投产前应对生产用水按验证方案进行验证。

9.3 验证要求

9.3.1 生产企业质量管理部门应根据验证对象提出验证项目、制定验证方案，明确验证负责人并组织实施。验证工作完成后由验证负责人审核、批准。

9.3.2 验证过程中的数据、产品试验结果和分析内容均应以文件形式归档保存。验证文件应包括验证方案、验证报告、评价和建议、批准人等。

10 质量管理

10.1 基本要求

10.1.1 生产企业的质量管理部门负责消毒剂生产全过程的质量管理和检验。

10.1.2 生产企业应建立检验成品、半成品、物料的内控标准、操作规程和放行程序。产品质量标准、检验方法和结果的判定应符合相应的标准和规范的要求。

10.1.3 生产企业应制定关键控制点的标准操作规程，建立关键控制点的检验制度，避免不合格品进入下一生产环节。

10.1.4 生产企业应按产品标准制定检验方法和抽样方法。产品检验应按生产批次进行。未经检验合格者不应出厂。

10.1.5 用于生产与检验的计量器具及对产品质量有明显影响的设备，生产企业应制定校准方案，并按要求定期校准，实施标识管理。每台计量器具和设备的验收、使用、维修、校准、运行检查等的记录和说明书应归档保存。

10.1.6 标准物质应由专人管理并可溯源。自行配制的标准溶液应在容器标签上标明化学名称、浓度、失效期和配制人等。

10.1.7 生产企业应建立留样制度，按批次留样，并有明显标志，留样数量一般应满足质量追溯的要求。留样应定期观察和检测，留样期限至少为产品有效期满后 3 个月。

10.1.8 生产企业应对其质量管理系统运行的有效性定期进行系统的审核和评审。对发现的不合格项和偏差，及时采取纠正措施和预防措施。审查和评审应有记录。

10.1.9 生产企业应按照规定填写原始记录并制作检验报告。原始记录、检验报告应准确、清晰、明确、客观，并有足够的信息，不应随意涂改和伪造，并应至少保留至产品有效期后 3 个月。

10.2 文件

10.2.1 生产企业应建立文件管理程序，控制企业内部制定的或外来的所有质量体系文件，如质量手册、各种管理性或技术性程序、作业指导书、有关质量记录和来自外部的法律法规、规范和标准等。

10.2.2 消毒剂生产企业应有与所生产消毒剂相应的物料管理文件、产品生产管理文件、质量管理文件、设备管理文件、销售管理文件、人员管理文件和与实施配套的记录凭证等。

10.2.3 消毒剂生产企业的产品生产管理文件主要有：生产工艺规程、标准操作程序或作业指导书和批生产记录。产品质量管理文件主要有：消毒剂的卫生许可申请和审批文件，物料、半成品、成品质量标准以及检验操作规程，产品质量稳定性考查，生产批次检验记录。

10.2.4 生产企业应有生产和质量管理的各项制度及记录等文件，包括厂房和设备的使用、维护、保养、检修等制度和记录；物料验收及发放、生产操作、成品检验及销售、用户投诉等制度和记录；不合格品管理、物料退库和报废、紧急情况处理等制度和记录；环境厂房、设备、人员等卫生管理制度和记录；本标准内容和专业技术培训等制度和记录。

10.2.5 凡作为质量体系文件发放前，应由授权负责人审查并批准使用。文件应有唯一性标识，包括发布日期和(或)修订标识页码、总页数或结束标记和发布机构。使用现场应为有效版本。

10.2.6 文件执行前应对文件使用者进行专题培训,可由起草人、审核人、批准人进行培训。

10.2.7 文件变更的审批一般由该文件原审批部门进行,如有特殊要求,改变审批部门时,应获得原审批依据的背景材料。需要时更改的或新的内容应在文件或适当的附件中标明。

10.2.8 归档文件应由专人(部门)管理并制定归档文件的保管、借阅、处置的制度。建立文件保管记录。各类文件应分别制定一个适当长的保存期。

11 产品销售及服务

11.1 应建立产品售后管理制度,每批成品均应有销售记录,根据销售记录能追查每批消毒剂的售出情况。销售记录内容应包括:消毒剂名称、剂型、规格、生产批号或生产日期、数量、收货单位(名称、地址、联系电话)、发货日期。

11.2 生产企业应建立退货和召回的制度、程序,并有记录。退货和召回记录内容应包括:消毒剂名称、剂型、规格、生产批号/限期使用日期或生产日期/有效期、数量、退货和召回单位(名称、地址、联系电话)、退货和召回原因、日期及处理意见。

11.3 销售记录至少应保存至消毒剂有效期满后3个月。

11.4 生产企业应建立经常征询客户意见的制度。指定专门机构或人员负责,及时掌握和解决产品使用过程中出现的各种问题。

12 投诉与报告

12.1 生产企业应制定投诉和报告管理程序并指定专门机构或人员负责受理投诉,对书面投诉受理后应及时向企业质量负责人汇报并迅速采取措施,限期解决。对用户的质量投诉和产品不良反应详细记录和调查处理。

12.2 产品生产出现重大质量问题时,应及时向当地卫生行政管理部门报告。

ICS 11.080
C 59

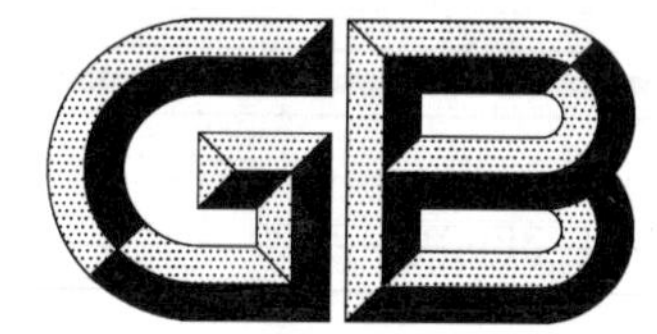

中华人民共和国国家标准

GB/T 38504—2020

喷雾消毒效果评价方法

Evaluation method of disinfection effect of spray disinfection

2020-03-06 发布

2020-10-01 实施

国家市场监督管理总局
国家标准化管理委员会 发布

前 言

本标准按照 GB/T 1.1—2009 给出的规则起草。

本标准由中华人民共和国国家卫生健康委员会提出并归口。

本标准起草单位：中国疾病预防控制中心环境与健康相关产品安全所、江苏省卫生监督所、湖南省疾病预防控制中心、江苏省疾病预防控制中心、山东省卫生健康委执法监督局。

本标准主要起草人：沈瑾、张流波、李炎、顾健、陈贵秋、李涛、徐燕、袁青春、段弘扬、张一凡、孙雯、朱斌、孙惠惠。

喷雾消毒效果评价方法

1 范围

本标准规定了喷雾消毒效果的评价方法。

本标准适用于使用喷雾方法的消毒剂和消毒器械的消毒效果评价。

2 术语和定义

下列术语和定义适用于本文件。

2.1

喷雾消毒 spray disinfection

通过机械力或其他作用方式，使消毒剂形成水雾状细小水滴或雾化成气溶胶，对物体表面或空气进行消毒的方式。

2.2

密闭小空间 confined moving small space

一个相对密闭、容积小于或等于 20 m^3 的小环境。

3 评价原则

3.1 试验分组

喷雾消毒效果评价分实验室试验、模拟现场试验和现场试验。实验室试验为必做项，模拟现场试验和现场试验可选做其一。

3.2 杀灭微生物指标

3.2.1 实验室试验杀灭微生物指标

实验室试验杀灭微生物指标见表 1。

表 1 实验室试验杀灭微生物指标

使用范围	指示菌株	杀灭对数值
物体表面消毒	金黄色葡萄球菌(ATCC 6538)	≥3.00
	大肠杆菌(8099)	≥3.00
	铜绿假单胞菌(ATCC 15442)	≥3.00
空气消毒	白色葡萄球菌(8032)	≥3.00
标注对特定微生物有杀灭作用的，应做该微生物的杀灭试验，且杀灭对数值大于或等于 3.00。		

3.2.2 模拟现场试验杀灭微生物指标

模拟现场试验杀灭微生物指标见表 2。

表 2 模拟现场试验杀灭微生物指标

使用范围	指示菌株	杀灭对数值
物体表面消毒	金黄色葡萄球菌(ATCC 6538) 或铜绿假单胞菌(ATCC 15442)	≥3.00
应选择实验室试验中抵抗力最强的菌作为模拟现场的指示菌株。		

3.2.3 现场试验杀灭微生物指标

3.2.3.1 物体表面消毒

对物体表面自然菌的杀灭对数值大于或等于 1.00,相应的目标微生物不得检出。

3.2.3.2 空气消毒

对空气中自然菌的消亡对数值大于或等于 1.00,β-溶血性链球菌不得检出。

4 试验方法

4.1 物体表面喷雾消毒效果的试验方法

4.1.1 实验室试验

试验方法见附录 A。

4.1.2 模拟现场试验

试验方法见附录 B。

4.1.3 现场试验

试验方法见附录 C。

4.2 密闭小空间空气消毒效果的试验方法

4.2.1 实验室试验

实验室试验在 1 m^3 空气舱进行;消毒设备过大,无法在 1 m^3 空气舱进行试验时,可用 20 m^3 空气舱进行实验室试验。试验方法参见附录 D。

4.2.2 现场试验

试验方法参见附录 D。

4.3 密闭空间空气消毒效果的试验方法

4.3.1 实验室试验

实验室试验在 20 m^3 空气舱进行,试验方法参见附录 D。

4.3.2 现场试验(多个点)

试验方法参见附录 D。

附 录 A
（规范性附录）
物体表面喷雾消毒效果实验室试验方法

A.1 目的

用于鉴定喷雾消毒对实验室指标菌的杀灭作用，以验证该喷雾消毒在实验室内的消毒效果。

A.2 试剂或材料

A.2.1 试验菌株

金黄色葡萄球菌（ATCC 6538）、铜绿假单胞菌（ATCC 15442）、大肠杆菌（8099），在上述规定的菌株基础上，标注对特定微生物有杀灭作用的，应选该微生物进行杀灭试验。

A.2.2 试验试剂

A.2.2.1 磷酸盐缓冲液（PBS，0.03 mol/L，pH 7.2）（稀释液）。
A.2.2.2 牛血清白蛋白（BSA）。
A.2.2.3 标准硬水（硬度 342 mg/L）。
A.2.2.4 中和剂溶液（经 A.5 中和剂鉴定试验鉴定合格）。
A.2.2.5 胰蛋白胨大豆琼脂培养基（TSA）。
A.2.2.6 胰蛋白胨生理盐水（TPS）。

A.3 设备与耗材

A.3.1 电动混匀器。
A.3.2 恒温培养箱。
A.3.3 恒温水浴箱。
A.3.4 刻度吸管。
A.3.5 浊度计。
A.3.6 培养皿。
A.3.7 试管。
A.3.8 移液器及配套的塑料吸头。

A.4 菌片（染菌载体）的制备程序

A.4.1 菌片一般用金属载体，也可根据消毒对象选择相应载体，常用的材料有金属、玻璃、定性滤纸、棉布、聚四氟乙烯等。金属载体一般用直径 12 mm、厚 0.5 mm 的圆形金属片，其他材质载体一般为方形，大小 10 mm×10 mm，特定用途的消毒产品可使用其他材质、形状的载体。
A.4.2 所用载体（除定性滤纸片外）于染菌前，应严格按照如下步骤进行脱脂处理：将载体放在含洗涤剂的水中煮沸 30 min；以自来水洗净；用蒸馏水煮沸 10 min；再用蒸馏水漂洗至 pH 呈中性；晾干、熨平备用。

A.4.3 布片用40织纱的白平纹棉布制作。将脱脂后的布块按载体规定的大小抽去边缘一周的经纬纱各一根,按抽纱痕剪切。金属片以不锈钢制作,纸片以定性滤纸制作。

A.4.4 载体经压力蒸汽灭菌后,使用滴染法染菌。

A.4.5 染菌用菌悬液:取第3代~第6代的营养琼脂培养基培养18 h~24 h的新鲜斜面培养物,用5.0 mL吸管吸取3.0 mL~5.0 mL稀释液(一般用TPS)加入斜面试管内,反复吹吸,洗下菌苔。随后,用5.0 mL吸管将洗下的菌液移至另一无菌试管中,用电动混匀器混合20 s,或在手掌上振打80次,以使细菌悬浮均匀,该菌悬液的含菌量约为10^9 CFU/mL,可使用浊度计调整菌液浓度。然后加入等量30.0 g/L或3.0 g/L的牛血清白蛋白,使菌液的浓度约为5×10^8 CFU/mL。

A.4.6 滴染法染菌时,将经灭菌的载体片平铺于无菌平皿内,用移液器逐片滴加菌液10.0 μL,必要时用接种环涂匀整个载体表面。置36 ℃±1 ℃恒温培养箱或室温干燥备用。

A.4.7 每个菌片(载体)的回收菌数应为1×10^6 CFU/片~5×10^6 CFU/片。

A.5 中和剂鉴定试验

A.5.1 中和剂载体定量鉴定试验操作程序

根据试验分组,准备足量试管和平皿,依次编号。各组分别用适宜大小容量的无菌定量吸管按以下程序吸取或添加试剂和试验样本。将适宜浓度的菌悬液用等量适合浓度的有机干扰物稀释作为试验菌悬液,载体试验用菌量应保证其回收菌量在2.5×10^2 CFU/片~1.5×10^3 CFU/片之间。

鉴定试验包括4组:

a) 第1组:吸取中和剂5.0 mL于无菌试管中,将其置20 ℃±1 ℃水浴中5 min后,用无菌镊子夹入1菌片,并使浸透于中和剂内,作用10 min后,用电动混匀器混合20 s,或将试管振打80次,混匀,分别吸取1.0 mL接种于两个平皿中,置36 ℃±1 ℃恒温培养箱中培养48 h,做活菌培养计数。

b) 第2组:吸取中和产物溶液(按每片浸有消毒剂的载体加入含5.0 mL中和剂的量制备中和产物)5.0 mL于无菌试管内,将其置20 ℃±1 ℃水浴中5 min后,用无菌镊子夹入1菌片,并使浸透于中和产物溶液中,作用10 min后,用电动混匀器混合20 s,或将试管振打80次,混匀。分别吸取1.0 mL接种于两个平皿中,置36 ℃±1 ℃恒温培养箱中培养48 h,做活菌培养计数。

c) 第3组:吸取稀释液5.0 mL于无菌试管内,将其置20 ℃±1 ℃水浴中5 min后,用无菌镊子夹入1菌片,并使浸透于稀释液中,作用10 min后,用电动混匀器混合20 s,或将试管振打80次,混匀 ,分别吸取1.0 mL接种于两个平皿中,置36 ℃±1 ℃恒温培养箱中培养48 h,做活菌培养计数。

d) 第4组:分别吸取稀释液与中和剂各1.0 mL于无菌平皿内,倒入上述试验同批次的培养基15 mL~20 mL,置36 ℃±1 ℃恒温培养箱中培养48 h,观察最终结果。

A.5.2 评价规定

试验结果符合以下全部条件,所测中和剂可判为合格:

a) 第1组、第2组和第3组有相似量试验菌生长,载体回收菌量在2.5×10^2 CFU/片~1.5×10^3 CFU/片之间。其组间菌落数误差率应不超过15%。第1组、第2组和第3组间菌落数误差率计算见式(A.1):

$$P_z=\frac{\sum|X-X_i|}{\sum X_i}\times100\% \qquad \cdots\cdots(\text{A}.1)$$

式中：

P_z ——组间菌落数误差率，%；

X ——三组间菌落平均数；

X_i ——各组菌落平均数，单位为菌落形成单位每片(CFU/片)。

b) 第4组无菌生长。否则，说明试剂有污染，应更换无污染的试剂重新进行试验。

c) 试验重复3次，每次试验均应符合a)、b)的要求。

A.6 载体喷雾定量杀菌试验

A.6.1 根据所试菌种和消毒剂对该菌的杀灭能力，选定1个消毒剂浓度(即产品使用说明书中指定的最低浓度)和3个作用时间(说明书指定最短作用时间的0.5倍，指定最短作用时间，指定最短作用时间的1.5倍)。

A.6.2 选定消毒剂的浓度与作用时间。每种菌所染菌片应分开进行试验。试验时，每种载体菌片各取3片，以等边三角形或三角形阵列，均匀排布于一未沾有任何消毒剂的清洁无菌玻璃板上(如无菌平皿内)。

A.6.3 每批试验以同一浓度消毒剂溶液对A.6.2中排列的菌片进行均匀喷雾。每次喷雾的距离和压力保持一致，以尽量使喷到菌片上的雾粒大小和数量一致。喷雾量以不使菌片湿透、流液为度。

A.6.4 待试验菌与消毒剂相互作用至各规定时间，取每种载体菌片1片，各放入一含5.0 mL中和剂的无菌试管中。将试管用电动混合器混合20 s，或在手掌上振80次，使菌片上细菌被洗脱进入中和剂中。

A.6.5 吸取1.0 mL上述洗液，按活菌培养计数方法测定存活菌数，每管接种两个平皿。

A.6.6 每批试验均应换一块未沾有任何消毒剂的清洁无菌玻璃板。喷雾器换装新浓度消毒剂前，应将原残留消毒剂洗净，再换装新浓度消毒剂。

A.6.7 用硬水代替消毒液，取两片菌片按同样的喷雾方法进行处理，作为阳性对照组。如为压力罐装自动喷雾式气雾消毒剂，可直接用染菌载体做活菌计数，作为处理前阳性对照组。

A.6.8 所有试验样本均在36 ℃±1 ℃恒温培养箱中培养，对细菌繁殖体培养48 h观察最终结果。

A.6.9 试验重复3次，计算各组的活菌数(CFU/片)，并换算为对数值(N)，按式(A.2)计算杀灭对数值：

$$\mathrm{KL}=N_{\circ}-N_x \qquad \cdots\cdots\cdots\cdots (\text{A.2})$$

式中：

KL ——杀灭对数值；

$N_{\circ}$ ——对照组平均活菌浓度的对数值；

N_x ——试验组活菌浓度对数值。

计算杀灭对数值时，取小数点后两位值，可以进行数字修约。但是，如果消毒试验组平均生长菌落数小于1 h，本标准规定此时的杀灭对数值，即大于或等于对照组平均活菌浓度的对数值(KL≥$N_{\circ}$)。

A.6.10 评价规定：试验各次的杀灭对数值均大于或等于3.00，可判定消毒合格。在产品指定浓度与最短作用时间的0.5倍时，可允许对不同细菌或在部分重复次数中，出现不合格结果。

在杀菌试验中，每次均应设置阳性对照；试验中所使用的中和剂、稀释液和培养基等，各批次均应进行无菌检查，发现有菌生长，则全部试验应换用未污染试剂或培养基重做。

附 录 B
（规范性附录）
物体表面喷雾消毒效果模拟现场试验方法

B.1 目的

用于鉴定喷雾消毒对人工污染于物体表面的细菌的杀灭作用，以验证该喷雾消毒对物体表面的消毒效果。

B.2 试剂或材料

B.2.1 试验菌株

金黄色葡萄球菌（ATCC 6538）或铜绿假单胞菌（ATCC 15442），有特定目标微生物的选择实验室试验中抵抗力最强的菌作为指示菌株。

B.2.2 试验试剂

B.2.2.1 磷酸盐缓冲液（PBS，0.03 mol/L，pH 7.2）（稀释液）。

B.2.2.2 标准硬水（硬度 342 mg/L）。

B.2.2.3 中和剂溶液（经 A.5 中和剂鉴定试验鉴定合格）。

B.2.2.4 胰蛋白胨大豆琼脂培养基（TSA）。

B.2.2.5 胰蛋白胨生理盐水（TPS）。

B.3 设备与耗材

B.3.1 电动混匀器。

B.3.2 恒温培养箱。

B.3.3 刻度吸管。

B.3.4 浊度计。

B.3.5 移液器及配套的塑料吸头。

B.3.6 试管。

B.3.7 平皿。

B.3.8 规格板（用不锈钢材料制备，中央留一 5.00 cm×5.00 cm 的空格作为采样部位）。

B.3.9 无菌棉拭。

B.4 试验步骤

B.4.1 一般以木制桌面为代表进行人工染菌，也可以特定的实物为染菌对象。

B.4.2 菌悬液的制备按 A.4.5 进行。染菌时，选物品较平的部位，于规格板中央空格，用无菌棉拭沾取菌悬液均匀涂抹。待自然干燥后进行试验。每次试验设两个区块作为阳性对照区，10 个区块为试验区。

B.4.3 将无菌棉拭在含10.0 mL稀释液试管中浸湿，于管壁上挤干，对阳性对照区涂抹采样，每区块横竖往返各8次。以无菌操作方式将棉拭采样端剪入原稀释液试管内，电动混匀器混合20 s，或者在手掌上振敲200次，用稀释液做适当稀释后，作为阳性对照组样本。

B.4.4 按说明书中的方法和最低使用剂量对试验区物体表面进行喷雾消毒。将无菌棉拭在含10.0 mL中和剂溶液试管中浸湿，于管壁上挤干，消毒作用至设定时间时，分别对试验区进行涂抹采样，每区块横竖往返各8次。采样后，以无菌操作方式将棉拭采样端剪入原中和剂溶液试管内，电动混匀器混合20 s，或者在手掌上振敲200次，作为试验组样本。

B.4.5 将阳性对照组和试验组样本做适当稀释，选取适宜稀释度，分别取1.0 mL，以倾注法接种平皿，每个样本接种两个平皿，置36 ℃±1 ℃恒温培养箱中培养48 h，观察最终结果。

B.4.6 将每次试验未用完的同批次中和剂溶液、稀释液、棉拭、培养基等设为阴性对照。

B.4.7 试验重复3次。计算各组的活菌浓度(CFU/mL)，并换算为对数值(N)，然后按式(A.2)计算杀灭对数值。

B.5 评价规定

阴性对照组无菌生长，阳性对照组检测菌量为2.5×10^{7} CFU/样本～1.25×10^{8} CFU/样本，30个样本的杀灭对数值大于或等于3.00，判定为消毒合格。

B.6 注意事项

B.6.1 阳性对照组和试验组应在相邻的区域，但不得在同一区内进行试验。

B.6.2 棉拭涂抹采样较难标准化，宜使棉拭的大小，用力的均匀，吸取采样液的量，洗菌时敲打的轻重等先后一致。

现场样本应及时检测。室温存放不得超过2 h，4℃冰箱存放不得超过4 h。

附 录 C
（规范性附录）
物体表面喷雾消毒效果现场试验方法

C.1 目的

用于鉴定喷雾消毒对一般物体表面自然菌的消毒效果，以验证该喷雾消毒对物体表面的消毒效果。

C.2 试剂或材料

C.2.1 磷酸盐缓冲液(PBS，0.03 mol/L，pH 7.2)(稀释液)。
C.2.2 标准硬水(硬度 342 mg/L)。
C.2.3 中和剂溶液(经 A.5 中和剂鉴定试验鉴定合格)。
C.2.4 胰蛋白胨大豆琼脂培养基(TSA)。
C.2.5 胰蛋白胨生理盐水(TPS)。

C.3 设备与耗材

C.3.1 电动混匀器。
C.3.2 恒温培养箱。
C.3.3 刻度吸管。
C.3.4 移液器及配套的塑料吸头。
C.3.5 试管。
C.3.6 平皿。
C.3.7 规格板(用不锈钢材料制备，中央留一 5.00 cm× 5.00 cm 的空格作为采样部位)。
C.3.8 无菌棉拭。

C.4 试验步骤

C.4.1 在使用现场，按说明书介绍的使用浓度、作用时间和消毒方法消毒物体表面，检测样本数应大于或等于 30 份。
C.4.2 在物体表面(桌面、台面、门等)用规格板标定两块相邻的面积各为 25 cm^2 的区块，一块为阳性对照区，供消毒前采样，另一块为试验区，供消毒后采样。
C.4.3 将无菌棉拭在含 10.0 mL 稀释液试管中浸湿，于管壁上挤干，对对照区块涂抹采样，横竖往返各 8 次。采样后，以无菌操作方式将棉拭采样端剪入原稀释液试管内，电动混匀器混合 20 s 或者在手掌振敲 200 次，做适当稀释后，作为阳性对照组样本。
C.4.4 按说明书中的方法和剂量对试验区物体表面进行消毒。将无菌棉拭在含 10.0 mL 中和剂溶液试管中浸湿，于管壁上挤干，消毒作用至设定时间，对消毒区块涂抹采样，横竖往返各 8 次。采样后，以无菌操作方式将棉拭采样端剪入原中和剂溶液试管内，电动混匀器混合 20 s 或者在手掌振敲 200 次，作为试验组样本。
C.4.5 将阳性对照组和试验组样本，分别取 1.0 mL，以琼脂倾注法接种平皿，每个样本接种两个平皿，置 36 ℃±1 ℃恒温培养箱中培养 48 h,每日观察并记录最终结果。

C.4.6 将本次试验未用完的同批次中和剂溶液、稀释液、棉拭、培养基等分别设阴性对照。

C.4.7 按式(A.2)计算每次试验的杀灭对数值和平均杀灭对数值。

C.5 评价规定

阴性对照组应无菌生长,阳性对照组应有较多细菌生长,消毒样本的平均杀灭对数值大于或等于1.00,判定为消毒合格。

C.6 注意事项

C.6.1 在现场试验中,自然菌的种类复杂,平板上常出现大面积霉菌生长,导致无法计数菌落。在两个平行的平板中如有一个平板可数清菌落数时,即按该平板菌落数计算结果。如两平板均有大面积霉菌生长,应重新进行试验。

C.6.2 阳性对照区和试验区应在相邻的区域,但不得在同一区内进行试验。

C.6.3 棉拭涂抹采样较难标准化,宜使棉拭的大小,用力的均匀,吸取采样液的量,洗菌时敲打的轻重等先后一致。

C.6.4 现场样本应及时检测。室温存放不得超过 2 h,4 ℃ 冰箱存放不得超过 4 h。

C.6.5 若消毒对象为特定目标微生物,则现场试验时应对该特定目标微生物进行检测,检测方法参考相关标准规范;结果评定时,对自然菌的平均杀灭对数值大于或等于 1.00,且该特定目标微生物不检出,则判定为消毒合格。

附　录　D
(资料性附录)
空气喷雾消毒效果试验方法

D.1　目的

用于验证消毒剂或消毒器械使用喷雾消毒后对空气中细菌的消毒效果。

D.2　试剂或材料

D.2.1　试验菌株

白色葡萄球菌(8032)。

D.2.2　试验试剂

D.2.2.1　采样液[非化学因子杀菌试验时,用含抗泡沫剂(辛醇或者橄榄油)的营养肉汤培养基;消毒剂杀菌试验时,用含相应中和剂的营养肉汤培养基]。

D.2.2.2　磷酸盐缓冲液(PBS,0.03 mol/L,pH 7.2)(稀释液)。

D.2.2.3　中和剂溶液(经 D.4 中和剂鉴定试验鉴定合格)。

D.2.2.4　胰蛋白胨大豆琼脂培养基(TSA)(消毒剂杀菌试验时,应在其中加入相应的中和剂)。

D.2.2.5　血琼脂平板(含相应中和剂)等。

D.3　设备仪器

D.3.1　相邻的一对空气舱,一个用于消毒试验,一个用于试验对照。一对空气舱所处环境(包括温度、湿度、光照、密闭性和通风条件等)应一致。舱宜以不锈钢或者铝合金和玻璃构建。应安装温度和湿度调节装置以及通风机过滤除菌或者其他消毒装置和相应管道,此外,还应开启喷雾染菌、给消毒剂、采样、袖套操作和样本传递等窗口。

D.3.2　喷雾染菌装置,包括:空气压缩机、压力表、气体流量计、气溶胶喷雾器等。喷出细菌气溶胶微粒的直径应 90%以上在 1.0 μm～10.0 μm 之间。

D.3.3　空气微生物采样装置,包括:六级筛孔空气撞击式采样器、液体撞击式采样器、抽气设备、气体流量计等。

D.3.4　环境监测器材,如温度计、湿度计等。

D.3.5　电动混匀器、恒温培养箱、刻度吸管、浊度计、移液器及配套的塑料吸头。

D.4　中和剂鉴定试验

D.4.1　液体冲击式采样法

D.4.1.1　配制菌悬液

取白色葡萄球菌的营养琼脂培养基斜面新鲜培养物(18 h～24 h),用 5.0 mL 吸管吸取 3.0 mL～5.0 mL营养肉汤加入斜面试管内,反复吹吸,洗下菌苔,用无菌脱脂棉过滤后,用营养肉汤稀释成浓度

为 5×10^{3} CFU/mL～3×10^{4} CFU/mL 的试验用菌悬液。

D.4.1.2 试验分组

分为 4 组：

a) 第 1 组：按说明书要求的消毒剂用量，在 1 m^3 空气舱中喷无菌水，作用至消毒时间，立即用含 10 mL 中和剂的液体冲击式采样器采样(采样体积与预设消毒效果鉴定试验采样体积相同)，作用 10 min。取 0.1 mL 试验用菌悬液加入上述中和剂中，做活菌培养计数。观察中和剂对试验菌生长有无抑制作用。

b) 第 2 组：按说明书要求的消毒剂用量，在 1 m^3 空气舱中喷消毒剂，作用至消毒时间，立即用含 10 mL 中和剂的液体冲击式采样器采样(采样体积与预设消毒效果鉴定试验采样体积相同)，作用 10 min。取 0.1 mL 试验用菌悬液加入上述中和产物溶液中，做活菌培养计数。观察中和产物对试验菌生长有无抑制作用。

c) 第 3 组：按说明书要求的消毒剂用量，在 1 m^3 空气舱中喷无菌水，作用至消毒时间，立即用含 10 mL 稀释液的液体冲击式采样器采样(采样体积与预设消毒效果鉴定试验采样体积相同)，作用 10 min。取 0.1 mL 试验用菌悬液加入上述稀释液中，做活菌培养计数，作为菌数对照。

d) 第 4 组：分别吸取稀释液、中和剂各 1.0 mL，做活菌培养计数，作为阴性对照组。

D.4.2 六级筛孔空气撞击式采样法

D.4.2.1 配制菌悬液

菌悬液配制方法同 D.4.1.1，用营养肉汤稀释成浓度为 5×10^{2} CFU/mL～3×10^{3} CFU/mL 的试验用菌悬液。

D.4.2.2 试验分组

分为 4 组：

a) 第 1 组：分别吸取试验用菌悬液 0.1 mL，均匀涂抹于两块含中和剂的营养琼脂平板，做活菌培养计数。观察中和剂对试验菌生长有无抑制作用。

b) 第 2 组：按说明书要求的消毒剂用量，在 20 m^3 空气舱中进行喷雾，作用至消毒时间，立即用含中和剂营养琼脂平板的六级筛孔空气撞击式采样器采样(采样体积与预设消毒效果鉴定试验采样体积相同)，作用 10 min。分别吸取 0.1 mL 试验用菌悬液，涂抹于上述采样器中的 6 块平板上，做活菌培养计数。观察中和产物对试验菌生长有无抑制作用。

c) 第 3 组：分别吸取试验用菌悬液 0.1 mL，均匀涂抹于两块普通营养琼脂平板表面，做活菌培养计数，作为菌数对照。

d) 第 4 组：分别吸取稀释液 0.1 mL，均匀涂抹于两块含中和剂的营养琼脂平板上，做活菌培养计数，作为阴性对照组。

D.4.3 评价规定

试验结果符合以下全部条件，中和剂可判为合格：

a) 第 1 组～第 3 组菌量在 50 CFU/平板～300 CFU/平板之间，三组间菌落数误差率不超过 15%。三组间菌落数误差率计算见式(D.1)：

$$\text{组间菌落数误差率}=\frac{\text{(三组间菌落平均数}-\text{各组菌落平均数)的绝对值之和}}{\text{三组菌落数平均数之和}}\times100\% \quad \cdots\cdots(\text{D.1})$$

b) 第 4 组无菌生长。否则，说明试剂有污染，应更换无污染的试剂重新进行试验。

c) 连续 3 次试验取得合格评价。

D.5 试验阶段

D.5.1 实验室试验

D.5.1.1 取试验菌菌悬液，用无菌脱脂棉过滤后，再用营养肉汤培养基稀释成所需浓度。

D.5.1.2 同时调节两个空气舱的温度、相对湿度至试验要求的温度（20 ℃～25 ℃）和相对湿度（50%～70%）。

D.5.1.3 将使用的器材一次放入空气舱内，将门关闭。此后，一切操作和仪器设备的操纵均在舱外通过带有密封袖套的窗口或者摇控器进行。直至试验结束，方可将门打开。

D.5.1.4 按预备试验确定的压力、气体流量及喷雾时间喷雾染菌。边喷雾染菌，边用风扇搅拌。喷雾染菌完毕，继续搅拌 5 min，而后静置 5 min，同时对对照组和试验组空气舱分别进行消毒前采样，作为对照组试验开始前和试验组消毒处理前的阳性对照（即污染菌量）。空气舱内空气细菌浓度应达 5×10^{4} CFU/m^3～5×10^{6} CFU/m^3（按消毒处理前阳性对照样本检测结果计）。

D.5.1.5 在 20 m^3 空气舱实验室试验时，用六级筛孔空气撞击式采样器采样，采样时，将六级筛孔空气撞击式采样器放在舱中央离地 1 m 高处（采样方法按采样器使用说明书进行）。在 1 m^3 空气舱实验室试验时，空气舱内用采样量较小的液体撞击式采样器采样，采样器置柜内中央处。

D.5.1.6 按产品说明书规定的用量，在试验空气舱内进行消毒。对照组空气舱同时作相应（不含消毒剂）处理。

D.5.1.7 作用至规定时间，对试验组和对照空气舱按前述要求同时采样。待作用至第二个预定消毒时间，再次采样。如此按作用时间继续分段采样，直至规定的最终作用时间为止。

D.5.1.8 用液体撞击式采样器采集的样本，进行活菌培养计数，在 36 ℃±1 ℃恒温培养箱内培养 48 h，观察最后结果。

D.5.1.9 用六级筛孔空气撞击式采样器采样时，采样平板直接放入 36℃±1℃恒温培养箱中培养 48 h，观察最后结果，计数生长菌落。

D.5.1.10 全程试验完毕，对表面和空气中残留的细菌做最终消毒后，打开通风机过滤除菌排风，排除舱内滞留的污染空气，为下一次试验作好准备。

D.5.1.11 在完成试验组与阳性对照组采样和样本接种后，应将未用的同批培养基、采样液和 PBS 等（各取 1 份～2 份），与上述两组样本同时进行培养或者接种后培养，作为阴性对照。若阴性对照组有菌生长，说明所用培养基或者试剂有污染，试验无效，更换无菌器材重新试验。

D.5.1.12 试验重复 3 次。

评价规定：分别计算每次试验的杀灭对数值，杀灭对数值均大于或等于 3.00 时判定为消毒合格。杀灭对数值为 $\lg(K_t)$，杀灭率的计算见式(D.2)、式(D.3)：

$$N_t=\frac{V_0-V_t}{V_0}\times100\% \tag{D.2}$$

$$K_t=\frac{V_0'(1-N_t)-V_t'}{V_0'(1-N_t)}\times100\% \tag{D.3}$$

式中：

N_t ——不同时间空气中细菌的自然消亡率；

V_0 ——对照组试验开始前的空气含菌量；

V_t ——试验过程中不同时间的空气含菌量；

K_t ——消毒处理对空气中细菌的杀灭率；

V_0'——试验组消毒处理前的空气含菌量；

V_t'——消毒过程中不同时间的空气含菌量。

消毒前后空气中的含菌量按式(D.4)、式(D.5)计算：

$$\text{液体撞击式空气采样法空气含菌量}=\frac{\text{平板上平均菌数}\times\text{稀释倍数}\times\text{采样液量}}{\text{采样流量}\times\text{采样时间}}\times 1\,000 \quad \cdots\text{(D.4)}$$

$$\text{六级筛孔式空气撞击式采样法空气含菌量}=\frac{\text{六级采样平板上总菌数}}{28.3\times\text{采样时间}}\times 1\,000 \quad \cdots\cdots\cdots\cdots\text{(D.5)}$$

D.5.2 现场消毒效果鉴定试验

D.5.2.1 按说明书选择相应大小的房间，在室内无人情况下进行试验。用六级筛孔空气撞击式采样器采样空气中自然菌，作为消毒前样本(阳性对照)。根据产品说明书进行消毒处理后，再做一次采样，作为消毒后的试验样本；同时将血琼脂平板放入六级筛孔空气撞击式采样器进行采样，检测是否有 β-溶血性链球菌。

D.5.2.2 采样时，采样器置室内中央离地 1.0 m 高处。房间大于 10 m^2 者，每增加 10 m^2 增设 1 点，最多设 5 点。

D.5.2.3 因现场试验环境条件变化较多，难以统一，无法测定准确的自然沉降率，故只按所得消亡率(自然衰亡和消毒处理中杀菌的综合效果)做出验证结论。消亡率的对数值即为消亡对数值，按式(D.6)计算消亡率：

$$\text{消亡率}=\frac{\text{消毒前样本平均菌数}-\text{消毒后样本平均菌数}}{\text{消毒前样本平均菌数}}\times 100\% \quad \cdots\cdots\cdots\text{(D.6)}$$

D.5.2.4 试验采样完成后，将未用的同批培养基，与上述试验样本同时进行培养或者接种后培养，作为阴性对照。阴性对照组若有菌生长，说明所用培养基有污染，试验无效，更换后重新试验。

D.5.2.5 试验重复 3 次。

D.5.2.6 β-溶血性链球菌的培养和结果观察：采样后的血琼脂平板在 35 ℃～37 ℃下培养 24 h～48 h；培养后，在血琼脂平板上形成呈灰白色、表面突起、直径 0.5 mm～0.7 mm 的细小菌落，菌落透明或半透明，表面光滑有乳光；镜检为革兰阳性无芽孢球菌，圆形或卵圆形，呈链状排列，长度在 4 个～8 个细胞至几十个细胞之间；菌落周围有明显的 2 mm～4 mm 界限分明、完全透明的无色溶血环；符合上述特征的菌落为 β-溶血性链球菌。

D.5.2.7 评价规定：除有特殊要求者外，对无人室内进行的空气消毒，每次的自然菌消亡对数值均大于或等于1.00，β-溶血性链球菌为阴性，则判定为合格。

D.6 注意事项

D.6.1 每次实验室试验均应同时设置试验组与对照组。两组条件尽量保持一致。消毒前、后及不同次数间的环境条件应保持一致。

D.6.2 用中和剂鉴定方法筛选出的中和剂，用于现场采样时，还需进一步验证，必要时可对中和剂的浓度进行适当的调整。

D.6.3 注意记录试验过程中的温度和相对湿度，以便分析对比。

D.6.4 所采样本应尽快进行微生物检验，以免影响结果的准确性。

D.6.5 每次试验完毕，空气舱应充分通风。必要时消毒冲洗间隔 4 h 后，方可做第二次试验。

D.6.6 试验时，空气舱应保持密闭，设有空气过滤装置，以防染菌空气外逸，污染环境。

D.6.7 试验时，空气舱或者现场房间应防止日光直射，以免造成杀菌作用不稳定。

D.6.8 雾柜排风过滤装置中的滤材应定期更换，换下的滤材应当经灭菌后再作其他处理。

D.6.9 在空气舱或者密闭房间内进行消毒剂喷雾消毒时，用悬挂染菌样片法观察的消毒效果，不能代表对空气的消毒效果。

ICS 11.080
C 50

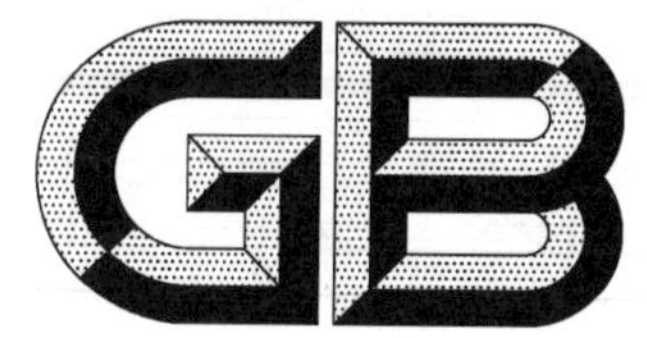

中华人民共和国国家标准

GB 38598—2020

消毒产品标签说明书通用要求

General requirement for label and instruction book of disinfection products

2020-11-17 发布　　2021-12-01 实施

国家市场监督管理总局
国家标准化管理委员会　发布

前　　言

本标准按照 GB/T 1.1—2009 给出的规则起草。

本标准由中华人民共和国国家卫生健康委员会提出并归口。

消毒产品标签说明书通用要求

1 范围

本标准规定了消毒剂、消毒器械、指示物、卫生用品的标签、说明书通用要求和各项指标标注要求。

本标准适用于中华人民共和国境内生产、销售和使用的消毒产品。

本标准不适用于不在国内销售和使用的出口消毒产品。

2 规范性引用文件

下列文件对于本文件的应用是必不可少的。凡是注日期的引用文件,仅注日期的版本适用于本文件。凡是不注日期的引用文件,其最新版本(包括所有的修改单)适用于本文件。

GB 190 危险货物包装标志

GB/T 191 包装储运图示标志

GB 15979 一次性使用卫生用品卫生标准

消毒技术规范(2002 年版)(中华人民共和国卫生部)

健康相关产品命名规定(卫法监发〔2001〕109 号)

定量包装商品计量监督管理办法(国家质量监督检验检疫总局令〔2005〕第 75 号)

危险化学品目录(国家安全生产监督管理总局第 10 部门公告 2015 年第 5 号)

3 术语和定义

下列术语和定义适用于本文件。

3.1

消毒产品 disinfection products

纳入消毒产品生产类别分类目录的消毒剂、消毒器械、指示物和卫生用品等与人体健康相关的产品。

注 1:指示物包括生物指示物、化学指示物和灭菌物品包装物。

注 2:卫生用品包括抗菌制剂、抑菌制剂、隐形眼镜护理用品(含隐形眼镜护理液、隐形眼镜保存液、隐形眼镜清洁剂)、湿巾、卫生湿巾和其他卫生用品。

3.2

新消毒产品 new disinfection products

利用新材料、新工艺技术和新杀菌原理生产的消毒剂和消毒器械。

3.3

消毒剂 disinfectant

用于杀灭传播媒介上的微生物使其达到消毒或灭菌要求的制剂。

3.4

消毒器械 disinfection apparatus

用于杀灭传播媒介上的微生物使其达到消毒或灭菌要求的装置或设备,不包括指示物。

注：指示物包括生物指示物、化学指示物和灭菌物品包装物。

3.5

生物指示物 biological indicator

对规定的灭菌过程有特定的抗力、含有活微生物的测试系统。

3.6

化学指示物 chemical indicator

根据暴露于某一灭菌过程所产生的化学或物理变化，显现一个或多个预定过程变量变化的测试系统。

3.7

灭菌物品包装物 sterilization packaging material

带有灭菌标识的最终灭菌医疗器械包装材料。

3.8

抗菌制剂 antibacterial agent

直接接触人体完整皮肤或黏膜的，具有一定杀菌作用的制剂。

3.9

抑菌制剂 bacteriostat

直接接触人体完整皮肤或黏膜的，具有一定抑菌作用的制剂。

3.10

湿巾 wet wipe

以非织造布、织物、木浆复合物、木浆纸等为载体，适量添加生产用水、防腐剂或其他辅助成分等原材料，对处理对象（如手、皮肤、黏膜及普通物体表面）具有清洁作用的产品。

3.11

卫生湿巾 hygiene wet wipe

以非织造布、织物、木浆复合物、木浆纸等为载体，适量添加生产用水和消毒液等原材料，对处理对象（如手、皮肤、黏膜及普通物体表面）具有清洁杀菌作用的湿巾。

3.12

其他卫生用品 other sanitary product

使用后即丢弃的、与人体直接接触的、并为达到人体生理卫生或卫生保健（抗菌或抑菌）目的而使用的各种日常生活用品。

注：包括卫生巾、卫生护垫、卫生栓（内置棉条）、尿裤、尿布（垫、纸）、隔尿垫、纸巾（纸）、卫生棉（棒、签、球）、化妆棉（纸、巾）、手（指）套、纸质餐饮具等。其中纸巾（纸）包括面巾纸、餐巾纸、手帕纸、擦手纸、卫生纸（厕用卫生纸除外）等。

3.13

消毒级卫生用品 disinfection sanitary product

经环氧乙烷、电离辐射、压力蒸汽或其他有效消毒方法处理并达到 GB 15979 规定消毒级要求的卫生用品。

3.14

最小销售包装 minimum sales packaging

生产企业以市场销售为目的，与内装消毒产品一起交付给消费者的最小销售单元的包装。

3.15

标签　label

粘贴、连接或印在消毒产品包装上的文字、数字、符号、图案及其他说明的载体。

3.16

铭牌　nameplate

固定或粘贴在具有消毒或灭菌功能的消毒器械上，需要向使用者提供识别、铭记、使用指导等信息的标牌。

注：包括文字、数字、符号、图案及其他说明，用以记载生产企业及产品额定工作条件下的有关技术参数。

3.17

说明书　instruction book

应用文字、数字、符号、图案、表格等方式，对某一产品性能、使用范围、使用方法、注意事项等内容的具体介绍。

3.18

展示面　display surface

消毒产品在陈列时，除底面外能被消费者看到的任何面。

3.19

可视面　visible surface

消毒产品在销售包装完好的情况下，消费者能够看到的任何面。

3.20

净含量　net mass

除去包装容器和其他包装材料后内装消毒产品的质量、体积、长度、面积、计数标注。

3.21

产品规格　product specification

对消毒产品的特定性状的描述，可以重量、数量、大小(包括长度、宽度或高度)等表示。

3.22

包装规格　package specification

产品运输包装的产品数量。

3.23

有效期　valid period

消毒产品在规定的贮藏条件下，产品稳定性能够符合规定要求的期限。

3.24

保质期　shelf life

在消毒产品标准和标签规定的条件下，保持消毒产品品质的期限。

注：在此期限内，消毒产品应符合产品标准和标签中所规定的品质。

3.25

整机使用寿命　machine service life

消毒器械从正常使用到功能丧失的工作时间。

注：以年为单位。

3.26

主要元器件使用寿命　main component service life

消毒器械的主要元器件从正常使用到主要杀菌因子或主要技术参数降低到额定值下限的累计工作时间。

注：以小时或月、年为单位。

3.27

产品责任单位　responsibility unit

依法承担因产品缺陷而致他人人身伤害或财产损失的赔偿责任的法人单位。

注：委托生产时，产品责任单位特指委托方；同一集团下属无独立法人资格的分（子）公司、同一生产企业下属无独立法人资格的分厂或生产车间生产时，产品责任单位特指集团、生产企业。

3.28

在华责任单位　responsibility unit in China

进口产品在中国境内依法登记注册的唯一的责任单位。

4　消毒剂要求

4.1　最小销售包装标签应标注以下内容：

a)　产品名称；

b)　新消毒产品卫生许可批件号；

c)　净含量；

d)　产品规格(片剂)；

e)　主要有效成分及其含量；

f)　使用范围(用于黏膜的消毒剂还应标注“仅限医疗卫生机构诊疗用”内容)；

g)　生产日期及有效期或生产批号及限期使用日期；

h)　生产企业名称、地址、联系方式；

i)　国产产品生产企业卫生许可证号；

j)　进口产品原产国或地区名称；

k)　贮存条件。

4.2　运输包装标签应标注以下内容：

a)　产品名称；

b)　包装规格；

c)　生产日期及有效期或生产批号及限期使用日期；

d)　生产企业名称、地址、联系方式；

e)　国产产品生产企业卫生许可证号；

f)　进口产品原产国或地区名称；

g)　贮存、运输注意事项。

4.3　说明书应标注以下内容：

a)　产品名称；

b)　新消毒产品卫生许可批件号；

c)　产品规格(片剂)；

d)　主要有效成分及其含量；

e)　杀灭微生物类别；

f)　使用范围(用于黏膜的消毒剂还应标注“仅限医疗卫生机构诊疗用”内容)；

g)　使用方法；

h)　注意事项；

i)　有效期；

j) 执行标准编号；

k) 生产企业名称、地址、联系方式；

l) 国产产品生产企业卫生许可证号；

m) 进口产品原产国或地区名称。

4.4 标签、说明书不应标注以下内容：

a) 抗炎、消炎、治疗疾病、减轻或缓解疾病临床症状、描述或解释疾病症状、预防性病、杀精子、避孕；

b) 用于人体足部、眼睛、指甲、腋部、头皮、头发、鼻黏膜、肛肠部位；

c) ×天为一疗程，或遵医嘱；防止复发；有利于伤口愈合；辅助配合药物治疗。

5 消毒器械要求

5.1 铭牌应标注以下内容：

a) 产品名称；

b) 新消毒产品卫生许可批件号；

c) 主要技术参数；

d) 主要杀菌因子及其强度(无检测方法的不标注强度)；

e) 作用时间、使用面积或体积；

f) 生产批号、生产日期、整机使用寿命或主要元器件使用寿命；

g) 生产企业名称、地址；

h) 国产产品生产企业卫生许可证号；

i) 进口产品原产国或地区名称。

5.2 运输包装标签应标注以下内容：

a) 产品名称；

b) 包装规格；

c) 生产日期；

d) 生产企业名称、地址；

e) 国产产品生产企业卫生许可证号；

f) 进口产品原产国或地区名称；

g) 贮存、运输注意事项。

5.3 说明书应标注以下内容：

a) 产品名称；

b) 新消毒产品卫生许可批件号；

c) 产品型号；

d) 作用机理；

e) 主要杀菌因子及其强度(无检测方法的不标注强度)；

f) 杀灭微生物类别；

g) 使用范围；

h) 使用方法；

i) 注意事项；

j) 整机使用寿命或主要元器件使用寿命；

k) 执行标准编号;
l) 生产企业名称、地址、联系方式;
m) 国产产品生产企业卫生许可证号;
n) 进口产品原产国或地区名称;
o) 产品安装、调试方法及各功能键示意图。

5.4 标签、说明书不应标注以下内容:
a) 治疗疾病、减轻或缓解疾病症状;
b) 辅助配合药物治疗。

6 指示物要求

6.1 最小销售包装标签应标注以下内容:
a) 产品名称;
b) 新消毒产品卫生许可批件号;
c) 净含量;
d) 含菌量(生物指示物);
e) 使用范围;
f) 生产日期及有效期或生产批号及限期使用日期;
g) 生产企业名称、地址、联系方式;
h) 国产产品生产企业卫生许可证号;
i) 进口产品原产国或地区名称;
j) 贮存条件。

6.2 运输包装标签应标注以下内容:
a) 产品名称;
b) 包装规格;
c) 生产日期及有效期或生产批号及限期使用日期;
d) 生产企业名称、地址;
e) 国产产品生产企业卫生许可证号;
f) 进口产品原产国或地区名称;
g) 贮存、运输注意事项。

6.3 说明书应标注以下内容:
a) 产品名称;
b) 新消毒产品卫生许可批件号;
c) 产品规格;
d) 变色说明(化学指示物、灭菌物品包装物);
e) 含菌量(生物指示物);
f) 使用范围;
g) 使用方法;
h) 注意事项;
i) 有效期;
j) 执行标准编号;

k) 生产企业名称、地址、联系方式；

l) 国产产品生产企业卫生许可证号；

m) 进口产品原产国或地区名称。

7 卫生用品要求

7.1 最小销售包装标签应标注以下内容：

a) 产品名称；

b) 净含量；

c) 生产企业名称、地址、联系方式；

d) 国产产品生产企业卫生许可证号；

e) 进口产品原产国或地区名称；

f) 生产日期及有效期(湿巾、无消毒功能的隐形眼镜护理用品和其他卫生用品标注保质期)或生产批号及限期使用日期；

g) 贮存条件(其他卫生用品必要时)；

h) 抗(抑)菌制剂还应标注有效成分及其含量、使用范围(用于阴部黏膜的应标注“不应用于性生活中对性病的预防”)；

i) 隐形眼镜护理用品还应标注主要有效成分及其含量(有消毒作用的)、使用范围；

j) 湿巾还应标注产品规格、主要原料名称、执行标准编号；

k) 卫生湿巾还应标注产品规格、主要原料名称、执行标准编号、卫生湿巾挤出液(有吸附作用的杀菌因子为生产用液)中的主要有效成分及其含量、杀灭微生物类别、使用范围；

l) 其他卫生用品还应标注杀灭微生物类别[抗菌卫生巾(护垫、纸)]、抑制微生物类别[抑菌卫生巾(护垫、纸)]、产品规格、主要原料名称、执行标准编号，消毒级产品还应标注“消毒级”字样、消毒方法和消毒日期。

7.2 运输包装标签应标注以下内容：

a) 产品名称；

b) 包装规格；

c) 生产企业名称、地址、联系方式；

d) 国产产品生产企业卫生许可证号；

e) 进口产品原产国或地区名称；

f) 贮存、运输注意事项；

g) 抗(抑)菌制剂、隐形眼镜护理用品、湿巾、卫生湿巾还应标注生产日期及有效期(湿巾、无消毒功能的隐形眼镜护理用品和其他卫生用品标注保质期)或生产批号及限期使用日期；

h) 其他卫生用品还应标注生产日期及有效期或生产批号及限期使用日期，消毒级的卫生用品还应标注“消毒级”字样。

7.3 说明书[抗(抑)菌制剂、隐形眼镜护理用品]应标注以下内容：

a) 产品名称；

b) 主要有效成分及其含量[抗(抑)菌制剂、有消毒功能的隐形眼镜护理用品]；

c) 使用方法；

d) 注意事项；

e) 有效期[抗(抑)菌制剂、有消毒功能的隐形眼镜护理用品]；

f) 执行标准编号；

g) 生产企业名称、地址、联系方式；

h) 国产产品生产企业卫生许可证号；

i) 进口产品原产国或地区名称；

j) 使用范围[用于阴部黏膜的抗(抑)菌制剂还应标注“不得用于性生活中对性病的预防”]；

k) 抗(抑)菌制剂的片剂还应标注产品规格；

l) 抗菌制剂还应标注杀灭微生物类别，抑菌制剂还应标注抑制微生物类别；

m) 有消毒功能的隐形眼镜护理用品还应标注杀灭微生物类别。

7.4 抗(抑)菌制剂、隐形眼镜护理用品、湿巾、卫生湿巾等的标签、说明书不应标注如下内容。

7.4.1 抗(抑)菌制剂标签、说明书不应标注以下内容：

a) 抗炎、消炎、治疗疾病、减轻或缓解疾病症状、描述或解释疾病症状、预防性病；

b) 适用于破损皮肤、破损黏膜、伤口等；

c) 高效、消毒、灭菌、除菌、杀精子、避孕；

d) 用于人体足部、眼睛、指甲、腋部、头皮、头发、鼻黏膜、肛肠部位；

e) ×天为一疗程，或遵医嘱；防止复发；有利于伤口愈合；辅助配合药物治疗。

7.4.2 隐形眼镜护理用品标签、说明书不应标注以下内容：

a) 全功能、高效、灭菌、除菌；

b) 治疗疾病、减轻或缓解疾病症状、辅助配合药物治疗。

7.4.3 湿巾的标签不应标注灭菌、消毒、抗菌、抑菌、杀菌、除菌、药物、高效、预防性病、治疗疾病、减轻或缓解疾病症状、抗炎、消炎。

7.4.4 卫生湿巾的标签不应标注灭菌、消毒、抑菌、除菌、药物、高效、预防性病、治疗疾病、减轻或缓解疾病症状、抗炎、消炎；产品名称不应标注“抗菌”字样。

7.4.5 其他卫生用品标签不应标注的内容：

a) 卫生巾、卫生护垫、卫生纸、尿布(垫、纸)、隔尿垫、尿裤等卫生用品的标签不应标注消毒、灭菌、除菌、止带、除湿、润燥、抗炎、消炎、杀精子、避孕。

b) 产品名称不应标注“药物”字样。

8 各项指标标注要求

8.1 标签、说明书中文标识应为规范汉字(注册商标除外)，并符合以下要求：

a) 所有文字、数字、符号、图案、表格和其他说明应清晰、牢固、易于识别，不应涂改，并标注在展示面或可视面显著位置。可同时使用汉语拼音、少数民族文字或外文，并应拼写正确，汉语拼音、外文标识的字体应小于相应中文(注册商标除外)。

b) 汉字、少数民族文字、数字和字母其字体高度应大于1.8 mm。

8.2 标签、说明书标注的内容应真实，不应标注明示或暗示对疾病的治疗作用、疾病临床症状和疾病名称(疾病名称作为微生物名称一部分的除外)、抗生素名称、激素名称、抗真菌药物等国家卫生健康行政部门禁止添加的物质名称。

8.3 产品名称应符合以下要求：

a) 应标注在最小销售包装的展示面或可视面的显著位置，字体大小一致，清晰易辨；应反映消毒产品的真实属性；

b) 应符合《健康相关产品命名规定》，名称顺序应为商标名或品牌名、型号(消毒器械)、通用名、属性名，其中有多种用途或多种有效成分的消毒剂、抗菌制剂或抑菌制剂，产品名称应包括商标名(或品牌名)和属性名；

c) 品牌名应为“××牌”，商标的使用应符合国家有关规定，不应使用有夸大功能或误导消费者的商标；

d) 同一个消毒产品的标签、说明书应标注一个产品名称；

e) 产品名称中不应包含以下内容：虚假、夸大和绝对化的词语，外文字母、汉语拼音、符号等(表示型号的除外)，如为注册商标或应使用外文字母、符号的，应在标签、说明书中用中文说明或在产品名称中用中文表示。

8.4 产品卫生许可信息应符合以下要求：

a) 国产产品应标注实际生产企业有效的生产企业卫生许可证号；

b) 新消毒产品应标注有效的产品卫生许可批件号。

8.5 产品规格、净含量应符合以下要求：

a) 产品规格应符合产品特性；

b) 净含量应准确反映其实际含量，净含量允差应符合《定量包装商品计量监督管理办法》的规定；同一最小销售包装内含有多件同种定量包装产品的，应标注单件定量包装产品的净含量和总件数。

注：净含量的标注应包括“净含量”(中文)、数字和法定计量单位(或者用中文表示的计数单位)。

8.6 主要有效成分及其含量、主要杀菌因子及其强度或主要原料名称及其加入量标注应符合以下要求：

a) 在最小销售包装的可视面上应标注主要有效成分的名称及其含量、主要杀菌因子及其强度或主要原料名称及其加入量；

b) 主要有效成分为化学成分的，应标注规范的化学名称及其含量；其中液体化学消毒剂有效成分含量应以 mg/L、g/L 或%(质量分数或体积分数)表示，固体化学消毒剂应以 mg/片、g/片或 mg/kg、g/kg 或%(质量分数)表示；

c) 主要有效成分为植物成分的，应标注植物中文学名及其在单位体积中的加入量；以植物提取物为原料的，应标注植物中文学名并注明为提取液；

d) 主要有效成分为化学和植物复合成分的，应标注规范的化学名称及其含量、植物中文学名及其在单位体积中的加入量；

e) 主要有效成分为生物活性物质的，生物活性成分含量应以 U/L、mg/L 或 g/L 表示；

f) 有效成分含量应标注其含量的范围，其中稳定的，范围应为中心值的±10%；不稳定的，范围应为中心值的±15%；

g) 消毒器械应标注主要杀菌因子及其强度；

h) 生物指示物应标注指示菌的名称及其含菌量；

i) 新消毒产品的主要有效成分及其含量、主要杀菌因子及其强度或主要原料名称及其加入量应与该产品卫生许可批件相符，其他消毒产品应符合该产品执行标准的规定。

8.7 杀灭或抑制微生物类别应符合以下要求：

a) 消毒剂、消毒器械杀灭微生物类别应按照《消毒技术规范》(2002 年版)中试验微生物或其代表的微生物进行表述；

b) 新消毒产品杀灭微生物类别应与该产品卫生许可批件相符；

c) 不需要审批的消毒产品，其杀灭或抑制微生物类别应与该产品卫生安全评价报告或检验报告相符，其中检验报告应符合国家有关规定。

8.8 使用范围应符合以下要求：

a) 使用对象应明确、具体；

b) 新消毒产品使用对象应与该产品卫生许可批件相符；

c) 需要进行卫生安全评价的消毒产品，使用对象应与该产品卫生安全评价报告相符；

d) 其他消毒产品的使用对象应符合相关标准的规定。

8.9 使用方法应符合以下要求：

a) 使用方法应明确、具体，可用文字或图表表示，两种以上使用方法应分别列出每种使用方法的具体要求。

b) 消毒剂使用方法应包括使用对象、配制方法（包括稀释用水名称、稀释比例等，原液使用的产品除外。多元包装的消毒剂配制方法应包括各包装的加入量、混合时间、配制后使用液的储存条件和最长使用时间）、使用浓度[用有效（活性）成分含量表示，植物成分除外]、作用时间、使用方式；使用对象有特殊要求的消毒剂，使用方法还应包括消毒或灭菌后的去除残留方法。

c) 抗菌制剂或抑菌制剂、隐形眼镜护理用品使用方法应包括配制方法（原液使用的产品除外）、使用浓度（用有效成分含量表示，植物成分除外）、作用时间（以抑菌环试验为检验方法的可不标注）、使用方式。

d) 消毒器械使用方法应包括使用对象、使用方式、作用时间、使用条件（其中用于空气消毒的还应标注使用面积或体积，其他消毒器械还应标注装载要求），通过消毒剂产生杀菌作用的，还应标注消毒剂的使用浓度；使用对象对杀菌因子残留有特殊要求的消毒器械，使用方法还应包括消毒或灭菌后的去除残留方法。

e) 新消毒产品使用方法应与该产品卫生许可批件相符。

f) 需要进行卫生安全评价的消毒产品，使用方法应与该产品卫生安全评价报告相符。

g) 其他消毒产品的使用方法应符合相关标准的规定。

8.10 注意事项应符合以下要求：

a) 运输包装图示标识应符合 GB/T 191 的规定，纳入《危险化学品目录》的消毒产品，运输包装图示标识还应符合 GB 190 的规定；

b) 对于使用中可能危及人体健康和人身、财产安全的产品，应在产品可视面的显著位置标注警示标志、中文警示说明；

c) 有可预见的错误使用和贮存方法出现危险的产品，应有警示内容；

d) 有可预见的不良影响的产品，应有使用防护或警示内容；

e) 应标注产品贮存条件，需要稀释的消毒剂还应标注其稀释后使用液的储存条件；若对储存、运输条件安全性等有特殊要求的，还应在产品标签、说明书中明确标注；

f) 消毒器械还应标注使用维护、保养、主要元器件更换时间。

8.11 有效期（保质期）、整机使用寿命或主要元器件使用寿命应符合以下要求：

a) 新消毒产品有效期、整机使用寿命或主要元器件使用寿命应与该产品卫生许可批件相符；

b) 需要进行卫生安全评价的消毒产品，有效期、整机使用寿命或主要元器件使用寿命应与该产品卫生安全评价报告相符；

c) 其他消毒产品的有效期或保质期应符合相关标准的规定；

d) 连续多次使用的消毒剂还应标注连续多次使用的有效期。

8.12 生产日期、生产批号、限期使用日期应符合以下要求：

a) 应标注在最小销售包装的可视面，清晰易辨；

b) 生产日期、限期使用日期应标注年月日；

c) 生产批号标注形式由生产企业自行制定，其中消毒器械生产批号可与产品编号或出厂编号一致。

8.13 消毒产品执行标准应为相关产品的国家标准或在国家企业标准信息公共服务平台自我申明公开的企业标准。产品执行标准编号可不标注年代号。企业标准应符合国家相关法规、标准和规范的要求。

8.14 国产产品生产企业名称、地址和联系方式应符合以下要求：

a) 国产产品生产企业名称、注册地址、实际生产地址应与生产企业卫生许可证的一致；

b) 委托生产的消毒产品，应同时标注产品责任单位(委托方)及其名称、地址和联系方式以及实际生产企业(被委托方)及其名称和地址；

c) 同一集团下属无独立法人资格的分(子)公司、同一生产企业下属无独立法人资格的分厂或生产车间生产的消毒产品，应分别标注产品责任单位和实际生产者的名称和地址；

d) 联系方式应标注生产企业联系电话等。

8.15 进口产品生产企业名称、地址和联系方式应符合以下要求：

a) 应标注原产国或地区(包括中国香港、中国澳门、中国台湾)生产企业的名称和地址；

b) 应标注在华责任单位的名称和地址，并与工商营业执照一致；

c) 联系方式应标注在华责任单位联系电话等；

d) 委托生产加工的，还应标注实际生产企业的名称和地址。

8.16 消毒剂、消毒器械、指示物、抗菌制剂、抑菌制剂、隐形眼镜护理用品应在最小销售包装内附说明书，其中产品标签内容已包含说明书内容的，可不附说明书。

8.17 标签和说明书中所标注的内容参见附录A。

8.18 消毒产品标签、说明书标注的其他信息应真实。

附　录　A
（资料性附录）
消毒产品标签、说明书书写示例

A.1　产品名称

A.1.1　消毒剂

A.1.1.1　单一用途或单一有效杀菌成分消毒剂的产品名称，如：“××®皮肤黏膜消毒液”“××™戊二醛消毒液”“××牌三氯异氰尿酸消毒片”“××®碘伏消毒液”等。
A.1.1.2　多用途或多种有效杀菌成分的消毒剂名称，如：“××牌消毒液”。
A.1.1.3　不符合本标准的产品名称，如：“××牌第×代消毒剂”“尖锐湿疣外用消毒杀菌剂”。

A.1.2　消毒器械

A.1.2.1　消毒器械的产品名称，如：“××™ CGC-5g　型臭氧发生器”“××®　AEOW-1000 型酸性氧化电位水生成器”“××牌 Y-1000 型紫外线空气消毒器”“××牌 CPF-100 型二氧化氯发生器”等。
A.1.2.2　多用途或多种有效杀菌因子的消毒器械名称为：“××牌 YKX-2000 型消毒机(器)”。

A.1.3　指示物

A.1.3.1　化学指示物产品名称，如：“××®132 ℃压力蒸汽灭菌化学指示卡”“××™戊二醛消毒剂浓度化学指示卡”“××牌紫外线辐照强度指示卡”等。
A.1.3.2　生物指示物产品名称，如：“××®环氧乙烷灭菌效果生物指示物”。
A.1.3.3　带有灭菌标识的灭菌物品包装物产品名称，如：“××®带有灭菌标识的等离子体灭菌物品包装袋”“××牌带有灭菌标识的压力蒸汽灭菌物品包装袋和卷”等。

A.1.4　卫生用品

A.1.4.1　抗菌制剂、抑菌制剂产品名称，如：“××®口腔抑菌喷剂”“××™妇女用抗菌洗液”“××牌抗菌洗手液”等。
A.1.4.2　隐形眼镜护理用品产品名称，如：“××®隐形眼镜护理液”“××™隐形眼镜保存液”“××牌隐形眼镜清洁剂”等。
A.1.4.3　其他卫生用品产品名称，如：“××™卫生巾”“××™纸尿裤”“××™餐巾纸”“××牌面巾纸”“××(英文)××®(中文)纸尿片”“××牌纸餐盒”“××®纸手帕”“××®卫生湿巾”等。
A.1.4.4　不符合本标准的产品名称，如：“××牌药物卫生巾”“××抗菌卫生湿巾”“××白斑净”“××灰甲灵”“××鼻康宁”“××除菌洗手液”“全能多功能护理液”“××全功能保养液”和“××高效杀菌全护理液”“××滴眼露”“××润眼液”“××眼部护理液”。

A.2　型号、规格、净含量

A.2.1　型号

消毒器械型号，如：循环风量为 600 m^3/h 的壁挂式紫外线空气消毒器的型号为“B-600 型”。

A.2.2 产品规格

A.2.2.1 消毒片,如:产品规格 1 g/片或有效氯含量 500 mg/片。

A.2.2.2 消毒器械,如:产品规格 长×宽×高,1 000 mm×400 mm×500 mm。

A.2.2.3 卫生巾,如:产品规格 240 mm。

A.2.2.4 面巾纸,如:产品规格 206 mm×195 mm 或 206 mm×195 mm(2 层)。

A.2.2.5 纸尿裤,如:产品规格 NB、S、M、L 号。

A.2.3 包装规格

A.2.3.1 消毒片,如:包装规格 每瓶 100 片。

A.2.3.2 化学指示卡,如:包装规格每盒 20 片。

A.2.3.3 空气消毒器,如:包装规格 1 台。

A.2.4 净含量

A.2.4.1 消毒液,如:净含量 100 mL。

A.2.4.2 卫生巾,如:净含量 20 片。

A.2.4.3 面巾纸,如:净含量 10 抽。

A.3 主要有效成分含量、主要杀菌因子强度

A.3.1 主要有效成分含量,如:有效氯含量为 18.0%~22.0%(质量分数),也可用 180 g/L~220 g/L 表示。

A.3.2 主要杀菌因子强度,如:臭氧浓度为 16.0 mg/m^3~20.0 mg/m^3(无检测方法的,不标注)。

A.3.3 植物成分单位体积中原料加入量,如:以金银花植物提取物为原料,加入量为 2%。

A.3.4 抗菌洗手液主要有效成分含量,如:洗必泰含量为 0.18%~0.22%(质量分数),也可表示为 1.8 g/L~2.2 g/L。

A.3.5 隐形眼镜护理用品主要有效成分含量,如:聚六亚基双胍 1.6×10^{-3} mg/L~2.0×10^{-3} mg/L。

A.3.6 卫生湿巾挤出液中的主要有效成分含量,如:醋酸洗必泰含量为 0.24%~0.28%(质量分数),也可表示为 2.4 g/L~2.8 g/L。

A.4 产品卫生许可信息

A.4.1 生产企业卫生许可证号,如:(省、自治区、直辖市简称)卫消证字(年份)第××××号。

A.4.2 新消毒产品卫生许可批件,如:卫消新准字(年份)第××××号。

A.5 杀灭或抑制微生物类别(按检测内容确定相应微生物类别)

A.5.1 消毒剂杀灭微生物类别,如:可杀灭化脓性球菌、肠道致病菌、致病性酵母菌和医院感染常见细菌,并能灭活病毒;或可杀灭金黄色葡萄球菌、大肠杆菌、白色念珠菌、铜绿假单胞菌,并能灭活脊髓灰质炎病毒。

A.5.2 空气消毒器械杀灭微生物类别,如:可杀灭空气中常见的细菌,或可杀灭白色葡萄球菌。

A.5.3 抗菌制剂杀灭微生物类别,如:可杀灭化脓性球菌、肠道致病菌、致病性酵母菌,或对金黄色葡萄

球菌、大肠杆菌、白色念珠菌有杀灭作用。

A.5.4 抑菌制剂抑制微生物类别,如:可抑制化脓性球菌、肠道致病菌的生长繁殖,或对金黄色葡萄球菌、大肠杆菌有抑制作用。

A.5.5 卫生湿巾杀灭微生物类别,如:可杀灭化脓性球菌、肠道致病菌,或对金黄色葡萄球菌、大肠杆菌有杀灭作用。

A.5.6 有消毒作用的隐形眼镜护理用品杀灭微生物类别,如:对大肠杆菌、金黄色葡萄球菌、绿脓杆菌、白色念珠菌有杀灭作用。

A.6 使用范围

A.6.1 消毒剂使用范围,如:适用于外科手、手术部位皮肤、创面、黏膜的消毒(黏膜消毒仅限于医疗卫生机构诊疗前后使用),一般物体表面消毒;医疗器械消毒、灭菌。

A.6.2 空气消毒器使用范围,如:适用于 45 m^3 以下有人环境的室内空气消毒,或适用于 15 m^2 以下空间的室内空气消毒,如医院、居室、食品加工企业生产车间等场所的室内空气消毒。

A.6.3 生物指示物使用范围,如:适用于 121 ℃压力蒸汽灭菌器灭菌效果监测。

A.6.4 抗菌制剂使用范围,如:本品可用于外生殖器、阴道黏膜、皮肤的清洗、杀菌或抗菌。抑菌制剂使用范围,如:本品可用于外生殖器、黏膜、皮肤的清洗、抑菌。

A.6.5 卫生湿巾使用范围,如:本品可用于手、皮肤黏膜、普通物体表面的清洁、杀菌。

A.6.6 隐形眼镜护理用品使用范围,如:适用于软性隐形眼镜的冲洗、清洁、润滑、保湿、消毒杀菌、去除蛋白(蛋白清除率≥6%)、浸泡和贮存。

A.7 使用方法

A.7.1 消毒剂使用方法示例

见表 A.1。

表 A.1 消毒剂使用方法

使用对象	每 1 L 水中加入量 片	使用浓度(以有效氯计) mg/L	作用时间 min	使用方式
环境表面、一般物体表面	1	500	30	擦拭、喷洒

配制方法:使用时,将本品 1 片加入 1 L 生活饮用水中,充分溶解后方可使用。

消毒或灭菌后的处理方法(使用对象有特殊要求的):用配制好的消毒液喷洒物体表面,作用 5 min~10 min,然后用清水冲净,去除残留的消毒剂。

A.7.2 空气消毒器使用方法示例

技术参数:额定电压 220 V±22 V、额定功率 100 W±10 W、额定功率 50 Hz±1 Hz、额定风量 800 m^3/h。

使用条件:工作环境温度−5 ℃~40 ℃,相对湿度≤80%。

作用时间:90 min。

使用方式:使用 1 台××牌空气消毒器,在 60 m^3 空间中,风速在高速挡,开机 90 min 可达到消毒要求。

消毒或灭菌后的处理方法(使用对象对杀菌因子残留有特殊要求的):杀菌因子为臭氧,关机30 min后,人员方可进入室内。

A.7.3 妇女抗菌液使用方法示例

见表A.2。

表A.2 妇女抗菌液使用方法

使用对象	配制方法	使用浓度 %	作用时间 min	使用方式
阴道黏膜、 会阴部皮肤	用纯化水或 温开水稀释5倍	醋酸氯己定0.2%, 苯扎溴铵盐0.1%	3～5	冲洗、擦拭

A.7.4 隐形眼镜护理液使用方法示例

为避免混淆左右镜片,请养成固定的护理程序,清洁和消毒隐形眼镜镜片,按以下步骤操作:

第一步:操作前,应彻底洗净双手,以免污染镜片。

第二步:将镜片置于掌心,滴3～5滴护理液于镜片表面,用指腹轻轻搓揉镜片正反面各15 s,可获得更好的清洁效果。

第三步:请垂直倾倒新鲜的隐形眼镜护理液,彻底冲洗镜片的正反面各5 s,以去除镜片表面残存物。

第四步:将清洁过的镜片区别左右眼分别置于干净的镜盒中,注入新鲜的隐形眼镜护理液(以2/3为宜),浸泡至少6 h或过夜。

第五步:从镜盒中取出镜片,按镜片配戴手册的要求配戴镜片,丢弃镜盒中残液,使用新鲜的护理液冲洗镜盒,自然风干以备用。

如镜片长期不使用,应将镜片浸泡在含有护理液的镜盒中,最长30 d,如超过30 d,应更换镜盒中的护理液。

A.8 注意事项

含氯消毒剂注意事项示例:

a) 本品为外用消毒剂、不得内服,应置于儿童不易触及处;
b) 不可与其他化学物质混合使用,以免影响效果;
c) 本品对皮肤有刺激,使用时注意戴手套防护;接触黏膜后应立刻冲洗,必要时就医;
d) 对棉、麻和丝等织物有漂白作用;
e) 本品对金属有腐蚀作用,慎用;
f) 现用现配;
g) 阴凉、干燥、通风处保存,不可与酸、有机物、易燃物共存。

A.9 生产日期/有效期(保质期)、生产批号/限期使用日期

A.9.1 生产日期为2017年5月3日的产品,标注为"2017年5月3日"或"20170503"。

A.9.2 有效期(保质期)为2年的产品,标注为“2年”或“24个月”。

A.9.3 以生产日期为批号的产品,如,2017年5月2日的产品,标注为“20170502”或“20170502+识别码”。

A.9.4 限期使用日期为2017年4月1日的产品,标注为“限用日期20170331”。

A.10 整机使用寿命或主要元器件使用寿命

A.10.1 整机使用寿命可标注为“×年”。

A.10.2 主要元器件使用寿命可按“××月”或××h”等方式表示。

A.11 执行标准编号

卫生湿巾执行标准编号:“WS 575”。

A.12 生产企业名称、地址

A.12.1 国产产品

A.12.1.1 生产企业名称与生产企业卫生许可证生产地址一致。

A.12.1.2 生产企业注册地址、生产地址与生产企业卫生许可证生产地址一致。

A.12.1.3 联系方式,如:电话、传真、网址等。

A.12.2 国产产品委托生产产品

A.12.2.1 产品责任单位名称、地址与工商营业执照一致。

A.12.2.2 实际生产企业注册地址、生产地址与生产企业卫生许可证一致。

A.12.2.3 联系方式,如:电话、传真、网址等。

A.12.3 进口产品

A.12.3.1 原产国或地区生产企业名称、地址与在华责任单位授权书一致。

A.12.3.2 委托生产产品的实际生产企业名称、地址与在华责任单位授权书一致。

A.12.3.3 在华责任单位名称、地址与工商营业执照一致。

ICS 11.080
C 50

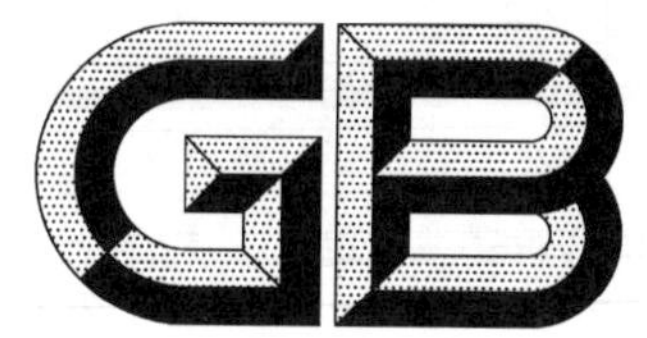

中华人民共和国国家标准

GB 38850—2020

消毒剂原料清单及禁限用物质

List for materials and restricted substances in disinfectant

2020-04-09 发布　　2020-11-01 实施

国家市场监督管理总局
国家标准化管理委员会　发布

前　言

本标准的全部技术内容为强制性。

本标准按照GB/T 1.1—2009给出的规则起草。

本标准由中华人民共和国国家卫生健康委员会提出并归口。

本标准起草单位:中国疾病预防控制中心环境与健康相关产品安全所、国家卫生健康委卫生健康监督中心、浙江省疾病预防控制中心。

本标准主要起草人:李新武、班海群、孙守红、胡国庆、王妍彦、沈开成、吕晖、费云斌、吴亮、王裕荣、孙建生、任银萍、孙雯。

消毒剂原料清单及禁限用物质

1 范围

本标准规定了应用于不同消毒对象消毒剂的原料成分清单和使用范围，同时规定了消毒剂配方中的禁用和限用物质。

本标准适用于消毒生活饮用水、人体、医疗器械、环境及物体表面、污染物、室内空气、集中空调通风系统、游泳池水、医院污水的消毒剂。

2 规范性引用文件

下列文件对于本文件的应用是必不可少的。凡是注日期的引用文件，仅注日期的版本适用于本文件。凡是不注日期的引用文件，其最新版本(包括所有的修改单)适用于本文件。

GB 5749 生活饮用水卫生标准

GB/T 19104 过氧乙酸溶液

GB/T 19106 次氯酸钠

GB/T 20783 稳定性二氧化氯溶液

HG/T 3779 二氯异氰尿酸钠

中华人民共和国药典（2015 年版）

生活饮用水消毒剂和消毒设备卫生安全评价规范[卫生部（卫监督发〔2005〕336 号）]

化妆品安全技术规范(2015 年版)(国家食品药品监督管理总局)

3 术语和定义

下列术语和定义适用于本文件。

3.1

消毒剂 disinfectant

用于杀灭传播媒介上的病原微生物使其达到消毒或灭菌要求的制剂。

注：本标准规定的消毒剂，既包括由化学成分、生物成分和金属离子配制成的制剂，也包括由专门的发生器或生成器产生的次氯酸钠、臭氧气体、臭氧水、酸性氧化电位水、微酸性电解水和二氧化氯等。

3.2

活性(有效)成分 active ingredient

在消毒剂配方中，对病原微生物具有杀灭作用的物质。

3.3

惰性成分 inert ingredient

在消毒剂配方中，具有防腐蚀、护肤、稳定、调解酸碱度、调味和着色等辅助作用的物质。

3.4

生物活性(有效)成分 biological active ingredient

在消毒剂配方中，以生物或微生物及其产物的提取物作为消毒剂活性(有效)成分的物质。

3.5

CAS编码　chemical abstracts service number

美国化学文摘服务社为化学物质制定的登记号。

注：该号是检索有多个名称的化学物质信息的重要工具。是某种物质(化合物、高分子材料、生物序列)、混合物或合金的唯一的数字识别号码。

3.6

用于生活饮用水的消毒剂　disinfectant for drinking water

突发公共卫生事件时，用于消毒临时供人生活的饮水和生活用水的消毒剂。

3.7

用于人体的消毒剂　disinfectant for human

用于消毒手、人体皮肤和黏膜的消毒剂。

3.8

用于医疗器械的消毒剂　disinfectant for medical instrument

在医疗卫生机构，用于消毒与人体皮肤、黏膜、器官、组织接触的器械和用品的消毒剂。

3.9

用于环境及物体表面的消毒剂　disinfectant for environment and object surface

在家庭、公共场所、工厂、医疗卫生和其他机构等场所，用于消毒不与食品和饲料直接接触的墙壁、地板、物品、器械和设备等表面的消毒剂。

3.10

用于污染物的消毒剂　disinfectant for contaminants

用于消毒医疗机构和传染病疫源地病人和疑似病人的分泌物、排泄物、污染物、医疗废物以及微生物实验室污染物、废弃物的消毒剂。

3.11

用于室内空气的消毒剂　disinfectant for indoor air

在无人的条件下，用于消毒室内空气的消毒剂。

3.12

用于集中空调通风系统的消毒剂　disinfectant for central air-condition

用于消毒集中空调通风管道、风机盘管、冷凝系统的消毒剂。

3.13

用于游泳池水的消毒剂　disinfectant for swimming pool water

用于消毒游泳池水的消毒剂。

3.14

用于医院污水的消毒剂　disinfectant for contaminated water of hospital

用于消毒医疗机构污水的消毒剂。

4　消毒剂原料清单及使用范围

4.1　消毒剂原料活性(有效)成分清单及使用范围，见表1。

表 1　消毒剂原料活性(有效)成分清单及推荐使用范围

序号	中文名称	英文名称	CAS 编码	使用范围
1	1,3′-二溴-5,5′-二甲基乙内酰脲(二溴海因)	1,3′-dibromo-5,5′-dimethylhydantoin(dibromodimethylhydantoin)	77-48-5	E、C、M、S
2	1,3′-二氯-5,5′-二甲基乙内酰脲(二氯海因)	1,3′-dichloro-5,5′-dimethylhydantoin(dichlorodimethylhydantoin)	118-52-5	E、M、S
3	1-溴-3-氯-5,5′-二甲基乙内酰脲(溴氯海因)	1-bromo-3-chloro-5,5′-dimethylhydantoin (bromochlorodimethylhydantoin)	16079-88-2	C、E、H、M、S
4	二溴氰乙酰胺	2,2′-dibromo-2-cyanoacetamide	10222-01-2	E
5	2,2′-亚甲基双(3,4,6-三氯苯酚)(六氯酚)	2, 2′-methylenebis (3, 4, 6′-trichlorophenol)(hexachlorophene)	70-30-4	H
6	三氯羟基二苯醚(三氯生)	2, 4, 4′-trichloro-2′-hydroxydiphenylether (triclosan)	3380-34-5	E、H、K、M
7	咪唑硫酸盐	2-aminoimidazole hemisulfate	1450-93-7	E
8	苯甲基氯化物	2-methylbenzhydryl chloride	41870-52-4	E、H
9	乙酸	acetic acid	64-19-7	H
10	酸性氧化电位水	acidic electrolyzed oxidizing water	—	E、H、M
11	苯扎溴铵	benzalkonium bromide	91080-29-4	A、E、H、K、M
12	苯扎氯铵	benzalkonium chloride	8001-54-5/ 63449-41-2	A、E、H、K、M
13	苄索氯铵	enzethonium chloride	121-54-0	A、E、H、K、M
14	苯甲酸	benzoic acid	65-85-0	E、H
15	邻苯基苯酚	biphenyl-2-ol	90-43-7	E
16	溴	bromine	7726-95-6	E
17	溴氯-5,5′-二甲基咪唑烷-2,4′-二酮	bromochloro-5, 5′-dimethylimidazolidine-2,4′-dione	32718-18-6	E
18	次氯酸钙	calcium hypochlorite	7778-54-3	C、D、E、H、M、S
19	西曲溴铵	cetrimide	8044-71-1	E、H
20	醋酸氯己定	chlorhexidine diacetate	56-95-1	A、E、H、M
21	葡萄糖酸氯己定	chlorhexidine digluconate	18472-51-0	A、E、H、M
22	氯化磷酸三钠	chlorinated trisodium phosphate	56802-99-4/ 11084-85-8	C、E、M
23	氯	chlorine	7782-50-5	D、E、S
24	二氧化氯	chlorine dioxide	10049-04-4	A、C、D、H、M、S、W
25	对氯间二甲基苯酚	chloroxylenol	88-04-0	E、H、M
26	柠檬酸	citric acid	77-92-9	H、M
27	甲酚	cresol	1319-77-3	E

表 1（续）

序号	中文名称	英文名称	CAS 编码	使用范围
28	癸酸	decanoic acid	334-48-5	E、K
29	椰油脂肪酸二乙醇酰胺	detergent 6501	68140-00-1	E
30	双癸基二甲基溴化铵	didecyl dimethylammonium bromide	2390-68-3	A、E、H、K、M
31	双癸基二甲基氯化铵	didecyl dimethylammonium chloride	7173-51-5	A、E、H、K、M
32	二辛基二甲基氯化铵	dimethyl dioctylammonium chloride	5538-94-3	A、E、H、K、M
33	二甲基苯酚	dimethyl phenol	95-87-4	H、E
34	二辛基二乙烯三铵甘氨酸磷酸盐	dioctyl divinyltriamino glycine phosphate	—	E
35	十二烷基三甲基溴化铵	dodecyl trimethyl ammonium bromide	1119-94-4	A、E、H、K、M
36	十二烷基二甲基苄基氯化铵	dodecyl dimethyl benzyl ammonium chloride	139-07-1	A、E、H、K、M
37	十二烷基二甲基苄基溴化铵	dodecyl ethyl dimethyl ammonium bromide	7281-04-1	A、E、H、K、M
38	十二烷基三甲基氯化铵	dodecyl trimethyl ammonium chloride	112-00-5	A、E、H、K、M
39	十二烷基-二甲基-2-苯氧乙基溴化铵（度米芬）	dodecyl dimethyl （2-phenoxyethyl） ammonium bromide /domiphen bromide	538-71-6	A、E、H、K、M
40	乙醇	ethanol	64-17-5	A、E、H、M
41	甲醛	formaldehyde	50-00-0	＃E、M
42	戊二醛	glutaric dialdehyde	111-30-8	＃E、M
43	乙二醛	glyoxal	107-22-2	＃E、M
44	六亚甲基四胺（乌洛托品）	hexamethylenetetramine/Urotropin	100-97-0	A、E、H、K
45	过氧化氢	hydrogen peroxide	7722-84-1	A、E、H、M
46	过氧戊二酸	hydropentanedioic acid	110-94-1	E、M
47	次氯酸（包括微酸性电解水）	Hypochlorous acid	7790-92-3	E、H、M
48	碘	iodine	7553-56-2	E、H、M
49	壬酸	nonanoic acid	112-05-0	E、K
50	十八烷二甲基氧化铵	octadecyl dimethyl amine oxide	—	A、E、H、K、M
51	辛酸	octanoic acid	124-07-2	E、K
52	寡[2-(2-乙氧基)-乙氧基乙酯]氯化胍	oligo-[2-(2-ethoxy)-ethoxyethyl]-guanidinium chloride	374572-91-5	E
53	邻苯二甲醛	*o*-Phthalaldehyde	643-79-8	M
54	臭氧及臭氧水	ozone	—	A、D、E、S
55	过氧乙酸	peracetic acid	79-21-0	A、C、E、H、M
56	聚六亚甲基双胍盐酸盐	poly （ hexamethylenebiguanide ） hydrochloride	32289-58-0	H
57	聚[2-(2-乙氧基)-乙氧基乙酯]胍	poly-[2-(2-ethoxy)-ethoxyethyl]-guanidinium	—	A

表 1（续）

序号	中文名称	英文名称	CAS 编码	使用范围
58	聚二甲基二烯丙基氯化铵	poly (diallyl dimethyl ammonium chloride)	26062-79-3	A、E、H、K、M
59	盐酸聚六亚甲基胍	polyhexamethyleneguanidine hydrochloride	57028-96-3	A、E、H、K
60	单过硫酸氢钾复合盐	potassium hydrogen peroxymono sulfate sulfate	70693-62-8	E
61	过硫酸氢钾	potassium hydrogen persulfate	7727-21-1	E
62	高锰酸钾	potassium permanganate	7722-64-7	H
63	聚维酮碘	povidone iodine/ polyvinyl pyrrolidone - iodine complex	25655-41-8	E、H、M
64	正丙醇	propan-1-ol	71-23-8	E、H
65	异丙醇	propan-2-ol	67-63-0	E、H
66	(2-((2-((2-羧乙基)(2-羟乙基)氨基)乙基)氨基)-2-氧乙基)椰油烷基二甲基，季铵盐氢氧化物内盐	quaternary ammonium compounds, (2-((2-((2-carboxyethyl) (2-hydroxyethyl) amino) ethyl) amino) -2-oxoethyl) coco alkyl dimethyl, hydroxides, inner salts	100085-64-1	E
67	氯化、溴化或过氧化的苄基烷基二甲基季铵盐化合物（烷基来自C8～C22的饱和和不饱和烷基，如动物脂肪烷基、椰油烷基、豆油烷基）	quaternary ammonium compounds, alkylbenzyldimethyl, chlorides, bromides, or hydroxides (alkyl from C8-C22 saturated and unsaturated, such as tallow alkyl, coco alkyl and soya alkyl)	季铵盐混合物	A、E、H、K、M
68	C12～C14 烷基苄基二甲基氯化铵	quaternary ammonium compounds, benzyl C12-C14 alkyl dimethyl, chlorides	85409-22-9	A、E、H、K、M
69	C12-C16 烷基苄基二甲基氯化铵	quaternary ammonium compounds, benzyl C12-C16 alkyl dimethyl, chlorides	68424-85-1	A、E、H、K、M
70	C12～C18 烷基苄基二甲基，1，2-苯并异噻唑-3(2H)-酮，1，1-二氧化物(1：1) 盐化季铵盐化合物	quaternary ammonium compounds, benzyl C12-C18 alkyl dimethyl, salts with 1, 2-benzisothiazol-3(2H)-one 1, 1-dioxide (1 : 1)	68989-01-5	A、E、H、K、M
71	C12～C14 烷基[(苯乙基)甲基]二甲基氯化铵	quaternary ammonium compounds, C12-C14 alkyl((ethylphenyl) methyl) dimethyl, chlorides	85409-23-0	A、E、H、K、M
72	C8～C10 二烷基二甲基氯化铵	quaternary ammonium compounds, di-C8-C10 alkyl dimethyl, chlorides	68424-95-3	A、E、H、K、M
73	氯化、溴化或硫酸甲酯化的二烷基二甲基季铵盐化合物（烷基来自C6～C18的饱和和不饱和烷基，如动物脂肪烷基、椰油烷基、豆油烷基）	quaternary ammonium compounds, dialkyldimethyl, chlorides, bromides, or methylsulphates (alkyl from C6-C18 saturated and unsaturated, such as tallow alkyl, coco alkyl and soya alkyl)	季铵盐混合物	A、E、H、K、M
74	水杨酸	salicylic acid	69-72-7	C、E、H

表 1（续）

序号	中文名称	英文名称	CAS 编码	使用范围
75	银离子	silver	7440-22-4	E、H
76	苯甲酸钠	sodium benzoate	532-32-1	E、H
77	二氯异氰尿酸钠(优氯净)	sodium dichloroisocyanurat	2893-78-9	A、C、D、E、H、M、S、W
78	次氯酸钠	sodium hypochlorite	7681-52-9	C、D、E、H、M、S、W
79	氯胺 T	tosyl chloramide sodium	127-65-1	D、E、M
80	三氯异氰尿酸	trichloroisocyanuric aicde	87-90-1	C、D、E、H、M、S、W
81	三氯均二苯脲(三氯卡班)	3,4,4′-trichloro-carbanilid/triclocarban	101-20-2	E、H
82	过碳酰胺	urea hydrogen peroxide	124-43-6	E
83	十一烯酸锌	zinc undecylenate	557-08-4	H
84	溶菌酶[a]	lysozyme	9001-63-2	E、H
85	溶葡萄球菌酶[a]	lysostaphin	9011-93-2	E、H
注：A 表示用于室内空气的消毒剂；C 表示用于污染物的消毒剂；D 表示用于生活饮用水的消毒剂；E 表示用于环境及物体表面的消毒剂(＃E 表示仅限用于物体表面的消毒剂，不用于环境的消毒剂)；H 表示用于人体的消毒剂；K 表示用于集中空调通风系统的消毒剂；M 表示用于医疗器械的消毒剂；S 表示用于游泳池水的消毒剂；W 表示用于医院污水的消毒剂。				
[a] 表示为生物活性(有效)成分。				

4.2 消毒剂原料惰性成分清单及使用范围见表 2。

表 2 消毒剂原料惰性成份清单及推荐使用范围

序号	中文名称	英文名称	CAS 编码	使用范围
1	丁二醇	1,4′-butanediol	110-63-4	E、H
2	山梨糖酐	1,5′-anhydroglucitol	154-58-5	E
3	16/18 混合醇	16/18-cetyl alcohol	—	H
4	苯并三唑	1h-benzotriazole	95-14-7	M
5	烷氧基乙醇	2-(tridecyloxy)ethanol	38471-49-7	E
6	氨基甲基丙醇	2-amino-2-methyl-1-propanol	124-68-5	H
7	甲氨基丙醇	3-dimethylamino-1-propanol	3179-63-3	H
8	8-羟基喹啉	8-hydroxyquinoline	148-24-3	E、M
9	羟基硫磺酸钠	8-hydroxyquinoline sulfate	134-31-6	M
10	乙酸	acetic acid	64-19-7	E
11	丙酮	acetone	67-64-1	E
12	丙烯酸聚合物	acrylate copolymer	25133-97-5	H

表 2（续）

序号	中文名称	英文名称	CAS 编码	使用范围
13	烷基酚聚氧乙烯醚	alkyl phenyl polyoxyethylene ether	9016-45-9	E
14	烷基多苷	alkyl polyglucoside	61789-05-7	E
15	烷基苯磺酸	alkylbenzenesulfonic acid	—	C
16	烷基酚聚氧乙烯醚硫酸盐	alkyl phenyl polyoxyethylene ether sulfate	—	M
17	精氨酸乙基酯	argininate hydrochloride	2645-08-1	H
18	硝酸钡	barium nitrate	10022-31-8	M
19	苯甲酸苄酯	benzyl benzoate	120-51-4	H
20	甜菜碱	betaine	107-43-7	E、H
21	硼酸	boric acid	10043-35-3	H
22	氮化硼	boron nitride	10043-11-5	E
23	碳酸钙	calcium carbonate	471-34-1	E
24	氯化钙	calcium chloride	10043-52-4	E、H
25	氢氧化钙	calcium hydroxide	1305-62-0	E
26	羧甲基纤维素	carboxymethyl cellulose	—	E、M
27	羧甲基纤维素钠	carboxymethyl cellulose sodium	—	E
28	甲壳素	chitin	1398-61-4	H
29	顺丁烯二酸	cis-Butene dioic acid	110-16-7	C、E、M
30	柠檬酸	citric acid	77-92-9	H、M、F
31	硫酸钴	cobalt sulfate	10124-43-3	E
32	月桂酰胺丙基甜菜碱	cocoamidopropylbetaine	61789-40-0	E、H
33	椰油酰基二乙醇胺	cocofatty acid diethanol amide	68603-42-9	H
34	磷酸氢二钠	disodium phosphate dodecahydrate	7558-79-4	E、H、M
35	十二烷基苯磺酸	dodecylbenzenesulfonic acid	27176-87-0	H
36	十二烷基二甲基甜菜碱	dodecyl dimethyl betaine	683-10-3	C、E、H、M
37	泛醇	*d*-panthenol	81-13-0	E、H
38	乙二胺四乙酸二钠	ethylenediaminetetraacetic acid disodium salt	6381-92-6	E、H、M、S
39	乙二胺四乙酸四钠	ethylenediaminetetraacetic acid tetrasodium salt	13235-36-4	E、H、M、S
40	乙氧基羊毛脂	ethoxylated lanolin	61790-81-6	E、H
41	乙氧基甲基葡萄糖苷	thoxylated methyl glucoside sesquistearate	3162-96-7	E、H
42	乙二胺四乙酸	ethylenediaminetetraacetic acid	60-00-4	E、H
43	聚氧乙烯脂肪醇醚	fatty alcohol-polyoxyethylene ether	68131-39-5	E、H、M
44	丙三醇	glycerin	56-81-5	A、E、H、M

表 2（续）

序号	中文名称	英文名称	CAS 编码	使用范围
45	甘草酸	glycyrrhizic acid	1405-86-3	H
46	透明质酸	hyaluronic acid	9004-61-9	E、H
47	硅胶	silica gel	112926-00-8	E
48	盐酸	hydrogen chloride	7647-01-0	E、H
49	羟乙基纤维素	hydroxyethyl cellulose	9004-62-0	E、H
50	羟甲基淀粉钠	hydroxymethyl starch	70161-44-3	C、E、M
51	羟丙基甲基纤维素	hydroxypropyl methyl cellulose	9004-65-3	E、H
52	辛酸鲸蜡硬脂醇酯	isocetyl stearate	25339-09-7	E、H
53	聚乙氧基壬基酚	isononylphenol ethoxylate	37205-87-1	E
54	肉豆蔻酸异丙酯	isopropyl myristate	110-27-0	E、H
55	乳酸	l-(＋)-lactic acid	79-33-4	E、H、M
56	硬脂酸镁	magnesium stearate	557-04-0	C、E、M
57	硫酸镁	magnesium sulfate	7487-88-9	E
58	苹果酸	malic acid	6915-15-7	E、M
59	麦芽糊精	maltodextrin	9050-36-6	H
60	葡萄糖	maltohexaose	34620-77-4	E、H
61	脂肪酰二铵	methyl adipoyl chloride	35444-44-1	E
62	对羟基苯甲酸甲酯/尼泊金甲酯	methyl p-hydroxy benzoate	99-76-3	E、H
63	磷酸	orthophosphoric acid	7664-38-2	E、H、M
64	草酸	oxalic acid	144-62-7	E
65	十五烷基苯磺酸	pentadecanebenzenesulfonic acid	31169-63-8	E
66	二甲基硅油共聚醇	poly(dimethylsiloxane)	9016-00-6	E、H
67	聚乙二醇	poly(ethylene glycol)	25322-68-3	E、H
68	聚丙烯酸	polyacrylic acid	9003-01-4	E、H
69	聚丙烯酸树脂	polyacrylic resin		H
70	辛苯昔醇/曲拉通 X-100	polyethylene glycol tert-octylphenyl ether/octoxinol	9002-93-1	E、H
71	聚乙二醇双硬脂酸酯	polyoxyethylene 8 stearate	9004-99-3	E、H
72	聚氧乙烯硬脂肪酸酯	polyoxyethylene fatty acid	9005-67-8	E、H
73	聚丙二醇异构烷烃	polyoxyethylene isoparaffin	64365-06-6	E、H
74	聚苯硅氧烷	polyphenylmethylsiloxane	9005-12-3	E、H
75	聚乙烯吡咯烷酮	Polyvinylpyrrolidone	9003-39-8	E、H
76	山梨酸钾	potassium (*E*,*E*)-hexa-2,4-dienoate	24634-61-5 590-00-1	E、H

表 2（续）

序号	中文名称	英文名称	CAS 编码	使用范围
77	焦磷酸钾	potassium diphosphate	7320-34-5	E、H
78	碘酸钾	potassium iodate	7758-05-6	E、H
79	碘化钾	potassium iodide	7681-11-0	E、H
80	酒石酸钾	potassium tartrate	921-53-9	E
81	壬基酚聚氧乙烯醚	poyloxyethylene nonyl phenyl ether	14409-72-4	E、H
82	依地烯醇	pregnenolone	145-13-1	E、M
83	丙二醇	propylene glycol	57-55-6	E、H
84	对甲苯磺酸钠	sodium 4-methylbenzenesulfonate	657-84-1	C、E、M
85	溴化钠	sodium bromide	7647-15-6	E
86	无水碳酸钠	sodium carbonate anhydrous	497-19-8	E、K
87	氯化钠	sodium chloride	7647-14-5	E、H
88	磷酸二氢钠	sodium dihydrogen phosphate anhydrous	7558-80-7	E、H、M
89	十二烷基苯磺酸钠	sodium dodecane sulphonate	25155-30-0	C、E、H
90	十二烷基硫酸钠	sodium dodecyl sulfate	151-21-3	C、E、H、M
91	十二烷基磺酸钠	sodium dodecyl sulfonate/1-dodecane sulfonic acid sodium salt	2386-53-0	E
92	碳酸氢钠	sodium hydrogen carbonate	144-55-8	C、D、E、M、S
93	硫酸氢钠	sodium hydrogen sulfate	7681-38-1	E
94	硅酸氢钠	sodium hydrogen disilicate	26482-69-9	E
95	亚硫酸氢钠	sodium hydrogen sulphite	7631-90-5	E、H
96	氢氧化钠	sodium hydroxide	1310-73-2	E
97	木质素磺酸钠	sodium lingo sulfonate	8061-51-6	E
98	无水偏硅酸钠	sodium metasilicate anhydrous	6834-92-0	E
99	五水偏硅酸钠	sodium metasilicate penta hydrate	10213-79-3	E、H、M
100	亚硝酸钠	sodium nitrite	7632-00-0	E、M
101	吡硫酮钠	sodium omadine	3811-73-2	E、H
102	磷酸钠	sodium phosphate	7632-05-5	E、M
103	硫酸钠	sodium sulfate	7757-82-6	E、H
104	亚硫酸钠	sodium sulphite	7757-83-7	E、H
105	亚碲酸钠	sodium tellurite	10102-20-2	E、H
106	硼砂	sodium tetraborate decahydrate	1303-96-4	E

表 2（续）

序号	中文名称	英文名称	CAS 编码	使用范围
107	三聚磷酸钠(焦偏磷酸钠)	sodium tripolyphosphate/sodium triphosphate	7758-29-4	C、E、M、S
108	丁二酸	succinic acid	110-15-6	E、M
109	硫酸	sulfuric acid	7664-93-9	C、E
110	酒石酸	tartaric acid	147-71-7/87-69-4	D、E、M
111	月桂醇聚氧乙烯醚	tetraethylene glycol mono-n-dodecyl ether	5274-68-0	E、H、M
112	焦磷酸钠	tetrasodium pyrophosphate	7722-88-5	E
113	三乙醇胺	triethanolamine	102-71-6	E、H
114	磷酸三钠	trisodium phosphate anhydrous	7601-54-9	C、E、H、M
115	吐温 80	tween(R) 80	9005-65-6	C、E、H
注 1：A 表示用于室内空气的消毒剂；C 表示用于污染物的消毒剂；D 表示用于生活饮用水的消毒剂；E 表示用于环境及物体表面的消毒剂；H 表示用于人体的消毒剂；K 表示用于集中空调通风系统的消毒剂；M 表示用于医疗器械的消毒剂；S 表示用于游泳池水的消毒剂。 注 2：除破损皮肤、黏膜外，其他消毒剂着色剂和香料可参照食品添加剂、化妆品。				

5 禁用物质的规定

5.1 消毒剂禁止添加列入《中华人民共和国药典》(2015 年版)(消毒防腐类药物除外)中的药品及其同名原料；人类药用的疫苗、血清或毒素及其制品等用于产生主动或被动免疫的制剂、用于诊断免疫状态的制剂(溶菌酶、溶葡萄球菌酶除外)；列入《化妆品安全技术规范》(2015 年版)(碘除外)的禁用物质(限于用于人体的消毒剂)；国家卫生健康行政部门规定的其他禁止使用的物质。

5.2 以次氯酸钠作为原料的消毒剂，禁止使用 GB/T 19106 中的 B 级原料。

5.3 以过氧乙酸作为原料的消毒剂，禁止使用 GB/T 19104 中的Ⅲ型原料。

5.4 以三氯羟基二苯醚作为原料的消毒剂，其二噁英的含量应符合《中华人民共和国药典》(2015 年版)的要求。

5.5 以二氯异氰尿酸钠作为应急情况下的生活饮用水消毒剂，禁止使用 HG/T 3779 中的Ⅱ类原料。

5.6 用于消毒人体、医疗器械、生活饮用水的消毒剂的原料，应符合《中华人民共和国药典》(2015 年版)、食品级、医用级、或化学纯及以上等级的质量要求，禁止使用工业级的原料。若没有上述质量等级原料的，则可暂时使用工业级的原料，但应符合相应消毒剂标准的原料要求。

5.7 用于生活饮用水消毒剂的原料还应符合 GB 5749 及卫生部《生活饮用水消毒剂和消毒设备卫生安全评价规范》(2005 年版)的要求。

5.8 稳定性二氧化氯溶液用于消毒人体、食品、医疗器械、生活饮用水的消毒剂的原料时，禁止使用 GB/T 20783 中的Ⅱ类溶液。

6 限用物质规定

6.1 皮肤消毒剂中部分成分限量浓度(g/L):葡萄糖酸氯己定或醋酸氯己定的含量≤45;2,4,4′-三氯-2-羟基二苯醚的含量≤20;苯扎溴胺或苯扎氯铵的含量≤5。

6.2 黏膜消毒剂中部分成分限量浓度(g/L):葡萄糖酸氯己定或醋酸氯己定的含量≤5;2,4,4′-三氯-2-羟基二苯醚的含量≤3.5;苯扎溴铵或苯扎氯铵的含量≤2。

GB 38850—2020《消毒剂原料清单及禁限用物质》国家标准第1号修改单

本修改单经国家市场监督管理总局(国家标准化管理委员会)于2020年11月17日批准,自2020年11月17日起实施。

一、"范围"

范围修改为:"本标准规定了应用于不同消毒对象消毒剂的原料活性(有效)成分清单和宜使用范围,同时规定了消毒剂配方中的禁用和限用物质。"

"本标准适用于消毒生活饮用水、人体、医疗器械、环境及物体表面、污染物、室内空气、游泳池水、医院污水的消毒剂。"

二、"规范性引用文件"

将规范性引用文件及条文中的"中华人民共和国药典(2015年版)"修改为"中华人民共和国药典"。

三、"术语和定义"

删除"3.3 惰性成分"和"3.12 用于集中空调通风系统的消毒剂"两项术语和定义。

四、"4 消毒剂原料清单及使用范围"

"4 消毒剂原料清单及使用范围"修改为"消毒剂原料活性(有效)成分清单及宜使用范围"。

删除4.1条号。

"4.1 消毒剂原料活性(有效)成分清单及使用范围,见表1"修改为:"消毒剂原料活性(有效)成分清单及宜使用范围,见表1"。

五、"表1"

表1作如下修改:

将表头中"使用范围"修改为"宜使用范围"。

12号苯扎氯铵增加一个CAS号68391-01-5。

24号二氧化氯、56号聚六亚甲基双胍盐酸盐在宜使用范围中增加"E"。

26号柠檬酸在宜使用范围中增加"#E"。

60号单过硫酸氢钾复合盐、61号过硫酸氢钾在宜使用范围中增加"W"。

"47号次氯酸(包括微酸性电解水)"修改为"47号次氯酸(包括微酸性电解水、次氯酸水)",在宜使用范围中增加"#A",表注中增加"#A原液含有稳定的次氯酸的消毒剂可用于室内空气消毒"。

“增加序号 79，中文名称：过碳酸钠，英文名称：Sodium percarbonate，CAS 编码：15630-89-4，宜使用范围：E、W”。

将原 79 号至 85 号顺延至 80 号至 86 号。

删除表 1 宜使用范围中全部“K”及表注中“K 表示用于集中空调通风系统的消毒剂”。

六、“4.2”

删除 4.2 条款及表 2。

七、“5.1”

5.1 中“消毒剂禁止添加列入《中华人民共和国药典》(2015 年)”，删除“(2015 年)”。

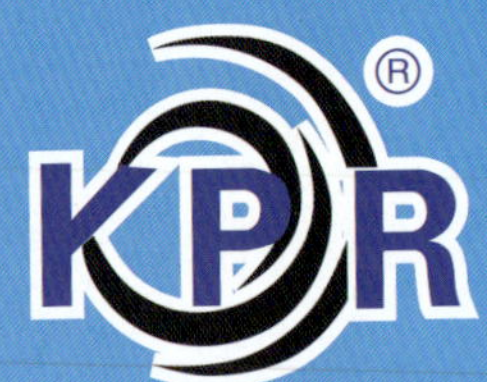

山东凯普润消毒灭菌技术有限公司

Shandong Kaipurun Disinfection and Sterilization Technology Co., Ltd.

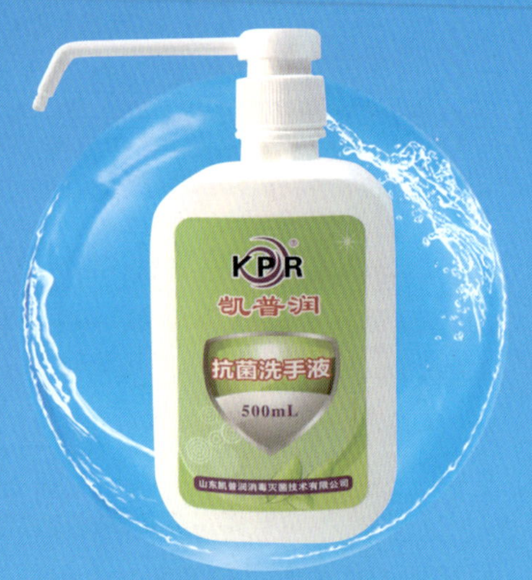

抗菌洗手液

本品是以三氯羟基二苯醚为主要成分的抗菌产品。对细菌繁殖体大肠杆菌和金黄色葡萄球菌具有杀菌作用。可有效预防甲型流感、手足口病、禽流感等病毒。温和洁肤并能防止皲裂，具有良好的皮肤依从性，无毒，无刺激，无过敏。

病房专用型：按压型，适用于诊疗活动中医护人员及陪护人员卫生洗手。

手术室专用型：适用于医院外科手术前、后医务人员的皮肤清洁。

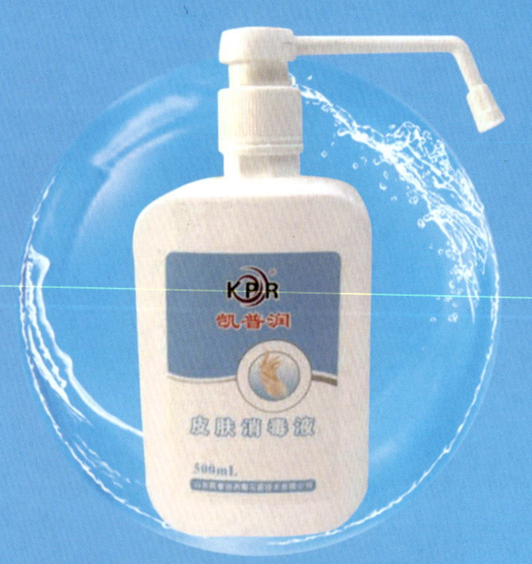

皮肤消毒液

本品为醋酸氯己定和乙醇复配而成的消毒制剂，含护肤成分，对皮肤无刺激，无过敏、无致癌等毒性。具有速效持效杀菌作用，融合了消毒护肤理念，不伤害皮肤，舒适爽滑。使用后在皮肤表面形成一层均匀隐形消毒屏障，同时兼顾透气性，既能抑制皮肤深层微生物排出，又能抵抗外来微生物对皮肤的侵害。

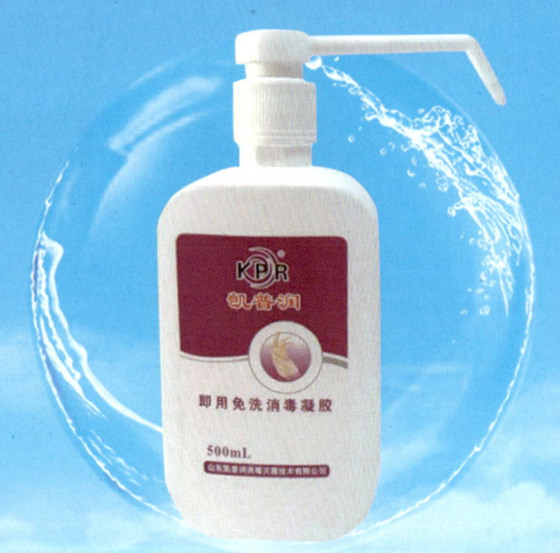

即用免洗消毒凝胶

本品由三氯羟基二苯醚（DP_{300}）、异丙醇、护肤剂复配而成，蕴含植物精华，有效的保护皮肤表皮皮脂膜。

异丙醇配方安全无刺激，可以被皮肤吸收，精心呵护医护人员双手。

凝胶制剂，有效渗透至皮肤表面褶皱部位，消毒更彻底。用量省，更经济。

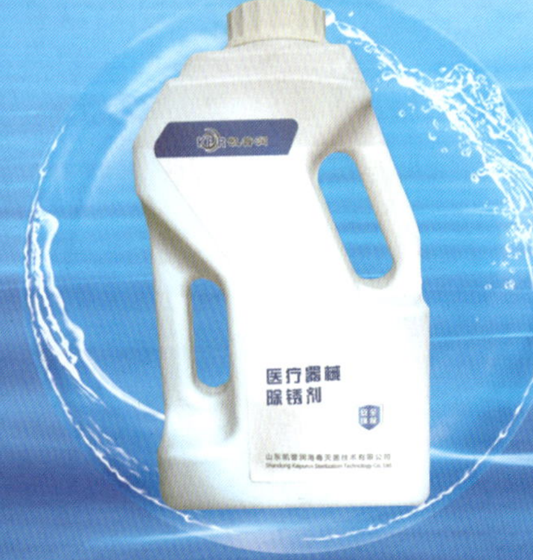

医疗器械除锈剂

超浓缩：用1份除锈剂和5份水配成稀释工作液。

除锈安全快速：10min见效，对器械无锈蚀部分不伤害。

操作简便、安全；浸泡后易漂洗、无残留。

经济实用：提高器械的使用寿命，降低成本。

同样适用于各类托盘、推车、清洗机、灭菌器表面及内部污垢。

适用范围：适合清除各类不锈钢器械、物品以及设备的锈斑锈迹，建议手工浸泡。

内镜专用多酶清洗剂

本品主要成分为清洗剂、酶、活性剂、稳定剂、防腐蚀剂，适用于内镜的手工、机器、超声波清洗，易清洗，对器械无腐蚀。

使用方法：①稀释比例为 1：270（1L 升水加 3.7mL 产品 =1000 份水加入 3.7 份的产品）。②使用温度：20℃～45℃，推荐温度：40℃。

操作方法：①需先清洗外部，然后以注射方式清洗管道内部，清洗后用蒸馏水冲洗。②所有内镜附件，各类按钮阀门等需放入稀释后的酶洗液中浸泡至少 4min。③使用超声波清洗内镜附件，如活检钳则须再加酶清洗 5min～10min。

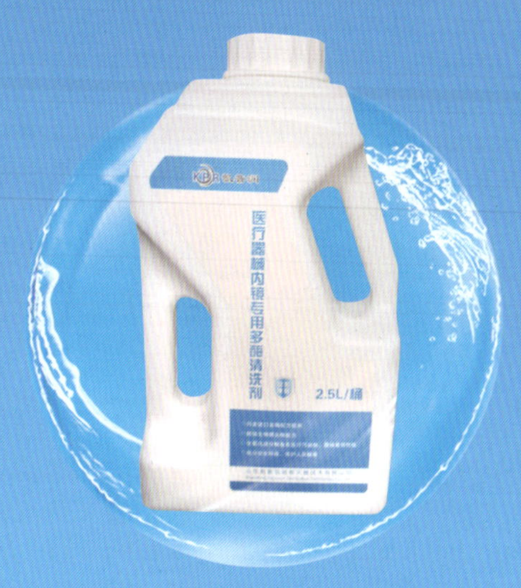

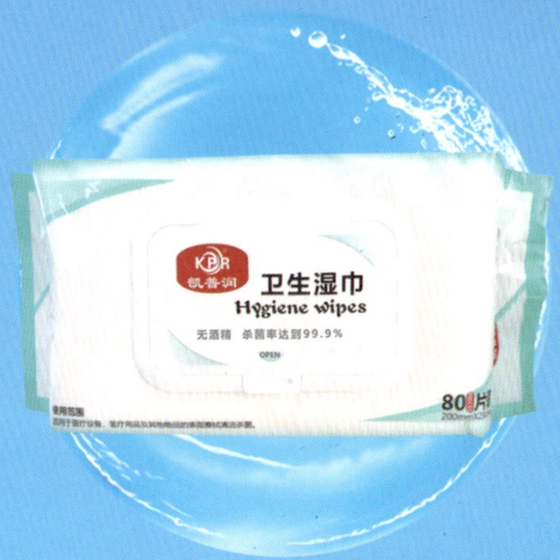

卫生湿巾

本品主要原料为无纺布、纯化水、复合双链季铵盐。杀菌的有效成分季铵盐总活性物含量为 0.23%～0.27%。可杀灭肠道致病菌、化脓性球菌、致病性酵母菌。

湿巾的优点就是在生产时已经预先配制和测定好杀菌剂的有效剂量，确保每片湿巾准确和高效的杀菌剂浓度，从而避免因低浓度而让细菌产生耐药性。

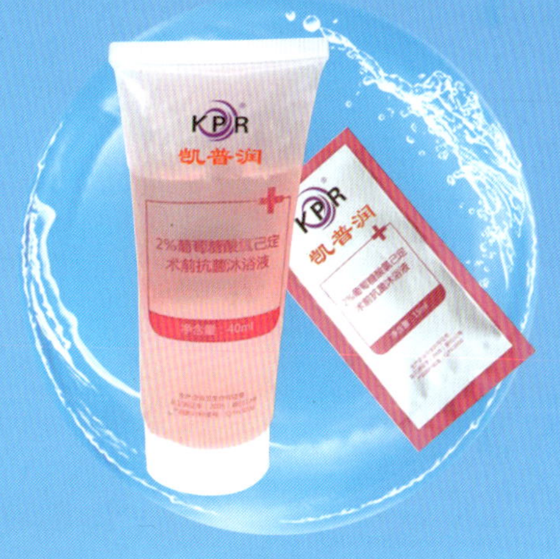

术前抗菌沐浴 降低术后感染

2% 葡萄糖酸氯己定术前抗菌沐浴液

本品主要成分为 2% 葡萄糖酸氯己定。性质温和，低泡、细腻、易冲洗，香气清雅。对肠道致病菌、化脓性球菌、致病性酵母菌有杀菌作用。长效抑菌，抗菌。

小包装易携带。

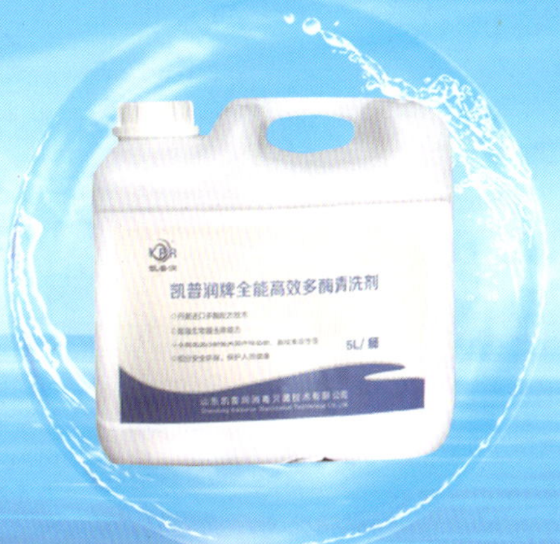

全能高效多酶清洗剂

本品主要成分为多酶（蛋白酶、淀粉酶、脂肪酶、果糖酶、纤维素酶）、非离子表面活性剂、去离子水等。适用于手工、喷淋、超声波及半自动清洗。建议温度 4℃～30℃，干燥、阴凉避光，密封保存。

注意事项：外用制剂，不得内服。操作人员对清洗剂过敏者慎用。配制和使用时，注意个人防护，勿直接与皮肤或者皮肤破损处接触。溅入眼内，应立即用大量清水冲洗，必要时及早就医。产品应密封，避光，置于阴凉干燥、通风处保存，不得露天存放，不得与其他有毒物品混贮。使用后请旋紧瓶盖。请在保质期内使用。

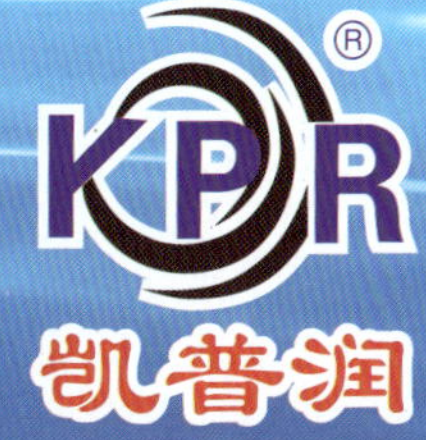

打造国内医用器械清洗剂品牌

MEDICAL INSTRUMENT CLEANING
医用器械清洗系列

- 医用多酶低泡/无泡强效清洗剂
- 医用碱性强效清洗剂
- 医用碱性多酶低泡强效清洗剂
- 全效能多酶清洗剂
- 医用腹腔镜多酶低泡强效清洗剂
- 内镜多酶低泡/无泡效清洗剂
- 多酶保湿剂
- 生物膜多酶清洗剂
- 医用器械除锈剂
- 医用器械防锈润滑油

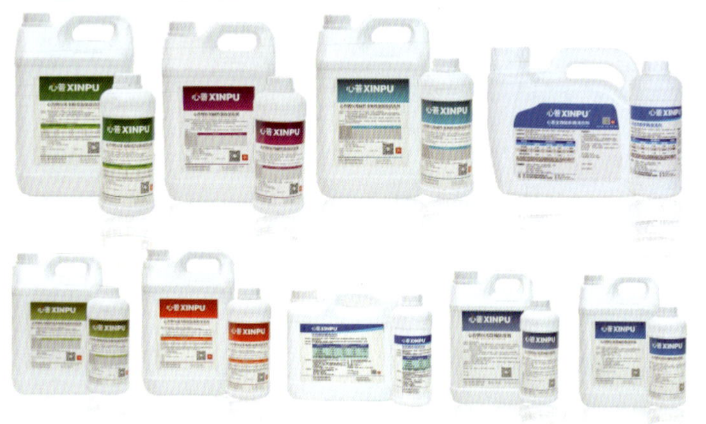

心普XINPU®

洗手专家

HAND WASHING PRODUCTS
洗手系列产品

- 免洗手消毒液
- 免洗手消毒液Ⅱ型
- 无醇免洗手消毒液
- 免洗净手消毒凝胶
- 免洗速干手消毒凝胶
- 医用抗菌洗手液
- 卫生洗手液
- 感应触液器

WET TOWEL SERIES
湿巾系列

- 皮肤黏膜(手)卫生湿巾
- 表面卫生湿巾
- 表面消毒湿巾
- 医用酒精消毒湿巾
- 多酶湿巾
- 含醇消毒湿巾
- 过氧化氢消毒湿巾

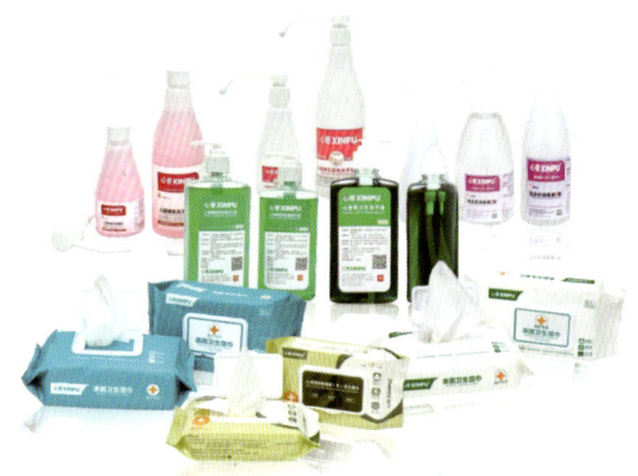

心普XINPU®

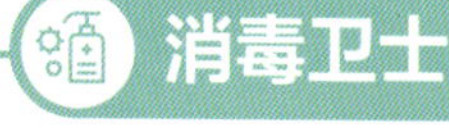

STERILIZING COTTON SWAB COTTON BALL SERIES
消毒棉签棉球系列

- 复合碘医用消毒棉签
- 聚维酮碘消毒棉签
- 聚维酮碘消毒棉球
- 医用酒精消毒棉签
- 医用酒精消毒棉球

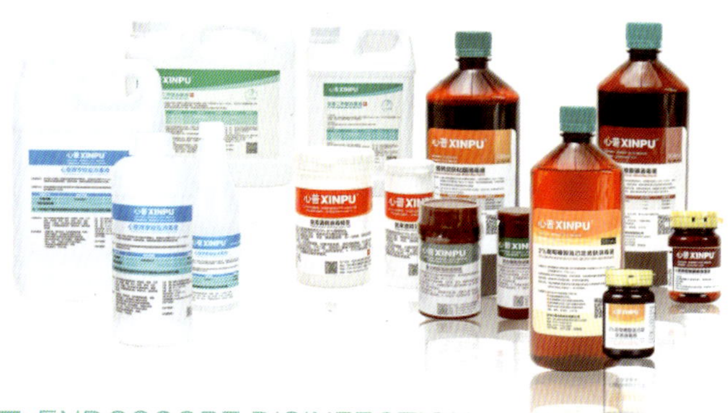

DISINFECTION SERIES OF SKIN AND MUCOSA
皮肤黏膜消毒系列

- 2%葡萄糖酸氯己定皮肤消毒液
- 皮肤黏膜消毒液
- 聚维酮碘消毒液
- 复合碘消毒液
- 妇科冲洗液

ENDOSCOPE DISINFECTION ENVIRONMENTAL DISINFECTION
内镜消毒/器械消毒/环境物表消毒系列

- 邻苯二甲醛消毒液
- 导管消毒擦片
- 季铵盐消毒液
- 灰染专用清洗剂

心普XINPU®

目前公司拥有约3000m²的标准化生产车间，并在山东、河南、云南、上海、广东等地成立多家分公司，产品销售至世界各地。

公司秉承“客户至上，以人为本，勇于创新，精益求精”的主旨，并以高质量、高实用的产品和服务诚邀世界各地的客户，与之合作共赢。

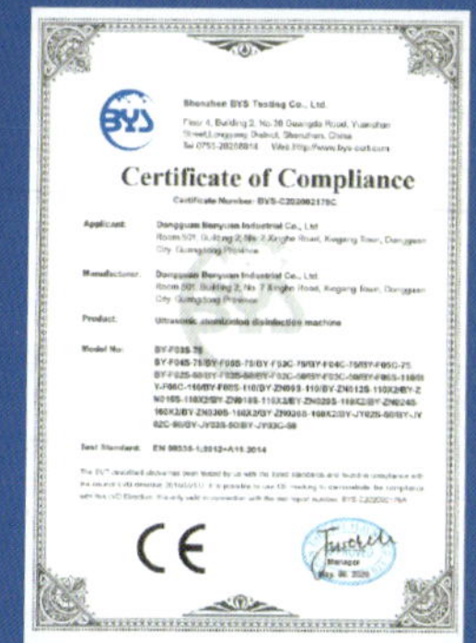
Certificate of Compliance

CE

客戶至上，以人为本，

勇于创新，精益求精

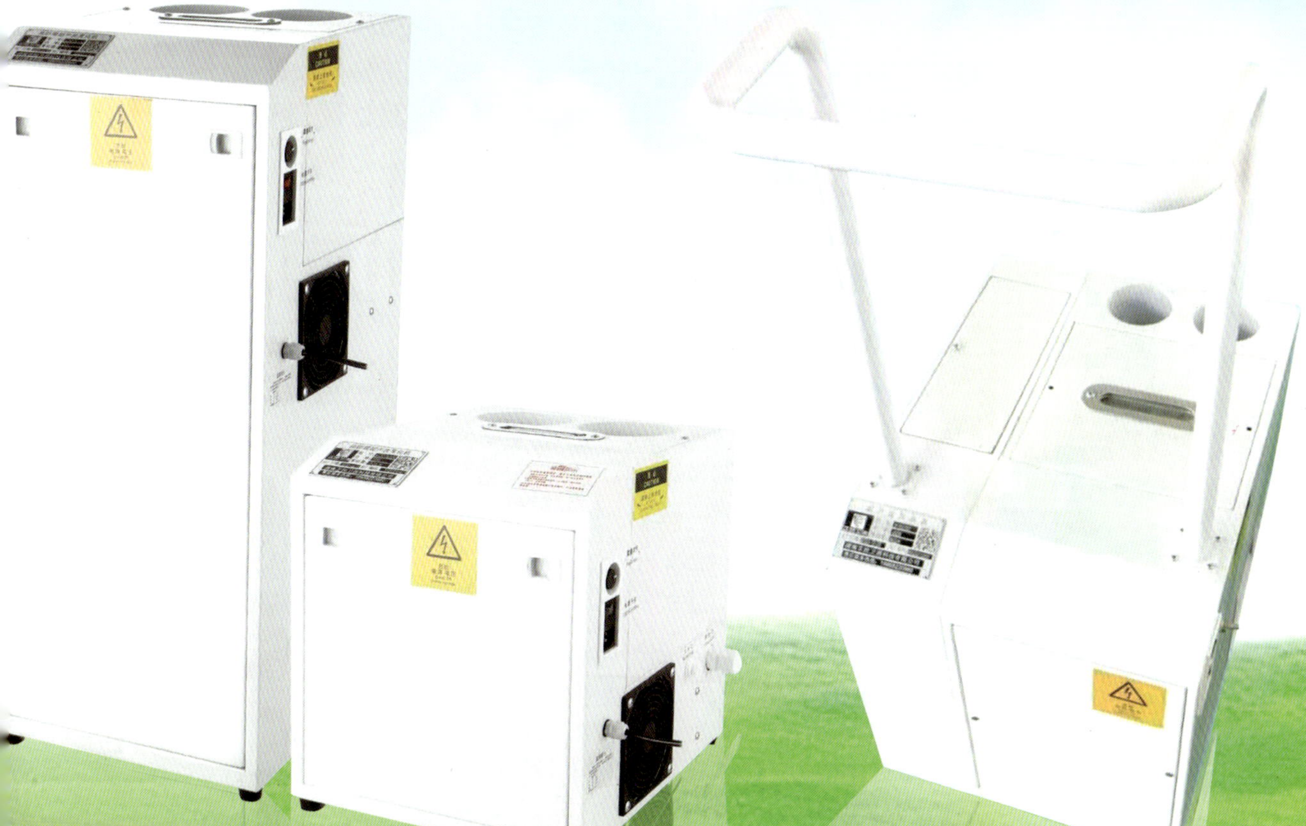

高防腐加湿消毒器　　高防腐加湿消毒器（手推式）

地址：湖南省芷江县罗旧镇工业集中区4栋3楼　　电话：19958220860

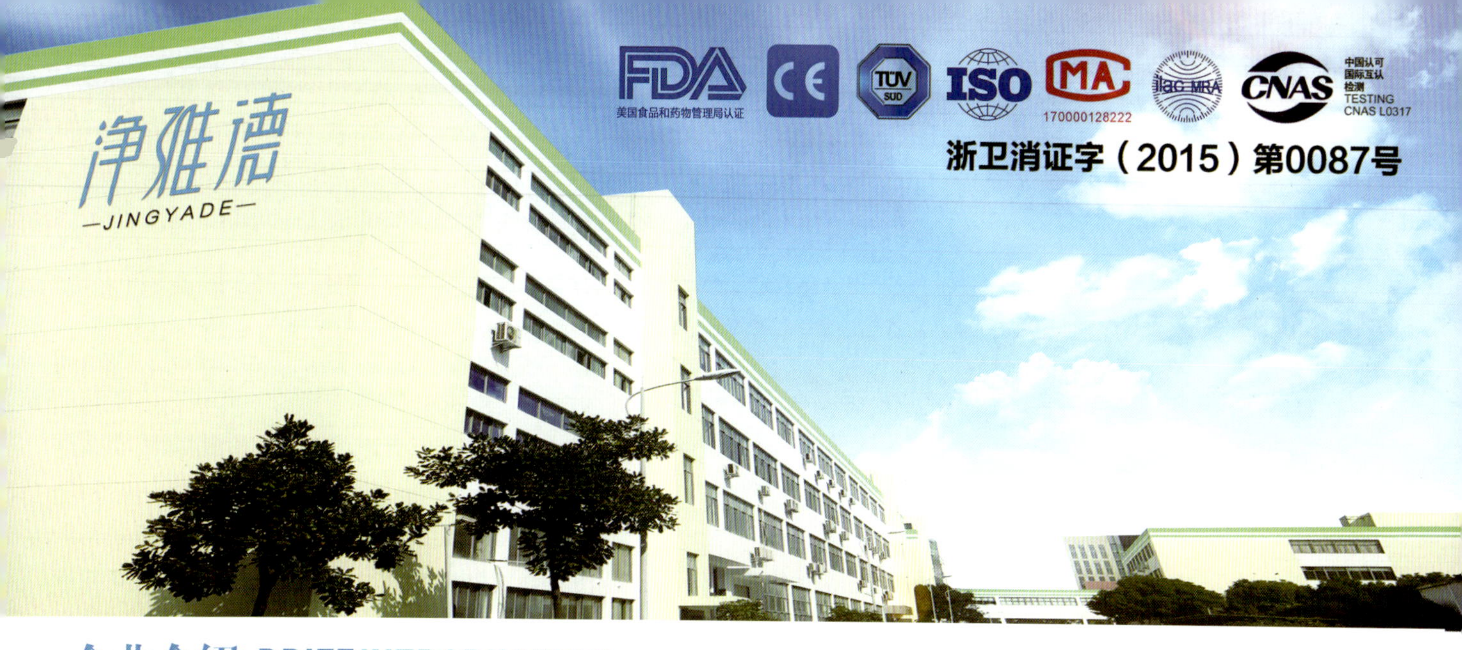

企业介绍 BRIEF INTRODUCTION

宁波净雅德环保科技股份有限公司成立于2015年，位于国家历史文化名城宁波的高新区，公司主要生产智能杀菌设备及杀菌消毒系列产品，在国家打造“健康中国”的大背景下，以科技和创新服务于中国健康产业。

我司总投资2000万元，从国外引进具有几十年沉淀的生物科技技术，开发拥有于世界先进水平的杀菌消毒设备，生产出高科技含量、安全可靠、深度防护的次氯酸消毒液系列产品。目前我们构建了从环境物表到人体表皮多领域的圣净露消毒液系列日用产品，开发出了家庭清洁、伤口护理、私处洗护、宝宝护理、宠物清洁消毒、口腔护理等多款功效强劲的创新型产品。成功研发出多款入口、入眼无碍的消毒液产品，可杀灭99.999%以上的细菌、病毒，正在引领消毒杀菌行业一次历史性的伟大变革。

目前我司拥有2项国家发明专利及2项实用新型专利及国家相关部门审核通过的科技成果评价报告，在申请的专利3项，并已取得FDA、ISO 9001质量管理体系认证证书及由德国TÜV实验室做的SDS、EN1040、EN1275、EN1276、REACH等相关报告。

企业荣誉及权威报告 CORPORATEHONOR&TESTREPORT

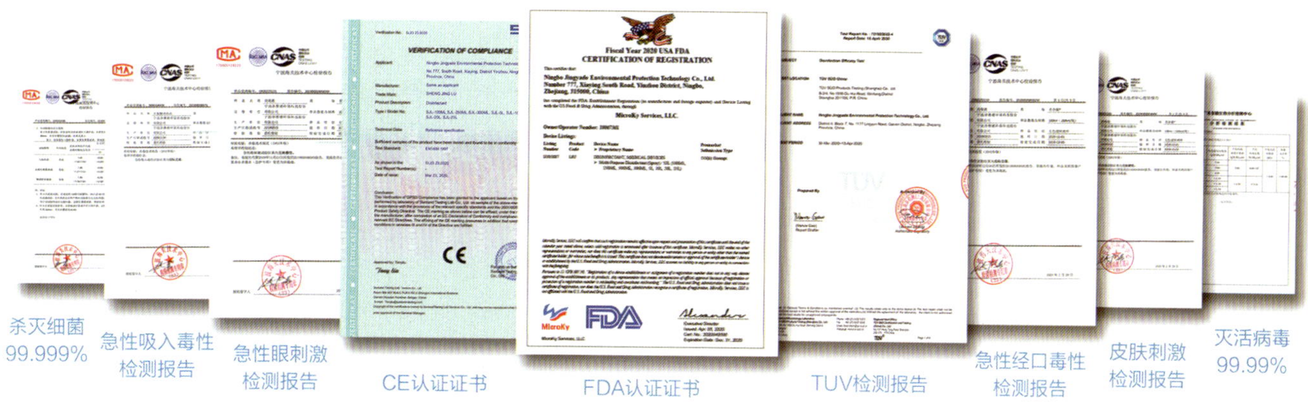

杀灭细菌 99.999%　急性吸入毒性检测报告　急性眼刺激检测报告　CE认证证书　FDA认证证书　TUV检测报告　急性经口毒性检测报告　皮肤刺激检测报告　灭活病毒 99.99%

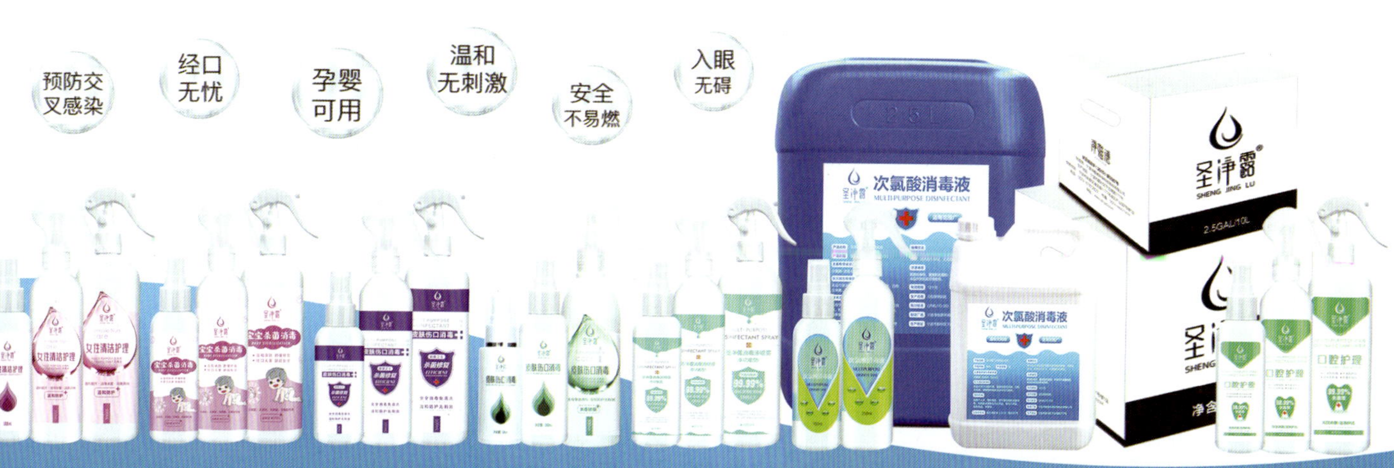

旗下品牌

宁波净雅德环保科技股份有限公司

地址：宁波市高新区凌云路1177号凌云产业园7幢1楼　传真（FAX）：0574-88221338

86-0574-87872822
+8613362882728（叶）

微信扫一扫
关注公众号

AHD 2000® 消毒液

莱素芳®

德国医用消毒 ▪ 始于1900年

LYSOFORM

Seit ▪ Since ▪ Depuis 1900

品牌故事

1900年德国药剂师Dr. Hans Rosemann发明了醛基消毒剂，并创建Lysoform (莱素芳)品牌，至今已经历四代传承。120多年来,莱素芳持续技术创新,成为德国和欧洲医用消毒的行业标杆，始终致力于提升公共卫生事业,为预防疾病传播作出了卓越的贡献。今天,总部位于德国柏林的莱素芳医药集团生产和销售遍布全球39个国家。**在中国,莱素芳早在1997年就在深圳设立了生产工厂，为客户提供最专业的消毒和卫生咨询及高品质的消毒产品,产品涉及专业的手消毒、皮肤和黏膜消毒、空气与物体表面消毒、医疗器械清洗与灭菌及相关消毒设备等。**

Lysoform——1900 年以来国际上公认的消毒剂产品之一。
Lysoform——不仅是一种消毒剂的商标，它在德语字典里已经作为消毒剂的同义词来使用。
Lysoform——标志着公共卫生、清洁和健康。

含乙醇手和皮肤消毒液

地址： 深圳市龙岗区坂田街道吉华路德宝工业园 1 栋 2 楼　　**手机：** 15903616034
网址： http://www.lysoform.com　　**电话/传真：** 0755-84822296

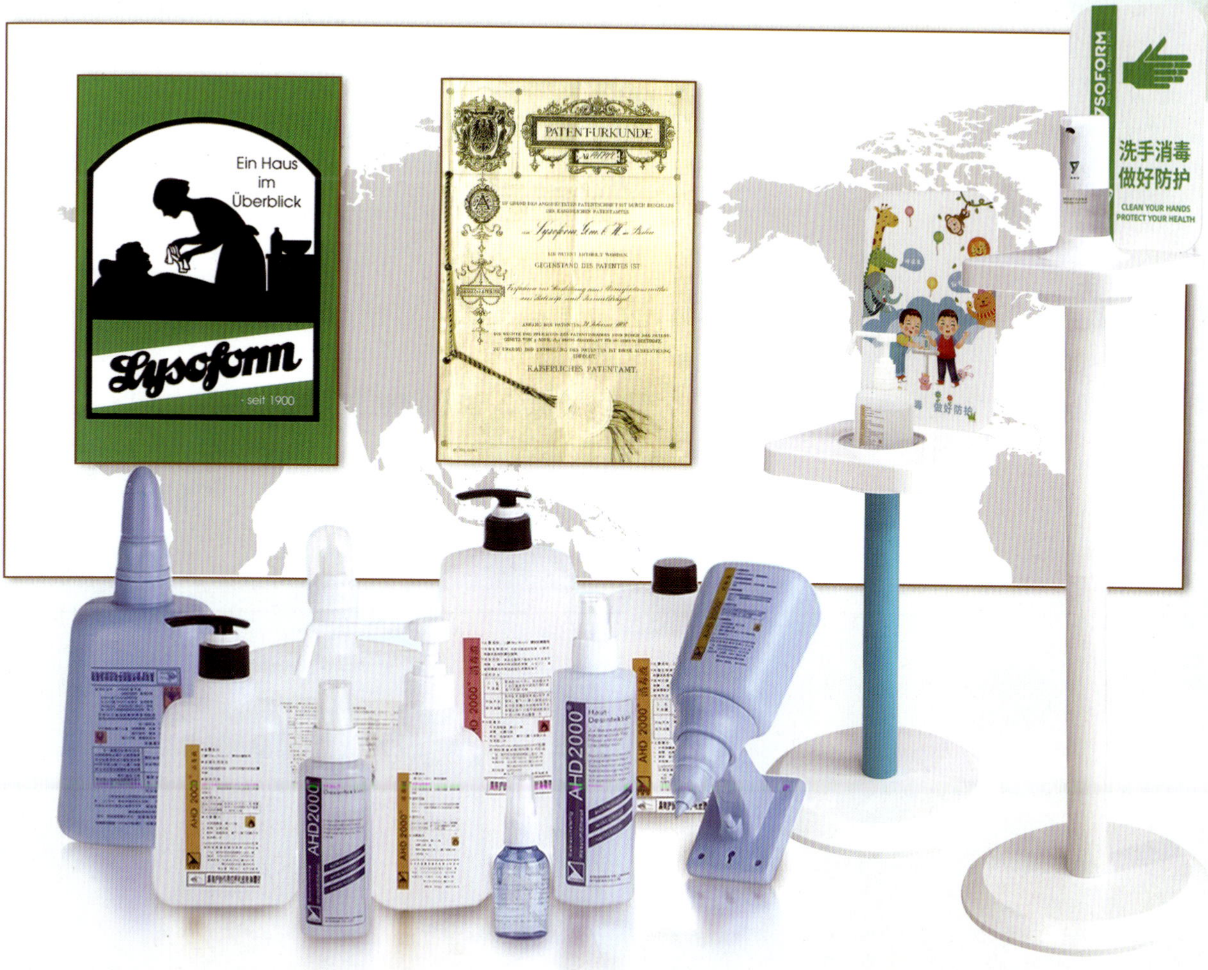

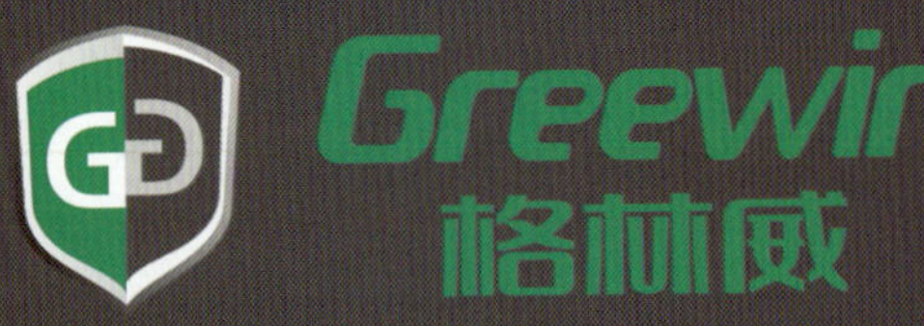

企业简介

深圳市怀德科技发展有限公司成立于2009年7月，注册资金1000万人民币，位于广深高速公路干线，毗邻深圳宝安国际机场，交通便利，环境优美。

深圳市怀德科技发展有限公司是一家集研发、生产、销售及服务为一体的高新科技企业，该公司自2009年以来，一直致力于二氧化氯空气消毒机械设计和二氧化氯空气消毒剂的研发，在“核心技术驱动”的思想指导下，通过持续不断的投入，努力提高自身的研发能力，在博士团队的带领下，投入6000余万元，成功研制出格林威二氧化氯空气消毒机及系列产品，并于2011年获得国家卫生部颁发的卫生许可批件、消毒产品企业生产许可证。公司于2015年参与《空气消毒机通用卫生要求》（WS/T 648—2019）的起草。公司先后获得国家发明专利和实用型新专利30余项，拥有完全的自主知识产权。注册商标“格林威”，格林威系列产品经中国人民解放军军事医学科学院、中国疾病预防控制中心严格检测和试验，其专业性、安全性和质量均达到国际先进水平。

怀德人肩负着以人类健康舒心为己任的崇高使命，使格林威品牌走在时代的前沿，为健康、环保、绿色、走进千家万户而奋斗。

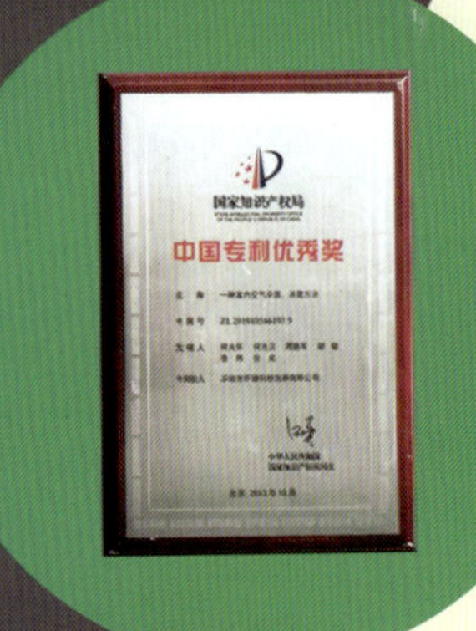

第十五届中国专利优秀奖
深圳市怀德科技发展有限公司
一种室内空气杀菌、消毒方法
ZL201010566193.9
广东省人民政府奖励
50万元
二〇一四年八月

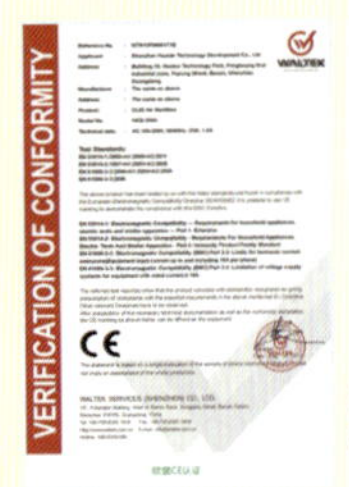

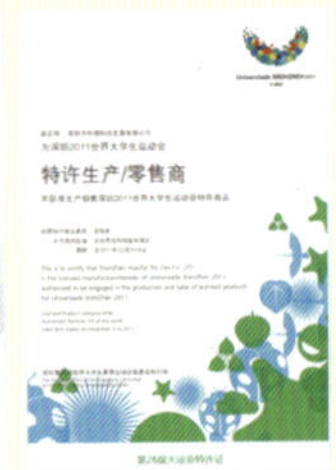

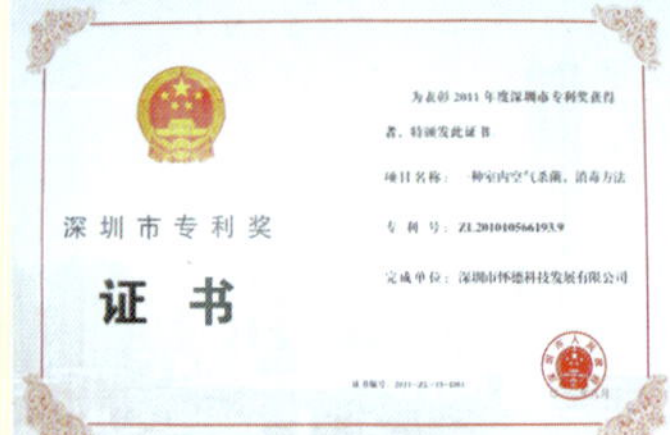

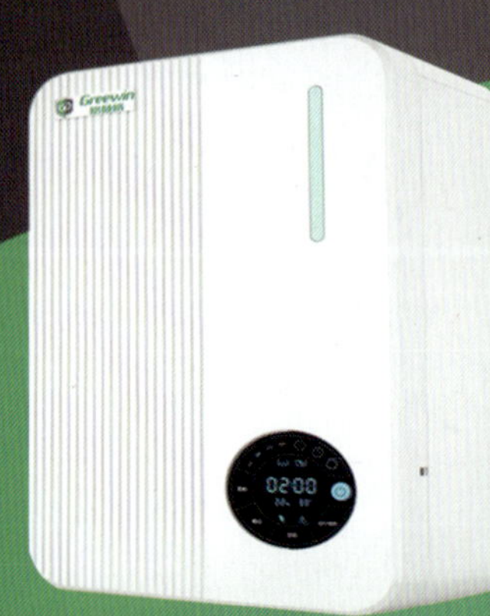

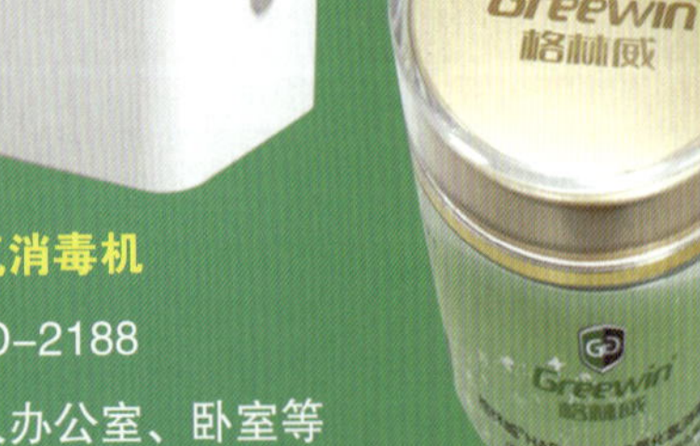

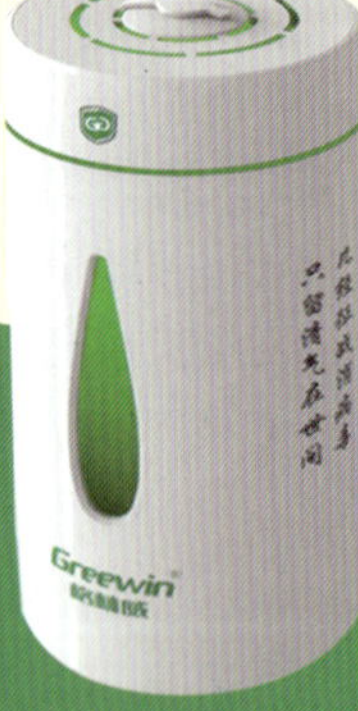

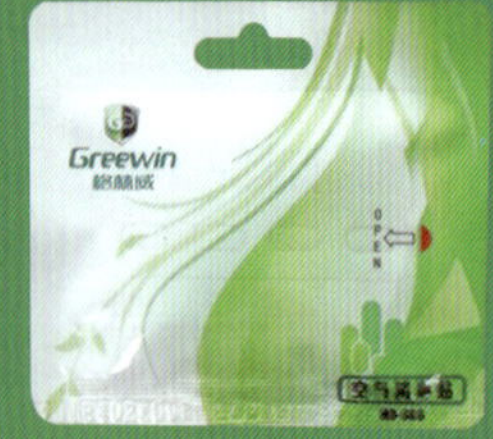

空气消毒机
HAD-209（通用型）
医院、酒店、车站、学校等公共场所以及家庭

空气消毒机
HAD-2188
个人办公室、卧室等空间场所

二氧化氯消毒丸剂
HAD-01WD

便携式空气消毒机
HD-S09
汽车、卫生间等小型空间场所

二氧化氯空气消毒贴

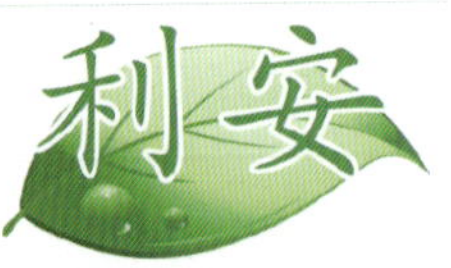

北京利安康医药用品有限公司

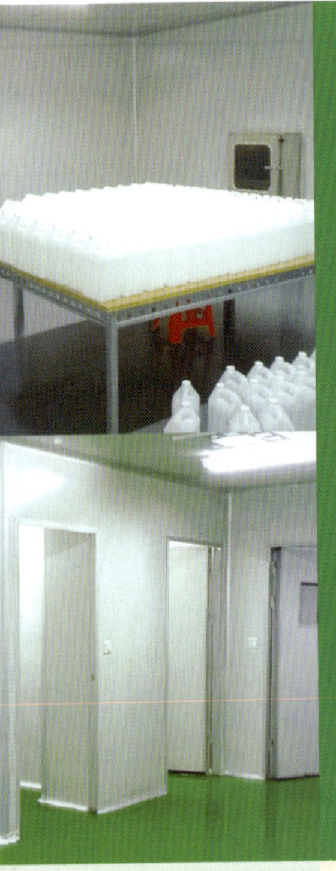

公司概况

北京利安康医药用品有限公司创建于 2014 年 11 月（筹备期），注册资本 1000 万元人民币，2017 年 7 月 3 日获批，正式迁入北京市通州区。

1.2016 年 6 月，获得通州区经济信息委员会批准进驻通州区；生产 II 类医疗器械，及 III 类医疗器械。消毒类医疗器械及创护类敷料。

2.2016 年 12 月，获得通州区环保局批准医疗器械生产项目，生产 II 类医疗器械、III 类医疗器械、消毒类医疗器械及创护类敷料。

3.2017 年 7 月份，获得北京市食品药品监督管理局批准的医疗器械质量管量体系证书一份。

4.2017 年 8 月份，获得国家食品药品监督管理局批准的 II 类医疗器械注册证一份。

5.2017 年 11 月份，获得北京市通州区食品药品监督管理局批准的医疗器械生产许可证一份。

6.2017 年 12 月份，获得北京市卫生监督所批准的消毒产品卫生生产许可证一份。

7.2018 年 4 月份，获得北京市疾病预防控制中心颁发的消毒类产品安全评价报告一份。

8.2019 年 1 月份，经北京市通州区经济信息委员会批准生产血液透析浓缩粉项目，已取得很好的市场评价。

公司现有员工 15 名，严格按照 ISO 9001 质量管理体系的要求进行质量管理。

公司现有建筑面积约 1000m^2，设有生产车间、棉签间、质检室、配料室、包装间、仓库等。本企业拥有较强的管理人才和技术。

柠檬酸消毒液

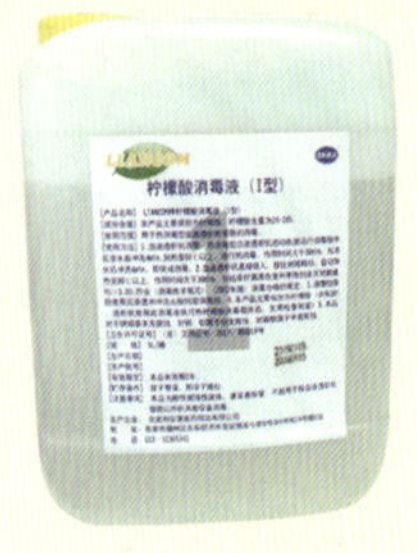

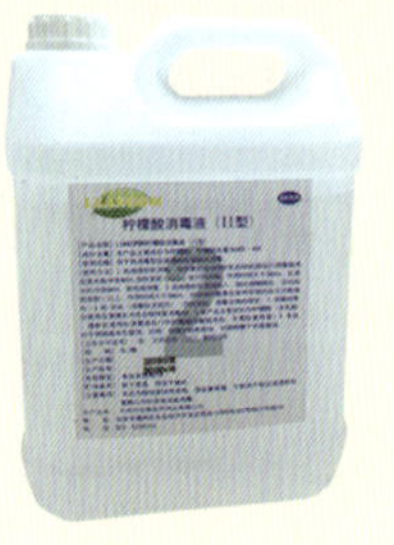

柠檬酸含量：24% ～ 28%、50%。

由血液透析机直接吸入，自动加热至 80℃以上，作用时间大于 30min，消毒结束后使用反渗透水冲洗去除残留消毒剂。

常温条件贮存。

产品优势：国内资深专家指导、2 年时间进行多中心临床试验、杀菌效果保证。与国际同类产品比较无差异，透析管道脂类等物质清除率效果优于国内同类产品，长期跟踪消毒后透析机内毒素测试，均合格。高效清洁和保护设备管路，延长使用寿命。

一次性使用消毒棉片

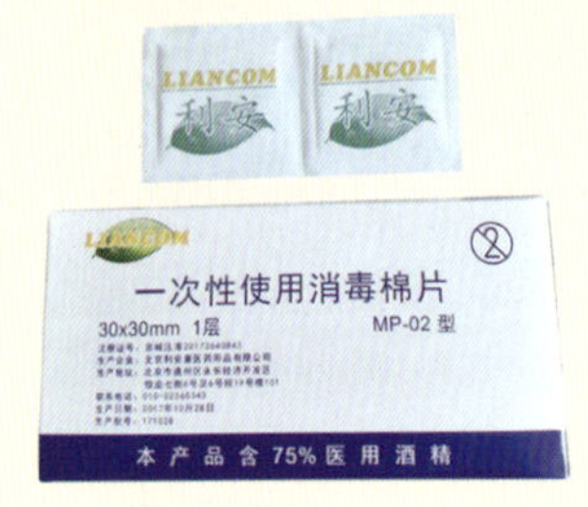

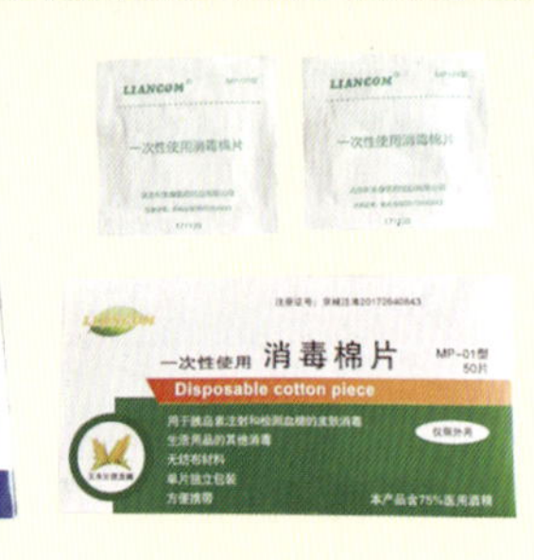

II 类医疗器械产品：京械注准 20172640843

型号规格：MP-01 型 30mm × 60mm　MP-02 型 30mm × 30mm

产品性能：棉片由 75% 的医用酒精浸泡医用非织造布，用铝箔包装制成。

棉片尺寸：长 70mm ～ 80mm，宽 30mm ～ 35mm。

产品特点：卫生、国际通用、独立包装、方便携带、有效期长、杀菌效果保证，无使用时反复打开包装口（盖）的污染问题。

适用范围：用于测血糖，注射胰岛素的皮肤消毒；小儿、内分泌科的注射、输液的皮肤消毒；PICC 置管螺纹处的消毒管理。

联系人：夏永彪 联系电话：010-52365343　13311112185

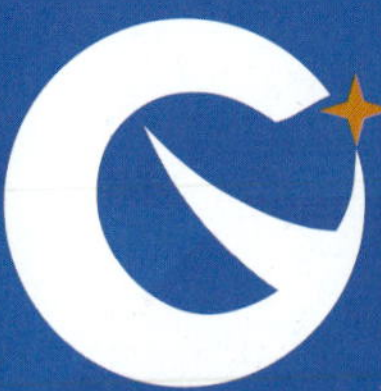

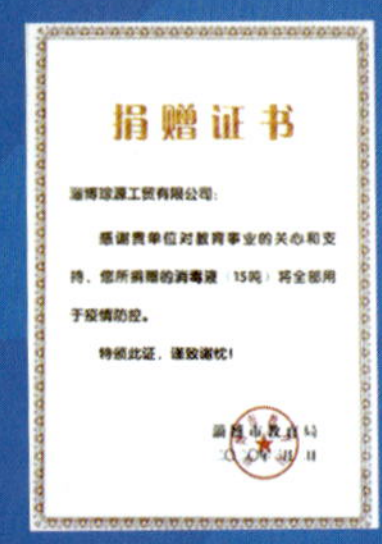

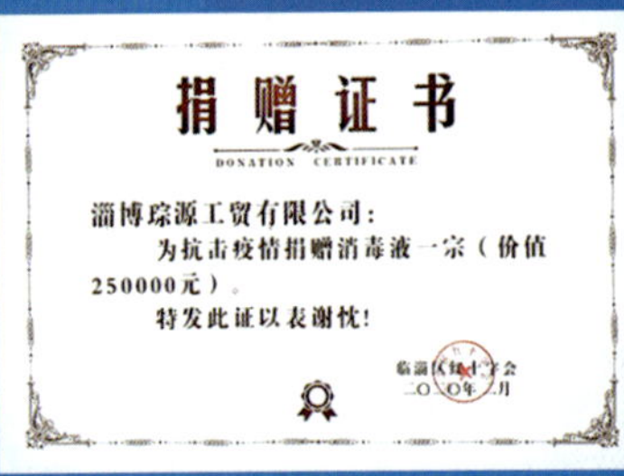

捐赠证书

DONATION CERTIFICATE

淄博琮源工贸有限公司：

为抗击疫情捐赠消毒液一宗（价值250000元）。

特发此证以表谢忱！

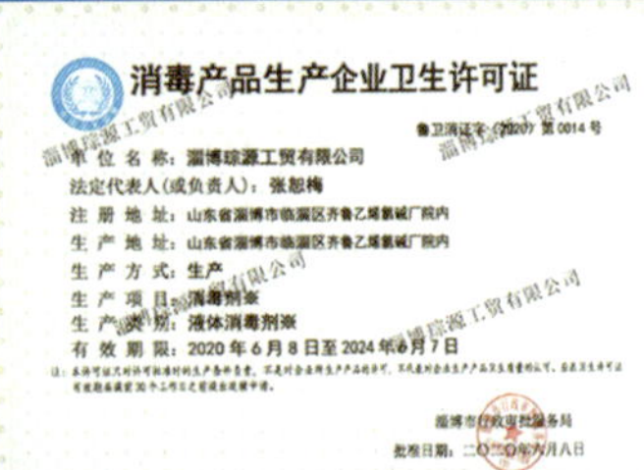

消毒产品生产企业卫生许可证

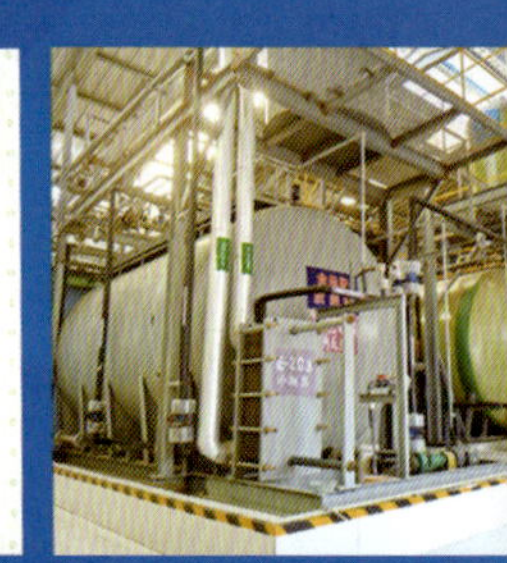

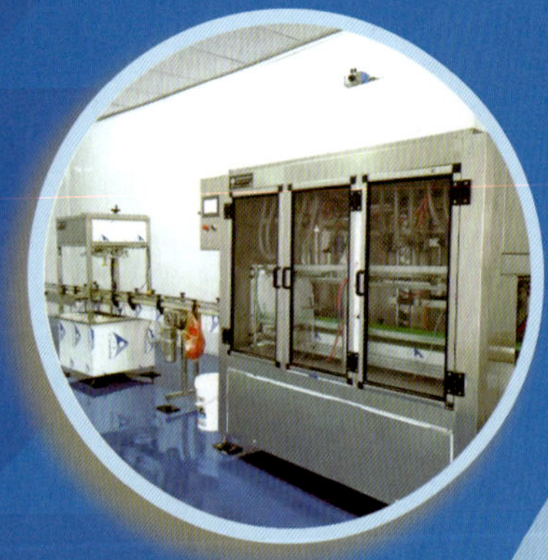

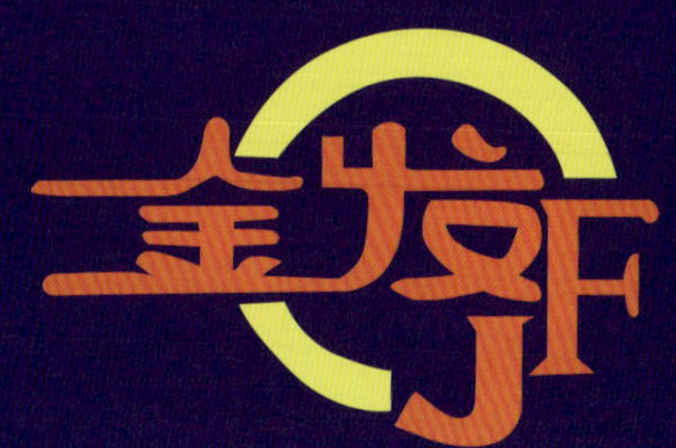

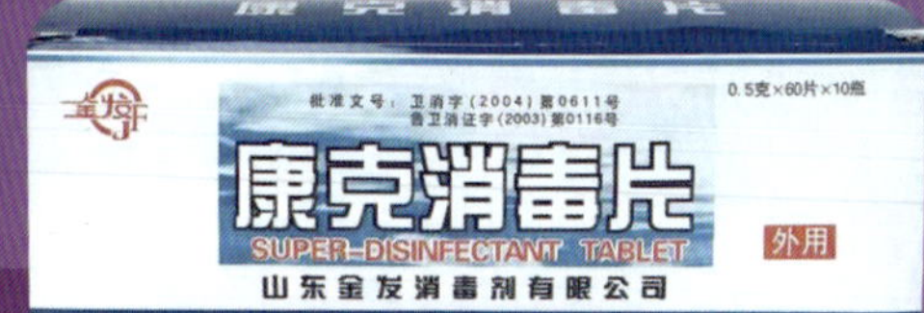

康克消毒片
0.5gx60 片

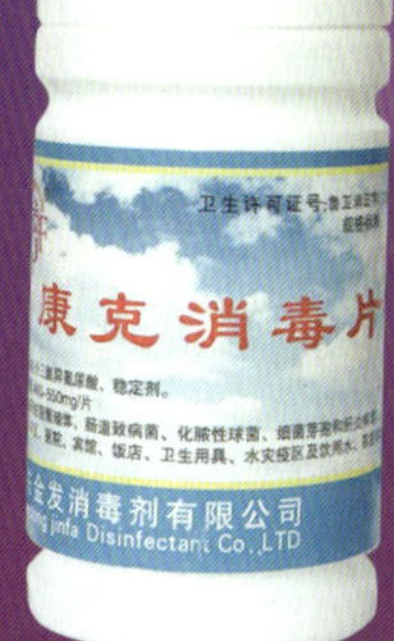

康克消毒片
1gX100 片

企业简介

山东金发消毒剂有限公司成立于 2004 年，是国内建厂较早的消毒剂生产企业之一，位于山东省潍坊市临朐县。公司主要从事生产“金发牌”单过硫酸氢钾复合盐消毒粉，消毒片；二氧化氯消毒凝胶、二氧化氯消毒粉、二氧化氯消毒片；二氯异氰尿酸钠、三氯异氰尿酸消毒粉、消毒片；微酸性氧化电位离子水、氧化电位离子水等消毒剂系列产品。

“金发牌”系列消毒剂主要应用于一般物体表面、学校、医院、游泳池、宾馆、饭店公共场所的物体表面消毒、杀菌、空气净化；池塘水产、增氧、杀菌消毒：生活污水、医院污水消毒：生活垃圾场所、畜牧养殖场所杀菌除臭、空气净化；水果、蔬菜、家庭餐饮炊具的表面消毒。

“以人为本，以诚取信，以质量求生存，以品牌求发展；坚持以优质的服务，优惠的价格，服务于广大消费者”是公司的经营宗旨。公司将持续不断地与各界同仁携手合作，共同致力于不同行业领域的消毒剂产品的应用研究，持续研发新型绿色消毒剂产品，使消毒产品更健康，杀菌更高效，更安全，更便捷。

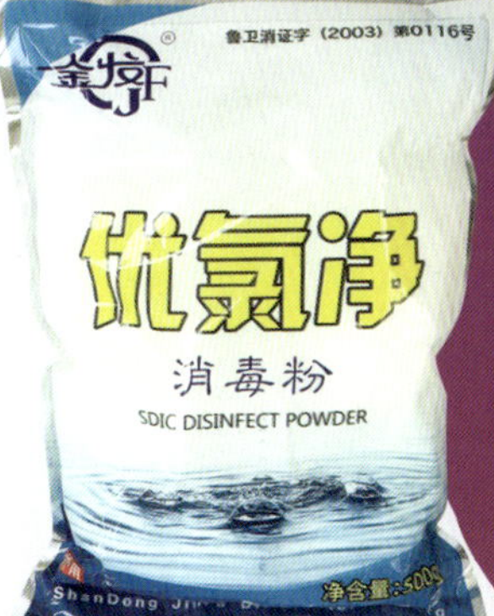

单过硫酸氢钾
消毒片

优氯净消毒粉

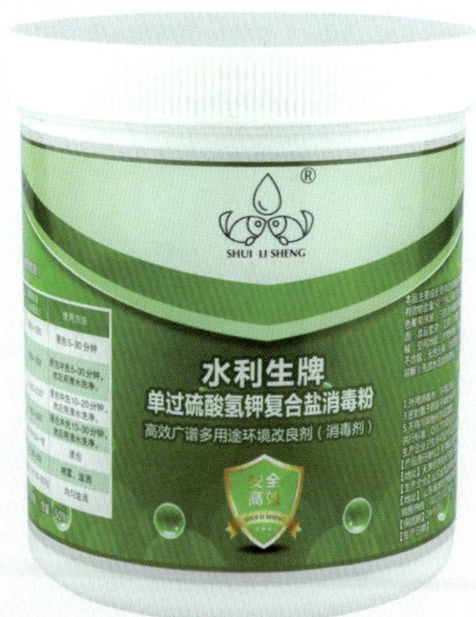

单过硫酸氢钾复合盐消毒粉

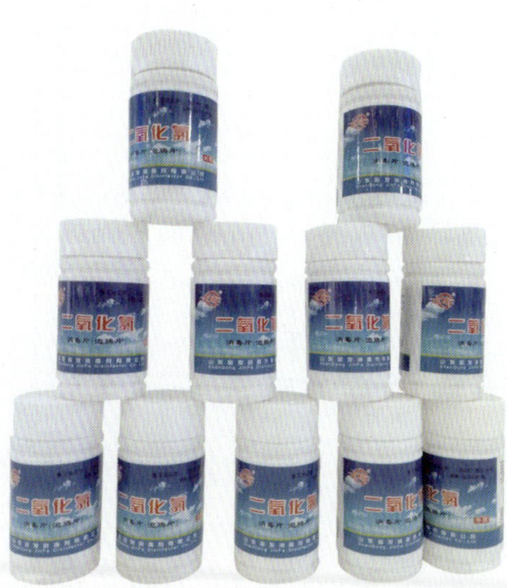

二氧化氯片剂

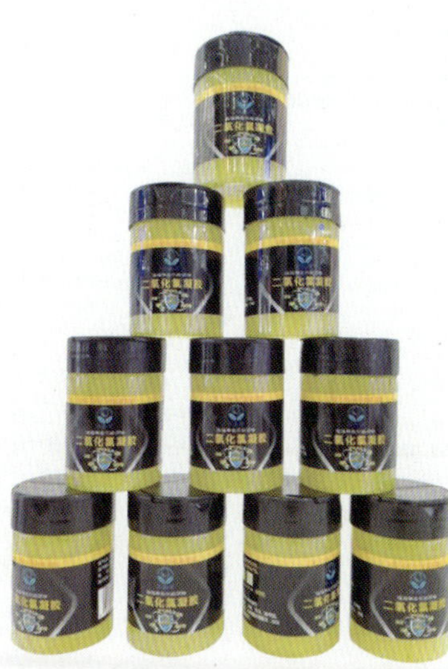

二氧化氯凝胶

山东金发消毒剂有限公司

地址：山东省潍坊市临朐县东环路 33 号 邮编：262619　电话：0536-3153163
网址：www.jinfaxdj.com；www.sdjinfa.com　邮箱：jinfaxdj@139.com

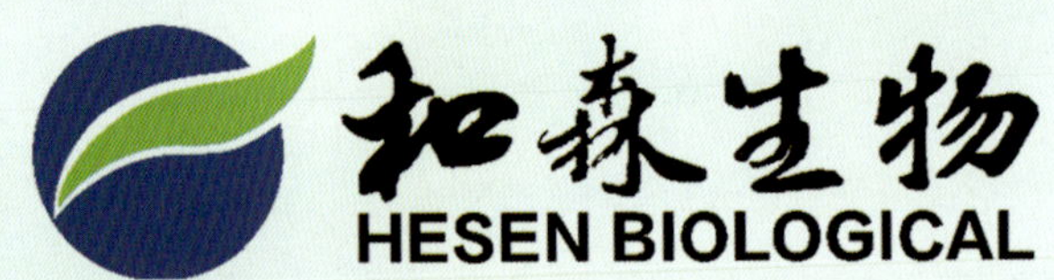

上海和森生物科技股份有限公司成立于 2001 年，是一家专业从事消毒剂和卫生用品研发与生产的企业。企业股权结构清晰，组织机构健全，管理运作规范，技术力量雄厚，专业设备齐全。目前，企业拥有 2300m^2 生产厂房和配套规模的十万级 GMP 净化车间，拥有先进的生产设备和规范的包装生产线，拥有完善的质量保证体系以及标准的实验室、科研仪器和检验仪器，为客户提供产品研发和生产包装一条龙服务，承接 OEM 与 ODM 业务。

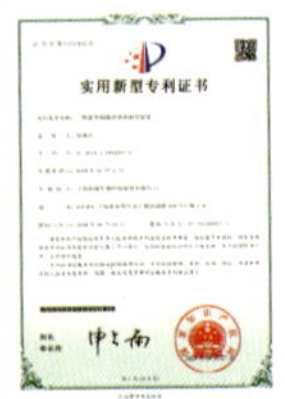
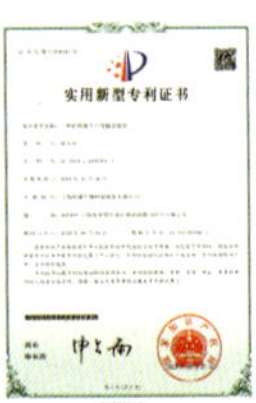
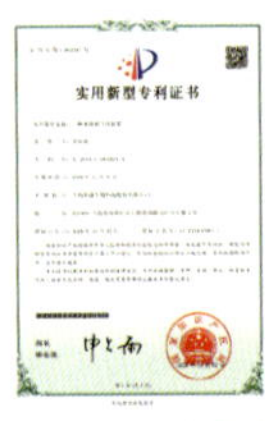
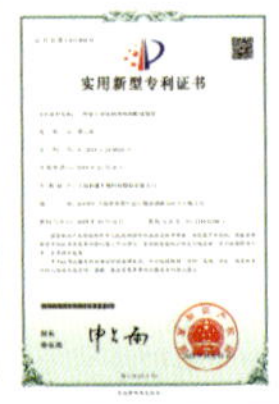

公司自创办以来，致力于人体局部杀菌产品的研发，投入了大量的人力物力，申请并受理了 10 项发明专利。

★ 一种便于清洗的消毒剂配液装置

★ 一种消毒剂气化装置

★ 一种熏蒸抑菌液专利

★ 一种护理液生产用输送装置

★ 六项包装专利证书

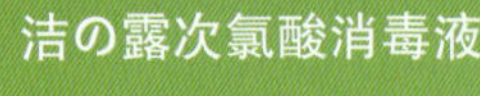

洁の露次氯酸消毒液
用于硬质物体表面消毒食品加工工具和设备消毒。

企业获得证书：

★ 中国绿色资本联盟成员证书

★ 上海股权托管交易中心挂牌企业，代码 200378

★ 中国最具投资价值绿色挂牌公司

★ 质量管理体系认证证书

★ 上海市工贸小企业安全生产标准化证书

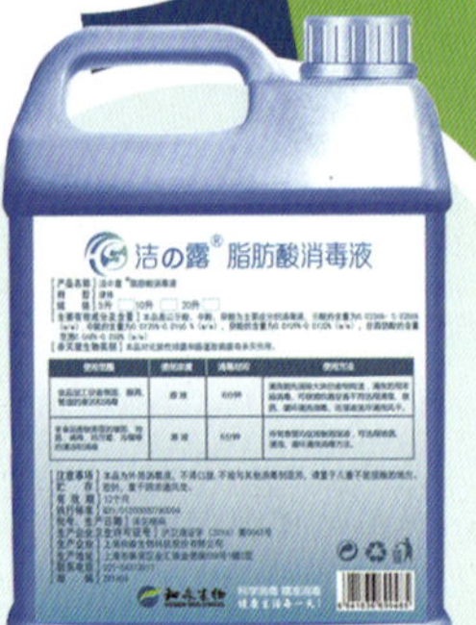

洁の露脂肪酸消毒液
用于非食品接触表面的墙面、地面、桌椅、排污管、沟槽等的清洁和消毒。

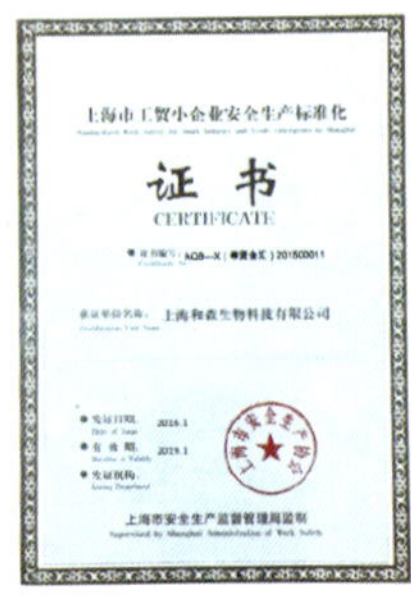

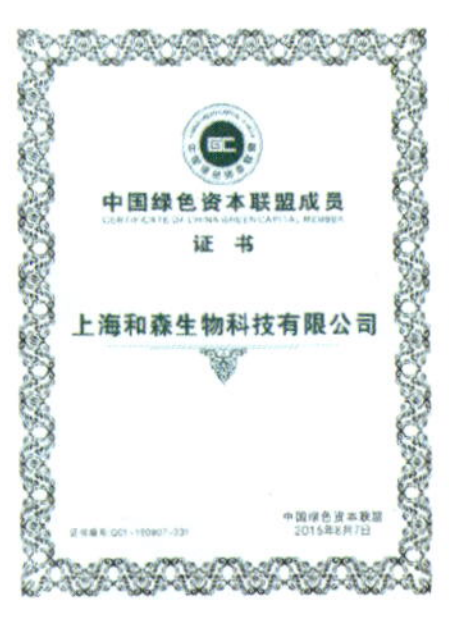

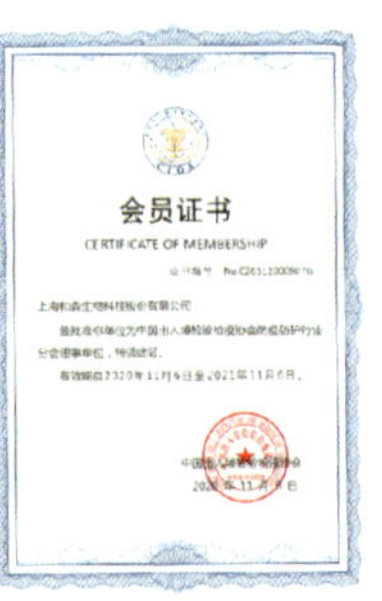

依托科研、引领潮流、开拓市场、走向世界，企业不断发展壮大。为了进军国际科技领域，梳理企业脉络，规范企业管理，增强股权合理流动性，让更多投资者关注，提高议价能力，实现股权增值，我们将在同行业内树立企业标杆形象，提升品牌价值和企业知名度，同时让企业熟悉金融市场规则。和森一直坚持以“健康生活每一天”的朴实理念，致力为广大消费者研发出优质的消毒类产品。和森生物全体同仁热诚恭迎国内外广大新老客户的光临和垂青。

洁の露免洗抗菌液
好的洗手液抑菌更滋润。

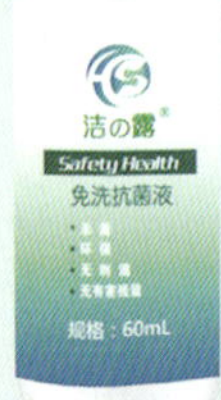

地址：上海市奉贤区金汇镇金碧路 558 号 1 幢 2 层　邮编：201404　电话：18918203588

Cencent 北京成迅环保科技有限公司

北京成迅环保科技有限公司（简称成迅环保）创立于2016年，位于北京市大兴区。本公司长期专注于绿色环保行业，是集全空间环境消杀净化技术方案设计、产品选型、供货安装、系统调试、售后服务为一体的项目及产品供应商，属于环保型科技公司。

成迅环保与中国建筑科学研究院有限公司、哈尔滨工业大学等国内知名企业院校有密切的深度合作关系，于2019年年底自主研发出了“复合光等离子技术”，2020年3月，产品插入式空气净化消毒装置成功落地，正值新冠疫情严重时期，给三一重工集团总部办公楼加装空气消毒设备，安装后客户单位自测各房间细菌、臭氧含量均符合国家标准GB 37488-2019《公共场所卫生指标及限值要求》规定的空气质量控制要求。2020年7月，“复合光等离子技术”先后通过中国建筑科学研究院有限公司建筑环境和能源检测中心、英格尔检测技术服务（上海）有限公司进行细菌、病毒灭活消杀试验，灭杀率分别为99.3%、95.63%。

本公司自主研发的“复合光等离子净化技术”，在当今世界环境消杀领域取得了重大突破，将空气净化技术提高到除菌及病毒的消杀层面。公司产品应用包括：康养医疗系统、商业楼宇系统、酒店民宿系统、农业养殖系统、公共交通及冷链运输系统等不同领域，并为不同行业提供模块化系统技术输出，全面满足不同场景和环境下空气污染及环境消杀治理需求。

2020年，成迅环保不断探索进取，已研制出插入式、壁挂式、移动式、车载式、壁柜式等一系列产品设备可供选用。成迅环保先后完成了网易大厦、北京朝阳体育中心、北京CBD财富中心、北京丽泽商务、通用集团、雅宝地产、三一重工等众多施工项目和大连疾病预防控制中心产品捐赠，北京大兴国际机场、北京首都机场、卡浦特9.6m冷藏车等项目，赢得了客户们广泛认可和高度评价。

成迅环保响应国家号召，全面推行绿色制造，努力构建高效、清洁、低碳、循环的绿色制造体系，从空气净化领域入手，送来洁净空气、健康生活。成迅环保深知肩负的责任任重道远，但仍扬帆起航，我们将一直努力，最终实现“让每一个人都可以自由呼吸”的美好愿景！

主要产品

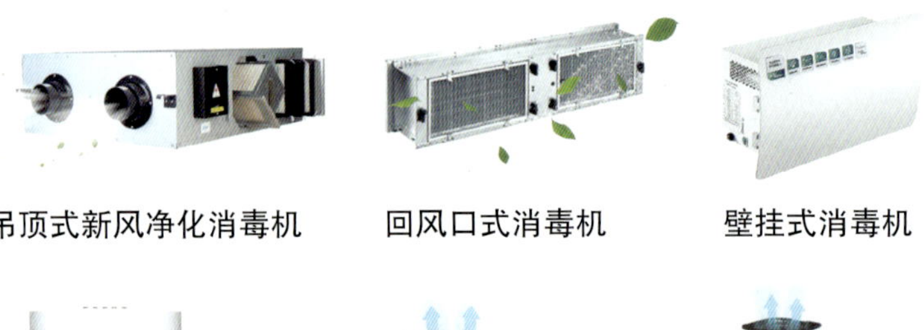

吊顶式新风净化消毒机　回风口式消毒机　壁挂式消毒机

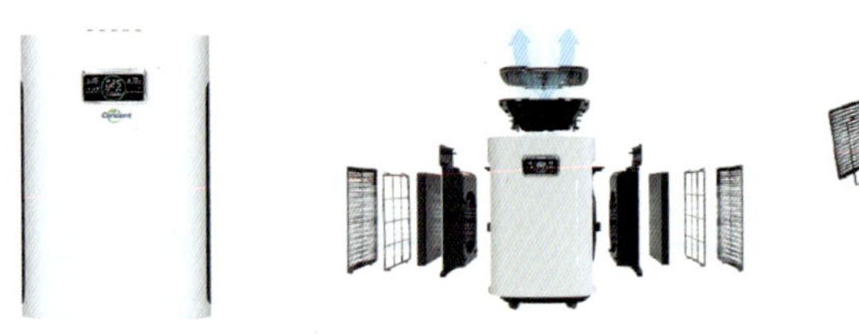

移动设备　移动消杀分解图　移动消杀分解图

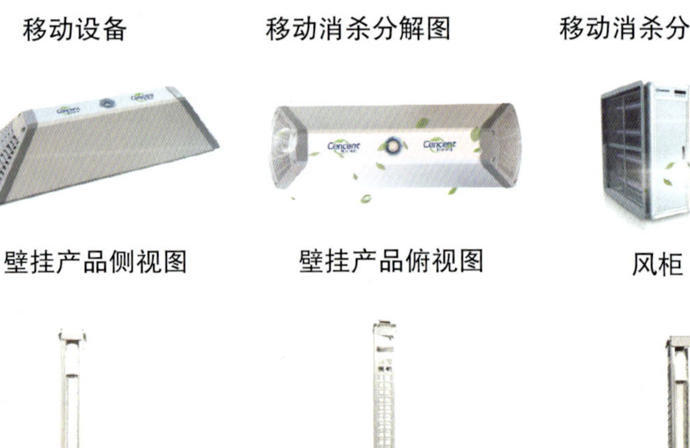

壁挂产品侧视图　壁挂产品俯视图　风柜

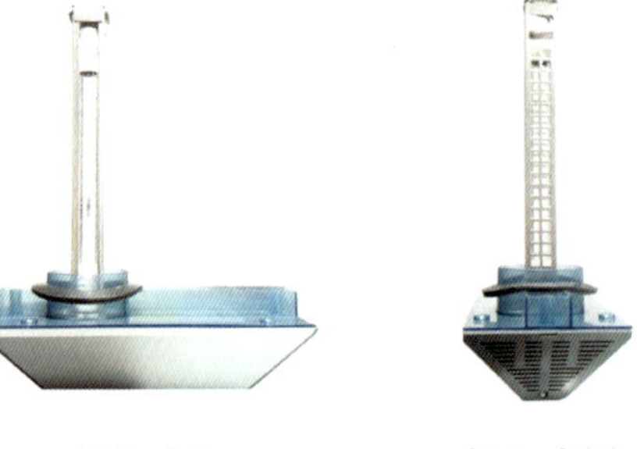

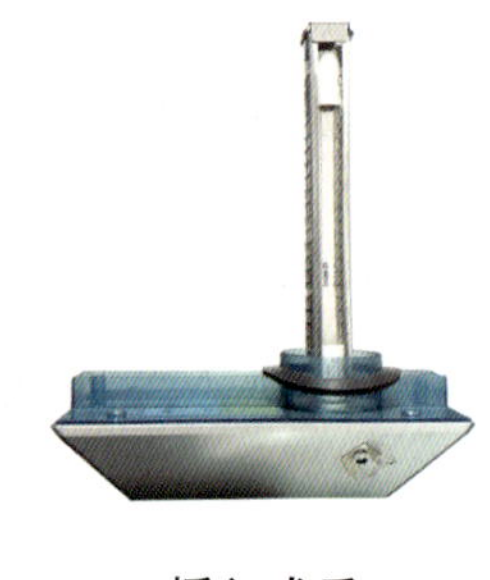

插入式正　插入式侧　插入式反

资质证书

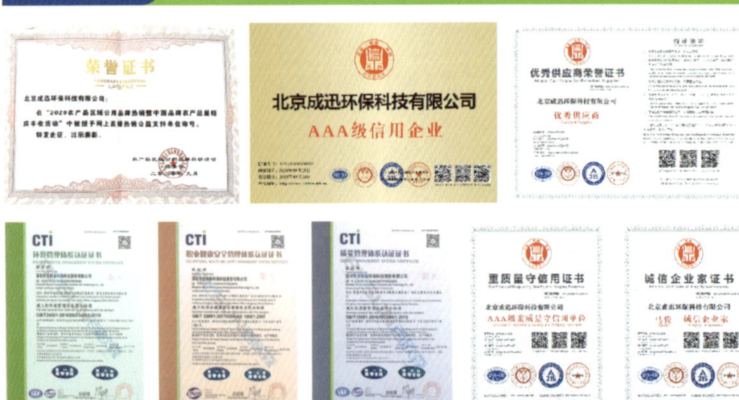

地址：北京大兴区金苑路金日科技园A座322室

电话：17778059615

中天朗洁（厦门）环保科技有限公司

公司服务电话
400-0899-116

企业介绍

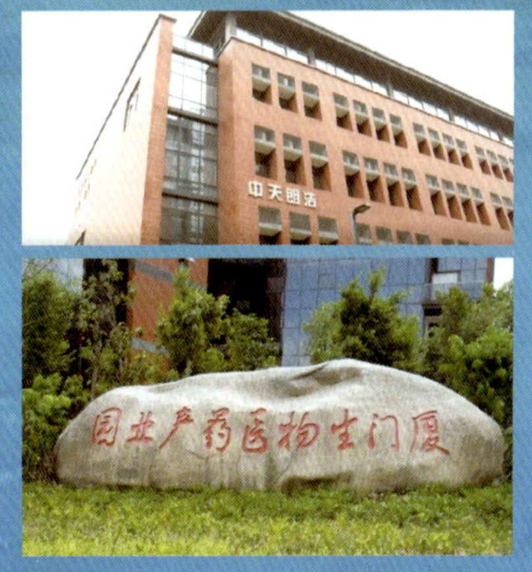

中天朗洁（厦门）环保科技有限公司是一家集研发、生产、销售于一体的环保科技公司，是中国食品药品企业质量安全促进会理事单位，是国内通过自主研发，以自有专利技术生产微酸性次氯酸消毒液系列产品的公司。产品获得CMA、CE、MADS、CNAS等多项认证，公司生产的次氯酸消毒液是一种新型高效的消毒剂。其特点是杀菌谱广、杀灭力强、安全性高、环保性好。经权威机构认证，是一款经口无毒、对皮肤和破损皮肤无刺激，对呼吸道和眼黏膜无刺激，可做空间雾化消毒的产品，能杀灭各种微生物致病菌，对各种病毒有灭活作用。产品广泛应用于医疗卫生机构、学校、畜牧养殖、食品加工、公共交通、健康娱乐、母婴、家居、汽车、商业楼宇、酒店、水处理等各种领域、多种场合、各种对象的消毒，包括疮口／创面、皮肤黏膜、空气、手部、物体表面和织物、餐饮具、二次供水设备设施的消毒等。在新型冠状病毒防控期间，公司产品得到广泛应用，是新冠疫情应急物资保障生产企业，也受到福建省工业和信息化厅表扬并发函致谢。

产品介绍

【免洗手消毒液】微酸性次氯酸分子有效氯含量136mg/L～184mg/L，用于平时卫生手部消毒、外科手消毒和手术部位的皮肤消毒，取本品涂于消毒部位，免洗，可瞬间杀灭各种病毒和细菌。

【皮肤黏膜消毒剂】微酸性次氯酸分子（与人体免疫系统杀菌原理相同）有效氯含量136mg/L～184mg/L，用于完整皮肤消毒、破损皮肤消毒、口腔黏膜消毒、手部消毒。婴幼儿均可使用。

【奥斯顿消毒液（空气物表）】微酸性次氯酸分子有效氯含量80mg/L～120mg/L，适用于空间及一般物体表面、织物、水果蔬菜、餐饮具、二次供水设备消毒，清除污染物，喷洒于物表，瞬间杀灭各种病菌病毒。

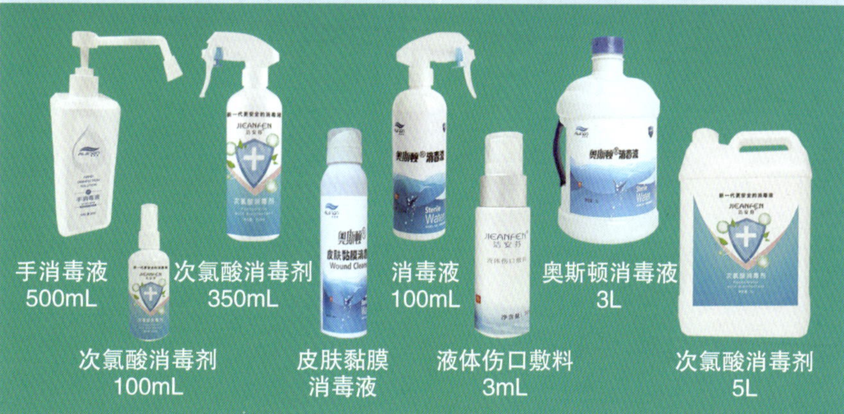

【微酸性次氯酸水生成器】是国际新型全自动智能化次氯酸消毒液生成设备，可持续生产特定浓度、特定pH值次氯酸消毒液，并对各种参数进行实时监测。由仪表器和在线分析仪二次表组成。生成器广泛用于口腔水路消毒解决方案，产出的次氯酸消毒液可以广泛应用于空气、手部、物体表面和针织物、水果蔬菜、餐饮具、浴池污水、二次供水设备设施的消毒。特别适用于医疗卫生机构、公共场所、教育机构、畜牧养殖业、游泳馆、餐饮店、食品加工企业等有较高卫生安全要求的场合。

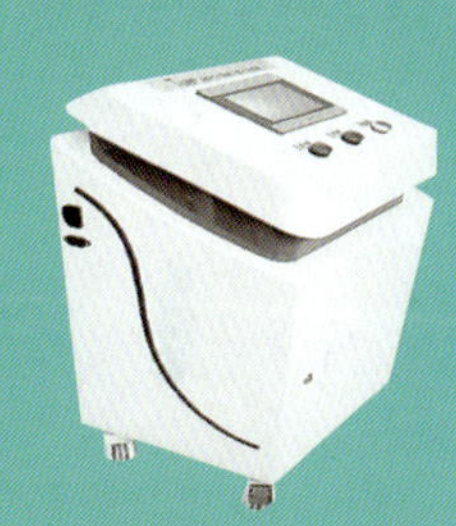

企业资质／企业荣誉

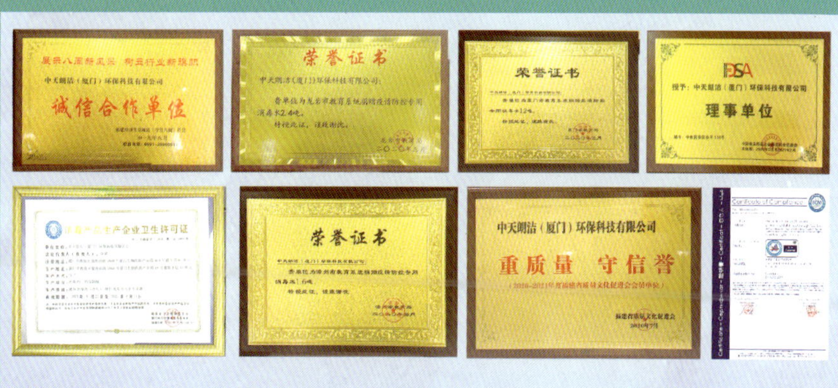

地址：厦门市海沧区翁角西路2068号（生物医药产业园B10二楼）

邮编：361000　电话：0592-6312877

手机：18050022218　联系人：涂琳秀　手机：15359211021

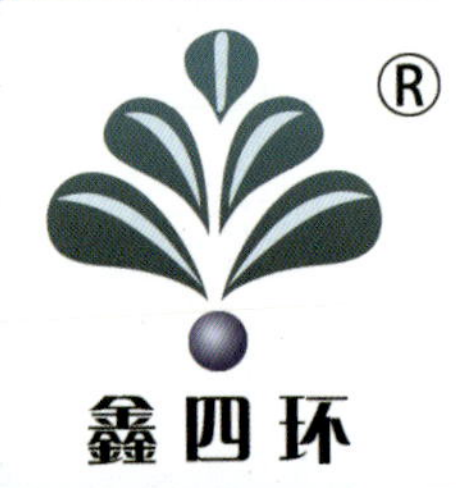

推动健康消毒事业发展 开创消毒新时代

新冠疫情的发生对人类健康事业提出新的严峻挑战！给众多行业尤其是旅游、餐饮等消费领域带来了较大冲击，但也为一些行业的发展带来了新机遇。新冠疫情常态化为发展预防医学“消毒产业”创造了契机，提供了广阔长久的市场需求。

北京鑫四环消毒技术开发有限公司由原中国人民解放军军事医学科学院消毒专家满荫起教授于 2001 年 3 月发起并注册在北京中关村科技园区丰台园，是专门研发、制造消毒技术产品，销售和服务为一体的高新技术企业。

公司集中了一批锐意进取、勇于创新的科技人才，并有国内多位预防医学专家学者、消毒学专家及医院感染管理专家为技术指导，以“广阔、长久、清澈、健康”为理念，以“学习、创新、团结、奋进”为指导思想，为提高我国的预防医学和消毒事业水平进行不懈努力。

公司采用先进的科学技术，结合现代消毒学理念，自行研发出一系列消毒产品：鑫四环牌 PVP–I 碘伏和鑫四环牌戊二醛、鑫四环牌过氧乙酸、清洗消毒灭菌剂，鑫四环牌紫外线辐射强度仪、电动气溶胶喷雾器及监测消毒灭菌效果的生物指示菌等，均具国内先进水平，行销全国各地。

公司建立了以技术开发为主的生产、质检、市场营销和综合服务运营结构。于 2004 年在国内消毒行业取得 ISO 9001 质量管理体系认证。确立“优质高效、用户第一、诚信负责、创新奋进”的质量方针。

公司在“非典”时期为中央各部委、军队总部、军内外各大中医院及社会团体、个人等提供各种鑫四环牌消毒产品并进行指导服务，作出重大贡献。

在汶川等地震、救灾和泰国海啸水灾及新冠疫情中捐赠鑫四环牌消毒剂和鑫四环牌驱蚊液，作出了应有的贡献。

公司得到中华预防医学会、中华护理学会及各省市卫生防疫部门和军内外医疗卫生单位的大力支持，被授予“全国社区健康教育荣誉企业”称号，曾被评为“中国企业诚信经营示范单位”“中国 3·15 诚信品牌”，获“2020 中国品牌影响力技术创新奖”“十大消费满意品牌”“中国投资价值企业”称号。鑫四环消毒剂、鑫四环驱蚊剂选为中医药健康服务走向世界优选项目。

公司选择、创新多项优质项目，在保证质量优秀、价格优势的基础上通过技术培训引路，技术服务指导和提供多种产品为目标，充分发挥首都北京的创新研发和优秀品牌效应抓紧融资、融合，在中关村科技园区丰台园进行微生物实验室和产品中试室的升级，将正在进行的升级产品尽快完善及商品规模化。公司将加强改革，加快联合，适应区块发展和互联网效应的发展大势，特别是加速进行“市场广、利润空间大、有竞争力”的项目的重点开发，实现规模化运营。

公司创始人满荫起，1964 年参军，1970 年加入中国共产党。从事预防医学消毒专业研究 56 年，2000 年 12 月技术 5 级（正师）退休。个人曾立 3 等功，获北京科技进步奖、国家科技进步奖（见证章）。

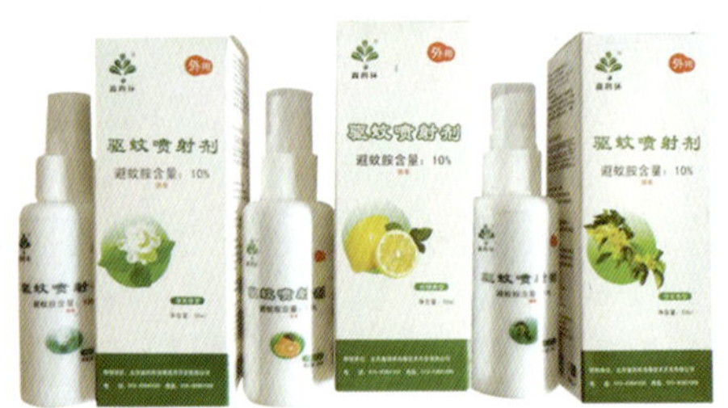

长效驱蚊喷射剂

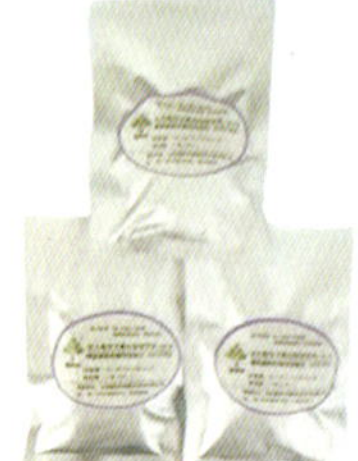

枯草杆菌黑色变种芽孢菌片

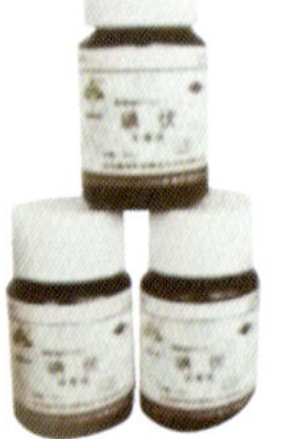

生物指示剂

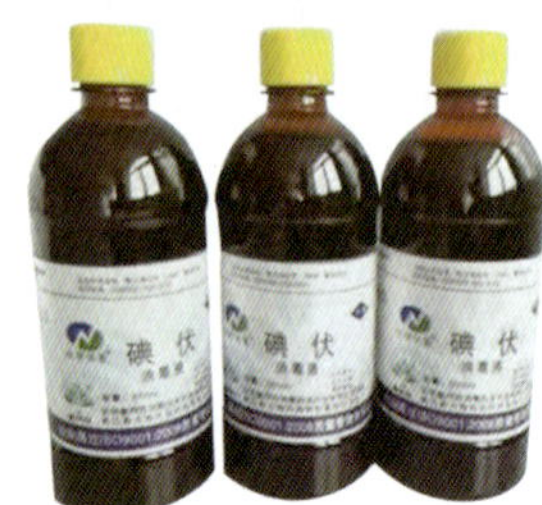

碘伏消毒液

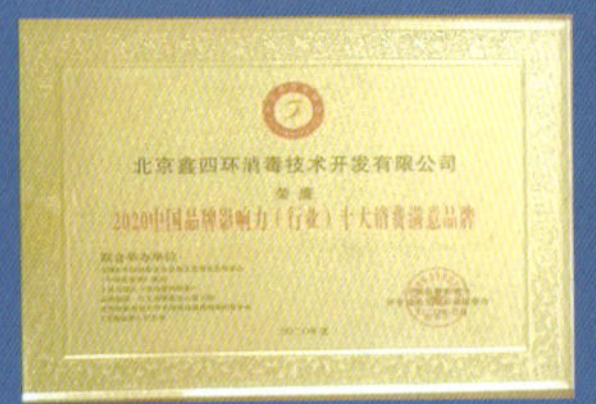

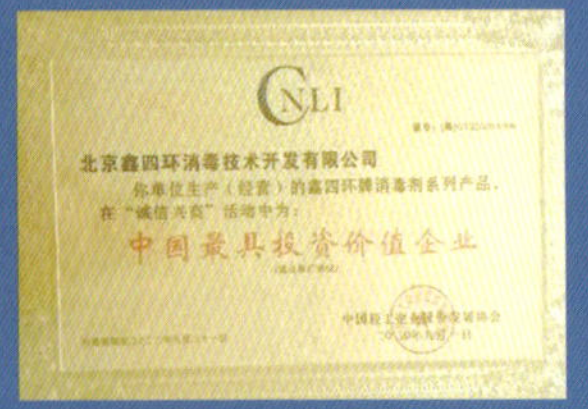

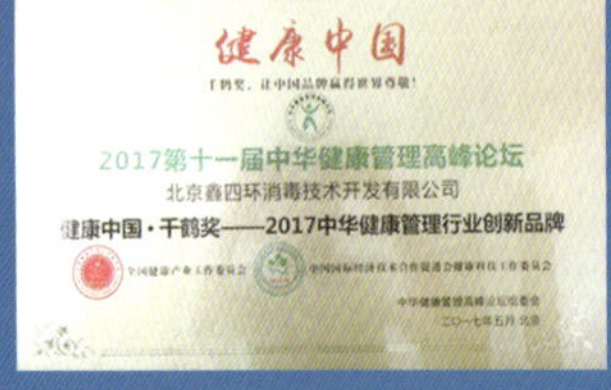

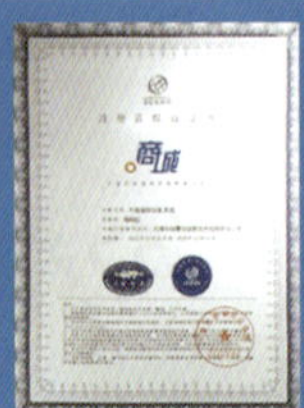

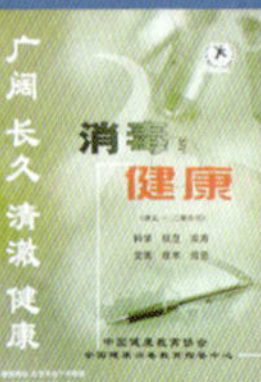

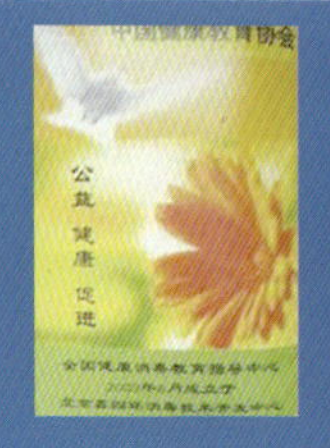

北京鑫四环消毒技术开发有限公司

地址：北京中关村科技园区丰台园

网址：http://www.xsh.cn/　电话：01063821006　手机：13901255899

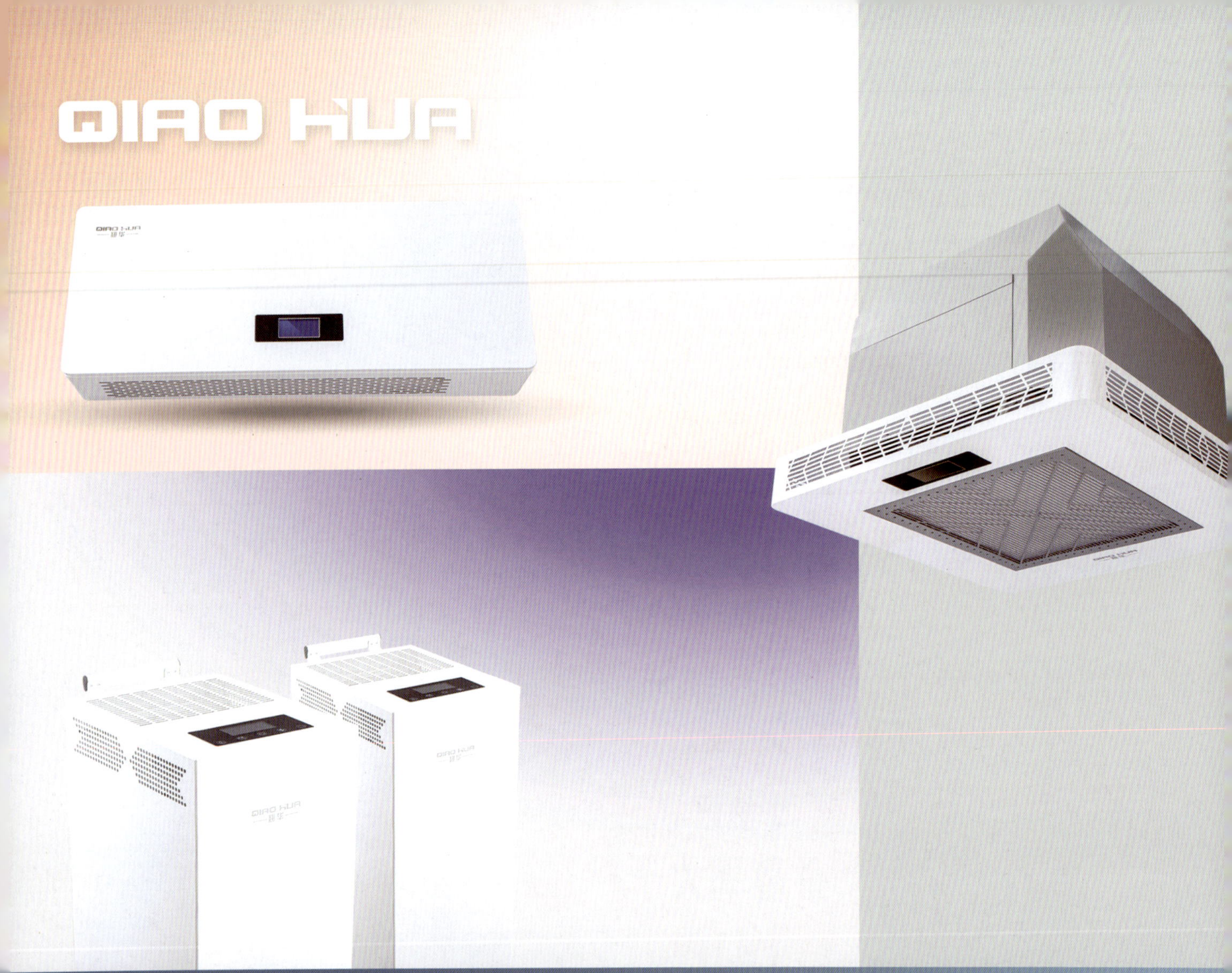

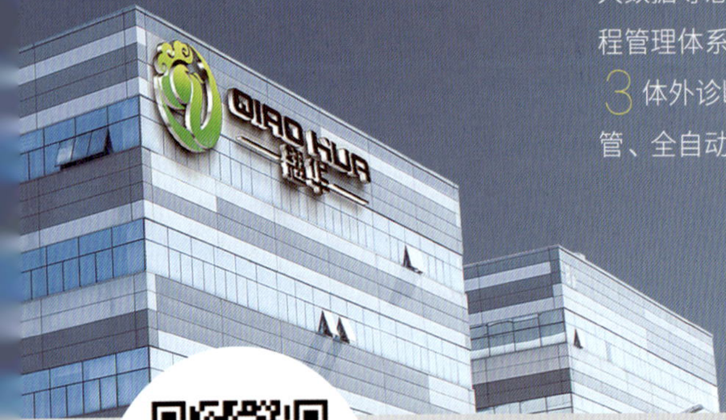

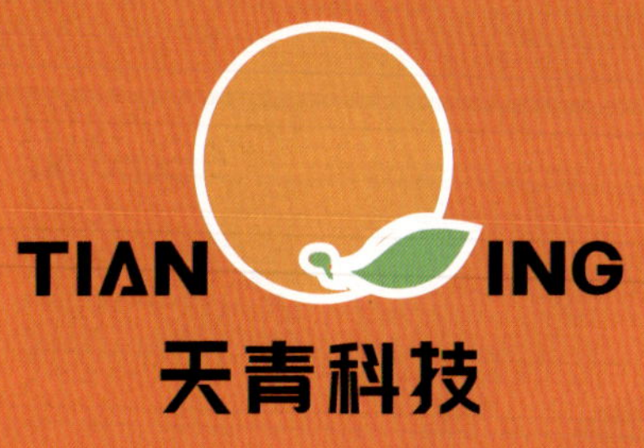

公司简介

浙江天青环保科技有限公司（以下简称天青科技），专业从事等离子体空气消毒净化及水处理研发，天青科技一直秉承“以人类生存环境的安全健康为使命，致力于让空气更洁净、让空间更安全、让人类更健康”。子公司杭州永青环保技术有限公司承接2020杭州市新冠肺炎防治科研攻关项目。

天青科技于2020年1月由中国发明协会提名为“国家技术发明奖二等奖”，是青岛海尔智研院战略合作伙伴，是浙江省疫情防控重点保障企业、中国建筑节能协会绿色医院专业委员会常务会员单位、中国空气净化行业联盟副理事长单位、中国民营科技促进会会员单位。公司已获得系列发明专利（含欧美）共计20项，其中美国发明专利1项、国内发明专利19项，同时4项欧洲发明专利已复审通过审查。另有软件著作权9项，企业标准1项，团体标准5项。获得包含中国创新创业大赛“二等奖”、中国发明协会项目奖“金奖”在内的共计17项产品技术大奖。

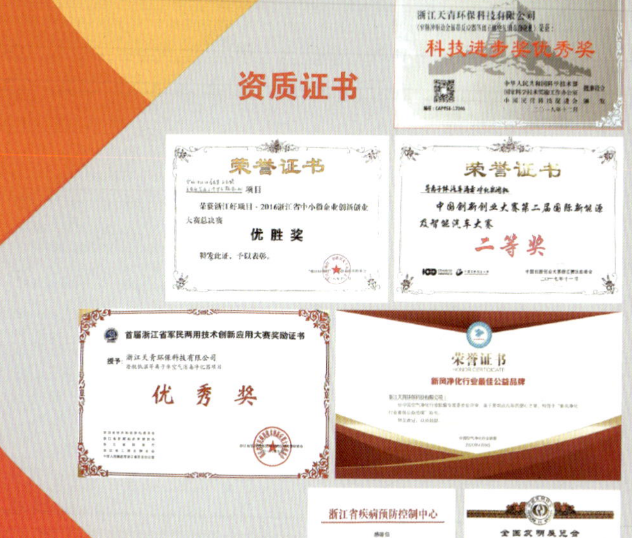

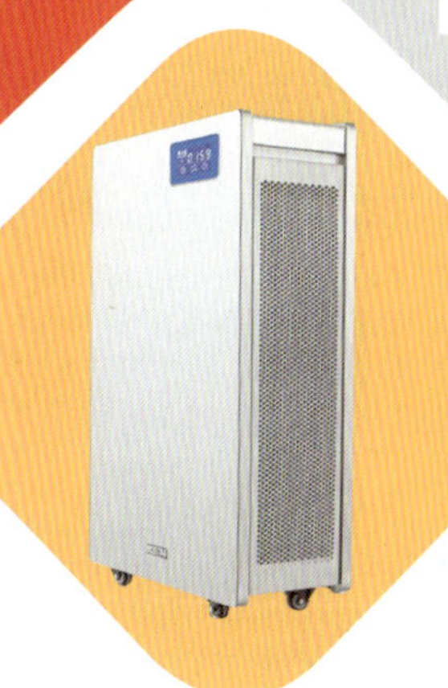

主要产品

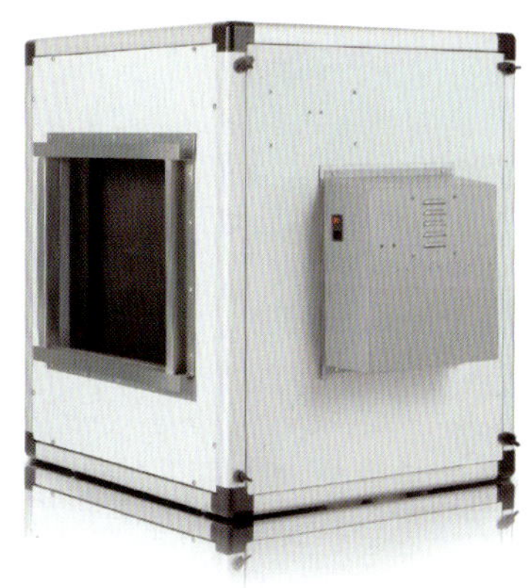

2019年中科院科技查新报告结论：“本项目具有新颖性和良好的市场应用价值”；2019年中科院科技项目咨询报告结论：“该项目综合技术达到了国内、国际先进水平”；2019年中国民营科技促进会科技成果评价：“该产品具有自主知识产权，其中净化器及配套电源技术达到国际先进水平，经济和社会效益显著，应用前景广阔”。

2020年4月入围2022亚运会“智慧亚运、智能生活”项目解决方案之“安全健康，智慧空气”智能等离子体室内空气消毒净化方案复审。

本公司的发明专利产品解决了传统空气净化技术“只滤不杀及功能单一”的问题，我公司的发明专利等离子体产品在不使用高效滤网和其他复合技术的前提下，可同时处理空气3大污染物：聚焦沉降颗粒物污染（$PM_{2.5}$、PM_{10}）、化学降解气溶胶有害气体（甲醛、苯等TVOC）杀毒灭菌微生物（细菌／病毒），且能耗小、寿命长、成本低、效率高。

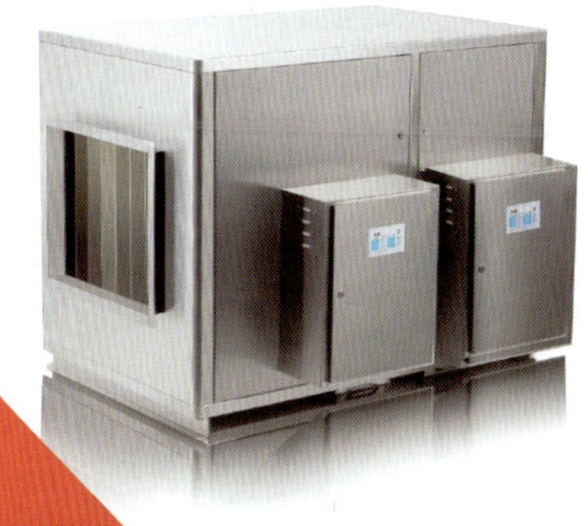

浙江天青环保科技有限公司

地址：浙江省杭州市萧山区宁围街道传化科创大厦2幢6楼

联系人：陈舸　电话：15205710088

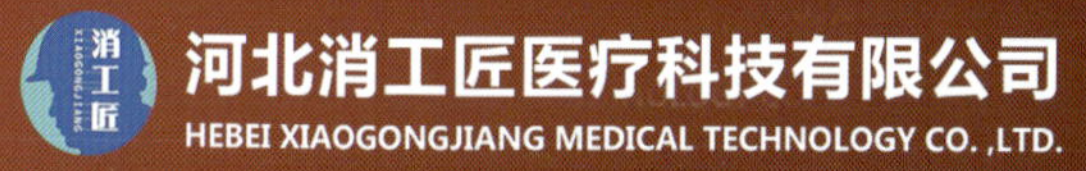

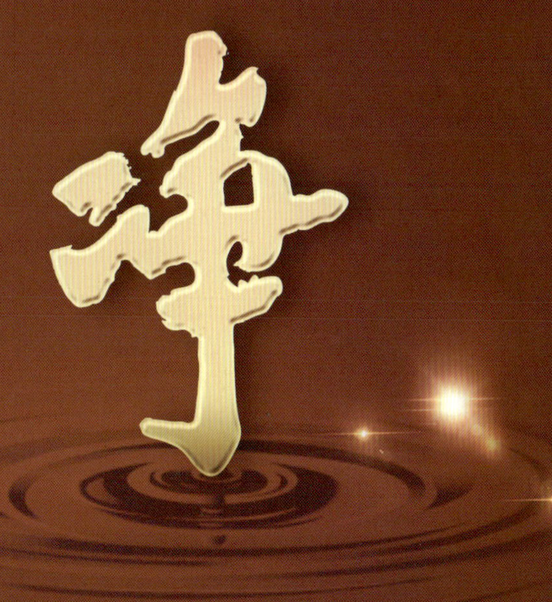

消工匠 心传承

全系列消毒品 我们更专业

全国客服热线/ 4006-317-069

业务洽谈/ 请用微信扫一扫

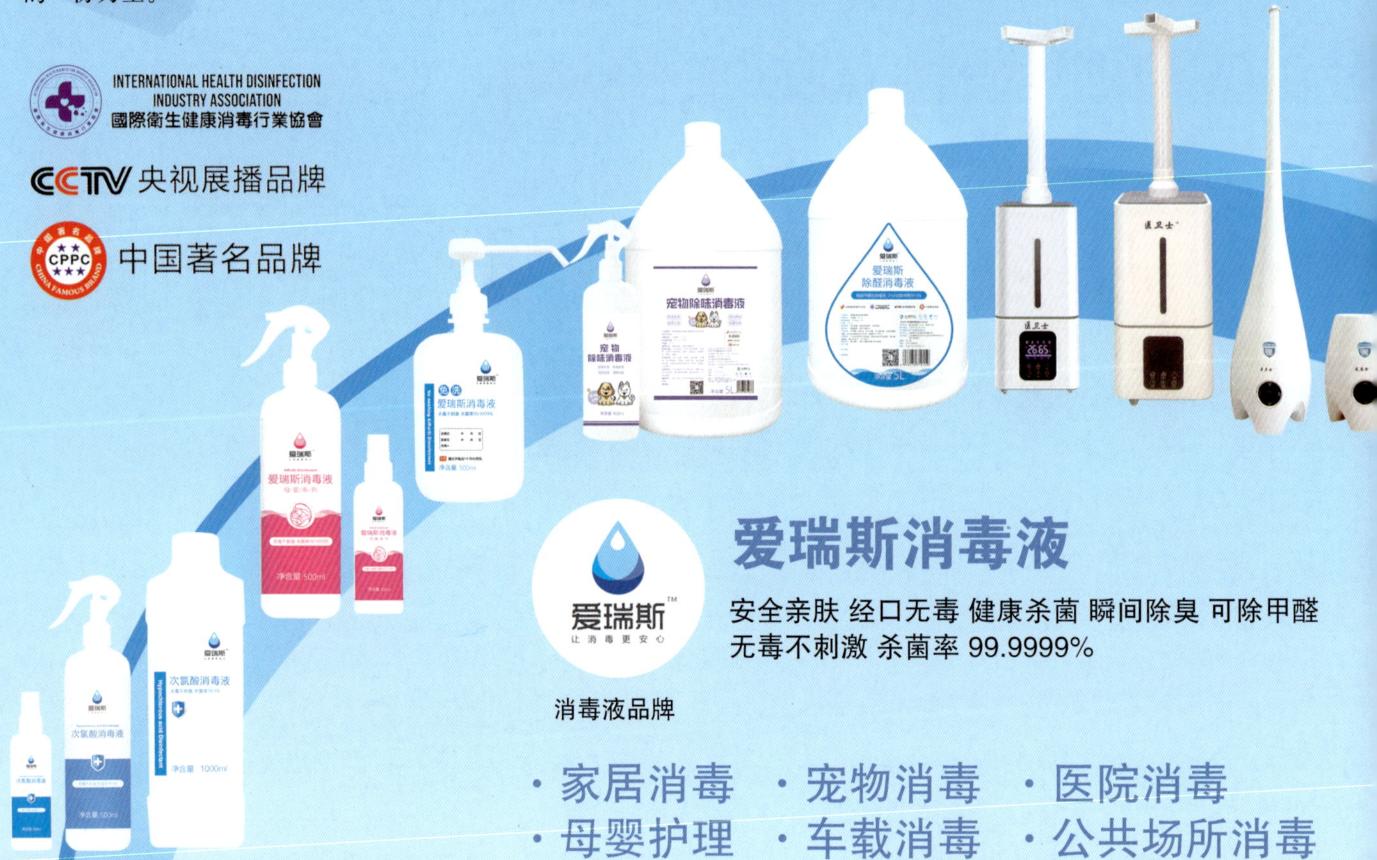

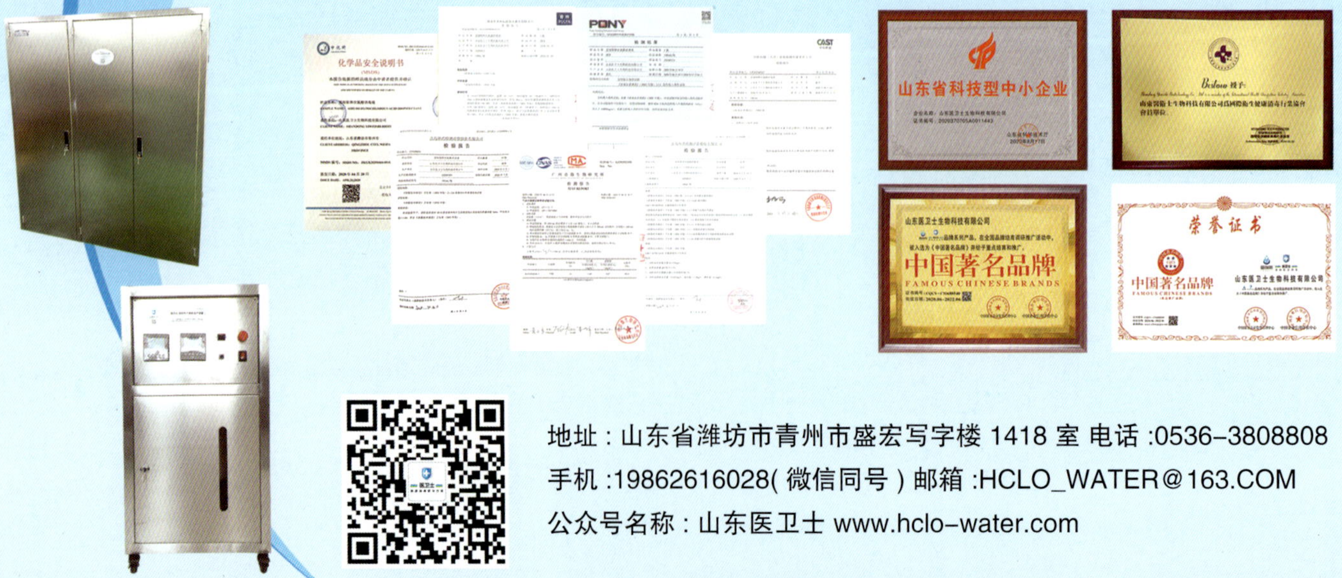

《消毒标准汇编》

（下）

目录

CONTENTS

《消毒标准汇编》
（下）

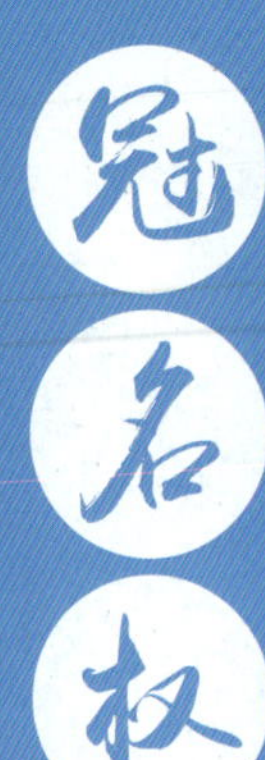

Right of naming

江苏敖广日化集团股份有限公司　史东海
山东利尔康医疗科技股份有限公司　王金燕
中山市露科赛生物科技有限公司　东方晓　吕仲汶
安徽中科大禹科技有限公司　汪　嵘
青岛市丰鸾环保科技有限责任公司　李金刚
江西草珊瑚消毒用品有限公司　周　纯　周　磊
河北科利消毒剂有限公司　李　峰　朱松松
杭州氢源素生物科技有限公司　周平乐
深圳市惠高洁智能清洁科技有限公司　谢火县
吉林市吉化江城油脂化工有限责任公司　王　双　鲁丽辉
山东和创智云环保装备有限公司　张营伟　宋布杰
山东凯普润消毒灭菌技术有限公司　李全红
蚌埠科卫消毒药剂有限公司　张　超
成都壁虎医疗科技有限公司　朱昌平
张家港华菱医疗设备股份公司　周建芳
南宁博源尚科技有限公司　熊立新　梁梅勤
河北森茂医疗器械有限公司　高彦岭
杭州心普生物科技有限公司　刘显红　翁文才
宁波净雅德环保科技股份有限公司　尤叶巧
广东省微生物分析检测中心　朱红惠
辽宁蓝水化学品制造有限公司　赵东育
深圳协莱康消毒剂有限公司　俞佩君
广州市微生物研究所有限公司　夏枫耿
成都天田医疗电器科技有限公司　姜天华
北京利安康医药用品有限公司　夏永彪
东莞市峰洁卫浴有限公司　张秀根
淄博琮源工贸有限公司　张连伟　刘　青
山东金发消毒剂有限公司　贾　波
上海和森生物科技股份有限公司　陈雪华
杭州美美科技有限公司　刘华均　鲍　强
北京成迅环保科技有限公司　马　俊　刘海滨
中天朗洁（厦门）环保科技有限公司　涂　斌　涂永荣
北京洛娃日化有限公司　胡克勤　赵建利
北京鑫四环消毒技术开发有限公司　满荫起
山东翘华医疗器械有限公司　吴锦锋
潍坊红阳药业有限公司　林　海
浙江天青环保科技有限公司　陈朝阳
北京万金兆元消毒技术有限公司　金　鑫　张利蕾
河北维佳消毒设备有限公司　常贵新
河北消工匠医疗科技有限公司　周洋洋
山东柯尔杰卫生科技有限公司　王小会
海南三帝制药有限公司　符　谨　王爱琴
成都科佑达技术开发有限公司　李国良
四川省伊洁士医疗科技有限公司　李天林
山东兆冠药业有限公司　刘美清　王兴玉
山东医卫士生物科技有限公司　张凌云　李国江